F. Hokema / U. X. Kaisers (Hrsg.)
Anästhesie konkret

F. Hokema / U. X. Kaisers (Hrsg.)

Anästhesie konkret

Fragen und Antworten

Unter Mitarbeit von T. Albert, A. V. Baur, B. Beil, S. Bercker,
S. Berg, T. Busch, B. Donaubauer, A. Dünnebier, H. Fischer,
S. Friese, J. Gille, U. Gottschaldt, W. Heinke, J. Helm, T. Hentschel,
G. Hertel-Gilch, G. Huschak, E. Kornemann, S. Laudi, M. Laufer,
M. Parschauer, C. Philippi-Höhne, U.-C. Pietsch, N. Polze,
A. Reske, A. P. Reske, S. Riad, H. Rüffert, L. Schaffranietz, J. Schenk,
M. Schlender, A. Schlosser, T. Schmeer, H. Schmidt, S. Schmidt,
D. Schotte, S. Stengel, H. Taghizadeh, M. H. Taubert, V. Thieme,
J. Wallenborn, M. Wiegel

Mit 95 Abbildungen und 122 Tabellen

Deutscher Ärzte-Verlag Köln

ISBN 978-3-7691-1254-2

aerzteverlag.de

Bibliografische Information der Deutschen Nationalbibliothek
Die Deutsche Nationalbibliothek verzeichnet diese Publikation in der Deutschen Nationalbibliografie; detaillierte bibliografische Daten sind im Internet über http://dnb.d-nb.de abrufbar.
Die Wiedergabe von Gebrauchsnamen, Handelsnamen, Warenbezeichnungen usw. in diesem Werk berechtigt auch ohne besondere Kennzeichnung nicht zu der Annahme, dass solche Namen im Sinne der Warenzeichen- oder Markenschutz-Gesetzgebung als frei zu betrachten wären und daher von jedermann benutzt werden dürften.

Wichtiger Hinweis:
Die Medizin und das Gesundheitswesen unterliegen einem fortwährenden Entwicklungsprozess, sodass alle Angaben immer nur dem Wissensstand zum Zeitpunkt der Drucklegung entsprechen können.
Die angegebenen Empfehlungen wurden von Verfassern und Verlag mit größtmöglicher Sorgfalt erarbeitet und geprüft. Trotz sorgfältiger Manuskripterstellung und Korrektur des Satzes können Fehler nicht ausgeschlossen werden.
Der Benutzer ist aufgefordert, zur Auswahl sowie Dosierung von Medikamenten die Beipackzettel und Fachinformationen der Hersteller zur Kontrolle heranzuziehen und im Zweifelsfall einen Spezialisten zu konsultieren.
Der Benutzer selbst bleibt verantwortlich für jede diagnostische und therapeutische Applikation, Medikation und Dosierung.
Verfasser und Verlag übernehmen infolgedessen keine Verantwortung und keine daraus folgende oder sonstige Haftung für Schäden, die auf irgendeine Art aus der Benutzung der in dem Werk enthaltenen Informationen oder Teilen davon entstehen.
Das Werk ist urheberrechtlich geschützt. Jede Verwertung in anderen als den gesetzlich zugelassenen Fällen bedarf deshalb der vorherigen schriftlichen Genehmigung des Verlages.

Copyright © 2010 by
Deutscher Ärzte-Verlag GmbH
Dieselstraße 2, 50859 Köln

Umschlagkonzeption: Hans Peter Willberg und Ursula Steinhoff
Produktmanagement: Sabine Bosch
Desk Editing: Silke Laudenberg
Manuskriptbearbeitung: Adrian Loew
Titelgrafik: Eva Kroll
Satz: Plaumann, 47807 Krefeld
Druck/Bindung: Bercker, 47623 Kevelaer

Herausgeber- und Autorenverzeichnis

Herausgeber

OA Dr. med. Frank Hokema, D.E.A.A.
Klinik und Poliklinik für Anästhesiologie und Intensivtherapie
Universitätsklinikum Leipzig
Liebigstr. 20, 04103 Leipzig

Prof. Dr. med. Udo X. Kaisers
Direktor der Klinik und Poliklinik für Anästhesiologie und Intensivtherapie
Universitätsklinikum Leipzig
Liebigstr. 20, 04103 Leipzig

Autoren

Dr. med. Thorsten Albert
Gemeinschaftspraxis für Anästhesiologie
Colditzer Str. 48, 04703 Leisnig

Dr. med. Angelika Vera Baur
Abteilung für Anästhesie des Klinikums Dortmund gGmbH
Beurhausstr. 40, 44137 Dortmund

Dr. med. Boris Beil
Universitätsklinikum Leipzig (AöR)
Klinik und Poliklinik für Anästhesiologie und Intensivtherapie
Liebigstr. 20, 04103 Leipzig

Ltd. OA Intensivmedizin Dr. med. Sven Bercker
Universitätsklinikum Leipzig (AöR)
Klinik und Poliklinik für Anästhesiologie und Intensivtherapie
Liebigstr. 20, 04103 Leipzig

Dr. med. Stefan Berg
Universitätsklinikum Rostock (AöR)
Klinik und Poliklinik für Anästhesiologie und Intensivtherapie
Schillingallee 35, 18057 Rostock

Dr. rer. medic. Thilo Busch
Universitätsklinikum Leipzig (AöR)
Klinik und Poliklinik für Anästhesiologie und Intensivtherapie
Liebigstr. 20, 04103 Leipzig

OA Dr. med. Bernd Donaubauer
Universitätsklinikum Leipzig (AöR)
Klinik und Poliklinik für Anästhesiologie und Intensivtherapie
Liebigstr. 20, 04103 Leipzig

Dr. med. Alexander Dünnebier
Universitätsklinikum Leipzig (AöR)
Klinik und Poliklinik für Anästhesiologie und Intensivtherapie
Liebigstr. 20, 04103 Leipzig

Dr. med. Hagen Fischer
Klinikum St. Georg gGmbH
Klinik für Anästhesiologie, Intensiv- und Schmerztherapie
Delitzscher Str. 141, 04129 Leipzig

Dr. med. Steffen Friese
Universitätsklinikum Leipzig (AöR)
Klinik und Poliklinik für Anästhesiologie und Intensivtherapie
Liebigstr. 20, 04103 Leipzig

OA Dr. med. Jochen Gille
Leiter des Bereichs Anästhesie/Intensivtherapie des Brandverletztenzentrums
Klinikum St. Georg gGmbH
Klinik für Anästhesiologie, Intensiv- und Schmerztherapie
Delitzscher Str. 141, 04129 Leipzig

Dr. med. Udo Gottschaldt
Universitätsklinikum Leipzig (AöR)
Klinik und Poliklinik für Anästhesiologie und Intensivtherapie
Liebigstr. 20, 04103 Leipzig

OA PD Dr. med. Wolfgang Heinke
Universitätsklinikum Leipzig (AöR)
Klinik und Poliklinik für Anästhesiologie und Intensivtherapie
Liebigstr. 20, 04103 Leipzig

Dr. med. Jochen Helm
Universitätsklinikum Leipzig (AöR)
Klinik und Poliklinik für Neurochirurgie
Liebigstr. 20, 04103 Leipzig

OA Dr. med. Thomas Hentschel
Universitätsklinikum Leipzig (AöR)
Klinik und Poliklinik für Anästhesiologie und Intensivtherapie
Liebigstr. 20, 04103 Leipzig

Dr. med. Gundi Hertel-Gilch
Universitätsklinikum Leipzig (AöR)
Klinik und Poliklinik für Anästhesiologie und Intensivtherapie
Liebigstr. 20, 04103 Leipzig

OA Dr. med. Frank Hokema, D.E.A.A.
Klinik und Poliklinik für Anästhesiologie und Intensivtherapie
Universitätsklinikum Leipzig
Liebigstr. 20, 04103 Leipzig

Dr. med. Gerald Huschak
Universitätsklinikum Leipzig (AöR)
Klinik und Poliklinik für Anästhesiologie und Intensivtherapie
Liebigstr. 20, 04103 Leipzig

Eva Kornemann
Klinik für Anästhesiologie mit Schwerpunkt operative Intensivmedizin
Charité – Universitätsmedizin Berlin
Campus Virchow-Klinikum
Augustenburger Platz 1, 13353 Berlin

OA Dr. med. Sven Laudi
Universitätsklinikum Leipzig (AöR)
Klinik und Poliklinik für Anästhesiologie und Intensivtherapie
Liebigstr. 20, 04103 Leipzig

OA Dr. med. Mario Laufer
Universitätsklinikum Leipzig (AöR)
Klinik und Poliklinik für Anästhesiologie und Intensivtherapie
Liebigstr. 20, 04103 Leipzig

Markus Parschauer
Fachbereichsleiter
Anästhesie/OP-Saal
HELIOS Klinik Schkeuditz
Leipziger Str. 45, 04435 Schkeuditz

OÄ PD Dr. med. Claudia Philippi-Höhne
Universitätsklinikum Leipzig (AöR)
Klinik und Poliklinik für Anästhesiologie und Intensivtherapie
Liebigstr. 20, 04103 Leipzig

OÄ Dr. med. Uta-Carolin Pietsch
Universitätsklinikum Leipzig (AöR)
Klinik und Poliklinik für Anästhesiologie und Intensivtherapie
Liebigstr. 20, 04103 Leipzig

Nina Polze
Universitätsklinikum Leipzig (AöR)
Klinik und Poliklinik für Anästhesiologie und Intensivtherapie
Liebigstr. 20, 04103 Leipzig

Dr. med. Alexander P. Reske
Universitätsklinikum Carl Gustav Carus Dresden
Klinik und Poliklinik für Anästhesiologie und Intensivtherapie
Fetscherstr. 74, 01307 Dresden

Dr. med. Andreas Reske
Universitätsklinikum Carl Gustav Carus Dresden
Klinik und Poliklinik für Anästhesiologie und Intensivtherapie
Fetscherstr. 74, 01307 Dresden

Dr. med. Samy Riad
Universitätsklinikum Leipzig (AöR)
Klinik und Poliklinik für Anästhesiologie und Intensivtherapie
Liebigstr. 20, 04103 Leipzig

OA Prof. Dr. med. Henrik Rüffert
Universitätsklinikum Leipzig (AöR)
Klinik und Poliklinik für Anästhesiologie und Intensivtherapie
Liebigstr. 20, 04103 Leipzig

CA PD Dr. med. habil. Lutz Schaffranietz
Kreiskrankenhaus Delitzsch GmbH
Klinik für Anästhesiologie und Intensivmedizin
Delitzscher Str. 3–9, 04509 Delitzsch

Dr. med. Jette Schenk
Universitätsklinikum Leipzig (AöR)
Klinik und Poliklinik für Anästhesiologie und Intensivtherapie
Liebigstr. 20, 04103 Leipzig

Dr. med. Michael Schlender
Georgius-Agricola-Klinikum Zeitz
Klinik für Anästhesiologie und Intensivmedizin
Lindenallee 1, 06712 Zeitz

Dr. med. Anke Schlosser
Klinik für Anästhesiologie mit Schwerpunkt operative Intensivmedizin
Charité – Universitätsmedizin Berlin
Campus Virchow-Klinikum
Augustenburger Platz 1, 13353 Berlin

Torsten Schmeer
Universitätsklinikum Rostock (AöR)
Klinik und Poliklinik für Anästhesiologie und Intensivtherapie
Schillingallee 35, 18057 Rostock

Dr. med. Holger Schmidt
Universitätsklinikum Leipzig (AöR)
Klinik und Poliklinik für Anästhesiologie und Intensivtherapie
Liebigstr. 20, 04103 Leipzig

Stefan Schmidt
Helios Klinikum Borna
Klinik für Anästhesie, Intensivmedizin, Schmerztherapie und Palliativmedizin
Rudolf-Virchow-Str. 2, 04552 Borna

OÄ Dr. med. Dörte Schotte
Universitätsklinikum Leipzig (AöR)
Klinik und Poliklinik für Anästhesiologie und Intensivtherapie
Liebigstr. 20, 04103 Leipzig

Dr. med. Sebastian Stengel
Universitätsklinikum Leipzig (AöR)
Klinik und Poliklinik für Anästhesiologie und Intensivtherapie
Liebigstr. 20, 04103 Leipzig

OA Dr. med. Hadi Taghizadeh
Westpfalz-Klinikum Kaiserslautern GmbH
Institut für Anästhesiologie und Notfallmedizin
Hellmut-Hartert-Str. 1, 67655 Kaiserslautern

Dr. med. Mark H. Taubert
Universitätsklinikum Leipzig (AöR)
Klinik und Poliklinik für Anästhesiologie und Intensivtherapie
Liebigstr. 20, 04103 Leipzig

OA Dr. med. Volker Thieme
Universitätsklinikum Leipzig (AöR)
Klinik und Poliklinik für Anästhesiologie und Intensivtherapie
Liebigstr. 20, 04103 Leipzig

OA PD Dr. med. Jan Wallenborn
Universitätsklinikum Leipzig (AöR)
Klinik und Poliklinik für Anästhesiologie und Intensivtherapie
Liebigstr. 20, 04103 Leipzig

Dr. med. Martin Wiegel
Gemeinschaftspraxis für Anästhesiologie
Colditzer Str. 48, 04703 Leisnig

Vorwort

Der Deutscher Ärzte-Verlag schlug uns vor, ein modernes Lehrbuch für Anästhesiologie zu gestalten, in dem die Inhalte in Form kurzer, prägnanter Fragen und Antworten dargestellt werden. Dieser Anregung sind wir sehr gerne gefolgt.

Zusammen mit unseren Autorinnen und Autoren haben wir daher Fragen nach dem pathophysiologischen und klinischen Kontext gestellt, in dem unsere Arbeit in der Anästhesiologie täglich steht. Auch haben wir Themen aufgegriffen, die in der eigenen Klinik kontrovers diskutiert werden und die in den enzyklopädischen Lehrbüchern der Anästhesiologie häufig nicht hinreichend beantwortet werden. Wir sind überzeugt, dass die Darstellung konkreter klinischer Problemstellungen anhand von Fragen und Antworten sowohl für das Verständnis als auch für die Simulation mündlicher Prüfungen in besonderer Weise geeignet ist.

Dieses Buch ist das Ergebnis eines gemeinschaftlichen Projektes der Mitarbeiterinnen und Mitarbeiter der Klinik und Poliklinik für Anästhesiologie und Intensivtherapie am Universitätsklinikum Leipzig. Die Arbeit daran hat uns viel Freude gemacht und wir danken allen Autorinnen und Autoren sehr für die intensiven Diskussionen und engagierten Beiträge zu **Anästhesie konkret**.

Unser besonderer Dank gebührt auch Sabine Bosch und Silke Laudenberg sowie weiteren beteiligten Mitarbeitern des Deutschen Ärzte-Verlages für ihre Initiative sowie die kompetente und stets empathische Umsetzung dieser Publikation.

Ihnen, liebe Leser, wünschen wir viel Spaß an diesem Buch und freuen uns auf Ihre kritische Rückmeldung zu den von uns dargestellten Fragen und Antworten (E-Mail-Adresse: anaesthesie@medizin.uni-leipzig.de).

Leipzig, im Juni 2010

Frank Hokema und Udo X. Kaisers

Abkürzungsverzeichnis

AaDO$_2$	Alveolär-arterielle Sauerstoffdifferenz
AAI	Auditory Evoked Potential Index
ACA	Anterior Cerebral Artery
ACC	American College of Cardiology
Ach	Acetylcholine
AchR	Acetylcholine Receptor
ACS	Abdominal Compartment Syndrome
ACT	Activated Clotting Time
ACTH	Adrenocorticotropic Hormone
ADH	Antidiuretisches Hormon
ADP	Adenosine Diphosphate
ADQI	Acute Dialysis Quality Initiative
AEP	Auditory Evoked Potentials
AHA	American Heart Association
AICD (ICD)	Automatic Implantable Cardioverter Defibrillator
AIMC	Active Implantable Medical Devices
AIS	Abbreviated Injury Scale
AKIN	Acute Kidney Injury Network
ALS	Amyotrophic Lateral Sclerosis
ANP	Atrial Natriuretic Peptide
AP	Angina pectoris
APC	Activated Protein C
APP	Abdominal Perfusion Pressure
aPTT	Activated Partial Thromboplastin Time
ARDS	Acute Respiratory Distress Syndrome
ARR	Absolute Risk Reduction
ASA	American Society of Anesthesiologists
ASD	Akutschmerzdienst
ATLS	Advanced Trauma Life Support
ATN	Acute Tubular Necrosis
ATP	Adenosine Triphosphate
AVF	Arteriovenous Fistula
AVM	Arteriovenous Malformation
BA	Basilar Artery
BÄK	Bundesärztekammer
BB	Bronchial Blocker
BB	Blutbild
BDA	Berufsverband Deutscher Anästhesisten
BDC	Berufsverband Deutscher Chirurgen

BG	Blood Group
BGA	Blutgasanalyse
BGB	Bürgerliches Gesetzbuch
BIS	Bispectral Index
BMI	Body Mass Index
BMS	Bare Metal Stent
BOS	Bronchiolitis Obliterans Syndrome
BPD	Bronchopulmonary Dysplasia Syndrome
BPEG	British Pacing and Electrophysiology Group
BSE	Bovine Spongiform Encephalopathy
BSR	Burst Suppression Ratio
BURP	Backward Rightward Upward Pressure
BV	Blood Volume
BZ	Blutzucker
c	Konzentration
CA	Closed Activatable
cAMP	Cyclic Adenosin Monophosphate
CaO_2	Arterieller Sauerstoffgehalt
CBF	Cerebral Blood Flow
CCD	Central Core Disease
CCM	Cardiac Contractility Modulation
CcO_2	Kapillärer Sauerstoffgehalt
CCS	Canadian Cardiovascular Society
CI	Cardiac Index
CI	Closed Inactivated
CIM	Critical Illness Myopathy
CIP	Critical Illness Polyneuropathy
CJD	Creutzfeldt-Jakob-Disease
CJK	Creutzfeldt-Jakob-Krankheit
$CMRO_2$	Cerebral Metabolic Rate of Oxygen
CoA	Coenzyme A
COHb	Carboxyhämoglobin
COPD	Chronic Obstructive Pulmonary Disease
CPAP	Continous Positive Airway Pressure
CPP	Cerebral Perfusion Pressure
CPSI	Cumulative Power Spectrum Index
CRPS	Complex Regional Pain Syndrome
CSE	Combined Spinal Epidural (Anesthesia)
CSI	Cerebral State Index
CSP	Carotid Stump Pressure
CTG	Cardiotocograph
CvO_2	Gemischtvenöser Sauerstoffgehalt
CVP	Central Venous Pressure
CVVH	Continous Veno-Venous Hemofiltration
CVVHD	Continous Veno-Venous Hemodialysis
CVVHDF	Continous Veno-Venous Hemodiafiltration
DBS	Deep Brain Stimulation

DBS	Double Burst Stimulation
DES	Drug Eluting Stent
DesoxyHb	Desoxyhämoglobin
DGAI	Deutsche Gesellschaft für Anästhesiologie und Intensivmedizin e.V.
DGU	Deutsche Gesellschaft für Unfallchirurgie
DIC	Disseminated Intravascular Coagulation
DLT	Double-Lumen Endotracheal Tube
DOI	Depth of Hypnosis
DUR	Duration of Action
ECMO	Extracorporeal Membrane Oxygenation
ED	Effective Dose
EEA	Eversion Endarterectomy
EEG	Electroencephalogram
eEMG	Evoked Electromyography
EF	Ejection Fraction
EK	Erythrozytenkonzentrat
EKT	Elektrokrampftherapie
EKZ	Extrakorporale Zirkulation
ELV	Ein-Lungen-Ventilation
EMG	Electromyography
eMMG	Evoked Mechanomyogram
EP	Evoked Potentials
ERC	European Resuscitation Council
ERV	Expiratory Reserve Volume
ESA	European Society of Anaesthesiology
EXIT	Ex-utero Intrapartum Treatment
FCOHb	Fraktionelle Carboxyhämoglobin-Konzentration
FDA	Federal Drug Administration
$FECO_2$	Fraktionelle gemischtexspiratorische Kohlendioxidkonzentration
FEV_1	Forced Expiratory Volume (in 1 second)
FFP	Fresh Frozen Plasma
FiO_2	Sauerstofffraktion
FMetHb	Fraktionelle Methämoglobin-Konzentration
FRC	Functional Residual Capacity
GABA	Gamma-Aminobutyric Acid
GBS	Guillain-Barré-Syndrom
GCS	Glasgow Coma Scale
GFR	Glomerular Filtration Rate
GvHR	Graft-versus-Host-Reaktion
$HbaO_2$	Fraktionelle arterielle Oxyhämoglobin-Konzentration
HbO_2	Fraktionelle Oxyhämoglobin-Konzentration
$HbvO_2$	Fraktionelle gemischtvenöse Oxyhämoglobin-Konzentration
HCC	Hepatocellular Carcinoma
HD	Hemorrhagic Diathesis
HE	Hepatic Encephalopathy
HES	Hydroxyethyl Starch
HF	Herzfrequenz

HFOV	High-Frequency Oscillatory Ventilation
HHH	Triple H Therapy: Hypertension, Hypervolemia, Hemodilution
HIT	Heparin-Induced Thrombocytopenia
Hk	Hämatokrit
HLM	Heart-Lung Machine
HLTX	Heart-Lung Transplantation
HMV	Herzminutenvolumen
HPV	Hypoxic Pulmonary Vasoconstriction
HRCT	High Resolution Computed Tomography
HRS	Hepatorenal Syndrome
HRST	Herzrhythmusstörungen
HSV	Herzschlagvolumen
HTX	Heart Transplantation
HU	High Urgency
HWS	Halswirbelsäule
HWZ	Halbwertszeit
HZV	Herzzeitvolumen
IABP	Intra-Aortic Balloon Pump
IAD	Intraabdominaler Druck
IAH	Intra-Abdominal Hypertension
IAP	Intra-Abdominal Pressure
ICA	Internal Carotid Artery
ICG	Indocyanine Green
ICP	Intra-Cranial Pressure
ICV	Intra-Cerebral Volume
INF	Initial Non Function
INR	International Normalized Ratio
IOC	Index of Consciousness
IPS	Idiopathic Parkinson´s Syndrome
IR	Infrared
ISI	International Sensitivity Index
ISS	Injury Severity Score
IUPHAR	International Union of Basic and Clinical Pharmacology
IVB	Intraventrikuläre Blutung
IVKT	In-vitro-Kontrakturtest
KG	Körpergewicht
KHK	Koronare Herzerkrankung
KI	Kurzinfusion
KLRT	Kontinuierliche Laterale Rotationstherapie
KM	Kontrastmittel
KOD	Kolloidosmotischer Druck
KUSS	Kindliche Unbehagen- und Schmerzskala
LAH	Left Anterior Hemiblock
LAP	Left Atrial Pressure
LASER	Light Amplification by Stimulated Emission of Radiation
LCT	Long-Chain Tryglyceride
LED	Light Emitting Diode

LIP	Lower Inflection Point
LITT	Laser-Induced Thermotherapy
LMC	Larynxmaske Classic
LPH	Left Posterior Hemiblock
LSB	Linksschenkelblock
LTX	Lung oder Liver Transplantation
LV	Left Ventricle
LVAD	Left Ventricular Assist Device
LVEDD	Left Ventricular End-Diastolic Diameter
LVEDP	Left Ventricular End-Diastolic Pressure
LVEDV	Left Ventricular End-Diastolic Volume
LVEF	Left Ventricular Ejection Fraction
LVESV	Left Ventricular End-Systolic Volume
LVP	Left Ventricular Pressure
MAC	Minimal Alveolar Concentration
MAP	Mean Arterial Pressure
MARS	Molecular Adsorbent Recirculating System
MCA	Middle Cerebral Artery
MCT	Medium-Chain Trigylceride
MDMA	3,4-Methylenedioxymethamphetamine
MDRD	Modification of Diet in Renal Disease
MELD	Model for Endstage Liver Disease
MEP	Motoric Evoked Potentials
MetHb	Methämoglobin
MH	Maligne Hyperthermie
MHE	Malignant Hyperthermia Equivocal
MHN	Malignant Hyperthermia Negative
MHS	Malignant Hyperthermia Susceptible
MS	Multiple Sclerosis
MVW	Maximale Volumenwirkung
NASPE	North American Society of Pacing and Electrophysiology
NEC	Necrotizing Enterocolitis
NGAL	Neutrophil Gelatinase-Associated Lipocalin
NIRS	Near Infrared Spectroscopy
NMH	Niedermolekulares Heparin
NO	Nitric Oxide
NRS	Numeric Rating Scale
NSAID	Non-Steroidal Anti-Inflammatory Drugs
NSAR	Nichtsteroidale Antirheumatika
O	Open
O_2Hb	Oxyhämoglobin
OELM	Optimal Laryngeal Manipulation
OR	Odds Ratio
$pACO_2$	Alveolärer Kohlendioxidpartialdruck
$paCO_2$	Arterieller Kohlendioxidpartialdruck
PADSS	Post Anesthesia Discharge Scoring System
PAH	Pulmonary Arterial Hypertension

PAK	Pulmonalarterienkatheter
pAO_2	Alveolärer Sauerstoffpartialdruck
paO_2	Arterieller Sauerstoffpartialdruck
PAPm	Mean Pulmonary Arterial Pressure
PARS	Post Anesthesia Recovery Score
pAVK	Periphere arterielle Verschlusskrankheit
PCA	Patient Controlled Analgesia
PCEA	Patient Controlled Epidural Analgesia
PCWP	Pulmonary Capillary Wedge Pressure
PD	Photodiode
PDA	Peridural Anesthesia
PDA	Persistent Ductus Arteriosus
pECLA	Pumpless Extracorporeal Lung Assist
$pECO_2$	Gemischtexspiratorischer Kohlendioxidpartialdruck
$peCO_2$	Endtidaler Kohlendioxidpartialdruck
PEEP	Positive End-Expiratory Pressure
PF	Platelet Factor
PFO	Persistierendes Foramen ovale
PGI_2	Prostacyclin
pH_2O	Wasserdampfpartialdruck
PiCCO	Pulse Contour Cardiac Output
PM	Pacemaker
PMI	Perioperative Myocardial Infarction
POCD	Postoperative Cognitive Deficit
PONV	Postoperative Nausea and Vomiting
PPI	Proton Pump Inhibitor
PPKS	Postpunktionskopfschmerz
PPL	Peripartales Lungenödem
PPSB	Prothrombin Complex Concentrate (Prothrombin, Proconvertin, Stuart-Prower-Faktor, Antihämophiler Faktor B)
PRIND	Prolonged Reversible Ischemic Neurologic Deficit
PRINS	Partially Reversible Ischemic Neurologic Symptoms
PRIS	Propofol Infusion Syndrome
PSI	Patient State Index
PTC	Posttetanic Count
PTCA	Percutaneous Transluminal Coronary Angioplasty
PTCD	Percutaneous Transhepatic Cholangiodrainage
PTSD	Post Traumatic Stress Disorder
PVC	Polyvinylchlorid
pvO_2	gemischtvenöser Sauerstoffpartialdruck
PVRI	Pulmonary Vascular Resistance Index
Q_C	Blutfluss durch kapillär belüftete Lungenareale
Q_S	Shuntblutfluss
Q_T	Gesamter Blutfluss
Q_S/Q_T	Intrapulmonaler Shunt
Q_{VA}/Q_T	Venöse Beimischung
R	Red

RAAS	Renin-Angiotensin-Aldosterone-System
RAP	Right Atrial Pressure
RDS	Respiratory Distress Syndrome
RFA	Radio Frequency Ablation
RI	Recovery Index
RIFLE	Risk, Injury, Failure, Loss, End Stage Renal Disease
RKI	Robert Koch Institut
RM	Recruitment Maneuver
RM	Regulationsmechanismus
RR	Blutdruck nach Riva-Rocci, im Buch allgemein für Blutdruck
RRR	Relative Risk Reduction
RS	Rhythmusstörung
RSB	Rechtsschenkelblock
RSI	Rapid Sequence Induction
RVEF	Right Ventricular Ejection Fraction
RVLM	Rostrale ventrolaterale Medulla
RVP	Right Ventricular Pressure
RyR1	Ryanodine Receptor 1
SAB	Subarachnoidal Bleeding
SaO_2	Arterielle Sauerstoffsättigung
SAS	Sleep Apnea Syndrome
SEF	Spectral Edge Frequency
SFX	Spectral Frequency Index
SHT	Schädel-Hirn-Trauma
SID	Sudden Infant Death
SIRS	Systemic Inflammatory Response Syndrome
SLEDD	Slow Low Efficiency Daily Dialysis
SMF	Spectral Median Frequency
SNAP	Sensory Nerve Action Potential
SO_2	Sauerstoffsättigung
SOP	Standard Operating Procedure
SPA	Spinal Anesthesia
SPAD	Single Path Albumin Dialysis
SR	Sarcoplasmatic Reticulum
SSEP	Somatosensory Evoked Potentials
SSI	Surgical Stress Index
SSM	Schwangerschaftsmonat
SSRI	Selective Serotonin Reuptake Inhibitor
SSS	Sick Sinus Syndrome
STEMI	Non-ST-Segment Elevation Myocardial Infarction
SV	Stroke Volume
SVES	Supraventricular Extrasystole
SVI	Stroke Volume Index
SvO_2	Gemischtvenöse Sauerstoffsättigung
SVR	Small-Volume Resuscitation
SVRI	Systemic Vascular Resistance Index
SVT	Supraventricular Tachycardia

TBV	Total Blood Volume
TCD	Transcranial Doppler Sonography
TCI	Target Controlled Infusion
TE	Tonsillectomy
TEA	Thrombendarterectomy
TEF	Tracheo-Esophageal-Fistula
TFPI	Tissue Factor Pathway Inhibitor
tHb	Gesamtes Hämoglobin
TIA	Transitory Ischemic Attack
TIPS	Transjugular Intrahepatic Portosystemic Shunt
TIVA	Total Intravenous Anesthesia
TK	Thrombozytenkonzentrat
TLC	Total Lung Capacity
TOF	Train of Four
tPA	Tissue-Type Plasminogen Activator
TPG	Transpulmonaler Gradient
TPW	Totaler Peripherer Widerstand
TPZ	Thromboplastinzeit
TRALI	Transfusion Related Acute Lung Injury
TTP	Thrombotic Thrombocytopenic Purpura
TUR-B/P	Transurethrale Resektion Blase/Prostata
TZ	Thrombinzeit
UFH	Unfraktioniertes Heparin
UNOS	United Network for Organ Sharing
UW	University of Wisconsin
VA	Vertebral Artery
VAS	Visual Analogue Scale
VC	Vital Capacity
V_D/V_T	Totraum
VES	Ventricular Extrasystole
VHF	Vorhofflimmern
VNS	Vegetatives Nervensystem
VP	Ventriculoperitoneal
V_{SS}	Volume of Distribution at Steady-State
V_T	Tidale Volume, Total Volume
vWF	von Willebrand-Factor
WD	Wirkdauer
WFNS	World Federation of Neurosurgical Societies
wSMF	Weighted Spectral Median Frequency
ZAS	Zentrales anticholinerges Syndrom
ZBV	Zirkulierendes Blutvolumen
ZNS	Zentrales Nervensystem
ZVD	Zentraler Venendruck
ZVK	Zentraler Venenkatheter

Inhaltsverzeichnis

Physiologie und Pathophysiologie ... 1

Vegetatives Nervensystem ... 3
Volker Thieme

Lunge und Atmung ... 14
Thilo Busch

Herz und Kreislauf ... 22
Torsten Schmeer, Frank Hokema

Blut, Blutgerinnung ... 26
Nina Polze
- Blutgerinnung – 28
- Labordiagnostik – 29
- Gerinnungsstörungen – 32
- Thromboembolierisiko – 37

Medikamente ... 39

Opioide ... 41
Volker Thieme

Intravenöse Anästhetika und Benzodiazepine ... 54
Torsten Schmeer, Frank Hokema

Volatile Anästhetika ... 62
Gerald Huschak

Muskelrelaxanzien ... 72
Nina Polze

Antikoagulantien ... 80
Nina Polze, Frank Hokema

Lokalanästhetika ... 84
Mark Taubert

Volumenersatz ... 91
Sebastian Stengel, Frank Hokema

Bluttransfusion ... 94
Sebastian Stengel

Katecholamine ... 98
Torsten Schmeer, Frank Hokema

Antiarrhythmika ... 102
Volker Thieme

Patientenvorbereitung … 119

Dauermedikation … 121
Frank Hokema, Dörte Schotte
    Thrombozytenfunktionshemmer – 127

Voruntersuchungen bei Begleiterkrankungen … 129
Frank Hokema, Dörte Schotte

Aufklärung … 132
Lutz Schaffranietz

Nüchternheit … 135
Nina Polze

Prämedikation … 138
Uta-Carolin Pietsch

Technische Ausstattung … 143
Steffen Friese

Narkosegerät … 145

Gasversorgung … 145

Gasdosierung … 147

Narkosedampfdosierung … 148
    Narkosesystem – 148
    Offenes Narkosesystem – 149
    Halboffenes Narkosesystem – 149
    Halbgeschlossenes Narkosesystem – 150
    Geschlossenes Narkosesystem – 151

Übergänge zwischen den verschiedenen Narkosesystemen … 151

Narkosebeatmungsgerät … 152

Narkosegasabsaugung … 154

Allgemeine Sicherheitsmaßnahmen … 154

Verdampfer … 154

Perioperative Prozeduren … 159

Monitoring … 161
    EKG – 161
    Sven Laudi
    Pulsoxymetrie – 166
    Jette Schenk, Frank Hokema
    Kapnographie – 173
    Jette Schenk

Invasives Kreislaufmonitoring – 178
Hadi Taghizadeh
　　Arterielle Kanülierung und Druckmessung – 178
　　Zentralvenöse Zugänge und Druckmessung – 185
　　Pulmonalarterienkatheter – 197
　　Pulse (i) Contour Cardiac Output (PiCCO) – 204
　　Transösophageale Echokardiographie – 209
Neuromonitoring – 220
Jan Wallenborn, Jochen Helm
Neuromuskuläres Monitoring – 230
Nina Polze

Techniken 237
　　Balancierte Anästhesie und TIVA (totale intravenöse Anästhesie) – 237
　　Stefan Schmidt
　　Regionalanästhesie – 239
　　Frank Hokema, Martin Wiegel, Andreas Reske
　　　　Spinalanästhesie – 250
　　　　Hadi Taghizadeh
　　　　Periduralanästhesie und -analgesie – 261
　　　　Hadi Taghizadeh
　　Doppellumentubus und Ein-Lungen-Ventilation – 269
　　Udo Gottschaldt, Andreas Reske
　　Zentraler Venenkatheter – 278
　　Boris Beil, Frank Hokema
　　　　Invasive (blutige) Blutdruckmessung („Arterie") – 282
　　　　Magensonde – 285
　　　　Blasenkatheter – 286
　　　　Suprapubischer Blasenkatheter – 287
　　　　Bülau-Drainage – 288

Lagerung 291
Markus Parschauer

Perioperatives Management 295

Atemwegsmanagement 297
Angelika Baur, Alexander Dünnebier

Aspiration 304
Holger Schmidt

Laryngospasmus 309
Samy Riad

Allergische Reaktionen 311
Samy Riad

Hypothermie 314
Samy Riad, Frank Hokema

Arterielle Hypotonie 318
Sebastian Stengel

Arterielle Hypertonie 321
Sebastian Stengel

Sättigungsabfall 324
Angelika Baur, Alexander Dünnebier

Steigende Beatmungsdrücke 326
Frank Hokema

Herzrhythmusstörungen 327
Bernd Donaubauer, Eva Kornemann

Hoher Blutverlust und Massivtransfusion 334
Sebastian Stengl

Verzögertes Erwachen 337
Samy Riad

Awareness – Wachheit während Anästhesie 338
Jan Wallenborn

Diabetes, COPD und KHK 342
Hadi Taghizadeh
    Diabetes – 342
    COPD – 353
    Koronare Herzkrankheit (KHK) – 362

Der langzeitsedierte Intensivpatient 370
Hadi Taghizadeh

Der intoxikierte Patient 377
Frank Hokema

Adipositas 382
Michael Schlender, Frank Hokema

Anästhesie bei neuromuskulären und neurodegenerativen Erkrankungen 390
Wolfgang Heinke, Stefan Berg
    Allgemeine Grundsätze – 390
    Spezielle Krankheitsbilder – 392

Maligne Hyperthermie 403
Henrik Rüffert

Kapnoperitoneum 409
Frank Hokema, Uta-Carolin Pietsch

Perioperative Myokardischämien 413
Volker Thieme

Anästhesie außerhalb des Operationssaales 423
Frank Hokema, Wolfgang Heinke

Postoperative Übelkeit und Erbrechen (Postoperative Nausea and Vomiting = PONV) ... 433
Jan Wallenborn

Der Patient mit implantierten Aggregaten ... 442
Gerald Huschak

Management von Patienten mit Organversagen ... 449

Schock ... 451
Udo Gottschaldt, Frank Hokema

Schweres akutes Lungenversagen (Acute Respiratory Distress Syndrome) ... 462
Sven Bercker
  Fokussuche und Sanierung – 462
  Lungenprotektive Beatmung – 463
  Sicherstellung und Verbesserung der Oxygenierung – 463

Anästhesie bei Patienten mit eingeschränkter Nierenfunktion ... 467
Thorsten Albert, Udo Gottschaldt

Leberversagen ... 475
Uta-Carolin Pietsch

Intraabdominelle Hypertonie (IAH) und abdominelles Kompartmentsyndrom (ACS) ... 481
Alexander P. Reske

Critical Illness Polyneuropathie/Myopathie (CIP/CIM) ... 492
Sven Bercker

Anästhesie in besonderen operativen Bereichen ... 497

Neonatale Anästhesie ... 499
Claudia Philippi-Höhne

Trauma ... 506
  Verbrennung – 506
  Jochen Gille, Hagen Fischer
  Polytrauma – 521
  Bernd Donaubauer

Anästhesie und Analgesie in Schwangerschaft und Stillzeit ... 526
Jan Wallenborn

Kardioanästhesie ... 539
Thomas Hentschel
  Kardiopulmonaler Bypass – 545

Herztransplantation ... 549
Thomas Hentschel

Lungentransplantation ... 552
Thomas Hentschel

Abdominalchirurgie 556
Uta-Carolin Pietsch
    Lebertransplantation – 556
    Volumenersatz und zentralvenöser Druck – 562

Geriatrische Anästhesie 564
Angelika Baur, Alexander Dünnebier

Ambulante Anästhesie 566
Holger Schmidt

Intrazerebrale Gefäßerkrankungen 572
Lutz Schaffranietz, Frank Hokema
    Zerebrale Aneurysmen – 572
    Zerebraler Vasospasmus – 575
    Arteriovenöse Malformationen – 576

Hintere Schädelgrube – sitzende Position 578
Lutz Schaffranietz

Elektrokrampftherapie 582
Lutz Schaffranietz

Intrakranieller Druck 586
Lutz Schaffranietz

Anästhesie für Kraniotomien 591
Lutz Schaffranietz

Gefäßchirurgie 596
Gundi Hertel-Gilch
    Stenosen der A. carotis interna – 599
    Operationen an der Bauchaorta – 602

Urologie 605
Uta-Carolin Pietsch

HNO 609
Anke Schlosser
    Adrenalin/Ornipressin bei HNO-Eingriffen – 612
    Tonsillektomie-Nachblutung und Management des schwierigen Atemweges – 613
    Anästhesiologisches Management bei chirurgischer Tracheotomie – 615

Postoperative Schmerztherapie 617
Mario Läufer

Stichwortverzeichnis 629

Physiologie und Pathophysiologie

Vegetatives Nervensystem 3
Volker Thieme

Lunge und Atmung 14
Thilo Busch

Herz und Kreislauf 22
Torsten Schmeer, Frank Hokema

Blut, Blutgerinnung 26
Nina Polze

Physiologie und Pathophysiologie

Vegetatives Nervensystem

V. Thieme

? **Was ist Stress?**
Stress ist eine relativ uniforme, koordinierte *Anpassungsreaktion* [Jänig 1995] auf potenziell, real oder nur symbolisch die Homöostase bedrohende Einflüsse [Crozier 1992]. Dieses sog. Abwehrverhalten besitzt autonome, endokrine und motorische Komponenten. Je nach Situation steht die eine oder andere Komponente im Vordergrund. Die Regulation dieser Reaktionen erfolgt über ein neuronales Netzwerk, das sich vom periaquäduktalen Grau bis zur Medulla oblongata erstreckt und enge Beziehungen zum Hypothalamus und somit zur Regulation der Homöostase hat [Jänig 1995].

? **Beschreiben Sie kurz das vegetative Nervensystem.**
Das vegetative Nervensystem (VNS) kontrolliert eine Vielzahl von physiologischen Parametern und Prozessen. Da es nicht direkt vom Willen beeinflussbar ist, wurde es von dem britischen Physiologen John Newport Langley (Cambridge, 1852–1925) als „Autonomic Nervous System" [Langley 1902] bezeichnet. Das VNS steuert in enger Verflechtung mit dem Endokrinium die physiologischen Mechanismen zur Aufrechterhaltung der **Homöostase** (Walter Cannon, 1871–1945) und stellt gewissermaßen die erste Verteidigungslinie gegen Bedrohungen der Homöostase dar. Hierbei spielt der Mechanismus der „negativen Rückkopplung" eine entscheidende Rolle. Das VNS besteht aus 2 funktionell-anatomisch unterscheidbaren Anteilen. Der **Sympathikus** löst bei Aktivierung eine Umverteilung des Blutvolumens (BV) in die Muskulatur, eine Steigerung der Herzfrequenz (HF) und des Herzzeitvolumens (HZV), eine Mydriasis sowie eine gesteigerte Aktivität der Schweißdrüsen aus (ergotrope Wirkung). Zusammenfassend führt eine Aktivierung des Sympathikus zu einer Leistungssteigerung des Organismus im Sinne einer Fight-or-Flight-Reaktion. Eine Aktivierung des **Parasympathikus** hingegen führt zu Prozessen, die eher auf die Erhaltung der strukturellen und energetischen Integrität des Organismus gerichtet sind (trophotrope Wirkung). Dabei bewirkt eine „Sympathikusaktivierung" globale Veränderungen, während eine „Parasympathikusaktivierung" eher lokalisierte, diskrete Effekte zeigt.

? **Beschreiben Sie die Anatomie des Sympathikus.**
Die efferenten Leitungsbahnen des VNS bestehen – im Unterschied zu denen des zerebrospinalen Nervensystems – aus 2 Neuronen. Insgesamt besteht der vegetative Leitungsbogen also aus 3 Neuronen: einem afferenten Neuron und 2 efferenten Neuronen. Die Perikaryen der sympathischen präganglionären Neurone haben ihren Ursprung in der Columna intermediolateralis der Segmente Th1–L2/L3. Sie erhalten Impulse sowohl von afferenten Neuronen als auch von deszendierenden Bahnen übergeordneter Systeme. Sie verlassen das Rückenmark mit der Vorderwurzel des Spinalnervs, um als Ramus communicans albus (mye-

linisiert) Verbindung mit dem **Grenzstrang** aufzunehmen. Die Umschaltung des 1. efferenten Neurons (= präganglionären Neurons) auf das 2. Neuron (= postganglionäre Neuron) erfolgt i.d.R. in einer außerhalb des Zentralnervensystems (ZNS) befindlichen Nervenzellansammlung (Ganglion). Dazu gehören:

- **Grenzstrangganglien** (22–23 paarige, paravertebral angeordnete Ganglien, die durch interganglionäre Fasern untereinander verbunden sind)
- **Prävertebrale Ganglien** an den Abgangsstellen der großen Bauchgefäße aus der Aorta (Ggl. coeliacum, Ggl. aorticorenale, Ggl. mesentericum superius et inferius)
- **Terminale Ganglien**, die in unmittelbarer Nähe des Erfolgsorgans liegen

Eine Sonderstellung nehmen die Zellen des **Nebennierenmarks** ein, die von präganglionären Fasern versorgt werden und in diesem Sinne den postganglionären Teil des Leitungsbogens darstellen.

Im Allgemeinen erfolgt die Umschaltung im Sympathikus organfern. Das 2. Neuron erreicht das Erfolgsorgan über die Spinalnerven (Haut, Gefäße der Skelettmuskulatur, Schweißdrüsen, Mm. arrectores pilorum) in Form perivaskulärer Geflechte oder als selbständige Nerven (z.B. Nn. accelerantes).

Die Tatsache, dass sich ein präganglionäres Neuron mit bis zu 20 postganglionären Neuronen synaptisch verbinden kann, bezeichnet man als **Divergenz**. Dies erklärt die Beobach-

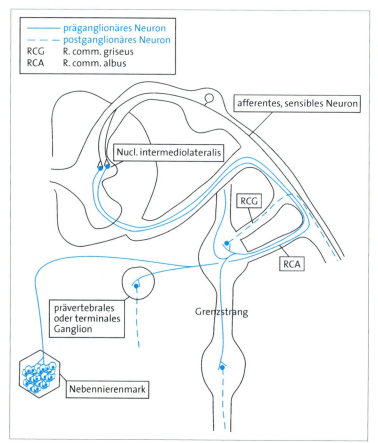

Abb. 1: Verlauf peripherer sympathischer Fasern (modifiziert nach [Stoelting 1999])

tung, dass eine Sympathikusaktivierung ausgedehnte Wirkungen auf den Organismus hat. Es liegt also keine segmentale Verschaltung vor (man schwitzt bspw. i.d.R. nicht segmental).

? Welche sympathischen Ganglien sind für den Anästhesisten von besonderer klinischer Bedeutung?

Durch Verschmelzung des unteren Zervikalganglions mit dem ersten Thorakalganglion (oder den ersten beiden Thorakalganglien) entsteht das **Ganglion stellatum** sive cervicothoracicum. Da es gezielt durch Injektion eines Lokalanästhetikums ausgeschaltet werden kann („Stellatumblockade"), können bestimmte Schmerzzustände gemildert werden (z.B. Z.n. Herpes zoster, Algodystrophie, CRPS II = Complex Regional Pain Syndrome). Eine Blockade des Ggl. stellatum führt zu einer Sympathikolyse mit Vasodilatation und Anhidrose im Bereich der gleichseitigen Gesichtshälfte sowie der Schulter-Arm-Region. Die Trias Ptosis – Miosis – Enophthalmus wird als **Horner-Syndrom** bezeichnet. Auch andere sympathische Ganglien können gezielt ausgeschaltet werden.

? Welche Neurotransmitter findet man in sympathischen Neuronen?

Der Transmitter der **präganglionären Neurone** ist das **Acetylcholin (ACh)**. Es wirkt auf postsynaptische **nikotinerge Rezeptoren** und führt zu einer Erregung des 2. Neurons. Neben nikotinergen Rezeptoren kommen auch **muskarinerge Rezeptoren** vor. Daneben scheinen auch ATP (= Adenosintriphosphat) und Neuropeptid Y als sog. Kotransmitter eine Rolle zu spielen. Die **postganglionären Neurone** des sympathischen Nervensystems setzen v.a. Noradrenalin frei, das unter Vermittlung von Alpha- und Betarezeptoren seine Wirkung entfaltet. Die Zellen des Nebennierenmarks tragen ebenfalls nikotinerge Rezeptoren, deren Erregung zur Freisetzung von Adrenalin und Noradrenalin führt. Eine Ausnahme bilden die postganglionären **sudomotorischen Fasern**, die ACh freisetzen, das mit muskarinergen Rezeptoren der Schweißdrüsen wechselwirkt. Diese Rezeptoren sind z.B. durch Atropin oder Glycopyrrolat blockierbar.

? Welche adrenergen Rezeptoren kennen Sie? Welche Wirkungen hat ihre Aktivierung auf die Zielorgane?

Adrenozeptoren gehören zur Gruppe der sog. heptahelikalen **G-Protein-gekoppelten Rezeptoren**: Eine Aktivierung des Rezeptors führt zu einer Konformationsänderung und zu einer Aktivierung des sog. G-Proteins. Es gibt 2 Gruppen von adrenergen Rezeptoren. Bei den **Alpharezeptoren** unterscheidet man zwischen α_1- und α_2-Rezeptoren. α_1-Rezeptoren findet man postsynaptisch, während α_2-Rezeptoren v.a. präsynaptisch und im ZNS nachweisbar sind. Präsynaptische α_2-Rezeptoren tragen über den Mechanismus einer negativen Rückkopplung zur Limitierung der Noradrenalinkonzentration im synaptischen Spalt bei. Bei den **Betarezeptoren** werden 3 Subtypen unterschieden: β_1, β_2 und β_3. **Dopaminerge Rezeptoren** werden in 5 Typen unterteilt (D_1–D_5), wobei 2 pharmakologisch und molekularbiologisch charakterisierbare Gruppen gebildet werden können:

- D_2–D_4: hohe Affinität
- D_1, D_5: niedrige Affinität

Tab. 1: Adrenerge Rezeptoreffekte

Rezeptor	Organ(-system), Ort	Effekt
α_1	Gefäße	Vasokonstriktion
	Pankreas	Hemmung der Insulininkretion
	Darm, Harnblase	Hemmung der propulsiven Peristaltik, erhöhter Sphinktertonus
	Auge	Mydriasis
α_2	Präsynaptisch	Hemmung der Noradrenalinfreisetzung
	Postsynaptisch, zentral	„Zentrale" Senkung des Sympathikotonus
	Hinterhorn des Rückenmarks	Analgesie (u.a. über Hemmung der Ausschüttung von Substanz P, Glutamat)
	Thrombozyten	Aggregationssteigerung
β_1	Herz	Positiv inotrop, chronotrop und dromotrop
	(Lipozyten)	(Gesteigerte Lipolyse)
β_2	Gefäße	Vasodilatation
	Bronchioli	Bronchodilatation
	Uterus	Relaxation
	Niere	Reninfreisetzung
	Leber	Gesteigerte Gluconeogenese, Glykogenolyse
	Pankreas	Gesteigerte Insulininkretion
	(Lipozyten)	(Gesteigerte Lipolyse)
β_3	Lipozyten	Gesteigerte Lipolyse
D_1/D_5	Gefäße	Dilatation renaler, koronarer und viszeraler Gefäße
$D_2/D_3/D_4$	Präsynaptisch	Hemmung der Noradrenalinfreisetzung
	Zentral	Psychogene Wirkungen, extrapyramidales System

Die Wirkungen der Aktivierung der adrenergen Rezeptoren sind in Tabelle 1 zusammengefasst [Stoelting 1999; Hein 2006].

Insbesondere bei den Adrenozeptoren spielen die Phänomene **Up-Regulation** und **Down-Regulation** eine wichtige Rolle. Bei chronisch erhöhten Katecholaminkonzentrationen kommt es zu einer Verminderung der absoluten Rezeptorzahl und umgekehrt. Die lang andauernde Blockade eines adrenergen Rezeptors führt zu dessen Up-regulation. Diese Mechanismen sind bedeutsam bei der Therapie mit Adrenergika und Adrenozeptorblockern [Insel 1996].

> **?** Geben Sie einen Überblick über die Anatomie und Funktion des parasympathischen Nervensystems.

Die Perikaryen der präganglionären Fasern des Parasympathikus liegen in den
▲ Kernen der **Hirnnerven** III, VII, IX und X,
▲ Segmenten **S2–S4** des Rückenmarks.

Im Unterschied zu sympathischen Fasern erfolgt hier die Umschaltung organnah. Außerdem bilden parasympathische Fasern keine selbständigen Nerven, sondern ziehen im Verbund mit Spinal- bzw. Hirnnerven zum Erfolgsorgan. Die wichtigsten Wirkungen des Parasympathikus sind in Tabelle 2 zusammengefasst.

Tab. 2: Cholinerge Rezeptoreffekte

Organ	Effekt	Rezeptorart
Herz	Negativ ino-, chrono- und dromotrop	Muskarinerg
Bronchioli	Konstriktion	
Speicheldrüsen	Gesteigerte Sekretion	
Darm	Steigerung von propulsiver Peristaltik, Sekretion, Abnahme des Sphinktertonus	
Auge	Miosis	
Harnblase	Kontraktion und Sphinktererschlaffung	
Schweißdrüsen	Sekretion	
Skelettmuskulatur	Kontraktion	Nikotinerg
Autonome Ganglien	Umschaltung vom 1. auf 2. sympathisches Neuron	

? Was sind Katecholamine? Welche Katecholamine kommen im Organismus natürlicherweise vor? Kennen Sie synthetische Katecholamine?

Katecholamine sind u.a. die **Transmitter** des sympathischen Nervensystems, die aus dem 2. sympathischen Neuron freigesetzt werden. Chemisch handelt sich es um hydroxylierte Phenylethylamine. Natürlich vorkommende Katecholamine sind:
- Dopamin
- Noradrenalin
- Adrenalin

Zu den synthetischen Katecholaminen zählen:
- Dobutamin
- Isoprenalin
- Dopexamin

? Beschreiben Sie Biosynthese und Abbau von ACh.

ACh entsteht in den Mitochondrien der präsynaptischen Neurone durch die **Cholinacetyltransferase** aus Koenzym A (Co A) und Cholin. Das Enzym kommt nur in cholinergen Neuronen vor. Nach Synthese wird ACh in einem Energie verbrauchenden Prozess in Speichervesikel transportiert. Die Freisetzung aus dem Neuron erfolgt durch **Exozytose** (hemmbar durch Botulinus-Neurotoxin). Der Abbau erfolgt (sehr schnell) durch die **Acetylcholinesterase**. Außer im synaptischen Spalt kommt dieses Enzym z.B. auch in Erythrozyten vor. Die aus der Leber stammende **Pseudocholinesterase** (Butyrylcholinesterase) ist nur zu einem unbedeutenden Anteil an der Spaltung von ACh beteiligt (s. Pseudocholinesterasemangel).

? Welche Antagonisten des muskarinergen Rezeptors kennen Sie? Beschreiben Sie die Wirkungsweise dieser Substanzen.

Wichtige Antagonisten sind **Atropin**, Scopolamin, Ipratropium, **Glycopyrrolat** und **Butylscopolamin**. Alle Substanzen bewirken – mit graduellen Unterschieden – Bronchodilatation,

Herzfrequenzzunahme, Mydriasis und Hemmung der Sekretion exokriner Drüsen. Aufgrund ihrer chemischen Struktur (tertiäre Amine, lipophil) können Atropin und Scopolamin die **Blut-Hirn-Schranke** überwinden und bei hoher Dosierung zum **Zentralen Anticholinergen Syndrom (ZAS)** führen. Im Unterschied dazu gelangen Glycopyrrolat, Ipratropium und Butylscopolamin kaum in das ZNS. Im Rahmen der **Antagonisierung** nicht depolarisierender Muskelrelaxanzien ist die Applikation von Atropin obligat. Geschieht dies nicht, drohen schwere Bradykardien, AV-Blöcke und sogar Asystolien. Dies ist der Hauptgrund für die „prä-antagonistische" Applikation. Positiver Nebeneffekt ist die Sekretionshemmung in den Speicheldrüsen.

? Was sind Sympathomimetika?

Sympathomimetika sind im weitesten Sinne Substanzen, die sich durch eine „katecholaminartige" Wirkung auszeichnen.

? Welche Sympathomimetika kennen Sie?

Man unterscheidet zwischen **direkten Sympathomimetika**, die ihre Wirkung durch Interaktion mit *peripheren* Alpha- oder Betha-Rezeptoren entfalten, und **indirekt wirkenden Sympathomimetika**, die eine **nicht exozytotische Freisetzung von Noradrenalin** vermitteln [Forth et al. 2001]. Ein indirektes Sympathomimetikum ist das in Deutschland nicht zugelassene (–)-**Ephedrin** (Hauptalkaloid von Pflanzen der Gattung Ephedra). Beispiele für direkt wirkende Sympathomimetika sind das Phenylephrin und das Etilefrin, beide stehen in Deutschland für die i.v. Anwendung ebenfalls nicht zur Verfügung. Eine Kombination zwischen indirekt wirkendem (**Cafedrin**) und direkt wirkendem (**Theodrenalin** = Theophyllin + Noradrenalin) Sympathomimetikum ist unter dem Handelsnamen Akrinor erhältlich.

? Beschreiben Sie die Wirkung von Phenylephrin bzw. Noradrenalin.

Phenylephrin agiert ausschließlich, Noradrenalin vornehmlich an den α_1-Rezeptoren. Dies führt zu einer ausgeprägten Vasokonstriktion mit einem **Anstieg des peripheren Gefäßwiderstandes** und des **arteriellen Blutdrucks**. Nach Bolusgaben dieser Substanzen sind **Reflexbradykardien** möglich, ausgelöst durch ventrikuläre Dehnungsrezeptoren = Bezold-Jarisch-Reflex und Pressorezeptoren im Aortenbogen und in der A. carotis. In höheren Dosen werden durch Noradrenalin auch α_2- und β-Rezeptoren stimuliert. Die Dosierung dieser Substanzen sollte sehr vorsichtig und stets an die Bedürfnisse des Patienten angepasst erfolgen (Bolus: Phenylephrin 50–200 µg i.v., Noradrenalin 5–50 µg i.v.; kontinuierlich: Phenylephrin 0,5–5 µg/kg/min i.v., Noradrenalin 0,02–1 µg/kg/min i.v.).

? Ist die Art der Katecholaminwirkung abhängig von der Dosis?

Kein Katecholamin weist eine 100%ige Rezeptorspezifität auf, mit steigenden, nicht physiologischen Dosen werden zunehmend verschiedene Rezeptoren angesprochen. Die Effekte sind in Tabelle 3 zusammengefasst. Anzumerken ist, dass die Wirksamkeit einer Low-Dose-Therapie beim drohenden Nierenversagen nicht nachgewiesen ist [Bellomo et al. 2000; Kellum et al. 2001].

Tab. 3: Dosisabhängigkeit der Katecholaminwirkung

Substanz	Dosisbereich	Rezeptoren
Noradrenalin	0,05–0,2 µg/kg/min	$\alpha_1, \alpha_2, \beta_1, (\beta_2)$
Adrenalin	0,01–0,02 µg/kg/min	β_2
	> 0,02 µg/kg/min	β_1, β_2
Dopamin	≤ 3 µg/kg/min	Dopaminerg
	3–10 µg/kg/min	β
	> 10 µg/kg/min	α
Dobutamin	2,5–20 µg/kg/min	$\beta_2 \gg \beta_1, \alpha_1$

? Welche Indikationen für den Einsatz von Betarezeptorantagonisten kennen Sie, und welche allgemeinen Eigenschaften haben diese Substanzen?

Betarezeptorantagonisten, sog. Betablocker, wurden traditionell als Medikamente der ersten Wahl bei der Behandlung von Patienten mit **arteriellem Hypertonus** eingesetzt. Insbesondere nach dem Erscheinen einer Cochrane-Analyse (2007) zu dieser Therapie wird die Indikation zunehmend relativiert. Man unterscheidet prinzipiell zwischen **selektiven** (vorrangiger β_1-Blockade) und **nicht selektiven** (Blockade sowohl der β_1- als auch der β_2-Rezeptoren) Antagonisten. Zu beachten ist jedoch, dass die Selektivität umgekehrt proportional zur Dosis ist. Einige Substanzen entfalten eine sog. **intrinsische Aktivität** (wirken also z.T. sympathomimetisch). Bei diesen Substanzen ist die Up-Regulation von Rezeptoren geringer ausgeprägt als bei Substanzen ohne intrinsische Aktivität.

? Beschreiben Sie die Wirkung β_1-blockierender Substanzen.

β_1-Blockade bewirkt eine negative Ino-, Bathmo-, Chrono- und Dromotropie. Aufgrund der verminderten Kontraktilität und HF kommt es zu einer Senkung des **myokardialen Sauerstoffbedarfs** bei gleichzeitig verlängerter Diastole und verbesserter Koronarperfusion. Daraus resultiert eine „Ökonomisierung" der Herzarbeit (Koronardurchblutung!). *Eine Betablockertherapie sollte perioperativ fortgesetzt werden* [Mangano et al. 1996; Mason et al. 2006]. Wird eine chronische Betablockertherapie abrupt beendet, kann es durch die oben beschriebene Up-Regulation zu einem **Betablockerentzugssyndrom** mit schwerer Tachykardie und Hypertonie kommen. Im Zusammenhang mit **volatilen Anästhetika**, die ebenfalls die myokardiale Kontraktilität herabsetzen, sind intraoperative Blutdruckabfälle möglich. Bei präexistentem höher gradigem **AV-Block, SA-Block** und bei einem Sinusknotensyndrom ist die Gabe von Betablockern kontraindiziert. Bei **Diabetikern** können die typischen sympathikotonen Hypoglykämiezeichen (Palpitationen, Tachykardie, Tremor) in Gegenwart betablockierender Substanzen maskiert sein. Außerdem wird bei β_1-Blockade die Renininkretion gehemmt.

? Beschreiben Sie Effekte einer β_2-Blockade.

β_2-Blockade führt zu **Broncho-** und **Vasokonstriktion**. Außerdem kommt es zu einer Hemmung der Insulininkretion und der Glykogenolyse. Aus diesem Grund sollten bei Patienten mit Diabetes mellitus, Asthma bronchiale oder/und peripherer arterieller Verschlusskrankheit bevorzugt β_1-selektive Substanzen eingesetzt werden. Da eine β_2-Stimulation zu einem **Kalium-Shift** in der Zelle führt und die Renininkretion gehemmt wird, kann unter Betablockertherapie eine Erhöhung der Kaliumkonzentration im Plasma auftreten. Dies dürfte bei Fehlen vorbestehender „Kaliumstörungen" von untergeordneter Bedeutung sein. Insbesondere bei schwer kranken Patienten, Patienten mit Niereninsuffizienz und bei Kaliumsubstitution sollten diese Zusammenhänge jedoch beachtet werden.

? Wie behandelt man Betablockernebenwirkungen/-überdosierungen?

Bradykardien und Blockbilder können medikamentös mit **Atropin** (max. 3 mg) oder **Betaadrenergika** (Adrenalin, Isoprenalin, Dobutamin, Orciprenalin) behandelt werden. Führt dies nicht zum Erfolg, ist **Glukagon** indiziert (5 mg als Bolus über 1 min, nach 10–15 min evtl. ein zweiter Bolus, gefolgt von einer kontinuierlichen Gabe von 1–5 mg/h). Glukagon führt zu einem Anstieg der intrazellulären cAMP-Konzentration und darüber zu einer höheren Ca^{++}-Verfügbarkeit. Allerdings ist die Wirksamkeit von Glukagon bisher lediglich in Form von Fallberichten bzw. tierexperimentellen Studien nachgewiesen [Bailey 2003]. **Calciumchlorid** bis zu einer Dosis von 3 g (Kinder 20 mg/kg, max. 1 g) ist ebenfalls wirksam. Ist kein zentraler Venenzugang vorhanden, sollte Calciumgluconat verwendet werden (**Cave**: 1 g Calciumchlorid entspricht ca. 3 g Calciumgluconat!). Weitere Therapieoptionen sind: temporärer Schrittmacher, Phosphodiesterase-Hemmer, Natriumbikarbonat (besonders bei breiten QRS-Komplexen), Magnesium bei ventrikulären Arrhythmien und Hämodialyse (effektiv nur bei hydrophilen Substanzen mit geringer Plasmaproteinbindung wie Sotalol und Atenolol).

? Beschreiben Sie Effekte einer α_1-Rezeptorblockade.

α_1-Rezeptoren werden v.a. durch Noradrenalin, Adrenalin und hohe Dosen Dopamin aktiviert. Dementsprechend äußert sich eine Blockade dieser Rezeptoren in einer Senkung des Blutdrucks (RR). *Der pharmakologische Effekt ist vom Sympathikotonus abhängig, da die Wirkung im Prinzip durch Verdrängung des endogenen Agonisten vom Rezeptor vermittelt wird.* Bei hohem Ausgangssympathikotonus nimmt die erzielte Wirkung zu. Klassische Substanzen sind Yohimbin, **Prazosin**, Doxazosin, **Phenoxybenzamin** und **Urapidil**. All diese Substanzen blockieren bevorzugt α_1-Rezeptoren. „Nicht selektive" alphablockierende Substanzen sind **Phentolamin** und Tolazolin. Insbesondere bei letztgenannten Substanzen kann es zu **Reflextachykardien** als Antwort auf die Blutdrucksenkung kommen. Ein interessanter Effekt ist die sog. **Adrenalin-Umkehr**: Nach Blockade vaskulärer α_1-Rezeptoren wirkt Adrenalin nur noch an β_1- und β_2-Rezeptoren mit daraus resultierender Blutdrucksenkung und Tachykardie [Starke 2001].

? Gibt es pharmakologische Möglichkeiten zur Beeinflussung des perioperativen Stressprofils?

Perioperativer Stress wird durch eine Vielzahl von Faktoren ausgelöst. *Zu den wichtigsten perioperativen Stressoren gehören Schmerz, Angst, Hypothermie, Imbalancen zwischen Substratbedarf und -angebot, Hypoxämie, Anämie, kardiales Low Output.* All diese Faktoren führen letztlich zur „**Stressreaktion**" (s.o.) mit ausgeprägter **Sympathikusaktivierung**. Derartige sympathische Entgleisungen im Rahmen der Stressreaktion entbehren im perioperativen Setting ihrer teleologischen Berechtigung (Fight-or-Flight) und *erhöhen insbesondere für Patienten mit kardiopul-*

monalen Erkrankungen das perioperative Mortalitätsrisiko. Diese Zusammenhänge sind seit längerem bekannt [Mangano et al. 1990]. Die Möglichkeiten einer **perioperativen Stresskontrolle** bestehen u.a. in:

- Effektiver Schmerztherapie:
  - Regionalanästhesie
  - Systemisch wirkende Analgetika
- Ausreichender Prämedikation
- Vermeidung einer Hypothermie
- Möglichst kurzer Nahrungskarenz bei postoperativer Anpassung an den individuellen Bedarf
- Ausreichendem Sauerstofftransport bei hämodynamischer Stabilität
- Modulation der Aktivität des sympathischen Nervensystems:
  - Rückenmarksnahe Regionalanästhesie
  - α_2-Agonisten
  - Betablocker

? Welche Bedeutung haben in diesem Zusammenhang die α_2-Blocker?

α_2-**Rezeptoren** kommen präsynaptisch an den postganglionären Neuronen des sympathischen Nervensystems und im ZNS vor. Postsynaptisch kommen diese Rezeptoren im ZNS, peripheren Gewebe und koronaren Stromgebiet vor. Der meist benutzte α_2-Adrenozeptoragonist ist das **Clonidin**. Es handelt sich um ein Imidazolin mit einer oralen Bioverfügbarkeit von ca. 75% und einer Halbwertszeit von 9–12 h. Es kann p.o., i.v. und intrathekal verabreicht werden. Wichtigster Wirkort für Clonidin sind adrenerge Neurone in der rostralen ventrolateralen Medulla (RVLM) sowie im Nucleus tractus solitarii. Nach Stimulation der dort befindlichen α_2-Rezeptoren kommt es zu einer **Verminderung der zentralen Sympathikusaktivität**. RR- und HF-Abfall sind die Folgen. In einigen Arbeiten konnte eine signifikante Verringerung der perioperativen **Inzidenz myokardialer Ischämien** gezeigt werden; Übersicht bei [Nishina et al. 2002]. Außerdem besitzen α_2-Agonisten **analgetische** und **sedierende** Eigenschaften [Hall et al. 2001; Tryba et al. 2002]. Wichtige **Nebenwirkungen** sind – entsprechend dem Wirkprofil – Bradykardien (**Cave**: präexistenter AV-Block!) und Hypotonie (besonders bei Hypovolämie). Andere – z.T. klinisch angewandte – α_2-Agonisten aus der Gruppe der Imidazoline sind Mivazerol und Dexmedetomidin.

? Was versteht man unter autonomer Dysfunktion?

Eine autonome Dysfunktion entsteht durch eine Imbalance zwischen Sympathikus und Parasympathikus. Auffälligstes Zeichen einer solchen Störung ist die **orthostatische Hypotonie**. Beim Übergang aus der liegenden/sitzenden Position in die stehende Position kommt es normalerweise zu einem Anstieg der sympathischen Aktivität. Dieser Anstieg bleibt bei vorliegen einer Dysfunktion aus (Abfall des RR um mehr als 20 mmHg). Ein Zeichen ist das Fehlen der HF-Variabilität. Weitere Symptome sind:

- Harnblasen- und Darmentleerungsstörungen
- Störungen der Sexualfunktion
- Starkes oder vermindertes Schwitzen

Diabetiker und **Potatoren** entwickeln oft eine vegetative Dysfunktion. Eine einfache diagnostische Methode (z.B. im Rahmen des Prämedikationsgesprächs) ist der **Schellong-Test**.

Differenzialdiagnostisch ist die orthostatische Hypotonie bei folgenden Zuständen abzugrenzen:
- Hyperthyreose
- Phäochromozytom
- Urämie
- Verschiedenen Autoimmunerkrankungen (HIV, Rheuma, Lupus erythematodes)
- Guillain-Barré-Syndrom
- Shy-Drager-Syndrom
- Paraneoplastischen Syndromen

? Welche Bedeutung hat die autonome Dysfunktion im perioperativen Setting?

Es gibt nur wenige Untersuchungen zu dieser Fragestellung. In einer Untersuchung [Cowie et al. 2004] litten Patienten mit Dysfunktion häufiger unter **Übelkeit** und **Schwindel** als Patienten mit normaler Regulation. Außerdem ist anzunehmen, dass ältere Patienten häufiger eine „Orthostasereaktion" zeigen. Aufgrund der angenommenen pathophysiologischen Abläufe kann man davon ausgehen, dass **Volumenmangel** eine orthostatische Dysregulation verstärkt. Neben der typischen Orthostasereaktion kann sich eine autonome Dysfunktion auch eher untypisch präsentieren (Stimmbandlähmung bei Shy-Drager-Syndrom [Drury et al. 1991]).

? Beschreiben Sie das perioperative Vorgehen beim Phäochromozytom.

Beim Phäochromozytom handelt es sich um einen Adrenalin- und/oder Noradrenalin produzierenden **Tumor chromaffiner Zellen**. Diese Tumoren können sowohl im Nebennierenmark als auch extraadrenal vorkommen. Sie sind bei ca. 0,2% aller Hypertoniker die Ursache des Leidens. Klinisch zeigen Phäochromozytome oft die **Trias paroxysmale Hypertonie u. Tachykardie – Kopfschmerz – Schwitzattacken**. Andere Zeichen sind orthostatische Hypotonie, Polydipsie, Polyurie, Obstipation, Hyperglykämie und u.U. eine dilatative Kardiomyopathie.

Aufgrund dieser Konstellation zeigen diese Patienten häufig einen **Volumenmangel**. *Einleiten einer α_1-Blockade unter gleichzeitiger Normalisierung des Volumenstatus ist Teil der Präkonditionierung*. Eine Betablockade zur Therapie von Herzrhythmusstörungen (HRST) darf erst nach effektiver α_1-Blockade begonnen werden, da sonst schwere Hypertonien drohen. Phenoxybenzamin (Dibenzyran) und Prazosin sind die am häufigsten verabreichten α_1-Blocker. Eine ausreichend anxiolytisch wirkende **Prämedikation** ist hilfreich. Bei **intraoperativen Manipulationen** am Tumor kann es durch vermehrte Katecholaminfreisetzung zu schweren hypertensiven Krisen (Therapie mit Phentolamin und/oder Natriumnitroprussid, Urapidil oder Magnesium) und Hyperglykämien (selten behandlungsbedürftig) kommen. **Nach Entfernung** sind ausgeprägte Blutdruckabfälle (Noradrenalingabe) und Hypoglykämien (Glukosesubstitution) möglich. Regelmäßige Kontrollen der Glukosekonzentration im Plasma sind zu empfehlen. Großlumige venöse Zugänge, ein zentralvenöser Zugang und die invasive Messung des arteriellen Druckes sind Pflicht. Nach bilateraler Entfernung der Nebennieren ist eine **Kortikoidsubstitution** durchzuführen [Kiney et al. 2002].

Zusammenfassung

- Bei Einnahme von MAO-Hemmern und trizyklischen Antidepressiva sowie im Falle einer akuten Cocainintoxikation sollten indirekte Sympathomimetika vermieden werden.
- Wichtige perioperative Stressoren sind:
  - Schmerz
  - Angst
  - Hypothermie
  - Nahrungskarenz
  - Störungen des Sauerstoffangebots durch Hypoxie, Anämie und Low Output.
- Eine Therapie mit Betablockern/Clonidin muss perioperativ fortgesetzt werden.
- Bei kardiovaskulären Risikopatienten ist eine perioperative Betablocker- und/oder Clonidingabe zu erwägen.
- Beim Phäochromozytom ist die Reihenfolge der präoperativen Therapie:
  - α_1-Blockade
  - Volumenrestitution
  - Betablockade
- Bei bilateraler Adrenalektomie ist eine Glukokortikoidsubstitution notwendig.
- PONV (Postoperative Nausea and Vomiting) kann – insbesondere bei Auftreten nach Lageänderung – Hinweis auf eine vegetative Dysfunktion sein.

Literatur

Ahlquist RP, A study of adrenotropic receptors. Am J Physiol (1948), 53, 586–606

Bailey B, Glucagon in beta-blocker and calcium channel blocker overdoses: a systematic review. J Toxicol Clin Toxicol (2003), 41, 595–602

Bellomo R et al., Low-dose dopamine in patients with early renal dysfunction: a placebo-controlled randomised trial. Australian and New Zealand Intensive Care Society (ANZICS) Clinical Trials Group. Lancet (2000), 356, 2139–2143

Betito K, Diorio J, Boksa P, Brief cortisol exposure elevates adrenal phenylethanolamine N-methyltransferase after a necessary lag period. Eur J Pharmacol (1993), 238, 273–282

Cowie DA, Shoemaker JK, Gelb AW, Orthostatic hypotension occurs frequently in the first hour after ansesthesia. Anesth Analg (2004), 98, 40–45

Crozier TA (1992) Endokrines System und perioperative Stressreaktion. In: Doenicke A et al., Lehrbuch der Anästhesiologie und Intensivmedizin 1 – Anästhesiologie, 6. Aufl., 911–945. Springer, Berlin, Heidelberg, New York

Drury PM, Williams EG, Vocal cord paralysis in the Shy-Drager syndrome. A cause of postoperative respiratory obstruction. Anaesthesia (1991), 46, 466–468

Forth W et al. (2001) Allgemeine und spezielle Pharmakologie und Toxikologie. Urban & Fischer, München, Jena

Hall JE, Uhrich TD, Ebert TJ, Sedative, analgesic and cognitive effects of clonidine infusions in humans. Br J Anaesth (2001), 86, 5–11

Hein L, Adrenoceptors and signal transduction in neurons. Cell Tissue Res (2006), 326, 541–551

Insel PA, Seminars in medicine of the Beth Hospital, Boston. Adrenergic receptors – evolving concepts and clinical implications. N Engl J Med (1996), 334, 580–585

Jänig W, The sympathetic nervous system in pain. Eur J Anaesthesiol (1995), 12, 53–60

Jurna I (1996) Antinozizeptive Wirkungen von α_2-Adrenozeptor-Agonisten („analgetische" Wirkungen im Tierversuch). In: Tryba M, Zenz M, α_2-Adrenozeptor-Agonisten in Anästhesie, Intensiv- und Schmerztherapie, 122–136. Pabst, Lengerich

Kellum JA, Decker M, Use of dopamine in acute renal failure: a meta-analysis. Crit Care Med (2001), 29, 1526–1531

Kinney MA, Narr BJ, Warner MA, Perioperative management of pheochromocytoma. J Cardiothorac Vasc Anesth (2002), 16, 359–369

Langley JN, The autonomic nervous system. Brain (1902), 26, 1–26

Mangano DT et al., Effect of atenolol on mortality and cardiovascular morbidity after noncardiac surgery. Multicenter Study of Perioperative Ischemia Research Group. N Engl J Med (1996), 335, 1713–1720

Mangano DT et al., Association of perioperative myocardial ischemia with cardiac morbidity and mortality in men undergoing noncardiac surgery. The Study of Perioperative Ischemia Research Group. N Engl J Med (1990), 323, 1781–1788

Mason KE, Davis LL, Perioperative β blockade in noncardiac surgery: a review of the literature. AANA J (2006), 74, 113–117

Moss J, Renz CL (2000) The autonomic nervous system. In: Miller RD, Anesthesia, 523–577. Churchill Livingstone, Philadelphia

Ngan Kee WD, Shaw KS, Vasopressors in obstetrics: what should we using? Curr Opin Anaesthesiol (2006), 19(3), 238–243

Nishina K et al., Efficacy of clonidine for prevention of perioperative myocardial ischemia: a critical appraisal and meta-analysis of the literature. Anesthesiology (2002), 96, 323–329

Schneider MC, Drewe J (1996) Experimentelle Daten zu den Interaktionen von α_2-Adrenozeptor-Agonisten mit Anästhetika, Analgetika, Lokalanästhetika. In: Tryba M, Zenz M, α_2-Adrenozeptor-Agonisten in Anästhesie, Intensiv- und Schmerztherapie, 122–136. Pabst, Lengerich

Starke K (2001) Pharmakologie noradrenerger und adrenerger Systeme. In: Forth W et al., Allgemeine und spezielle Pharmakologie und Toxikologie, 175–218. Urban & Fischer, München, Jena

Stoelting RK (1999) Pharmacology and physiology in anesthetic practice, 3rd ed. Lippincott-Raven, Philadelphia, New York

Strümper D et al., Effects of cafedrine/theodrenaline, etilefrine and ephedrine on uterine blood flow during epidural-induced hypotension in pregnant sheep. Fetal Diagn Ther (2005), 20, 377–382

Tryba M, Gehling M, Clonidine – a potent analgesic adjuvant. Curr Opin Anaesthesiol (2002), 15, 511–517

Wiysonge C et al., Beta-blockers for hypertension. Cochrane Database Syst Rev (2007), 1, CD002003

Lunge und Atmung

T. Busch

? Wie kann man sich die alveoläre Gasgleichung plausibel machen?

Eine der wichtigsten Beziehungen zur Differenzierung von Gasaustauschstörungen ist die alveoläre Gasgleichung. Häufig wird sie in Physiologielehrbüchern sehr kompliziert hergeleitet oder nur in vereinfachter Form dargestellt. Man kann sich jedoch ohne hohen Aufwand plausibel machen, welche Komponenten zum alveolären Sauerstoffpartialdruck (pAO_2) beitragen und sich daraus die alveoläre Gasgleichung aufbauen. Dies soll im Folgenden kurz skizziert werden. Zum pAO_2 tragen 3 Anteile bei, die nachfolgend als A, B und C bezeichnet werden. Eine Sauerstoffzunahme wird positiv, eine -abnahme negativ (also mit Minuszeichen) gezählt. Der Hauptbeitrag besteht in der inspiratorischen O_2-Zufuhr:

$A = FiO_2 \times (pB - pH_2O)$

Dabei ist FiO_2 die fraktionelle inspiratorische Sauerstoffkonzentration (1,0 für 100% O_2), pB der Barometerdruck und pH_2O der Wasserdampfpartialdruck. Zum Beispiel ergibt sich bei der Atmung von Raumluft (FiO_2 0,21) bei einem Barometerdruck von 760 mmHg und einem Wasserdampfpartialdruck von 47 mmHg für A ein Wert von 150 mmHg.

Infolge des pulmonalen Gasaustausches gelangt O_2 ins Blut, während CO_2 in die Alveolen diffundiert. Der dort entstehende alveoläre CO_2-Partialdruck ist in guter Näherung gleich dem CO_2-Partialdruck im arteriellen Blut, $paCO_2$. Die Sauerstoffaufnahme ins Blut entspricht einer Abnahme in der Alveole und wird daher negativ gezählt. Sie ist i.d.R. größer als der CO_2-Partialdruck, da bei der Atmung auch H_2O entsteht:

$B = - paCO_2 / R$

In dieser Gleichung bezeichnet R den respiratorischen Koeffizienten, dessen genaue Größe von der Zusammensetzung der Nahrung abhängt. Dabei liegt R zwischen 0,7 (reine Fette) und 1 (nur Kohlehydrate). Häufig rechnet man mit R = 0,8; dann wird B vom Zahlenwert her 20% größer als der $paCO_2$. Es wird also mehr O_2 aufgenommen, als an CO_2 abgegeben wird. Der Gesamtdruck kann nur gleich bleiben, wenn die entstandene Differenz der Partialdrucke zwischen Sauerstoffaufnahme und CO_2-Abgabe, also $paCO_2 / R$ und $paCO_2$ durch nachströmendes inspiratorisches Gas ausgeglichen wird. Dabei erhöht sich der alveoläre Sauerstoffpartialdruck um den Beitrag C, der dem Sauerstoffanteil im nachströmenden Gas entspricht:

$C = (paCO_2 / R - paCO_2) \times FiO_2$

Der gesamte alveoläre Sauerstoffpartialdruck (pAO_2) ergibt sich als Summe der 3 Anteile:

$pAO_2 = A + B + C$

$= FiO_2 \times (pB - pH_2O) - paCO_2 / R + (paCO_2 / R - paCO_2) \times FiO_2$

Dies ist die alveoläre Gasgleichung. Durch Umordnen der Summanden erhält man die gleichwertige Formel:

$pAO_2 = FiO_2 \times (pB - pH_2O - paCO_2) - paCO_2 / R \times (1 - FiO_2)$

Insbesondere bei der Atmung von reinem Sauerstoff (FiO_2 1,0) vereinfacht sich die Beziehung zu:

$pAO_2 = pB - pH_2O - paCO_2$

Nach Messung des arteriellen Sauerstoffpartialdrucks paO_2 lässt sich bei Kenntnis von pAO_2 die alveoloarterielle Sauerstoffdifferenz ($AaDO_2$) bestimmen:

$AaDO_2 = pAO_2 - paO_2$

Bei einer FiO_2 1,0 liegen die Normalwerte dieser Größe zwischen 10 und 65 mmHg. Erhöhte Werte bei Atmung von 100% O_2 weisen auf einen möglichen intrapulmonalen oder intrakardialen Shunt hin.

> **? Wie kann die Shuntgleichung auf einfachem Weg hergeleitet werden?**

Bei der Herleitung der Shuntgleichung ist es zweckmäßig, die folgenden Abkürzungen zu verwenden:
T: total
v: gemischtvenös
c: kapillär, belüftetes Lungengewebe
S: Shunt

Der gesamte Blutfluss Q_T teilt sich in der erkrankten Lunge in einen Anteil Q_S, der durch unbelüftete Shuntareale fließt und einen zweiten Anteil Qc, der kapillär belüftetes Lungengewebe passiert:

a) $Q_T = Q_c + Q_S$ bzw.   b) $Q_c = Q_T - Q_S$

Die Gleichung b) ist dabei durch einfache Umformung aus a) entstanden. Dabei entspricht Q_T der Blutmenge pro Zeiteinheit (z.B. in dl/s). Die entsprechende Sauerstoffmenge pro Zeiteinheit (in ml/s) ergibt sich durch Multiplikation der Variablen in Gleichung a) mit den entsprechenden Sauerstoffgehalten:

$$CaO_2 \times Q_T = CcO_2 \times Q_c + CvO_2 \times Q_S$$

Dabei bezeichnen CaO_2, CcO_2 und CvO_2 den arteriellen, den kapillären sowie den gemischtvenösen Sauerstoffgehalt, der meist in ml O_2 pro dl Blut angegeben wird. Der kapilläre Blutfluss Q_c lässt sich gemäß b) als Differenz von Q_T und Q_S ausdrücken. Damit erhält man aus der letzten Gleichung:

$$CaO_2 \times Q_T = CcO_2 \times (Q_T - Q_S) + CvO_2 \times Q_S$$

Zweckmäßigerweise fasst man die Terme mit Q_S und Q_T auf getrennten Seiten zusammen:

$$Q_S \times (CcO_2 - CvO_2) = Q_T \times (CcO_2 - CaO_2)$$

Daraus ergibt sich durch einfache Umformung die Shuntgleichung:

$$Q_S / Q_T = (CcO_2 - CaO_2) / (CcO_2 - CvO_2)$$

Der Quotient Q_S / Q_T stellt den Anteil des pulmonalen Blutflusses dar, der durch unbelüftete Shuntareale fließt; vielfach wird Q_S / Q_T auch einfach als intrapulmonaler Shunt bezeichnet. Problematisch ist, dass der in der Shuntgleichung eingehende kapilläre Sauerstoffgehalt CcO_2 im Gegensatz zu CaO_2 und CvO_2 nicht direkt gemessen werden kann. Diese Größe muss approximiert werden, wodurch sich eine neue Größe ergibt, die als venöse Beimischung Q_{VA} / Q_T bezeichnet werden kann:

$$Q_{VA} / Q_T = (CcO_{2\ \text{approximiert}} - CaO_2) / (CcO_{2\ \text{approximiert}} - CvO_2)$$

Lunge und Atmung

Die Größen Q_{VA}/Q_T und Q_S/Q_T werden übereinstimmen, wenn die CcO_2 approximiert möglichst gut mit CcO_2 übereinstimmt. Für die weiter unten gegebene Berechnungsvorschrift ist dies bei hohen Sauerstoffkonzentrationen der Fall, sodass gilt:

$Q_S/Q_T = Q_{VA}/Q_T$ falls $FiO_2 = 1{,}0$

Die Shuntbestimmung ist daher nur exakt, wenn sie unter Beatmung mit reinem O_2 erfolgt.

? Welche Parameter der Blutgasanalyse charakterisieren die Oxygenierung?

Blutgasanlysatoren (BGA-Geräte) modernerer Bauart bestimmen spektrophotometrisch die Konzentrationen von Oxyhämoglobin (c (O_2Hb)), Desoxyhämoglobin (c (DesoxyHb)), Carboxyhämoglobin (c (COHb)) und Methämoglobin (c (MetHb)). Die Konzentration des gesamten Hämoglobins (c (tHb)) ergibt sich als Summe der vom BGA-Gerät gemessenen Komponenten:

c (tHb) = c (O_2Hb) + c (DesoxyHb) + c (COHb) + c (MetHb)

Das Verhältnis aus Oxyhämoglobin- und Gesamthämoglobin-Konzentration ergibt nach Multiplikation mit 100 die fraktionelle Oxyhämoglobinkonzentration:

HbO_2 [%] = 100 × c (O_2Hb) / c (tHb)

Entsprechend der Messung im arteriellen oder gemischtvenösen Blut unterscheidet man $HbaO_2$ und $HbvO_2$. Weiterhin lassen sich über das BGA-Gerät die fraktionellen Konzentrationen von Carboxyhämoglobin (FCOHb) und Methämoglobin (FMetHb) bestimmen:

FCOHb [%] = 100 × c (COHb) / c (tHb)
FMetHb [%] = 100 × c (MetHb) / c (tHb)

Darüber hinaus werden mit dem BGA-Gerät die Sauerstoffpartialdrucke paO_2 und pvO_2 im arteriellen bzw. gemischtvenösen Blut sowie der Kohlendioxidpartialdruck $paCO_2$ im arteriellen Blut bestimmt.

Eine Besonderheit gilt für BGA-Geräte, die Carboxyhämoglobin und Methämoglobin nicht messen können. In diesem Fall lässt sich die Gesamthämoglobinkonzentration nur als Summe von Oxy- und Desoxyhämoglobin ermitteln:

c (tHb) = c (O_2Hb) + c (DesoxyHb), falls COHb und MetHb nicht messbar sind.

Statt der fraktionellen Oxyhämoglobinkonzentration wird dann die Sauerstoffsättigung angegeben:

SO_2 [%] = 100 × c (O_2Hb) / (c (O_2Hb) + c (DesoxyHb)),

wobei die im arteriellen und gemischtvenösen Blut bestimmten Werte als SaO_2 und SvO_2 unterschieden werden.

Wie werden die Sauerstoffgehalte berechnet, die in die Shuntgleichung eingesetzt werden müssen?

Auf die Bestimmung der zur Shuntberechnung notwendigen arteriellen und gemischtvenösen Sauerstoffgehalte CaO_2 bzw. CvO_2 wird in vielen Lehrbüchern ausführlich eingegangen. Angaben zur Berechnung des kapillären Sauerstoffgehalts CcO_2 fehlen hingegen in den meisten Darstellungen. Nachfolgend werden daher die zum klinischen Gebrauch notwendigen vollständigen Formelsätze dargestellt. An dieser Stelle wird es leider notwendig sein, 2 Fälle zu unterscheiden. Entweder steht ein BG-Analysator zur Verfügung, der nur Oxy- und Desoxyhämoglobin messen kann, oder es wird ein Gerät mit Hämoximeter benutzt, mit dem zusätzlich Carboxy- und Methämoglobin bestimmt werden können. Wie nachfolgend dargestellt, unterscheiden sich dann die Formeln für die zur Shuntberechnung notwendigen Parameter CaO_2, CvO_2 und CcO_2.

CaO_2, CvO_2 und CcO_2 bei BGA mit Messung von Carboxy- und Methämoglobin

Die arteriellen und gemischtvenösen Sauerstoffgehalte, die in die Shuntgleichung eingesetzt werden, ergeben sich aus den Ergebnissen der BGA. Die folgenden Formeln gelten für den Fall, dass der Analysator Carboxy-, Meth- und fraktionelle Oxyhämoglobinkonzentrationen angibt. Für den arteriellen Sauerstoffgehalt gilt dann:

$$CaO_2 \, [ml/dl] = tHb \, [g/dl] \times 1{,}34 \times HbaO_2 \, [\%] / 100 + 0{,}0031 \times paO_2 \, [mmHg]$$

Dabei entspricht der erste Summand dem chemisch an das Hb gebundenen O_2, während der zweite Summand dem physikalisch im Blut gelösten Sauerstoffanteil entspricht; der Faktor 1,34 ist die Hüfnersche Zahl, die sich aus der Affinität des Hb für den O_2 ergibt. Die Wahl der Hüfnerschen Zahl ist in der Literatur nicht eindeutig, sodass die empfohlenen Werte zwischen einem effektiven Wert von 1,31 und dem theoretisch maximal möglichen Wert von 1,39 schwanken. Der hier eingesetzte Zahlenwert 1,34 wird mehrheitlich in internationalen Publikationen verwendet. Wie in der Gleichung angedeutet, ergibt sich CaO_2 in ml/dl, wenn tHb in g/dl, $HbaO_2$ in % und paO_2 in mmHg eingesetzt werden. Analog zur vorherigen Gleichung wird der gemischtvenöse Sauerstoffgehalt CvO_2 aus den Ergebnissen der gemischtvenösen BGA bestimmt:

$$CvO_2 \, [ml/dl] = tHb \, [g/dl] \times 1{,}34 \times HbvO_2 \, [\%] / 100 + 0{,}0031 \times pvO_2 \, [mmHg]$$

Der kapilläre Sauerstoffgehalt CcO_2, der sich ausbildet, wenn der pulmonale Blutfluss belüftete Alveolen passiert, kann nicht direkt gemessen werden. Vielmehr verwendet man an dieser Stelle als Approximation die Berechnung eines Wertes, der sich theoretisch unter der Annahme ergibt, dass das Blut bei der Passage ventilierter Lungenbereiche maximal, also zu 100%, aufgesättigt wird:

$$CcO_2 \, [ml/dl] = tHb \, [g/dl] \times 1{,}34 \times (1 - FCOHb \, [\%] / 100 - FMetHb \, [\%] / 100) + 0{,}0031 \times pAO_2$$

Der in dieser Gleichung verwendete Faktor $(1 - FCOHb / 100 - FMetHb / 100)$ entspricht dem Anteil des Blutes, der O_2 binden kann. Dieser besteht aus Oxy- und Desoxyhämoglobin, denn Carboxy- und Methämoglobin besitzen keine Möglichkeit zum Sauerstofftransport. Wie in den Ausdrücken für CaO_2 und CvO_2 beschreibt der erste Summand den chemisch an das Hb gebundenen O_2, während der zweite Summand den physikalisch im Blut gelösten O_2 erfasst. Der alveoläre Sauerstoffpartialdruck pAO_2 (in mmHg) ergibt sich – wie oben beschrieben – aus der alveolären Gasgleichung. Die Annahme einer maximalen Sauerstoffaufnahme in ventilierten Lungenbereichen wird umso besser erfüllt, je höher die FiO_2 ist. Daher sollten die zur Shuntberechnung notwendigen Parameter bei einer FiO_2 = 1,0 ermittelt werden. Bei niedrigerer FiO_2 ist die Anwendung der obigen Formel für CcO_2 mit einem Fehler verbunden, weil dann in schlecht ventilierten Bereichen oder Lungenarealen mit Diffusionsstörungen keine vollständige Aufsättigung des Bluts mit O_2 erfolgen kann; der sich aus der Shuntgleichung ergebende Wert erscheint dann fälschlicherweise als zu hoch. Andererseits kann es bei Beatmung mit reinem O_2 zur Bildung von Resorptionsatelektasen kommen, die ihrerseits zum Shunt beitragen und damit die Messung beeinflussen. Um dies zu vermeiden, sollte bei den untersuchten Patienten ein positiver endexspiratorischer Druck (PEEP) von mindestens 5–10 cmH_2O appliziert werden. Dies ist im Allgemeinen keine Schwierigkeit, da die Shuntbestimmung v.a. bei Patienten mit akutem Lungenversagen relevant ist, die normalerweise ohnehin mit erhöhten PEEP-Werten beatmet werden.

CaO_2, CvO_2 und CcO_2 bei BGA ohne Messung von Carboxy- und Methämoglobin

Falls bei den BGA nur die Bestimmungen von Oxy- und Desoxyhämoglobin möglich sind, können die fraktionellen Oxyhämoglobin-Konzentrationen $HbaO_2$ und $HbvO_2$ nicht bestimmt werden. Stattdessen müssen die Sauerstoffgehalte aus den arteriellen und gemischtvenösen Sauerstoffsättigungen SaO_2 bzw. SvO_2 berechnet werden. Ferner wird bei der Approximation für CcO_2 wegen der fehlenden Kenntnis der Carboxy- und Methämoglobinanteile angenommen, dass sich das gesamte an belüfteten Alveolen vorbeifließende Blut vollständig mit O_2 aufsättigen lässt. Insgesamt resultiert dann der folgende Formelsatz zur Anwendung bei BGA ohne Carboxy- und Methämoglobinbestimmung:

CaO_2 [ml/dl] = tHb [g/dl] × 1,34 × SaO_2 [%] / 100 + 0,0031 × paO_2 [mmHg]

CvO_2 [ml/dl] = tHb [g/dl] × 1,34 × SvO_2 [%] / 100 + 0,0031 × pvO_2 [mmHg]

CcO_2 [ml/dl] = tHb [g/dl] × 1,34 + 0,0031 × pAO_2 [mmHg]

Gelegentlich ist vorgeschlagen worden, die Formel des kapillären Sauerstoffgehalts für FiO_2-Werte unter 1 folgendermaßen zu korrigieren:

CcO_2 [ml/dl] = tHb [g/dl] × 1,34 × SO_2 (pAO_2) [%] / 100 + 0,0031 × pAO_2 [mmHg],

wobei SO_2 (pAO_2) der Wert der Sauerstoffsättigung ist, die aus der Standard-Sauerstoffdissoziationskurve für den Sauerstoffpartialdruck pAO_2 abgelesen werden kann. Diese Korrektur wird jedoch erst für pAO_2-Werte von < 150 mmHg und dort auch nur im Prozentbereich wirksam. Bei Beatmung mit > 40% O_2 liegen die pAO_2-Werte im Allgemeinen bereits deutlich höher, sodass die Korrektur nicht ins Gewicht fällt.

> **Welche Näherungsformel für den Shunt kann man für paO_2-Werte von mehr als 150 mmHg herleiten?**

Für paO_2-Werte > 150 mmHg nähert sich die Sauerstoffsättigung gemäß der Standard-Sauerstoffdissoziationskurve an 100% an. Der arterielle Sauerstoffgehalt beträgt dann:

$CaO_2 \approx tHb \times 1{,}34 + 0{,}0031 \times paO_2$, falls $paO_2 > 150$ mmHg.

In diesem Fall vereinfacht sich die Differenz zwischen CcO_2 und CaO_2 zu:

$CcO_2 - CaO_2 \approx 0{,}0031 \times (pAO_2 - paO_2)$, falls $paO_2 > 150$ mmHg.

Den Nenner der Shunt-Formel lässt sich dann analog approximieren:

$CcO_2 - CvO_2 \approx CcO_2 - CvO_2 + CaO_2 - CaO_2 = 0{,}0031 \times (pAO_2 - paO_2) + CaO_2 - CvO_2$, falls $paO_2 > 150$ mmHg

Damit ergibt sich für den Shunt die Näherungsformel:

$Q_S / Q_T \approx 0{,}0031 \times (pAO_2 - paO_2) / [0{,}0031 \times (pAO_2 - paO_2) + CaO_2 - CvO_2]$, falls $paO_2 > 150$ mmHg

Diese Formel wird im Gegensatz zu den in den vorangegangenen Abschnitten angegeben Gleichungen häufig in der Literatur zitiert. Ihr Anwendungsbereich ist jedoch beschränkt, da die paO_2-Werte bei Patienten mit akutem Lungenversagen in der Akutphase häufig < 150 mmHg sind. Insgesamt erscheint die Shuntbestimmung nach der exakten Formel sinnvoller, da alle hierzu notwendigen gemessenen Parameter auch für die Näherungsformel benötigt werden.

> **Wie wird der Totraum ermittelt?**

Der Totraum bezeichnet den Anteil des Tidalvolumens (V_T), der nicht am Gasaustausch teilnimmt. Er setzt sich aus drei Anteilen zusammen. Der anatomische Totraum umfasst das Volumen der oberen Atemwege, über die Atemluft in die Lunge geleitet wird; er beträgt bei Erwachsenen etwa 140 ml. Am beatmeten Patienten muss der apparative Totraum von Tubus und der Verbindung zum Y-Stück, der etwa 30 ml beträgt, zum anatomischen Totraum hinzugerechnet werden. Pathophysiologisch bedeutsam ist der alveoläre Totraum, der dem Volumen nicht perfundierter Lungenbereiche entspricht. Die Anteile zusammen ergeben den gesamten auch als physiologisch oder funktionell bezeichneten Totraum V_D. Das Verhältnis von V_D zum V_T ist durch die Bohr-Formel gegeben und kann durch CO_2-Messungen bestimmt werden:

$V_D / V_{T\ funktionell} = (pACO_2 - pECO_2) / pACO_2 \approx (paCO_2 - pECO_2) / paCO_2$

Dabei bezeichnet $pACO_2$ den alveolären CO_2-Gehalt, der sehr gut durch den CO_2-Partialdruck im arteriellen Blut $paCO_2$ approximiert werden kann. Die Größe $pECO_2$ ist der gemischt-exspiratorische CO_2-Partialdruck. Idealerweise wird die Exspirationsluft vor der Messung in einem Beutel gesammelt. Mit der dort gemessenen fraktionellen CO_2-Konzentration F_ECO_2 (in %) ergibt sich:

$$pECO_2 = (pB - pH_2O) \times F_ECO_2 [\%] / 100,$$

wobei pB der Barometerdruck und pH_2O der Wasserdampf-Partialdruck sind. Der alveoläre Totraum lässt sich einfach näherungsweise bestimmen, indem in die Gleichungen statt $pECO_2$ der endexspiratorische CO_2-Partialdruck $peCO_2$ eingesetzt wird:

$$V_D / V_{T\ alveolär} = (paCO_2 - peCO_2) / paCO_2$$

? Welche Normalwerte besitzen die wichtigsten Parameter des Gasaustausches?
Die Normalwerte charakteristischer Parameter für den Gasaustausch sind in Tabelle 4 zusammengefasst.

Tab. 4: Normalwerte wichtiger Parameter für den Gasaustausch

Parameter	Normalwert
CaO_2	19 ml O_2/dl Blut
CvO_2	15 ml O_2/dl Blut
CcO_2	20 ml O_2/dl Blut
paO_2 (FiO_2 = 0,21)	90–100 mmHg
paO_2 (FiO_2 = 1,0)	650–690 mmHg
$paCO_2$	32–48 mmHg
$HbaO_2$	95–99%
FCOHb	0,0–0,8%
FMetHb	0,2–0,6%
tHb	12–17 g/dl
Q_S/Q_T	0,03–0,10
V_D/V_T	0,2–0,4

? Mit welchen gerätespezifischen Besonderheiten der BGA muss bei einer Kohlenmonoxidvergiftung gerechnet werden?
Eine Kohlenmonoxidvergiftung ist an einer erhöhten fraktionellen Konzentration von Carboxyhämoglobin erkennbar. Atemnot und Tachykardie treten zusammen mit starken Kopfschmerzen und Übelkeit bei FCOHb-Werten > 30% auf; bei Werten > 50% kann es zu Krämpfen, Koma und Todesfällen kommen. Sofern der BG-Analysator FCOHb misst, wird eine entsprechende respiratorische Insuffizienz unmittelbar deutlich, wie das folgende Beispiel zeigt. Angenommen, es seien O_2Hb 6,3 mmol/l, DesoxyHb 0,2 mmol/l und COHb 3,5 mmol/l (entspricht FCOHb von 35%). Dann ergibt die BGA die fraktionelle Oxyhämoglobinkonzentration:

$$HbaO_2 = 6,3 \times 100 / (6,3 + 0,2 + 3,5)\% = 63\%$$

Ein BG-Analysator, der kein FCOHb misst, kann nur die Sauerstoffsättigung angeben. Diese berechnet sich nur aus O_2Hb und DesoxyHb:

$SaO_2 = 6{,}3 \times 100 / (6{,}3 + 0{,}2) = 97\%$

Unter diesen Umständen wird fälschlicherweise eine viel zu hohe Oxygenierung angenommen. Bei V.a. eine Kohlenmonoxidvergiftung sollte daher unbedingt eine BGA mit Messung des Carboxyhämoglobins erfolgen.

? Wie unterscheiden sich eine chronisch obstruktive Lungenerkrankung und das akute Lungenversagen pathophysiologisch hinsichtlich des Gasaustausches?

Die Lungen von Patienten mit chronisch obstruktiver Lungenerkrankung (COPD) sind durch große Anteile von schlecht belüftetem Lungengewebe und das Vorliegen von Diffusionsstörungen gekennzeichnet. Der intrapulmonale Shunt, also der Anteil nicht belüfteter Lungenareale, ist dagegen normalerweise nicht nennenswert erhöht. Da sich die nachteiligen Effekte des schlecht belüfteten Lungengewebes und der Diffusionsstörungen durch erhöhte Sauerstoffkonzentrationen vermindern lassen, regieren COPD-Patienten auf die Erhöhung der FiO_2 i.d.R. mit einer deutlichen Verbesserung der arteriellen Oxygenierung. Im Gegensatz hierzu ist das akute Lungenversagen mit dem Vorliegen eines hohen Anteils von intrapulmonalem Shunt verbunden, der die für das Krankheitsbild charakteristische schwere Gasaustauschstörung hervorruft. Da der Shunt durch die Sauerstoffkonzentration nicht wesentlich beeinflusst wird, reagieren Patienten mit akutem Lungenversagen auf eine Erhöhung der FiO_2 häufig nur mit einer geringen Verbesserung der arteriellen Oxygenierung.

Literatur

Bendixen HH et al. (1965) Respiratory care. Mosby, Saint Louis
Klinke R, Silbernagl S (Hrsg) (1996) Lehrbuch der Physiologie. Thieme, Stuttgart
Niemer M, Nemes C (1979) Datenbuch Intensivmedizin. Fischer, Stuttgart
Snyder JV, Pinsky MR (Hrsg) (1987) Oxygen transport in the critically ill. Year book medical publishers, Chicago
West JB (1995) Respiratory physiology – the essentials, 5th ed. Williams & Wilkins, Baltimore

Herz und Kreislauf

T. Schmeer, F. Hokema

? Wie ist die Anatomie des Herzens?

Das Herz liegt im Mediastinum zwischen den beiden Lungenflügeln dem Zwerchfell auf. Dorsal liegen Aorta und Ösophagus, ventral Sternum und Anteile des linken Brustkorbes. Es ist in 2 funktionell getrennte Anteile aufgeteilt: linkes und rechtes Herz. Beide Anteile bestehen aus Vorhof und Kammer. Das linke Herz wirft das zu transportierende BV in die Aorta und somit in den Körperkreislauf aus, während das rechte Herz der Lunge über den Truncus pulmonalis desoxygeniertes Blut zuführt, wo eine Reoxygenierung stattfindet. Aus dem großen Körperkreislauf kehrt das Blut über die V. cava inferior und superior zurück zum rechten Vorhof, während das frisch oxygenierte Blut aus der Lunge über die Venae pulmonales zurück zum linken Vorhof geführt wird. Vier Herzklappen sorgen für einen vorwärts gerichteten Blutfluss, jeweils eine zwischen Vorhof und Kammer (Mitralklappe links, Trikusspidalklappe rechts) und eine zwischen Kammer und Auswurftrakt (Aortenklappe links, Pulmonalisklappe rechts). Die Eigenversorgung des Herzens erfolgt über 2 Koronararterien, die in Höhe der Aortenwurzel entspringen und sich in ihrem Verlauf weiter aufzweigen. Funktionell handelt es sich um Endarterien ohne Kollateralen. Das Herzgewicht beim normalgewichtigen, herzgesunden Erwachsenen beträgt etwa 300 g, die Größe entspricht einer geschlossenen Faust.

? Wie funktioniert die Erregungsbildung?

Die Erregungsbildung erfolgt in spezialisierten, besonders glykogenreichen Herzmuskelfasern. Primärer Taktgeber eines regelrechten Rhythmus ist der Sinusknoten, der am Übergang zwischen V. cava superior und rechtem Vorhof zu finden ist. Von ihm aus breitet sich die elektrische Erregung über die Vorhöfe bis zum AV-Knoten hin aus. Da Vorhof und Kammern gegeneinander elektrisch isoliert sind, wird die elektrische Erregung im AV-Knoten gebündelt und von dort aus nach einer kurzen Verzögerung auf die Kammern fortgeleitet. Dort wird die Erregung von dem im Kammerseptum liegenden His-Bündel aufgenommen und auf die beiden Tawara-Schenkel übertragen. Purkinje-Fasern übernehmen den elektrischen Reiz und übertragen ihn auf die gesamte subendokardiale Oberfläche, wo die Herzmuskelzellen erregt werden. Diese Erregungsleitung kann aufgrund krankhafter Veränderungen an jeder Stelle unterbrochen werden. Dann übernehmen die jeweils nachgeschalteten Strukturen die Erregungsbildung, meist jedoch entspricht die resultierende, langsamere HF nicht den Bedürfnissen des Körpers.

? Was ist ein Herzzyklus?

Die Segelklappen öffnen sich, Blut fließt von den Vorhöfen in die Kammern. Vom Sinusknoten als primärem Schrittmacher ausgehend kommt es zu einer Depolarisation des Vorhofmyokards, durch die sich zuerst der rechte und kurz darauf der linke Vorhof kontrahieren und so für eine zusätzliche Füllung der Kammern sorgen. Durch die Überleitung der Erregung auf das Kammermyokard kontrahiert sich dieses ebenfalls, die Segelklappen schließen sich aufgrund des entstehenden intraventrikulären Drucks. Es folgt eine Phase der isovolumetrischen Anspannung. Erst wenn der intrakardiale Druck den Druck der ableitenden Schlagadern überschreitet, fließt Blut von den Kammern in die Auswurftrakte. Im Anschluss folgt eine Phase der ventrikulären Relaxation, der intrakardiale Druck fällt unter den der Pulmonalarterie bzw. der Aorta, was den Verschluss der Taschenklappen nach sich zieht.

? Was bezeichnen Schlagvolumen, Herzzeit- und Herzminutenvolumen sowie Herzindex?

Mit Schlagvolumen (SV) wird die während der Kammersystole ausgeworfene Blutmenge bezeichnet, diese liegt bei herzgesunden Erwachsenen bei etwa 70–80 ml, was einem Anteil von mehr als 60% des sich vor Auswurf in der Kammer befindlichen Blutvolumens entspricht (= Ejektionsfraktion, EF). Das Herzzeitvolumen (HZV) ist das pro Zeiteinheit geförderte Volumen, das Herzminutenvolumen (HMV) errechnet sich aus HF/min × SV (Normalwert: 4,0–7,5 l/min). Der Herzindex (Cardiac Index, CI) setzt das HMV ins Verhältnis zur Körperoberfläche (Normalwerte: 2,5–4 l/min/m²).

? Wie wird das HZV generiert? Welchen Einfluss hat dabei der Frank-Starling-Mechanismus?

Das Herzschlagvolumen (HSV) wird neben der anatomischen Herzgröße, der HF und dem Rhythmus von folgenden 3 Faktoren wesentlich beeinflusst: der Kontraktilität, der Vorlast und der Nachlast. Mit Kontraktilität werden das Ausmaß und die Geschwindigkeit der Muskelkontraktion bezeichnet. Bei Hypoxie der Herzmuskulatur (z.B. bei koronarer Herzerkrankung, KHK, oder stattgehabtem Myokardinfarkt), Azidose oder bei Erkrankungen des Herzmuskels ist diese herabgesetzt. Mit Vorlast ist das Ausmaß der Muskelvorspannung am Ende der Diastole gemeint, diese wird hauptsächlich durch das enddiastolische Ventrikelvolumen herbeigeführt. Experimentell wird die Vorspannung von Muskelpräparaten durch das Anhängen von Gewichten (Lasten) simuliert. Einflussgrößen für das enddiastolische Ventrikelvolumen sind der venöse Rückstrom, der Gefäßtonus und das Speichervolumen der venösen Gefäße sowie die Fähigkeit des Herzens zur Aufnahme des Blutvolumens während der Diastole. Die Erhöhung der Vorlast beeinflusst den myokardialen Sauerstoffverbrauch nur gering und stellt somit den effektivsten Weg zur Steigerung der Herzkraft dar. Der Frank-Starling-Mechanismus ist dabei eine vom autonomen Nervensystem unabhängige Einflussgröße. Letztlich stellt er auf zellulärer Ebene die Erklärung für eine bessere Kontraktilität bei gesteigerter Vorlast dar: Aufgrund der durch das größere Volumen hervorgerufenen größeren Muskelvordehnung des Herzmuskels kommt es zu einer besseren Verzahnung der Aktin-Myosin-Filamente und somit zu einer Zunahme der Kontraktionskraft. Dies ist aber nur bis zu einem kritischen Wert möglich, nach Überschreitung nimmt die Auswurfleistung wieder ab. Die Nachlast beschreibt den Widerstand, gegen den sich der Ventrikel kontrahieren muss. Je größer die Nachlast, desto kleiner das SV. Die Nachlast des LV korreliert klinisch eng mit dem diastolischen arteriellen RR, der durch den systemischen Gefäßwiderstand determiniert wird.

Die Wandspannung eines Hohlkörpers kann mit dem Laplace-Gesetz (s. Abb. 2) berechnet werden:

$$K = \frac{P \times r}{2d}$$

Abb. 2: Laplace-Gesetz. K = Wandspannung, P = transmuraler Druck, r = Radius, d = Wanddicke

Daraus folgt bspw.: Eine Verdickung der Ventrikelwand (linksventrikuläre Hypertrophie) kann einen chronisch erhöhten transmuralen Druck mit Erhöhung der Wandspannung (bei Aortenstenose) kompensieren.

? Wie groß ist das HMV? Wie verteilt es sich auf die verschiedenen Organsysteme in Ruhe und unter Belastung?

Das HMV beträgt beim herzgesunden Erwachsenen 4–7 l/min. In Ruhe verteilt es sich wie folgt: Herz 5% (hohe Ausschöpfung; bereits in Ruhe wird ein Anteil von 10% des Gesamtsauerstoffverbrauchs benötigt), Gehirn 15%, Niere 20%, Verdauungsorgane inkl. Leber 30%, Skelettmuskel 15%, Haut 6% und Knochen, Drüsen etc. 7%. Bei max. Leistung verschiebt sich die

Verteilung deutlich, nur die Durchblutung des Gehirns bleibt konstant. Da jedoch unter Belastung die absolute Herzleistung deutlich zunimmt, nimmt der relative Anteil des Gehirns ab, dies gilt auch für die meisten anderen Organsysteme. Die Durchblutung der Skelettmuskulatur hingegen erfährt eine deutliche Steigerung (unter Belastung bis zu 75% des gesamten HMV).

? Warum ist der Blutkreislauf in ein Hoch- und in ein Niederdrucksystem unterteilt?
Würde der Kapillardruck über den kolloidosmotischen Druck (KOD) von 25 mmHg ansteigen, käme es zu einer Flüssigkeitsinfiltration in den Alveolarraum. Auf der anderen Seite sind einige Organe des „großen" Körperkreislaufes (insbesondere die Niere) auf einen hohen arteriellen Druck angewiesen, was die Entwicklung eines zweigeteilten „Systems" als evolutionär günstig erscheinen lässt.

? Wie wird die Organdurchblutung reguliert?
Die Regulation der Organdurchblutung ist in erster Linie eine lokale chemische Reaktion, die sich in einem gewissen Maße der systemischen Durchblutung anpassen kann. Im Rahmen der Organfunktion anfallende Stoffwechselprodukte sind pH-aktiv und sorgen (teilweise über Mediatorstoffe) für eine lokale Vasokonstriktion oder Vasodilatation.

? Wie funktioniert die „zentrale Steuerung" des Kreislaufs? Welche Hormone spielen dabei eine Rolle?
Drucksensoren im Glomus caroticum und Volumenrezeptoren, die v.a. im linken Vorhof lokalisiert sind, „messen" die aktuelle Blutdrucksituation. Werden die Sollwerte über- oder unterschritten, kann es durch Aktivierung von Sympathikus und Parasympathikus zu einer kurzfristigen Anpassung durch Änderung von HF, Kontraktilität, Überleitungsgeschwindigkeit und Erregbarkeit kommen. Zudem kann insbesondere durch Noradrenalinwirkung der systemische Gefäßwiderstand beeinflusst werden. Längerfristige Anpassungsvorgänge beinhalten die Freisetzung von antidiuretischem Hormon (ADH), das die Wasserausscheidung durch die Nieren hemmt und somit für eine Steigerung des BV sorgt. Konträr dazu wirkt das atriale natriuretische Peptid, das bei Dehnung des Vorhofes ausgeschüttet wird und über eine Förderung der Salzausscheidung in der Niere das BV reduziert. Zudem verfügt die Niere noch über ein „eigenes" System zur Anpassung des BV: das Renin-Angiotensin-Aldosteron-System (RAAS), das über eine Förderung der renalen Na^+-Rückresorption für eine Steigerung des zirkulierenden Blutvolumens sorgt. Die genannten „Systeme" sind zudem noch über verschiedene Pfade untereinander verknüpft, so führt z.B. die Aktivierung des RAAS zu einer Freisetzung von ADH.

Blut, Blutgerinnung

N. Polze

? **Wie groß ist das durchschnittliche Bluvolumen (BV) eines Erwachsenen?**
Das Gesamtblutvolumen (TBV) korreliert mit der (fettfreien) Körpermasse (Faustregel: ca. 7% des KG). Frauen: ca. 3,6 l (0,047 kg KG + 0,86), Männer: ca. 4,5 l (0,041 kg KG + 1,53)

? **Welche wesentlichen Aufgaben hat das Blut?**

- Aufrechterhaltung des Blutkreislaufs
- Transportfunktion für zahlreiche Stoffe (O_2, CO_2, Nährstoffe, Stoffwechselprodukte, Vitamine, Elektrolyte)
- Transport von Wärme (Heizung, Kühlung)
- Signalübermittlung (Hormone)
- Pufferung (Säure-Basen-Haushalt)
- Immunabwehr (körperfremde Stoffe, Mikroorganismen)

? **Beschreiben Sie die Zusammensetzung des Blutes.**
Blut besteht aus einer flüssigen Phase und zellulären Bestandteilen.
Flüssige Phase (Plasma):
- Wasser (90%)
- Gelöste Substanzen (10%):
    - Elektrolyte (10%)
    - Proteine (70%)
    - Niedermolekulare Stoffe (20%, Nährstoffe, Stoffwechselprodukte, Vitamine, Gase)

Zelluläre Bestandteile:
- Erythrozyten (O_2-Transport, pH-Pufferung)
- Leukozyten (Monozyten/neutrophile Granulozyten: unspezifische Immunabwehr; Lymphozyten: spezifische Immunabwehr)
- Thrombozyten (Blutstillung)

? **Was versteht man unter Hämatokrit?**
Der Hämatokrit (Hk) ist der Volumenanteil der Blutzellen pro Einheit BV und wird über 99% durch Erythrozyten repräsentiert. **Normalwerte**: Frauen 0,42, Männer 0,46.

? **Nennen Sie Ursachen einer Anämie.**
Unter Anämie versteht man die Verminderung:
- Der Hb-Konzentration: Frauen < 12 g/dl, Männer < 13,5 g/dl
- Der Erythrozytenzahl: Frauen < 3 10^6/µl, Männer < 4,3 10^6/µl
- Des Hk: Frauen < 0,37, Männer < 0,4

Ursachen können sein:
- Akute oder chronische Blutungen
- Hämolyse: korpuskulär (Sphärozytose, Hämoglobinopathien), extrakorpuskulär (Noxen, Infektionen, Antikörper)
- Störungen der Hb-Synthese (Eisenmangelanämie)
- Störungen in der Erythropoese (aplastische Anämie, megaloblastäre Anämie bei Vitamin-B12-Mangel/Folsäuremangel, chronische Entzündungen, maligne Erkrankungen, Erythropoetinmangel)

Wie unterscheiden sich Plasma und Serum?

Lässt man Blut gerinnen, verbleibt nach Zentrifugation Serum als flüssiger Bestandteil. Es unterscheidet sich von Plasma durch das Fehlen von gerinnungsaktiven Proteinen, in der Hauptsache Fibrinogen (F I).

Welche Funktionen haben Plasmaproteine?

- Erzeugung des KOD und damit Aufrechterhaltung des Plasmavolumens
- Transportfunktion (Ionen, Vitamine, Nährstoffe, Stoffwechselprodukte, Hormone, Pharmaka)
- Signalvermittlung (Hormone)
- Immunabwehr (Komplementfaktoren, Immunglobuline)
- Gerinnung

Was versteht man unter dem KOD?

Der kolloidosmotische (onkotische) Druck ist der von den Makromolekülen des Plasmas erzeugte osmotische Druck. Das Plasmaprotein Albumin ist wegen seiner relativ niedrigen Molekülmasse (66 kD) und der hohen Konzentration (45 g/l) zu 80% für den KOD verantwortlich. Der Normalwert des KOD im Plasma beträgt ca. 25 mmHg. Ein normaler Plasma-KOD verhindert den Austritt von Flüssigkeit ins Interstitium. Bei Verringerung des Plasma-KOD, z.B. durch Proteinmangel/-verlust, können Ödeme entstehen.

Wie reagiert der Körper auf einen akuten Blutverlust?

Ein Blutverlust wird zunächst über den Einstrom von Flüssigkeit aus dem Interstitium in den Intravasalraum kompensiert. Dadurch kommt es zu einer normovolämischen Hämodilution. Bei weiterem Blutverlust kommt es zu kompensatorischen Veränderungen wie der Anpassung des HZV durch eine Tachykardie und eine Steigerung des SV, der Umverteilung des BV (Zentralisation) zugunsten sauerstoffabhängiger Organe und der erhöhten Sauerstoffextraktion in der Peripherie.

Blutgerinnung

? **Was bedeutet Hämostase und welche Prozesse sind daran beteiligt?**
Unter Hämostase versteht man das komplexe Zusammenspiel von endothelialen Faktoren, Thrombozyten und plasmatischen Gerinnungsfaktoren, die der Blutstillung dienen. Man unterscheidet:
- Primäre Hämostase (Blutstillung durch Vasokonstriktion und Thrombozytenaggregation)
- Sekundäre Hämostase (Blutgerinnung durch Thrombusbildung)
- Fibrinolyse

Alle 3 Phasen laufen praktisch parallel ab. Gleichzeitig werden gegenregulatorische Mechanismen aktiviert, die gewährleisten, dass die Blutgerinnung auf den Ort der Verletzung beschränkt bleibt.

? **Beschreiben Sie die Abläufe der primären Hämostase.**
- Verletzung des Endothels, Blutzellen und Plasma treten in den Extravasalraum über.
- Synthese und Sekretion des Von-Willebrand-Faktors (vWF) durch Endothelzellen.
- Der vWF führt zu einer Adhäsion von Thrombozyten am Endotheldefekt.
- Reversible Thrombozytenaggregation, Bildung eines permeablen Plättchenthrombus.
- Vasokonstriktion und Plättchenthrombus führen zur Blutstillung (= Ende der primären Hämostase).
- Dauer ca. 2–4 min (Blutungszeit)

? **Wie kommt es zur sekundären Hämostase?**
Die sekundäre Hämostase führt durch Fibrinvernetzung (F Ia) in dem initial gebildeten Thrombozytenthrombus zu einem stabilen Wundverschluss. Durch die Gewebsschädigung einerseits (extrinsisches System) und den Zerfall von Thrombozyten andererseits (intrinsisches System) erfolgt die kaskadenartige Aktivierung der Gerinnungsfaktoren des jeweiligen Gerinnungswegs. Beide Systeme resultieren in der Aktivierung von Faktor X (F Xa). Dieser steht am Beginn der gemeinsamen Endstrecke, der Bildung von mechanisch stabilen Fibrinpolymeren.

? **Beschreiben Sie die Aktivierungswege des intrinsischen und extrinsischen Systems der Gerinnungskaskade.**
Intrinsischer (= endogener) Weg:
- Intravaskuläres System der Blutgerinnung.
- Aktivierung von Faktor XII (zu F XIIa) wird durch subendotheliales Kollagen, hochmolekulares Kininogen, Kallikrein und durch PF 3 (aus aktivierten Thrombozyten) katalysiert.
- Sequenzielle Aktivierung von Faktor XI und Faktor IX.
- Aktivierter Faktor IX (F IXa) bildet zusammen mit Phospholipiden, Ca^{2+} und aktiviertem Faktor VIII (F VIIIa) einen Komplex, der Faktor X aktiviert (F Xa).

Extrinsischer (= exogener) Weg:
- Extravaskuläres System der Blutgerinnung.
- Die Gewebsläsion führt zur Freisetzung von Gewebsthromboplastin (Faktor III).
- F III aktiviert Faktor VII (F VIIa).
- F VIIa bildet mit Phospholipiden und Ca^{2+} einen Komplex, der Faktor X aktiviert (F Xa).

Welche Schritte führen zur Fibrinbildung (F Ia)?

- F Xa bildet mit F Va, Phospholipiden und Ca^{2+} den Prothrombin-Aktivator-Komplex (Prothrombinase), der
- Prothrombin (F II) zu Thrombin (F IIa) aktiviert.
- Thrombin (F IIa) spaltet aus Fibrinogen (F I) Fibrinmonomere ab, die unter der Wirkung von aktiviertem Faktor XIII (F XIIIa) kovalente Quervernetzungen zu Fibrinpolymeren bilden.

Wie funktioniert die Fibrinolyse?

Die Fibrinolyse wird gleichzeitig mit der Gerinnung aktiviert. Vernetztes Fibrin (F Ia) wird durch Plasmin in lösliche Spaltprodukte aufgetrennt. Plasmin entsteht aus Plasminogen durch Plasminaktivatoren, wie dem Tissue-Type Plasminogenaktivator (tPA).

Nennen Sie Mechanismen der physiologischen Antikoagulation.

Für die Inaktivierung aktivierter Gerinnungsfaktoren stehen spezifische Inhibitoren zur Verfügung:
- Antithrombin III (AT III): inaktiviert Thrombin (F IIa), F IXa, F Xa, F XIa, F XIIa, Wirkungsverstärkung durch Heparin.
- Protein C: inaktiviert F Va und F VIIIa, Protein S verstärkt die Wirkung von Protein C.
- Tissue Factor Pathway Inhibitor (TFPI): hemmt F Xa.

Das Endothel sezerniert antithrombogen wirkende Substanzen, z.B. Prostacyclin (PGI_2).

Labordiagnostik

Was sollte bei der Blutentnahme zur Gerinnungsanalyse beachtet werden?

Gerinnungsanalysen erfolgen aus mit Na^+-Citrat versetztem Blut bzw. Plasma. Na^+-Citrat bindet Ca^{2+} und bewirkt eine reversible Antikoagulation. Das Mischungsverhältnis von 1:9 muss unbedingt eingehalten werden (exakte Füllung des Entnahmeröhrchens).

Welche Parameter stehen zur Gerinnungsanalyse zur Verfügung?

Globale Parameter zur orientierenden Analyse:
- Aktivierte partielle Thromboplastinzeit (aPTT)
- Thromboplastinzeit (TPZ) nach Quick

- Thrombinzeit (TZ)
- Thrombozytenzahl
- Fibrinogenkonzentration (F I)

Für besondere Fragestellungen:
- AT III
- D-Dimere
- Einzelfaktoraktivität

Tab. 5: Übersicht über die Gerinnungsparameter

Test	Teil des Gerinnungssystems	Verfahren	Normwerte
Aktivierte partielle Thromboplastinzeit (aPTT)	Intrinsisches System, F VIII, IX, XI und XII, gemeinsame Endstrecke: II, V, X, Fibrinogen	Zugabe von partiellem Thromboplastin und Ca^{2+} zum Plasma, Messung der Zeit bis zur Fibrinbildung (Gerinnung)	< 36 s
Thromboplastinzeit (TPZ)/(Prothrombinzeit, PT)	Aktivierung des extrinsischen Systems über F VII, gemeinsame Endstrecke F II, V, X, Fibrinogen	Zugabe von Gewebsthromboplastin (F III) und Ca^{2+} zum Plasma, Messung der Zeit bis zur Fibrinbildung	10–12 s
Quick-Wert (Q)	Siehe TPZ	Vergleich der TPZ mit einer standardisierten Bezugsgröße (des Reagenzherstellers) Angabe in %	70–100%
International Normalized Ratio (INR)	Standardisierung des Quick-Wertes (ISI = International Sensitivity Index, für jedes Reagenz), Kontrolle der p.o. Antikoagulation	INR = (TPZ des Patienten (s)/TPZ einer gesunden Kontrollgruppe (s) ISI	Je nach gewünschtem therapeutischen Bereich
Thrombinzeit (TZ)	Fibrinpolymerisationszeit, Fibrinbildung	Zugabe von Thrombin zum Plasma, Messung der Zeit bis zur Fibrinbildung	18–22 s
Fibrinogenkonzentration		Funktionelle Bestimmung	200–400 mg/dl
Thrombozytenzahl	Primäre Hämostase	Zählautomaten/Zählkammer (EDTA-Blut)	150 000–400 000/μl
Antthrombin III (AT III)	Physiologische Antikoagulation	Funktionelle Bestimmung	80–120%
D-Dimere (Fibrinspaltprodukte)	Fibrinolyse	Immunologische Methoden	< 0,25 mg/ml

Nennen Sie Ursachen für eine Verlängerung der aPTT.

Leichte Verlängerung (36–43 s):
- Heparintherapie, Cumarintherapie
- Verbrauchskoagulopathie
- Schwerer Leberschaden

Starke Verlängerung (> 43 s):
- Schwere Verbrauchskoagulopathie

Wenn gleichzeitig der Quick-Wert erniedrigt und die TZ verlängert ist:
- Heparinkonzentration > 1 IE/ml Plasma
- Schwere Verbrauchskoagulopathie mit oder ohne sekundäre Hyperfibrinolyse
- Primäre Hyperfibrinolyse
- Protaminüberdosierung

Nennen Sie Ursachen, die zu einer Verminderung des Quick-Wertes führen.

- Verminderung der Faktoren II, VII und X bei Vitamin-K-Mangel, Lebersynthesestörungen, Antibiotikatherapie
- Therapie mit Vitamin-K-Antagonisten (Cumarine)
- Therapeutische Antikoagulation mit Heparin (> 1 IE Heparin/ml Plasma)
- Hemmwirkung durch Fibrinogenspaltprodukte (> 5 mg/dl)
- Fibrinogenmangel (< 100 mg/dl) (Fibrinolyse)

Was bedeutet die INR?

Bei der INR handelt es sich um eine Standardisierung des Quick-Wertes. Dazu werden die kommerziellen Quick-Reagenzien mit einem Standardreagenz verglichen. Jedes Reagenz erhält einen Sensitivitätsindex (ISI). Die INR gilt nur für dauerhaft antikoagulierte Patienten, die stabil eingestellt sind.

Nennen Sie Ursachen einer verlängerten TZ.

- Heparintherapie
- Fibrinogenspaltprodukte durch Hyperfibrinolyse oder Verbrauchskoagulopathie
- Überdosierung durch Protamin
- Angeborene/erworbene Hypofibrinogenämien (F I)

Nennen Sie Ursachen für einen Fibrinogenmangel.

Die häufigste Ursache eines F I ist eine erworbene Gerinnungsstörung, meist durch einen erhöhten Verbrauch in der Peripherie:
- Verbrauchskoagulopathie

- Reaktive oder primäre Hyperfibrinolyse
- Verlust von Fibrinogen (F I) durch Wundflächen, Aszites, Tumoren

? Wie kann man das Blutungsrisiko eines Patienten präoperativ einschätzen?
Anamnese: Frage nach angeborenen Gerinnungsstörungen, Frage nach Blutungs-/Hämatomneigung im Rahmen von Bagatellverletzungen, Zahnfleisch-, Nasenbluten, verstärkte Regelblutungen, auffällige Blutungen während der Entbindung, Notwendigkeit von Bluttransfusionen. Gerinnungshemmende Medikamente: NSAID, Thrombozytenaggregationshemmer, Antikoagulantien. Gerinnungsanalyse (Globaltests).

? Wie schätzen Sie das Blutungsrisiko anhand des Quick-Wertes bzw. der Thrombozytenzahl ein?
Quick-Wert:
- 70–100% Normalwert
- 30–50% relative Kontraindikation für Operationen, besonders an inneren Organen
- 15–25% therapeutischer Bereich der Cumarintherapie (hier besser INR hinzuziehen)
- < 4% lebensbedrohliche Blutungen zu erwarten

Thrombozytenzahl:
- 150000–400000/µl = Normalwert
- > 100000/µl = keine Blutungsgefahr auch bei größeren Operationen
- 50000–100000/µl = möglicherweise erhöhte Blutungsneigung bei schweren Traumen/Operationen
- 20000–50000/µl = Blutungsneigung bei leichteren Verletzungen, Hämatomneigung, evtl. Petechien
- < 10000/µl = hohes Risiko schwerer Spontanblutungen

Gerinnungsstörungen

? Wie können sich Gerinnungsstörungen klinisch bemerkbar machen?
Störungen der Blutgerinnungen können sich als verstärkte Blutungsneigung (hämorrhagische Diathese, HD) oder als intravasale Gerinnung manifestieren. Ursachen der HD sind: Koagulopathien (plasmatische Gerinnungsstörung), thrombozytär bedingte HD, vaskulär bedingte HD, kombinierte HD. Man unterscheidet angeborene oder erworbene Störungen der Blutgerinnung. Im Bereich der operativen Medizin spielen neben chirurgisch bedingten Blutungen auch peri- oder intraoperative Blutungen durch Störungen des Gerinnungssystems eine Rolle.

? Wie können Sie anhand des Blutungstyps auf den möglichen Ursprung der Gerinnungsstörung schließen?
Petechialer Blutungstyp: Petechien sind kleinste punktförmige Blutungen (multiple Petechien = Purpura), typisch für thrombozytär und vaskulär bedingte HD.

Hämophiler Blutungstyp: großflächige Hautblutungen, Muskelblutungen, Gelenkblutungen, verursacht bei alltäglicher mechanischer Belastung, vorherrschender Blutungstyp bei Koagulopathien

? Nennen Sie angeborene Gerinnungsstörungen.
Koagulopathien:
- Hämophilie A (F-VIII-Mangel/Defekt), Hämophilie B (F-IX-Mangel)
- Afibrinogenämie (F I), Hypoprothrombinämie (F II)
- α_2-Antiplasminmangel
- F-XIII-Mangel (Fibrininstabilität, Blutung nach Latenzzeit 1,5 Tage, bei sonst normalen Gerinnungsbefunden)
- Hereditäre Von-Willebrand-Krankheit durch vWF-Mangel (Gefäßendotheldefekt: vWF vermindert oder defekt gebildet, dadurch sekundärer Mangel an F VIII)

Thrombozytär bedingte HD:
- Angeborene Bildungsstörung
- Angeborene Funktionsstörungen:
  - Membrandefekte (Mangel an Glykoprotein Ib, Glykoproteinkomplex IIa/IIIb)
  - Speicher/Sekretionsdefekte (Cyclooxygenasemangel, Thromboxansynthetasemangel)

Vaskulär bedingte HD:
- Veränderungen des Gefäßendothels oder des Bindegewebes (Purpura simplex, Purpura Schönlein-Henoch)

? Nennen Sie erworbene Störungen der plasmatischen Gerinnung.

- Verlust/Verdünnung: Blutung/Massivtransfusionen
- Verminderte Bildung: Leberfunktionsstörungen, Vitamin-K-Mangel
- Therapie/Überdosierung mit Antikoagulantien: Heparin, Cumarine
- Erhöhter Verbrauch: Verbrauchskoagulopathie im Rahmen einer disseminierten intravasalen Gerinnung (Disseminated Intravascular Coagulation, DIC)

? Wie kommt es im Rahmen einer Massivtransfusion zu einer vermehrten Blutungsneigung?
- Verlust/Verdünnung von Gerinnungsfaktoren und Thrombozyten
- Vermehrter Verbrauch von Gerinnungsfaktoren bei großen Wundflächen
- Ungenügende Synthese und Mobilisation von Thrombozyten und Gerinnungsfaktoren bei Schock, Leberschaden, toxischer Einschwemmung von Gerinnungsaktivatoren
- DIC mit Verbrauchskoagulopathie
- Hämolytische Transfusionsreaktion

? Wie wird durch Vitamin-K-Mangel eine Gerinnungsstörung verursacht?

Faktoren, deren Synthese Vitamin-K-abhängig ist, sind:
- F II (Prothrombin), F VII, F IX, F X, Protein C und S

Bei einem Mangel dieser Faktoren kann es zu einer erhöhten Blutungsneigung mit verstärktem Auftreten blauer Flecke und Blutungen bei kleineren Verletzungen sowie Zahnfleisch- und Nasenbluten kommen. Ursachen des Vitamin-K-Mangels können in einer verminderten Resorption durch eine Störung der Darmflora oder in einem gestörten Vitamin-K-Stoffwechsel liegen. Verschiedene Medikamente haben einen Vitamin-K-antagonistischen Effekt (ASS in hohen Dosen, Cyclosporin, Cephalosporine, Colestyramin, Vitamin E).

? Wie wirken sich Lebererkrankungen auf die Gerinnung aus?

- Störung der Proteinsynthese, v.a. sind betroffen:
  - Gerinnungsfaktoren: Prothrombin-Komplex: F II, VII, IX, X, Fibrinogen (F I), F V, XIII, XI, XII, Präkallikrein und HMW-Kininogen, Plasminogen
  - Gerinnungsinhibitoren: AT III, Protein C, Heparin Co Faktor II, α_2-Antiplasmin
- Faktorenmangel durch Umsatzstörung
- Dysproteinämien (Dysfibrinogenämien)
- Veränderungen der fibrinolytischen Aktivität (erhöht bei akutem Leberversagen oder in der anhepatischen Phase bei Lebertransplantation)

Bei schweren Leberfunktionsstörungen muss mit komplexen Gerinnungsstörungen gerechnet werden, die besonders bei großen chirurgischen Eingriffen zu massiven Blutungen führen können.

? Was ist unter einer DIC zu verstehen?

Die DIC entsteht durch eine generalisierte intravasale Aktivierung des Gerinnungs- und Fibrinolysesystems. Zeichen der DIC sind: Thrombenbildung in der Mikrostrombahn, Verbrauch von Gerinnungsfaktoren und Thrombozyten, Blutungsneigung durch Aktivierung des Fibrinolysesystems und Verbrauchskoagulopathie. Es resultieren Störungen der Mikrozirkulation, die schockähnliche Auswirkungen haben können.

? Welche Faktoren können eine DIC auslösen?

- Nahezu alle Formen des Schocks
- Einschwemmung thromboplastischen Materials:
  - Erythrozytenzerstörung: hämolytische Syndrome
  - Generalisierte Gewebstraumatisierung: Polytrauma
  - Operationen an der Prostata, am Uterus, am Pankreas und an der Lunge
  - Akute Organnekrosen: nekrotisierende Pankreatitis
  - Tumorzellnekrosen
  - Geburtshilfliche Komplikationen: Fruchtwasserembolie

Blut, Blutgerinnung

- Extrakorporale Kreisläufe/Fremdoberflächen: Herz-Lungen-Maschine (HLM)
- Bakterienendotoxine/Sepsis: besonders bei gramnegativen Bakterien

? Beschreiben Sie das klinische Bild der DIC.

Pathophysiologisch wird eine akute DIC (entwickelt sich innerhalb weniger Stunden mit Mikrothrombenbildung und HD) von einer chronischen DIC (entwickelt sich über mehrere Tage ohne Mikrothrombenbildung) unterschieden. Charakteristisch sind Blutungen aus Einstichstellen, Operationswunden und Verletzungen. Das Vollbild der DIC ist durch groß- und kleinflächige Einblutungen in Haut und Schleimhäute und durch das akute Versagen eines oder mehrerer Organe gekennzeichnet.

? Welche Veränderungen in der Gerinnungsanalyse können bei der DIC gemessen werden?

Tab. 6: Gerinnungsanalyse bei DIC

Stadium	I	II	III
Symptome	Kompensierte Aktivierung des Gerinnungssystems ohne Symptome	Dekompensierte Aktivierung, Blutung aus Verletzungen und OP-Wunden	Vollbild: groß- und kleinflächige Einblutungen in Haut und Schleimhäuten, Multiorganversagen
Im Normbereich	Globaler Gerinnungstest, Thrombozyten	Thrombinzeit	
Erhöht/verlängert	Fibrinspaltprodukte	aPTT Fibrinogenspaltprodukte	aPTT (ungerinnbar) Thrombinzeit (ungerinnbar) Fibrinogenspaltprodukte, Fibrinmonomere
Erniedrigt	AT III	Quick Thrombozyten, Fibrinogen, F V, AT III	Quick (ungerinnbar) Thrombozyten (< 20% Ausgangswert) Fibrinogen, F V

? Welche Therapieoptionen haben Sie bei der DIC?

▲ Therapie der Grunderkrankung
▲ Faktorenersatz durch: Frischplasma (Fresh Frozen Plasma, FFP), AT III
▲ Antikoagulation: Heparin, bei thromboembolischen Komplikationen
▲ Thrombozytenkonzentrate: bei Thrombozytenzahl < 30 000/µl und Petechien

Cave: Verstärkung der Gerinnungsaktivierung durch Gabe von Thrombozytenkonzentraten, Kryopräzipitate und Einzelfaktorkonzentraten!

? Nennen Sie Ursachen für eine erworbene Thrombozytopenie.

Synthesestörungen:
- Aplastische Anämie
- Knochenmarkinfiltration
- Vitamin-B12-Mangel und Folsäuremangel
- Myeloproliferative Erkrankungen

Umsatzstörungen:
- Immunthrombozytopenie (akut chronische ITP)
- Infektionskrankheiten (Masern, Röteln, CMV, HIV, Sepsis)

Verteilungsstörungen:
- Splenomegalie/Hypersplenismus
- Verdünnung

Verlust:
- Akute Blutung

? Wodurch kann eine erworbene Thrombozytopathie verursacht werden?

- Anwendung einer HLM
- Urämie
- Chronisch myeloproliferative Erkrankungen
- Dysproteinämien
- Erworbenes Willebrand-Jürgens-Syndrom
- Arzneimittelinduziert:
    - COX-Hemmer: ASS, NSAID
    - Thromboxan-Synthese-Inhibitoren, Thromboxan-Rezeptor-Antagonist
    - Prostacyclin
    - Phosphodiesterase-Hemmer
    - Antibiotika: Penicilline, Cephalosporine, Nitrofurantoin
    - Betablocker, Nitroglycerin, Calciumantagonisten, Diuretika
    - Heparin, Protamin, Streptokinase, Phenothiazine, Dextrane, Ticlopidin, Röntgenkontrastmittel

? Wodurch kommt es zu einer Hyperfibrinolyse? Welche Symptome treten auf?
Bei der Hyperfibrinolyse besteht ein Ungleichgewicht zwischen Aktivatoren und Inhibitoren des Fibrinolysesystems, das zu einem gesteigerten Abbau von Fibrinogen (F I) und Fibrin (F Ia) führt. Plasmin bewirkt zusätzlich einen Abbau der Faktoren V, VIII und XIII. Die durch die gesteigerte Fibrinolyse entstehenden Spaltprodukte hemmen die Thrombozytenaggregation. Symptome: Petechien an Haut und Schleimhäuten (durch Thrombozytenaggregationshemmung), kleine und großflächige Blutungen (durch Fibrinmangel und Störung der Fibrinpolymerisation).

? Welche Blutprodukte stehen für die Behandlung von Gerinnungsstörungen zur Verfügung?
- FFP
- Kryopräzipitate
- PPSB (Prothrombin-Komplex)
- Thrombozytenkonzentrate

Thromboembolierisiko

? Nennen Sie dispositionelle Risikofaktoren für eine venöse Thromboembolie.

- Thrombophilie: venöse Thrombembolie in der Anamnese, angeborene/erworbene thrombophile Hämostasedefekte (z.B. AT III-, Protein-C-, Protein-S-Mangel, APC-Resistenz (APC = aktiviertes Protein C), in 90% der Fälle durch eine Faktor-V-Leiden-Mutation verursacht, Hyperhomocysteinämie)
- Malignome, höheres Alter (> 59 Jahre), starkes Übergewicht (BMI > 30)
- Schwangerschaft und Postpartalperiode
- Therapie mit oder Blockade von Sexualhormonen (Kontrazeptiva, Hormonersatztherapie)
- Chronisch venöse Insuffizienz
- Schwere systemisch wirksame Infektion
- Herzinsuffizienz NYHA III, IV, nephrotisches Syndrom

? Beschreiben Sie das Thromboembolierisiko hinsichtlich des operativen Eingriffs bzw. des Verletzungsmusters und der Prädisposition.

Tab. 7: Thromboembolierisiko

	Niedriges Risiko	Mittleres Risiko	Hohes Risiko
Operativer Eingriff	Klein und mittelschwer mit geringer Traumatisierung Verletzungen	Längere OP-Dauer	Größere Eingriffe in den Körperhöhlen (Thorax, Bauch- und Beckenregion), Eingriffe bei malignen Tumoren oder entzündlichen Erkrankungen Größere Eingriffe an Wirbelsäule, Becken, Hüft- und Kniegelenk
Verletzungen	Ohne oder mit geringen Weichteilschäden	Gelenkübergreifende Immobilisation der unteren Extremität im Hartverband	Polytrauma, schwere Verletzungen der Wirbelsäule, des Beckens und/oder der unteren Extremität
Zusätzliche Risiken	Kein oder nur geringes dispositionelles Risiko	Bei Vorliegen von dispositionellen Risiken und niedrigen operations- bzw. verletzungsbedingten Risiken	Mittleres OP- oder verletzungsbedingtes Risiko und dispositionelles Risiko, Patienten mit anamnestischer Thrombose oder Lungenembolie

Literatur

AWMF-Leitlinie, Prophylaxe der venösen Thromboembolie (VTE), Finale Version vom 18.03.2009. http://awmf-leitlinien.de, Registernummer: 003/001, Stand 20.11.2009
Klinke R, Pape HC, Silbernagel S (Hrsg) (2005) Physiologie. Thieme, Stuttgart
Larsen R (Hrsg) (2006) Anästhesie. Urban & Fischer, München, Jena
Silbernagel S, Lang F (2005) Taschenatlas der Pathophysiologie. Thieme, Stuttgart

Medikamente

Opioide 41
Volker Thieme

Intravenöse Anästhetika und Benzodiazepine 54
Torsten Schmeer, Frank Hokema

Volatile Anästhetika 62
Gerald Huschak

Muskelrelaxanzien 72
Nina Polze

Antikoagulantien 80
Nina Polze, Frank Hokema

Lokalanästhetika 84
Mark H. Taubert

Volumenersatz 91
Sebastian Stengel, Frank Hokema

Bluttransfusion 94
Sebastian Stengel

Katecholamine 98
Torsten Schmeer, Frank Hokema

Antiarrhythmika 102
Volker Thieme

Medikamente

Opioide

V. Thieme

? Beschreiben Sie die Übertragung des Signals „Schmerz".
Die Sinnesqualität „Schmerz" wird durch spezielle Sensoren perzipiert: Nozizeptoren. Diese bestehen aus nackten Nervenendigungen von Aδ- und C-Fasern. Man kann mechanosensitive (Aδ-Fasern), mechanothermale (Aδ-Fasern) und polymodale (C-Fasern) Nozizeptoren unterscheiden. Diese adaptieren als einzige Rezeptoren nicht (Schutzmechanismus) und „melden" schon potenziell schädigende Reize (Warnsystem). Die afferenten Fasern leiten die Schmerzimpulse zum im Spinalganglion liegenden Perikaryon. Das 1. Schmerzneuron tritt über die Radix posterior in das Rückenmark ein, um in den Laminae I und V (Aδ-Fasern) bzw. II und III (Substantia gelatinosa, C-Fasern) des Hinterhorns auf das 2. Neuron umzuschalten. Über aufsteigende Tractus-Bahnen gelangen diese Neurone zum Thalamus. Dort erfolgt die Umschaltung auf nachgeordnete Neurone, die schließlich zum somatosensorischen Kortex ziehen. Im gesamten Verlauf findet man Opioidrezeptoren.

? Was ist Opium?
Opium ist der getrocknete Saft der unreifen Fruchtkapsel des Schlafmohns (Papaver somniferum). Es enthält ca. 25 Alkaloide. Strukturell lassen sich Phenanthrene und Benzylisochinoline unterscheiden.

? Was ist der Unterschied zwischen Opiaten und Opioiden?
Als Opiate werden speziell die Alkaloide des Opiums bezeichnet. Unter dem Begriff Opioid subsumiert man alle exogenen Substanzen, die eine morphinoide Wirkung durch Interaktion mit Opioidrezeptoren entfalten und durch Naloxon antagonisierbar sind [Dhawan et al. 1996; Stoelting 1999]. Heute angewandte Substanzen werden hauptsächlich semi- oder vollsynthetisch hergestellt.

? Nennen Sie die wichtigsten Alkaloide des Opiums. Zu welcher chemischen Klasse gehören diese?

▲ Phenanthrene:
  – Morphin
  – Codein
  – Thebain
▲ Benzylisochinoline:
  – Noscapin
  – Papaverin

? Welche Opioidrezeptoren gibt es, und welche klinische Wirkung wird diesen zugeschrieben?

Nach der derzeit gültigen Klassifikation aus dem Jahre 1996 [Dhawan et al. 1996] unterscheidet man 3 Rezeptortypen (OP_1, OP_2, OP_3). Hierbei steht – entsprechend den Benennungsrichtlinien der IUPHAR (International Union of Basic and Clinical Pharmacology) – OP für Opioid. Die Indizes bezeichnen die chronologische Reihenfolge der Identifikation dieser Rezeptoren durch Klonierung und Sequenzierung. In der täglichen Praxis wird man auf die historisch gewachsene Bezeichnung mittels griechischer Kleinbuchstaben Bezug nehmen. Die klinisch wichtigste Wirkung – Analgesie – wird sowohl durch supraspinale als auch durch spinale Opioidrezeptoren vermittelt. Hierbei unterscheidet man:

- µ-Rezeptoren (= OP_3)
  Merkwort: AMOEBA
    - Analgesie (supraspinal = spinal)
    - Miosis
    - Obstipation
    - Euphorie/Erbrechen
    - Bradykardie
    - Atemdepression/Abhängigkeit
- κ-Rezeptoren (= OP_2)
    - Analgesie (supraspinal < spinal)
    - Sedierung
    - Dysphorie
    - Diurese
- δ-Rezeptoren (= OP_1)
    - Analgesie (supraspinal < spinal)
    - Atemdepression

Bezüglich der spezifischen Wirkungen nach Aktivierung eines Rezeptortyps bestehen fließende Übergänge. Aufgrund der anatomischen Verteilung der Rezeptoren im ZNS kann es sowohl zu additiven als auch antagonistischen Effekten kommen. So sind z.B. antianalgetische Wirkungen des κ-Rezeptors beschrieben worden [Pan 1998].

? Gibt es Subtypen von Opioidrezeptoren?

Bezüglich des Vorhandenseins von Rezeptorsubtypen besteht keine Klarheit. Die aus pharmakologischen Untersuchungen heraus propagierten Subtypen (Unterschiede in der Affinität bestimmter Liganden zu den infrage kommenden Rezeptorproteinen) lassen sich molekularbiologisch gegenwärtig nicht nachweisen [Olthoff 2002; Barry 2005]. Die biologischen Effekte und pharmakologischen Befunde, die zum Konzept der Rezeptorsubtypen führten, können nach derzeitiger Auffassung durch folgende Theorien erklärt werden:

- Dimerisation von Rezeptorproteinen (z.B. κ-/δ-Rezeptor-Komplex) [Barry 2005]
- Posttranslationale Modifikation der Rezeptorproteine [Barry 2005]
- Vorkommen von an G-Proteine gekoppelten und ungekoppelten Rezeptorproteinen in der Zellmembran [Dhawan 1996]

Gibt es endogene Liganden für die Opioidrezeptoren?

Endogene Liganden des Opioidrezeptorsystems sind seit 1975 bekannt [Hughes et al. 1975]. Kurz nach Entdeckung der Enkephaline wurden weitere Peptide als endogene Liganden des Opioidrezeptorsystems identifiziert. Diese entstehen durch schrittweise Proteolyse aus Präkursoren [Olthoff 2002]:
- Prä-Pro-Opiomelanocortin: β-Enkephalin – µ-Rezeptor
- Prä-Pro-Enkephalin A: Met- und Leu-Enkephalin – δ-Rezeptor
- Prä-Pro-Enkephalin B: Dynorphine – κ-Rezeptor

Der Hauptteil der zirkulierenden Opioidpeptide stammt aus der Hypophyse und der Nebenniere [Stein 1995].

Kommen Opioidrezeptoren nur im ZNS vor?

Nein. Opioidrezeptoren findet man auch in peripheren Geweben. Natürliche Liganden dieser peripheren Rezeptoren sind endogene Opioide.

Wann ist eine lokale Opioidapplikation zur Schmerztherapie sinnvoll?

Während analgetische Effekte nach lokaler Opioidapplikation in normalem Gewebe schwer nachweisbar sind, kommt es im Rahmen von Entzündungsreaktionen zu einer deutlichen Zunahme des analgetischen Effektes. Es gibt Hinweise darauf, dass u.a. die im Verlauf der Entzündungskaskade freigesetzten proinflammatorischen Cytokine zu einer Opioidpeptidliberation aus Lymphozyten, Monozyten und Makrophagen führen. Außerdem scheint die Syntheserate von Opioidrezeptoren und deren axonaler Transport in das entzündliche Gebiet beschleunigt zu werden. Dies führt zu einer Up-Regulation von Opioidrezeptoren an terminalen Nervenendigungen, was – neben dem sog. sprouting – zu einer größeren Anzahl von Rezeptoren im entzündlich alterierten Gewebe führt. Außerdem erreichen die Liganden der Opioidrezeptoren in entzündlich veränderten Regionen leichter ihre Rezeptoren, da die perineurale „Barriere" quasi „aufgeweicht" ist [Stein 1995]. Daraus ergibt sich, dass die lokale Applikation von Opioiden besonders bei Erkrankungen, die mit einer ausgedehnten entzündlichen Reaktion koinzidieren (z.B. Rheumatoide Arthritis, Verbrennungen) und nach operativen Eingriffen mit nachfolgender entzündlicher Gewebereaktion (z.B. Arthroskopien) sinnvoll ist (Übersicht in [Stein et al. 2003]).

Welche zellulären Effekte werden durch eine Opioidrezeptoraktivierung ausgelöst?

- Steigerung des Kalium-Transports: Hyperpolarisation
- Hemmung von spannungsabhängigen Ca^{++}-Kanälen: verminderte intrazelluläre Ca^{++}-Konzentration
- Hemmung der Adenylcyclase: verminderte intrazelluläre cAMP-Konzentration
- Vom Zelltyp abhängige Beeinflussung der Aktivität der Phospholipase C [Jordan et al. 1998; Law et al. 2000]: Modulation des intrazellulären Ca^{++}-Stoffwechsels

Wie sind die wichtigsten Wirkungen der Opioide zu erklären?

Tab. 8: Nachgewiesene und vermutete Mechanismen von Opioidwirkungen und -nebenwirkungen

Opioidwirkung	Mechanismus
Sedierung und Hypnose	• Wechselwirkung mit Opioidrezeptoren der Formatio reticularis • Hypnose kann nur durch extrem hohe Dosen erreicht werden
Analgesie	• Wechselwirkung mit präsynaptischen Opioidrezeptoren mit der Folge einer verminderten Transmitter*liberation* (Glutamat, Substanz P, Noradrenalin) • Wechselwirkung mit postsynaptischen Opioidrezeptoren mit der Folge einer verminderten Transmitter*wirkung* (u.a. durch Hyperpolarisation)
Atemdepression	• Verminderung der Ansprechbarkeit der regulatorischen Zentren in Pons und Medulla oblongata auf CO_2 [Bowdle et al. 1998] • Veränderungen der Atmungsrhythmisierung [Lalley 2003] • Verminderung des hypoxischen Atemantriebs [Olthoff 2002] • Ergebnis ist die typische „Opiatatmung": Bradypnoe mit großen Tidalvolumina bis hin zur Apnoe
Muskelrigidität	• Wahrscheinlich hauptsächlich durch Aktivierung von m-Rezeptoren im Hirnstamm (mit nachfolgenden Imbalancen im Dopamin-Stoffwechsel) • Aktivierung von κ- bzw. δ-Rezeptoren schwächt diese Reaktion ab [Vankova et al. 1996]
Miosis	• Kortikale „Enthemmung" der Neurone im Edinger-Westphal-Kern • Steigerung des Parasympathikotonus (s.u.) • Wechselwirkung mit neuronalen Rezeptoren im Bereich der Iris [Fanciullacci 1984]
Bradykardie/Hypotonie	• Aktivierung von Opioidrezeptoren im Bereich des Hirnstamms (u.a. Nucl. solitarius, dorsalis n. vagi, ambiguus = Vaguskerne) → erhöhter Parasympathikotonus • Hemmung von sympathischen Reflexbögen (Barorezeptorreflex) • Präsynaptische Hemmung der Noradrenalinliberation aus sympathischen Fasern (Morphin in hohen Dosen) • Direkte Vasodilatation durch Alfentanil, Sufentanil und Fentanyl • Direkte kardiale Wirkungen – insbesondere bei Komedikation mit Betablockern und/oder Ca^{++}-Antagonisten
Obstipation	• Verminderung der Darmmotilität durch Interaktion mit Opioidrezeptoren im Plexus myentericus • Verzögerung der Magenentleerung
Miktionsstörungen	• Interaktion mit Opioidrezeptoren im Sakralmark (Relaxation der Blasenmuskulatur und des M. detrusor)

Welche kardiovaskulären Wirkungen haben Opioide?

Opioide führen durch die oben beschriebenen Mechanismen i.d.R. zu einer Verringerung der HF und des RR (besonders ausgeprägt bei Remifentanil). Diese Veränderungen können bis zur behandlungspflichtigen Bradykardie/Hypotonie gehen. Neben den angeführten

Mechanismen (s. Tab. 8) führt die Freisetzung von Histamin (Pethidin, Morphin) zu einer arteriolären Dilatation mit nachfolgender Hypotonie und Tachykardie. Da diese Effekte durch den Einsatz von H_1- bzw. H_2-Blockern nicht vollständig verhindert werden, scheinen Beeinflussungen des adrenergen Systems ebenfalls eine Rolle zu spielen. Die Effekte auf den RR sind insbesondere bei hypovolämen Patienten zu beobachten. Fentanyl, Sufentanil, Alfentanil und Remifentanil führen nicht zu einer Histaminliberation.

? Ist der intraoperative Nachweis einer Miosis Hinweis auf eine ausreichende Opioidwirkung?

Obwohl das Ausmaß der Miosis direkt von der Plasmakonzentration des Opioids abhängig zu sein scheint, kann man aus dem Vorhandensein einer Miosis nicht auf das Vorliegen einer ausreichenden Analgesie schließen. Die Pupillenweite wird von zahlreichen anderen Pharmaka beeinflusst. Außerdem kann die exakte Beurteilung der Pupillomotorik durch Augenfarbe und Umgebungseinflüsse deutlich erschwert sein. Umgekehrt kann es auch bei ausreichenden Wirkspiegeln zu einer Mydriasis kommen (z.B. im Rahmen zerebraler Ischämien). Dennoch ist die regelmäßige intraoperative „Pupillenkontrolle" obligat, wobei weniger die Pupillenweite als vielmehr die Dynamik ihrer Änderung im Zusammenhang mit dem aktuellen Geschehen eine Rolle spielt.

? Wie kann man Opioide klinisch einteilen?

Tab. 9: Klinisch-pharmakologische Einteilung von Opioiden, modifiziert nach [Olthoff 2002]

	Intrinsische Aktivität	Beispiel	Wirkung
Agonist	1	Morphin, Sufentanil, Remifentanil, Alfentanil	µ-Rezeptorwirkung
Partieller Agonist	< 1	Buprenorphin	Ceiling-Effekt Abschwächung/Aufhebung der Wirkung vorher applizierter Agonisten
Gemischter Agonist/ Antagonist	1 für κ 0 für µ	Nalbuphin Tilidin + Naloxon	Spinale Analgesie Antagonisierte µ-Effekte
Antagonist	0	Naloxon Naltrexon	Kompetitive Verdrängung des Agonisten vom Rezeptor

? Welche klinischen Konsequenzen sind aus den gastrointestinalen Opioidwirkungen zu ziehen?

Grundsätzlich ist bei hoch dosierter bzw. lang dauernder Opioidapplikation davon auszugehen, dass durch eine verlangsamte Magen-Darm-Passage und eine Verringerung des Tonus des unteren Ösophagussphinkters eine erhöhte Aspirationsgefahr besteht. Aufgrund der Hemmung der gastrointestinalen Motilität sollte nach abdominellen Eingriffen auf längeren und höher dosierten Opioideinsatz verzichtet werden (erhöhte Ileusinzidenz). Außerdem führen perioperativ applizierte Opioide in dosisabhängiger Weise zu einer erhöhten Inzidenz von Übelkeit und Erbrechen [Roberts et al. 2005].

Beschreiben Sie Wirkmechanismen von rückenmarksnah applizierten Opioiden.

Wirkorte von rückenmarksnah verabreichten Opioiden sind spinale **und** supraspinale Opioidrezeptoren. Die „spinale" Pharmakokinetik und -dynamik hängt u.a. von den physikochemischen Eigenschaften der Opioide sowie vom Ort der Applikation ab. Die Zeit bis zum Erreichen der Rezeptoren wird besonders von der Lipophilie des Moleküls bestimmt [Bernards 2002]. Hohe Lipophilie hat einen raschen Transfer des Moleküls zum Rezeptor und damit im Vergleich zu Substanzen mit niedriger Lipophilie einen rascheren Wirkungseintritt zur Folge. Andererseits wird im periduralen Fettgewebe sowie in der fettreichen weißen Substanz des Rückenmarks ein erheblicher Anteil der verabreichten Dosis „festgehalten". Dieser Anteil steht für die angestrebte spinale Wirkung nicht mehr zur Verfügung und gelangt schließlich durch den Blutstrom in die systemische Zirkulation („spinale Clearance"). In dem Maß, in dem Opioid aus dem Gewebe abtransportiert wird, diffundiert Opioid entlang des Konzentrationsgradienten vom Rezeptor in das Gewebe. Dies erklärt, warum Opioide mit hoher Lipophilie eine im Vergleich zu hydrophilen Opioiden kürzere Wirkdauer (WD) haben. Daraus folgt auch, dass insbesondere auch lipophile Opioide ihre Wirkung an supraspinalen Rezeptoren entfalten.

Was muss man bei intrathekaler/epiduraler Morphinanwendung beachten?

Da das Morphinmolekül hydrophil ist, wird sein Übertritt in das Rückenmark erschwert. Dies bedeutet gleichzeitig, dass die Verweildauer des Morphins im Liquor deutlich länger als bei einem lipophileren Opioid (Fentanyl, Sufentanil) ist. Aufgrund der intrathekalen Liquorströmung im Subarachnoidalraum besteht damit die Gefahr, dass Morphin mit dem sich bewegenden Liquor nach rostral gelangt. Im schlimmsten Fall kommt es zur Atemdepression (späte Atemdepression: 6–24 h nach Injektion). Aus diesem Grund erfordert die rückenmarksnahe Applikation von hydrophilen Opioiden eine kontinuierliche Überwachung für mindestens 24 h.

Nennen Sie unerwünschte Opioidwirkungen nach rückenmarksnaher Anwendung.

- Atemdepression (späte Atemdepression: 6–24 h nach Applikation)
- Übelkeit und Erbrechen
- Harnverhalt
- Pruritus (meist im Rahmen geburtshilflicher Anwendungen)

Haben Opioide Einfluss auf den zerebralen Stoffwechsel bzw. die zerebrale Durchblutung?

Die Verringerung von CBF und $CMRO_2$ um 10–25% ist im Vergleich zu anderen i.v. Anästhetika als eher gering einzuschätzen. Insbesondere kommt es durch Opioide nicht zu einer Beeinflussung des intrakraniellen Drucks (ICP). Desgleichen bleiben die CBF-Autoregulation und die CO_2-Reaktivität erhalten [Olthoff 2002].

Opioide

? Nennen Sie wichtige Eckdaten für Morphin, Fentanyl, Sufentanil, Alfentanil und Remifentanil.

Tab. 10: Klinisch wichtige Daten verschiedener Opioide

Opioid	Relative Wirkstärke	Octanol-Wasser-Verteilungs-Koeffizient	V_{SS} (l/kg)	Clearance (ml/kg/min)	HWZ (h)	Anschlagzeit (min)
Morphin	1	1,4	4	20	1,9	15
Fentanyl	100–300	880	4,5	20	3,5	4,7
Alfentanil	40–50	137	0,7	7	1,5	0,9
Sufentanil	1000	1750	2,75	12	2,6	3
Remifentanil	200	18	0,35	35	10 min	1,3

? Welche EEG-Effekte werden durch Opioide erzeugt?

Opioide führen dosisabhängig zu einer EEG-Verlangsamung bis zum δ-Rhythmus. Ein Null-Linien-EEG ist mit Opioiden allein nicht induzierbar.

? Erklären Sie den Begriff Hysterese im Zusammenhang mit der Opioidanwendung.

Unter Hysterese versteht man die zeitliche Differenz zwischen max. Plasmakonzentration und max. (EEG-)Effekt. Die „Gleichzeitigkeit" beider Ereignisse wird als eine der Eigenschaften eines idealen Opioids angesehen. Zurzeit erfüllt als einziges derzeit klinisch gebräuchliches Opioid nur Remifentanil diese Anforderung.

? Ist die Gabe von Naloxon bei einer Überdosierung mit Buprenorphin effektiv?

Nein. Da Buprenorphin nur langsam vom Rezeptor abdiffundiert und Naloxon rasch eliminiert wird, ist eine einmalige Gabe von Naloxon nicht effektiv. Eine mögliche Alternative stellt die kontinuierliche Naloxongabe dar [Yassen et al. 2007].

? Welche Opioide favorisieren Sie zur peripartalen Schmerztherapie?

Zahlreiche Untersuchungen zeigen, dass Fentanyl und Sufentanil im Vergleich zu anderen Opioiden ein günstiges maternales und neonatales Nebenwirkungsprofil haben. Zu beachten ist jedoch, dass die Plazenta als sog. Sufentanilspeicher mit einer prolongierten Sufentanilabgabe fungiert und noch circa 45 min nach Injektion mit einer neonatalen Beeinträchtigung zu rechnen ist. Die systemische Anwendung von Morphin bzw. Pethidin ist aufgrund der deutlichen neonatalen Beeinträchtigung (beim Pethidin bis zu 3 Tage) nicht vertretbar [Hodgkinson, Husain 1982; Hamza et al. 1992]. Bezüglich der rückenmarksnahen Anwendung ist die Kombination von Sufentanil bzw. Morphin mit einem Lokalanästhetikum etabliert, was – nach anfänglich durchgeführtem „Monoopioidverfahren" – zu einer Verminderung der erforderlichen Opioiddosis und damit der Inzidenz schwerwiegender Komplikationen geführt hat [Olthoff 2002]. Es ist zu erwarten, dass Remifentanil aufgrund seiner günstigen Pharmakokinetik und minimaler neonataler Wirkungen im Rahmen geburtshilflicher Prozeduren eine zunehmende Rolle spielt [Kan et al. 1998; Buerkle et al. 2000].

Welche Bedeutung hat der pharmakologische Parameter Anschlagzeit?

Die Anschlagzeit bezeichnet den Zeitraum, ab dem nach Injektion eine zur Blockierung algetischer Reize ausreichende Opioidwirkung vorliegt. Schmerz wirkt per se als Stressor und induziert als solcher eine akute Stressreaktion. Besonders für Patienten mit kardiovaskulären Vorerkrankungen können solche Situationen gravierende Folgen haben (Myokardischämien, Myokardinfarkt). Deshalb muss u.a. während der Narkoseinduktion das Intervall Injektion – Intubation mindestens der Anschlagzeit des gewählten Opioids entsprechen (s. Tab. 10).

Welche 3 Mechanismen spielen für den Zeitverlauf der Opioidwirkung die entscheidende Rolle?
- Rück- und Umverteilungsvorgänge
- Hepatische Metabolisierung
- Renale Elimination

Warum kann es bei postoperativ spontan atmenden Patienten zu einer erneuten Atemdepression kommen?

Opioide zeigen nach ein- bzw. mehrmaliger Gabe ausgeprägte Umverteilungsvorgänge. So ist noch 4 h nach Einzelgabe die Fentanyl-Konzentration im Fettgewebe bis zu 50-fach höher als im Plasma. Gleichzeitig kommt es zu einer sog. Fentanyl-Sequestration im Magensaft (Ion Trapping). Dieses Fentanyl kann nach Transport in den Dünndarm wieder in den Kreislauf gelangen und zu einem sekundären Anstieg der Plasmakonzentration beitragen. Schätzungsweise 75% des verabreichten Fentanyls werden bei der Lungenpassage gebunden und postoperativ (nach Restitution der normalen Ventilations-Perfusions-Verhältnisse) aus der Lunge „ausgewaschen". *Diese Mechanismen können zu atemdepressiven Plasmakonzentrationen führen.* Prinzipiell sind diese Mechanismen auch für andere Opioide denkbar.

Welche Faktoren verstärken die opioidinduzierte Atemdepression?

- Erhöhte Dosis
- Intermittierende Gaben
- Geringes HZV
- Erhöhte, nicht ionisierte Opioidfraktion im Plasma (bei Alkalose) und dadurch verbesserte Diffusion zum Rezeptor
- Verminderte Clearance
- Erhöhte ionisierte Opioidfraktion im Rezeptorkompartiment (bei Azidose, nur die ionisierte Form bindet an den Rezeptor!)
- Hohes Alter

Opioide

? Wie werden die Opioide Morphin, Fentanyl, Alfentanil, Sufentanil, Piritramid und Remifentanil metabolisiert?

- Morphin:
  - Hepatische und extrahepatische Glukuronidierung zu pharmakologisch inaktivem Morphin-3-Glukuronid und hochaktivem Morphin-6-Glukuronid
  - In geringem Ausmaß hepatische Demethylierung zu Normorphin
  - Renale Elimination
- Fentanyl:
  - Hepatischer Umbau zu inaktivem Norfentanyl durch N-Dealkylierung (v.a. durch Cytochrom P450 3A4).
  - Norfentanyl wird renal eliminiert.
  - Geringe direkte renale Elimination von Fentanyl.
- Alfentanil:
  - Hepatischer Umbau zu inaktivem Noralfentanil (Piperidin-N-Dealkylierung) und inaktivem N-Phenyl-Propionamid (Amid-N-Dealkylierung) durch Cytochrom P450 3A4
  - Renale Elimination
- Sufentanil:
  - Hepatischer Umbau durch N-Dealkylierung, oxidative Deethylierung und Demethylierung sowie durch aromatische Hydroxylierung.
  - Ein Teil der Abbauprodukte ist pharmakologisch aktiv (10% der Aktivität von Sufentanil).
  - Renale Elimination
- Piritramid:
  - Hepatische Metabolisierung
  - Exkretion der Abbauprodukte über Galle (95%) bzw. Urin (5%)
- Remifentanil:
  - Abbau durch ubiquitär vorkommende, unspezifische Esterasen.
  - Es entstehen zwei Metabolite mit geringer Restaktivität, die renal ausgeschieden werden.

? Bei welchen Opioiden sind klinisch bedeutsame Veränderungen der Pharmakokinetik bei Nierenfunktionsstörungen zu erwarten?

Prinzipiell ist – da meist eine renale Elimination der Metabolite vorliegt – bei Niereninsuffizienz eine vorsichtige Dosierung und verlängerte postoperative Überwachung indiziert. Außerdem kommt es durch die Folgen der Nierenfunktionsstörung zu Veränderungen von für die Pharmakokinetik wesentlichen Parametern (Hypalbuminämie etc.). Betroffen sind v.a. **Morphin** (Akkumulation des stark wirksamen Morphin-6-Glukuronids, s. Abb. 3), **Pethidin** (aktiver, ZNS-toxischer Metabolit Norpethidin) und in geringerem Maße auch **Sufentanil** (aktive Metabolite). Auch für Fentanyl ist eine Wirkungsverlängerung bei Niereninsuffizienz beschrieben [Tegeder et al. 1999]. **Alfentanil** kann – trotz verminderter Plasmaproteinbindung – in normaler Dosierung gegeben werden. Als uneingeschränkt einsetzbares Opioid bei Nierenfunktionsstörungen steht **Remifentanil** zur Verfügung (der nierenpflichtige Metabolit Gl90291 wird zwar renal eliminiert, ist jedoch bis zu 600-fach schwächer wirksam als Remifentanil). Da **Piritramid** nur zu einem geringen Anteil renal eliminiert wird, ist eine Dosisanpassung nicht erforderlich.

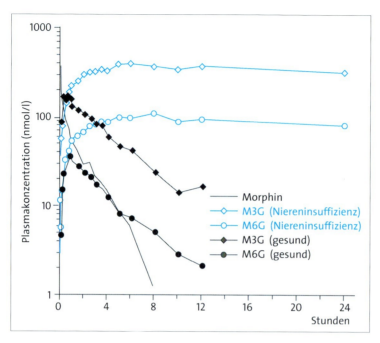

Abb. 3: Zeitlicher Verlauf der Plasmakonzentration von Morphin und seinen Hauptmetaboliten in Abhängigkeit von der Nierenfunktion (modifiziert nach [Olthoff 2002])

? Welche Veränderungen der Pharmakokinetik sind bei Leberfunktionsstörungen zu erwarten?

Die hepatische Metabolisierungsrate von Pharmaka wird wesentlich durch folgende Faktoren bestimmt:

- Enzymaktivität (Veränderungen durch Enzyminduktion und -inhibition)
- Verteilungsvolumen (Lipophilie!)
- Hepatischen Blutfluss (Opioide führen u.U. selbst zu einer Verringerung des hepatischen Blutflusses!)
- Plasmaproteinbindung
- Hepatozelluläre Restmasse

Insgesamt ist die Vorhersage der pharmakokinetischen Verhältnisse beim einzelnen Patienten außerordentlich schwierig. Da Leberfunktionsstörungen Auswirkungen auf eine Vielzahl von Organsystemen haben, sollte man bei diesen grundsätzlich von einer veränderten Pharmakokinetik ausgehen. Die Einteilung in sog. flusslimitierte Opioide mit hoher hepatischer Extraktionsrate, deren Metabolisierung v.a. durch den hepatischen Blutfluss beeinflusst wird (Fentanyl, Sufentanil, Morphin), und kapazitätslimitierte Opioide (Alfentanil), kann nur grobe Hinweise geben. Besondere Vorsicht ist naturgemäß bei Patienten mit kombinierter Leber- und Niereninsuffizienz geboten. Beim **Morphin** kommt es bei leichteren Leberfunktionsstörungen zu einer Kompensation durch eine erhöhte extrahepatische Metabolisierung. Bei schwerem Leberzellschaden reichen diese Mechanismen nicht mehr aus, und es kommt zu Wirkungsverlängerungen. Für **Sufentanil** und **Fentanyl** ist die Pharmakokinetik von Einzeldosen nur gering verändert. Bei repetitiver bzw. kontinuierlicher Gabe sind jedoch Dosisanpassungen erforderlich. Die hohe Plasmaproteinbindung von **Alfentanil** und die geringe hepatische Extraktionsrate bedingen eine Wirkungsverlängerung bei Leberfunktionsstörungen (erhöhte freie Opioidfraktion im Plasma, verringerte hepatische Clearance). Auch **Piritramid** zeigt eine verlängerte Plasmahalbwertszeit bei Leberfunktionsstörungen. Die Pharmakokinetik von **Remifentanil** ist – wie zu erwarten – nicht verändert [Dershwitz et al. 1996; Bailey et al. 2000; Höhne et al. 2004].

> **? Ist die terminale Halbwertszeit ein geeignetes Maß, um die Wirkungsdauer eines Opioids bei kontinuierlicher Gabe abzuschätzen?**

Nach Beendigung der kontinuierlichen Zufuhr eines Pharmakons kommt es zum Abfall der Plasmakonzentration. Der zeitliche Verlauf der Konzentrationsabnahme hängt nicht nur von der Metabolisierung und Elimination des Pharmakons, sondern v.a. von Umverteilungsvorgängen ab, die schon unmittelbar nach Beginn der Injektion einsetzen. Diese Umverteilungsvorgänge (schnelle Verteilungsphase, langsame Verteilungsphase, Eliminationsphase) lassen sich mit sog. Multikompartimentmodellen anschaulich beschreiben. Die zum Vergleich zwischen verschiedenen Opioiden herangezogene terminale Halbwertszeit ($t\frac{1}{2}\gamma$) referenziert jedoch nur auf die Eliminationsphase. Dies verliert bei der Beschreibung der pharmakokinetischen Abläufe im Rahmen repetitiver bzw. kontinuierlicher Applikationsformen jedoch an Aussagekraft [Shafer et al. 1991]. Um dieses Manko des Parameters terminale Halbwertszeit zu umgehen, wurde der Begriff kontextsensitive Halbwertszeit eingeführt [Hughes et al. 1992]. Er gibt die Zeit an, in der die Plasmakonzentration eines Pharmakons nach Beendigung der kontinuierlichen Zufuhr einer bestimmten Dauer (dem „Kontext") um 50% abgefallen ist (s. Abb. 4). So ist die kontextsensitive Halbwertszeit von Sufentanil erst nach 8-stündiger Infusionsdauer ähnlich der von Alfentanil (obgleich die terminale Halbwertszeit von Alfentanil sehr viel kürzer ist als die von Sufentanil).

Obwohl sich die kontextsensitive Halbwertszeit für den Vergleich verschiedener Pharmaka eignet, ist als Limitierung dieser Größe anzusehen, dass der für einen ausreichenden Wirkungsverlust notwendige Konzentrationsabfall für jede Substanz spezifisch zu sein scheint. So war in einem Vergleich zwischen Alfentanil und Sufentanil nach vergleichbarer Infusionsdauer die für eine Extubation notwendige relative Abnahme der Plasmakonzentration für Sufentanil signifikant größer als für Alfentanil. Gleichzeitig konnten Patienten nach Alfentanilanwendung schneller verlegt werden, was bei alleiniger Betrachtung der kontextsensitiven Halbwertszeiten nicht zu erwarten war [Schraag et al. 1998; Bailey 2002]. Aus diesen Befun-

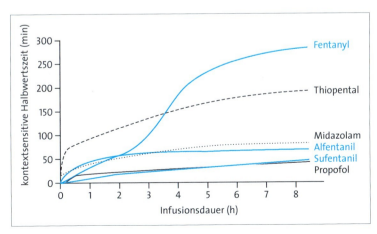

Abb. 4: Kontextsensitive Halbwertszeiten verschiedener Substanzen in einem simulierten Multikompartiment-Modell (modifiziert nach [Hughes et al. 1992])

den heraus wird deutlich, dass die Vorhersage des klinisch außerordentlich bedeutsamen Parameters WD aus pharmakokinetischen Daten heraus außerordentlich schwierig ist.

? Wie wirkt Tramadol?

Circa 30% des analgetischen Effektes werden durch direkte Interaktion mit dem µ-Rezeptor hervorgerufen. Außerdem hemmt Tramadol die präsynaptische Wiederaufnahme von Noradrenalin und Serotonin. Aus diesem Wirkungsmechanismus heraus erklären sich die spezifischen Eigenschaften der Substanz: geringe Atemdepression und geringes Suchtpotenzial bei mäßiger analgetischer Wirkung. Wegen der Beeinflussung des Serotonin- und Noradrenalin-Stoffwechsels ist Tramadol bei Krampfleiden kontraindiziert.

? Welche Besonderheiten sind beim Einsatz von Remifentanil zu beachten?

Aufgrund des abrupten Wirkungsverlustes 3–8 min (diese Zeit ist unabhängig von der Infusionsdauer!) nach Beendigung der Gabe und dem damit schnell einsetzenden Wundschmerz ist auf eine effektive und zeitgerechte postoperative Schmerztherapie zu achten. Insbesondere bei kardiovaskulären Risikopatienten kann das durch starken Schmerz ausgelöste Stresssyndrom zu vermehrten kardialen Komplikationen führen. Mögliche Verfahrensweisen beinhalten die Anwendung regionalanästhetischer Verfahren, die überlappende Applikation von Piritramid, die Supplementierung mit Nichtopioidanalgetika und α_2-Rezeptorantagonisten. Die perioperative Anwendung von Clonidin (3–5 µg/kg) führt zu einer effektiven Dämpfung sympathoadrenerger Durchbruchsphänomene und Verringerung der perioperativen Opioidbedarfs. Wie bei anderen Opioiden besteht bei älteren Patienten ein geringerer Dosisbedarf. Außerdem sollte die Dosis anhand der fettfreien Körpermasse berechnet werden. Remifentanil darf nicht intrathekal verabreicht werden.

? Welche Opioidantagonisten kennen Sie?

In Deutschland stehen derzeit Naloxon und Naltrexon zur Verfügung. Letzteres wird v.a. im Rahmen der Rückfallprophylaxe bei ehemaligen Opioidabhängigen eingesetzt, da Naltrexon außerordentlich stark an Opioidrezeptoren bindet, wodurch bei Reexposition mit einem Opioid die Sucht auslösenden Effekte minimiert werden. Naltrexon kann p.o. verabreicht werden. Außerdem können durch Naltrexon bestimmte Nebenwirkungen – besonders im Rahmen rückenmarksnaher Anwendungen – gemildert werden (Pruritus, Übelkeit). Wichtig ist, dass Naltrexon im Tiermodell embryoletale Wirkungen hat. Naloxon kann i.v. und i.m. appliziert werden und wird v.a. zur Antagonisierung akuter Opioidwirkungen eingesetzt. Naloxon bindet an alle 3 Rezeptorsubtypen, scheint aber für den µ-Rezeptor die größte Affinität zu besitzen [Olthoff 2002].

? Welche Vorgehensweise ist beim Antagonisieren der Opioidwirkung einzuhalten?

Prinzipiell sollte im Rahmen einer Anästhesie auf eine Antagonisierung der Opioidwirkung verzichtet werden. Ein rationaler Einsatz von Opioiden aufgrund genauer Kenntnisse pharmakokinetischer und pharmakodynamischer Eigenschaften des verwendeten Opioids ist eine

Grundlage moderner Anästhesieführung. Im perioperativen Setting kommt ausschließlich Naloxon zum Einsatz. Hauptindikation für den perioperativen Einsatz eines Opioidantagonisten dürfte die Beseitigung einer (Rest-)Atemdepression sein. Die Aufhebung der postoperativ bestehenden analgetischen Restwirkung ist nicht erwünscht. Deshalb titriert man die Dosis in Schritten von 0,05–0,1 mg, bis eine suffiziente Spontanatmung nachweisbar ist. Bei Überdosierung kommt es zu einem Verlust analgetischer Wirkungen mit akut einschießenden Schmerzen. Insbesondere bei älteren und kardiovaskulär kompromittierten Patienten kann dies deletäre Folgen bis hin zum Myokardinfarkt haben (gesteigerter myokardialer Sauerstoffbedarf, Herzversagen). Dieser Zustand ist unter allen Umständen zu vermeiden. Vorsichtshalber sollte bei solchen Patienten auf den Einsatz dieser Substanz verzichtet werden. In der Regel wird die Halbwertszeit des eingesetzten Opioids jene von Naloxon übersteigen, weshalb eine sorgfältige postoperative Überwachung notwendig wird. Eine i.m. Applikation der i.v. gegebenen Dosis (nach 20–30 min) bzw. die kontinuierliche Gabe hilft, sekundär auftretende Atemdepressionen durch Redistributionsmechanismen zu vermeiden.

Literatur

Bailey JM, Context-sensitive half-times: what are they and how valuable are they in anaesthesiology? Clin Pharmacokinet (2002), 41, 793–799
Bailey PL, Egan TD, Stanley TH (2000) Intravenous Opioid Anesthetics. In: Miller RD, Anesthesia, 273–376. Churchill Livingstone, Philadelphia
Barry U, Zuo Z, Opioids: old drugs for potential new applications. Curr Pharm Des (2005), 11, 1343–1350
Bernards CM, Understanding the physiology and pharmacology of epidural and intrathecal opioids. Best Pract Res Clin Anaesthesiol (2002), 16, 489–505
Bowdle TA, Adverse effects of opioid agonists and agonist-antagonists in anaesthesia. Drug Saf (1998), 19, 173–189
Bowdle TA, Rooke GA, Postoperative myoclonus and rigidity after anesthesia with opioids. Anesth Analg (1994), 78, 783–786
Buerkle H, Wilhelm W, Remifentanil for gynaecological and obstetric procedures. Curr Opin Anaesthesiol (2000), 13, 271–275
Dershwitz M et al., Pharmacokinetics and pharmacodynamics of remifentanil in volunteer subjects with severe liver disease. Anesthesiology (1996), 84, 812–820
Dhawan BN et al., International Union of Pharmacology. XII. Classification of opioid receptors. Pharmacol Rev (1996), 48, 567–592
Fanciullacci M et al., Morphine eye-drops reduce homatropine induced mydriasis in man. Experientia (1984), 40, 731–733
Hamza J et al., Neonatal pattern of breathing during active and quiet sleep after maternal administration of meperidine. Pediatr Res (1992), 32, 412–416
Hodgkinson R, Husain FJ, The duration of effect of maternally administered meperidine on neonatal neurobehavior. Anesthesiology (1982), 56, 51–52
Höhne C, Donaubauer B, Kaisers U, Opioide in der Anästhesie bei Leber- und Niereninsuffizienz. Anaesthesist (2004), 53, 291–303
Hughes J et al., Identification of two related pentapeptides from the brain with potent opiate agonist activity. Nature (1975), 258, 577–580
Hughes MA, Glass PS, Jacobs JR, Context-sensitive half-time in multicompartment pharmacokinetic models for intravenous anesthetic drugs. Anesthesiology (1992), 76, 334–341
Jordan B, Devi LA, Molecular mechanisms of opioid receptor signal transduction. Br J Anaesth (1998), 81, 12–19

Kan RE et al., Intravenous remifentanil: placental transfer, maternal and neonatal effects. Anesthesiology (1998), 88, 1467–1474

Lalley PM, μ-opioid receptor agonist effects on medullary respiratory neurons in the cat: evidence for involvement in certain types of ventilatory disturbances. Am J Physiol Regul Integr Comp Physiol (2003), 285, R1287–1304

Law PY, Wong YH, Loh HH, Molecular mechanisms and regulation of opioid receptor signaling. Annu Rev Pharmacol Toxicol (2000), 40, 389–430

Olthoff D (2002) Opioide. In: Olthoff D, Arzneimittelanwendungen in der Anästhesie: klinische Pharmakologie und ärztliches Handeln, 323–390, WVG, Stuttgart

Pan ZZ, μ-Opposing actions of the κ-opioid receptor. Trends Pharmacol Sci (1998), 19, 94–98

Roberts GW et al., Postoperative nausea and vomiting are strongly influenced by postoperative opioid use in a dose-related manner. Anesth Analg (2005), 101, 1343–1348

Schraag S et al., Recovery from opioid anesthesia: the clinical implication of context-sensitive half-times. Anesth Analg (1998), 86, 184–190

Shafer SL, Varvel JR, Pharmacokinetics, pharmacodynamics, and rational opioid selection. Anesthesiology (1991), 74, 53–63

Stein C, Schäfer M, Machelska H, Attacking pain at its source: new perspectives on opioids. Nat Med (2003), 9, 1003–1008

Stein C, The control of pain in peripheral tissue by opioids. N Engl J Med (1995), 332, 1685–1690

Stoelting RK (1999) Pharmacology & physiology in anesthetic practice. Lippincott-Raven, Philadelphia, New York

Tegeder I, Geisslinger G, Lotsch J, Einsatz von Opioiden bei Leber- oder Niereninsuffizienz. Schmerz (1999), 13, 183–195

Vankova ME et al., Role of central μ, δ-1, and κ-1 opioid receptors in opioid-induced muscle rigidity in the rat. Anesthesiology (1996), 85, 574–583

Yassen A et al., Mechanism-based pharmacokinetic-pharmacodynamic modelling of the reversal of buprenorphine-induced respiratory depression by naloxone: a study in healthy volunteers. Clin Pharmacokinet (2007), 46, 965–980

Intravenöse Anästhetika und Benzodiazepine

T. Schmeer, F. Hokema

? Welche Eigenschaften sollte ein ideales i.v. Anästhetikum besitzen?

Das ideale Einleitungsanästhetikum existiert nicht. Idealerweise sollte ein Einleitungsanästhetikum amnestisch, analgetisch, antikonvulsiv, antiemetisch und schnell (eine Kreislaufzeit) wirken, ohne dabei unerwünschte Bewegungen zu verursachen. Es sollte in wässriger Lösung stabil und kompatibel mit anderen Substanzen sein. Kardiovaskuläre oder neurologische Nebenwirkungen sollten nicht ausgelöst werden. Die Erholungsphase sollte rasch und in Abhängigkeit von der applizierten Dosis gut kalkulierbar sein. Keine Organtoxizität, keine Histaminliberation, keine Interferenz mit dem Hormonhaushalt und keine Teratogenität oder Kanzerogenität sind weitere Anforderungen an ein ideales Hypnotikum.

? Wie kommt es, dass die Wirkung der Einleitungsanästhetika schnell eintritt? Warum wirken sie jedoch nur kurz?

Aufgrund ihrer Lipophilie dringen die i.v. Anästhetika unmittelbar nach i.v. Applikation über das zentrale Kompartiment in das gut durchblutete ZNS ein, wo sie ihre Wirkung entfalten. Parallel dazu beginnt die Umverteilung aus dem zentralen Kompartiment in weniger lipophile und schlechter durchblutete Organe und Körperkompartimenten (v.a. Muskulatur). Dadurch fällt der Wirkspiegel im Blut und sekundär auch im ZNS schnell ab, und die klinische Wirkung ist beendet.

? Was bedeutet kontextsensitive Halbwertszeit?

Bei repetitiven Nachinjektionen oder kontinuierlicher Applikation sättigt sich das dem ZNS nachgeschaltete Muskel- und Fettgewebe langsam auf. Die Rückverteilung aus dem ZNS ist eingeschränkt, Eliminationsprozesse treten in Bezug auf die WD in den Vordergrund. Diese ist verlängert. Die kontextsensitive Halbwertszeit bezeichnet den Zeitraum, in dem die Plasmakonzentration einer Substanz nach Unterbrechung einer kontinuierlichen Infusion um 50% abgefallen ist. Diese nimmt bei den meisten Medikamenten mit zunehmender Infusionsdauer kontinuierlich zu, jedoch in unterschiedlicher Ausprägung.

? Intravenöse vs. inhalative Anästhetika – was sind die Vorteile, was sind die Nachteile?

Tab. 11

Intravenös	Inhalativ
Rascher Effekt	Monitoring der Konzentration
Keine Raumluftbelastung	Kein Injektionsschmerz
Angenehmes Einschlafen	
Keine Atemwegsreizung, kein Husten	
Senkung des ICP	
Kein Narkosegerät notwendig	

? Wie kann Propofol eingesetzt werden?

Propofol (Disoprivan, Propofol-Lipuro) ist das zurzeit wohl am häufigsten genutzte Einleitungsanästhetikum. Es wirkt in den üblichen Dosierungen (1,5–2,5 mg/kg KG i.v. bei Erwachsenen bis zum Alter von 55 Jahren) in kurzer Zeit (max. 30–40 s) Schlaf induzierend, ohne eine zusätzliche analgetische Wirkung zu haben. Es wird eine Injektionsgeschwindigkeit von 20–40 mg alle 10 s empfohlen. Propofol besitzt eine kurze WD (4–8 min) und ist durch eine angenehme Einschlaf- und Aufwachphase gekennzeichnet. Eine antiemetische Wirkkomponente kann perioperativ zur PONV-Vermeidung eingesetzt werden kann. Des Weiteren kann Propofol zur Aufrechterhaltung einer Narkose im Rahmen einer TIVA (4–12 mg/kg/h) oder zur Sedierung von Intensivpatienten eingesetzt werden. Die 1%-Lösung ist auch für den Einsatz in der Kinderanästhesie bei Säuglingen ab dem 1. Lebensmonat zugelassen. Nachteilig sind die z.T. sehr ausgeprägten kardiovaskulären Effekte, insbesondere bei älteren, vorerkrankten Patienten oder bei Patienten mit signifikantem Volumenmangel und bei Patienten der Risikogruppen ASA III und IV muss die initiale Dosis reduziert werden: Aufgrund der negativen Inotropie und Vasodilatation kommt es zu starken Blutdrucksenkungen. Diese sind bei langsamer Injektion geringer ausgeprägt. Relevant ist außerdem der bei manchen Patienten erheblich ausgeprägte Injektionsschmerz, der trotz der Emulsion in raffiniertem Sojaöl weiterhin beobachtet wird. Spontane Bewegungsphänomene (nicht epileptische Myoklonien), EEG-Veränderungen und sehr selten Histaminfreisetzungen werden beobachtet. Sexuelle Enthemmung und nasaler Juckreiz sind beschrieben worden, gehören aber zu den klinisch weniger relevanten Phänomenen.

? Was sind Kontraindikationen für die Anwendung von Propofol?

- Bekannte Überempfindlichkeit
- Bekannte Allergie gegen Soja oder Erdnüsse
- Sedierung auf der Intensivstation bei Kindern und Jugendlichen unter 16 Jahren

? Kann Propofol bei Patienten mit einer bekannten Epilepsie angewandt werden?

Die Datenlage ist in dieser Frage nicht eindeutig. Einerseits können epileptische Anfälle mit Propofol terminiert werden, andererseits ist beschrieben, dass epileptische Anfälle im Zusammenhang mit einer Gabe von Propofol getriggert wurden.

? Wie kann der Propofol-Injektionsschmerz reduziert werden?

- Zumischung von Lidocain 1% im Verhältnis 1:20 oder Vorinjektion von Lidocain in die Vene
- Vorinjektion von Metoclopramid (lokalanästhetischer Effekt)
- Langsame Injektion mit schnell laufender Infusion
- Bei Nutzung eines i.v. Zugangs Flexüle mit großem Lumen in großkalibriger Vene
- Vorinjektion eines Opiates zur systemischen Analgesie
- Vorteil der MCT-(Medium Chain Triglyceride)Lösung gegenüber der LCT-(Long Chain Triglyceride) und der wässrigen Lösung

? Erläutern Sie das Propofol-Infusionssyndrom. Woraus bestehen Therapie und Prophylaxe?

Das Propofol-Infusionssyndrom (PRIS) bezeichnet ein zuerst bei Kindern und Jugendlichen, zwischenzeitlich aber auch bei Erwachsenen beobachtetes akut lebensbedrohliches Krankheitsbild, dass nach länger dauernder und meist hoch dosierter Gabe von Propofol auftreten kann. Pathogenetisch wird eine starke Kumulation von Propofol vermutet, die eine Störung der Fettsäureoxidation und der oxidativen Phosphorylierung in den Mitochondrien verursacht. Dies führt zu einer Entkoppelung der Atmungskette, resultierend in einem Energiemangel der Zellen, was zu einer schweren metabolischen Azidose, Muskelnekrosen, Nieren- und letztlich Herz-Kreislauf-Versagen (letal in 85% der Fälle) führt. Prädisponierend scheinen Kinder- und Jugendalter, schwere Grund-/Akuterkrankungen (entsprechend einem hohen Energiebedarf) oder auch die Zufuhr von Katecholaminen/Glukokortikoiden zu sein.

Therapiert wird das PRIS in erster Linie symptomatisch: sofortiges Unterbrechen der Zufuhr von Propofol (zugleich Umstellen der Sedierung auf alternative Substanzen wie Midazolam), Azidosekorrektur, Stabilisierung des Herz-Kreislauf-Systems, ausreichende Kalorienzufuhr und ggf. Hämodialyse. Prophylaktisch sollte bei schwer kranken Patienten eine Dosis von 4 mg/kg KG/h nicht überschritten werden. Die Zufuhr sollte insgesamt nicht länger als 7 Tage dauern. Unter Propofoldauerinfusion sollten regelmäßige Laborkontrollen mit besonderer Beachtung von pH, Laktat und CK erfolgen. Zudem verbietet sich eine Langzeitsedierung bei Kindern unter 16 Jahren.

? Wie kann Etomidate eingesetzt werden?
Etomidate (Hypnomidate, Etomidat-Lipuro) ist das Mittel der Wahl bei Notfall- und kardiovaskulären Risikopatienten. Es ist in wässriger Lösung oder als Fettemulsion im Handel. Nach i.v. Injektion einer Dosis von 0,15–0,3 mg/kg KG wird die Bewusstlosigkeit innerhalb von 10 s (eine Arm/ZNS Zirkulationszeit) mit einem max. Effekt nach 1 min induziert und hält etwa 5 min an. Bei Patienten mit bekannter Epilepsie oder erhöhter Anfallsbereitschaft, sollte die Injektion zügig erfolgen, um im ZNS schnell ausreichende Wirkkonzentrationen zu erreichen. Etomidate hat im Gegensatz zu Propofol eine große therapeutische Breite (Faktor 30 zwischen effektiver und letaler Dosis), induziert Schlaf jedoch nicht mit vergleichbarer Zuverlässigkeit. Eine Kombination mit geringen Dosen Propofol kann insbesondere bei adipösen oder suchtkranken Patienten vonnöten sein. Von allen i.v. Anästhetika zeigt Etomidate die geringste kardiovaskuläre Beeinflussung zumal es koronardilatierend wirkt und somit die Koronardurchblutung um bis zu 20% steigert. Jedoch verursacht Etomidate Übelkeit und Erbrechen, außerdem ist es ebenso wie Propofol nicht analgetisch, aber gefäßwandreizend. Zudem kann es nach Injektion zu motorischen Störungen in Form von Myoklonien und Dyskinesien kommen.

? Was sind Kontraindikationen für die Anwendung von Etomidate?
Säuglinge dürfen erst ab dem 6. Monat mit Etomidate behandelt werden. Darüber hinaus ist Etomidate bei Patienten mit bekannter Überempfindlichkeit gegen Sojabohnenöl kontraindiziert. Relative Kontraindikationen bestehen bei Patienten mit bekannter Porphyrie und in der Schwangerschaft (ausreichende Sicherheit nicht bewiesen). Bei einmaliger Applikation ist die Reaktionsfähigkeit der Nebennierenrinde auf Stressoren für 4–6 h stark herabgesetzt (reversible Blockade der 11-β-Hydroxylase und der 17-β-Hydroxylase). Insbesondere bei Patienten mit einer bekannten Nebennierenrindeninsuffizienz sollte eine prophylaktische Gabe von Hydrocortison (100 mg i.v.) erwogen werden.

? Warum nutzt man Etomidate nicht für die Sedierung von Intensivpatienten?
Bei kritisch kranken Patienten konnte eine Erhöhung der Gesamtmorbidität unter kontinuierlicher Infusion gezeigt werden. Ursächlich ist vermutlich die reversible Hemmung der Cortisolsynthese.

? Wie kann Thiopental eingesetzt werden?
Thiopental (Trapanal) gehört zur Gruppe der Barbiturate und ist als solches in den letzten Jahren als Einleitungsmedikament mehr und mehr in den Hintergrund gerückt. Das ist im Nebenwirkungsprofil begründet; insbesondere wegen der hohen Histaminfreisetzung,

der Gefahr einer Gewebsnekrose bei versehentlicher paravasaler/i.a. Injektion (die Lösung ist mit einem pH von ca. 10,6 stark alkalisch, es droht im schlimmsten Fall der Verlust einer Extremität) und wegen einer Enzyminduktion in der Leber wird Thiopental heute seltener genutzt. Thiopental wirkt nach kurzer Zeit zuverlässig Schlaf induzierend (10–20 s, Maximum nach etwa 1 min), hat jedoch eine vergleichsweise lange WD (6–8 min), die ähnlich wie bei Propofol und Etomidate durch Umverteilungsphänomene terminiert wird. Die Einleitungsdosis beträgt ca 5 mg/kg KG und wird mit einer Geschwindigkeit von 100–200 mg pro 20 s injiziert. Urämie und Leberinsuffizienz erfordern eine Dosisreduktion, weil die Eiweißbindung der Substanz verringert ist. Wie alle Injektionsnarkotika, mit Ausnahme von Ketamin, hat Thiopental eine kardiodepressive Komponente, die zu einer reflektorischen Tachykardie führen kann. Zudem kann es zu einem Laryngo- oder Bronchospasmus und Singultus kommen, insbesondere bei zu flacher Narkose (Thiopental wirkt nicht analgetisch, eher hyperalgesierend). Einen Status epilepticus kann man hingegen mit Thiopental zuverlässig durchbrechen, erhöhten ICP zuverlässig senken (Reduktion des zerebralen Sauerstoffbedarfs und des zerebralen Blutflusses um bis zu 45%).

? Was sind Kontraindikationen für die Anwendung von Thiopental?

Thiopental darf nicht angewendet werden, wenn eine Überempfindlichkeit gegen Barbiturate bekannt ist. Des Weiteren sind Kontraindikationen für die Anwendung:

- Akute Intoxikation mit Alkohol oder zentral wirksamen Medikamenten
- Akute hepatische Porphyrie
- Maligne arterielle Hypertonie
- Schock
- Status asthmaticus

? Wie kann Ketamin eingesetzt werden?

Ketamin (Ketanest) ist ein v.a. in der Notfallmedizin beliebtes Medikament, da es als einziges verfügbares Anästhetikum eine sympathomimetische Wirkung mit konsekutivem Anstieg von HF und RR (um 20–30%) und außerdem eine große therapeutische Breite bei fehlender Organtoxizität besitzt. Des Weiteren kann man einen Status asthmaticus mit Ketamin durchbrechen, da es aufgrund der Sympathikusstimulation bronchodilatierend wirkt. Zur Einleitung einer Allgemeinanästhesie werden 1–2 mg/kg KG Ketamin i.v. benötigt. Zur Aufrechterhaltung wird alle 15 min die Hälfte der Initialdosis nachinjiziert. Bei i.m. Gabe ist eine Dosis von 4–8 mg/kg KG notwendig. Zur Schmerztherapie, bspw. zur Supplementierung bei Regionalanästhesie, werden 0,25–0,5 mg/kg KG appliziert. Die Dosis ist bei Nutzung von S-Ketamin um etwa die Hälfte zu reduzieren. Sowohl Ketamin (Razemat) als auch S-Ketamin können bei kontrollierter Beatmung zur Analgosedierung von Patienten mit Schädel-Hirn-Trauma eingesetzt werden. Ketamin war früher ausschließlich als Razemat verfügbar und führte in dieser Darreichungsform häufiger zu psychomimetischen Reaktionen (Albträumen, Halluzinationen). Dies wurde mit der Einführung von S-Ketamin abgemildert, dennoch sollte eine Kombination mit Midazolam (= Ataranalgesie) in Betracht gezogen werden.

An welchen Rezeptoren wirkt Ketamin?

Ketamin zeigt nach Injektion eine einzigartige Wirkweise: Es kommt zu einer dissoziativen Anästhesie mit Bewusstseinsverlust (Nystagmus bei geöffneten Augen, keine „echte" Hypnose), dazu zu Analgesie (als einziges i.v. Anästhetikum) und Amnesie. Dies wird über eine nicht selektive Interaktion mit verschiedensten Neurotransmittersystemen erreicht, dabei spielt insbesondere ein nicht kompetitiver Glutamat-Antagonismus am NMDA-Rezeptor eine wesentliche Rolle. Außerdem besteht ein Agonismus an Opiatrezeptoren wie auch eine Hemmung der peripheren Wiederaufnahme von Katecholaminen. Im Bereich des Rückenmarkes zeigt Ketamin auch lokalanästhetische Wirkungen.

Was sind Kontraindikationen für die Anwendung von Ketamin?

Kontraindikationen für die Gabe von Ketamin bestehen bei Überempfindlichkeit gegen Ketamin, schlecht eingestelltem oder nicht behandeltem RR > 180/100 mmHg, (Prä-)Eklampsie, manifester Hyperthyreose sowie in Situationen, die eine Muskelentspannung des Uterus erfordern (Nabelschnurvorfall, drohende Uterusruptur). Relative Kontraindikationen für die Anwendung bestehen bei AP, unter 6 Monate altem Myokardinfarkt, Epilepsie, psychiatrischen Erkrankungen und perforierenden Augenverletzungen (Erhöhung des Augeninnendrucks). Die Schutzreflexe bleiben nach der Gabe von Ketamin erhalten, jedoch besteht kein sicherer Aspirationsschutz. Zudem kommt es durch Vagusaktivierung zu gesteigerten Abwehrreflexen im Pharynx-/Larynxbereich (**Cave**: Laryngospasmus bei Absaugen/Intubation!). Ferner wird eine vermehrte Schleimsekretion beobachtet, manche Autoren empfehlen aus diesem Grund eine gleichzeitige Gabe von Atropin. Ketamin kommt auch als illegale Partydroge zur Anwendung.

Vergleichen Sie das Enantiomer S-Ketamin mit Ketamin. Hat S-Ketamin dieselbe pharmakologische Potenz?

Im Vergleich zu dem Razemat aus beiden Enantiomeren (= Ketamin) bietet das S-Ketamin die doppelte pharmakologische Potenz; in Bezug auf Analgesie und Anästhesie ist die Potenz gegenüber dem R-Ketamin sogar verdreifacht. Zudem besitzt das S-Ketamin aufgrund seiner erhöhten Eliminationsrate eine bessere Steuerbarkeit mit verkürzter Aufwachphase sowie weniger psychomimetische Nebenwirkungen (Albträume, Halluzinationen). Die endokrinen und Kreislaufreaktionen sind vergleichbar.

Wie kommt es, dass i.v. Anästhetika bei langsamer Injektion weniger kreislaufdepressive Nebenwirkungen haben?

Das injizierte Anästhetikum teilt sich in 2 Fraktionen: ein Teil des Wirkstoffes wird an Plasmaproteine (v.a. Albumin) gebunden, der andere Anteil ist frei im Blut. Nur der freie Anteil ist pharmakologisch wirksam. Wenn eine Dosis schnell injiziert wird, kann es sein, dass die Proteinbindungskapazität überschritten wird und somit verhältnismäßig mehr „freies" Anästhetikum zur Verfügung steht. Die zu erwartenden (Neben-)Wirkungen sind demnach stärker ausgeprägt. Ähnliches gilt für Eiweißmangelzustände, wie z.B. bei der Leberzirrhose, beim nephrotischen Syndrom oder bei Tumorerkrankungen. Bei Herzinsuffizienz oder im hämorrhagischen Schock ist das zur Verfügung stehende BV vermindert, die gewählte Dosis muss dementsprechend langsamer verabreicht oder reduziert werden.

? Wie beeinflussen i.v. Anästhetika den Respirationstrakt?

Alle i.v. Anästhetika verursachen eine Atemdepression bis hin zur Apnoe. Tidal- und Atemminutenvolumen nehmen ab, die Reaktionsfähigkeit auf Hypoxie und Hyperkapnie nimmt ebenso ab. Bei COPD-Patienten treten diese Auswirkungen verstärkt auf. Atemwegsirritationen und bronchiale Sekretion werden ebenso beobachtet. Die genannten Effekte können zunehmen, wenn i.v. Anästhetika zusammen mit Opioiden oder Benzodiazepinen verwendet werden. Eine Ausnahme stellt Ketamin dar. Zwar kommt es auch hier zu einer erhöhten bronchialen Sekretion, der Atemantrieb bleibt jedoch generell erhalten. Dazu kommen bronchodilatierende Eigenschaften, die einen Einsatz bei Patienten mit Asthma bis hin zum Durchbrechen eines Status asthmaticus nahe legen.

? Welches Einleitungsanästhetikum sollte man bei Asthmatikern verwenden?

Elektive Eingriffe bei Patienten mit akuten asthmatischen Problemen sollten aufgeschoben werden, bis die respiratorische Situation verbessert werden kann. Muss die Operation notfallmäßig durchgeführt werden, ist Ketamin aufgrund seiner bronchodilatierenden Eigenschaften das Mittel der Wahl. Neben dem Ketamin verhindert dort auch das Propofol eine Bronchokonstriktion (Mechanismus: Vagolyse).

? Wie funktionieren Benzodiazepine? Warum haben sie im Vergleich zu den Barbituraten ein vorteilhaftes Sicherheitsprofil?

Angriffsort der Benzodiazepine ist das limbische System des Gehirns, zuständig für die Steuerung von Emotionen und Triebverhalten. Dort beeinflussen Benzodiazepine die Wirkung von Gamma-Aminobuttersäure (GABA), dem wichtigsten inhibitorischen Neurotransmitter des Gehirns. Dies geschieht durch Bindung an einen speziellen Liganden des $GABA_A$-Rezeptors. Es kommt zu einer erhöhten Öffnungswahrscheinlichkeit der GABA-gesteuerten Chloridkanäle, was zu einem verstärkten Chlorideinstrom in die Zelle führt, resultierend in einer Hyperpolarisation und somit verringerter Erregbarkeit der neuronalen Zelle. Letztlich kommt es zu einer Dämpfung der emotionsbedingten Aktivierung des „Wachsystems" in der Formatio reticularis. Da Benzodiazepine demnach nur einen physiologischen Mechanismus verstärken, unterliegen sie einem Sättigungseffekt (Ceilingphänomen), was zu einem vorteilhaften Sicherheitsprofil führt. Eine Überdosierung ist de facto nicht möglich. Barbiturate hingegen wirken durch die Hemmung exzitatorischer neuronaler Systeme schlaferzwingend. Jede Erhöhung der Dosis führt zur Verstärkung der Wirkung – bis hin zum irreversiblen Koma. Zudem steht bei den Barbituraten kein Antidot zur Verfügung.

? Welche Wirkungen haben Benzodiazepine?

- Anxiolyse
- Sedierung
- Anterograde Amnesie
- Zentrale Muskelrelaxierung
- Antikonvulsivität

In hohen Dosen kommt es zu Bewusstlosigkeit und Atemdepression.

Welche Benzodiazepine werden perioperativ häufig eingesetzt? Diskutieren Sie ihre Eigenschaften.

- **Midazolam** (Dormicum) zählt zu den kurz wirksamen Benzodiazepinen. Aufgrund eines zusätzlichen Fluoratoms am Benzolring wirkt es stärker hypnotisch als andere Benzodiazepine. Bei p.o. Gabe setzt die Wirkung nach 20–30 min ein, die Wirkung hält 1,5–2,5 h an. Intravenöse Gaben resultieren in einem Wirkungsbeginn nach weniger als 1 min, die WD beträgt hier 45–60 min. Midazolam gilt als *das* Standardmedikament zur Prämedikation, da aufgrund der kurzen WD kaum Überhangsphänomene beobachtet werden.
- **Lorazepam** (Tavor) ist ein mittellang wirksames Benzodiazepam. Es steht auch als sublingual zu verabreichendes Plättchen zur Verfügung, was vorteilhaft bei Patienten mit Schluckstörungen oder verminderter intestinaler Resorption ist. Jedoch tritt die max. Wirkung nach p.o. Applikation erst nach 2–4 h ein.
- **Dikaliumchlorazepat** (Tranxilium) besitzt einen langsamen Metabolismus und zwei wirksame Metaboliten, was es zu einem lang wirksamen Benzodiazepin macht. Ein Einsatz von Dikaliumchlorazepat empfiehlt sich, wenn eine lang andauernde Anxiolyse oder Sedierung gewünscht ist. Ein postoperativer Wirkungsüberhang muss dabei ggf. in Kauf genommen werden.
- **Diazepam** (Valium) ist ebenfalls ein lang wirksames Benzodiazepin. Aufgrund zweier aktiver Metabolite, die z.T. noch 6–8 h nach initialer Gabe sedierend wirken können, hat es sich zur Prämedikation nicht durchgesetzt.

Welche besonderen Eigenschaften besitzt Midazolam?

Midazolam ist sehr lipidlöslich, was auch nach p.o. Gabe in einem schnellen Wirkungseintritt resultiert. Der Abbau durch das hepatische Enzymsystem erfolgt rascher als bei den klassischen Benzodiazepinen. Zudem besitzen seine Metabolite kaum biologische Aktivität. Im Gegensatz zu Lorazepam und Diazepam ist Midazolam auch sehr gut wasserlöslich und benötigt demnach kein Lösungsmittel (dieses kann bei Injektion von Lorazepam/Diazepam zu schmerzhaften Venenirritationen führen). Aufgrund dieser Eigenschaft ist eine i.m. Verabreichung von Midazolam in Ausnahmefällen möglich.

Wann sind Benzodiazepine kontraindiziert?

Aufgrund der zentral muskelrelaxierenden Wirkung sind Benzodiazepine bei Myasthenia gravis kontraindiziert. Dies gilt ebenso für Alkoholintoxikationen, da es hier zu teilweise unkontrollierbaren Wirkungsverstärkungen kommen kann. Bei Patienten mit Ateminsuffizienzen, Atemwegsobstruktionen und Schlafapnoe-Syndrom sollte man Vorsicht walten lassen, da hier die Benzodiazepine die Apnoephasen verlängern können. Weiterhin gilt eine strenge Indikationsstellung in der Schwangerschaft (kontraindiziert im ersten Trimenon) und unter der Geburt (Gefahr des Floppy-Infant-Syndroms). Zudem sind Interaktionen mit zahlreichen Stoffklassen zu berücksichtigen (insbesondere solche mit sedierender/atemdepressiver Wirkung und Induktion der hepatischen Enzymsysteme).

Literatur

Burburan SM, Xisto DG, Rocco PR, Anaesthetic management in asthma. Minerva Anestesiol (2007), 73(6), 357–365

Erhan E et al., Propofol – not thiopental or etomidate – with remifentanil provides adequate intubating conditions in the absence of neuromuscular blockade. Can J Anaesth (2003), 50(2), 108–115

Hendrickx JF et al., Is synergy the rule? A review of anesthetic interactions producing hypnosis and immobility. Anesth Analg (2008), 107(2), 494–506

Khalid N, Atkins M, Kirov G, The effects of etomidate on seizure duration and electrical stimulus dose in seizure-resistant patients during electroconvulsive therapy. J ECT (2006), 22(3), 184–188

Pollard BJ, Elliott RA, Moore EW, Anaesthetic agents in adult day case surgery. Eur J Anaesthesiol (2003), 20(1), 1–9

Reich DL et al., Predictors of hypotension after induction of general anesthesia. Anesth Analg (2005), 101(3), 622–628

Volatile Anästhetika

G. Huschak

? Was verbindet die Entwicklung der Atombombe mit der Synthese der Inhalationsanästhetika?

Der Fortschritt der Fluorchemie im Zusammenhang mit der Entwicklung der Atombombe war eine notwendige Vorrausetzung für die systematische Halogenierung von Gasen [Jones 1990]. Halothan, ein 5-fach halogeniertes Ethanderivat, wurde als erstes potentes, nicht explosives Inhalationsanästhetikum 1956 in die klinische Praxis eingeführt. Moderne volatile Anästhetika wie Desfluran, Sevofluran und Isofluran sind Methylethylether. In der Zeit von 1959–1980 wurden auf der Suche nach dem idealen volatilen Anästhetikum über 700 fluorierte Verbindungen synthetisiert. Aus dieser Versuchsreihe gingen Enfluran (Nr. 347), Isofluran (Nr. 469) und Desfluran (Nr. 653; deswegen auch zeitweilig als I-653 bekannt) hervor. Infolge technischer Schwierigkeiten bei der Synthese von Sevofluran und Desfluran wurden diese jedoch erst später in die klinische Praxis eingeführt (Sevofluran: 1990 Japan, Desfluran: 1992 USA).

? Welche Komponenten einer Allgemeinanästhesie induzieren volatile Anästhetika?

Volatile Anästhetika induzieren alle Hauptkomponenten der Allgemeinanästhesie, insbesondere Bewusstlosigkeit und Amnesie, in geringerem Umfang auch Analgesie und Muskelrelaxation.

? Welche Eigenschaften kennzeichnen ein ideales Inhalationsanästhetikum?

Ein ideales volatiles Anästhetikum ist wegen seiner geringen Blutlöslichkeit und dem daraus resultierenden schnellen An- und Abfluten sehr gut steuerbar, es ist muskelrelaxierend, bronchodilatierend und analgetisch wirksam. Auch bei Anwendung hoher Konzentrationen kommt es nicht zu einer Kreislaufdepression. Unerwünschte Nebeneffekte und Wechselwirkungen wie das Triggern einer MH, eine hochgradige Biotransformation oder toxische Wirkungen treten nicht oder nur in geringem Umfang auf. Die Konzentration am Wirkort ist genau vorhersagbar. Daneben sollte ein ideales Inhalationsanästhetikum preiswert, nicht umweltschädlich und chemisch stabil sein. Es gibt bislang kein ideales volatiles Anästhetikum.

? Wodurch unterscheiden sich die modernen volatilen Anästhetika?
Die physikochemischen Eigenschaften der modernen Inhalationsanästhetika zeigt die Tabelle 12. Durch die ausschließliche Halogenierung mit Fluoratomen konnte beim Desfluran und Sevofluran im Gegensatz zum Isofluran eine deutlich geringere Blut- und Gewebelöslichkeit erreicht werden.

Tab. 12: Physikochemische Eigenschaften der modernen volatilen Anästhetika

	Isofluran	Sevofluran	Desfluran	Xenon
Strukturformel	F–C(F)(F)–C*(H)(Cl)–O–C(F)(H)–F	F–C(F)(F)–F; H–C(–O–C(F)(H)–F)(–C(F)(F)–F)	F–C(F)(F)–C*(H)(F)–O–C(F)(F)–H	Xe
Molekulargewicht (D)	184,5	200,6	168	131,3
Siedepunkt (°C)	48,5	58,5	22,8	−108
Blut/Gas-Verteilungskoeffizient, 37 °C	1,4	0,65	0,42	0,14
Fett/Blut-Verteilungskoeffizient, 37 °C	45	48	27	20 (Öl-Wasser)
Metabolisierungsgrad (%)	0,2	3,5–5	< 0,02	Keine Biotransformation
Geruch	Stechend, ätherisch	Mild, angenehm, Org. Lösungsmittel	Stechend, ätherisch	Geruch- und geschmacklos
MAC_{50} in 100% O_2 (Vol.-%)	1,15	2,05	6,0	71

? Welche Bedeutung hat die Chiralität von Isofluran und Desfluran?
Die Wirkung der volatilen Anästhetika an Lipidmembranen (z.B. im ZNS) ist nicht stereoselektiv. Stereoselektive Wirkungen sind bislang im Gesamtorganismus für einzelne Membrankanäle beschrieben [Franks et al. 1998]. Die optisch aktiven Anästhetika Isofluran und Desfluran werden als Razemat hergestellt und vertrieben.

? Welche Bedeutung hat der Dampfdruck?
Die Berechnung der Dampfdrücke volatiler Anästhetika erfolgt mit Hilfe der Antoine-Gleichung. Abbildung 5 zeigt die Dampfdruckkurven für Desfluran, Isofluran und Sevofluran.

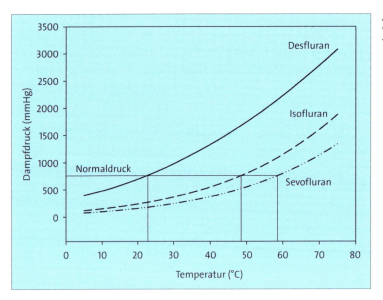

Abb. 5: Dampfdruckkurven für Desfluran, Isofluran und Sevofluran

Die graue, horizontale Hilfslinie stellt den atmosphärischen Druck und die senkrechten Linien stellen die korrespondierenden Siedetemperaturen der gezeigten Substanzen dar. Der Siedepunkt stellt die Bedingungen (Druck und Temperatur) dar, die beim Phasenübergang eines Stoffes von der flüssigen in die gasförmige Phase vorliegen. Bei Normaldruckbedingungen liegen die Siedepunkte für Desfluran, Isofluran und Sevofluran bei 22,8 °C, 48,5 °C bzw. 58,5 °C.

Gemäß der Ferguson-Regel ist der Dampfdruck der Inhalationsanästhetika umgekehrt proportional zur biologischen Wirksamkeit. Mit Einschränkungen gilt dies auch für die neueren volatilen Anästhetika. Die Inhalationsanästhetika mit hohem Dampfdruck besitzen eine niedrigere biologische Wirksamkeit. So hat Desfluran den höchsten Dampfdruck und die geringste biologische Wirksamkeit; zum Erreichen vergleichbarer anästhetischer Wirkungen sind im Vergleich zu anderen Inhalationsanästhetika höhere Konzentrationen notwendig (vergleiche MAC-Werte).

Aufgrund des hohen Dampfdrucks und der geringeren Wirkstärke muss Desfluran mit speziellen Verdampfern verwendet werden.

> **?** **Warum ist die Anflutungsgeschwindigkeit umgekehrt proportional zur Blutlöslichkeit des volatilen Anästhetikums?**

Wird zur Narkose ein gut lösliches Anästhetikum (z.B. Isofluran) verwendet, wird die Substanz nach Diffusion aus der Lunge zuerst im Blut gelöst, bevor sich dort nach Sättigung der Partialdruck erhöht. Die Partialdrücke zwischen dem Blut und den Alveolen gleichen sich nur langsam an. Dadurch verzögert sich die Partialdruckerhöhung im Effektkompartiment (ZNS) ebenfalls. Umgekehrt bieten die weniger löslichen Anästhetika (Sevofluran, Desfluran) den Vorteil einer schnellen Blutgewebeaufsättigung gefolgt von einem raschen Anstieg des Partialdruckes im ZNS. Die Beschreibung der Blutlöslichkeit erfolgt über die Blut/Gas-Verteilungskoeffizienten (s. Tab. 12).

? Weshalb wird für die inhalative Narkoseinduktion bevorzugt Sevofluran eingesetzt?

Aufgrund der geringen Blutlöslichkeit ist mit Sevofluran eine schnelle inhalative Induktion möglich. Die Substanz riecht im Gegensatz zum Desfluran nicht stechend und reizt die Atemwege kaum, was insbesondere bei Kindern die Inhalation erleichtert. Eine inhalative Narkose-Einleitung mit Isofluran ist möglich, dauert aber aufgrund der guten Löslichkeit in Blut relativ lange. Desfluran ist für die Narkose-Einleitung in der Pädiatrie nicht zugelassen.

? Sind delirante Zustände bei Kindern ein typisches Merkmal einer Sevofluran-Anästhesie?

Nein, auch beim Einsatz anderer volatiler und auch i.v. Anästhetika sind bei Kindern postoperativ delirante Zustände zu beobachten. Eine endgültige Bewertung der Datenlage ist schwierig, weil eine genaue Differenzierung zwischen postoperativen Schmerzen, postoperativer Übelkeit oder Unruhe im eigentlichen Sinn nicht möglich ist. Auch die angegebenen Inzidenzen schwanken stark. In den Untersuchungen von [Weldon et al. 2004] und [Welborn et al. 1996] war die Inzidenz postoperativer Unruhe unter Sevofluran-Anästhesie im Vergleich zum Halothan größer. In anderen Untersuchungen wurden im Vergleich zum Isofluran und zum Desfluran keine höheren Inzidenzen festgestellt. Sowohl eine suffiziente Schmerztherapie als auch eine ausreichende Prämedikation scheinen die Häufigkeit postoperativer Delire zu reduzieren. Eine mögliche Hypothese zur Erklärung des Phänomens könnte ein „zu" schnelles Erwachen nach einer Allgemeinanästhesie im Sinne eines Nachtschrecks (Pavor nocturnus) unterstellen.

? Wie wird die Wirkstärke der volatilen Anästhetika beschrieben?

Die Wirkstärke der volatilen Anästhetika wird traditionell mit Hilfe der MAC beschrieben. Die MAC ist die alveoläre Konzentration eines Inhalationsnarkotikums, bei der 50% aller Patienten auf einen Hautschnitt nicht mehr reagieren [Eger et al. 1965]. Sie wird in Volumenprozent eines Gasgemisches angegeben. Bei Babys, kleinen Kindern, Fiebernden und Alkoholkranken ist die MAC höher, während sie bei Schwangeren, im hohen Alter, im Schock, bei Anämie, Hypoxie, Hypothyreose, Hypothermie und bei gleichzeitiger Anwendung von Sedativa und Opioiden niedriger ist.

Es ist jedoch zu beachten, dass es sich bei der motorischen Reaktion auf einen Schmerzreiz um eine spinale Reaktion handelt. Daher beschreibt die MAC nur die Unterdrückung spinaler Reaktionen. Die hypnotische Komponente wird besser mittels prozessierter EEG beschrieben. Damit ist außerdem die Berechnung von pharmakokinetischen und pharmakodynamischen Modellen für Inhalationsanästhetika möglich. Hierauf basierende Computer- bzw. Expertensysteme zur Steuerung einer adäquaten Narkosetiefe (vergleiche „Target-controlled infusion"-Systeme, TCI) sind aktuell in der Entwicklung bzw. Erprobung [Kreuer et al. 2007].

? Was ist die kontextsensitive Dekrementzeit?

Für die Inhalationsanästhetika wurde (in Analogie zur kontextsensitiven Halbwertszeit bei i.v. Medikamenten) das Konzept der kontextsensitiven Dekrementzeit entwickelt und in Computersimulationen berechnet. Die Gesamtdauer der Anästhesie (Kontext) wird mit der

Zeitspanne bis zum Abfall der Anästhetikakonzentration im alveolären oder vitalen Kompartiment auf ein Dekrement der Ausgangskonzentration (bspw. 80%) in Beziehung gesetzt. Es zeigen sich im Modell eines normalgewichtigen, erwachsenen, männlichen Patienten Unterschiede zwischen Desfluran, Sevofluran und Isofluran. Bis zu einer Anästhesiedauer von ca. 120 min verhalten sich die 3 Anästhetika ähnlich. Nach ca. 120 min Anästhesiedauer kommt es zu einer deutlichen Verlängerung der Aufwachphase bei Isofluran. Es ist nach Desfluran-Narkosen eine schnellere Aufwachphase, insbesondere nach länger dauernden Narkosen (> 120 min), zu erwarten. In der zitierten Arbeit wurden Patienten ohne kardiale Beeinträchtigung simuliert [Eger et al. 2005].

Kann man Desfluran auch bei der Verwendung einer Larynxmaske einsetzen?
Aufgrund der atemwegsreizenden Wirkung von Desfluran und dem stechenden, ätherischen Geruch wird Desfluran nicht für inhalative Narkoseinduktionen verwendet. Die Anwendung von Desfluran über Larynxmasken ist trotzdem sicher möglich. Vorraussetzungen hierfür sind:
- Narkoseinduktion mit i.v. Hypnotikum.
- Verwendung eines Opioids.
- Vermeidung von Konzentrationen > 7 Vol.-%.
- Dichtheit der Maske. Anderenfalls könnte es über die notwendige Erhöhung des Frischgasflusses zu einem unökonomischen Verbrauch von Desfluran kommen.

Wenn Patienten bei einem Lagerungswechsel oder während eines chirurgischen Reizes husten, ist dies häufig Folge einer zu geringen Narkosetiefe und nicht der Verwendung eines spezifischen volatilen Anästhetikums. Nicht die Auswahl des volatilen Anästhetikums, sondern vielmehr eine positive Raucheranamnese ist entscheidend für die Prädiktion von unerwünschten Atemwegskomplikationen [McKay et al. 2006].

Wie kann man die Kosten für die Anwendung von volatilen Anästhetika berechnen?
Die direkten (Applikations-)Kosten lassen sich über den Verbrauch des Inhalationsanästhetikums (in ml) berechnen. Der exakte Verbrauch ist im klinischen Alltag jedoch nur mit viel Aufwand durch das Wiegen des Vapors vor und nach der Narkose bestimmbar. Zur näherungsweisen Berechnung bedient man sich der theoretischen Aufteilung einer Narkose in verschiedene Abschnitte mit konstantem Frischgasfluss und konstanter Vaporkonzentration. Die Höhe des Frischgasflusses spielt hierbei die wesentliche Rolle. Von Weiskopf und Eger wurde gezeigt, wie viel Milliliter Flüssigkeit Anästhetikum bei verschiedenen Flow-Raten und einer Dauer von 30 min bzw. 60 min unter der jeweiligen MAC-Dosierung verbraucht werden. Unter Berücksichtigung der jeweiligen Einkaufspreise lassen sich dann die reinen Kosten für die volatilen Anästhetika hinreichend genau abschätzen. Die Abbildung 6 illustriert den Einfluss des Frischgasflusses. Unter Low- bzw. Minimal-Flow-Bedingungen kommt es nahezu zu einer Angleichung der direkten Anästhetikakosten (s. Abb. 6 und Abb. 7).

Abb. 6: Kosten des volatilen Anästhetikums in Abhängigkeit vom Frischgasfluss

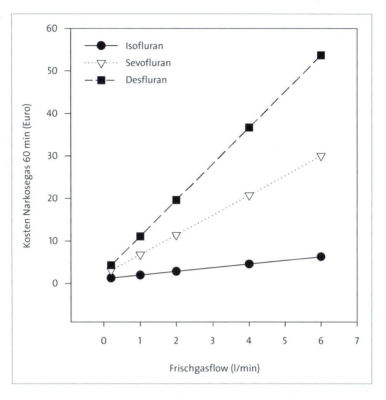

Abb. 7: Formel zur Berechnung der Kosten für volatile Anästhetika

$$\text{Kosten [Euro]} = \text{Preis} \times \text{Flow} \times \frac{\text{Konz.}}{100} \times \frac{\text{MW}}{\text{spez. Gew.}} \times \frac{\text{Druck} \times 10^{-3} \times m^3}{R \times T \times l}$$

Preis	=	Kosten pro ml Flüssigkeit Narkosegas (Euro/ml)
Flow	=	Frischgasfluss (l/min)
Konz.	=	Dosierung Anästhetikum (%)
MW	=	Molekulargewicht (g/mol)
spez. Gew.	=	spezifisches Gewicht (g/ml)
Druck	=	atmosphärischer Druck (Pa)
R	=	ideale Gaskonstante (8,314 J/k/mol)
T	=	Temperatur (K)

? Darf man bei präoperativ gering über der Norm liegenden Transaminasenwerten Isofluran verwenden?

Ja, trotz millionenfach durchgeführter Anästhesien ist die publizierte Inzidenz von Leberschäden außerordentlich gering. Die geringe Metabolisierungsrate der modernen volatilen Anästhetika geht einher mit minimaler Hepatotoxizität (s. Tab. 12). Allerdings sind fulminante Leberversagen nach Anwendung von Isofluran, Sevofluran und auch Desfluran beschrieben worden. Die Untersuchungen am Mensch und am Tier bilden bislang kein einheitliches Bild hinsichtlich der Hepatotoxizität der volatilen Anästhetika. Die Rangfolge der Hepatotoxizität ist vermutlich Halothan > Isofluran oder Sevofluran ≥ Desfluran.

? Was sind die kardiovaskulären Effekte der Inhalationsanästhetika?

Alle volatilen Anästhetika verursachen kardiovaskuläre Reaktionen. Die Ausprägung dieser Effekte (v.a. auf den RR und die HF) unterscheidet sich insbesondere im Steady State nicht bedeutend zwischen den einzelnen Substanzen. So kommt es ohne chirurgische Stimulation zu einer Senkung des RR (direkte Vasodilatation mit Abfall des systemischen vaskulären Widerstandes). Durch eine tiefe oder lang andauernde Narkose kann es zu einer Erhöhung der HF kommen.

Für Desfluran wurden sympathiko-adrenerge Reaktionen beschrieben. Wenn die Konzentration von Desfluran plötzlich stark erhöht wird, kann es zu vorübergehenden RR- und HF-Anstiegen kommen. Der zugrunde liegende Mechanismus ist vermutlich nicht in einer sympathiko-adrenergen Aktivierung, sondern einer dosisabhängigen Depression der vagalen Aktivität begründet [Picker et al. 2003].

In der klinischen Routine spielen diese vagalen/sympathiko-adrenergen Reaktionen selten eine Rolle, da die Durchführung einer rein volatil geführten Anästhesie ohne ein Opioid eher die Ausnahme darstellt.

? Was ist die anästhetikainduzierte Präkonditionierung?

Die Präkonditionierung von Organen führt zu einer erhöhten Toleranz gegenüber später einwirkenden Noxen (z.B. Ischämie, Hypoxie etc.). Die volatilen Anästhetika führen zu organprotektiven, positiven Effekten (insbesondere kardial und vermutlich auch neuronal), weshalb in Analogie zur ischämischen Präkonditionierung auch von der anästhetikainduzierten Präkonditionierung gesprochen wird. Die komplexen Mechanismen der anästhetikainduzierten Präkonditionierung sind momentan Gegenstand aktueller Studien.

? Über welche Mechanismen wird die kardioprotektive Wirkung der Inhalationsanästhetika vermittelt?

Die zentralen Angriffspunkte scheinen wie bei der ischämischen Präkonditionierung auch die Aktivierung von (mitochondrialen) K_{ATP}-Kanälen und die Aktivierung verschiedener inhibitorischer G-Proteine, Kinasen [Weber et al. 2005] sowie Veränderungen im Ca-Stoffwechsel zu sein [An et al. 2007]. Die zugrunde liegenden Mechanismen sind bisher unvollständig aufgeklärt. Die bisher vorliegenden Studien weisen jedoch auf positive Effekte hin [Hert et al. 2003, 2004]. Große Outcome-Studien müssen den Wert der Kardioprotektion durch volatile Anästhetika weiter untersuchen.

Interessanterweise konnte an isolierten Myokardzellen gezeigt werden, dass die Signalkaskade, die durch die anästhetikainduzierte Präkonditionierung in Gang gesetzt wird, durch Ketamin und Sulfonylharnstoffe blockiert werden kann. Aus diesem Grund könnte es sinnvoll sein, auf diese Medikamente bei Patienten mit kardialer Ischämie und folgender Reperfusion zu verzichten.

? Können volatile Anästhetika bei Patienten mit erhöhtem ICP eingesetzt werden?

Die Verwendung volatiler Anästhetika bei neurochirurgischen Patienten wird teilweise kontrovers diskutiert. Alle verfügbaren Inhalationsanästhetika können über eine zerebrale Vasodilatation zu einer Steigerung der Durchblutung und damit zu einer Erhöhung des ICP beitragen, wobei dieser Effekt beim Sevofluran im Vergleich zu den anderen Substanzen geringer ausgeprägt zu sein scheint. Prinzipiell könnte diese zerebrale Vasodilatation durch kontrollierte Hyperventilation kompensiert werden. Die Hyperventilation birgt jedoch das potenzielle Risiko einer Vasokonstriktion mit folgender Minderperfusion sowie einer Sauerstoffminderversorgung aufgrund der Verschiebung der Sauerstoffbindungskurve in Richtung Alkalose. Klinisch scheinen die Unterschiede zwischen den neueren Anästhetika Isofluran, Sevofluran und Desfluran gering zu sein. Erst ab hohen Konzentrationen (> 2 MAC) kommt es zu einer Entkopplung von Hirndurchblutung und Glukoseverbrauch (Zeichen gestörter Autoregulation). Bei normalem ICP (z.B. supratentorieller Tumorchirurgie) ist die Verwendung von inhalativen Anästhctika (bis 1 MAC) möglich. Unter den Bedingungen eines kontinuierlichen ICP-Monitorings könnte die Entscheidung vom gemessenen ICP abhängig gemacht werden.

Der Gegenstand aktueller Untersuchungen sind mögliche neuroprotektive Wirkungen der volatilen Anästhetika. Sollten wie bei der ischämischen Präkonditionierung (in Analogie zur Kardioprotektion) längere Ischämiezeiten toleriert werden, wäre dies ggf. bei zerebralen Gefäßoperationen mit Klemmphasen von Vorteil.

? Macht es Sinn, eine Narkose mit Isofluran aufrechtzuerhalten, um gegen Ende der Narkose auf das schnell abflutende Desfluran zu wechseln?

Diese Fragestellung wurde in einer Studie im Cross-over-Design untersucht. Die Probanden erhielten 2 h dauernde Narkosen mit Isofluran, Desfluran oder beiden Gasen (90 min Isofluran gefolgt von 30 min Isofluran/Desfluran). Das Aufwachverhalten war am schnellsten unter reiner Desfluran-Anästhesie. Das kombinierte Verfahren brachte keinen Zeitvorteil im Aufwachverhalten [Neumann et al. 1998]. Aus diesem Grund ist der Wechsel auf Desfluran zum Ende einer Anästhesie hin nicht sinnvoll.

? Ist es sinnvoll, bei einer 82-jährigen, dementen Patientin mit hüftgelenksnaher Fraktur eine volatilbasierte Anästhesie durchzuführen?

Ja, durch die gute Steuerbarkeit kann die Narkosetiefe schnell den operativen Erfordernissen angepasst werden. Es bieten sich hierfür die wenig löslichen Gase Sevofluran und Desfluran an, um postoperativ eine schnelle neurologische Beurteilbarkeit zu ermöglichen. Zu beachten ist, dass hohes Alter und eine ggf. vorliegende Exsikkose/Anämie mit einer deutlichen Reduzierung der MAC-Werte einhergehen können.

? Unter welchen Bedingungen können toxische Produkte im CO_2-Absorber entstehen?

Die Basen des CO_2-Absorberkalks können in Reaktion mit volatilen Anästhetika toxische Degradationsprodukte bilden. Durch Defluoridierung von Sevofluran kann im Absorber Compound A (dessen Abbauprodukte nephrotoxisch sind) gebildet werden. Bislang vorliegende Untersuchungen an Patienten zeigten trotz kritischer Diskussion bislang keinen negativen Einfluss von Low-flow-Anästhesien mit Sevofluran auf die Nierenfunktion. Bei sehr trockenem Atemkalk und Verwendung von Desfluran, Sevofluran oder Isofluran kann Kohlenmonoxid entstehen. Aus diesem Grund wird empfohlen:
- Regelmäßiger Wechsel des Atemkalks (mindestens alle 7 Tage)
- Vermeidung aller Maßnahmen, die zur Austrocknung des Atemkalks führen
- Regelmäßige Gerätepflege und -wartung

? Angenommen der Gasfluss steht die Nacht hindurch am Narkosegerät auf 10 l/min. Kann ich bei Dienstbeginn um 07:30 Uhr bedenkenlos mit der Narkose-Einleitung beginnen?

Nein, durch den anhaltend hohen Gasfluss ist von einer Austrocknung des Atemkalks auszugehen. In trockenem Atemkalk können toxische Degradationsprodukte der Inhalationsanästhetika entstehen. Der ausgetrocknete Atemkalk muss vor Narkosebeginn erneuert werden.

? Welche Bedeutung hat das Edelgas Xenon als Anästhetikum?

Das Edelgas Xenon stellt ein nahezu ideales Anästhetikum dar. Es ist nicht brennbar, nicht toxisch, nicht teratogen, wird nicht metabolisiert und zeichnet sich durch eine hohe Kreislaufstabilität aus. Es flutet wegen seines sehr niedrigen Blut-/Gas-Verteilungskoeffizienten extrem rasch an und ab, sodass die Narkose gut steuerbar ist. Aktuelle Daten zeigen signifikant verkürzte Aufwachzeiten im Vergleich zu Desfluran ohne Unterschiede bei der kognitiven Leistungsfähigkeit hin [Coburn et al. 2007]. Als technische Vorraussetzung sind geschlossene Narkosegeräte zu verwenden. Der limitierende Faktor für eine breite Anwendung ist momentan der Preis [Preckel et al. 2005]. Einzelne Kliniken verwenden Xenon aktuell im Rahmen von Studien bzw. bei speziellen Eingriffen (z.B. Liposuctiones, da Xenon kaum im Fettgewebe gelöst wird, kardiochirurgische Eingriffe).

? Haben volatile Anästhetika schädliche Umwelteffekte?

Die volatilen Anästhetika zählen zu den fluorierten Kohlenwasserstoffen. Sie haben einen negativen Effekt auf die Schädigung der Ozonschicht und den Treibhauseffekt. Den größten negativen Effekt hat jedoch Lachgas. Es ist nach Kohlendioxid und Methan das wichtigste Treibhausgas, wobei sein Anteil am Treibhauseffekt derzeit mit 4–6% angegeben wird. Hiervon entstammt nur 1% aus medizinischen Quellen [Jahn et al. 2005].

Gemäß den Beschlüssen internationaler Umweltkonferenzen soll Lachgas ab 2012 nicht mehr verwendet werden. Die moderneren volatilen Anästhetika haben eine größere Wirkstärke als Lachgas (MAC 105%). Zudem werden sie zunehmend in Niedrigflussnarkosen eingesetzt. Ihr negativer Effekt ist deshalb deutlich geringer. Eine Aufbereitung des Dampfes aus der Narkosegasabsaugung ist technisch möglich, würde aber durch einen vermehrten Ressourceneinsatz zu einer überproportionalen Erhöhung der CO_2-Emissionen führen.

? Ist Lachgas im Klinikalltag verzichtbar?

Als nahezu einzigen Vorteil bietet der supplementierende Einsatz von Lachgas eine Dosisreduktion der Inhalationsanästhetika bzw. i.v. Anästhetika. Nachteilig sind insbesondere die geringe anästhetische Potenz, die Diffusion in luftgefüllte Hohlräume, Förderung von postoperativer Übelkeit und Erbrechen, die negativ inotrope Wirkung, das erhöhte Risiko perioperativer Hypoxien und die umweltschädliche Wirkung. Eine aktuelle große multizentrische Studie zeigte, dass das Risiko schwerer postoperativer Komplikationen um 30% sinkt, wenn auf Lachgas verzichtet wird, bzw. wenn die Patienten hoch dosiert Sauerstoff (80% Sauerstoff, 20% Stickstoff) erhalten [Myles et al. 2007]. Aufgrund des negativen Nebenwirkungsprofils erscheint der Verzicht auf Lachgas gut begründbar.

? **Warum wird Sevofluran vom Hersteller Wasser zugesetzt?**

In den Jahren 1996 und 1997 kam es in den USA zum Rückruf von Sevofluran. Ein stechender Geruch und der Aufbau von Druck in den Glasflaschen waren hier auffällig geworden. Von den getesteten Flaschen enthielten 25% hohe Konzentrationen an Hydrogenfluorid (Flusssäure). Es handelt sich hierbei um ein extrem starkes Kontaktgift. Die Gefährlichkeit wird dadurch noch erhöht, dass sie sofort von der Haut resorbiert wird. Dadurch ist eine Verätzung tieferer Gewebeschichten und sogar der Knochen möglich, ohne dass die Haut äußerlich sichtbar verletzt ist. Eine handtellergroße Verätzung kann durch resorptive Giftwirkung sogar tödlich wirken. Besonders gefährlich hierbei ist, dass eine Schmerzwirkung (die warnend wirken würde) oft erst mit einer Verzögerung von mehreren Stunden auftritt. Flusssäure schädigt das Nervensystem.

Das in Glas zu einem sehr geringen Anteil enthaltene FeO_2 ist ein Katalysator für die Bildung von Lewissäuren. Diese wiederum fungieren als Katalysator, sie greifen Sevofluran an, und es kommt zur Bildung von Flusssäure. Kleine Mengen von zugesetztem Wasser sind ein Inhibitor bei der Bildung der Lewissäuren. Aus diesen Gründen wird Sevofluran (eines Herstellers) 300–1000 ppm Wasser zugesetzt, und der Vertrieb erfolgt nicht mehr in Glasbehältern. Je nach Hersteller werden aktuell Plastik- oder Aluminiumflaschen (mit Epoxy-Phenol-Kunststoff beschichtet) verwendet. Hierin ist Sevofluran (auch ohne Wasserzusatz) chemisch stabil.

Literatur

An J, Bosnjak ZJ, Jiang MT, Myocardial protection by isoflurane preconditioning preserves Ca^{2+} cycling proteins independent of sarcolemmal and mitochondrial KATP channels. Anesth Analg (2007), 105, 1207–1213, table

Coburn M et al., Emergence and early cognitive function in the elderly after xenon or desflurane anaesthesia: a double-blinded randomized controlled trial. Br J Anaesth (2007), 98, 756–762

Eger EI, Shafer SL, Tutorial: context-sensitive decrement times for inhaled anesthetics. Anesth Analg (2005), 101, 688–696

Eger EI, Saidman LJ, Brandstater B, Minimum alveolar anesthetic concentration: a standard of anesthetic potency. Anesthesiology (1965), 26, 756–763

Franks NP, Lieb WR, Which molecular targets are most relevant to general anaesthesia? Toxicol Lett (1998), 100–101, 1–8

Hert SGd et al., Choice of primary anesthetic regimen can influence intensive care unit length of stay after coronary surgery with cardiopulmonary bypass. Anesthesiology (2004), 101, 9–20

Hert SGd et al., Effects of propofol, desflurane, and sevoflurane on recovery of myocardial function after coronary surgery in elderly high-risk patients. Anesthesiology (2003), 99, 314–323

Jahn UR, Berendes E, Nitrous oxide – an outdated anaesthetic. Best Pract Res Clin Anaesthesiol (2005), 19, 391–397

Jones RM, Desflurane and sevoflurane: inhalation anaesthetics for this decade? Br J Anaesth (1990), 65, 527–536

Kreuer S et al., Pharmakokinetische/pharmakodynamische Modelle für Inhalationsanästhetika. Anästhesist (2007), 56, 538–556

McKay RE et al., Airway responses during desflurane versus sevoflurane administration via a laryngeal mask airway in smokers. Anesth Analg (2006), 103, 1147–1154

Myles PS et al., Avoidance of Nitrous Oxide for Patients Undergoing Major Surgery: A Randomized Controlled Trial. Anesthesiology (2007), 107, 221–231

Neumann MA et al., Changing from isoflurane to desflurane toward the end of anesthesia does not accelerate recovery in humans. Anesthesiology (1998), 88, 914–921

Picker O et al., Desflurane increases heart rate independent of sympathetic activity in dogs. Eur J Anaesthesiol (2003), 20, 945–951

Preckel B, Schlack W, Inert gases as the future inhalational anaesthetics? Best Pract Res Clin Anaesthesiol (2005), 19, 365–379

Weber NC, Schlack W, The concept of anaesthetic-induced cardioprotection: mechanisms of action. Best Pract Res Clin Anaesthesiol (2005), 19, 429–443

Welborn LG et al., Comparison of emergence and recovery characteristics of sevoflurane, desflurane, and halothane in pediatric ambulatory patients. Anesth Analg (1996); 83, 917–920

Weldon BC et al., The effect of caudal analgesia on emergence agitation in children after sevoflurane versus halothane anesthesia. Anesth Analg (2004); 98, 321–266

Muskelrelaxanzien

N. Polze

Beschreiben Sie den Aufbau des nikotinergen ACh-Rezeptors.

Der ACh-Rezeptor besteht aus 5 Untereinheiten (2 Alphaeinheiten und je 1 Beta-, Delta- und Epsiloneinheit), die einen transmembranären Ionenkanal bilden. ACh muss an beiden Alphaeinheiten binden, um zu einer allosterischen Umwandlung des Rezeptors im Sinne einer Öffnung des Ionenkanals zu führen.

Wo sind nikotinerge und muskarinerge ACh-Rezeptoren im Körper zu finden?

Nikotinerge ACh-Rezeptoren:
- An der motorischen Endplatte:
  - Ca. 5 Mio. Rezeptoren pro neuromuskulärer Endplatte in der postsynaptischen Membran.
  - Präsynaptische ACh-Rezeptoren beeinflussen die Freisetzung von ACh.
- An den postganglionären Neuronen der Ganglien des autonomen Nervensystems.
- Extrajunktionale Rezeptoren, deren Bildung bei normaler neuronaler Aktivität supprimiert wird.

Muskarinerge ACh-Rezeptoren:
- An den postsynaptischen Membranen parasympathisch innervierter Erfolgsorgane und der sympathisch innervierten Schweißdrüsen

Beschreiben Sie die physiologischen Vorgänge an der motorischen Endplatte der quergestreiften Skelettmuskulatur, die zur Entstehung eines Muskelaktionspotenzials führen.

- Ein Nervenaktionspotenzial wird entlang eines motorischen Nervs zur motorischen Endplatte fortgeleitet, die dann depolarisiert.
- Die Depolarisation führt zur calciumabhängigen Freisetzung von ACh aus präformierten Vesikeln der präsynaptischen Membran in den synaptischen Spalt.

Muskelrelaxanzien

- ACh diffundiert durch den synaptischen Spalt und bindet an die Alphauntereinheiten nikotinerger ACh-Rezeptoren in der postsynaptischen Membran. Die Bindung verursacht eine Öffnung des Rezeptorkanals, wodurch die Leitfähigkeit für Na^+ nach intrazellulär erhöht wird.
- Durch die einströmenden Na^+-Ionen wird ein Endplattenpotenzial ausgelöst.
- Wenn 5–10% der Rezeptorkanäle offen sind und die Reizschwelle erreicht ist, wird ein Muskelaktionspotenzial ausgelöst.
- Die Ausbreitung des Muskelaktionspotenzials führt über die Freisetzung von Ca^{2+} aus dem intrazellulären sarkoplasmatischen Retikulum zur Kontraktion der Muskelfaser.
- Im synaptischen Spalt wird ACh durch die Acetylcholinesterase schnell zu Acetat und Cholin hydrolysiert. Die ACh-Rezeptoren werden verschlossen, und es erfolgt die Repolarisation.

? Wozu werden Muskelrelaxanzien in der Anästhesie eingesetzt?

Durch die reversible schlaffe Muskellähmung werden die Intubation und das operative Vorgehen erleichtert.

? Wie können Muskelrelaxanzien unterschieden werden?

Muskelrelaxanzien kann man anhand ihrer Wirkweise, ihrer WD und der chemischen Struktur unterscheiden.

Tab. 13: Unterscheidung der Muskelrelaxanzien

Wirkdauer	Wirkmechanismus		Chemische Grundstruktur
	Depolarisierend (Öffnen von Ionenkanälen)	**Nicht depolarisierend** (Schließen von Ionenkanälen)	
Kurz	Succinylcholin		Besteht aus 2 ACh-Molekülen
Kurz bis mittel		Mivacurium	Benzylisochinolinderivate
Mittel		Cis-Atracurium Atracurium	
		Rocuronium Vecuronium	Aminosteroidale Substanzen
Lang		Pancuronium	

? Vergleichen Sie die Wirkweise von depolarisierenden und nicht depolarisierenden Muskelrelaxanzien.

Depolarisierende Muskelrelaxanzien:
- Die Bindung an die ACh-Rezeptoren resultiert in einer Öffnung der Ionenkanäle und in einer Depolarisation der postsynaptischen Membran der motorischen Endplatte (Depolarisationsblock).
- Klinisch zeigt sich ein Depolarisationsblock initial in feinen Muskelzuckungen mit nachfolgender schlaffer Lähmung.

- Keine Antagonisierung durch Cholinesteraseinhibitoren möglich, möglicherweise Potenzierung.
- Muskelstimulation (Train of Four, TOF): kein Fade.

Nicht depolarisierende Muskelrelaxanzien:
- Die Wirkung am ACh-Rezeptor ist kompetitiv antagonistisch, da die Bindung an die ACh-Rezeptoren zu keiner Depolarisation führt (Nichtdepolarisationsblock). Die Ionenkanäle bleiben geschlossen.
- Klinisch zeigt sich nach Wirkungseintritt eine schlaffe Lähmung.
- Muskelstimulation (TOF): Fade.

? Anhand welcher pharmakologischer Kenngrößen kann die Wirkung von Muskelrelaxanzien beschrieben werden?

ED (Effective Dose) 95:
- Definition der neuromuskulären Potenz.
- Dosis eines Muskelrelaxans, die zu einer 95%igen neuromuskulären Blockade führt.
- Intubationsdosis entspricht im Allgemeinen der 2-fachen ED 95.

Anschlagszeit:
- Zeit zwischen der Injektion des Relaxans und der max. Wirkung

Klinische Wirkdauer (DUR 25):
- Zeit zwischen der Injektion des Muskelrelaxans und der Erholung der Blockade auf 25% des Ausgangswertes
- Direkt dosisabhängig
- Entspricht im TOF etwa dem Verlust der 4. Zuckung

Gesamtwirkdauer (DUR 95):
- Zeit bis zur 95%igen Erholung der neuromuskulären Blockade
- Direkt dosisabhängig

Erholungsindex (Recovery Index, RI):
- Zeit zwischen 25%iger und 75%iger Erholung
- Weitgehend von der Dosis unabhängige Größe

? Beschreiben Sie die Eigenschaften von nicht depolarisierenden Muskelrelaxanzien.

Anhand ihrer WD kann man kurz, mittellang und lang wirkende Substanzen unterscheiden. Es handelt sich um quartäre Ammoniumverbindungen (Aminosteroide, Benzylisochinolinderivate, s. Tab. 14.)

Tab. 14: Nicht depolarisierende Muskelrelaxanzien

Substanz	ED 95 (mg/kg KG)	Intuba- tionsdosis, 2 x ED 95 (mg/kg KG)	Anschlag- zeit (s)	Wiederho- lungsdosis (mg/kg KG)	DUR 25 (min)**	DUR 95 (min)**	RI (min)**
Kurz:							
Mivacurium	0,08	0,15–0,25	200 ± 90	0,03–0,04	17 ± 3	20–30	7 ± 2
Mittellang:							
Rocuronium*	0,3	0,6	108 ± 30	0,1–0,2	39 ± 6	50–70	10 ± 5
Vecuronium	0,05	0,1	145 ± 42	0,03–0,5	35 ± 5	60–80	13 ± 5
Cis-Atracurium	0,05	0,15	210 ± 90	0,05	45 ± 9	50–70	13 ± 2
Atracurium	0,25	0,5	120 ± 48	0,1–0,2	39 ± 6	50–70	12 ± 5
Lang:							
Pancuronium	0,07	0,15	210 ± 90	0,5–2	100 ± 30	120–150	40 ± 15

* Bei der Gabe der 4fachen ED 95 (1,2 mg/kg KG) von Rocuronium kann die Anschlagzeit auf 60 s verkürzt werden, wobei sich aber die Wirkdauer verlängert (Alternative zu Succinylcholin bei der Ileuseinleitung).
** Siehe Frage „Anhand welcher pharmakologischen Kenngrößen kann die Wirkung von Muskelrelaxanzien beschrieben werden?"

? **In welcher Reihenfolge tritt die neuromuskuläre Blockade an verschiedenen Muskeln nach Gabe nicht depolarisierender Muskelrelaxanzien ein?**
◢ Kleine schnelle Muskeln (Finger, Zehen, Augen)
◢ Muskeln von Extremitäten, Hals und Stamm
◢ Interkostalmuskulatur, Zwerchfell

Die Erholung der neuromuskulären Blockade erfolgt in umgekehrter Reiheinfolge. Das hängt mit der Anzahl der Nervenfasern pro Muskel zusammen.

? **Wie werden die nicht depolarisierenden Muskelrelaxanzien metabolisiert?**
Pancuronium, **Vecuronium**, **Rocuronium** sind Aminosteroide, werden in der Leber metabolisiert und sowohl biliär als auch renal ausgeschieden.
Atracurium und **Cis-Atracurium** sind die einzigen Muskelrelaxanzien mit einer organunabhängigen Elimination. Die Metabolisierung erfolgt durch spontanen Zerfall (Hofmann-Elimination) und durch Esterhydrolyse unspezifischer Esterasen. Dadurch ist die Ausscheidung unabhängig von der Leber- und Nierenfunktion, und die Anwendung ist bei Patienten mit Leber- oder Niereninsuffizienz gut steuerbar.
Mivacurium wird wie Succinylcholin durch die Pseudocholinesterase abgebaut. Pseudocholinesterasemangel und atypische Pseudocholinesterase führen zu einer Wirkungsverlängerung.

? Nennen Sie typische Nebenwirkungen der nicht depolarisierenden Muskelrelaxanzien.

Da nicht depolarisierende Muskelrelaxanzien an allen Bindungsstellen für ACh wirken können, sind stimulierende bzw. inhibitorische Wirkungen durch Interaktion mit nikotinergen oder muskarinergen Rezeptoren des VNS möglich.

Kardiovaskuläre Effekte: Steigerung der HF, arterieller RR-Anstieg, Zunahme des HZV (durch Blockade kardialer muskarinerger ACh-Rezeptoren) > alle Aminosteroide (Pancuronium > Vecuronium > Rocuronium)

Hemmung der hypoxieinduzierten Atmungssteigerung: durch Hemmung der Chemorezeptoren im Glomus caroticum (**Cave**: Restblockaden bei TOF-Ratio < 0,9 und zusätzlicher Atemdepression durch Opiate und volatile Anästhetika!)

Histaminfreisetzung: für Mivacurium, Atracurium beschrieben. Alle Benzyisochinoline

? Welche medikamentösen Interaktionen bestehen bei nicht depolarisierenden Muskelrelaxanzien?

Inhalationsanästhetika verstärken konzentrationsabhängig die neuromuskuläre Blockade.

Lokalanästhetika können in geringen Dosierungen die neuromuskuläre Blockade verstärken, in höherer Dosierung führen sie zu einer Unterbrechung der neuromuskulären Überleitung.

Antibiotika: v.a. Aminoglykoside, Clindamycin und Tetracycline können zu einer Verlängerung der neuromuskulären Blockade führen.

Magnesium verstärkt den neuromuskulären Block durch Hemmung der Acetylcholinfreisetzung und kann zu einer Rekurarisierung führen (**Cave**: intra- bzw. postoperative Gabe von Magnesium!)

Ca-Antagonisten: Wirkungsverstärkung

? Welche klinischen Konditionen können die Wirkung nicht depolarisierender Muskelrelaxanzien verstärken?

- Nieren- und Leberfunktionsstörungen: durch verzögerte Metabolisation und Elimination
- Respiratorische Azidose, metabolische Alkalose, Hyperkapnie
- Hypothermie
- Hypokaliämie, Hypokalziämie, Hypermagnesiämie
- Myastenia gravis: Dosisreduktion oder Verzicht auf Relaxation

? Wann wird Succinylcholin in der Anästhesie eingesetzt?

Succinylcholin ist das einzige klinisch relevante, depolarisierende Muskelrelaxans. Bei einer Dosierung von 1 mg/kg KG i.v. tritt die Wirkung innerhalb von 30–60 s ein. Die Lähmung der quergestreiften Muskulatur hält nur etwa 3–5 min an, wobei eine ungehinderte Muskelkraft erst nach 10–25 min wiedererlangt wird. Wegen seines schnellen Wirkeintritts und der kurzen WD ist Succinylcholin für die Notfallintubation und Ileuseinleitung geeignet, wenn der Atemweg bei erhöhter Aspirationsgefahr schnell gesichert werden muss. Die Indikation für den Einsatz von Succinylcholin sollte wegen des umfangreichen Nebenwirkungsprofils streng gestellt werden.

? **Welche Nebenwirkungen können nach Gabe von Succinylcholin auftreten?**

Kardiale Arrhythmien: durch die Stimulation muskarinerger ACh-Rezeptoren im Sinusknoten (Sinusbradykardie bis hin zum Sinusknotenarrest, junktionale Rhythmen, VES), besonders Kinder (bis zu 5–7 Jahren) sind häufig von einer Sinusbradykardie betroffen. HF- und RR-Anstieg: durch Stimulation der nikotinerger ACh-Rezeptoren in den autonomen Ganglien.

Maligne Hyperthermie: Succinylcholin ist eine potenter Trigger.

Hyperkaliämien: Durch die gesteigerte Expression extrajunktionaler ACh-Rezeptoren außerhalb der motorischen Endplatte bei gestörter neuromuskulärer Aktivität kann es nach der Gabe von Succinylcholin im Rahmen der Wiederherstellung des Membranpotenzials der Muskelzelle zu einem massiven Kaliumausstrom kommen. In der Regel erhöht sich die Kaliumkonzentration im Serum auch bei Patienten ohne relevante Ausbildung von extrajunktionalen ACh-Rezeptoren um ca. 1 mmol/l. Besonders gefährdet sind Patienten mit:
- Neuronaler Denervation, die zur Muskelatrophie führt (z.B. Trauma, Querschnitt)
- Verbrennung III. Grades
- Schwerer intraabdomineller Infektion, Sepsis
- Schädigung von Motoneuronen (primären Erkrankungen der Skelettmuskulatur)
- Ausgeprägten Weichteiltraumen (z.B. Polytrauma)
- Lang andauernder Immobilisierung (z.B. Intensivpatienten)

Myalgien: Besonders bei jüngeren Patienten können postoperativ Muskelschmerzen im Bereich der Abdominal- und Rückenmuskulatur als Folge unsynchronisierter Kontraktionen auftreten.

Kontrakturen: Bei Patienten mit myotonen Muskelerkrankungen können nach Gabe von Succinylcholin lokalisierte oder generalisierte Kontrakturen auftreten. Bei Beteiligung der Masseter- oder Kehlkopfmuskulatur kann eine Intubation unmöglich werden. Bei diesen Patienten wird die Wirkung von Succinylcholin verlängert.

Dual-Block: Bei hoher oder repetitiver Dosierung oder kontinuierlicher Infusion von Succinylcholin kann sich aus einem verlängerten Depolarisationsblock (Phase-I-Block) ein lang anhaltender Nichtdepolarisationsblock (Phase-II-Block) entwickeln. Eine normale Depolarisation/Repolarisation der Muskelzelle ist nicht möglich. Die kumulative Dosierung beträgt ca. 5–10 mg/kg. Dieser Block hält solange an, bis das Succinylcholin metabolisiert wurde, und kann auch infolge einer atypischen Pseudocholinesterase oder eines Pseudocholinesterasemangels auftreten (s.u.).

Weitere Nebenwirkungen sind:
- Anstieg des Augeninnendrucks (**Cave**: offene Augenverletzungen, Glaukom!)
- Anstieg des ICP (**Cave**: Schädelhirntrauma!)
- Erhöhung des intragastralen Drucks

? **Welche Kontraindikationen bestehen für Succinylcholin basierend auf dem Nebenwirkungsprofil?**
- MH
- Schwere Verbrennungen
- Polytrauma/Immobilisation
- Neuromuskuläre Erkrankungen, Muskeldystrophien, Myotonien, ausgedehnte Paresen
- Perforierende Augenverletzungen
- Serumkalium > 5,5 mmol/l

? Wie wird Succinylcholin metabolisiert?

Succinylcholin wird durch die Pseudocholinesterase hydrolysiert. Dieses Enzym kommt nur im Plasma und nicht im synaptischen Spalt der motorischen Endplatte vor. Succinylcholin muss somit erst vom Rezeptor in die Extrazellularflüssigkeit diffundieren.

? Welche klinische Bedeutung hat eine Veränderung der Aktivität der Pseudocholinesterase?

Eine Reduktion der Aktivität dieses Enzyms um mehr als 80% macht sich in einem deutlich verlängerten neuromuskulären Block bemerkbar. Die Pseudocholinesterase wird in der Leber synthetisiert. Man unterscheidet quantitative von qualitativen Defiziten der Pseudocholinesterase:

- Quantitativ: **Pseudocholinesterasemangel** bei Lebererkrankungen, Schwangerschaft, malignen Erkrankungen, Mangelernährung, Hypothyreose, Kollagenosen.
- Qualitativ: Die „**atypische Pseudocholinesterase**" ist ein homozygot-genetischer Defekt, dessen Häufigkeit mit 1:2500 angegeben wird. Bei diesen Patienten kommt es zu einem deutlich verlangsamten Abbau von Succinylcholin mit einer stark verlängerten neuromuskulären Blockade.

Da die Pseudocholinesterase keine physiologische Funktion hat, werden Patienten mit einem bestehenden Pseudocholinesterasemangel oder einer atypischen Pseudocholinesterase häufig erst nach der Gabe von Succinylcholin auffällig.
Mivacurium wird ebenfalls über die Pseudocholinesterase abgebaut, sodass mit ähnlichen klinischen Problemen bei Pseudocholinesterasemangel oder einer atypischen Pseudocholinesterase zu rechnen ist.

? Wie kann die Wirkung von nicht depolarisierenden Muskelrelaxanzien antagonisiert werden?

Die Wirkung kann durch Cholinesterase-Hemmstoffe aufgehoben werden. Diese Substanzen hemmen reversibel den Abbau von Acetylcholin, wodurch dessen Konzentration im synaptischen Spalt erhöht wird. Somit wird die Relaxanswirkung kompetitiv an den Rezeptoren antagonisiert. Von diesen Cholinesterase-Hemmstoffen kommen Neostigmin (0,04 mg/kgKG) und Pyridostigmin (0,2–0,3 mg/kgKG) zum Einsatz.

? Welche Nebenwirkungen können bei der Gabe von Cholinesterase-Hemmern auftreten?

Die pharmakologischen Begleiteffekte, die mitunter sehr ausgeprägt sein können, sind Ausdruck einer Kumulation von ACh an muskarinergen Rezeptoren. Dazu gehören: Bradykardie, Hypersalivation, Bronchokonstriktion, Miosis und Hyperperistaltik des Gastrointestinaltraktes. Diese Nebenwirkungen können durch die gleichzeitige Gabe von Anticholinergika wie Atropin (15 µg/kg) oder Glycopyrronium (4–5 µg/kg) unterdrückt werden.

Worauf ist bei der Antagonisierung der neuromuskulären Blockade mit Cholinesterase-Hemmstoffen zu achten?

Eine Antagonisierung sollte erst bei Zeichen einer Spontanerholung der neuromuskulären Blockade vorgenommen werden (Relaxometrie mit mind. 1–2 TOF-Antworten, oder klinische Zeichen einer Erholung: beginnende Spontanatmung/Spontanbewegung), damit die Wirkung überwacht werden kann und es nicht zu einer Rekurarisierung kommt, wenn die Halbwertszeit der Medikamente zur Antagonisierung kürzer als die des Muskelrelaxans ist. Die Antagonisierung kann verzögert werden durch:
- Hypothermie
- Respiratorische Azidose/Hyperkapnie ($pCO_2 > 50$ mmHg)
- Hypokaliämie
- Antibiotika

„Rebound"-Phänomen: Wenn die neuromuskuläre Blockade noch nicht ausreichend abgeklungen ist, kann es nach initialer erfolgreicher Antagonisierung zu einer erneuten Relaxierung kommen. Daher sollten Patienten nach Antagonisierung sorgfältig im Aufwachraum überwacht werden. Cholinesterase-Hemmer können bei Überdosierung ebenfalls eine neuromuskuläre Blockade auslösen.

 Beschreiben Sie den Wirkmechanismus von Sugammadex.

Mit dem Medikament Sugammadex steht seit 2008 ein neues sogenanntes „Selectiv Relaxant Binding Agent" für die aminosteroidalen Muskelrelaxantien Rocuronium und Vecuronium zur Verfügung. Sugammadex ist ein modifiziertes γ-Cyclodextrin, dass die Muskelrelaxanzien Rocuronium und Vecuronium einkapselt und mit ihnen einen stabilen Komplex bildet. Als Folge davon stehen weniger Moleküle für die Bindung an den nicotinergen Rezeptoren der neuromuskulären Endplatte zur Verfügung. Der Komplex mit dem inaktivierten Muskelrelaxans wird unverändert renal ausgeschieden.

Nennen Sie die Dosierung und die Nebenwirkungen für Sugammadex.

Dosierung:
Moderater Block: 2–4 mg/kgKG
Tiefer Block: 16 mg/kgKG (sofortige Aufhebung des Blocks). **Cave**: Gilt nur für Rocuronium
   Die Erholung des neuromuskulären Blockes (TOF-Ratio 0,9) dauert je nach Tiefe des Blocks und verabreichter Dosis ca. 1,5–3 min.

Nebenwirkungen:
Da Sugammadex weder mit dem Ach-Rezeptor interagiert, noch die Freisetzung oder den Metabolismus von Acetylcholin beeinflusst, löst die Gabe dieses Medikamentes keine cholinergen Nebenwirkungen aus. Nach der bisherigen Datenlage ist die Applikation von Sugammadex sicher und gut verträglich

Literatur

http://www.emea.europa.eu/humandocs/PDFs/EPAR/bridion/H-885-en6.pdf
Debaene B, Plaud B, Dilly MP et al., Residual paralysis in the PACU after a single intubation dose of nondepolarizing muscle relaxant with an intermediate duration of action. Anesthesiology (2003), 98, 1042–1048
Dt. Gesellschaft für Anästhesiologie und Intensivmedizin, Verwendung von Succinylcholin. Aktualisierte Stellungnahme der DGAI. Anaesth Intensivmed (2002), 43, 831
Kleinschmidt S, Ziegeler S, Bauer C, Cholinesterasehemmer: Stellenwert in Anästhesie, Intensivmedizin, Notfallmedizin und Schmerztherapie. Anaesthesist (2005), 54, 791–799
Schreiber JU, Fuchs-Buder T, Neuromuskuläre Blockade. Anästhesist (2006), 55, 1225–1236
http://www.ch.oddb.org/de/gcc/home
Sparr HJ, Booij LH, Buder-Fuchs T, Sugammadex: Neues pharmakologisches Konzept zur Antagonisierung von Rocurinum und Vencuronium, Anaesthesist (2009), 58, 66–80

Antikoagulantien

N. Polze, F. Hokema

? Welche Medikamente werden zur Antikoagulation eingesetzt?

- Heparine
- Cumarinderivate
- Thrombozytenaggregationshemmer
- Thrombininhibitoren
- Thrombolytika

? Erklären Sie den Wirkmechanismus von Heparin.

Heparin verstärkt im Komplex mit Antithrombin III (AT III) die antikoagulatorische Wirkung von AT III um ein Vielfaches. Der Heparin-AT-III-Komplex inaktiviert zahlreiche Gerinnungsenzyme: Thrombin (F IIa), Faktor Xa, XIIa, XIa, IXa.

Antikoagulantien

 Vergleichen Sie unfraktioniertes Heparin (UFH) mit niedermolekularem Heparin (NMH).

Tab. 15: Unfraktioniertes und niedermolekulares Heparin

	UFH	NMH
Molekulargewicht	3000–50 000 (Dalton)	4000–9000 (Dalton)
Halbwertszeit	60–90 min	3–4 h
Inaktivierung	Thrombin, F Xa	Selektiv F Xa
Indikation	Prophylaxe und Therapie	Prophylaxe und Therapie
Gabe: Prophylaxe Therapie	2–3 x 1/d (5000–7500 IE s.c.) Kontinuierlich i.v.	1/d 2/d
Indikation	**Low Dose:** • Thromboseprophylaxe **High Dose:** • Therapie von venösen Thrombosen und Lungenembolien • Therapie der instabilen AP und des akuten Myokardinfarktes • Prophylaxe von Re-Thrombosen nach Fibrinolyse • Prophylaxe von Thrombosen bei Hämofiltration, Hämodialyse, extrakorporaler Zirkulation	**Low Dose:** • Thromboseprophylaxe **High Dose:** • Frische Beinvenenthrombose • Instabile AP • Langzeittherapie der Phlebothrombose bei Kontraindikationen für p.o. Antikoagulantien
Präparate	• Liquemin	• Mono-Embolex (Certoparin) • Fragmin (Dalteparin) • Clexane (Enoxiparin) • Fraxiparin (Nadroparin) • u.a.

? Unterscheiden Sie die heparininduzierte Thrombozytopenie (HIT) Typ 1 vom Typ 2.

Die HIT ist die häufigste medikamentös induzierte Thrombozytopenie.

Tab. 16: Heparininduzierte Thrombozytopenie

	HIT Typ I	HIT Typ II
Beginn	Früh: Tag 1–5 der Heparintherapie	Spät: 5–20 Tage nach Heparintherapiebeginn, bei Reexposition innerhalb weniger Stunden
Thrombozytenzahl	Selten < 100 000/µl	< 100 000/µl oder Abfall um > 50% vom Ausgangswert
Pathogenese	Direkte Heparin-Thrombozyten-Interaktion	Immunologisch, antikörperinduzierte Thrombozytenaktivierung
Komplikationen	Keine	Thromboembolische Gefäßverschlüsse
Häufigkeit	10–25%	0,5–3%, bei einer Heparingabe von > 3 Tage
Nachweis	Ausschlussdiagnose	Antikörpernachweis
Therapie	Keine Kein Absetzen von Heparin, da spontane Normalisierung	Heparin absetzen, Antikoagulation mit Lepirudin, Danaparoid oder Argatroban. Einsatz von Fondaparinux bei bekannter HIT umstritten. Normalisierung nach 7–10 Tage.

? Kann man eine Heparin-Überdosierung antagonisieren?

Protamin neutralisiert Heparin und NMH durch Bildung eines inaktiven Komplexes. Diese Wirkung tritt sofort nach der Gabe von Protamin ein. 1 mg Protamin antagonisiert 80–100 IE UFH. Die kurze Halbwertszeit von UFH ist zu beachten und kann eine Dosisreduktion des Protamin notwendig machen. Bei Antagonisierung von NMH (10 mg Protamin auf 1000 IE. Anti-Xa NMH) ist wegen der längeren Halbwertszeit des NMH u.U. eine mehrfache Gabe von Protamin notwendig. Bei Patienten mit bekannter Fischallergie, Vorbehandlung mit Protamininsulinen und bei sterilen männlichen Patienten (auch nach Vasektomie) ist das Risiko für eine allergische Reaktion erhöht. **Cave:** Protamin wirkt bei Überdosierung bzw. alleiniger Gabe selbst antikoagulatorisch!

? Erklären Sie die Wirkungsweise der Cumarinderivate.

Cumarine wirken über eine Synthesehemmung der Vitamin-K-abhängigen Gerinnungsfaktoren (II, VII, IX, X) durch die kompetitive Hemmung der Vitamin-K_1-Epoxidreduktase. Das antikoagulatorische Wirkungsmaximum setzt erst nach 48–72 h ein. Die Normalisierung der Gerinnung benötigt 7–10 Tage.

? Nennen Sie Indikationsgebiete für den Einsatz von Cumarinen.

▲ Tiefe Beinvenenthrombosen (Prävention venöser Thromboembolien)
▲ Vorhofflimmern (Prävention systemischer Embolien)
▲ Mechanische Herzklappen (Prävention systemischer Embolien)
▲ Akuter Myokardinfarkt (Prävention eines Reinfarkts und linksventrikulärer Thromben)

Antikoagulantien

? Welche Komplikationen können bei p.o. Antikoagulation auftreten?

Unter der Therapie mit p.o. Antikoagulantien können Blutungen auftreten. Gefürchtet sind v.a. die intrazerebralen Blutungen. Häufig treten Blutungen im Bereich des Gastrointestinaltraktes oder des Urogenitaltraktes auf. Die Blutungsgefahr steigt mit zunehmender Tagesdosis und Verlängerung der Gerinnungsparameter.

? Wie wirken Thrombozytenaggregationshemmer?

- Irreversible Hemmung der ADP-abhängigen Thrombozytenaktivierung:
  - Bspw. Clopidogrel (Iscover, Plavix).
- Irreversible Hemmung der Cyclooxygenase und dadurch verminderte Bildung von Thromboxan A_2:
  - Acetylsalicylsäure (ASS).
- Glykoprotein IIb/IIIa Rezeptor-Antagonisten hemmen die Fibrinogenbindung an aktivierte Thrombozyten:
  - Bspw. Abciximab, Tirofiban, Eptifibatid.

? Beschreiben Sie das Vorgehen bei Patienten mit präoperativer Antikoagulantientherapie.

- Prophylaktische Anwendung von Heparinen (UFH, NMH):
  - Perioperatives Fortsetzen der Therapie.
- (Voll-)Heparinisierung:
  - Stoppen der Zufuhr von Heparin, einige Stunden vor einer elektiven Operation.
- Thrombozytenfunktionshemmende Substanzen:
  - 3–5 Tage präoperativ absetzen, da die Wirkungen nicht vollständig durch spezifische Antagonisten aufgehoben werden kann, in diesem Zeitraum wird eine ausreichende Anzahl von funktionsfähigen Thrombozyten nachgebildet.
  - Antagonisierung von ASS durch die Gabe von Desmopressin (Minirin) und Thrombozyten möglich, Eliminationshalbwertszeit kleiner ASS-Dosen lediglich etwa 2–4 h.
  - Clopidogrel/Ticlopidin: Therapieversuch mit Desmopressin und Gabe von Thrombozyten, Eliminationshalbwertszeit etwa 8 h, aber irreversible Hemmung der ADP-Rezeptor-vermittelten Thrombozytenaggregation durch beide Substanzen
- Therapie mit Cumarinderivaten:
  - Unterbrechen der Therapie bei gleichzeitiger Heparinisierung (Low Dose/High Dose je nach Risiko) einige Tage vor der Operation.
  - Der Quick-Wert sollte mindestens 50% betragen.
  - Evtl. Gabe von Vitamin K_1, PPSB oder FFP.

? Kann man eine Lysetherapie antagonisieren?

Sollte es zu einer relevanten Blutung kommen, ist es v.a. wichtig, die Begleittherapie mit Heparin zu beenden und ggf. zu antagonisieren. Ist das nicht ausreichend, um die Blutung zu stoppen, kann versucht werden, durch die Gabe von FFP, Thrombozytenkonzentraten, Fibrinogen und Antifibrinolytika (in Deutschland ist zurzeit nur Tranexamsäure zugelassen; Stand: 03/2009) eine Blutstillung zu erreichen.

Literatur

Karow T, Lang-Roth R (2007) Allgemeine und Spezielle Pharmakologie und Toxikologie. Eigenverlag
Korte W, Managing perioperative haemostasis. Hamostaseologie (2008), 28(5), 449–454
Larsen R (Hrsg) (2006) Anästhesie. Urban & Fischer, München, Jena
Selleng K, Warkentin TE, Greinacher A, Heparin-induced thrombocytopenia in intensive care patients. Crit Care Med (2007), 35(4), 1165–1176
Thachil J, Gatt A, Martlew V, Management of surgical patients receiving anticoagulation and antiplatelet agents. Br J Surg (2008), 95(12), 1437–1448

Lokalanästhetika

M. H. Taubert

? Welche Rolle spielen Lokalanästhetika in der täglichen Praxis?

Die vorrangige Eigenschaft der Lokalanästhetika ist die örtliche Schmerzausschaltung ohne Beeinflussung des Bewusstseins. Lokalanästhetika induzieren eine reversible Blockade der Erregungsleitung in Nervenendigungen peripherer Nerven und Spinalnervenwurzeln. Abhängig von der Konzentration werden die Sensibilität und die Motorik im innervierten Gebiet ausgeschaltet. Lokalanästhetika kommen bei verschiedenen Techniken der Regionalanästhesie zum Einsatz und werden zur gezielten Therapie bestimmter Schmerzzustände genutzt. Sie finden Anwendung zur Schleimhautanästhesie bei der fiberoptischen Intubation und schützen somit vor exzessiven Blutdruckkrisen durch Verminderung des Hustenreflexes während der In-/Extubation. Seit der Entwicklung einer eutektischen Mischung von Lidocain und Prilocain in Öl-/Wasser-Emulsion (EMLA) wird dies zunehmend bei Kindern in Form eines Pflasters oder einer Creme zur topischen Betäubung der Haut angewandt [Astra Zeneca 2004]. Ferner werden den Lokalanästhetika antiarrhythmische Eigenschaften zugeschrieben. In letzter Zeit wird zunehmend über kontinuierliche, niedrig dosierte, i.v. Lidocain-Applikation berichtet. So konnte in einigen Studien eine verminderte Schmerzintensität und ein verbessertes Outcome von Patienten nach abdominalen Eingriffen aufgezeigt werden [Marret et al. 2008]. Neben diesen umfassenden Wirkungen wurden außerdem antiinflammatorische, antiphlogistische, antibakterielle und antithrombotische Effekte nachgewiesen. [Hollmann, Durieux 2000].

? Wie werden Lokalanästhetika klassifiziert?

Lokalanästhetika lassen sich strukturchemisch in Substanzen vom Estertyp oder Amidtyp unterteilen. In beiden Substanzgruppen besteht das Molekül aus 3 typischen Abschnitten: einem lipophilen Benzolring, einer Kette mit entweder Ester- oder Amidstruktur sowie einem hydrophilen sekundären bzw. tertiären Amid.

Diese charakteristische Struktur ist für die physikochemischen und pharmakologischen Eigenschaften entscheidend. Substanzbeispiele für Lokalanästhetika vom Estertyp sind Kokain, Procain, Benzocain, 2-Chlorprocain und Tetracain. Die Lokalanästhetika vom Amidtyp sind durch das zweite „i" im Namen identifizierbar: Lidocain, Prilocain, Etidocain, Bupivacain, Mepivacain und Ropivacain.

Abb. 8: Einteilung der Lokalanästhetika

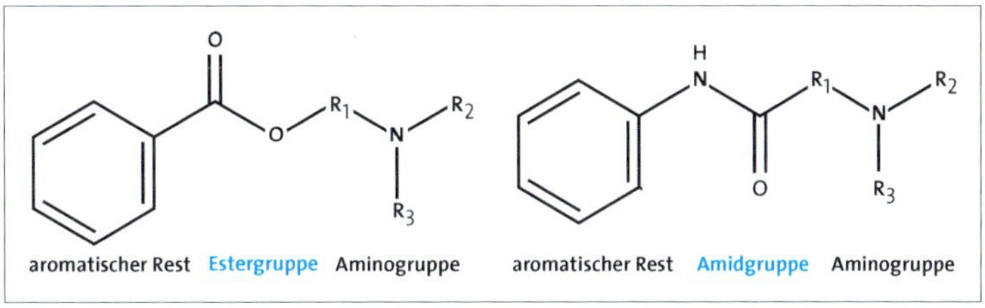

aromatischer Rest — Estergruppe — Aminogruppe   aromatischer Rest — Amidgruppe — Aminogruppe

? Wie werden elektrische Impulse an der Nervenzelle weitergeleitet?

Die Impulsweiterleitung ist abhängig vom elektrischen Gradienten und der Leitfähigkeit für Natrium- und Kaliumionen an der Nervenzellmembran. Wird eine erregbare Nervenzelle durch einen Transmitter gereizt, öffnen sich Natriumkanäle und mit dem Einstrom von Natrium in die Zelle erfolgt eine Veränderung des Ruhepotenzials von −90 mV zu −60 mV. Dadurch werden zunehmend auch spannungsabhängige Natriumkanäle aktiviert, und im Sinne einer positiven Rückkoppelung kommt es nach Überwindung eines Schwellenwertes schließlich zum Aktionspotenzial. In der folgenden Repolarisationsphase werden vermehrt Kaliumionen von intrazellulär nach extrazellulär transportiert, was zum Wiederaufbau des Ruhepotenzials führt.

? Wie erfolgt die Wirkung an der Nervenzelle?

Lokalanästhetika diffundieren durch die Phospholipidschicht der Nervenzellmembran und blockieren die Leitungsfähigkeit verschiedener, spannungsabhängiger Ionenkanäle vom Zellinneren aus. Die direkte Interaktion mit spezifischen Rezeptoren innerhalb der Natriumkanäle, führt zur Hemmung des Einstromes von Natrium in die Zelle. Es kommt zu einer Abnahme von Amplitude und Anstiegsgeschwindigkeit des Aktionspotenzials. Die Erregbarkeitsschwelle und die Dauer der Refraktärperiode nehmen zu. Es folgt eine temporäre und reversible vollständige Unerregbarkeit der Nervenmembran, die Reizweiterleitung und damit die Schmerzempfindung sind gehemmt. In höheren Konzentrationen wird zusätzlich der Kaliumkanal blockiert, dabei werden Kaliumionen daran gehindert, aus dem Zellinneren auszuströmen. Bei systemischer Aufnahme können Ionenkanäle zentraler Nervenzellen und Herzmuskelzellen beeinflusst werden.

? Wie werden Lokalanästhetika metabolisiert?

Ester-Lokalanästhetika werden durch Cholinesterasen im Plasma zu pharmakologisch inaktiven Abbauprodukten hydrolysiert [Seifen et al. 1979]. Untersuchungen bei homozygoten Trägern der atypischen Plasmacholinesterase haben gezeigt, dass die Eliminationsgeschwindigkeit von z.B. Chlorprocain signifikant verlängert ist und systemische Nebenwirkungen auftreten können [O'Brien et al. 1979]. Eine verminderte Aktivität der Plasmacholinesterase findet sich sowohl bei genetischen Varianten dieses Enzyms als auch bei Neugeborenen [Schwarz et al. 1995; Terada et al. 1996].

Amid-Lokalanästhetika werden primär in der Leber enzymatisch abgebaut und renal ausgeschieden. Die Lunge eliminiert einen geringen Anteil Lidocain, Bupivacain und Prilocain aus dem Kreislauf. Erkrankungen der Leber und Nieren können die Biotransformation der Amid-Lokalanästhetika limitieren.

Ihr Patient gibt eine „Allergie" auf Procain nach einer Zahnbehandlung an. Sollte die generelle Anwendung von Lokalanästhetika bei diesem Patienten vermieden werden?

Prinzipiell nicht. Procain gehört in die Gruppe der Aminoester. Der Paraaminobenzoesäure, einem Abbauprodukt von Aminoestern, wird eine potenzielle Antigenität zugeschrieben, die zu schweren allergischen Diathesen führen kann [Niesel, Aken 2003]. Die allergische Potenz und die schlechten Diffusionseigenschaften (hoher pKa-Wert) begründen das Verschwinden von Ester-Lokalanästhetika aus der klinischen Anwendung. In Deutschland wird Procain nur noch zur Infiltrationsanästhesie angewendet. Erwähnenswert ist die Tatsache, das Procain in Penicillin-Depotpräparaten enthalten ist. Außerdem findet sich Procain (Handelsname: Novocain) auf Abwegen in der Musikszene. Für Fans der Rockmusik veröffentlichte die amerikanische Band Eels 1996 die Single „Novocaine For the Soul". Unlängst brachte die Punk-Rock-Band Green Day den Titel „Give Me Novocaine" auf den Musikmarkt. Dem gegenüber sind allergische Reaktionen bei Aminoamiden sehr selten. Kreuzreaktionen bei Patienten mit Überempfindlichkeit auf Aminoester sind nicht zu erwarten [Incaudo et al. 1978], sodass Aminoamide ohne Bedenken angewendet werden können. Allerdings können Allergien durch den manchmal zugesetzten Konservierungsstoff Methyl-4-Hydroxybenzoat hervorgerufen werden.

Welche Faktoren bestimmen die anästhetische Potenz und Wirkdauer?

Die Lipidlöslichkeit bestimmt die anästhetische Potenz der Lokalanästhetika. Eine hohe Lipophilie begünstigt die Passage durch Lipidmembranen und damit einen schnellen Wirkungseintritt. Ein hoher Lipid-/Wasser-Verteilungskoeffizient korreliert mit der Potenz der Substanz. Diese Beziehung wird in der klinischen Praxis durch Vasodilatation und Umverteilung im Gewebe beeinflusst. Beispielhaft ist Etidocain mit seiner sehr hohen Lipidlöslichkeit. Bei epiduraler Anwendung kommt es zu einer erheblichen Diffusion in das Fettgewebe, sodass nur ein geringer Anteil für die Nervenblockade zur Verfügung steht. Die WD wird vorrangig durch die Perfusion am Applikationsort und die Bindung an Plasmaproteine beeinflusst. Je größer die Plasmaproteinbindung, desto länger ist die Wirkung. Außerdem spielen die physikochemischen Eigenschaften und intrinsische vasoaktive Effekte der Lokalanästhetika eine wesentliche Rolle. Die Tabelle 17 veranschaulicht klinisch relevante Kennzahlen einiger Lokalanästhetika.

Welche Mechanismen determinieren die Anschlagszeit?

Die Schnelligkeit des Wirkeintritts (Anschlagszeit) wird maßgeblich durch den Ionisationsgrad bestimmt. Lokalanästhetika liegen als ein Gemisch aus nicht ionisierter (elektrisch neutralem Molekül) und protonierter ionisierter Form (positiv geladenem Molekül) vor. Die nicht ionisierte Form (Base) des Lokalanästhetikums diffundiert aufgrund ihrer Lipophilie durch die Phospholipidschicht der Nervenzellmembran, dissoziiert hier in die ionisierte Form (Säure) und stellt die aktive Form des Lokalanästhetikums dar. Das Verhältnis dieser Molekülformen ist abhängig vom pKa-Wert des Lokalanästhetikums und ist mit dem pH-Wert entsprechend der Henderson-Hasselbachschen Gleichung verknüpft, wobei der pKa- den pH-Wert beschreibt, bei dem die neutrale und die positiv geladene Form im Gleichgewicht vorliegen (log 1 = 0). Die Anschlagszeit ist somit abhängig vom pKa-Wert des Lokalanästhetikums.

Tab. 17: Kennzahlen relevanter Lokalanästhetika (modifiziert nach [Niesel, Aken 2003])

Substanz Konzentration Handelsname	Potenz	Anschlagszeit	Wirkdauer	Maximale Einzeldosis	pKa-Wert (25 °C)	Plasmaproteinbindung	Verteilungskoeffizient
Procain 2% Novocain	1	Langsam	0,5–1 h	500 mg	8,9	5,8%	0,02
Lidocain 1–1,5% Xylocain	2–4	Schnell	1–2 h	400 mg	7,91	64%	2,9
Prilocain 1–2% Xylonest	3–4	Schnell	1–3 h	600 mg	7,9	56%	0,9
Mepivacain 1–1,5% Scandicain	3–4	Schnell	1,5–3 h	300 mg	7,6	77%	0,8
Bupivacain 0,25–0,5% Carbostesin	16	Langsam	1,5–8 h	150 mg	8,16	96%	27,5
Ropivacain 0,2–0,75% Naropin	14–16	Mittelschnell	3–6 h	300 mg	8,05	95%	6,7

Je niedriger der pKa-Wert der Substanz, desto höher ist der Anteil neutraler Moleküle im physiologischen Milieu. Daraus resultieren eine verbesserte Diffusionsfähigkeit und ein schnellerer Wirkeintritt.

$pKa = pH - \log (B) / (BH^+)$

Welche potenzielle Gefahr geht von Lokalanästhetika aus?

Die oft zitierte Lehre von Paracelsus „Allein die Dosis macht das Gift" besitzt auch heute noch uneingeschränkte Gültigkeit. Alle gebräuchlichen Lokalanästhetika können systemische Intoxikationen verursachen, wenn die freie Plasma- bzw. die Gewebekonzentration einen spezifischen Grenzwert überschreitet. Dies ist in erster Linie Folge einer unbeabsichtigten intravasalen Injektion. Ferner spielen eine rasche Resorption vom Injektionsort oder eine versehentliche Überdosierung eine Rolle. Toxizitätsbedingte Zwischenfälle treten dennoch heute nur noch sehr selten auf. Systemisch toxische Erscheinungen manifestieren sich im ZNS und im kardiovaskulären System, wobei das ZNS generell früher und empfindlicher reagiert. Die Symptome zeigen sich weitgehend unabhängig vom verwendeten Lokalanästhetikum und treten in charakteristischer Reihenfolge auf. Als pathognomonisches Warnzeichen gelten die Taubheit der Zunge und der periloralen Region.

ZNS-Toxizität: Geschmacksstörungen, Unruhe, Sprachstörungen, Desorientiertheit, Schwindel, Verwirrung, Erbrechen, Muskelzittern, psychotische Symptome, Krampfanfälle

Kardio-respiratorische Toxizität: Tachykardie/Bradykardie, HRST, Hypotonie, Abnahme der Inotropie, Atemdepression, Koma, Apnoe, Herz-Kreislauf-Stillstand

Zur Therapie einer Lokalanästhetikaintoxikation stehen supportive Maßnahmen und eine intensivmedizinische Betreuung im Vordergrund. Die 3 wichtigsten Säulen stellen Kreislaufstabilisierung, Sauerstoffzufuhr und Injektion von Benzodiazepinen zur Behandlung der zentral-nervösen Symptome dar. Von großem wissenschaftlichem Interesse sind derzeit Fallberichte, bei denen ein lokalanästhetikabedingter, therapierefraktärer Herz-Kreislauf-Stillstand durch Injektion einer Fettemulsion behoben werden konnte [Litz et al. 2006]. In der Literatur nähern sich die Hinweise, dass dieser Therapieansatz zukünftig an Bedeutung zunehmen könnte [Felice, Schumann 2008].

? Durch welche unangenehme Besonderheit zeichnet sich Bupivacain aus?

In der Geburtshilfe wurde über schwere vitale Zwischenfälle nach versehentlicher intravasaler Injektion von 0,75%igem Bupivacain berichtet. Bemerkenswert ist die Tatsache, dass diese unerwünschten Ereignisse ohne prodromale ZNS-Reaktionen beobachtet wurden, jedoch mit z.T. tödlichen Arrhythmien und ausgesprochener Reanimationsrefrakterität [Albright et al. 1979].

Die erhöhte Kardiotoxizität von Bupivacain gegenüber anderen Lokalanästhetika begründet sich wie folgt:
- Die Schwellendosis für toxische Reaktionen ist deutlich niedriger.
- Schwangerschaft, Azidose und Hypoxie erhöhen die Toxizität von Bupivacain.
- Bupivacain bindet schnell an den Rezeptor, dissoziiert von diesem jedoch fast 10-mal langsamer ab als z.B. Lidocain. Dieses Verhalten wird als „Fast in, slow out"-Phänomen bezeichnet und begünstigt durch Akkumulation den kardiotoxischen Effekt.

Diese Faktoren führten zur Dosisreduktion auf 0,5%iges Bupivacain in der Geburtshilfe. Um das Risiko der kardialen Toxizität zu minimieren, ist es sinnvoll, Bupivacain in Konzentrationen höher als 0,5% zu vermeiden, insbesondere, wenn es epidural angewendet werden soll.

? Wie hoch ist das Risiko direkter neurotoxischer Komplikationen?

Die Wahrscheinlichkeit einer Nervenirritation oder Nervenläsion wird als äußerst gering eingeschätzt. In vielen groß angelegten Studien konnte die Inzidenz neurologischer Komplikationen weit unter 1% angegeben werden [Auroy et al. 1997]. Erwähnenswert sind 2 Komplikationen nach Spinal- und Epiduralanästhesie, die eine direkte toxische Schädigung durch Lokalanästhetika vermuten lassen:

TNS-Syndrom (Transient Neurological Symptoms): Ist die Spinalanästhesie rückläufig, entwickelt sich in den nächsten 24 h ein dumpfer Rückenschmerz, der in Gesäß und Oberschenkel ausstrahlt und sich innerhalb von 7 Tagen wieder löst. Eine echte neurologische Symptomatik mit Paresen ist dabei nicht nachweisbar. Betroffen sind in erster Linie Patienten, die in Steinschnittlage oder unter Verwendung von Lidocain zur Spinalanästhesie operiert werden. Das TNS-Syndrom stellt für die Patienten eine unangenehme Komplikation dar, ist jedoch ohne neuropathologisches Korrelat und hinterlässt keine Residuen.

Cauda-equina-Syndrom: Es handelt sich um eine extrem seltene Komplikation nach intrathekaler oder epiduraler Anwendung, die sowohl im Rahmen einer Einzelapplikation als auch einer kontinuierlichen Technik auftreten kann. Durch Schädigung der Nervenfasern kommt es zu Störungen des autonomen Systems, es entwickeln sich eine Blasen- und Darminkontinenz sowie abnormes Schwitzen. Zusätzlich kann eine Lähmung beider Beine, mit konsekutiven Schmerzen und „reithosenartiger" Gefühlsstörung auftreten. Eine möglichst schnelle Diagnosefindung und frühzeitige interdisziplinäre Behandlung sollte eingeleitet werden.

Bei welchen Nervenblockaden werden die höchsten Blutspiegel von Lokalanästhetika beobachtet?

Ausschlaggebend für die Plasmakonzentration sind die Durchblutungsverhältnisse am Ort der Injektion. Werden Lokalanästhetika in gut durchblutete Areale injiziert, kommt es zur raschen Absorption und systemischen Aufnahme. Je nach Injektions- und Abnahmeort lassen sich folgende unterschiedliche Plasmaspiegel nachweisen [nach Braid, Scott 1965]:
Peritonsillär > interkostal > epidural > brachial > subkutan.

Welche Vorteile bietet der Zusatz von Vasokonstriktoren?

Die lokal vasokonstriktorischen Eigenschaften führen zur Wirkungsverlängerung und zu einer Verbesserung der Anästhesiequalität. Die Hauptvertreter stellen die direkten Sympathomimetika Epinephrin (Adrenalin) und Phenylephrin dar. Sie werden einerseits bei operativen Eingriffen in gut vaskularisierten Gebieten genutzt, um den Blutverlust zu minimieren, andererseits werden die vasodilatatorischen Eigenschaften der Lokalanästhetika behoben. Zusätzlich dienen sie der Identifizierung versehentlicher intravasaler Injektionen und vermindern die systemische Absorption toxischer Metabolite. Adrenalin wird in einer Konzentration von 1:200 000 und 1:100 000 zugesetzt.

Wann sind Vasokonstriktorenzusätze kontraindiziert?

Absolute Kontraindikation	Relative Kontraindikation
Instabile AP	Engwinkelglaukom
HRST	Injektion in ein arterielles Endstromgebiet
Hypertonie	
Hyperthyreose	

Welches Lokalanästhetikum steht im Zusammenhang mit dem Risiko einer Methämoglobinämie?

Prilocain weist gegenüber den übrigen Lokalanästhetika einen besonderen Metabolismus auf, da es nicht nur in der Leber, sondern auch in der Niere und der Lunge abgebaut wird. Hierbei entsteht o-Toluidin, das das F^{2+} des Hb zu F^{3+} des MetHb oxidiert, das nicht mehr in der Lage ist, am Sauerstofftransport teilzunehmen. In Einzeldosierungen höher als 600 mg ergibt sich für schwer kardiopulmonal erkrankte Patienten und Neugeborene mit unreifem Enzymsystem die Gefahr einer Methämoglobinämie, die als Zyanose sichtbar wird. Als Antidot wird

Methylenblau (1 mg/kg) erfolgreich eingesetzt. [Niesel, Aken 2003]. Die Verwendung von Prilocain ist ferner bei Patienten mit genetisch bedingtem G6PD-Mangel (Glucose-6-Phosphat-Dehydrogenase), bei Medikation mit MetHb bildenden Stoffen sowie Anämien unterschiedlicher Ätiogenese nicht zu empfehlen [Knoll-Köhler 1988].

? Welche Vorteile besitzt Ropivacain?
Ropivacain ist ein modernes Amid mit ähnlichem Wirkungsprofil wie Bupivacain. Es zeichnet sich durch eine hohe Proteinbindung und lange Wirksamkeit aus. Der Vorteil ist die weitaus geringere Kardiotoxizität gegenüber Bupivacain. Ropivacain vermag in hohen Dosen eine chirurgische Anästhesie hervorzurufen, während es in niedriger Dosierung sensorische Blockaden mit deutlich geringerer und nicht progressiver motorischer Blockade bewirkt (sog. Differenzialblock).

Schlüsselwörter

- Lokalanästhetika werden in Aminoester und Aminoamide unterteilt. Sie unterscheiden sich hinsichtlich Ihres allergenen Potenzials, Wirkeigenschaften und Biotransformation.
- Lipophilie, pKa-Wert und Proteinbindung bestimmen wesentlich Potenz, Anschlagszeit und Wirkungsdauer.
- Lokalanästhetika können unerwünschte zentrale und kardiovaskuläre Symptome verursachen. Ursächlich kommen eine versehentliche intravasale Injektion oder Überdosierung in Betracht.
- Bupivacain besitzt das größte Risiko kardialer Intoxikationsphänomene wie RS und Herz-Kreislauf-Stillstand.

Literatur

Albright G, Cardiac arrest following regional anesthesia with etidocaine or bupivacaine. Anesthesiology (1979), 51, 285–287

Astra Zeneca GmbH (2004) Fachinformation EMLA Pflaster. http://www.astra-zeneca.de

Auroy Y et al., Serious complications related to regional anesthesia: results of a prospective survey in France. Anesthesiology (1997), 87, 479–486

Braid DP, Scott DB, The Systemic Absorption of Local Analgesic Drugs. Br J Anaesth (1965), 37, 394–404

Felice K, Schumann H, Intravenous lipid emulsion for local anesthetic toxicity: a review of the literature. J Med Toxicol (2008), 4(3), 184–191

Hollmann M, Durieux M, Local anesthetics: effects on inflammation, wound healing and coagulation. Anesthesiology (2000), 14, 291–304

Incaudo G et al., Administration of local anesthetics to patients with a history of prior adverse reaction. J Allergy (1978), 61, 339

Knoll-Köhler E (1988) Sicherheit bei der Lokalanästhesie I: Pharmakologie lokalanästhetischer Substanzen, Sonderdruck, 33–41. Phillip, München

Litz RJ et al., Successful resuscitation of a patient with ropivacaine-induced asystole after axillary plexus block using lipid infusion. Anaesthesia (2006), 61, 800–801

Marret E et al., Meta-analysis of intravenous lidocaine and postoperative recovery after abdominal surgery. Br J Surg (2008), 95(11), 1331–1338

Niesel HC, Aken Hv (Hrsg) (2003) Lokalanästhesie, Regionalanästhesie, Regionale Schmerztherapie, 34–119. Thieme Stuttgart
O'Brien J et al., Metabolism and measurement of chlorprocaine, an ester-type local anesthetic. J Pharm Sci (1979), 68–75
Schwarz M et al., Engineering of human cholinesterases explains and predicts diverse consequences of administration of various drugs and poisons. Pharmacol Ther (1995), 67, 283–322
Seifen AB et al., Pharmakokinetics of intravenous procaine infusion in humans. Anesth Analg (1979), 58, 382
Terada M et al., Determination of ester-type local anesthetic drugs (procaine, tetracaine, T-caine) in human serum by wide-bore capillary gas chromatography with nitrogen-phosphorus detection. J Analg Toxicol (1996), 20, 318–2

Volumenersatz

S. Stengel, F. Hokema

? Welche Flüssigkeitsräume gibt es im Organismus?

Das Gesamtkörperwasser entspricht etwa 60% des Körpergewichtes und verteilt sich wie folgt:

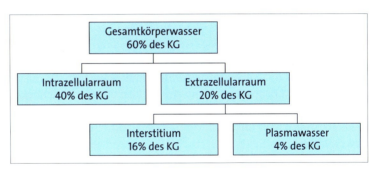

Abb. 9: Verteilung des Gesamtkörperwassers

Diese Grafik macht deutlich, warum der intravasale Volumeneffekt von kristalloiden Lösungen gering ist. Da kristalloide Lösungen keine onkotisch wirksame Substanz beinhalten, kommt es zu einer gleichmäßigen Verteilung im gesamten Extrazellularraum. Nur etwa $1/5$ des infundierten Volumens verbleibt demnach intravasal.

? Welche Flüssigkeiten stehen perioperativ zur Verfügung und welche eignen sich zum Ausgleich fehlenden Volumens?

Prinzipiell unterscheidet man zwischen kristalloiden und kolloidalen Flüssigkeiten. Kristalloide Präparate, wie z.B. isotonische Kochsalzlösung oder verschiedene Ringer-Präparationen, verbleiben aufgrund des fehlenden Eiweißanteils nur kurze Zeit im Gefäß und eignen sich daher eher zum Flüssigkeitsersatz als zum Volumenersatz. Ein ausreichender Flüssigkeitshaushalt ist Voraussetzung für eine suffiziente Volumentherapie. Diese kann mit kolloidalen Flüssigkeiten effektiv durchgeführt werden.

? Was ist besser: kristalloider oder kolloidaler Volumenersatz?

Diese Frage kann nicht eindeutig beantwortet werden. Nimmt man als Maßstab das Outcome von chirurgischen Patienten in kontrollierten randomisierten Studien gibt es zurzeit keinen Beweis, dass der Einsatz von kristalloiden oder kolloidalen Volumenersatzmitteln einen Einfluss auf die Sterblichkeit hat.

? Gehen Sie bitte näher auf kolloidale Präparate ein.

Man unterscheidet zwischen natürlichen und künstlichen Kolloiden. Das einzige natürliche Kolloid, das in praxi verwendet wird, ist Humanalbumin. Dieses liegt als 5%- und als 20%iges Präparat vor. Nicht nur aufgrund der hohen Fertigungskosten wird Albumin selten als Volumenersatz verwendet. Günstiger sind die künstlich hergestellten Kolloide. Diese gibt es auf Gelatine-, Dextran- und Hydroxyethylstärkebasis. Dextranpräparate werden wegen vielschichtiger und teils gravierender Nebenwirkungen nur noch selten verwendet und sind in Deutschland momentan nur als Präparation in 250 ml hypertoner Kochsalzlösung (Rescue-Flow, BioPhausia AB, Stockholm, Schweden) zur Therapie des Volumenmangelschocks zugelassen. Gelatinepräparate (4% bei einem Molekülgewicht von 30 000 Dalton) sind günstig in der Herstellung und verbleiben 3–4 h intravasal (max. Volumenwirkung nach 1–2 h). Sie sind bei einem KOD von 34 mmHg (normal 27 mmHg) gut zur kurzfristigen Volumentherapie geeignet. Eine Höchstdosis, die aus der renalen Elimination resultiert, gibt es nicht. Die maximale Tagesdosis ist allein durch die auftretenden Verdünnungseffekte (Hk, Gerinnungsfaktoren) limitiert. Die Ausscheidung erfolgt zu 80% renal. Anaphylaktische oder anaphylaktoide Reaktionen sind als Nebenwirkung bekannt. In der Regel werden Hautreaktionen apparent, es kann außerdem zu Temperatursteigerungen mit Schüttelfrost kommen. Ein Absinken des arteriellen RR wird beobachtet, aber schwere Reaktionen mit Schocksymptomatik sind selten. Da die beschriebenen Reaktionen mit Beginn der Infusion auftreten, muss der Patienten zu diesem Zeitpunkt gut überwacht sein. Hydroxyethylstärke (HES) besteht aus vernetzten Glukosemolekülen, an die Hydroxyethyl(HE)-Gruppen angelagert sind, um einen raschen Abbau durch die Serumamylase zu verhindern. Der Anteil der mit HE-Gruppen besetzten Atome wird als Substitutionsgrad bezeichnet. Er ist bedeutsam für die Volumenwirkung und Wirkdauer des Präparates. Ebenso bedeutsam ist das sog. Substitutionsmuster. Eine Bindung an das C_2-Molekül der Glukose ist günstiger als an C_6. Der Substitutionsgrad wird in der Präparatbezeichnung hinter dem Molekülgewicht angegeben, z.B. HES 130/0,4. Durch die teils großen Moleküle und deren Kumulation in der Niere gibt es für die meisten HES-Präparate ein Anwendungsmaximum (HES 6% [130/0,4]: 50 ml/kg/24 h; HES 10% [200/0,5]: 20 ml/kg/24 h). Allergische Reaktionen sind seltener als bei Gelatinepräparaten, allerdings ist eine Gerinnungskompromittierung (Thrombozytopathie, Aktivitätsminderung von Faktor VII und VIII, Verlängerung von PTT und Blutungszeit) über den reinen Effekt der Verdünnung hinaus beschrieben worden. Dauer (3–4 h) und Umfang des Volumeneffektes (100%) sind bei HES 6% [200/0,5] vergleichbar mit Gelatinepräparaten. Der Abbau erfolgt durch die Serumamylase. Nach 24 h sind im Serum noch 10% der infundierten Mengen nachweisbar. Unter anderem bestehen folgende Kontraindikationen für die Anwendung von 6% HES [200/0,5]:

- Niereninsuffizienz (Serumkreatinin 2 mg/dl bzw. 177 μmol/l, Dialysebehandlung)
- Intrakranielle Blutung
- Hypernatriämie (enthält 154 mmol/l Na)
- Hyperchlorämie (enthält 154 mmol/l Cl)

◂ Schwangerschaft, 1. Trimenon. Im weiteren Verlauf der Schwangerschaft nur bei vitaler Indikation anwenden

HES 6% [130/0,4] ist erst im akuten Nierenversagen mit Oligurie oder Anurie kontraindiziert. Eine hoch dosierte Infusion von HES über einen längeren Zeitraum kann einen schwer behandelbaren und u.U. über Monate anhaltenden Juckreiz hervorrufen.

? Wodurch kommt die Volumenwirkung der kolloidalen Flüssigkeiten zustande?
Ein wesentlicher Unterschied der Kolloide gegenüber den kristalloiden Flüssigkeiten ist der KOD. Dieser wird durch die enthaltenen hochmolekularen Substanzen (MG > 30 kD) hervorgerufen. Sie können die Zellmembran nicht durchdringen, sorgen aber aufgrund ihrer Wasserbindungsfähigkeit für einen Einstrom von Flüssigkeit. Ist die Wasserbindungsfähigkeit genauso groß wie die der Plasmaproteine werden diese Flüssigkeiten als isoonkotisch oder auch als Plasmaersatzmittel bezeichnet; ist die Bindungsfähigkeit höher spricht man von hyperonkotischen Plasmaexpandern. Als maximale Volumenwirkung (MVW) wird das zusätzliche intravasale Volumen bezeichnet, das nach Gabe einer entsprechenden Flüssigkeit erreicht wird. Das Eigenvolumen ist dabei mit eingeschlossen, die MVW wird nach ca. 60–120 min erreicht. Abhängig von Molekülgröße und -struktur unterscheiden sich die WD und Elimination. Parameter bei typischen Präparaten sind (s. Tab. 18):

Tab. 18: Volumenwirkung und Wirkdauer von klinisch verwendeten kolloidalen Lösungen

Gelatine 4% 70	MVW 100%	WD 1–2 h
HES 6% 130	MVW 120%	WD 4–6 h
HES 10% 200	MVW 150%	WD 3–4 h

? Bei welchen Volumenverlusten ist welche Therapie angezeigt?
Niedrige Volumenverluste bis 10% des zirkulierenden Blutvolumens (ZBV) können mit kristalloiden Flüssigkeiten ausgeglichen werden. Höhere Verluste bedürfen einer Therapie mit Plasmaersatzmitteln oder Plasmaexpandern. Spätestens bei einem Blutverlust von > 50% des ZBV kommt es jedoch neben dem Volumendefizit auch zu einem Mangel an Erythrozyten, der mit der Transfusion von Blutpräparaten behoben werden muss. Dieses starre Schema ist nur eine Orientierungshilfe, eine individuelle Anpassung an Patient und Situation ist in jedem Fall erforderlich.

? Gibt es eine Möglichkeit, auch mit kristalloiden Flüssigkeiten einen Volumeneffekt zu erzielen?
Ja. Bei der sog. Small-Volume Resuscitation (SVR) wird ein geringes Volumen einer hypertonen Flüssigkeit (z.B. 7,2% NaCl, 2464 mosmol/l) appliziert. Durch den enormen Anstieg der Plasmaosmolarität kommt es zu einer akuten Flüssigkeitsverschiebung aus Intrazellularraum und Interstitium ins Gefäßbett und zu einer schnellen Zunahme des intravasalen Volumens mit einer max. Volumenwirkung von 300% nach 1 h. Da das zusätzliche Volumen aber auch aus Erythrozyten und Endothelzellen rekrutiert wird, kann das Vorgehen nur eine Notfalltherapie sein.

Literatur

Adams HA, Volumen- und Flüssigkeitsersatz – Physiologie, Pathophysiologie, Pharmakologie und klinischer Einsatz (Teil I). Anästh Intensivmed (2007), 48, 448–460
Boldt J, Saline versus balanced hydroxyethyl starch: does it matter? Curr Opin Anaesthesiol (2008), 21(5), 679–683
Boldt J, Wolf M, Mengistu A, A new plasma-adapted hydroxyethylstarch preparation: in vitro coagulation studies using thrombelastography and whole blood aggregometry. Anesth Analg (2007), 104(2), 425–430
Boldt J, Hydroxyethylstarch as a risk factor for acute renal failure: is a change of clinical practice indicated? Drug Saf (2002), 25(12), 837–846
Grocott MP, Mythen MG, Gan TJ, Perioperative fluid management and clinical outcomes in adults. Anesth Analg (2005), 100(4), 1093–1106
Lopes MR, Auler JO Jr, Michard F, Volume management in critically ill patients: New insights. Clinics (2006), 61(4), 345–350
Roche AM et al., A head-to-head comparison of the in vitro coagulation effects of saline-based and balanced electrolyte crystalloid and colloid intravenous fluids. Anesth Analg (2006), 102(4), 1274–1279
Stephens R, Mythen M, Optimizing intraoperative fluid therapy. Curr Opin Anaesthesiol (2003), 16(4), 385–392

Bluttransfusion

S. Stengel

? Wann soll man Erythrozytenkonzentrate (EK) transfundieren?

Absolute Indikationen zur Bluttransfusion gibt es nicht, die Dauer und die Schwere der Anämie sowie der klinische Zustand des Patienten müssen bei der Indikationsstellung berücksichtigt werden. In der Anästhesie hat man es häufig mit einem akuten Blutverlust zu tun. Bis zu einem Hk von 30% ist in den meisten Fällen keine EK-Transfusion notwendig, die Blutverluste können mit Volumenpräparaten ausgeglichen werden. Bei einem Hk < 30% sind die Dynamik des Blutverlustes und der klinische Zustand des Patienten zu berücksichtigen. So können gesunde Patienten ohne kardiopulmonale Vorerkrankungen durchaus Blutverluste bis zu einem Hk von 18% ohne gesundheitliche Beeinträchtigungen tolerieren. Bei Patienten mit myokardialen Erkrankungen (Myokardinfarkt, CIHK) und bei schwer kranken Patienten (Sepsis, Multiorganversagen) liegt die Transfusionsgrenze bei einem Hk von 30%. Da jede Transfusion Risiken birgt, gilt der Grundsatz: „Soviel wie nötig, so wenig wie möglich". Die Gabe von 1 EK erhöht das Hb um ca. 0,6 mmol/l (1 g/dl) und den Hk um 3%. Die Entscheidung zur Transfusion kann auch unter Nutzung messbarer physiologischer Parameter getroffen werden. Ein Abfall des Sauerstofftransports (DO_2) oder der gemischtvenösen Sättigung (S_vO_2 < 60%), Zeichen für ein Organversagen (Oligurie, Verwirrtheit), eine arterielle Hypotension sowie ST-Senkungen im EKG oder Wandbewegungsstörungen in der Echokardiographie können die Indikation zur Transfusion begründen.

Was ist zur Risikominimierung bei der Transfusion zu beachten?

Ein Hauptrisiko besteht in der Transfusionsreaktion bei AB0- oder Rhesus-Inkompatibilität. Deswegen gehört zu jedem Erythrozytenpräparat eine serologische Verträglichkeitsprobe mit dem Empfängerblut sowie unmittelbar vor der Transfusion der konsequente Abgleich der Blutgruppen zwischen EK und Empfänger. Die erneute Überprüfung der Blutgruppe des Empfängers, optional auch des EK, durch den transfundierenden Arzt (Bedside-Test) und die Dokumentation des Testes in der Patientenakte sind gesetzlich vorgeschrieben. Der Test muss bei einer Ablösung des transfundierenden Arztes und nach einer Unterbrechung vor jeder weiteren Transfusion oder Transfusionsserie erneut durchgeführt werden.

Welche weiteren Risiken bestehen?

Neben der akuten hämolytischen Transfusionsreaktion bei AB0-Inkompatibilität kann es durch bereits vorhandene Alloantikörper gegen Blutgruppenantigene auch noch nach 14 Tagen zu einer Transfusionsreaktion kommen. Plasmaproteine des Spenders können anaphylaktische oder anaphylaktoide Reaktionen auslösen, Zellinhaltsstoffe aus Leukozyten febrile Reaktionen. Eine seltene Komplikation ist die transfusionsassoziierte akute Lungenerkrankung (Transfusion Related Acute Lung Injury, TRALI), bei der leukozytäre Antikörper im Spenderplasma zu einer Aktivierung von Leukozyten führen, die in der Mikrozirkulation der Lunge austreten und ein Lungenödem verursachen. Des Weiteren kann es zur Übertragung von Infektionskrankheiten insbesondere durch Viren kommen. Die Leukozytendepletion reduziert das Risiko einer Übertragung von CMV, EBV HHV8 und HTLV. Für HIV, HBV und HAV gibt es weiterhin ein Übertragungsrisiko. Auch Parvovirus B19 kann übertragen werden, diese Infektionsgefahr ist v.a. bei Schwangeren zu berücksichtigen. Im Vereinigten Königreich Großbritannien und Nordirland wurde über Empfänger von Transfusionen berichtet, deren Spender später an der varianten Creutzfeldt-Jakob-Krankheit (CJK/CJD) erkrankten und bei denen der „Erreger" (sog. Prionen) ebenfalls nachgewiesen wurde. Bei der CJK handelt es sich um eine in Deutschland bisher nicht beobachtete Erkrankung, die durch den Verzehr von bestimmten Nahrungsmitteln aus BSE-kranken Rindern erworben werden kann. Zitratintoxikation mit Hypokalzämie, Hypervolämie, Hypothermie durch kalte Konserven und Hyperkaliämie sind Nebenwirkungen, die bei Massivtransfusionen bedeutsam werden. Auch eine bakterielle Kontamination der Konserven ist möglich. Bei immunsupprimierten Patienten besteht durch die Übertragung von proliferationsfähigen Lymphozyten das Risiko einer Graft-versus-Host-Reaktion (GvHR).

Welche Patienten erhalten zur Vermeidung einer GvHR bestrahlte (25 Gy) Konserven?

- Frühgeborene (bis zur Vollendung der 37. Schwangerschaftswoche)
- Neugeborene bei Verdacht auf Immundefizienz
- Patienten bei allogener Transplantation hämatopoetischer Stammzellen (aus peripherem Blut, Knochenmark oder Nabelschnurblut)
- Patienten 7–14 Tage vor autologer Stammzellentnahme
- Patienten bei autologer Stammzelltransplantation (bis ca. 3 Monate nach Transplantation)
- Patienten mit schwerem Immundefektsyndrom oder mit AIDS

- Patienten mit M. Hodgkin (alle Stadien)
- Patienten bei Therapie mit Purin-Analoga (z.B. Fludarabin, Cladrabin, Deoxycoformycin)
- Patienten bei Therapie mit Anti-T-Lymphozyten-Antikörpern (z.B. Alemtuzumab, ATG/ALG)
- Patienten bei Hochdosis-Chemotherapie mit oder ohne Ganzkörperbestrahlung
- Neugeborene bei postpartaler Austauschtransfusion? (Indikation fraglich)
- Patienten mit Leukämien, malignen Lymphomen, soliden Tumoren? (Indikation fraglich)

? Welche Patienten erhalten CMV-negative EK?

Zur Vermeidung einer CMV-Infektion sollten folgenden, besonders gefährdeten Patienten nur Anti-CMV-Antikörper-negative EK transfundiert werden:
- Föten (intrauterine Transfusion)
- Frühgeborenen
- Empfängern eines allogenen Stammzellpräparates
- Empfängern mit schweren angeborenen Immundefekten (SCID)
- CMV-negativen, HIV-infizierten Patienten
- CMV-negativen, schwangeren Frauen
- Stillenden Müttern von Frühgeborenen
- Patienten vor Transplantation solider Organe (insbesondere bei CMV-negativem Status)

? Wie kann gespendetes Blut aufgearbeitet und haltbar gemacht werden?

Leukozytendepletierte EK haben ein Volumen von 220–380 ml und einen durchschnittlichen Hk von 0,6. Wie der Name bereits sagt, sind nur noch Spuren von Leukozyten vorhanden ($< 10^{-6}$/Einheit). Dadurch werden eine Immunisierung gegen Leukozytenantigene und die Übertragung zellständiger Viren weitgehend reduziert. Als Stabilisatoren fungieren Citrat, Phosphat, Dextrose (Glukose) (= CPD). Bei besonderen Indikationen können die Präparate unmittelbar vor der Transfusion gewaschen werden, um eine weitere Reduktion der Thrombozyten-, Leukozyten- und Plasmaproteinanteile zu erreichen. Eine spezielle Lagerungsform ist die Kryokonservierung wodurch EK jahrelang aufbewahrt werden können.

? Gibt es Unterschiede zwischen erst kürzlich aufgearbeiteten EK und solchen, die schon länger lagern?

Ja. EK sind maximal 49 Tage haltbar und müssen bei +4 °C gelagert werden. Mit zunehmender Liegedauer kommt es zum Verlust der Verformbarkeit, und die Erythrozyten verändern ihre Morphologie zu Kugelzell- und Stechapfelformen. Diese lagerungsbedingten Veränderung sind in vivo innerhalb von 72 h reversibel. Mit der zunehmenden Hämolyse werden Laktatdehydrogenase, Hb und Kalium freigesetzt. Insbesondere Letzteres muss bei ausscheidungskompromittierten Patienten beachtet werden. Es kommt zur Zunahme von Laktat und zu einer Abnahme von 2,3-DPG mit konsekutiver Linksverschiebung der Sauerstoffdissoziationskurve.

? Beschreiben Sie Indikationen für Plasmapräparate.

Plasmapräparate werden aus Spenderplasma hergestellt, durch die Lagerung bei – 40 °C sind sie lange haltbar und werden auch als Gefrorenes Frischplasma (FFP) bezeichnet. Das Plasma enthält alle Gerinnungsfaktoren und deren Inaktivatoren, im Schnitt befindet sich in jedem ml FFP 1 Einheit jedes Faktors. Allerdings gibt es erhebliche Schwankungsbreiten, weswegen es unter ungünstigen Umständen zu einem klinisch relevanten Übergewicht von Teilen der Gerinnungskaskade kommen kann. Der Eiweißanteil liegt bei mindestens 60 g/l. Für die Anwendung von FFP gibt es kaum Studien, alle Empfehlungen basieren auf Erfahrungswerten. Einsatzsituationen sind eine klinisch manifeste Blutungsneigung, akute Blutungen bei komplexer Störung des Hämostasesystems (Leberfunktionsstörungen bei M. Wilson, Leberzirrhose, Lebertransplantation) sowie der Ersatz von Gerinnungsfaktoren bei Verbrauchs- und Verlustkoagulopathie. Da es für die Faktoren V und XI keine Einzelpräparate gibt, kann FFP zur Erhöhung dieser Faktoren genutzt werden. Seltene Indikationen sind der Plasma-Austausch beim Guillain-Barré-Syndrom (GBS) und der thrombotisch-thrombozytopenischen Purpura (TTP, M. Moschkowitz). Prothrombinkomplexpräparate (PPSB) enthalten Heparin. Bei Patienten mit einer bekannten HIT Typ II ist die Indikation streng zu stellen.

? Beschreiben Sie Einsatzsituationen für PPSB.

PPSB enthält die Proenzyme von Faktor II, VII, IX, X sowie die Proteine C, S und Z. Eingesetzt wird es zum Ausgleich eines Mangels an den enthaltenen Faktoren und zur Akutreversierung von p.o. Antikoagulantien. Allerdings ist zu berücksichtigen, dass die Therapie überschießen und es zu einer Thrombophilie kommen kann. Daher sollte der Einsatz nur bei ausgeglichenem Antithrombin erfolgen. Die benötigte Menge an Einheiten sowohl für PPSB als auch für Antithrombin berechnet sich aus der Formel: Menge IE = Körpergewicht [kg] × gewünschter Anstieg [%]. Theoretisch ist die Anwendung von Plasmapräparaten vorteilhafter, da hier sämtliche Faktoren inkl. ihrer Inaktivatoren enthalten sind. Das dafür benötigte Volumen und damit das Risiko der Überinfusion begrenzen die Einsatzgebiete jedoch.

Literatur

Geeraedts LM Jr et al., Exsanguination in trauma: A review of diagnostics and treatment options. Injury (2009), 40(1), 11–20

Leitlinien zur Therapie Blutkomponenten und Plasmaderivaten, 3., überarbeitete und erweiterte Aufl. Deutscher Ärzte-Verlag, Köln [2003]

Paul-Ehrlich-Institut Bundesamt für Sera und Impfstoffe Gebrauchs- und Fachinformationen Stand 24.11.2008. Gebrauchsinformation und Fachinformation Erythrozytenkonzentrat in Additivlösung aus Vollblutentnahme

Spahn DR et al., Management of bleeding following major trauma: a European guideline. Critical Care (2007), 11, R17

Teixeira PG et al., Impact of plasma transfusion in massively transfused trauma patients. J Trauma (2009), 66(3), 693–697

Valeri CR, Ragno G, Massive transfusion in patients with severe traumatic injuries. Vox Sang (2009), 96(2), 80

Katecholamine

T. Schmeer, F. Hokema

? Welche Katecholamine sind körpereigen, welche sind synthetisch?

Katecholamine sind die Botenstoffe des sympathischen Nervensystems. Als Gegenspieler des Parasympathikus wirken sie im Sinne einer Anpassung des Körpers an Belastungen auf die verschiedensten Organsysteme. Diese Wirkung wird über α- und β-Rezeptoren (sowie D_1 und D_5-Rezeptoren im Fall von Dopamin) vermittelt. Pharmakologisch gesehen sind Katecholamine hydroxylierte Phenyläthylamine. Ihre Pharmakokinetik und Rezeptoraffinität verändern sich durch unterschiedliche Substitutionen mit -OH- und -CH3-Gruppen. Dopamin, Noradrenalin und Adrenalin sind im Gegensatz zu Dobutamin körpereigene Katecholamine.

? Beschreiben Sie die Synthese von Dopamin, Noradrenalin und Adrenalin.

Grundlage der Synthese aller Katecholamine ist die Aminosäure L-Tyrosin. Diese wird nach der Aufnahme aus dem Blut in Nervenfasern und Nebennierenmarkszellen enzymatisch über L-DOPA zu Dopamin umgewandelt. Dieses wird durch die Einführung einer Hydroxy-Gruppe in Noradrenalin umgewandelt. Im Nebennierenmark erfolgt die Methylierung zu Adrenalin.

? Beschreiben Sie die Effekte der Katecholamine auf die verschiedenen Rezeptortypen.

Tab. 19: Effekte der Katecholamine auf die verschiedenen Rezeptortypen

Katecholamin	α_1	α_2	β_1	β_2	DA_1	DA_2
Adrenalin	+++	+++	++	+++	0	0
Noradrenalin	+++	+++	++	+	0	0
Dopamin (0–3 µg/kg/min)	0	+	0	0	+++	++
Dopamin (2–10 µg/kg/min)	+	+	++	+	++	++
Dopamin (> 10 µg/kg/min)	++	++	++	+	+	+
Dobutamin	++	0	+++	++	0	0

? Was wissen Sie über Arterenol?

Noradrenalin (Norepinephrin, Arterenol) wirkt etwa gleich stark auf α- und auf β_1-Rezeptoren. Die Wirkung auf β_2-Rezeptoren ist gering. Als Nettoeffekt kommt es zu einer Vasokonstriktion mit Anstieg des arteriellen Mitteldrucks und reflektorischer HF-Abnahme. Noradrenalin wird wegen der kurzen Halbwertszeit von 1–2 min in Dosierungen zwischen 1–20 µg/min über einen Perfusor appliziert. Aufgrund der Steigerung des peripheren Widerstandes ist Noradrenalin das Mittel der Wahl bei der Behandlung des septischen Schocks, wenn mit der alleinigen Applikation von Flüssigkeit keine ausreichende Stabilisierung des Kreislaufs zu erreichen ist. Nachteilig sind der erhöhte myokardiale O_2-Bedarf. Des Weiteren sollte Noradrenalin wegen der starken vasokonstriktorischen Wirkung nach Möglichkeit nur über einen

ZVK gegeben werden. Paravasate können zu lokalen ischämischen Nekrosen führen. Die arterielle Gabe ist streng kontraindiziert. Da die Zubereitung von Noradrenalin Natriummetabisulfit enthält, ist bei Asthmatikern mit einer Überempfindlichkeit gegen Sulfite die Triggerung eines akuten Anfalls möglich. Pathophysiologisch ist bei Patienten mit Links-Rechts-Shunt durch die Erhöhung des Gefäßwiderstandes in der Lunge eine Shunt-Umkehr mit konsekutiver Hypoxämie möglich. Unter gleichzeitiger Anwendung von α-Blockern (Phenoxybenzamin) kann es zu einer Blutdrucksenkung und damit zu einer Umkehr der Wirkung kommen.

? Wie wird eine akute Überdosierung mit Noradrenalin behandelt?
Überdosierungen entstehen häufig durch akzidentelle Bolusgaben beim Wechsel von Perfusoren oder dem Spülen von ZVK-Schenkeln. Ein überschießendes Ansteigen des RR kann mit der sublingualen Gabe von einigen Hüben (je 0,4 mg) Glyceroltrinitrat behandelt werden, das i.d.R. sofort verfügbar ist und eine nur unwesentlich längere Halbwertszeit (2–4 min) als Noradrenalin besitzt.

? Was wissen Sie über Adrenalin?
Adrenalin (Epinephrin, Suprarenin) wirkt auf $α_1$-, $α_2$-, $β_1$- und $β_2$-Rezeptoren, wobei die Wirkung insbesondere an den β-Rezeptoren stärker als die von Noradrenalin ist. Am Herz wirkt Adrenalin positiv chronotrop, inotrop und dromotrop. Auf das Gefäßsystem wirkt Adrenalin uneinheitlich und z.T. dosisabhängig, da sowohl konstringierende α-Rezeptoren wie auch dilatierende $β_2$-Rezeptoren angesprochen werden. Insgesamt überwiegt jedoch in den üblichen Dosen die konstringierende Wirkung. Des Weiteren bewirkt Adrenalin eine deutliche Bronchialdilatation wie auch eine Aktivierung des RAAS der Niere. Adrenalin ist das Mittel der Wahl bei der kardiopulmonalen Reanimation und in reduzierter Dosierung beim anaphylaktischen oder anaphylaktoiden Schock, weil es neben dem günstigen Wirkprofil (Aufhebung der peripheren Vasodilatation und der Bronchokonstriktion) eine weitere Degranulation von Mastzellen und damit die Freisetzung von Histamin verhindern kann. Es findet Verwendung als lokaler Vasokonstriktor (Verlängerung der Wirkung von Lokalanästhetika) und in vernebelter Form zur Therapie des Pseudokrupp. Eine zeitgleiche Gabe mit Natriumbikarbonat sollte vermieden werden, da es dabei zu einer Ausfällungsreaktion kommen kann. Der parallele Einsatz von nicht selektiven β-Blockern kann durch eine Blockade der vasodilatorischen $β_2$-Wirkung den vasokonstriktorischen Effekt von Adrenalin verstärken und zu einem reflektorischen Herzstillstand führen. Die zeitgleiche Gabe von α-Blockern und Adrenalin kann zu einem Blutdruckabfall führen (Adrenalin-Umkehr). Unter Reanimationsbedingungen ist die Gabe über einen Endotrachealtubus in Ausnahmefällen möglich, jedoch sollte die Dosis um das 3-fache erhöht werden. Wie beim Noradrenalin enthält auch die handelsübliche Zubereitung von Adrenalin Natriummetabisulfit und kann bei Patienten mit Überempfindlichkeit Asthma-Anfälle auslösen. Die i.a. Anwendung und der Zusatz als Vasokonstriktor für Lokalanästhesien ist bei Anwendung in Endstromgebieten wie Finger- und Zehenendgliedern, Nase, Kinn, Ohrmuschel, Penis kontraindiziert.

? Was wissen Sie über Orciprenalin?

Orciprenalin (Alupent) wirkt in etwa gleich auf $β_1$- und $β_2$-Rezeptoren und somit kardial stimulierend und vasodilatierend. Klinisch kommt es zu einer starken Abnahme des diastolischen arteriellen RR und einer geringeren Steigerung des systolischen arteriellen RR. Insgesamt kommt es zur Abnahme des mittleren arteriellen RR. Orciprenalin wird vornehmlich bei bradykarden RS (Sinusbradykardie, AV-Block II° und III°, β-Blockerintoxikation, Bradyarrhythmia absoluta) eingesetzt, insbesondere wenn sich der Einsatz von Atropin verbietet und eine Schrittmachertherapie nicht verfügbar ist. Es werden 0,25–0,5 mg langsam i.v. verabreicht. Eine Empfehlung zum Einsatz unter Reanimation wird nicht mehr gegeben, da es zwar $β_1$-vermittelt zu einer raschen Wiederaufnahme der Herzaktionen kommt, diese aber aufgrund der peripheren Vasodilatation nur eine frustrane Pumpleistung bewirkt. Des Weiteren besitzt Orciprenalin aufgrund seiner langen WD eine schlechte Steuerbarkeit („Alupent nur, wer es kennt"). Weitere Kontraindikationen bestehen bei hypertropher obstruktiver Kardiomyopathie, Tachyarrhythmien, schwerer Hyperthyreose und Phäochromozytom.

? Was wissen Sie über Dobutamin?

Dobutamin (Dobutrex) wirkt in erster Linie auf $β_1$-, weniger auf $β_2$- und auf α-Rezeptoren (scheinbare $β_1$-Selektivität), es steigert somit v.a. die myokardiale Kontraktilität (und den myokardialen Sauerstoffverbrauch) und ist dabei nur gering peripher vasodilatierend. Es werden Dosierungen zwischen 2–40 µg/kg/min appliziert. Die ionotrope Wirkung setz vor der chronotropen Wirkung ein, sodass i.d.R. erst ab einer Dosierung > 7,5 µg/kg/min mit einer Steigerung der HF zu rechnen ist. Aufgrund seiner Halbwertszeit von nur 2–3 min kann es nur kontinuierlich per Perfusor appliziert werden, es droht jedoch bei Dauergabe (> 72 h) eine Toleranzentwicklung. Dobutamin ist das Mittel der Wahl bei akuter Linksherzdekompensation. Volumenmangelzustände müssen vor Einsatz von Dobutamin zwingend ausgeglichen werden (die $β_2$-vermittelte Vasodilatation vermindert das kardiale Preload), außerdem müssen mechanische Behinderungen der ventrikulären Füllung (Perikardtamponade) und eine hypertrophe obstruktive Kardiomyopathie ausgeschlossen werden. Ist das kardiale Preload erhöht, kann eine Kombination mit Nitraten sinnvoll sein.

? Was wissen Sie über Dopamin?

Dopamin ist ein natürliches Katecholamin, das seine Wirkung dosisabhängig entfaltet. In **niedrigen Dosen** (0,5–3 µg/kg/min i.v.) wirkt es vorwiegend auf D_1-Rezeptoren und steigert die Nieren- und Darmperfusion ohne wesentlichen Blutdruckanstieg. In **mittlerer Dosierung** (5–10 µg/kg/min i.v.) werden vor allem D_1- und $β_1$-Rezeptoren stimuliert, wodurch es zu einer Steigerung des HMV und des mittleren arteriellen Drucks kommt, die Nierenperfusion bleibt unverändert. **Hohe Dosen** (> 10 µg/kg/min i.v.) bewirken über eine α-Rezeptoren-Stimulation (indirekt sympathomimetisch, vermutlich durch eine gesteigerte Umwandlung zu Noradrenalin) v.a. eine periphere Vasokonstriktion. Dopamin findet in letzter Zeit zunehmend weniger Einsatz in der Anästhesie und Intensivmedizin. Die früher angenommene nephroprotektive Wirkung in geringen Dosierungen („Nierendosis") ist zwischenzeitlich widerlegt worden, mittlere Dosen führen neben der positiven Inotropie auch zu unerwünschten Zunahmen der HF und verkürzten AV-Überleitungszeiten. In hohen Dosen (20 µg/kg/min) wird zwar der arterielle Mitteldruck gesteigert, dies jedoch auf Kosten einer peripheren, mesenterialen und renalen Vasokonstriktion, was zu einer kritischen Abnahme der Durchblutung in diesen Gefäßabschnitten führt. Zudem hat Dopamin generell ein weites Nebenwirkungsspektrum (AP-Beschwerden, Verminderung des Atemantriebs, Übelkeit/Erbrechen, Hyperglykämien, Hypoprolaktinämie u.v.m.).

Welche Kontraindikationen gibt es für den Einsatz von Katecholaminen?

Die Kontraindikationen für Katecholamine ergeben sich in erster Linie aus der Tatsache, dass diese die Erregbarkeit des Herzens erheblich heraufsetzen und den RR erheblich zu steigern vermögen. Von daher gelten folgende Vorerkrankungen als relative Kontraindikation für die Gabe von Katecholaminen:

- Hyperthyreose: Die Empfindlichkeit des Herzens für Katecholamine ist abnorm gesteigert (dies gilt übrigens auch für einige Inhalationsanästhetika wie Halothan).
- Koronarsklerose: Der Sauerstoffbedarf des Herzens kann nicht durch eine entsprechende Koronardilatation kompensiert werden.
- Allgemeine Gefäßsklerose: (insbesondere der Hirngefäße), da eine durch Katecholamine ausgelöste Blutdrucksteigerung zu einer Ruptur der vorgeschädigten Gefäße führen kann.
- Bluthochdruck, Tachykardie und Cor pulmonale.
- Engwinkelglaukom: weitere Verengung des Kammerwinkels durch Erschlaffung des M. ciliaris.

Außerdem verbietet sich die Anwendung von katecholaminhaltigen Zubereitungen von Lokalanästhetika an Organen mit funktionellen Endarterien (z.B. Fingern, Zehen, Penis, Nasen, Ohren), da Katecholamine an diesen Lokalisationen durch ihre vasokonstriktorische Komponente zu Gangrän führen können.

Welche Medikamente bewirken z.T. ausgeprägte Nebenwirkungen unter gleichzeitiger Gabe von Katecholamin?

- Antidiabetika sind in ihrer Wirkung abgeschwächt (Hyperglykämien).
- Trizyklische Antidepressiva, L-Thyroxin, Theophyllin, MAO-Hemmer, Kokain und Alkohol bewirken eine erhöhte Sympathikusaktivität (HRST, AP etc.).
- Digitalis und Halothan führen zu vermehrten Arrhythmien.
- α-Blocker bewirken eine Wirkungsumkehr mit Blutdrucksenkung durch $β_2$-vermittelte Vasodilatation.
- Gleichzeitige Gabe von β-Blockern hemmt die die β-Rezeptor-vermittelten Katecholamineffekte, nicht jedoch die α-Rezeptor-vermittelte Vasokonstriktion (arterielle Hypertension, reflektorische Bradykardien).

Was genau ist eigentlich Akrinor? Beschreiben Sie übliche Indikationen.

Akrinor enthält eine Mischung aus Theodrenalin (Theophyllin und Noradrenalin) und Cafedrin (Coffein und Ephedrin) im Verhältnis 1:20. Es wirkt ausschließlich auf $β_1$- und $β_2$-Rezeptoren; es kommt durch positive Inotropie zu einem Anstieg des arteriellen RR ohne Veränderung des peripheren Gefäßwiderstands. Die blutdrucksteigernde Wirkung wird durch eine Mobilisierung von Volumen aus den Kapazitätsgefäßen befördert. Die Plasmahalbwertszeit von Cafedrin beträgt etwa 1 h. Akrinor ist ein bei Anästhesisten äußerst beliebtes Präparat, das seinen Einsatz in der Bekämpfung intraoperativer Hypotonien findet (u.a. ausgelöst durch Narkotika oder Regionalanästhesien). Da es die Plazentadurchblutung nicht in bedeutsamen Umfang beeinflusst, kann es auch problemlos in der Geburtshilfe angewendet werden. Bei bedeutsamen linksventrikulären Dysfunktionen sollte man jedoch Dobutamin über Perfusor den Vorzug geben. Akrinor sollte bei Asthmatikern mit Vorsicht eingesetzt werden, da es ebenso wie Adrenalin und Noradrenalin eine Sulfitverbindung enthält.

Literatur

Beale RJ et al., Vasopressor and inotropic support in septic shock: an evidence-based review. Crit Care Med (2004), 32(11, Suppl), S455–465

Bellomo R, Wan L, May C, Vasoactive drugs and acute kidney injury. Crit Care Med (2008), 36(4, Suppl), S179–186

Jones D, Bellomo R, Renal-dose dopamine: from hypothesis to paradigm to dogma to myth and, finally, superstition? J Intensive Care Med (2005), 20(4), 199–211

Meier-Hellmann A, Reinhart K, Effects of catecholamines on regional perfusion and oxygenation in critically ill patients. Acta Anaesthesiol Scand Suppl (1995), 107, 239–248

Mutschler E, Geisslinger G, Kroemer HK, Lehrbuch der Pharmakologie und Toxikologie, 9. Aufl. WVG, Stuttgart, ISBN-13:20089783804719521

Myburgh JA, Catecholamines for shock: the quest for high-quality evidence. Crit Care Resusc (2007), 9(4), 352–356

Nobre V, Sarasin FP, Pugin J, Prompt antibiotic administration and goal-directed hemodynamic support in patients with severe sepsis and septic shock. Curr Opin Crit Care (2007), 13(5), 586–591

Opasich C et al., Intravenous inotropie agents in the intensive therapy unit: do they really make a difference? Eur J Heart Fail (2000), 2(1), 7–11

Weigand MA, Bardenheuer HJ, Böttiger BW, Clinical management of patients with sepsis. Anaesthesist (2003), 52(1), 3–22

Wellhöner HH (1997) Allgemeine und systematische Pharmakologie und Toxikologie, 6. Aufl. Springer, Berlin, ISBN-13:978-3540617655

Antiarrhythmika

V. Thieme

? Beschreiben Sie die wichtigsten Ionenströme, die während des Aktionspotenzials in der Herzmuskelzelle auftreten.

Wie bei den meisten erregbaren Membranen ist das Ruhemembranpotenzial v.a. ein K$^+$-Potenzial (–80 und –96 mV; das negative Vorzeichen bedeutet, das sich das Zellinnere negativ zum Extrazellularraum verhält). Wenn das Schwellenpotenzial (= Potenzialdifferenz, bei der schnelle Na$^+$-Kanäle geöffnet werden – ca. –70 mV) erreicht wird, kommt es zu einer starken Erhöhung der Membranleitfähigkeit für Na$^+$-Ionen bei gleichzeitiger Verminderung der Kaliumleitfähigkeit (Depolarisation). Innerhalb kurzer Zeit (= Fast-Response-Potenzial) strömen Na$^+$-Ionen in die Zelle, und das Membranpotenzial kehrt sich um (**Phase 0**, Spitzenpotenzial ca. +30 mV) (Overshoot). Nach einem kurzen Abfall (**Phase 1**, kurzer Anstieg der Kaliumleit-

Abb. 10: Aktionspotenzial einer Herzmuskelzelle mit Darstellung der zeitlichen Änderung der Ionenleitfähigkeiten (vereinfacht, modifiziert nach [Schütz 2001])

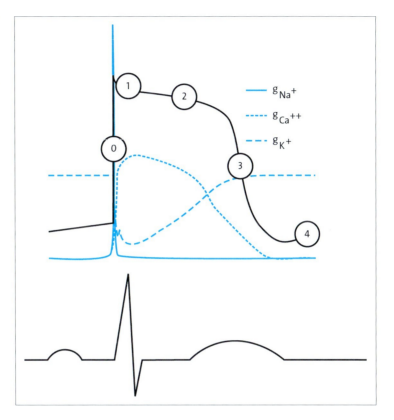

fähigkeit) bildet sich infolge der rasch ansteigenden Calciumleitfähigkeit ein Plateau (**Phase 2**, Ca^{++}-Ionen strömen in die Zelle). **Phase 3** (= Repolarisation) des Aktionspotenzials ist durch eine zunehmende Kaliumleitfähigkeit mit Ausstrom von Kaliumionen aus der Zelle gekennzeichnet. Das Ruhemembranpotenzial wird schließlich durch die Na^+-K^+-ATPase (elektrogene Pumpe!) wiederhergestellt. Gleichzeitig wird über den Na^+-Ca^{++}-Antiport und ATP-abhängige „Pumpen" Calcium aus der Herzmuskelzelle entfernt (s. Abb. 10).

❓ Welche Kaliumströme treten in Ruhe und bei Erregung einer Herzmuskelzelle auf?

Das Ruhemembranpotenzial wird fast ausschließlich durch einen Kaliumstrom (I_{K1} = Inward Rectifier) erzeugt. Deshalb liegt das Ruhemembranpotenzial nahe dem Kaliumgleichgewichtspotenzial. Kurz nach der Depolarisation kommt es zur Aktivierung eines weiteren Kaliumstromes (I_{to}). Dieser Strom ist für den initialen raschen Abfall des Aktionspotenzials verantwortlich. Da dieser Strom nach kurzer Zeit deaktiviert wird und gleichzeitig Calciumionen in die Zelle strömen, bildet sich das für die Phase 2 typische Plateau aus. Für die Repolarisation ist der sog. Delayed Rectifier (I_K) verantwortlich; ein Kaliumstrom, der während der Plateauphase langsam zunimmt und mit Erreichen des Ruhemembranpotenzials deaktiviert wird. Ein weiterer Kaliumstrom ($I_{K(ACh)}$) wird durch muskarinerge Rezeptoren bzw. den A_1-Adenosinrezeptor aktiviert und ist während des Aktionspotenzials vermindert (s. Abb. 11).

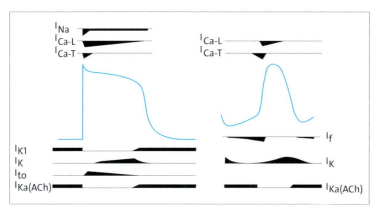

Abb. 11: Wichtige Ionenströme im Myokard und Schrittmacherzellen (modifiziert nach [Task Force of the Working Group on Arrhythmias of the European Society of Cardiology 1991])

? Wie entsteht die Automatie in den Schrittmachergeweben?

Bei der zyklischen diastolischen Depolarisation in den Schrittmacherzellen von Sinus- und AV-Knoten (teilweise auch in Purkinje-Fasern) spielen die sich zeitlich ändernden Ströme I_f (nach innen gerichteter Na^+-Strom) und I_K eine besondere Rolle (s. Abb. 11): Während der Diastole kommt es durch Abnahme des Delayed Rectifier (I_K) und einer allmählichen Zunahme des I_f zu einer Depolarisation. Die Phase 0 des Aktionspotenzials im Sinus- und AV-Knoten wird durch einen nach innen gerichteten, im Vergleich zum Na^+-Strom langsameren, Ca^{++}-Strom hervorgerufen (flacherer Anstieg des Membranpotenzials = Slow Response). Dieser Ca^{++}-Influx besteht aus 2 Komponenten (I_{Ca-T} und I_{Ca-L}). Speziell der I_{Ca-L} wird durch sog. Calciumantagonisten gehemmt bzw. blockiert. Da im Sinusknoten der für das Ruhemembranpotenzial wichtige I_{K1} fehlt, verläuft die diastolische Depolarisation steiler als in untergeordneten Schrittmachern (AV-Knoten, Purkinje-Fasern). Aus diesem Grund bestimmt der Sinusknoten im Normalfall die HF. In den subsidiären Schrittmachern ist der I_{K1} nachweisbar (flachere Depolarisation).

? Welche Zustände können Natriumkanäle annehmen und welche Beziehungen bestehen zur Refraktärzeit?

Die Natriumkanäle durchlaufen während des myokardialen Erregungszyklus 3 Zustände:
- Offen (O)
- Geschlossen, inaktiviert (CI)
- Geschlossen, aktivierbar (CA)

Aufgrund dieser zyklischen Zustandsänderungen ist – an allen erregbaren Membranen – eine Refraktärzeit messbar. Unter der absoluten Refraktärzeit versteht man das Intervall, in dem durch überschwellige Impulse kein Aktionspotenzial auslösbar ist, da alle Natriumkanäle im Zustand CI vorliegen. Im Herzen ist dies bis zu einem Membranpotenzial von ca. –50 mV der Fall. Mit fortschreitender Repolarisation kommt es zu einer „Erholung" von Natriumkanälen (Übergang in den Zustand CA). In dieser sog. relativen Refraktärzeit (s. Abb. 12) sind Aktionspotenziale auslösbar; die Depolarisation verläuft jedoch flacher und zeigt eine geringere Amplitude als ein „normales" Aktionspotenzial. Die lange myokardiale Refraktärzeit ist Bedingung für die Synchronisierung von Vorhof- und Kammererregung. Unter dem Begriff Refraktärstrecke versteht man das Produkt aus Leitungsgeschwindigkeit und Refraktärzeit.

Abb. 12: Absolute und relative Refraktärzeit

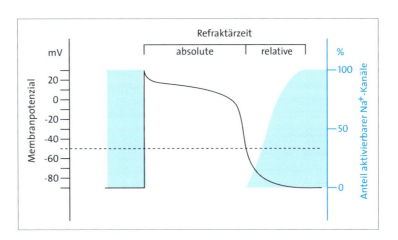

? Wie kann man Antiarrhythmika einteilen?

Für klinische Belange ist die Einteilung nach Vaughan Williams [Vaughan Williams 1984] verbreitet (s. Tab. 20). Neuere Einsichten in die Wirkmechanismen von Antiarrhythmika stellen diese Klassifikation jedoch infrage. So besitzt Amiodaron Eigenschaften jeder Klasse nach Vaughan Williams. Eine Einteilung nach dem Wirkort (Rezeptorwirkung, Wirkung am Ionenkanal, Wirkung an Ionenpumpen) zeigt Tabelle 21. Eine ausführliche Diskussion dieser Problematik findet sich in [Task Force of the Working Group on Arrhythmias of the European Society of Cardiology 1991]. Über die Wirkungen der Antiarrhythmika informiert Abbildung 13.

? Bei welchen Antiarrhythmika entstehen aktive Metabolite?

- Chinidin
- Procainamid
- Lidocain
- Propafenon
- Amiodaron

Tab. 20: Klassifizierung der Antiarrhythmika nach Vaughan Williams

Klasse	Mechanismus	Wirkung
I	Blockade von Na$^+$-Kanälen IA: mittellange Blockade IB: kurze Blockade IC: lange Blockade	• Hemmung der Erregungsausbreitung in Geweben mit Fast-Response-Potenzialen • nach • IA: Verzögerung der Repolarisation
II	β-Rezeptor-Blockade	• Abflachung der diastolischen Depolarisation in Schrittmachergeweben • Verminderung der av-Überleitung
III	Hemmung des I_K	• Verlängerung der Aktionspotenzialdauer und der absoluten Refraktärzeit
IV	Blockade von L-Typ-Ca^{++}-Kanälen	• Hemmung der Erregungsausbreitung in Geweben mit Slow-Response-Potenzialen (Sinus- und av-Knoten)

Tab. 21: Klassifizierung der Antiarrhythmika nach dem Wirkort. H = Hauptwirkort, Z = zusätzlicher Wirkort (modifiziert nach [Schütz 2001])

Klasse n. Vaughan Williams	Substanz	Wirkung am Ionenkanal					Wirkung am Rezeptor			Wirkung an Ionenpumpe
		Na+			Ca++	K+	β	A2	M2	Na+-K+-ATPase
		kurz	mittel	lang						
IB	Lidocain	H								
	Mexiletin	H								
	Tocainid	H								
IA	Chinidin		H			N				N
	Procainamid		H			N				N
	Disopyramid		H			N				N
IC	Propafenon			H			N			
	Flecainid			H						
	Prajmalium			H						
IV	Verapamil	N			H					
	Diltiazem				H					
III	Sotalol					H	N			
	Amiodaron	N				N	H	N		
II	Propranolol	N					H			
	Metoprolol, Esmolol etc.						H			
?	Adenosin							H		
	Atropin								H	
	Digoxin									H

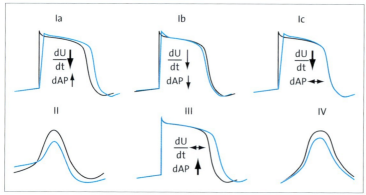

Abb. 13: Wirkungen von nach Vaughan Williams klassifizierten Antiarrhythmika auf das Aktionspotenzial. dU/dt = Anstiegssteilheit des Aktionspotenzials, dAP = Dauer des Aktionspotenzials (modifiziert nach [Schütz 2001])

Antiarrhythmika

? Wann spricht man von einer proarrhythmischen Wirkung im Rahmen einer antiarrhythmischen Therapie?

Per definitionem liegt eine proarrhythmische Wirkung dann vor, wenn durch das applizierte Pharmakon
- eine neue Arrhythmie ausgelöst wird und/oder
- die bestehende Arrhythmie verstärkt wird.

Prinzipiell zeigen alle Antiarrhythmika proarrhythmische Wirkungen.

? Welche allgemeinen Eigenschaften haben Klasse-I-Antiarrhythmika?

Im EKG wird die Wirkung dieser Pharmaka durch eine Verbreiterung des QRS-Komplexes als Resultat einer allgemeinen Verminderung der Leitungsgeschwindigkeit sichtbar. Charakteristisch für diese Klasse ist der sog. Use Dependent Block. Da Klasse-I-Antiarrhythmika nur an Kanäle im Zustand O und CI binden, ist die antiarrhythmische Wirkung besonders dann ausgeprägt, wenn innerhalb kurzer Zeit viele Aktionspotenziale ausgelöst werden (z.B. bei Kammertachykardie) oder wenn die Erholungsphase der Kanäle pathologisch verlängert ist (z.B. bei Ischämien). Die Frequenzabhängigkeit der Wirkung betrifft besonders Substanzen der Klasse IB, da diese rasch vom Kanalprotein abdiffundieren. Somit eignen sich Lidocain, Mexiletin und Tocainid nicht zur Unterdrückung einzelner Extrasystolen.

? Welche unerwünschten Effekte können bei Klasse-I-Antiarrhythmika auftreten?

Klasse-I-Antiarrhythmika haben ausgeprägte proarrhythmische Eigenschaften. Dies wird auf eine Verkürzung von Refraktärstrecken (= Leitungsgeschwindigkeit × Refraktärzeit) zurückgeführt. Durch diese Verkürzung können in bestimmten Myokardarealen (z.B. Randzone eines alten Infarktes) sog. kreisende Erregungen entstehen (antidrome Erregungsleitung infolge eines unidirektionalen Blocks). Die CAST-Studie (Cardiac Arrhythmia Supression Trial [Echt et al. 1991; Duff et al. 1995]), bei der Patienten mit ventrikulären Extrasystolen nach einem Myokardinfarkt untersucht wurden, musste abgebrochen werden. Patienten, die mit Flecainid oder Encainid behandelt worden waren, hatten in dieser Untersuchung sehr viel häufiger letale Arrhythmien als Patienten, die Placebo erhalten hatten. Klasse-I-Antiarrhythmika wirken außerdem negativ inotrop und vasodilatierend [Schütz 2001].

? Welche Kontraindikation für den Einsatz von Klasse-I-Antiarrhythmika kennen Sie?

- Hypokaliämie
- AV-Block II° und III°
- NYHA III und IV

? Welche allgemeinen Regeln sind bei i.v. Applikation von Antiarrhythmika zu beachten?

Da fast alle Antiarrhythmika proarrhythmische Effekte zeigen können, darf die i.v. Gabe nur erfolgen, wenn folgende Voraussetzungen erfüllt sind:

- Kontinuierliches EKG-Monitoring
- Engmaschige Blutdruckmessung
- Reanimationsbereitschaft

? Welche Nebenwirkungen sind besonders bei Klasse-IA-Antiarrhythmika zu befürchten?

Klasse-IA-Antiarrhythmika führen zu einer Verlängerung des Aktionspotenzials und der absoluten Refraktärzeit. Sichtbar wird dies an einer Verlängerung der QT-Zeit (Gefahr durch Torsade de pointes). Außerdem besitzen diese Pharmaka eine anticholinerge Wirkung, die zu einer Verkürzung der AV-Überleitung führt. Bei gleichzeitiger Erhöhung der Sinusknotenfrequenz droht damit eine Tachykardie mit Abfall des HZV. Aus diesem Grund sollten diese Substanzen im Rahmen eines Vorhofflimmerns nur in Kombination mit Betablockern, Verapamil oder Digitalis-Präparationen (die alle zu einer Verlängerung der AV-Überleitung führen) verwendet werden. Alle Substanzen haben direkt negativ-inotrope Wirkungen.

? Nennen Sie Richtwerte für die i.v. Dosierung von Procainamid.

- Aufsättigung:
  - 15–18 mg/kg als Aufsättigungsdosis über 25–30 min oder
  - 100–200 mg alle 5 min bis zu einer Gesamtdosis von 1 g
- Erhaltungsdosis:
  - 1–4 mg/h
- Niereninsuffizienz:
  - Reduktion der Dosis um $1/3$–$2/3$

? Nennen Sie spezielle Nebenwirkungen von Procainamid.

- Agranulozytose, Panzytopenie [Danielly et al. 1994]
- Bei lang dauernder Anwendung Entwicklung eines Lupus-erythematodes-artigen Syndroms [Reidenberg, Drayer 1986]

? Wie wirken Klasse-IB-Antiarrhythmika?

Hauptindikation für diese Substanzen sind ventrikuläre Tachyarrhythmien. Sie erhöhen die Leitungsgeschwindigkeit besonders in partiell depolarisiertem Gewebe. Damit sind sie für die Behandlung von Reentry-Tachykardien geeignet.

? Warum ist Lidocain in p.o. Form nicht effektiv?

Lidocain unterliegt einem starken First-pass-Effekt. Die Bioverfügbarkeit liegt nach p.o. Gabe bei nur 35% [Schütz 2001].

Wie wird Lidocain dosiert?

- Aufsättigung:
  - 1–1,5 mg/kg über 2–3 min
  - Repetitiv 0,5–0,75 mg/kg alle 5–10 min
  - Max. 3 mg/kg
- Erhaltung:
  - 1–4 mg/min, weiter nach Wirkung
- Leberinsuffizienz:
  - Bei akuter Hepatitis oder dekompensierter Leberzirrhose Dosis um 50% reduzieren

Welche Nebenwirkungen zeigt Lidocain?

Wie alle Lokalanästhetika zeigen sich dosisabhängig ZNS- und kardiotoxische Wirkungen. Wichtiges klinisches Zeichen für die Erkennung einer Überdosierung ist der Tremor. Weitere neurologische Symptome sind Unruhe, verwaschene Sprache, Ataxie und Schläfrigkeit. Bei sehr hohen Plasmakonzentrationen (5–10 µg/ml) können generalisierte Krämpfe auftreten (besonders bei Hypoxämie und Azidose). Bei noch höheren Konzentrationen kommt es zur generalisierten Hemmung zentralnervöser und kardialer Strukturen (Apnoe, Asystolie).

Eignen sich Mexiletin und Tocainid für die Akuttherapie von RS?

Diese Substanzen werden für die Langzeittherapie ventrikulärer RS benutzt und zeigen aufgrund ihrer chemischen Struktur einen geringen First-pass-Effekt. Seltene, aber schwerwiegende Nebenwirkungen von Tocainid sind Knochenmarksdepressionen und Lungenfibrosen.

Warum haben Klasse-IC-Antiarrhythmika die stärkste proarrhythmische Wirkung?

Propafenon, Flecainid und Ajmalin verringern die Leitungsgeschwindigkeit am stärksten. Gleichzeitig wird jedoch die absolute Refraktärzeit nicht verlängert, sodass es letztlich zu einer Verkürzung von Refraktärstrecken kommt. Aus diesem Grund muss die Gabe dieser Substanzen bei Eintreten einer Verlängerung der QRS-Dauer bzw. der frequenzkorrigierten QT-Zeit sofort unterbrochen werden.

Welche Besonderheiten sind beim Einsatz von Propafenon zu beachten?

Strukturell gleicht das Propafenon dem Propranolol und besitzt wie dieses ebenfalls ein chirales Zentrum. Obwohl beide Enantiomere eine vergleichbare antiarrhythmische Wirksamkeit zeigen, besitzt besonders das (–)-Enantiomer betablockierende Wirkungen. Metabolisiert wird Propafenon – mit einer Bevorzugung des (+)-Enantiomers – v.a. durch Cytochrom P450 2D6 (Oxidation zu 5-Hydroxypropafenon). Da ca. 10% der Bevölkerung dieses Enzym nicht exprimieren, kann es bei diesen zu einer Akkumulation des (–)-Enantiomers kommen (Verdreifachung der Dosis führt zu einer 10-fach höheren Konzentration des (–)-Enantiomers). Deshalb ist bei diesen Patienten besonders mit betablockerartigen Nebenwirkungen zu rechnen. Außerdem wird durch Propafenon die Plasmakonzentration von Warfarin und verwandten Substanzen erhöht.

? Wie werden Propafenon und Ajmalin dosiert?

- Propafenon:
  - 0,5–1 (2) mg/kg in 3–5 min i.v., Mindestabstand zwischen 2 Injektionen: 90 min
  - 560 mg/d bei kontinuierlicher Gabe
- Ajmalin:
  - 50 mg (= max. Einzeldosis) unter EKG-Monitoring in 5 min i.v., Wiederholung nach 30 min möglich
  - 20 mg/h bei kontinuierlicher Gabe, max. Dosierung: 50 mg/h (= 1200 mg/d)

? Sollte eine perioperative Betablockertherapie fortgeführt werden?

Betablocker müssen perioperativ weitergegeben werden, da bei abruptem Absetzen der Medikation ein starker Anstieg der HF und des RR auftreten können (Rebound). Unter Betablockertherapie kommt es zu einer Up-Regulation von Adrenozeptoren, was bei wegfallender Betablockade zu einer massiven sympathoadrenergen Reaktion führen kann. Außerdem sind positive Effekte von Betablockern in der perioperativen Phase bei Patienten mit kardialem Risiko durch randomisierte Studien belegt.

? Wie ist die antiarrhythmische Wirkung von Betablockern zu erklären?

Betablocker flachen die diastolische Depolarisation in Schrittmacherzentren ab und führen zu einer Hemmung von Ca^{++}-abhängigen Slow-Response-Potenzialen. Diese Effekte sind sowohl im Sinusknoten als auch in untergeordneten Schrittmacherzentren nachweisbar. Im AV-Knoten wird die Verzögerung der Überleitung einer atrialen Erregung auf die Ventrikel verstärkt. Sichtbar wird dies im EKG durch eine Verlängerung des PR-Intervalls. Insbesondere Propranolol besitzt neben der betablockierenden Wirkung auch direkte Effekte auf das Membranpotenzial (sog. Membranstabilisierung). Diese entstehen durch Blockade (von innen!) spannungsabhängiger Na^+- und Ca^{++}-Kanäle. Dextropropranolol hat aus diesem Grund eine starke antiarrhythmische Wirkung, obwohl es nicht an den Beta-Adrenozeptor bindet.

? Ist jeder Betablocker gleichermaßen als Antiarrhythmikum geeignet?

Ja. Jeder Betablocker bindet an β_1-Adrenozeptoren. Der Begriff Selektivität bezieht sich im Rahmen der Betablockade auf die bevorzugte Bindung einer Substanz an den kardialen β_1-Rezeptor. Die Wahl von β_1-selektiven Substanzen erfolgt hauptsächlich unter dem Gesichtspunkt der Vermeidung von unerwünschten Effekten einer β_2-Blockade (Vasokonstriktion, Bronchokonstriktion, Hemmung der Glykogenolyse etc.). Stark lipophile Betablocker (wie Propranolol) nehmen insofern eine Sonderstellung ein, als dass sie durch einen zusätzlichen membranstabilisierenden Effekt eine stärkere antiarrhythmische Wirksamkeit haben könnten. Allerdings sind diese Effekte nur bei hohen, unter Umständen toxischen Plasmakonzentrationen vorhanden.

? Nennen Sie die wichtigsten Kontraindikationen für die Anwendung von Betablockern.
- Asthma bronchiale
- Chronisch obstruktive Bronchitis
- Schwere Herzinsuffizienz
- AV-Blockierungen höheren Grades
- Raynaud-Syndrom

? Ist es sinnvoll einen Betablocker mit einem Ca^{++}-Antagonisten vom Verapamil- bzw. Diltiazem-Typ zu kombinieren?
Nein. Durch additive Effekte am AV-Knoten können schwere Bradykardien entstehen. Ca^{++}-Antagonisten vom Dihydropyridin-Typ können jedoch mit Betablockern kombiniert werden.

? Was ist Esmolol?
Esmolol ist ein durch unspezifische Esterasen metabolisierter Betablocker mit einer Eliminationshalbwertszeit zwischen 3 min (Kinder) und 9 min (Erwachsene) und einer WD von 10–30 min. Durch die schnelle Metabolisierung eignet er sich zur Frequenzkontrolle in Notfallsituationen. Aufgrund der kurzen Halbwertszeit muss er jedoch kontinuierlich oder repetitiv gegeben werden. Die Pharmakokinetik von Esmolol und Remifentanil wird bei gleichzeitiger Applikation nicht verändert [Haidar et al. 1997].

? Warum nimmt Sotalol unter den Betablockern eine Sonderstellung ein?
Sotalol besitzt sowohl betablockierende Wirkungen (Klasse II) als auch Effekte auf den repolarisierenden K$^+$-Strom (I$_K$, Delayed Rectifier, Klasse III). Das hydrophile Sotalol wird nicht an Plasmaproteine gebunden und unterliegt keinem First-pass-Effekt. Besonders l-Sotalol bindet an Beta-Adrenozeptoren während d-Sotalol fast ausschließlich am K$^+$-Kanal wirkt. Die Fragestellung, ob Patienten mit schlechter linksventrikulärer Funktion nach Myokardinfarkt von einem reinen „K$^+$-Kanalblocker" profitieren, wurde in der SWORD-Studie (Survival With Oral d-Sotalol, [Waldo et al. 1996]) untersucht. Hierbei zeigte sich in der d-Sotalol-Gruppe eine höhere Mortalitätsrate als in der Placebo-Gruppe. Trotz gewisser offener Fragen [Pratt et al. 1998] geht man von gehäuften Arrhythmien in der d-Sotalol-Gruppe als Ursache für die Mortalitätssteigerung aus.

? Was ist Amiodaron?
Amiodaron wird zu den Klasse-III-Antiarrhythmika gezählt. Allerdings besitzt es Eigenschaften aller 4 Klassen nach Vaughan Williams. Die Hauptwirkung besteht in einer Hemmung des I$_K$. Es handelt sich um ein Benzofuran-Derivat mit strukturellen Ähnlichkeiten zum Thyroxin. Amiodaron führt zu einer Verlängerung der Refraktärzeit, wobei es sehr viel seltener als bei Klasse-Ia-Antiarrhythmika zur Ausbildung von Torsade-de-Pointes-Arrhythmien kommt. Die geringen proarrhythmischen Effekte werden auf die multiplen antiarrhythmischen Angriffspunkte der Substanz zurückgeführt (speziell die Blockade der Ca^{++}-Kanäle vom L-Typ). In einer Metaanalyse von randomisierten Studien mit 6500 eingeschlossenen Patien-

ten nach Myokardinfarkt bzw. dekompensierter Herzinsuffizienz wurde eine Senkung der arrhythmiebedingten Mortalität gefunden [Lancet 1997], wobei u.U. Patienten mit einer EF < 35% von diesem positiven Effekt ausgespart werden [Bardy et al. 2005].

 Beschreiben Sie Unterschiede zwischen i.v. und p.o. appliziertem Amiodaron.
Intravenös appliziertes Amiodaron führt zu einer geringeren Verlängerung der Aktionspotenzialdauer und der Refraktärzeit (und damit des QT-Intervalls) als p.o. gegebenes Amiodaron. Außerdem führt besonders i.v. appliziertes Amiodaron zu einer Vasodilatation mit reflektorischem Anstieg der Sympathikusaktivität. Aus diesem Grund ist der Einfluss auf die Sinusfrequenz gering bzw. gar nicht vorhanden. Koronare Vasodilatation führt zu einem gesteigerten koronaren Blutfluss [Stoelting 1999].

Welche Nebenwirkungen hat Amiodaron?

Tab. 22: Wichtige Nebenwirkungen von Amiodaron (alle Zahlenangaben in %) [Singh et al. 1997; Akoun et al. 1984; Rao et al. 1986; Franklyn et al. 1985; Goldschlager et al. 2000; Vorperian et al. 1997; Harjai et al. 1997]

Organsystem	Inzidenz (%)	Nebenwirkung	Ursache
Lunge	> 400 mg/d: 5–15 < 400 mg/d: 1–2	• Pneumonitis • Verringerung der CO-Diffusionskapazität • Lungenfibrose • ARDS (selten)	• weitgehend unklar • direkt zytotoxisch (Bildung freier Sauerstoffradikale) • immunologisch (CD8 T-Lymphozytose)
Schilddrüse	> 400 mg/d: 2–24 < 400 mg/d: 3–4	• Hypo- und Hyperthyreoidose (besonders bei vorbestehender Erkrankung)	• Amiodaron enthält ca. 3 mg% Jod • Akkumulation von rT3 • Blockade von T3-Rezeptoren • Thyreoiditis
Leber	15–50 < 3	• ASAT-, ASAT-Erhöhung • Hepatitis • Zirrhose	• direkt hepatotoxisch
Herz	3–5 < 1	• Bradykardie, av-Block • neue Arrhythmien	• Wirkprofil • besonders ventrikuläre Tachyarrhythmien (Torsade de pointes)
Auge	> 90 < 1	• korneale Ein(Auf)lagerungen • Neuritis n. opt.	• Sekretion von Amiodaron durch Tränendrüsen • ?
Weitere: Photosensibilität (25–75) Übelkeit, Erbrechen, Obstipation (4–30; Dosisabhängigkeit) Zentralnervöse Störungen (Ataxie, Schlafstörungen etc., 3–30)			

Was sollte bei längerem Einsatz von Amiodaron beachtet werden?

Da Amiodaron ein beträchtliches Nebenwirkungspotenzial besitzt, sollte es nur zu Behandlung von Arrhythmien benutzt werden, die sich durch andere Maßnahmen nicht beherrschen lassen. Nebenwirkungen treten besonders bei langer Behandlungsdauer und bei Dosen von mehr als 400 mg/d auf. Bei kurzzeitiger Gabe – z.B. im Rahmen der kardiopulmonalen Reanimation – sind bis auf eine proarrhythmische Wirkung und evtl. allergische Reaktionen keine schwerwiegenden Nebenwirkungen zu befürchten.

Warum ist bei Patienten mit einem automatischen implantierbaren Cardioverter-Defibrillator (AICD) bei Anwendung von Amiodaron Vorsicht geboten?

Da durch Amiodaron die Frequenz einer Kammertachykardie erniedrigt wird, kann dadurch die Erkennung dieser Tachykardie durch den AICD ausbleiben. Außerdem wird durch den Hauptmetaboliten Desethylamiodaron die Defibrillationsschwelle angehoben. Im Zweifelsfall sollte ein Kardiologe hinzugezogen werden.

Wie wird Amiodaron gem. den aktuellen (2005) gültigen Reanimationsrichtlinien angewandt?

- Nach dem 3. erfolglosen Defibrillationsversuch: 300 mg i.v.
- Bei weiter bestehender defibrillationsbedürftiger Arrhythmie: nochmals 150 mg i.v., gefolgt von 900 mg über 24 h

Welche Ca^{++}-Kanalblocker haben antiarrhythmische Wirkungen?

Ca^{++}-Kanalblocker vom Dihydropyridin-Typ zeigen nur geringe antiarrhythmische Effekte. Die Hauptwirkung dieser Klasse besteht in einer (v.a. arteriolären) Vasodilatation. Verapamil und Diltiazem hingegen zeigen ausgeprägte negativ ino-, dromo- und chronotrope Wirkungen und geringere vasodilatative Effekte als die Dihydropyridine. Dennoch kann es bei Anwendung dieser Substanzen zu einer Vasodilatation mit reflektorischer Tachykardie (Sympathikusaktivierung!) kommen, sodass die frequenzsenkende Wirkung überdeckt wird. Alle Ca^{++}-Kanalblocker führen zu einem gesteigerten koronaren Blutfluss.

Wie kommt die antiarrhythmische Wirkung der Ca^{++}-Kanalblocker zustande?

- Hemmung der Phase-4-Depolarisation
- Senkung der Leitungsgeschwindigkeit im SA- und AV-Knoten
- Verlängerung der retro- und antegraden Refraktärstrecke im AV-Knoten
- Verringerung der Sinusknotenfrequenz

Welche Nebenwirkungen zeigen Ca^{++}-Kanalblocker?

Insbesondere bei hämodynamisch instabilen Patienten kann die Gabe von kurz wirksamen Ca^{++}-Kanalblockern in höheren Dosen zu negativen Effekten durch eine ausgeprägte Sympathikusaktivierung nach Vasodilatation führen (**Cave**: Hypovolämie!). In einigen Untersuchungen [Psaty et al. 1995; Michels et al. 1998; Furberg et al. 1995] zeigte sich bei Gabe höherer Dosen kurz wirksamer Ca^{++}-Kanalblocker ein erhöhtes Risiko für einen Myokardinfarkt bzw. eine erhöhte Mortalitätsrate. Trotz gewisser methodischer Einschränkungen sollten diese Ergebnisse zu einem vorsichtigen Einsatz von kurz wirksamen Ca^{++}-Kanalblockern bei Patienten mit KHK führen. Lang wirksame Ca^{++}-Kanalblocker sind im Allgemeinen gut verträglich [Eisenberg et al. 2004].

Ca^{++}-Kanalblocker führen häufig zu peripheren Ödemen (klassischerweise Knöchelödeme). Zurückgeführt wird dies auf die Verschiebung von intravasaler Flüssigkeit ins Interstitium [Pedrinelli et al. 2001] durch die arterioläre Vasodilatation, wodurch es v.a. beim Übergang in die stehende Position zu einem erhöhten Filtrationsdruck im Kapillarbett kommt. Diese Nebenwirkung tritt v.a. bei Dihydropyridinen auf, ist schon nach einmaliger Applikation nachweisbar und kann durch gleichzeitige Gabe eines ACE-Hemmers (bei Behandlung einer Hypertonie) gemildert werden [Weir 2003].

? Wann sollte man Ca^{++}-Kanalblocker nicht anwenden?

- Bei Tachykardien mit breitem Kammerkomplex: Die Therapie von Tachykardien mit breitem Kammerkomplex darf nur mit Ca^{++}-Kanalblockern erfolgen, wenn zweifelsfrei feststeht, dass die Tachykardie supraventrikulären Ursprungs ist.
- Bei supraventrikulären Tachyarrhythmien bei Präexzitationssyndromen: Durch Verlängerung von Refraktärstrecken im AV-Knoten kann die Überleitung der atrialen Erregung auf die Ventrikel über akzessorische Leitungsbahnen begünstigt werden.
- Bei ventrikulären Tachykardien: Durch die Applikation von Ca^{++}-Kanalblockern kann es bei bestehender ventrikulärer Tachykardie zu ausgeprägten Blutdruckabfällen kommen.
- Bei gleichzeitiger Gabe von Betablockern.
- Bei dekompensierter Herzinsuffizienz.

? Haben Digitalis-Präparationen einen Platz in der Akuttherapie von HRST?

Aufgrund der Interaktion mit dem myokardialen Ca^{++}-Stoffwechsel wird Digitalis von einigen Autoren den Klasse-IV-Antiarrhythmika zugerechnet. Häufigster Grund für die Anwendung von Digitalis bei HRST ist der Versuch, bei einem Vorhofflattern bzw. -flimmern (VHF) die Überleitung der atrialen Impulse auf die Ventrikel zu hemmen, um so die Kammerfrequenz zu senken. Es ist i.d.R. nicht möglich, ein bestehendes VHF durch die Applikation von Digitalis-Präparationen zu kardiovertieren. Hauptdomäne für die Digitalisanwendung ist die chronische Herzinsuffizienz, insbesondere bei Patienten mit VHF. In der Akuttherapie wird Digitoxin meist dann verwendet, wenn andere Maßnahmen scheitern. Die Wirkung setzt bei i.v. Applikation nach 5–20 min ein und erreicht ein Maximum nach 1–4 h. Aus diesen Daten wird die begrenzte Brauchbarkeit zur Beherrschung akuter Situationen ersichtlich. Außerdem birgt Digitalis ein beträchtliches proarrhythmisches Potenzial: Digitoxin kann eine Vielzahl von HRST auslösen (**Cave**: Hypokaliämie, Hypomagnesämie, Ca^{++} i.v.!).

Antiarrhythmika

? Wie werden die antiarrhythmischen Wirkungen von Digitalis erklärt?

- Negativ dromotrop im AV-Knoten
- Verlängerung von Refraktärzeiten
- Steigerung des Parasympathikotonus

? Wie wirkt Adenosin und wann ist es indiziert?

Adenosin führt zur Aktivierung von SA- und AV-nodalen K^+-Kanälen mit der Folge einer „Automatiehemmung" und einer Leitungsverzögerung. Durch Hemmung von Ca^{++}-Strömen wird die Refraktärzeit v.a. im AV-Knoten verlängert. Durch den Wirkungsmechanismus werden kreisende Erregungen, die in der Nähe des AV-Knotens lokalisiert sind, unterbrochen. Klassische Indikation für Adenosin sind AV-Knoten-Reentry-Tachykardien.

? Wie wird Adenosin dosiert?

Aufgrund der sehr kurzen Halbwertszeit (< 10 s) muss Adenosin rasch (Injektionsdauer: 1–2 s) i.v. gegeben werden.
- Initialdosis: 6 mg (zentralvenös: 3 mg).
- Bei persistierender Tachykardie nach 1–2 min 12 mg (zentralvenös: 6 mg oder 12 mg).
- Nach Herztransplantationen muss die Dosis reduziert werden.

Nach jeder Injektion sollte der venöse Zugang mit 10 ml isotoner NaCl-Lösung gespült werden. Bei der Applikation kann es zu einer kurzzeitigen Asystolie kommen.

? Gibt es Kontraindikationen für Adenosin?

- AV-Block II/III
- Sick Sinus Syndrome (SSS)
- VH-Flimmern/-Flattern
- Ventrikuläre Tachykardien
- Vorsicht bei vorliegender COPD

? Nennen Sie häufige Nebenwirkungen von Adenosin.

- Flush
- Kopfschmerz, Lichtempfindlichkeit
- Übelkeit
- Luftnot, Brustschmerz

Literatur

Akoun GM et al., Amiodarone-induced hypersensitivity pneumonitis. Evidence of an immunological cell-mediated mechanism. Chest (1984), 85, 133–135

Amiodarone Trials Meta-Analysis Investigators, Effect of prophylactic amiodarone on mortality after acute myocardial infarction and in congestive heart failure: meta-analysis of individual data from 6500 patients in randomised trials. Lancet (1997), 350, 1417–1424

Bardy GH et al., Amiodarone or an implantable cardioverter-defibrillator for congestive heart failure. N Engl J Med (2005), 352, 225–237

Danielly J et al., Procainamide-associated blood dyscrasias. Am J Cardiol (1994), 74, 1179–1180

Duff HJ et al., Proarrhythmia of a class Ic drug: suppression by combination with a drug prolonging repolarization in the dog late after infarction. J Pharmacol Exp Ther (1995), 274, 508–515

Echt DS et al., Mortality and morbidity in patients receiving encainide, flecainide, or placebo. The Cardiac Arrhythmia Suppression Trial. N Engl J Med (1991), 324, 781–788

Eisenberg MJ, Brox A, Bestawros AN, Calcium channel blockers: an update. Am J Med (2004), 116, 35–43

Franklyn JA et al., Amiodarone and thyroid hormone action. Clin Endocrinol (1985), 22, 257–264

Furberg CD, Psaty BM, Meyer JV, Nifedipine. Dose-related increase in mortality in patients with coronary heart disease. Circulation (1995), 92, 1326–1331

Goldschlager N et al., Practical guidelines for clinicians who treat patients with amiodarone. Practice Guidelines Subcommittee, North American Society of Pacing and Electrophysiology. Arch Intern Med (2000), 160, 1741–1748

Haidar SH et al., Evaluating a possible pharmacokinetic interaction between remifentanil and esmolol in the rat. J Pharm Sci (1997), 86, 1278–1282

Harjai KJ, Licata AA, Effects of amiodarone on thyroid function. Ann Intern Med (1997), 126, 63–73

Michels KB, Rosner BA, Manson JE et al., Prospective study of calcium channel blocker use, cardiovascular disease, and total mortality among hypertensive women: the Nurses' Health Study. Circulation (1998), 97, 1540–1548

Pedrinelli R, Dell'Omo G, Mariani M, Calcium channel blockers, postural vasoconstriction and dependent oedema in essential hypertension. J Hum Hypertens (2001), 15, 455–461

Pratt CM et al., Mortality in the Survival With ORal D-sotalol (SWORD) trial: why did patients die? Am J Cardiol (1998), 81, 869–876

Psaty BM, Heckbert SR, Koepsell TD et al., The risk of myocardial infarction associated with antihypertensive drug therapies. JAMA (1995), 274, 620–625

Rao RH, McCready VR, Spathis GS, Iodine kinetic studies during amiodarone treatment. J Clin Endocrinol Metab (1986), 62, 563–568

Reidenberg MM, Drayer DE, Procainamide, N-acetylprocainamide, antinuclear antibody and systemic lupus erythematosus. Angiology (1986), 37, 968–971

Rensma PL et al., Length of excitation wave and susceptibility to reentrant atrial arrhythmias in normal conscious dogs. Circ Res (1988), 62, 395–410

Roden DM, Risks and benefits of antiarrhythmic therapy. N Engl J Med (1994), 331, 785–791

Schütz W (2001) Pharmakologie des kardiovaskulären Systems: das Herz. In: Forth W et al., Allgemeine und spezielle Pharmakologie und Toxikologie, 429–478. Urban & Fischer, München, Jena

Singh SN et al., Pulmonary effect of amiodarone in patients with heart failure. The Congestive Heart Failure-Survival Trial of Antiarrhythmic Therapy (CHF-STAT) Investigators (Veterans Affairs Cooperative Study No. 320). J Am Coll Cardiol (1997), 30, 514–517

Stoelting RK (1999) Pharmacology & physiology in anesthetic practice. Lippincott-Raven, Philadelphia, New York

Task Force of the Working Group on Arrhythmias of the European Society of Cardiologyl, The Sicilian gambit, A new approach to the classification of antiarrhythmic drugs based on their actions on arrhythmogenic mechanisms. Circulation (1991), 84, 1831–1851

Vaughan Williams EM, A classification of antiarrhythmic actions reassessed after a decade of new drugs. J Clin Pharmacol (1984), 24, 129–147

Vorperian VR et al., Adverse effects of low dose amiodarone: a meta-analysis. J Am Coll Cardiol (1997), 30, 791–798

Waldo AL et al., Effect of d-sotalol on mortality in patients with left ventricular dysfunction after recent and remote myocardial infarction. The SWORD Investigators. Survival With Oral d-Sotalol. Lancet (1996), 348, 7–12

Weir MR, Incidence of pedal edema formation with dihydropyridine calcium channel blockers: issues and practical significance. J Clin Hypertens (2003), 5, 330–335

Patientenvorbereitung

Dauermedikation 121
Frank Hokema, Dörte Schotte

Voruntersuchungen bei Begleiterkrankungen 129
Frank Hokema, Dörte Schotte

Aufklärung 132
Lutz Schaffranietz

Nüchternheit 135
Nina Polze

Prämedikation 138
Uta-Carolin Pietsch

Patientenvorbereitung

Dauermedikation

F. Hokema, D. Schotte

Viele Patienten, die eine Anästhesie benötigen, nehmen aufgrund von Vorerkrankungen Medikamente ein. Die Anzahl und die Art der medikamentösen Dauertherapie korreliert mit dem Alter, der Komorbidität und der ASA-Klassifikation. Die vorbestehende Medikation hat einen relevanten Einfluss auf die perioperative Versorgung des Patienten, das Auftreten von Komplikationen und die Auswahl des Anästhesieverfahrens.

? Sollte die Dauermedikation perioperativ weitergegeben werden?
Grundsätzlich sollte eine Dauertherapie unter Beachtung möglicher Nebenwirkungen fortgeführt werden, wenn damit zu rechnen ist, dass sich der Zustand des Patienten durch das Absetzen der Medikation akut verschlechtern könnte. In Abhängigkeit vom geplanten Eingriff, dem Allgemeinzustand des Patienten und dem gewählten Anästhesieverfahren muss die Dauermedikation gegebenenfalls adaptiert oder zeitgerecht umgestellt werden.

? Welche kardiovaskulär wirksamen Medikamente sollten fortgeführt werden?
In der Regel werden kardiovaskulär wirksame Medikamente perioperativ weitergegeben.

? Beta-Adrenorezeptoren-Blocker?
Die Betablocker zählen zur Standardmedikation bei Patienten mit Herzinsuffizienz und chronisch ischämischer Herzerkrankung. Das Absetzen einer Dauertherapie mit Betablockern kann zu einem Entzugssyndrom mit tachykarden HRST, Arrhythmie und arterieller Hypertonie führen. Die Verordnung von Betablockern sollte perioperativ nicht unterbrochen werden. Die Medikation wird bis zum Operationstag p.o. weitergegeben. Patienten mit V.a. eine KHK oder eine arteriellen Hypertonie ohne Vormedikation können von der perioperativen Gabe eines Betablockers profitieren [Poldermans et al. 2001]. Nach den Richtlinien der American Heart Association (AHA) sollte nach sorgfältiger Anamnese-Erhebung und unter Beachtung der Kontraindikationen bei kardialen Risikopatienten, die sich einem gefäßchirurgischen Eingriff oder einem entsprechenden Hochrisikoeingriff unterziehen müssen, präoperativ eine Therapie mit Betablockern begonnen werden [ACC/AHA 2007]. Die Therapie wird postoperativ für mindestens 5 Tage fortgeführt. Kontraindikationen für die Verordnung von Betablockern sind eine ausgeprägte bronchiale Obstruktion, Blockbilder mit Bradykardie, dekompensierte Herzinsuffizienz oder eine ausgeprägte arterielle Hypotension. Für die perioperative Therapie erscheint die Auswahl eines β_1-selektiven Medikamentes am sinnvollsten.

❓ ACE-Hemmer, Angiotensin-I-Rezeptor-Antagonisten?

Die ACE-Hemmer zählen zur Standardtherapie bei Herzinsuffizienz, arterieller Hypertonie und bei der Sekundärprophylaxe nach einem Myokardinfarkt. Die perioperative Weiterführung einer Therapie mit ACE-Hemmern wird kontrovers diskutiert. Die Einnahme von ACE-Hemmern/AT-I-Antagonisten bis zum Operationstag kann zu einem gehäuften Auftreten von intraoperativen hypotensiven Episoden führen. Bei ausgedehnten Eingriffen mit dem Risiko für einen hohen Blutverlust sollten die Präparate 24 h vor dem Eingriff letztmalig gegeben werden. Bei Patienten, bei denen eine perioperative arterielle Hypotension aufgrund von Vorerkrankungen und des geplanten Eingriffs, bspw. Carotis-TEA oder EEA, unbedingt vermieden werden muss, sollten ACE-Hemmer/AT-I-Rezeptor-Antagonisten präoperativ ebenfalls abgesetzt werden. Die Therapie mit ACE-Hemmern und AT-I-Rezeptor-Antagonisten kann nach Abwägen von Nutzen und Risiko bei Patienten mit einer stabilen Blutdruckeinstellung und kleinem operativen Eingriff fortgeführt werden.

❓ Herzglykoside?

Eine Dauertherapie mit Digitalispräparaten sollte perioperativ nicht unterbrochen werden. Die Gabe des Präparates am Operationstag erfolgt in Abhängigkeit von dem ermittelten Serumspiegel. Unter laufender Therapie mit Herzglykosiden ist ein hochnormaler Kaliumspiegel anzustreben. Die Hypokaliämie ist unter einer Digitalistherapie der bedeutendste Risikofaktor, da es durch eine Zunahme der heterotopen Reizbildung zu bedrohlichen HRST kommen kann. Bei perioperativ neu aufgetretener oder aggravierter Niereninsuffizienz mit Abnahme der renalen Digoxin-Clearance muss die Digoxin-Dosis angepasst werden. Digitoxin wird bei Niereninsuffizienz kompensatorisch extrarenal, vorwiegend über Galle und Darm, ausgeschieden, sodass die Eliminationsgeschwindigkeit unverändert bleibt.

❓ α_2-Rezeptor-Agonisten?

α_2-Agonisten modulieren den zentral vermittelten Sympathikotonus. Dies hat eine Senkung des RR und der HF zur Folge. Eine Dauertherapie mit diesen Präparaten sollte perioperativ weitergeführt werden, da bei einem abrupten Absetzen der Medikation, v.a. bei Clonidin, ein Rebound-Phänomen mit hypertensiven Krisen auftreten kann. Unter der Therapie mit Clonidin kann der intraoperative Bedarf an Anästhetika und Analgetika reduziert sein. Wichtige Nebenwirkungen der α_2-Agonisten sind Bradykardien, orthostatische Hypotension und Sedierung.

❓ Ca-Antagonisten?

Die Verordnung von Ca-Antagonisten wird perioperativ nicht unterbrochen. Ca-Antagonisten sind potente Vasodilatatoren. Sie bewirken über eine Verringerung des peripheren Gefäßwiderstandes eine Senkung des arteriellen RR. Parallel wird der koronare Widerstand gesenkt und der koronare Blutfluss erhöht. Ca-Antagonisten sind negativ chronotrop, dromotrop und inotrop. Die Ausprägung dieser Wirkungen ist bei den einzelnen Substanzen unterschiedlich. Mögliche Interaktionen mit Anästhetika sind beschrieben. So kann die Wirkung von depolarisierenden und nicht depolarisierenden Muskelrelaxanzien verstärkt oder verlängert werden. Die vasodilatierende Wirkung von Ca-Antagonisten wird durch Inhalationsanästhetika potenziert.

? Diuretika?

Diuretika werden zur Langzeittherapie der arteriellen Hypertonie und der Herzinsuffizienz eingesetzt. Die p.o. Therapie mit Diuretika sollte am Tag der Operation pausiert werden, da durch die präoperative Nahrungskarenz eine präexistente Dehydratation mit Hypovolämie verstärkt werden kann. Ausnahmen können Patienten mit chronischer Niereninsuffizienz oder Hypervolämie darstellen. In diesem Falle muss die Entscheidung in Abhängigkeit vom klinischen Zustand des Patienten getroffen werden. Wichtig ist die präoperative Kontrolle des Serumkaliumspiegels. Diese Patienten weisen eine erhöhte Inzidenz von Hypokaliämien und Hypomagnesiämien auf. Eine Hypokaliämie und eine Hypovolämie durch Dauertherapie mit Diuretika müssen präoperativ ausgeglichen werden.

? Antiarrhythmika?

Eine antiarrhythmische Dauertherapie sollte perioperativ fortgeführt werden. Antiarrhythmika wirken negativ inotrop. Die Wirkungen von volatilen Anästhetika und Hypnotika auf den Kreislauf können potenziert werden.

? Wie wird in der perioperativen Phase mit der Langzeittherapie bei Diabetes mellitus verfahren?

Der Diabetes mellitus ist gekennzeichnet durch eine Hyperglykämie, die durch einen absoluten oder relativen Insulinmangel hervorgerufen wird. In der Klassifikation des Diabetes mellitus unterscheidet man zwischen Diabetes Typ 1, Diabetes Typ 2, Gestationsdiabetes und anderen Formen des Diabetes (medikamenteninduzierte Diabetes oder genetische Syndrome). In Abhängigkeit von der zugrunde liegenden pathophysiologischen Veränderung erfolgt die Therapie.

? Orale Antidiabetika?

Man unterscheidet Sulfonylharnstoffe, Biguanide (Metformin), Acarbose und Guar. Alle p.o. Antidiabetika sollten am Operationstag pausiert werden. Um metabolische Entgleisungen zu vermeiden, müssen in der perioperativen Phase neben dem Wirkmechanismus auch die Halbwertszeit des Präparates beachtet werden. Die verschiedenen Sulfonylharnstoffe haben sehr unterschiedliche pharmakologische Daten. Die wichtigste unerwünschte Wirkung der Sulfonylharnstoffe ist die Induktion von Hypoglykämien. Besonders bei älteren Patienten können Hypoglykämien mit einer konsekutiven sympathoadrenergen Gegenregulation zu HRST und zum Myokardinfarkt führen. Die am häufigsten verwendete Substanz ist in Deutschland Glibenclamid. Die WD liegt bei ca. 15 h. Die Medikation sollte präoperativ in Abhängigkeit von der Dauer der Nahrungskarenz zeitgerecht beendet werden, um perioperative Hypoglykämien zu vermeiden. Biguanide wirken hauptsächlich über eine Verminderung der hepatischen Glukoneogenese. Sie lagern sich an die Mitochondrienmembran an und greifen hemmend in den Substratfluss ein. Dies führt zu einer Laktatakkumulation in der Leber. Durch einen operativen Eingriff mit Anästhesie und Nahrungskarenz kann es bei vermehrtem Anfall von Laktat wegen der limitierten Eliminationswege zu einer Laktatazidose kommen. Wegen der hohen Rate an therapierefraktären Laktatazidosen wurden frühere Biguanide (z.B. Phenformin) verboten. Das in Deutschland zugelassene Biguanid Metformin ist weniger lipophil und bindet in einem vergleichsweise geringen Ausmaß an die Mitochondrienmembran. Dadurch ist die Laktatoxidation weniger beeinträchtigt. Unter Beachtung der Kontraindikationen, wie z.B. Niereninsuffizienz, therapiebedürftige Herzinsuffizienz, metabolische Azidose, Leberinsuffizienz und Kontrastmittelgabe, sollte eine Therapie mit Metformin nicht zu Laktatazidosen führen. Aufgrund einzelner Fallberichte, in denen ein kausaler Zusammenhang zwischen einer perioperativen Laktatazidose und einer Metformintherapie nicht sicher ausgeschlossen werden konnte, gibt es nach wie vor die Empfehlung, Metformin 48 h vor und nach einem elektiven Eingriff oder einer Gabe von Röntgenkontrastmitteln zu pausieren. Patienten unter Metformin, die sich einem unaufschiebbaren Eingriff unterziehen müssen, sollten perioperativ engmaschig überwacht werden.

? Insulin?

Es ist sehr wichtig, das perioperative Vorgehen mit dem Patienten zu besprechen und die Insulinmenge an die perioperative Situation anzupassen. Die lang wirksamen Verzögerungsinsuline sollten wegen des Risikos einer Hypoglykämie unter Nahrungskarenz präoperativ nicht angewendet werden. Die Blutzuckertherapie wird perioperativ mit kurz wirksamen Präparaten fortgeführt.

? Müssen Psychopharmaka präoperativ pausiert werden?

Die Therapie mit Psychopharmaka sollte bis auf Ausnahmen, die im Folgenden noch erörtert werden, präoperativ nicht pausiert werden. Patienten mit psychiatrischen Erkrankungen sind i.d.R. über lange Zeit stabil eingestellt. Notwendige Therapieumstellungen sollten nur in Abstimmung mit dem behandelnden Psychiater erfolgen.

? Tri- und tetrazyklische Antidepressiva?

Trizyklische Antidepressiva hemmen die Wiederaufnahme von Serotonin und Noradrenalin. Die einzelnen Präparate hemmen die Wiederaufnahme in unterschiedlicher Weise. Amitriptylin, Clomipramin, Imipramin und Doxepin wirken hauptsächlich durch die Hemmung der Wiederaufnahme von Serotonin aus dem synaptischen Spalt, dadurch entsteht ein anxiolytischer, sedierender Effekt. Desipramin, Nortriptylin und Maprotilin hemmen die Wiederaufnahme von Noradrenalin. Diese Präparate wirken hauptsächlich antriebssteigernd. Antidepressiva haben blockierende Effekte an peripheren und zentralen alpha-adrenergen, cholinergen und histaminergen Rezeptoren. Die Therapie mit Antidepressiva führt zu erhöhter Sensibilität gegenüber Katecholaminen und kann zu HRST und Hypertensionen führen. Deshalb ist perioperativ eine sorgfältige und engmaschige hämodynamische Überwachung notwendig. Trizyklische Antidepressiva können die Wirkung von Inhalationsanästhetika, Opioiden und Benzodiazepinen verstärken. Auf andere Anticholinergika, wie z.B. Atropin oder niederpotente Neuroleptika, sollte nach Möglichkeit verzichtet werden, da die Gefahr eines zentralen anticholinergen Syndroms (ZAS) besteht.

Monoaminoxidase-Hemmer (MAO-Hemmer)?

Die Wirkung der MAO-Hemmer beruht auf dem verminderten Abbau endogener Katecholamine. Moclobemid führt zu einer reversiblen Hemmung der Monoaminoxidase (MAO-A), Tranylcypromin hingegen zu einer irreversiblen Hemmung. Die Wirkung der irreversiblen MAO-A-Hemmer hält ca. 7–10 Tage an. Die des reversiblen MAO-A-Hemmers Moclobemid hingegen klingt bereits nach 24 h ab. Indirekt wirkende Sympathikomimetika, wie z.B. Etilefrin, können unter Therapie mit MAO-Hemmern durch eine massive Noradrenalinfreisetzung zu krisenhaften Blutdruckanstiegen führen und sind daher kontraindiziert. Ebenso muss perioperativ auf die Anwendung von Pethidin und Tramadol verzichtet werden, da diese zu einem krisenhaften Krankheitsbild mit Hyperpyrexie, Agitation, Krämpfen, Halluzinationen, Kreislaufentgleisungen, Koma oder Tod führen können. Irreversible MAO-Hemmer sollten daher in Absprache mit dem behandelnden Psychiater langfristig (14 Tage präoperativ) abgesetzt oder auf einen reversiblen MAO-Hemmer umgesetzt werden. Reversible MAO-A-Hemmer sollten 24 h vor dem Eingriff letztmalig verabreicht werden. MAO-B-Hemmer (Selegilin) werden häufig in der Therapie des M. Parkinson eingesetzt. Sie verlangsamen den Abbau von Dopamin. Bei Therapie mit MAO-B-Hemmern ist die Gabe von Tramadol und Pethidin ebenfalls kontraindiziert.

Selektive Serotonin-Wiederaufnahmehemmer (Selective Serotonin Reuptake Inhibitor, SSRI)?

Die SSRI, wie bspw. Fluoxetin, führen zu einer Abnahme der peripheren und zentralen Rezeptordichte und einer Zunahme von Serotonin im synaptischen Spalt. Sie wirken stimmungsaufhellend, Angst lösend und aktivierend. Unter der Dauertherapie mit SSRI besteht eine Wirkungsverstärkung, z.B. von Midazolam, Alfentanil und Lokalanästhetika. SSRI werden unter Beachtung der Interaktionen bis zum Operationstag weiter gegeben.

Lithium?

Lithium wird zur Therapie von Manien und Psychosen eingesetzt. Der Wirkmechanismus ist nicht endgültig geklärt. Lithium bewirkt eine Reduktion der nervalen Reizleitung, eine verminderte neuromuskuläre Erregbarkeit sowie eine verlangsamte zerebrale Aktivität. Unter der Therapie mit Lithium kann es zur Wirkungsverlängerung von Barbituraten, Anästhetika und Muskelrelaxanzien kommen. Lithium sollte 48 h präoperativ abgesetzt werden. Der Lithiumspiegel sollte aufgrund der geringen therapeutischen Breite perioperativ kontrolliert werden. Kleine Eingriffe ohne Flüssigkeitsverschiebungen können bei normaler Nierenfunktion auch unter einer fortlaufenden Lithiumtherapie durchgeführt werden.

Antiepileptika?

Antiepileptika sollten perioperativ nicht abgesetzt werden. Die chronische Einnahme von Antiepileptika kann zu Thrombozytopathien und Beeinträchtigung der Gerinnung (reduzierte Aktivität von Fibrinogen, Faktor VIII) führen. Interaktionen mit Anästhetika und Muskelrelaxanzien sind möglich.

? Sollten Schilddrüsenmedikamente perioperativ verabreicht werden?

Thyreostatika sollten perioperativ weitergegeben werden. Ziel ist es, bei hyperthyreoten Patienten eine euthyreote Stoffwechsellage zu erreichen. Bei Hypothyreose kann die Hormonsubstitution am OP-Tag ebenfalls weitergeführt werden.

? Müssen gerinnungshemmende Medikamente in jedem Fall abgesetzt werden?

Gerinnungshemmende Medikamente werden zur Dauertherapie und Prophylaxe bei KHK, peripherer arterieller Verschlusskrankheit, bei Stenosen der A. carotis, zerebrovaskulärer Insuffizienz, aber auch nach PTCA und Stentplatzierung eingesetzt. Bei der Planung eines Eingriffes unter gerinnungshemmender Medikation ist die frühzeitige Kommunikation zwischen den beteiligten Fachdisziplinen mit einer Abwägung von Nutzen und Risiko geboten. Große Bedeutung kommt dem Umgang mit Gerinnungshemmern bei der Planung von regionalanästhesiologischen Verfahren zu. Die aktuelle Leitlinie zur Durchführung von rückenmarksnahen Regionalanästhesien unter gerinnungshemmender Medikation der Gesellschaft für Anästhesiologie und Intensivmedizin, Arbeitskreis Regionalanästhesie, gibt dazu exakte Vorgaben (s. Literaturverzeichnis).

? Acetylsalicylsäure?

Acetylsalicylsäure bewirkt eine irreversible Hemmung der thrombozytären Zyklooxygenase. Dies hat eine Störung der Thromboxansynthese und eine geringere Aggregationsfähigkeit der Thrombozyten zur Folge. Dieser Effekt hält nach einer einzigen Gabe von ASS bis zu 10 Tagen an. Erst durch die Neubildung von Thrombozyten normalisiert sich die Thrombozytenfunktion. Die Lebensdauer von Thrombozyten liegt bei 7–10 Tagen. Nach ca. 3–5 Tagen ist ein gesundes Knochenmark in der Lage, 30–50% der Thrombozyten neu zu bilden. Das Absetzen von ASS birgt v.a. bei Patienten mit KHK und Stenteinlage ein Risiko (Drug eluting stents, DES > Bare metal stents, BMS). Die Inzidenz von Stentthrombosen ist erhöht. In Abhängigkeit von Nutzen und Risiko und unter Beachtung des geplanten Eingriffes muss präoperativ individuell über eine Fortführung der ASS-Therapie entschieden werden. Nach den aktuellen Empfehlungen der DGAI muss Acetylsalicylsäure (100 mg) vor rückenmarksnahen Punktionen und beim Fehlen weiterer gerinnungshemmender Einflüsse (!) nicht mehr pausiert werden (unter Therapie mit 100 mg ASS, Intervall für NMH 36–42 h vor Punktion oder geplanter Katheterentfernung).

? Cumarinderivate?

Die Wirkung der Cumarine beruht auf der Verdrängung von Vitamin K bei der Synthese der Gerinnungsfaktoren II, VII, IX und X. Die Therapie wird durch die Bestimmung der Thromboplastinzeit gesteuert. Die Thromboplastinzeit wurde zur besseren Vergleichbarkeit durch die INR (International Normalized Ratio) standardisiert. Eine INR = 1 gilt als normal. Cumarine werden z.B. zur Therapie nach tiefen Beinvenenthrombosen, Lungenarterienembolien, nach Herzklappenersatz und bei Vorhofflimmern eingesetzt. Die Ziel-INR hängt von der Grunderkrankung ab. Vor elektiven Eingriffen werden Cumarine etwa 1 Woche vor dem Eingriff abgesetzt und die Patienten in therapeutischer Dosierung auf UFH oder NMH umgestellt. Die Ziel-INR vor rückenmarksnahen Punktionen sollte < 1,4 sein. Bei nicht dringlichen

Eingriffen kann die Gerinnung durch die Gabe von Vitamin K p.o. oder i.v. normalisiert werden. Im Notfall muss auf PPSB oder FFP zurückgegriffen werden.

? Heparine?

Heparin hemmt fast alle aktivierten Gerinnungsfaktoren bis auf Faktor VIIa. Besonders wirksam ist es am Ende der Gerinnungskaskade, wo es den Faktor Xa und Thrombin inhibiert. Man unterscheidet zwischen einer prophylaktischen und einer therapeutischen Dosierung. Zur Anwendung kommen UFH (unfraktioniertes Heparin) und NMH (niedermolekulares Heparin) (Low-Molecular-Weight Heparin, LMWH). NMH haben eine verstärkte Anti-Xa-Wirkung (Erfassung über Anti-Xa-Aktivität, Hep-Zeit). Bei neuroaxialer Regionalanästhesie sollte unter Therapie mit LMWH in prophylaktischer Dosierung die letzte Gabe 10–12 h vor der Punktion erfolgen; bei therapeutischer Dosierung sollte die letzte Gabe 24 h vor der Punktion erfolgen. 2–4 h nach einer rückenmarksnahen Punktion oder Katheterentfernung kann die Therapie wieder begonnen werden, da die max. Wirkung nach s.c. Gabe erst ca. 4 h nach Applikation einsetzt. Bei der Anwendung von UFH sollte die letzte Applikation 4 h vor einer rückenmarksnahen Punktion oder Katheterentfernung liegen. Zu beachten ist bei einer therapeutischen UFH-Dosierung, dass vor der Punktion die PTT und Thrombozyten kontrolliert werden sollten.

Thrombozytenfunktionshemmer

? GP-IIb/IIIa-Antagonisten (Eptifibatid, Abciximab, Tirofiban)?

GP-IIb/IIIa-Antagonisten werden hauptsächlich in der interventionellen Kardiologie zur Prophylaxe von Frühverschlüssen eingesetzt. Diese Substanzen werden ausschließlich i.v. und in Kombination mit Heparin eingesetzt. Muss ein dringlicher operativer Eingriff unter einer solchen Therapie durchgeführt werden, ist die Zufuhr der Substanz zu unterbrechen. In Abhängigkeit vom Präparat sollte nach Möglichkeit eine Halbwertszeit abgewartet werden. Bei Eptifibatid und Tirofiban ist 4 h nach Ende der Applikation von einer 50–80%igen Aggregationsfähigkeit der Thrombozyten auszugehen. Das Gerinnungsmanagement orientiert sich an der klinischen Situation. Für die Durchführung von Regionalanästhesien unter der Therapie mit GP-IIb/IIIa-Antagonisten gibt es keine gesicherten Kenntnisse.

? ADP-Rezeptor-Antagonisten?

Die Wiederkehr der Thrombozytenfunktion unter der Therapie mit Clopidogrel erfolgt nach circa 7 Tagen. Clopidogrel sollte daher mindestens 7 Tage vor einem rückenmarksnahen Verfahren oder einem elektiven Eingriff abgesetzt werden. Unter der Behandlung mit Ticlopidin sollte zwischen Therapie-Ende und rückenmarksnahen Verfahren eine Pause von mindestens 10 Tagen liegen.

❓ Faktor-Xa-Inhibitoren?

Fondaparinux wird ausschließlich postoperativ, i.d.R. nach 6 h, verabreicht. Eine Single-shot-Regionalanästhesie zur Operation kann in diesem Fall problemlos durchgeführt werden. Eine Besonderheit stellen Kathetertechniken dar. Sollte ein solches Verfahren durchgeführt werden, muss vor Katheterentfernung eine Pause von 36–42 h zur letzten Dosis eingehalten werden. Das gilt ebenso für Revisionseingriffe unter Fondaparinux-Therapie und geplanter rückenmarksnaher Regionalanästhesie. Nutzen und Risiko kontinuierlicher rückenmarksnaher Verfahren bei geplanter Therapie mit Fondaparinux müssen genau abgewogen werden.

Literatur

ACC/AHA 2007 Guidelines on Perioperative Cardiovascular Evaluation and Care for Noncardiac Surgery. A Report of the American College of Cardiology/American Heart Association Task Force on Practice Guidelines (Writing Committee to Revise the 2002 Guidelines on Perioperative Cardiovascular Evaluation for Noncardiac Surgery): Developed in Collaboration With the American Society of Echocardiography, American Society of Nuclear Cardiology, Heart Rhythm Society, Society of Cardiovascular Anesthesiologists, Society for Cardiovascular Angiography and Interventions, Society for Vascular Medicine and Biology, and Society for Vascular Surgery. (2007), 26; 118(9): e141–2

Bovill JG, Adverse drug interactions in anesthesia. J Clin Anesth (1997), 9(6, Suppl), 3S–13S

Brilakis ES, Banerjee S, Berger PB, Perioperative management of patients with coronary stents. J Am Coll Cardiol (2007), 49(22), 2145–2150

Bruessel T, Co-medications, pre-medication and common diseases in the elderly. Best Pract Res Clin Anaesthesiol (2003), 17(2), 179–190

Doak GJ, Discontinuing drugs before surgery. Can J Anaesth (1997), 44(5 Pt 2), R112–123

Fodale V et al., Alzheimer's disease and anaesthesia: implications for the central cholinergic system. Br J Anaesth (2006), 97(4), 445–452

Galea M et al., Severe lactic acidosis and rhabdomyolysis following metformin and Ramipril overdose. Br J Anaesth (2007), 98(2), 213–215

Gogarten W, Aken Hv, Büttner J, Rückenmarksnahe Regionalanästhesien und Thromoemboliephylaxe/antithrombotische Medikation. Anästh Intensivmed (2007), 48, 109–124

London MJ, Beta blockers and alpha2 agonists for cardioprotection. Best Pract Res Clin Anaesthesiol (2008), 22(1), 95–110

Newsome LT et al., Coronary artery stents: II. Perioperative considerations and management. Anesth Analg (2008), 107(2), 570–590

Noble DW, Webster J, Interrupting drug therapy in the perioperative period. Drug Saf (2002), 25(7), 489–495

Poldermans et al., Bisoprolol reduces cardiac death and myocardial infarction in high-risk patients as long as 2 years after successful major vascular surgery. Eur Heart J. (2001), 22(15): 1253–5

Rosenman DJ et al., Clinical consequences of withholding versus administering renin-angiotensin-aldosterone system antagonists in the preoperative period. J Hosp Med (2008), 3(4), 319–325

Smith MS, Muir H, Hall R, Perioperative management of drug therapy, clinical considerations. Drugs (1996), 51(2), 238–259

Soriano SG, Martyn JA, Antiepileptic-induced resistance to neuromuscular blockers: mechanisms and clinical significance. Clin Pharmacokinet (2004), 43(2), 71–81

Voruntersuchungen bei Begleiterkrankungen

F. Hokema, D. Schotte

Ein großer Teil der Patienten, die sich einer Anästhesie unterziehen müssen, leidet an Begleiterkrankungen. Die stetige Entwicklung von anästhesiologischen Techniken und neuen Medikamenten ermöglicht es, auch multimorbide Patienten sicher zu versorgen. Grundlage einer kompetenten Versorgung ist die adäquate Diagnostik und Vorbereitung mit dem Ziel, die Patienten zu identifizieren, die ein erhöhtes perioperatives Risiko für kardiale, pulmonale oder zerebrovaskuläre Komplikationen haben. Nachdem die Indikation für einen operativen Eingriff gestellt wurde, werden die Patienten zeitnah in einer Anästhesiesprechstunde vorgestellt.

? Welches ist die aussagekräftigste Screening-Methode in der Patientenvorbereitung?

Die sorgfältige Erhebung der Anamnese ist der erste und wichtigste Schritt; es können Informationen über kardiale, zerebrovaskuläre, pulmonale oder andere Erkrankungen wie Niereninsuffizienz und Diabetes mellitus gewonnen werden. Als Leitfaden zur Anamnese dient der vom Patienten ausgefüllte Fragebogen, der im Vorbereitungsgespräch durch weitere gezielte Fragen ergänzt werden muss. Neben dem persönlichen Gespräch und der körperlichen Untersuchung ist es außerordentlich wichtig, die vorhandenen Unterlagen des Patienten einschließlich der operativen Unterlagen zu sichten. Auch operationsspezifische Risiken können im individuellen Fall Grund für eine ausgedehnte Diagnostik sein. Man unterscheidet zwischen Eingriffen mit geringem Risiko (z.B. oberflächliche Eingriffe: Mammachirurgie), Eingriffen mit mittlerem Risiko (z.B. Eingriffe an der A. carotis, Kopf- und Halschirurgie, orthopädische Eingriffe) und Eingriffen mit hohem Risiko (z.B. große Gefäßchirurgie, Eingriffe an der Aorta, lange Eingriffe mit hohem Volumenumsatz) [Cremers et al. 2004]. In Abhängigkeit von der Dringlichkeit, der Ausdehnung des geplanten Eingriffs und der Vorerkrankungen des Patienten werden nach dem Aufklärungsgespräch weitere Untersuchungen eingeleitet. Für die Planung eines Notfalleingriffes gelten andere Richtlinien als für die eines dringlichen oder elektiven Eingriffes. Grundsätzlich sollten nur Untersuchungen durchgeführt werden, die mit hoher Wahrscheinlichkeit therapeutische Konsequenzen nach sich ziehen.

? Wie erfolgt eine effektive präoperative Einschätzung des kardialen Risikopatienten?

Kardiale Erkrankungen sind noch immer die Hauptursache perioperativer Komplikationen. Grundlage einer effektiven Risikostratifizierung ist die Erhebung einer ausführlichen Anamnese. Im Mittelpunkt stehen neben der präoperativen Dauermedikation, Fragen nach einer AP (stabil, instabil) und nach chronischen Erkrankungen wie Diabetes mellitus, arterieller Hypertonie, Hypercholesterinämie und Niereninsuffizienz, v.a. die körperliche Belastbarkeit und Fähigkeit des Patienten, den Alltag zu bewältigen. Den gemeinsamen Empfehlungen der AHA und des ACC entsprechend kann man das perioperative Risiko anhand der Vorerkrankungen, des Alters des Patienten und des geplanten Eingriffes abschätzen [Fleisher et al. 2007]. Patienten mit instabiler AP, dekompensierter Herzinsuffizienz, signifikanten Arrhythmien und symptomatischen Klappenerkrankungen zählen zu den Hochrisikopatienten. Kann sich der

Patient im Alltag ohne AP- oder andere kardiale Beschwerden ausreichend belasten (Treppensteigen, Sport, Haushalt, Gartenarbeit), ist bei der Planung eines Eingriffes mit geringem Risiko keine zusätzliche kardiale Diagnostik notwendig. Sollte sich aus der Anamnese und bereits vorliegenden Befunden der Verdacht auf eine kardialen Erkrankung ergeben, werden zunächst unter gezielter Indikationsstellung Untersuchungen durchgeführt, die den Patienten nicht oder nur wenig belasten. Zu den wenig invasiven Untersuchungen zählen zunächst ein 12-Kanal-EKG und eine Röntgenaufnahme des Thorax. In Abhängigkeit von der Fragestellung wird eine Ruhe-Echokardiographie angeordnet. Ergänzend wird ein Belastungs-EKG durchgeführt, um die körperliche Belastbarkeit zu objektivieren und relevante Myokardischämien oder Arrhythmien zu identifizieren. Bei den Patienten, die aufgrund eingeschränkter Beweglichkeit für ein Belastungs-EKG nicht geeignet sind, sollte ein Stress-Echokardiogramm durchgeführt werden. Diese Untersuchungen haben einen hohen negativ prädiktiven Wert. Sind die Ergebnisse unter adäquater körperlicher oder pharmakologischer Ausbelastung unauffällig, kann mit hoher Wahrscheinlichkeit davon ausgegangen werden, dass der kardiale Verlauf perioperativ unauffällig sein wird. Der positiv prädiktive Wert dieser Untersuchungen wird in der Literatur mit 5–30% angegeben (Wappler et al.).

? Wie hoch ist die Aussagekraft einer präoperativen Ruhe-Echokardiographie?

Bei Patienten mit Begleiterkrankungen ist die Durchführung einer Echokardiographie für die Planung von Eingriffen mit hohem Risiko sinnvoll. Bei Patienten mit positiver kardialer Anamnese sollte bereits in Vorbereitung auf Eingriffe mit mittlerem Risiko präoperativ eine aktuelle Echokardiographie durchführt werden. Die Echokardiographie ist ein Verfahren, mit dem Pumpfunktionsstörungen und Herzklappenerkrankungen sehr sicher diagnostiziert werden können. Sie ist sinnvoll zur Quantifizierung einer dekompensierten oder schlecht eingestellten Herzinsuffizienz. Die Echokardiographie ermöglicht eine effektive Kontrolle von chronischen Klappenerkrankungen sowie die Diagnostik von daraus resultierende Folgen wie pulmonale Hypertonie, Myokardhypertrophie oder -dilatation. Die Ergebnisse der Echokardiographie sind v.a. bei schwerwiegenden Klappenerkrankungen, wie z.B. einer hochgradigen Aortenstenose, wertvoll für die Planung des perioperativen Managements. Die Diagnose einer KHK kann durch eine Echokardiographie indirekt anhand von Wandbewegungsstörungen gestellt werden.

? Wann sollten ein Langzeit-EKG oder eine Langzeit-Blutdruckmessung durchgeführt werden?

Diese Untersuchungen sind keine Routineuntersuchungen und nur bei gezielter Fragestellung sinnvoll. Das Langzeit-EKG eignet sich bei positiver Anamnese oder auffälligem Ruhe-EKG zur Diagnostik von HRST. Die Langzeit-Blutdruckmessung kann bei einem schlecht eingestellten oder neu diagnostizierten arteriellen Hypertonus zur Detektion von Blutdruckspitzen sinnvoll sein. Die prognostische Aussage bez. eines erhöhten perioperativen Risikos ist als gering einzustufen. Ziel dieser Untersuchungen muss immer eine Therapieoptimierung zur Verbesserung der Langzeitprognose des Patienten sein.

? Ist die Durchführung einer präoperativen Koronarangiographie notwendig?

Diese Überlegungen beziehen sich auf die Planung von elektiven Eingriffen. Im Falle eines dringlichen oder Notfall-Eingriffes stellt sich diese Frage nicht. Ziel dieser invasiven Diagnostik und Therapie muss immer die Verbesserung der kardialen Langzeitprognose des Patienten sein, unabhängig von einer Operation. Zur alleinigen Beurteilung des Operationsrisikos ist das Verfahren im Hinblick auf die verfahrenstypischen Risiken nicht sinnvoll. Die Indikation zur Koronarangiographie wird i.d.R. nur bei kardialen Hochrisikopatienten gestellt. In Abhängigkeit von den Ergebnissen der nicht invasiven kardiologischen Untersuchungen, der Anamnese und dem Risiko des geplanten Eingriffes (Dauer, Flüssigkeitsverschiebungen) sollte die Indikation mit einem Kardiologen abgestimmt werden. Nutzen und Risiko müssen im individuellen Fall für den Patienten abgewogen werden. Liegen gravierende Risikofaktoren vor, muss ein elektiver Eingriff verschoben und eine Koronarangiographie durchgeführt werden. Bei kritischen Gefäßstenosen, die aber nicht die Indikationen für eine Bypass-Operation erfüllen, kann sich daraus die Notwendigkeit zur perkutanen transluminalen Angioplastie und Stenteinlage ergeben. Die Standardtherapie nach PTCA/Stenteinlage ist die kombinierte Thrombozytenaggregationshemmung. Das Absetzen der Antikoagulation erhöht das perioperative kardiale Risiko stark. Folgendes Vorgehen wird nach den Leitlinien der AHA/ACC von 2007 empfohlen. Nach Ballonangioplastie verschieben von nicht dringlichen Eingriffen um 14 Tage. Dieses Intervall beträgt nach Implantation von BMS 30–45 Tage (Zeitraum bis zur vollständigen Endothelialisierung) und bei DES 365 Tage (Zeitraum bis zur vollständigen Endothelialisierung). In jedem Fall wird die Fortführung der Aspirin-Dauertherapie empfohlen.

? Was zählt zur präoperativen Evaluation der Lungenfunktion?

Pulmonale Komplikationen können die perioperative Mortalität und Letalität deutlich erhöhen. Je nach Dringlichkeit des Eingriffes kann die pulmonale Situation durch eine präoperative Konditionierung des Patienten optimiert werden. Sowohl ein akuter respiratorischer Infekt als auch eine unzureichende antiobstruktive Therapie müssen präoperativ behandelt werden. Die klinische Untersuchung mit Auskultation der Lunge des Patienten steht an erster Stelle. Die am häufigsten angewendete apparative Untersuchungsmethode ist die Röntgenaufnahme des Thorax. Die Indikation zur Thoraxaufnahme sollte unter spezieller Fragestellung erfolgen, z.B. zur Differenzierung von klinischen Befunden. Bei Patienten mit COPD und Asthma bronchiale erfolgt zur Beurteilung der Atemmechanik eine Spirometrie. Die Bestimmung der Vitalkapazität, der forcierten Vitalkapazität und der forcierten exspiratorischen Einsekundenkapazität sind dabei essenziell. Die Ergebnisse der Spirometrie werden durch Alter, Geschlecht, Gewicht, Größe des Patienten und die Umgebungstemperatur beeinflusst. Die Bestimmung der dynamischen Parameter der Spirometrie ist zudem sehr abhängig von der Mitarbeit des Patienten. Die Spirometrie erlaubt die sichere Diagnostik von klinisch relevanten Ventilationsstörungen und die Differenzierung von obstruktiver, restriktiver oder kombinierter Ventilationsstörung. Die präoperative Bestimmung der Sauerstoffsättigung durch Pulsoxymetrie bei Raumluft gibt wichtige Hinweise zur Beurteilung der Lungenfunktion. Die reduzierte Sauerstoffsättigung bei Raumluft ist ein sicheres Zeichen für eine reduzierte Oxygenierungsleistung. Zur Beurteilung des Gasaustausches mit Quantifizierung einer Hypoxämie oder einer Hyperkapnie sollte im individuellen Fall ergänzend eine präoperative arterielle oder auch kapilläre BGA durchgeführt werden.

? **Wie notwendig sind Konsile in der präoperativen Vorbereitung?**

Am häufigsten werden während der Operationsvorbereitung internistische Konsile angefordert. Wenn sich aus den Ergebnissen der Voruntersuchungen hohe Risiken ergeben, ist die Durchführung eines internistischen Konsils unter der Fragestellung einer Therapieoptimierung durchaus sinnvoll. Dem Konsil sollte immer eine konkrete Fragestellung zugrunde liegen. Die Einschätzung der Anästhesiefähigkeit obliegt der Verantwortung des Anästhesisten. Ein neurologisches Konsil ist ggf. notwendig bei chronischen Systemerkrankungen zur differenzierten Erhebung des Befundes oder aus forensischen Gründen zur Dokumentation vor Regionalanästhesieverfahren.

? **Gibt es eine nationale Leitlinie zur präoperativen Voruntersuchung?**

Es existiert eine wenig spezifische Leitlinie der DGAI aus dem Jahr 1998. Nach dieser Leitlinie ist ein EKG bei organgesunden Patienten in den mittleren Lebensjahren ohne spezifische Risikohinweise nicht notwendig. Eine routinemäßige Röntgenthoraxaufnahme ist bei Patienten mit dem Status ASA I oder II nicht notwendig. Bei Patienten mit dem Status ASA III ist laut der Leitlinien ein differenziertes/individualisiertes Untersuchungsprogramm indiziert. Folgende Laborwerte werden empfohlen: Hb/Hk, Kalium, SGOT, SGPT, Gamma-GT und bei rückenmarksnaher Regionalanästhesie Quick, PTT und Thrombozyten.

Literatur

Cremers B, Maack C, Böhm M, Präoperative kardiovaskuläre Risikoeinschätzung-Diagnostik. Dtsch Med Wochenschr (2004), 129, 1256–1259

Fleisher LA et al., ACC/AHA 2007 Guidelines on Perioperative Cardiovascular Evaluation and Care for Noncardiac Surgery: Executive Summary: A Report of the American College of Cardiology/American Heart Association Task Force on Practice Guidelines (Writing Committee to Revise the 2002 Guidelines on Perioperative Cardiovascular Evaluation for Noncardiac Surgery): Developed in Collaboration with the American Society of Echocardiography, American Society of Nuclear Cardiology, Heart Rhythm Society, Society of Cardiovascular Anaesthesiologists, Society for Cardiovascular Angiography and Interventions, Society for Vascular Medicine and Biology, and Society for Vascular Surgery. Circulation (2007), 116(17), 1971–1996

http://www.dgai.de/06pdf/13_547-Leitlinie.pdf, 15.11.2009

Aufklärung

L. Schaffranietz

? **Warum muss ich überhaupt aufklären?**

Jede diagnostische oder therapeutische ärztliche Maßnahme erfüllt prinzipiell den Straftatbestand einer Körperverletzung. Lediglich durch die Zustimmung des Patienten wird diese zum diagnostischen bzw. Heileingriff relativiert. Daher ist jeder Patient angemessen über die Risiken und Komplikationen der durchzuführenden ärztlichen Maßnahmen aufzuklären. Der Arzt schuldet dem Patienten Aufklärung.

? Wann muss ich aufklären?

Die Rechtsprechung vertritt die Ansicht, dass dem Patienten eine angemessene Bedenkzeit vor dem Eingriff zur Verfügung stehen muss, um alle Risiken und Komplikationen sowie das Für und Wider sorgsam abwägen zu können. Die Aufklärung zu einem risikoreichen Eingriff am OP-Tag ist daher nicht zulässig. Bei ausgedehnten Eingriffen mit einem erhöhten Risiko kann bereits die Aufklärung am Vorabend zu spät sein. Idealerweise erfolgt die Risikoaufklärung am Vortag des Eingriffs oder im Rahmen einer prästationären Anästhesiesprechstunde. Bei „kleineren" ambulanten oder diagnostischen Eingriffen ist die Risikoaufklärung am OP-Tag möglich, sofern das Gespräch deutlich von der eigentlichen Intervention abgegrenzt ist.

? Worüber muss ich aufklären?

Aufzuklären ist über typische Risiken und Komplikationen der vorgesehenen ärztlichen Maßnahmen. Typisch sind Risiken und Komplikationen dann, wenn sie mit einer Häufigkeit von mehr als 1% auftreten. Es ist aber auch über sehr seltene Komplikationen aufzuklären, wenn diese für eine Maßnahme typisch sind und schwerwiegende persönliche Folgen mit starker Beeinträchtigung des körperlichen Wohlbefindens für den Patienten haben, wie z.B. das Risiko einer Querschnittslähmung bei Durchführung rückenmarksnahen Regionalanästhesie.

? Wen muss ich aufklären?

Aufgeklärt wird jeder einwilligungsfähige Patient über 18 Jahren. Dafür muss der Patient im Vollbesitz seiner Erkenntnis- und Entscheidungsfreiheit sein. Der willensfähige Patient ist in seiner Entscheidung frei. Auch eine Ablehnung der Zustimmung zu einer Maßnahme durch den Patienten muss der aufklärende Arzt akzeptieren. Die Aufklärung bei Kindern erfolgt im Beisein beider Elternteile. Jugendliche zwischen dem 14. und dem vollendeten 18. Lebensjahr können rechtswirksam einwilligen, wenn der Arzt unter Berücksichtigung der Art und Schwere des konkreten Eingriffs von einer angemessenen Einsichts- und Urteilsfähigkeit des minderjährigen Patienten ausgehen kann. Beim Zweifel über die Urteilsfähigkeit von Jugendlichen sollten die Eltern in das Aufklärungsgespräch einbezogen werden. Bei der Aufklärung von Patienten mit Migrationshintergrund ist dafür Sorge zu tragen, dass diese den Inhalt des Aufklärungsgespräches wirklich verstanden haben. Hilfreich dafür sind von verschiedenen Verlagen zur Verfügung gestellte Aufklärungsbögen in der jeweiligen Landessprache. Bei nicht Deutsch sprechenden Patienten sollte ein Dolmetscher beim Aufklärungsgespräch anwesend sein.

? Wie verhalten Sie sich, wenn der Patient nicht selbst entscheiden kann?

Es gibt Situationen, in denen der Patient nicht selbst über die Zustimmung zu einer notwendigen medizinischen Maßnahme eine rationale Entscheidung treffen kann.

Dies kann ein Kind, ein nicht willensfähiger Patient oder aber ein bewusstloser Patient sein, der sich in einer Notfallsituation (z.B. lebensbedrohliche Blutung, Reanimation) befindet.

Bei Kindern erfolgt die Zustimmung zur medizinischen Maßnahme nach entsprechender Aufklärung durch die Eltern. Bei elektiven Maßnahmen ist es notwendig, für nicht willensfähige Patienten einen rechtlichen Betreuer über das Amtsgericht zu bestellen. Dieses Verfahren benötigt i.d.R. einige Zeit bis zur Ernennung des Betreuers. In dringlichen Fällen können daher die Einleitung eines sog. Eilbetreuungsverfahrens oder ein unmittelbarer richterlicher Beschluss notwendig werden. Bei akut lebensbedrohlichen Zuständen ist es notwendig, nach dem sog. mutmaßlichen Willen und Interesse des Patienten zu verfahren, um schwerwiegendere Folgen, die dem Patienten bei Unterlassung entstehen könnten, abzuwenden.

? Muss die Aufklärung protokolliert werden?

Sinnvollerweise sollte über das Aufklärungsgespräch ein Protokoll geführt werden, in dem alle besprochenen Details niedergeschrieben sind. Eine Unterschrift unter dieses Dokument ist nicht zwingend erforderlich, aber aus Beweisgründen sinnvoll.

? Wichtige Begriffe

Einige wichtige Begriffe zur Problematik der Aufklärung sind nachfolgend genannt und beschrieben:

Einwilligungsunfähigkeit: Diese ist gegeben, wenn eine Person Art, Bedeutung und Tragweite/Risiken von ärztlichen Maßnahmen nicht (mehr) erfassen kann.

Rechtlicher Betreuer: Dieser wird laut § 1896 Abs. 1 BGB vom Vormundschaftsgericht bestellt, wenn ein Volljähriger aufgrund psychischer, geistiger oder körperlicher Beeinträchtigung nicht entscheiden kann und keine Vorsorgevollmacht existiert.

Vorsorgevollmacht: Sie ermöglicht einer Person, für eine andere Person alle oder von ihr festgelegte Entscheidungen zu treffen, wenn diese es nicht selbst tun kann. Die Vorsorgevollmacht sollte notariell beglaubigt werden.

Patientenverfügung: Sie informiert den Arzt darüber, welchen medizinischen Maßnahmen (Behandlungen) jemand zustimmt, wenn er dies nicht mehr äußern kann, wenn er also im rechtlichen Sinne einwilligungsunfähig ist.

? Checkliste der 6 W zur Aufklärung (nach [Parzeller et al. 2007])

- **Wer** klärt auf?
- **Wen** klärt der Arzt auf?
- **Wann** ist der richtige Aufklärungszeitpunkt?
- Frage nach Form und Umfang: **wie**, **worüber** und **wie weit**?

Literatur

Erlinger R, Die Aufklärung nicht Deutsch sprechender Patienten. Anaesthesist (2003), 52, 625–629
Kaufmann J, Risikoaufklärung – Typische Versäumnisse. Dtsch Ärztebl (2004), 101(40), A2671–2672
Parzeller M et al., Aufklärung und Einwilligung bei ärztlichen Eingriffen. Dtsch Ärztebl (2007), 104(9), A576–586
Ulsenheimer K, Aufklärung bei Wahleingriff. Anaesthesist (1998), 47, 786
Weißauer W, Behandlung nicht willensfähiger Patienten. Anaesthesist (1999), 48, 539–601

Nüchternheit

N. Polze

? Wie lauten die derzeitigen Empfehlungen zur präoperativen Nüchternheit bei elektiven Eingriffen in Vollnarkose für Erwachsene ohne Risikofaktoren?
- Nahrungskarenz für feste Nahrung:
  - Mind. 6 h (leichte Mahlzeit, Kuhmilch)
- Nahrungskarenz für klare Flüssigkeiten:
  - Mind. 2 h (max. 1–2 Glas)
  - Klare Flüssigkeiten: Wasser, Fruchtsaft ohne Fruchtfleisch, Limonade/Cola, Tee oder Kaffee ohne Milch oder Sahne, kein Alkohol
- Einnahme der p.o. Prämedikation/Dauermedikation:
  - Mit einem Schluck Wasser am OP-Tag in einem sinnvollen zeitlichen Rahmen bis kurz vor dem Eingriff (Prämedikation 1 h vor Narkose-Einleitung)

? Sind die Empfehlungen national und international standardisiert?
Nein, die nachfolgende Tabelle 23 gibt einen Überblick über die teilweise divergierenden Empfehlungen.

Tab. 23: Vergleich nationaler und internationaler Empfehlungen zur präoperativen Nüchternheit

Institution/Autor	Alter	Klare Flüssigkeit	Muttermilch	Flaschen-nahrung	Leichte - Mahlzeit
ASA 1999		2 h	4 h	6 h	6 h
Spies et al. 2003		2 h	4 h	Keine Angabe	6 h
DGAI 2004		2 h	4 h	4 h	6 h
Arbeitskreis Kinderanästhesie 2007	< 1 J	2 h	4 h*	4 h	Keine Angabe
	> 1 J	2 h	6 h*	Keine Angabe	6 h

* Feste Nahrung, Muttermilch

? Welche Nüchternheitsgebote gelten für periphere und rückenmarksnahe Regionalanästhesien?
Trotz des geringeren Risikos für eine Aspiration bei Durchführung von Regionalanästhesien sind die gleichen Nüchternheitsgebote wie bei einer Allgemeinanästhesie anzuwenden, da aufgrund des möglichen Versagens der Methode oder einer längeren OP-Dauer gelegentlich ein Verfahrenswechsel mit Einleitung einer Allgemeinanästhesie durchgeführt werden muss.

? Welchem Zweck dient die präoperative Nüchternheit?
Die präoperative Nüchternheit dient der Verringerung des perioperativen Aspirationsrisikos. Bereits 1848 berichtete Simpson in einem Fallbericht über eine 15-jährige Patientin, die während einer Allgemeinanästhesie mit Chloroform seiner Interpretation nach Brandy aspirierte und an den Folgen der Komplikation verstarb. Obwohl in diesem Fall eine Obduktion

durchgeführt wurde, ist allerdings nicht eindeutig geklärt, ob die Patientin tatsächlich an den Folgen einer Aspiration oder an anderen Komplikationen der Chloroformanästhesie verstarb.

? Ist eine Verkürzung der präoperativen Nüchternheit vorteilhaft?

Vor Einführung der in Tabelle 23 aufgeführten Grenzen begann die Nahrungskarenz i.d.R. um Mitternacht vor dem Eingriff. Es handelte sich um eine eindeutige und organisatorisch leicht umsetzbare Regelung. Möglicherweise war diese Regelung aber nachteilig für die Patienten. Die Möglichkeit, bis zu 2 h vor der Operation Flüssigkeit zu sich nehmen zu können, verbessert nicht nur den Patientenkomfort, sondern womöglich auch das PONV-Risiko, die metabolische Homöstase und den Immunstatus der Patienten.

? Wie häufig ist eine perioperative Aspiration?

- Erwachsene Patienten mit Allgemeinanästhesie:
  - Elektive Eingriffe 2,6/10 000 Allgemeinanästhesien
  - Notfalleingriffe 11,2/10 000 Allgemeinanästhesien.
- Kinderanästhesien:
  - 1–15 Jahre 1/10 000 Narkosen
  - < 1 Jahr 10/10 000 Narkosen.
- Bei > 80% der Patienten mit perioperativer Aspiration liegen präoperativ Hinweise auf ein erhöhtes Risiko vor.
- Bei nur 10% der perioperativen Aspirationen bestehen zusätzlich Intubationsschwierigkeiten.

? Bei welchen Patienten besteht ein erhöhtes Aspirationsrisiko?

- Notfallpatienten: (Stress, Schmerzen, fehlende Nahrungskarenz):
  - Insbesondere nach akutem Trauma, v.a. bei SHT mit Hirndruck und Bewusstseinsstörungen
- Patienten mit pathologischen Besonderheiten im Gastrointestinaltrakt:
  - Gastrointestinale Obstruktion, Ileus- oder Subileusproblematik
  - Tumore im oberen Gastrointestinaltrakt mit und ohne Ileus- oder Subileusproblematik
  - Akute Peritonitis
  - Gastroösophagealer Reflux
  - Hiatushernien, Ösophagusdivertikel
  - Nach Magen-/Ösophagusoperationen
- Patienten mit verzögerter Magenentleerung: Diabetes mellitus, neurologische Erkrankungen, Nikotin- oder Alkoholabusus, Opiateinnahme
- Patienten mit Adipositas, Aszites
- Schwangerschaft
- Patienten mit akuter Blutung im nasopharyngealen Bereich oder im oberen Gastrointestinaltrakt
- Patienten mit enteraler Magensondenernährung
- Patienten mit zu erwartendem schwierigem Atemwegsmanagement

? Wie ist bei diesen Patienten vorzugehen?

- Bei Notfalleingriffen ist eine sofortige Nahrungskarenz angezeigt und eine Ileuseinleitung vorzunehmen.
- Bei elektiven Eingriffen sollte für die präoperative Nahungskarenz „nil per os" ab Mitternacht gelten.
- Eine enterale Magensondenernährung sollte mindestens 6 h präoperativ beendet werden.
- Evtl. kann bei einem wachen, kooperativen Patienten mit suffizienten Schutzreflexen präoperativ das Legen einer Magensonde zur Entlastung des intragastralen Drucks erwogen werden. Die Magensonde sollte vor der Narkose-Einleitung wieder entfernt werden.
- Beim aspirationsgefährdeten Patienten mit zu erwartendem schwierigem Atemweg kann eine fiberoptische Wachintubation erwogen werden.

? Zu welchem Zeitpunkt der Narkose besteht ein besonderes Aspirationsrisiko?

- Narkose-Einleitung (ca. $1/3$ der Fälle):
  - Maskenbeatmung, Laryngoskopie
- Narkoseausleitung (ca. $1/3$ der Fälle):
  - Nach der Extubation bei noch nicht ausreichenden Schutzreflexen
- Geplante Maskennarkosen über die gesamte OP-Dauer, da kein sicherer Aspirationsschutz gegeben ist
- Aspiration > 5 min nach Extubation

? Worin besteht die besondere Gefahr bei Masken-/Larynxmaskennarkosen bez. der Aspiration?

- Auslösen von aktivem Erbrechen durch zu flache Narkose bei gleichzeitigem Beginn der chirurgischen Manipulation.
- Luftinsufflation bei Maskenbeatmung oder insuffizient sitzender Larynxmaske.
- Unbemerktes Erbrechen.
- **Cave**: Die Larynxmaske bietet keinen vollständigen Aspirationsschutz, Kontraindikationen beachten!

Literatur

American Society of Anesthesiologists Task Force on Preoperative Fasting, Practice Guidelines for Preoperative Fasting and the Use of Pharmacological Agents to Reduce the Risk of Pulmonary Aspiration: Application to Healthy Patients Undergoing Elective Procedures. Anesthesiology (1999), 90, 896–905

Deutsche Gesellschaft für Anästhesiologie und Intensivmedizin (DGAI), Präoperatives Nüchternheitsgebot bei elektiven Eingriffen. Anästh Intensivmed (2004), 45, 722

Simpson JY, The alleged case of death from the action of chloroform. Lancet (1848), I, 175–176

Spies CD et al., Präoperative Nahrungskarenz. Ein update. Anästhesist (2003), 52, 1039–1045

Strauß JM, Becke K, Schmidt J, Präoperative Diagnostik, Impfabstand und Nüchternheit im Kindesalter. Vorwort zu der Handlungsempfehlung. Anästh Intensivmed (2007), 48, 61

Prämedikation

U.-C. Pietsch

? Welche Ziele verfolgt die Prämedikation?
Vorrangiges Ziel der Prämedikation ist eine Stressreduktion durch Anxiolyse. Die präoperative psychische Verfassung hat einen erheblichen Einfluss auf das intraoperative Kreislaufverhalten und den postoperativen Analgetikabedarf. Die Prämedikation soll dem Patienten die präoperative Phase erleichtern und zur Verbesserung seiner subjektiven Befindlichkeit beitragen. Weitere Ziele der Prämedikation sind eine ausreichende Sedierung, Amnesie, Vagolyse, cholinerge Sekretionshemmung sowie ggf. eine Analgesie. Daneben sind die antiallergische Prophylaxe, die Aspirations- und die Endokarditisprophylaxe Teil der Prämedikation. Die medikamentöse Vorbereitung auf Narkose und Operation ist als Teil eines umfassenden perioperativen Behandlungskonzeptes zu verstehen.

? Kann man Angst erkennen?
Indikatoren der Angst sind sowohl die verbalen Äußerungen des Patienten als auch die bekannten Zeichen eines erhöhten Sympathikotonus wie Steigerung von HF, RR, Atemfrequenz und eine erhöhte Schweißsekretion. Darüber hinaus kann sich die Angst auch in motorischer Unruhe, Zittern von Händen und Stimme und einer verkrampften Körperhaltung äußern. Auf Befragen durch den prämedizierenden Anästhesisten wird Angst von Patienten häufig geleugnet.

? Welche anästhesierelevanten negativen Auswirkungen von Angst sind bekannt?
Neben der Beeinträchtigung der Kooperationsbereitschaft führt Angst zu einer erhöhten Schmerzempfindlichkeit. Im Zusammenhang mit der Sicherung des Atemweges sind ein erniedrigter Magensaft-pH und ein größeres Magensaftvolumen relevant. Arterielle Hypertension, Tachykardie, Steigerung von Stoffwechsel und Sauerstoffverbrauch sowie das Auftreten von pectanginösen Beschwerden und Arrhythmien sind weitere mögliche Auswirkungen von Angst.

? Wann, wie und womit sollte prämediziert werden?
Bei elektiven Eingriffen sollte die anxiolytische Prämedikation bereits am Vorabend beginnen. Wenn immer möglich, sollte eine p.o. Applikation bevorzugt werden. Die p.o. Medikamentengabe ca. 1 h vor Anästhesiebeginn mit wenig Wasser steht nicht im Widerspruch zum Nüchternheitsgebot. Alle prämedizierten Patienten sind bis zur Übergabe im OP-Saal angemessen zu überwachen. Bei Kontraindikationen für die p.o. Prämedikation (Aspirationsgefahr) oder bei dringlichen Operationen bietet sich die i.v. Applikation mit einem raschen Wirkungseintritt an. Substanzen aus der Klasse der Benzodiazepine sind heute die am häufigsten zur Prämedikation verordneten Medikamente. Je nach erwünschter WD können sowohl lang wirkende (z.B. Diazepam), mittellang wirkende (z.B. Flunitrazepam, Lorazepam) oder kurz wirkende Benzodiazepine (z.B. Midazolam) verordnet werden. Trotz guter Verträglichkeit und einer großen therapeutischen Breite sollte die Dosis bei geriatrischen Patienten, bekannter Leberinsuffizienz und bei kombinierter Gabe mit weiteren zentral dämpfenden Substanzen angepasst werden. Bei gleichzeitiger Opioidapplikation sollte bedacht werden, dass Benzodiaze-

pine die opioidinduzierte Atemdepression verstärken. Kontraindikationen für die Prämedikation mit Benzodiazepinen sind schwere chronisch obstruktive Atemwegserkrankungen, eine vorbestehende Vigilanzminderung, bekannte paradoxe Reaktionen und neuromuskuläre Erkrankungen wie die Myasthenia gravis.

? Gibt es in der Prämedikation „medikamentöse Alternativen" zu den Benzodiazepinen?

Phenothiazine aus der Klasse der Neuroleptika (z.B. Prothazin) bieten sich an, wenn neben der sedierenden Wirkung ein antiallergischer Effekt erwünscht ist. Das Butyrophenon Droperidol wurde in niedriger Dosierung wieder als Antiemetikum gelistet, jedoch fehlt ihm trotz des sedierenden Effekts die anxiolytische Wirkung. Bekannte Nebeneffekte aller Neuroleptika sind extrapyramidale Störungen und QT-Zeit-Verlängerungen.

Barbiturate waren lange Zeit bevorzugte Substanzen zur Prämedikation. Dagegen sprechen jedoch lange Eliminationshalbwertszeiten, kreislauf- und atemdepressive Effekte sowie paradoxe Wirkungen, insbesondere bei älteren Patienten. Von einer Prämedikation mit dem α_2-Rezeptorantagonisten Clonidin können hypertensive Patienten profitieren. Neben zentral-antihypertensiven Eigenschaften hat Clonidin auch sedierende und analgetische Effekte. Opiate sollten immer dann Bestandteil der Prämedikation sein, wenn bereits vor der Narkose-Einleitung starke Schmerzen bestehen bzw. durch präoperative Maßnahmen (z.B. Lagerung) zu erwarten sind.

? Welche Besonderheiten gilt es bei der Prämedikation von Patienten zu beachten, bei denen eine fiberoptische Wachintubation geplant ist?

Da Manipulationen im Zusammenhang mit einer nasalen fiberoptischen Intubation Nasenbluten auslösen können, sollte die Prämedikation dieser Patienten auch die Applikation schleimhautabschwellender Nasentropfen beinhalten. Gleichzeitig ist die Gabe eines Parasympathikolytikums (Glycopyrrolat) vor Beginn der Anästhesie-Einleitung zu empfehlen, weil dadurch eine störende (Hyper-)Salivation unterdrückt werden kann.

? Antiallergische Prämedikation – was ist zu beachten?

Anaphylaktische Reaktionen während der Anästhesie treten bei ca. einem von 13 000 Patienten auf. Häufigste Auslöser sind Muskelrelaxanzien, Naturlatex oder Antibiotika. Durch eine ausführliche Anamnese sollte eine Allergie erkannt und idealerweise das auslösende Antigen charakterisiert werden. Bei bekannter oder gesicherter Allergie vom Schweregrad III oder IV kann es sinnvoll sein, zusätzlich zur Antigenvermeidung eine medikamentöse Prophylaxe durchzuführen. Empfohlen wird bei anamnestisch glaubhaften oder dokumentierten Reaktionen des Schweregrades III und IV vom Soforttyp eine Kombination aus H_1- und H_2-Antagonisten, wie Dimetindenmaleat (Fenistil) (0,1 mg/kg i.v.) und Ranitidin (1,25 mg/kg i.v.) 15–30 min vor Anästhesiebeginn. Im Gegensatz zu Cimetidin hemmt Ranitidin bei vergleichbarer Wirksamkeit die mikrosomalen Enzyme in geringerem Maße, sodass es den Metabolismus anderer Pharmaka (z.B. Opioide) nicht so ausgeprägt verzögert. Da Cortisonpräparate selbst anaphylaktische Reaktionen hervorrufen können, ist eine prophylaktische Gabe nur sehr selten und unter strenger Indikationsstellung bei dokumentierten lebensbedrohlichen Anaphylaxien (Schweregrad IV) sinnvoll.

? Welche Besonderheiten sind bei der Prämedikation nicht nüchterner Patienten bzw. Patienten mit erhöhtem Aspirationsrisiko zu beachten?

Bestandteil der Prämedikation sollte bei entsprechenden Risikopatienten (z.B. nicht nüchternen Patienten, Schwangeren, bekanntem ösophagogastralen Reflux, Diabetes mellitus) eine wirksame Aspirationsprophylaxe mit den Zielen der Beschleunigung der Magenentleerung, einer Reduktion der Magensaftsekretion und einer Anhebung des Magensaft-pHs sein. Gleichzeitig wird damit ein wirksamer antiemetischer Effekt erreicht. Nach entsprechender Beurteilung des individuellen Risikoprofiles des Patienten ist eine Minimierung des Aspirationsrisikos durch H_2-Rezeptorantagonisten (z.B. 150–300 mg Ranitidin p.o. oder 400 mg Cimetidin p.o.) in Kombination mit Metoclopramid (10 mg p.o.) am Vorabend und am OP-Tag möglich. Die Indikation für Metoclopramid ist weniger gut durch kontrollierte Studien belegt. In der geburtshilflichen Anästhesie (Notsectio) ist die Gabe von Natriumzitrat (20–30 ml 0,3 molar p.o.) eine mögliche Maßnahme zur Anhebung des gastralen pH-Wertes. Die Zunahme des Magenvolumens ist dabei ohne praktische Relevanz.

? Endokarditisprophylaxe – welcher Patient soll welches Präparat bekommen?

Neueste Empfehlungen für die präoperative Endokarditisprophylaxe sind in den AHA-Guidelines von 2007 zusammengefasst. Danach ist eine Prophylaxe nur noch für Patienten mit künstlichen Herzklappen, stattgehabter infektiöser Endokarditis, angeborenen Herzfehlern (unkorrigierte zyanotische Herzvitien, korrigierte Herzvitien mit künstlichem Prothesenmaterial innerhalb von 6 Monaten nach Korrektur) sowie für Patienten nach Herztransplantation, die eine kardiale Valvulopathie entwickeln, in Betracht zu ziehen. Indiziert ist die Antibiotikagabe bei diesen Patienten immer für Zahnoperationen, Tonsillektomie, Adenotomie sowie bei verschiedenen Eingriffen am Respirationstrakt. Eingriffe am Gastrointestinal- und Urogenitaltrakt stellen nach den neuen Guidelines keine Indikation für eine routinemäßige Endokarditisprophylaxe mehr dar. Bei Patienten mit den genannten Risikokonditionen, die an Infektionen des Gastrointestinal- oder Urogenitaltraktes leiden oder Antibiotika zur Vermeidung von Wundinfektionen im Rahmen von urogenitalen oder gastrointestinalen Eingriffen bekommen, sollte das Antibiotikaregime eine Substanz enthalten, die wirksam gegen Enterokokken ist (**Cave:** Cephalosporine, Clindamycin!). Bei entsprechender Indikation sollten die Patienten Amoxicillin (2 g p.o.), Ampicillin (2 g i.v.) oder alternativ Cefazolin (1 g i.v.) bzw. Ceftriaxon (1 g i.v.) erhalten. Bei Penicillinallergie wird Clindamycin (600 mg i.v.) empfohlen. Prinzipiell sollte die Gabe 30–60 min vor der Operation erfolgen, jedoch kann das Antibiotikum in Ausnahmefällen auch bis zu 2 h danach gegeben werden.

> Die Prämedikation spielt im Gesamtkonzept einer Anästhesie eine wichtige Rolle. Sie trägt zu einer Risikominimierung für den Patienten bei. Jeder Patient sollte eine individuell für ihn angepasste Prämedikation erhalten. Benzodiazepine sind bei Beachtung von Kontraindikationen die Substanzklasse der Wahl, da sie gut verträglich sind und über eine hohe therapeutische Breite verfügen. Eine orale Applikation der Medikamente steht nicht im Widerspruch zum präoperativen Nüchternheitsgebot. Neben der anxiolytischen und der sedierenden Komponente sind PONV- und Aspirationsprophylaxe, Analgesie, Vagolyse und eine antiallergische Wirkung weitere Ziele der medikamentösen Prämedikation.

Literatur

Broscheit J, Kranke P, Prämedikation – Charakteristika und Auswahl der Substanzen. Anästhesiol Intensivmed Notfallmed Schmerzther (2008), 2, 134–142

Kisch-Wedel H, Thiel M, Anästhesie bei allergischer Diathese. Anaesthesist (2002), 51, 868–881

Liccardi G et al., Strategies for the prevention of asthmatic, anaphylactic and anaphylactoid reactions during the administration of anesthetics and/or contrast media. J Investig Allergol Clin Immunol (2008), 18, 1–11

Naber CK, Prophylaxe der infektiösen Endokarditis. Kardiologe (2007), 1, 243–250

Schmitt T, Madler C (2001) Prämedikation. In: Kochs E, Buzello W, Adams HA, Anästhesiologie, 1245–1257. Thieme, Stuttgart

Wilson W et al., Prevention of infective endocarditis: Guidelines from the American Heart Association: A Guideline from the American Heart Association Rheumatic Fever, Endocarditis, and Kawasaki Disease Committee, Council on Cardiovascular Disease in the Young, and the Council on Clinical Cardiology, Council on Cardiovascular Surgery and Anesthesia, and the Quality of Care and Outcomes Research Interdisciplinary Working Group. Circulation (2007), 116, 1736–1754

Technische Ausstattung

Steffen Friese

Narkosegerät	145
Gasversorgung	145
Gasdosierung	147
Narkosedampfdosierung	148
Übergänge zwischen den verschiedenen Narkosesystemen	151
Narkosebeatmungsgerät	152
Narkosegasabsaugung	154
Allgemeine Sicherheitsmaßnahmen	154
Verdampfer	154

Technische Ausstattung

S. Friese

Narkosegerät

? Kennen Sie die wichtigsten Teilkomponenten eines Narkosegerätes?

- Gasversorgung
- Gasdosierung
- Narkosedampfdosierung
- Narkosesystem
- Narkosebeatmungsgerät
- Narkosegasabsaugung

Wesentlicher weiterer Bestandteil eines Narkosegerätes ist das sog. Gerätemonitoring.

Gasversorgung

? Wie werden Narkosegeräte mit Gasen versorgt?

Wir unterscheiden 2 Vorsorgungssysteme für medizinische Gase. Zum überwiegenden Teil kommen heute zentrale Gasversorgungssysteme zum Einsatz. Weniger häufig erfolgt die Versorgung dezentral über Gasflaschen. Aber auch diese Form der Gasversorgung hat durchaus ihre Berechtigung, z.B. im mobilen Einsatz.

? Welche Gase werden in der Anästhesie hauptsächlich eingesetzt und mit welcher Farbe sind sie gekennzeichnet (EN 739)?

Es gibt Normen für die Kennzeichnung von gasführenden Leitungen und Anschlussstellen sowie für Gasflaschen. Für gasführende Leitungen kann eine farbneutrale Kennzeichnung erfolgen, dabei ist die chemische Formel des Gases anzugeben. Zum anderen gibt es festgelegte, farbliche Kennzeichnungen eine Auswahl zeigt Tabelle 24.

Tab. 24: Kennzeichnung ausgewählter Gase

Gas	Farbneutral	Farbe
Sauerstoff	O_2	Weiß
Lachgas	N_2O	Blau
Luft für Beatmungszwecke	Air	Schwarz/Weiß
Vakuum	Vakuum	Gelb
Xenon	Xe	Leuchtend Grün

An den Entnahmestellen einer zentralen Gasversorgungsanlage sind Steckkupplungen vorhanden, die gleichfalls unverwechselbar sind. Einige Beispiele zeigt die Abbildung 14.

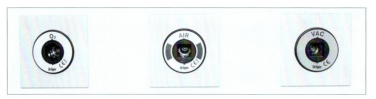

Abb. 14: Steckkupplungen einer zentralen Gasversorgungsanlage

? Was ist beim Umgang mit Gasflaschen zu beachten?

In den Gasflaschen herrscht ein sehr hoher Druck (Sauerstoff z.B. 180–200 bar), oder das Gas liegt in flüssiger Form vor, wie z.B. Lachgas. Gefüllte Gasflaschen sind stehend zu lagern und gegen Umfallen zu sichern. Die Verschlusskappen müssen beim Transport unbedingt aufgeschraubt sein, um eine Beschädigung des Entnahmeventils sowie eine Verschmutzung zu verhindern. Bricht ein solches Ventil ab, kann die Flasche zu einem Geschoss werden. Beim Umfallen einer Lachgasflasche kommt noch erschwerend dazu, dass schlagartig eine große Gasmenge freigesetzt wird, die, weil schwerer als Luft bzw. Sauerstoff, den Raum füllt und zur Erstickung führen kann. Des Weiteren muss beachtet werden, dass die Anschlüsse der Gasflaschen unbedingt öl- und fettfrei zu halten sind. Beim Ausströmen des Gases unter hohem Druck kann es zu sehr hohen Temperaturen kommen und damit zur Entzündung brennbarer Stoffe, was eine Explosion der Anschlüsse zur Folge hätte.

? Wie gelangt das Gas aus der Flasche zum Narkosegerät?

Der hohe Druck in den Gasflaschen würde die Anschlussschläuche zum Bersten bringen, aus diesem Grund kommen Druckminderer zum Einsatz. Diese beruhen auf dem Prinzip, dass die Kraft, die auf eine Fläche wirkt sowohl dem Druck als auch dem Flächeninhalt proportional ist. Verbindet man also in einem verschlossenen Gefäß den Verschluss einer Hochdruckdüse (kleine Fläche, hoher Druck) starr mit einer größeren relativ starren Membran, die unter dem Gefäßinnendruck steht, dann stellt sich in dem Gefäß nur so viel Druck ein, wie

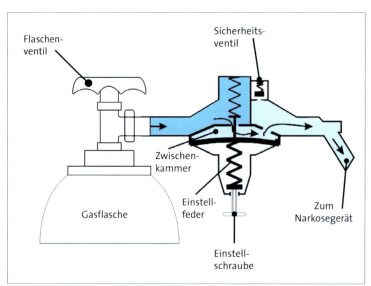

Abb. 15: Prinzipskizze Druckminderer

die Auslenkung der Membran zulässt (große Fläche, kleiner Druck). Eine Prinzipskizze zeigt Abbildung 15.

? **Welche Überwachungsmaßnahmen sind im Zusammenhang mit der Gaszuführung erforderlich?**

Am Narkosegerät muss kontrollierbar sein, ob die benötigten Gase mit ausreichendem Druck anliegen. An einem modernen Narkosegerät wird bei Ausfall der O_2-Versorgung (kein anliegender Druck) auch die Zufuhr der anderen Gase gesperrt, außerdem ertönt ein akustischer Alarm.

Gasdosierung

? **Wie wird das Gas dosiert?**

Auch hier sind mehrere Funktionsprinzipien im Einsatz. Gasmischer arbeiten im Prinzip wie die Mischbatterie an einem Wasserhahn. Gleicher Druck beider Gase vorausgesetzt, hängt das Verhältnis der beiden Gasströme vom Verhältnis der beiden Durchflussöffnungen ab. Die noch häufig benutzten Flowmeter bestehen aus einer leicht konischen Glasröhre mit darin befindlichem Schwimmer. Je mehr Gas durch die verbleibende Öffnung zwischen Glasinnenwand und dem Schwimmer fließt, desto höher steht der Schwimmer. Da dieser Durchfluss stark von der Viskosität und der Temperatur des Gases abhängt, sind Flowmeter immer für ein bestimmtes Gas und eine bestimmte Temperatur geeicht. Die verschiedenen Formen der Schwimmer sind v.a. entwickelt worden, um eine Drehbewegung zu erzeugen, die ein Hängen und Verklemmen des Schwimmers in der Flowmeterröhre vermeidet. Ein Schwimmer mit einer geraden Deckfläche erlaubt eine größere Ablesegenauigkeit.

? **Wie wird sichergestellt, dass kein hypoxisches Gas vom Narkosegerät abgegeben wird?**

Durch verschiedene Vorrichtungen muss gewährleistet sein, dass vom Narkosegerät kein hypoxisches Gasgemisch abgegeben wird. Diese Gefahr würde bestehen, wenn die O_2-Versorgung ausfallen oder am Gerät nur ein N_2O-Fluss eingestellt würde. Der Ausfall der O_2-Versorgung sollte durch die im vorherigen Abschnitt beschriebenen Vorrichtungen sofort angezeigt werden. Zusätzlich muss die versehentliche Zufuhr zu hoher Lachgas-Konzentrationen konstruktiv verhindert werden. Dazu sind verschiedene Vorrichtungen im Einsatz. Beim Öffnen des N_2O-Ventils wird zwangsweise auch die O_2-Zufuhr geöffnet, sodass kein hypoxisches Gasgemisch appliziert werden kann.

? **Ist apparativ garantiert, dass kein hypoxisches Gasgemisch zum Patienten gelangen kann?**

Die Sicherheitsvorrichtungen am Narkosegerät stellen primär nur sicher, dass vom Gerät kein hypoxisches Trägergasgemisch in das Narkosesystem abgegeben wird. Trotzdem ist denkbar, dass hypoxische Gasgemische im Narkosesystem vorhanden sein können. Ein leicht nachvollziehbares Szenario wäre im Minimal Flow System die Einspeisung von weniger Sauerstoff, als vom Patienten verbraucht wird. Unter diesen Umständen käme es zu einer Anreicherung von Lachgas. Dies ist ein Beispiel, warum in der heutigen Zeit die patientennahe Messung inspiratorischer und exspiratorischer Gaszusammensetzungen obligat ist.

? Was bedeuten Konzentrations- und Second-Gas-Effekt?

Beide Effekte treten praktisch nur bei der Anwendung von Lachgas in relativ hohen Konzentrationen auf. Mit dem Konzentrationseffekt wird beschrieben, dass sich die alveoläre Konzentration von Lachgas schneller der inspiratorischen nähert, als sich dies durch reine Auswaschung des Stickstoffs aus den Alveolen erklären ließe. Aus demselben Grund nähert sich auch die alveoläre Konzentration eines volatilen Anästhetikums bei der Anwendung von Lachgas schneller der inspiratorischen als bei der Anwendung von Sauerstoff-Luft-Gemischen (Second-Gas-Effekt).

? Wie entsteht die sog. Diffusionshypoxie?

Die Diffusionshypoxie kann entstehen, wenn bei der Ausleitung die Lachgaszufuhr beendet und dafür Luft eingesetzt wird. Lachgas ist kaum blutlöslich, wird sehr schnell wieder an die Alveolen abgegeben. Dies führt zu einer Verringerung der alveolären Sauerstoffkonzentration. Die mit dem Effekt verbundenen Risiken können durch die kurzzeitige Gabe von hohen Sauerstoffkonzentrationen verhindert werden.

? Was sollte im Zusammenhang mit der Gasdosierung überwacht werden?

An den meisten Narkosegeräten werden die Flüsse der einzelnen Gase angezeigt. Bedeutung hat dies nur beim Einsatz von Gasmischern, denn am Flowmeter wird der Gasfluss direkt eingestellt. Des Weiteren wird meist die Sauerstoffkonzentration im Frischgas angezeigt. Dieser Wert besitzt unter heutigen Bedingungen kaum noch Bedeutung. Auf wesentlichere Parameter wird im Zusammenhang mit der Beschreibung des Narkosesystems eingegangen.

Narkosedampfdosierung

Narkosesystem

? Welche Narkosesysteme gibt es?

- Offenes Narkosesystem
- Halboffenes Narkosesystem
- Halbgeschlossenes Narkosesystem
- Geschlossenes Narkosesystem

❓ Wonach werden Narkosesysteme unterschieden?

Die Unterscheidung der Narkosesysteme erfolgt nach der Herkunft des Narkosegases und dem Verbleib des Ausatemgases. Offene und halboffene Systeme gehören zu den Nichtrückatemsystemen. Halbgeschlossene und geschlossene Systeme gehören zu den Rückatemsystemen. Eine Übersicht gibt Tabelle 25.

Tab. 25: Einteilung der Narkosesysteme

Narkosesystem	Narkosegas von wo?	Ausatemgas nach wo?	Rückatmung
Offen	Umgebung	Umgebung	Nein
Halboffen	Gerät	Umgebung	Nein
Halbgeschlossen	Gerät	Gerät	Teilweise
Geschlossen	Gerät	Gerät	Vollständig

Offenes Narkosesystem

❓ Wann sprechen wir von einem offenen Narkosesystem, und wann kommt es zum Einsatz?

Offene Narkosesysteme sind praktisch nur noch von historischer Bedeutung, das Narkosegas ist die Umgebungsluft, und der Patient atmet auch in die Umgebung aus. Ein Beispiel dafür ist die Schimmelbuschmaske. Hier werden auf einem Drahtgestell mehrere Gazelagen angeordnet. Feuchtet man diese mit einem volatilen Anästhetikum an, dessen Siedepunkt oberhalb der Umgebungstemperatur liegt, wird das Anästhetikum vom Atemstrom des Patienten mitgerissen und gelangt so zum Patienten. Die Menge des Anästhetikums ist nicht messbar, und so hängt die Dosierung von der klinischen Erfahrung und dem Geschick des Anästhesisten ab.

Halboffenes Narkosesystem

❓ Wann sprechen wir von einem halboffenen Narkosesystem?

Ein halboffenes Narkosesystem liegt vor, wenn der Patient aus dem Gerät einatmet und in die Umgebung ausatmet. Es existiert also ein gerichteter Gasstrom vom Gerät zum Patienten und von dort zur Umgebung. Da hier keinerlei Rückatmung stattfindet (bzw. nur eine verschwindend geringe), ist die Zusammensetzung des Gases, das zum Patienten gelangt, identisch mit der vom Gerät abgegebenen. Die Dosierung erfolgt also direkt am Narkosegerät. Eine CO_2-Elimination ist nicht vorgesehen, die Narkosegasabsaugung ist aber möglich.

❓ Wann kommen halboffene Systeme zum Einsatz?

Im halboffenen System sind schnelle Änderungen der Narkosegaszusammensetzung wie auch der Beimischung von volatilen Anästhetika möglich. Sie kommen also bevorzugt bei der Narkose-Einleitung- und -ausleitung zum Einsatz. Des Weiteren sind sie evtl. noch in der Kinderanästhesie anzutreffen. Denkbar wäre auch ein Einsatz unter Katastrophenbedingungen, denn die Systeme sind relativ einfach aufgebaut.

? Wie wird der gerichtete Gasstrom erzeugt?

Der gerichtete Gastrom kann entweder dadurch erzeugt werden, dass das zufließende Narkosegas (mit Narkosedämpfen) in einer Menge zugeführt wird, die das Atemminutenvolumen des Patienten um das 2- bis 3-fache überschreitet. Dieses Prinzip findet Anwendung beim Ayreschen T-Stück und seinen Modifikationen. In der einfachsten Form atmet der Patient über ein T-Stück aus einem Gasfluss, der größer ist als der max. inspiratorische Fluss, und es kommt daher nicht zu einer Rückatmung. Mit weniger Narkosegasfluss kann gearbeitet werden, wenn am Ausatemschenkel des Systems ein kleiner Totraum angebracht wird, aus dem die Einatmung des Patienten teilweise erfolgt. Durch die Höhe des Narkosegasflusses zum Patienten muss aber sichergestellt sein, dass keine Rückatmung stattfindet. Durch verschiedene Modifikationen dieses Prinzips kann man die Beatmung des Patienten ermöglichen. Dazu muss eigentlich nur der Ausatemschenkel des T-Stücks zur Inspiration verschlossen und evtl. ein komprimierbares Reservoir eingebaut werden. Diese Systeme weisen einen relativ geringen Widerstand auf und können daher in der Anästhesie kleiner Kinder ihre Berechtigung haben. Eine andere Möglichkeit ist die Richtung des Gasstromes durch Ventile. Diese Nichtrückatemventile können so konstruiert sein, dass sie zusätzlich die Beatmung des Patienten ermöglichen. Ein bekanntes Beispiel für ein Nichtrückatemventil ist das Ambu-Ventil.

Halbgeschlossenes Narkosesystem

? Wie ist ein halbgeschlossenes Narkosesystem definiert?

Als halbgeschlossen wird ein Narkosesystem bezeichnet, wenn eine teilweise Rückatmung stattfindet. Der Gasstrom geht also vom Gerät zum Patienten und von dort wieder zurück zum Gerät. Das Ausatemgas wird von CO_2 gereinigt und nach Zumischung von Frischgas wieder zur Inspiration genutzt.

? Wie wird ein halbgeschlossenes Narkosesystem aufgebaut?

Ein halbgeschlossenes System wird heute meist als Kreissystem aufgebaut. Zur Richtung des Gasstromes werden Ventile eingesetzt. Der Gasstrom vom Gerät geht über ein Einatemventil zum Patienten. Vom Patienten geht das Gas über ein Ausatemventil zurück in das Kreissystem. In dieses Kreissystem muss unbedingt ein CO_2-Absorber eingefügt werden. Das Frischgas wird in dieses System eingespeist, überschüssiges Narkosegas entweicht über ein Überdruckventil. Im System kann sich also max. der Druck entwickeln, der an diesem Ventil eingestellt ist.

? Wann wird das halbgeschlossene System verwendet?

Das halbgeschlossene System ist das heute übliche System. Durch Modifikationen ist es praktisch in jeder Altersgruppe und mit beinahe jedem volatilen Anästhetikum einsetzbar.

? Was ist beim Einsatz des halbgeschlossenen Systems zu beachten?

Das Verhältnis von Frischgas zu rückgeatmetem Gas hängt sowohl vom Verhältnis von Frischgasfluss zu Atemminutenvolumen als auch von der Stelle, an der das Frischgas eingespeist wird, vor oder hinter dem Absorber, ab. In jedem Falle ist die Zusammensetzung des zum Patienten gelangenden Gases anders als das vom Gerät abgegebene Frischgas. Die Messung und Kontrolle der Gaszusammensetzung am Patienten sind also geboten. Weiterhin ist zu beachten, dass einige volatile Anästhetika gegenüber Atemkalk nicht stabil sind und die Zerfallsprodukte giftig sein können (z.B. Compound A aus Sevofluran und CO aus Desfluran).

? Hat die Anordnung der einzelnen Teile in einem Kreissystem einen Einfluss auf die Atemgaszusammensetzung?
Die Abhängigkeit der Atemgaszusammensetzung von der Anordnung des Frischgaszuflusses wurde schon erwähnt. Wird das Frischgas vor dem Absorber eingespeist, dann wird es im Absorber angewärmt und mit Wasserdampf angereichert. Auch die Anordnung von Überschussventil und Frischgaszufluss wirkt sich auf die Zusammensetzung des Atemgases aus. Wird z.B. das Frischgas unmittelbar vor dem Einatemventil eingespeist, gelangt mehr Frischgas zum Patienten, als wenn das Frischgas vor dem Überschussventil eingespeist wird.

Geschlossenes Narkosesystem

? Was verstehen wir unter einem geschlossenen Narkosesystem?
Ein geschlossenes System liegt vor, wenn das vom Patienten ausgeatmete Gas nach CO_2-Elimination vollständig zurückgeführt wird. Praktisch entsteht aus einem halbgeschlossenen Kreissystem durch vollständigen Schluss des Überdruckventils oder den Verzicht auf ein solches ein geschlossenes Kreissystem. Im Idealfall werden als Frischgas nur die vom Patienten verbrauchten bzw. ausgeschiedenen Narkosegase eingespeist. Dies ist mit erträglichem Aufwand fast nur im Steady State zu erreichen. Wird mehr Gas eingespeist, führt dies zu einer ständigen Erhöhung des Druckes in dem System, wird weniger Gas eingespeist, läuft das System leer. An die Überwachung der Narkosegaszusammensetzung sind erhöhte Anforderungen zu stellen. Unter praktischen Gesichtspunkten ist dies nur mit sehr schnellen Messsystemen und dem Einsatz von elektronischen Regelkreisen zu verwirklichen.

? Wann kommen geschlossene Narkosesysteme zum Einsatz?
Derzeit ist das geschlossene eher eine Idealvorstellung als ein einsetzbares System.

Übergänge zwischen den verschiedenen Narkosesystemen

? Gibt es zwischen den verschiedenen Narkosesystemen Übergänge, und wie werden diese eingesetzt?
Am Beispiel eines Kreissystems lässt sich zeigen, dass es zumindest vom halboffenen bis zum theoretisch geschlossenen Narkosesystem Übergänge gibt. Führt man einem Kreissystem mit teilweise geöffneten Überdruckventil eine große Frischgasmenge (> AMV) zu, nähert sich sein Verhalten dem eines halboffenen Systems. Mit abnehmender Frischgasmenge kommt man in den Bereich des klassischen halbgeschlossenen Systems, das heute meist als High Flow System bezeichnet wird (Frischgasfluss etwa 3–6 l/min), zum Low Flow System (Frischgasfluss etwa

1 l/min) und zum Minimal Flow System (Frischgasfluss etwa 0,5 l/min), das dann dem geschlossenen System in seinem Verhalten nahe kommt. Geringerer Frischgasstrom hat offensichtlich ökonomische Vorteile; z.B. ist Xenon extrem teuer und kann so fast nur in praktisch geschlossenen Narkosesystemen zum Einsatz kommen. Aber auch medizinische Vorteile sprechen für die Verringerung des Frischgasstromes. Die Atemgaskonditionierung im System wird besser, denn bei der Absorption von CO_2 entsteht Wasser, und außerdem wird Wärme abgegeben, der Patient bekommt also ein praktisch wasserdampfgesättigtes und vorgewärmtes Gas zugeführt. Dafür wachsen z.B. der Aufwand für Überwachungsmaßnahmen und die Anforderungen an die Genauigkeit der Dosierung von Narkosegasen und -dämpfen. Auch die Nachteile geringerer Frischgasströme sollen nicht verschwiegen werden. Je geringer der Frischgasstrom im Verhältnis zum Volumen des Kreissystems und der Lunge des Patienten, desto träger reagiert das System auf Änderungen in der Zusammensetzung des Frischgasstromes. Bei Ein- und Ausleitung einer Narkose ist aber eine schnelle Veränderung der Gaszusammensetzung erforderlich, außerdem können sich schädliche Gase anreichern. Also wird man praktisch mit einem Kreissystem mit hohem Frischgasfluss die Narkose einleiten, dann mit zunehmender Annäherung an ein Stady State mit geringeren Frischgasflüssen arbeiten können, um dann zur Ausleitung wieder hohe Frischgasflüsse einzustellen. Nicht vergessen sollte man dabei, dass mit abnehmenden Frischgasflüssen die Möglichkeiten auf Veränderungen der erforderlichen Narkosetiefe im OP-Verlauf mittels Änderung der Atemgaszusammensetzung zu reagieren, abnehmen. Unter heutigen Bedingungen relativiert sich dieser Nachteil durch den gleichzeitigen Einsatz kurz wirksamer i.v. Medikamente (z.B. Remifentanil).

? Welches Monitoring ist am Narkosesystem erforderlich?
Wichtig und entscheidend ist die Überwachung der inspiratorischen Gaskonzentrationen, also der Konzentrationen, die dem Patienten unmittelbar zugeführt werden. Eine Überwachung der exspiratorischen Gaskonzentrationen ist erforderlich, denn nur dadurch ist die Annäherung an einen Steady State erkennbar, was wiederum bedeutsam für die Möglichkeit ist, die Frischgaszufuhr zu reduzieren. Ein Beispiel, dass sich Geräte- und Patientenmonitoring in wesentlichen Teilen überschneiden ist die Kapnometrie. Einerseits ist sie dem Patientenmonitoring zuzuordnen, andererseits ist aber eine ansteigende inspiratorische CO_2-Konzentration ein Zeichen für den Funktionsverlust des Absorbers.

Narkosebeatmungsgerät

? Wozu werden Narkosebeatmungsgeräte eingesetzt?
Mit zunehmender Narkosetiefe bzw. beim Einsatz von Opiaten kommt es zu einer Atemdepression des Patienten, bzw. wird heute durch die übliche Relaxation die Atmung des Patienten ausgeschaltet. Um weiterhin einen Gasaustausch zu ermöglichen, ist die Beatmung des Patienten erforderlich. Dazu werden Narkosebeatmungsgeräte (auch Respiratoren genannt) verwendet. Sie dienen dazu, dem Patienten in regelmäßigen Abständen ein definiertes Gasvolumen zuzuführen. In der heutigen Zeit sind sie integraler Bestandteil der Narkosegeräte, können aber theoretisch auch als separate Geräte an die Narkosesysteme angeschlossen werden (dann meist alternativ oder umschaltbar zum Beatmungsbeutel).

Wie arbeiten Respiratoren?

Beatmung mit einem Respirator kehrt in gewisser Weise den physiologischen Atemverlauf um. Bei der Spontanatmung atmet der Patient aktiv ein, ein Respirator führt ihm einen Gasstrom zu (Inspiration). Die Umsteuerung zur Exspiration erfolgt meist zeitgesteuert. Der Patient atmet aus. Ein Atemzyklus setzt sich zusammen aus Inspiration (Volumen wird vom Respirator aktiv zugeführt) + inspiratorischer Pause (Volumen in der Lunge gehalten) + Exspiration (Volumen wird vom Patienten zurückgeatmet). Bei der Inspiration kommt es zu einem Anstieg des Druckes in den Atemwegen des Patienten. Um ein definiertes Volumen zuzuführen, ist ein bestimmter Druck erforderlich. Dieser Druck ist abhängig von den Widerständen im System. Wenn man die Widerstände im Respirator und im Narkosesystem als konstant ansieht, dann sind die Widerstände in den Atemwegen des Patienten entscheidend. Diese setzen sich aus den elastischen Widerständen zusammen, die zur Dehnung der Alveolen erforderlich sind, und den Strömungswiderständen aus den zuführenden Atemwegen. Soll also ein konstantes Volumen zugeführt werden, dann muss bei höheren Atemwegswiderständen auch ein höherer Druck aufgewendet werden. Soll der max. Atemwegsdruck konstant gehalten werden, dann schwankt das zugeführte Volumen in Abhängigkeit von den Atemwegswiderständen.

Welche Möglichkeiten gibt es, den Druck und Flow-Verlauf in den Atemwegen des Patienten zu beeinflussen?

Auf den Druck und Flow-Verlauf kann mit heute üblichen Narkoserespiratoren vielfältig Einfluss genommen werden. Verlängert man bspw. die Inspirationszeit, resultiert dies in gewissen Grenzen in einer Verringerung des max. Atemwegsdruckes (Verringerung der Strömungswiderstände in den Atemwegen). Eine Verlängerung der inspiratorischen Pause führt evtl. zu einer Verbesserung des Gasaustausches. Eine ausreichende Länge der Exspirationszeit ist erforderlich, damit das gesamte Atemzugvolumen wieder abgeatmet werden kann.

Welche Beatmungsformen sind in der Anästhesie üblich?

Patienten werden während der Anästhesie meist volumen- oder druckkontrolliert beatmet. Zur Verbesserung des Gasaustausches und zur Vermeidung des Kollabierens kleiner Atemwege ist die Anwendung von PEEP üblich. Assistierte Beatmungsformen spielen in der Anästhesie im Gegensatz zur Intensivtherapie eine untergeordnete Rolle.

Was ist bei der Beatmung von Patienten während der Anästhesie zu beachten?

Bedingt durch den unterschiedlichen Grad der Relaxierung, Lagerung, chirurgische Manipulationen, aber auch technischen Veränderungen sind die Widerstände im System aus Beatmungsgerät, Narkosesystem und Patient nicht konstant. Es ist also unbedingt erforderlich, die Gasversorgung des Patienten zu überwachen. Bei volumenkonstanter Beatmung ist primär der Atemwegsdruck, bei druckkonstanter sind das Atemzug- und das Atemminutenvolumen zu überwachen. So werden Veränderungen in der Beatmung des Patienten erkannt, bevor sie zu Veränderungen im O_2- oder CO_2-Partialdruck des Patienten führen.

Welche Überwachungsmaßnahmen sind im Zusammenhang mit dem Einsatz von Narkosebeatmungsgeräten vorzusehen?

Beim Einsatz von Narkosebeatmungsgeräten sind wesentliche Parameter zu überwachen. Als Mindestüberwachung können die Drücke und die geförderten Volumina angesehen werden. Eine Aufzeichnung dieser Parameter als Kurve liefert wesentliche Erkenntnisse über die Beatmung des Patienten.

Narkosegasabsaugung

 Wozu dient die Narkosegasabsaugung?

Auch in Zeiten nahezu geschlossener Narkosesysteme werden ständig Gase aus dem Narkosesystem abgegeben. Sie bestehen im Wesentlichen aus Ausatemgasen vom Patienten und dem Überschuss an Narkosegasen und Dämpfen, der dem Narkosesystem zugeführt wird. Diese Gasgemische enthalten u.a. Lachgas und halogenierte Kohlenwasserstoffe (volatile Anästhetika). Diese sind bei ständiger Exposition gesundheitsschädigend, dürfen also nicht in die OP-Saal-Luft abgegeben werden. Dazu dienen Narkosegasabsauganlagen. Diese müssen getrennt von der Vakuumanlage sein. Es muss sichergestellt sein, dass größere Volumina abgeführt werden können (der Sauerstoff-Bypass eines Narkosegerätes erzeugt einen Flow von 60 l/min), wobei gleichzeitig nur ein sehr geringer Unterdruck zum Einsatz kommen darf (dieser Unterdruck liegt praktisch direkt am Überschussventil des Narkosesystems an und darf dessen Funktion nicht beeinträchtigen). Eine bisher eher kaum beachtete Gefahr für das Personal stellt die Abatmung volatiler Anästhetika und von Narkosegasen im Aufwachraum dar. Auch hier sollte auf eine ausreichende Belüftung geachtet werden.

Allgemeine Sicherheitsmaßnahmen

Welche Sicherheitsmaßnahmen sind im Zusammenhang mit dem Einsatz von Narkosegeräten vorzusehen?

In den einzelnen Abschnitten wurde auf das jeweils erforderliche Monitoring verwiesen. Nötig ist im Zusammenhang mit dem Einsatz von Narkosegeräten immer das Vorhandensein eines Backup-Systems in Form eines Beatmungsbeutels mit Ventil (Ambu-Beutel) an jedem Arbeitsplatz. Narkosegeräte sind hochkomplizierte Systeme, die auch bei Beachtung aller Sicherheitsvorschriften Fehlfunktionen aufweisen können, die ihren Einsatz am Patienten verbieten. Mittels eines Beatmungsbeutels sind zumindest die Beatmung und damit die Sauerstoffversorgung des Patienten gewährleistet.

Verdampfer

Wozu dienen Narkosemittelverdampfer, und wo werden sie angeordnet?

Narkosemittelverdampfer werden zur Dosierung volatiler Anästhetika eingesetzt. Sie werden heute meist in den Gasstrom hinter der Narkosegasdosierung angeordnet. Meistens sind sie austauschbar.

Abb. 16: Prinzipskizze eines Oberflächenverdampfers

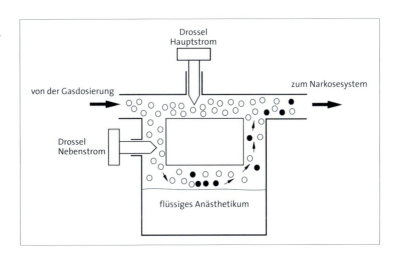

Wie sind Narkosemittelverdampfer derzeit aufgebaut?

Die derzeit eingesetzten Verdampfer arbeiten überwiegend nach dem Prinzip des Oberflächenverdampfers (eine Ausnahme bilden Verdampfer für Desfluran). Der von der Narkosegasdosierung kommende Gasstrom wird geteilt. Der größte Anteil durchfließt den Verdampfer unverändert als Hauptstrom. Der kleinere Teil (Nebenstrom) wird durch eine Kammer geleitet, in der das volatile Anästhetikum in Sättigungskonzentration zur Verfügung steht. Durch die Veränderung des Mischungsverhältnisses von Haupt- und Nebenstrom wird am Auslass des Verdampfers ein konstanter Partialdruck des volatilen Anästhetikums erreicht. Da der Partialdruck des Gases proportional mit der Konzentration ist, kann die Dosierung auch in Vol.-% ausgedrückt werden. Abbildung 16 zeigt die Prinzipskizze eines Oberflächenverdampfers.

Welche Parameter haben Einfluss auf die Dosierung des Verdampfers?

Die Abgabe eines Verdampfers ist im Wesentlichen abhängig von der Temperatur, dem Druck, der Höhe und der Zusammensetzung des Frischgasstromes. Die Verdampfer sind meist für 100% Sauerstoff als Trägergas geeicht. Für die anderen Parameter sind Kompensationsmechanismen vorgesehen. Diese Kompensationen haben aber Grenzen, die für die einzelnen Verdampfer angegeben und zu beachten sind.

Welchen Einfluss hat das Narkosesystem auf die Narkosedampfdosierung?

Die Narkosedampfdosierung mittels Verdampfereinstellung ist im Prinzip nur für ein halboffenes System möglich. Je weiter das Narkosesystem an ein geschlossenes System herankommt, desto weniger Einfluss hat die Einstellung am Verdampfer auf die Konzentrationsverhältnisse im Narkosesystem. Volatile Anästhetika werden kaum verbraucht, reichern sich also theoretisch im Narkosesystem an. Außerdem ist für eine exakte Dosierung nach Skalierung auf dem Vapor ein definierter Gasflussbereich notwendig.

Warum wird der Desfluran-Verdampfer beheizt?

Desfluran muss wegen seines niedrigen Siedepunktes und des hohen Dampfdrucks in einem Spezialvapor verdampft werden. Dieser ist elektrisch beheizt und elektronisch gesteuert.

◂ Bereits unterhalb, aber insbesondere auch bei Umgebungstemperaturen oberhalb des Siedepunktes von Desfluran würden durch einen herkömmlichen Vapor unkontrollierbare und sogar letale Desfluran-Konzentrationen abgegeben werden.

◂ Durch die niedrige Wirkstärke von Desfluran müssen zum Erreichen einer ausreichenden Narkosetiefe relativ schnell größere Mengen Flüssigkeit verdampft werden. Hierbei kommt es zum Wärme-Entzug aus der Flüssigkeit im Vapor. Dies würde zu einem deutlichen Temperaturabfall im Vapor führen. Diese deutlichen Temperaturschwankungen wären durch einen herkömmlichen Vapor nicht kompensierbar.

Erst die aktive Erwärmung von Desfluran auf 39 °C in der Verdampferkammer (korrespondierender Dampfdruck 1460 mmHg) eines elektronisch gesteuerten Verdampfers ermöglicht eine kontrollierte, genau dosierte Abgabe dieses volatilen Anästhetikums.

Was würde passieren, wenn man in einem Verdampfer das falsche volatile Anästhetikum einsetzen würde?

Verdampfer sind immer für ein bestimmtes volatiles Anästhetikum geeicht. Würde ein Anästhetikum mit höherem Dampfdruck eingefüllt, wäre die Konzentration am Ausgang des Verdampfers auch wesentlich höher.

Welche Möglichkeiten wären noch denkbar für die Narkosedampfdosierung?

Im Prinzip könnte man das volatile Anästhetikum auch nach dem Venturi-Prinzip wie in einem herkömmlichen Kfz-Vergaser oder einer Sprühpistole einsprühen. Auch die dosierte Einspritzung in das Narkosesystem z.B. über einen Perfusor ist praktikabel. Geringe Mengen an Flüssigkeit verdampfen praktisch sofort, und eine relativ genaue Dosierung wäre auch auf diesem Wege erreichbar.

Welche Sicherheitsmaßnahmen und welches Monitoring sind im Zusammenhang mit dem Einsatz von volatilen Anästhetika erforderlich?

Alle modernen volatilen Anästhetika sind in den therapeutischen Konzentrationen nicht brennbar, daher ist auch die früher aufgestellte Forderung nach antistatischen Eigenschaften der Schläuche heute nicht mehr erforderlich. Die Messung der inspiratorischen Konzentration an volatilem Anästhetikum ist eine unbedingte Notwendigkeit. Die Messung der exspiratorischen Konzentration ist sehr hilfreich bei der Einschätzung der Möglichkeiten zur Reduzierung des Frischgasstromes. Da die Gaskonzentrationen im Narkosesystem bei den heute üblichen Low-Flow-Systemen weniger von den Konzentrationen im Frischgasstrom als vielmehr vom Verhältnis von Frischgasstrom zu Atemminutenvolumen und Volumen des Narkosesystems abhängen, ist die patientennahe Konzentrationsmessung unverzichtbar.

Literatur

Baum JA, Aitkenhead AR, Low-flow anaesthesia. Anaesthesia (1995), 50 (Suppl), 37–44
Baum J, Anesthesia systems. Anaesthesist (1987), 36(8), 393–399
Brockwell RC, Andrews JJ, Complications of inhaled anesthesia delivery systems. Anesthesiol Clin North America (2002), 20(3), 539–554
Coté CJ, Pediatric breathing circuits and anesthesia machines. Int Anesthesiol Clin (1992), 30(3), 51–61
Odin I, Feiss P, Low flow and economics of inhalational anaesthesia. Best Pract Res Clin Anaesthesiol (2005), 19(3), 399–413
Rathgeber J, Anesthesia equipment and respirators. Fundamentals. Anaesthesist (1993), 42(12), 885–909
Sakai EM, Connolly LA, Klauck JA, Inhalation anesthesiology and volatile liquid anesthetics: focus on isoflurane, desflurane, and sevoflurane. Pharmacotherapy (2005), 25(12), 1773–17788
Schober P, Loer SA, Closed system anaesthesia – historical aspects and recent developments. Eur J Anaesthesiol (2006), 23(11), 914–920
Thompson PW, Wilkinson DJ, Development of anaesthetic machines. Br J Anaesth (1985), 57(7), 640–648
Wicker P, Smith B, Checking the anaesthetic machine. J Perioper Pract (2006), 16(12), 585–590

Perioperative Prozeduren

Monitoring **161**
Sven Laudi, Jette Schenk, Frank Hokema, Hadi Taghizadeh, Jan Wallenborn, Jochen Helm,
Nina Polze

Techniken **237**
Stefan Schmidt, Frank Hokema, Martin Wiegel, Andreas Reske, Hadi Taghizadeh,
Udo Gottschaldt, Boris Beil

Lagerung **291**
Markus Parschauer

Perioperative Prozeduren

Monitoring

EKG

S. Laudi

? Welche Unterschiede bestehen zwischen einem Rhythmusstreifen und einem 12-Kanal-EKG?

Ein 12-Kanal-EKG leitet aufgrund der standardisierten Platzierung der Elektroden zeitgleich 12 Projektionen des kardialen elektrischen Summenvektors ab. Hingegen werden die Elektroden zur Ableitung eines Rhythmusstreifens nicht standardisiert aufgeklebt und i.d.R. zeitgleich nur 3 oder 5 Ableitungen aufgezeichnet.

? Welches sind die standardisierten EKG-Ableitungen?

Es werden 6 Extremitäten- und 6 Brustwandableitungen unterschieden. Effektiv sind alle Ableitungen bipolar, jedoch werden im klinischen Sprachgebrauch nur die Ableitungen I, II und III auch als bipolar bezeichnet, alle anderen Ableitungen, deren Potenzial gegen eine Neutralelektrode abgeleitet wird, hingegen als unipolar.

Extremitätenableitungen

I, II, III (Einthoven): Es werden an allen 4 Extremitäten Elektroden platziert. Die Elektrode am rechten Bein dient als elektrische Referenzelektrode (jedoch nicht als Neutralelektrode), zwischen den Elektroden am rechten und linken Arm sowie am linken Bein werden die Ableitungen abgegriffen:
- I: linker Arm – rechter Arm
- II: linkes Bein – rechter Arm
- III: linkes Bein – linker Arm

Der Stromfluss zur erstgenannten Elektrode wird jeweils als positiv definiert, der Stromfluss zur letztgenannten Elektrode als negativ. Die resultierende Potenzialdifferenz wird gemessen. Die Summe der Potenziale aller 3 Ableitungen zu einem gegebenen Zeitpunkt ist immer null (Einthovens Gesetz).

aVL, aVR, aVF (Goldberger): Den Ableitungen nach Goldberger liegen die Ableitungen nach Wilson zugrunde. Für die Ableitungen nach Wilson wird jeweils die Potenzialdifferenz einer der 3 für die Einthoven-Ableitungen verwendeten Elektroden (VL, VR, VF) gegen die neutrale Wilson-Elektrode (Wilson's central terminal) abgeleitet. Die Wilson-Elektrode wird gebildet aus dem Potenzialdurchschnitt der 3 Elektroden am rechten Arm, linken Arm und linken Bein. Diese so gebildeten Ableitungen haben eine relativ niedrige Amplitude, da das Potenzial der Elektrode, deren Potenzialdifferenz gegen die Wilson-Elektrode gebildet wird, ebenfalls in die Wilson-Elektrode eingeht. Daher wird für die modifizierten und heute verwendeten Ableitungen nach Goldberger die Elektrode, deren Potenzialdifferenz man gegen die Neutralelektrode ableiten will, aus der Bildung der Neutralelektrode ausgeklammert. Somit wird die Potenzialdifferenz von einer Elektrode gegen den Potenzialdurchschnitt der beiden anderen Elektroden gebildet. Auf diese Weise erhält man eine mathematisch um etwa 50% größere Amplitude im Vergleich zu den Wilson-Ableitungen. Aus diesem Umstand erklärt sich das kleine „a" („augmented") in der Bezeichnung der Ableitungen:

- aVL: linker Arm – (Potenzialdurchschnitt rechter Arm + linkes Bein)
- aVR: rechter Arm – (Potenzialdurchschnitt linker Arm + linkes Bein)
- aVF: linkes Bein – (Potenzialdurchschnitt rechter Arm + linker Arm)

Brustwandableitungen
Die Brustwandableitungen werden jeweils gegen die Wilson-Elektrode abgeleitet.

? Wie werden die Elektroden standardisiert platziert?

Die Extremitätenelektroden wurden traditionell an Händen und Füßen platziert. Jedoch führte der Versuch, Bewegungsartefakte zu reduzieren, dazu, dass häufig und bis vor kurzem unhinterfragt die Extremitätenelektroden an den Oberarmen und Oberschenkeln platziert wurden. Allerdings beeinflusst die proximale oder distale Platzierung der Extremitätenelektroden insbesondere die Größe des QRS-Komplexes. Ob diese Einflüsse klinische Relevanz erreichen, ist noch ungeklärt. Derzeit empfiehlt die AHA weiterhin eine Platzierung der Extremitätenelektroden distal von Schulter und Hüfte, nicht notwendigerweise an Händen und Füßen.

Die Brustwandelektroden werden wie folgt platziert:
- V_1: 4. ICR am rechten Sternumrand
- V_2: 4. ICR am linken Sternumrand
- V_3: mittig zwischen V_2 und V_4
- V_4: 5. ICR medioclavicular
- V_5: gleiche horizontale Höhe wie V_4, vordere Axillarlinie
- V_6: gleiche horizontale Höhe wie V_4, mittlere Axillarlinie

Die elektrische Referenzelektrode wird am rechten Bein platziert.

? Für welche Patienten soll präoperativ ein 12-Kanal-EKG angefertigt werden?

Es ist bisher nicht gezeigt, dass ein präoperativ angefertigtes (und adäquat interpretiertes) EKG das perioperative Outcome von Patienten nach nicht kardiochirurgischen Eingriffen verbessert. Zudem ergänzt ein präoperatives EKG die Informationen aus Anamnese und klinischer Untersuchung selten signifikant. Der prädiktive Wert eines präoperativen EKGs wird daher immer mehr in Frage gestellt.

Mit zunehmendem Lebensalter steigt allerdings die Häufigkeit von EKG-Veränderungen; ebenso nimmt die Häufigkeit von perioperativen Myokardinfarkten und anderen kardialen Ereignissen mit dem Lebensalter zu. Findet man in einem postoperativen EKG Veränderungen, ist es ohne Vorbefund unmöglich, diese sicher als neu aufgetreten oder vorbestehend einzuordnen (z.B. bei Vorliegen eines Linksschenkelblocks) und davon abhängige diagnostische und therapeutische Entscheidungen zu treffen. Daher erscheint ab einem bestimmten

Alter (z.B. 60 Jahre und älter) oder bei Vorliegen z.B. kardialer oder vaskulärer Vorerkrankungen ein präoperatives EKG als Baseline sinnvoll.

? Welche Patienten sollen intraoperativ mittels Rhythmusstreifen überwacht werden?
Alle.

? Welche Aspekte einer EKG-Ableitung lassen Rückschlüsse auf die elektrische Aktivität des Herzens zu?
In einem Rhythmusstreifen können die folgenden Aspekte beurteilt werden:
- Herzfrequenz
- Elektrischer Rhythmus
- Zeiten und Intervalle

In einem 12-Kanal-EKG sind zusätzlich die folgenden Aspekte beurteilbar:
- Elektrische Herzachse (Lagetyp)
- Morphologie des elektrischen Herzzyklus

? Wie interpretiert man ein EKG?
Nicht alle Veränderungen des EKGs weisen auf eine Herzerkrankung hin und nicht alle Herzerkrankungen kann man im EKG erkennen. Daher sei nochmals betont, dass ein EKG nur im Kontext von Klinik und Anamnese des Patienten interpretiert werden kann. Erst nach systematischer Analyse der folgenden 5 Punkte (einschließlich der genannten Unterpunkte) kann man eine Interpretation des EKGs abgeben.

Herzfrequenz
Neben der Feststellung, wie häufig sich die elektrische Herzaktion pro Minute wiederholt, ist es zentral festzustellen, ob dies regelmäßig oder unregelmäßig geschieht.

Elektrischer Rhythmus
Neben der Regelmäßigkeit/Unregelmäßigkeit kann ein vorhandenes, der sich wiederholenden elektrischen Aktivität zugrunde liegendes Muster beschrieben werden ebenso wie die Beziehung der einzelnen Komponenten der elektrischen Herzaktivität zueinander.

Zeiten und Intervalle
PQ-Zeit: Normwert: 0,12–0,20 s
QRS-Zeit: Normwert: 0,05–0,10 s; QRS-Zeit = 0,12 s: breite Kammerkomplexe
QTc-Zeit: Die QT-Zeit ist per se abhängig von der HF. Um nicht für jede HF korrespondierende Normwerte zu definieren, wird die QT-Zeit normalerweise für die HF korrigiert. Da der Zusammenhang zwischen HF und Veränderung der QT-Zeit nicht linear ist, gibt es verschiedene

Modelle, die absolute QT-Zeit auf die HF zu korrigieren. Die am weitesten verbreitete Berechnung ergibt sich aus der Bazett-Formel:

$$QTc = \frac{QT}{\sqrt{RR}} = \frac{QT}{RR^{\frac{1}{2}}}$$

Allerdings unterkorrigiert dieser Ansatz für bradykarde Frequenzen und überkorrigiert für tachykarde Frequenzen. Daher wurden verschiedene weitere Korrekturmöglichkeiten vorgeschlagen.

Fridericia: $\quad QT_F = \dfrac{QT}{RR^{\frac{1}{3}}}$

Sagie:	$QT_S = QT + 0{,}154\,(1000 - RR\,[ms])$
Hodges:	$QT_H = QT + 1{,}75\,(HR - 60) = QT + 105\,(1/R - 1)$
Rautaharju:	$QT_R = QT + [410 - 656/(1 + HR/100)]$

Aufgrund von Vergleichsstudien gilt inzwischen trotz der weiten Verbreitung und der Gewöhnung an die Bazett-Formel die Korrektur von Hodges als geeigneter, nicht nur zur genaueren Abschätzung der QT-Zeit, sondern auch für die Möglichkeit, Long-QT- und Short-QT-Syndrome besser zu identifizieren. Letztlich werden jedoch immer häufiger Modelle linearer Regression vorgeschlagen, um die QT-Zeit zu korrigieren.

Elektrische Herzachse
In durchschnittlichen Erwachsenen ist die elektrische Herzachse – der elektrische Summenvektor der größten Potenzialdifferenz bei Ventrikelerregung – weitgehend parallel zur anatomischen Herzachse von der Mitte der Basis zur Apex. Berechnen lässt sich die elektrische Herzachse als einfache Vektoraddition der Größe der R-Zacke in den senkrecht aufeinander stehenden Ableitungen I und aVF.

Morphologie
Eine elektrische Herzaktion besteht im EKG aus einer Abfolge von Wellen und Zacken, die alphabetisch mit P beginnend benannt werden.
P-Welle: Physiologisches Korrelat zur P-Welle ist die Depolarisation der Vorhöfe.
PQ-Strecke: Strecke zwischen P-Welle und Q-Zacke (oder R-Zacke, falls keine Q-Zacke vorhanden ist). Im Gegensatz zur PQ-Strecke, die nach der P-Welle beginnt und die elektrische Nulllinie des EKGs darstellt, umfasst das PQ-Intervall die P-Welle und die PQ-Strecke.
QRS-Komplex: Den QRS-Komplex kann man in eine Abfolge von negativen und positiven Ausschlägen oder Zacken unterteilen, die nach ihrer zeitlichen Abfolge unterschiedlich benannt werden: Ist der erste Ausschlag des QRS-Komplexes negativ, heißt diese negative Zacke Q. Ist die erste Ablenkung positiv, gibt es in diesem QRS-Komplex keine Q-Zacke. Der erste positive Ausschlag im QRS-Komplex heißt immer R. Der negative Ausschlag, der einer R-Zacke folgt, heißt S. Alle folgenden positiven Zacken heißen R' oder r/r' (wenn sie von niedriger Amplitude sind), alle folgenden negativen Zacken heißen S' oder s/s' (wenn sie von niedriger Amplitude sind). Physiologisches Korrelat zum QRS-Komplex ist die Depolarisation der Kammern. Die Repolarisation der Vorhöfe, das sog. T_a, fällt in den meisten Fällen in den QRS-Komplex und ist im Oberflächen-EKG nicht zu identifizieren.

ST-Strecke: Verbindung zwischen letzter Zacke des QRS-Komplexes und der T-Welle. Der Trennungspunkt zwischen QRS-Komplex und ST-Strecke heißt J. Elektrophysiologisch liegt der ST-Strecke die Plateauphase des ventrikulären Transmembranpotenzials zugrunde.

T-Welle: Die T-Welle stellt elektrokardiographisch die ventrikuläre Repolarisation dar. Der Hauptvektor der Repolarisation (und damit der T-Welle) zeigt normalerweise in dieselbe Richtung, in die der Hauptvektor des QRS-Komplexes (d.h. die elektrische Herzachse) zeigt. Dies repräsentiert die elektrische Tatsache, dass die Repolarisation normalerweise in einer der Depolarisation entgegengesetzten Richtung verläuft. Eine T-Welle, deren Achse in dieselbe Richtung weist wie die Achse des QRS-Komplexes, heißt daher auch **konkordant**. Eine T-Welle mit abweichender Achse **diskordant**.

U-Welle: Die U-Welle ist eine der T-Welle gelegentlich nachgelagerte Welle, der wahrscheinlich elektromechanische Phänomene nach der Repolarisation zugrunde liegen.

? Welche wichtigen Gruppen von Herzerkrankungen rufen EKG-Veränderungen hervor?

- Rhythmusstörungen und intrakardiale Leitungsstörungen
- Hypertrophie
- Koronare Ischämie/Myokardinfarkte
- Repolarisationsstörungen

? Anhand welcher EKG-Veränderungen schließt man auf diese pathophysiologischen Vorgänge?

- Rhythmusstörungen: Veränderungen des Herzrhythmus und Leitungsblocks (s. Kap. Herzrhythmusstörungen).
- Hypertrophie:
  - Linksherzhypertrophie: Eine Linksherzhypertrophie geht mit einer Zunahme der Muskelmasse, somit einer Zunahme der erregbaren Muskelmenge und also mutmaßlich einer größeren Potenzialdifferenz einher. Das klassische Kriterium für eine Linksherzhypertrophie ist daher u.a. eine Zunahme der Größe des QRS-Komplexes. Bekanntestes Kriterium für eine Linksherzhypertrophie ist der Sokolow-Lyon-Index, nach dem eine Linksherzhypertrophie anzunehmen ist, wenn die Summe des Potenzials von S in V_1 und von R in V_5 > 3,5 mV ist. Inzwischen sind mehr als 25 verschiedene potenzialbasierte EKG-Kriterien für das Vorliegen einer Linksherzhypertrophie untersucht worden, ohne dass ein Goldstandard gefunden wurde. Außerdem geht die bei Linksherzhypertrophie aufgrund der größeren Dicke des linken Ventrikels und einer vermehrten intramuralen Fibrose verzögerte Leitungsgeschwindigkeit mit resultierender Verlängerung der QRS-Dauer in die EKG-basierte Diagnose einer Linksherzhypertrophie mit ein.
  - Rechtsherzhypertrophie: Bei Rechtsherzhypertrophie finden sich aufgrund der physiologisch kleineren Muskelmasse des rechten Ventrikels im Vergleich zum linken Ventrikel erst bei relativ fortgeschrittener Hypertrophie EGK-Zeichen. Neben einer Rechtsverschiebung kann der Sokolow-Lyon-Index analog zur linksventrikulären Hypertrophie auch für die Diagnose einer rechtsventrikulären Hypertrophie genutzt werden. Ist die Summe des Potenzials von R in V_1 und von S in V_5 oder V_6 (je nachdem, in welchem das S größer ist) > 1.05 mV, ist eine rechtsventrikuläre Hypertrophie anzunehmen.

Pulsoxymetrie

J. Schenk, F. Hokema

? Was ist die Pulsoxymetrie?
Die Pulsoxymetrie ist ein noninvasives Verfahren zur kontinuierlichen Überwachung der funktionellen arteriellen Sauerstoffsättigung (SpO_2), die mittels Spektralphotometrie und Photoplethysmographie gemessen wird.

? Erklären Sie das Prinzip der Spektralphotometrie.
Das Prinzip der Spektralphotometrie basiert auf dem Lambert-Beerschen-Gesetz, nach dem sich die Absorption (vgl. DIN 1349, früher Extinktion), also die Schwächung eines Lichtstrahls (A), aus dem Produkt der Schichtdicke einer Lösung (d), dem natürlichen Extinktionskoeffizienten des gelösten Stoffes (ε) und dessen Konzentration (c) ergibt ($A = d \times \varepsilon \times c$). Je nach Molekülstruktur absorbiert ein Stoff mehr oder weniger Licht einer bestimmten Wellenlänge. Durch die Messung der Absorption bei vielen unterschiedlichen Wellenlängen entsteht für jeden Stoff ein charakteristisches Absorptionsspektrum, das zur Analyse und Identifikation genutzt werden kann (vgl. Abb. 17). Bereits bei Tageslicht (Wellenlänge 380–780 nm) kann beobachtet werden, dass oxygeniertes rotes Blut und desoxygeniertes blaues Blut unterschiedliche optische Eigenschaften besitzen. Pulsoxymeter nutzen zur Analyse Licht der Wellenlängen 660 nm und 940 nm, zum einen, weil sich die Absorption von oxygeniertem (O_2Hb) und desoxygeniertem Hämoglobin (HHb) bei diesen Wellenlängen besonders deutlich unterscheidet, und zum anderen, weil stabile Licht emittierende Dioden (LED) für diese Wellenlängen industriell herstellbar sind (s. Abb. 17).

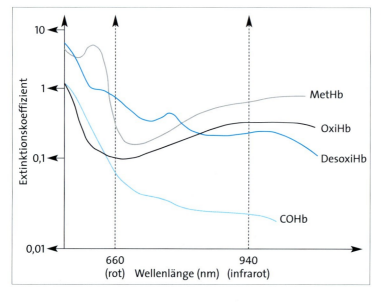

Abb. 17: Absorptionskurven von oxygeniertem und desoxygeniertem Hämoglobin

Abb. 18: Funktionsprinzip der Pulsoxymetrie

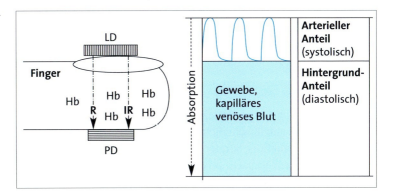

Wie funktioniert das Pulsoxymeter?

Über zwei LED wird in sehr kurzen Messzyklen rotes (R) und infrarotes (IR) Licht durch das Gewebe gesandt, und die Absorption von einer gegenüberliegenden Photodiode (PD) analysiert. Bei einem pulsatilen Blutfluss kann die variable arterielle Lichtabsorption von der konstanten, d.h. durch Gewebe, venöses und kapillares Blut verursachten Absorption, abgegrenzt und getrennt gemessen werden (Photoplethysmographie). Da die Voraussetzungen für das Lambert-Beersche-Gesetz (homogenes, nicht streuendes Medium) in vivo nicht erfüllt sind, wird für jedes Pulsoxymeter eine Kalibrierungskurve erstellt, aus der nach Messung der Absorption die angezeigte SpO_2 entnommen und angezeigt wird [Severinghaus 2007] (s. Abb. 18).

Wie genau misst ein Pulsoxymeter?

Die Standardabweichung der Pulsoxymetrie beträgt in einem Sättigungsbereich von > 90%, abhängig vom Hersteller und vom Gerätetyp, weniger als 3%. Eine Standardabweichung von ± 3% bedeutet, dass nach der Standardnormalverteilung für normal verteilte Zufallsgrößen bei einer gemessenen Sättigung von 92% der tatsächliche Wert nur in etwa 2/3 aller Fälle tatsächlich zwischen 89% und 95% liegt.

Welchen Einfluss haben Methämoglobin und Carboxyhämoglobin auf die Messung?

Dyshämoglobine wie Carboxyhämoglobin (COHb), Methämoglobin (MetHb) und Sulfhämoglobin (SulfHb) besitzen ähnliche Absorptionscharakteristika wie O_2Hb. Insbesondere COHb wird von Pulsoxymetern in einem gewissen Umfang fälschlicherweise als O_2Hb gemessen [Bozeman et al. 1997], weil die Absorption des Moleküls im Bereich des roten Lichtes bei 660 nm der von O_2Hb gleicht. Das entspricht klinisch dem kirschroten Hautkolorit. Pulsoxymeter messen also bei Patienten mit Kohlenmonoxidintoxikation falsch hohe Werte. Starke Raucher können einen COHb-Anteil von bis zu 20% haben. Zur Sicherung der Diagnose und zur Quantifizierung einer Intoxikation mit COHb ist die Analyse in einem Oxymeter notwendig. MetHb absorbiert bei 660 und 940 nm Licht und beeinflusst ebenfalls die pulsoxymetrisch gemessene Sauerstoffsättigung. Im Bereich von 660 nm verhält es sich ähnlich wie HHb, und im Bereich von 940 nm ist die Absorption sogar stärker als die von O_2Hb und HHb. Letztlich führt dieses Absorptionsmuster nach Abgleich mit der Kalibrierungskurve des Pulsoxymeters zu einer SpO$_2$, die sich je nach Ausmaß der Intoxikation einem Plateauwert von 85% nähert [Sinex 1999]. Durch Messung der Absorption bei 8 verschiedenen Wellenlängen sind moderne, kommerziell erhältliche Pulsoxymeter imstande, COHb und MetHb zu messen (s. Abb. 17) [Barker et al. 2006].

? An welchen Körperstellen kann gemessen werden?
Abhängig von Zugänglichkeit, Verletzungsmuster, Operation, Perfusionsstatus und zur Verfügung stehender Sonde: Finger, Zehen, Ohrläppchen, Stirn, Zunge, Mundwinkel, Glans penis/Labia majora, Ösophagus. Die Zulassung der Hersteller sieht i.d.R. aber nur gewisse, klar definierte Messorte vor. Die Latenz zwischen der aktuellen Sättigung bis zum Erhalt des gemessenen Wertes beträgt 7–20 s und ist abhängig vom Ort der Messung (Daumen, Zehe, Ohrläppchen).

? Gibt es eine Möglichkeit, die Funktion des Pulsoxymeters bei stark eingeschränkter arterieller Perfusion zu verbessern?
Holroyd et al. haben 1993 einen Fallbericht veröffentlicht, in dem beschrieben wurde, wie die i.a. Applikation von Hydralazin über eine arterielle Kanüle die arterielle Durchblutung und damit die Funktion des Pulsoxymeters distal von der Injektion über einen Zeitraum von mehreren Stunden verbesserte [Holroyd et al. 1993].

? Beeinflusst Nagellack die Messung der Sauerstoffsättigung bei Pulsoxymetern?
Im Gegensatz zu den Untersuchungen von Coté und Rubin [Coté et al. 1988; Rubin 1988] konnte in 2 Untersuchungen, die moderne Pulsoxymeter nutzten, kein klinisch oder statistisch signifikanter Effekt von Nagellack auf die Genauigkeit der Messung festgestellt werden. Schwarz und braun lackierte Nägel reduzierten die gemessene Sättigung lediglich geringfügig, ein Effekt, der darüber hinaus durch die um 90° rotierte Platzierung der Sonde an den Seiten des Fingers eliminiert werden konnte [Chan et al. 2003; Hinkelbein et al. 2007].

Limitationen der Pulsoxymetrie:
- Hypotonie, Bewegungsartefakte
- MetHb, COHb
- Anämie
- Farbstoffe mit jeweils variablem Abfall der Sättigung
  - Methylenblau [Kessler et al. 1986]
  - Patentblau [Kieckbusch et al. 2008]
  - Indigokarmin, Indocyaningrün [Unger, Scheller 1987]
- Nagellack (braun, schwarz) und Henna (schwarz) [Al-Majed, Harakati 1994]
- Umgebungslicht
- Hautfarbe [Feiner et al. 2007]
- Detektion von Hypoventilation bei Applikation von Sauerstoff
- Detektion von Hyperoxämie bei unreifen Neugeborenen

Abb. 19: Sauerstoffdissoziationskurve

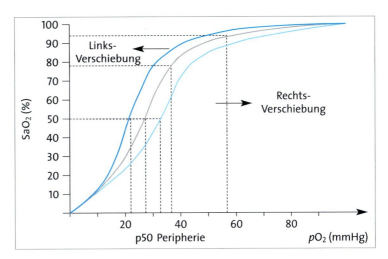

Beschreiben Sie die Sauerstoffdissoziationskurve.

Die Sauerstoffdissoziationskurve (s. Abb. 19) beschreibt die Beziehung zwischen dem Sauerstoffpartialdruck (pO_2) und dem prozentualen Anteil des O_2Hb am Gesamthämoglobin (tHb), der Sauerstoffsättigung (saO_2). Die Kurve ist durch einen sigmoiden Verlauf charakterisiert. Im steilen, unteren Abschnitt der Kurve, maßgeblich für die Sauerstoffabgabe im Gewebe, bewirkt bereits ein geringer Partialdruckabfall eine starke Verminderung der Sättigung respektive der Sauerstoffabgabe an das Gewebe. Ein Abfall des pO_2 von 70 auf 40 mmHg bewirkt unter Standardbedingungen (pH 7,4, Temperatur 37,5 °C) eine Änderung der Sättigung von 94 auf 73%. Änderungen des Sauerstoffbedarfs können so effektiv ausgeglichen werden. Der flache, obere Teil der Kurve ermöglicht eine ausreichende Sättigung selbst bei einem Abfall des pO_2 in den Alveolen. Bei einem Partialdruck von 100 mmHg sind 97,4% und bei einem Partialdruck von 70 mmHg immer noch 94% der Hämoglobinmoleküle mit Sauerstoff beladen. Der pO_2, bei dem das Hb zu 50% in oxygenierter Form vorliegt, beträgt 27 mmHg. Verschiedene Faktoren können eine Änderung der O_2-Affinität des Hb und damit eine Verschiebung der Kurvenlage bewirken. Bei einer Rechtsverschiebung durch hohe Temperatur, einen niedrigen pH, hohes 2,3 Diphosphoglyzerat oder einen hohen pCO_2 sinkt die Affinität des Sauerstoffs zum Hb, es kommt zu einer erleichterten Abgabe an das Gewebe. [Sladen 1981; Severinghaus et al. 1998].

Tab. 26: Einflüsse auf die O_2-Affinität von Hämoglobin

Linksverschiebung	Rechtsverschiebung
Zunahme der O_2-Affinität → erleichterte O_2-Bindung in den Alveolen	Abnahme der O_2-Affinität → erleichterte O_2-Abgabe an das Gewebe
• Alkalose, pH ↑ • ↓ $pCO2$ • ↓ Temperatur • ↓ 2,3-Diphosphoglyzerat • COHb, MetHb	• Azidose, pH ↓ • ↑ $pCO2$ • ↑ Temperatur • ↑ 2,3-Diphosphoglyzerat

? Wie groß ist der Einfluss der O_2-Sättigung auf den O_2-Gehalt des Blutes?

Der arterielle Sauerstoffgehalt (caO_2) ergibt sich aus Summe des physikalisch gelösten und chemisch gebundenen Sauerstoffs. Der Normwert beträgt ca. 20 ml/dl. Die sO_2 und die Hb-Konzentration stellen die ausschlaggebenden Variablen für den caO_2 dar. Der chemisch gelöste Anteil des caO_2 ist sehr gering und beträgt unter normalen Bedingungen etwa 2 ml/dl. Er gewinnt erst unter einer manifesten Anämie oder einer hyperbaren Oxygenierung an Bedeutung.

> O_2-Konzentration = physikalisch gebundener O_2 + chemisch gelöster O_2
> caO_2 ml/dl = (1,31 ml/g × Hb g/dl × sO_2) + (0,003 × pO_2 mmHg)

Sauerstoffbindungskapazität nach Gregory 1,31 ml/g [Gregory 1974], 0,003 = Löslichkeitskoeffizient für O_2 im Blut

? Wann wird ein Patient zyanotisch?

Eine Zyanose wird erst sichtbar, wenn etwa 5 g/dl reduziertes Hb in den Kapillaren vorliegt. Deshalb sind Patienten mit einer hohen Hämoglobinkonzentration im Vergleich zu Patienten mit einer Anämie bereits bei einer höheren Sauerstoffsättigung von ca. 80% zyanotisch.

? Ist die Pulsoxymetrie für das Monitoring der Ventilation ausreichend?

Nein, das Pulsoxymeter gibt keine Auskunft über die Ventilation, nur über den Oxygenierungszustand des Patienten. Sie ersetzt weder die klinische Beobachtung noch die Kapnometrie und die BGA zum Ausschluss schwerer Hyperkapnien infolge von Hypoventilation durch Opiatintoxikation, residuelle Muskelrelaxation oder Obstruktion der oberen Atemwege. Daneben werden auch Hyperoxämien nicht erfasst (Neonatologie).

? Ist ein Patient während der Einleitung ausreichend präoxygeniert, sobald eine Sättigung von 100% erreicht wird?

Nein, eine 100%ige Sauerstoffsättigung des Patienten kann erreicht werden, bevor der gesamte Stickstoff aus der funktionellen Residualkapazität der Lunge ausgewaschen ist. Eine gute Präoxygenierung ist bestimmend für die zur Verfügung stehende Zeit bei möglicherweise auftretenden Ventilationsproblemen.

? Ist ein Sättigungsabfall immer durch einen geringen O_2-Anteil in den Lungen bedingt?

Nein, die Sättigung ist nicht nur vom O_2-Anteil der alveolären Luft abhängig. Ein Sättigungsabfall kann durch eine pulmonale Diffusionsstörung, einen pulmonalen Rechts-Links-Shunt, Totraumventilation oder durch eine insuffiziente Kreislauffunktion (Kreislaufversagen, Schock) verursacht werden.

Worauf kann ein Sättigungsabfall nach einer Lokalanästhesie hinweisen sein?

Bei einem plötzlichen sO_2-Abfall während einer Regionalanästhesie (z.B. mit Prilocain) sollte die Bildung von MetHb in Betracht gezogen werden.

Worauf weisen Amplitudenschwankungen in der Pulsoxygraphie hin?

Eine Abnahme der Amplitudenhöhe korreliert mit einer geringeren Volumenzunahme der Arterien und Arteriolen während der Systole und damit mit einer zunehmenden Vasokonstriktion oder einem geringeren Schlagvolumen (SV) des Herzens. Periodisch schwankende Amplitudenhöhen sind auf die atmungsabhängigen Schlagvolumina des Herzens zurückzuführen, wie sie bei einem Volumenmangel auftreten können. Die unterschiedlichen SV bei Reizleitungsstörungen des Herzens (z.B. Vorhofflimmern) sind ebenfalls erkennbar [Cannesson et al. 2008].

Verbessern Pulsoxymeter das klinische Outcome des Patienten?

In einer Cochrane-Analyse konnten nur 2 Studien identifiziert werden, die den Einfluss der Pulsoxymetrie auf das Outcome von Patienten untersucht haben. Beide Untersuchungen konnten keinen Effekt detektieren. Allerdings gibt es Untersuchungen, die belegen, dass das Auftreten einer Hypoxämie im Aufwachraum durch den Einsatz der Pulsoxymetrie um den Faktor 1,5–3 reduziert werden kann [Pedersen et al. 2003]. Laut Empfehlung der DGAI und des BDA gehört die Pulsoxymetrie zum essenziellen Monitoring sowohl für die Zeit der Narkose als auch im Aufwachraum und auf der Intensivstation [DGAI/BDA 1995].

Welchen weiteren Nutzen haben Pulsoxymeter?

Pulsoxymeter können eine kontinuierliche Überwachung von Bereichen mit kritischer Perfusion ermöglichen:
- Extremitäten nach Frakturen und/oder bei drohenden Kompartmentsyndromen
- Lappenplastiken
- Arterielle Kanülierung bei intraaortaler Ballongegenpulsation oder Pumpless Extracorporeal Lung Assist (pECLA)
- Gefäßrekonstruktionen

Sie können außerdem in lauten Umgebungen, in denen eine Auskultation nicht möglich ist, zur Bestimmung des systolischen RR und vor Anlage von arteriellen Kanülen für einen modifizierten Allen-Test genutzt werden.

Literatur

Al-Majed SA, Harakati MS, The effect of henna paste on oxygen saturation reading obtained by pulse oximetry. Trop Geogr Med (1994), 46, 38–39

Barker SJ at al., Measurement of carboxyhemoglobin and methemoglobin by pulse oximetry: a human volunteer study. Anesthesiology (2006), 105, 892–897

Bozeman WP, Myers RA, Barish RA, Confirmation of the pulse oximetry gap in carbon monoxide poisoning. Ann Emerg Med (1997), 30, 608–611

Cannesson M et al., Pleth variability index to monitor the respiratory variations in the pulse oximeter plethysmographic waveform amplitude and predict fluid responsiveness in the operating theatre. Br J Anaesth (2008), 101, 200–206

Chan MM, Chan MM, Chan ED, What is the effect of fingernail polish on pulse oximetry? Chest (2003), 123, 2163–2164

Coté CJ et al., The effect of nail polish on pulse oximetry. Anesth Analg (1988), 67, 683–686

DGAI/BDA, Ausstattung des anästhesiologischen Arbeitsplatzes. Anästh Intensivmed (1995), 36, 250–254

Feiner JR, Severinghaus JW, Bickler PE, Dark skin decreases the accuracy of pulse oximeters at low oxygen saturation: the effects of oximeter probe type and gender. Anesth Analg (2007), 105, 18–23, tables of contents

Gregory IC, The oxygen and carbon monoxide capacities of fetal and adult blood. J Physiol (1974), 236, 625–634

Hinkelbein J et al., Effect of nail polish on oxygen saturation determined by pulse oximetry in critically ill patients. Resuscitation (2007), 72, 82–91

Holroyd K, Lui M, Beattie C, Intraarterial vasodilator administration to restore pulse oximeter function. Anesthesiology (1993), 79, 388–390

Kessler MR et al., Spurious pulse oximeter desaturation with methylene blue injection. Anesthesiology (1986), 65, 435–436

Kieckbusch H et al., Patent blue sentinel node mapping in cervical cancer patients may lead to decreased pulse oximeter readings and positive methaemoglobin results. Eur J Anaesthesiol (2008), 25, 365–368

Pedersen T, Dyrlund Pedersen B, Moller AM, Pulse oximetry for perioperative monitoring. Cochrane Database Syst Rev (2003), CD002013

Rubin AS, Nail polish color can affect pulse oximeter saturation. Anesthesiology (1988), 68, 825

Severinghaus JW, Takuo Aoyagi, Discovery of pulse oximetry. Anesth Analg (2007), 105, 1–4, tables of contents

Severinghaus JW, Astrup P, Murray J F, Blood gas analysis and critical care medicine. Am J Respir Crit Care Med (1998), 157, 114–122

Sinex JE, Pulse oximetry: principles and limitations. Am J Emerg Med (1999), 17, 59–67

Sladen RN, The oxyhemoglobin dissociation curve. Int Anesthesiol Clin (1981), 19, 39–70

Unger R, Scheller MS, More on dyes and pulse oximeters. Anesthesiology (1987), 67, 148–149

Kapnographie

J. Schenk

? Erklären Sie die Begriffe Kapnometrie und Kapnographie.
Unter Kapnometrie versteht man die Messung einer CO_2-Konzentration. Die Darstellung der kapnometrisch erfassten Werte als fortlaufende Kurve wird als Kapnographie bezeichnet. In der Anästhesie werden beide Verfahren zum kontinuierlichen Monitoring des (in- und exspiratorischen) Atemgases genutzt.

? Wie kann der CO_2-Gehalt in einem Gasgemisch bestimmt werden?
Die am häufigsten verwendete Methode zur CO_2-Messung ist die **Infrarotspektrometrie**. Sie basiert auf der pCO_2-abhängigen Absorption von infrarotem Licht eines bestimmten Spektrums. Von einer Infrarotquelle wird Licht durch eine Messkammer (Küvette), die das Atemgas enthält, gesandt und anschließend von einer gegenüberliegenden Photodiode analysiert. CO_2 absorbiert im Bereich des infraroten Lichts ein spezifisches Spektrum mit einem Maximum im Bereich von 4,26 μm. Die absorbierte Menge des Infrarotlichtstrahls steht im logarithmischen Verhältnis zur Anzahl der CO_2-Moleküle und lässt die rechnerische Ermittlung der Konzentration zu. Nach dem **Dalton-Gesetz** lässt sich aus der CO_2-Konzentration (FCO_2 in %) der CO_2-*Partialdruck* (pCO_2 in mmHg oder kPa) ableiten ($pCO_2 = FCO_2 \, (p_b - pH_2O)$). Dieser Wert wird bevorzugt für das Monitoring verwendet.

? Beschreiben Sie die Unterschiede zwischen Haupt- und Nebenstromkapnometrie.
Klinisch werden die **Nebenstromkapnometer** (Synonym: Seitenstromkapnometer) bevorzugt. Hier wird über einen dünnen Kunststoffschlauch zwischen Tubuskonnektor und Y-Stück Atemgas (50 ml/min Kinder – 200 ml/min Erwachsene) abgesaugt, zur CO_2-Analyse in eine patientenferne Messkammer geführt und anschließend wieder in das Kreissystem zurückgegeben. Nachteilig sind die Latenz des Messvorgangs, Messfehler durch Kondenswasser im Schlauchsystem (Konnektionsstelle des Schlauchabgangs nach oben drehen) und eine abnehmende Messgenauigkeit bei kleinen Atemvolumina und hohen Atemfrequenzen (Säuglinge), die durch Vermischung von In- und Exspirationsluft im Schlauchsystem zu erklären ist. Durch eine Platzierung des Probenentnahmeschlauches in der Sauerstoffmaske von spontan atmenden Patienten können zwar keine korrekten Werte gemessen werden, aber ein Monitoring der Atemfrequenz und damit des Atemweges ist i.d.R. möglich.
Beim **Hauptstromkapnometer** ist keine Probenentnahme notwendig. Die Messung erfolgt durch das Aufsetzen einer Küvette zwischen Tubus und Y-Stück auch bei kleinen Atemvolumina nahezu verzögerungsfrei. Nachteilig ist das hohe Gewicht des Messkopfes (Diskonnektionsgefahr), da in der Vorrichtung die Küvette, die Lichtquelle, die Photodiode und eine Heizung enthalten sein müssen.

? Was nimmt Einfluss auf das Messergebnis?

Tab. 27: Einflüsse auf die CO$_2$-Partialdruckmessungen

Einflüsse	Effekt	Fehlerkorrektur
Atmosphärendruck	Keine Veränderung bei Kalibrierung durch Eichgas mit bekanntem pCO$_2$	Automatische Messung des Barometerdrucks im Gerät
PEEP	Vernachlässigbar klein	Ca. 1 mmHg pro 15 mbar PEEP, automatische Korrektur
O$_2$	pCO$_2$ falsch niedrig	Zeitgleiche Messung der weiteren Gase und Korrektur im Gerät
Volatile Narkotika, N$_2$O Wasserdampf	pCO$_2$ falsch hoch	
Trocknen der Atemgasprobe	pCO$_2$ falsch erhöht	Berücksichtigung des pH$_2$O nach Messung des trockenen Gases

Normwert des arteriellen CO$_2$-Partialdrucks: 35–45 mmHg/4,7–6,0 kPa

? Korreliert der endexpiratorische mit dem arteriellen CO$_2$-Partialdruck?

Die Differenz zwischen dem arterioalveolären und dem endexspiratorischen pCO$_2$ beträgt bei Normoventilation ± 3 mmHg. Abweichungen können durch Undichtigkeiten des Systems (Ansaugen von Umgebungsluft), durch vorbestehende Lungenerkrankungen bzw. durch Störungen im Perfusions-Ventilations-Verhältnis der Lunge (z.B. intrapulmonaler Shunt, Veränderungen der anteiligen Totraumventilation) bedingt sein.

? Welche zentralen physiologischen Prozesse lassen sich durch die Kapnometrie beurteilen?

Mit der Kapnometrie lassen sich 3 grundlegende physiologische Prozesse qualitativ bzw. quantitativ beurteilen:
- Stoffwechsel: CO$_2$-Produktion
- Kreislauffunktion: CO$_2$-Transport
- Lungenfunktion: CO$_2$-Abatmung

Befinden sich 2 dieser 3 Systeme im Gleichgewicht, ist eine Veränderung des pCO$_2$ ein wichtiger Hinweis auf eine Störung im 3. Regelkreis.

? Beschreiben Sie ein normales Kapnogramm.

Folgende Phasen des Atemzyklus sind im Kapnogramm zu erkennen (s. Abb. 20):
- Inspiratorische Nulllinie (1)
- Rascher Anstieg der Kurve durch die beginnende Exspiration (2)
- Übergang in ein Plateau, das die max. (alveoläre) exspiratorische CO$_2$-Konzentration wiedergibt (3)
- Abfall des Plateaus durch die einsetzende Inspiration (4)

Abb. 20: Normales Kapnogramm

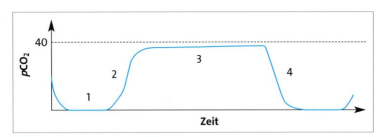

> **Nach Intubation erscheint keine kapnographische Kurve auf dem Monitor, worin liegt die Ursache?**

Differenzialdiagnostisch kommen infrage:
- Technische Störung
- Diskonnektion
- Akuter Asthma-Anfall, eine andere Form der Atemwegs- oder Tubusverlegung und v.a.
- Ösophageale Fehlintubation

Ein technischer Defekt kann durch eine einfache Testung des Geräts mit der eigenen Atemluft ausgeschlossen werden. Eine Störung der Lungenperfusion ist unwahrscheinlich, wenn bei dem Patienten zeitgleich stabile Vitalzeichen registriert werden können.

Abb. 21: Schlagartiges Sistieren der CO_2-Kurve

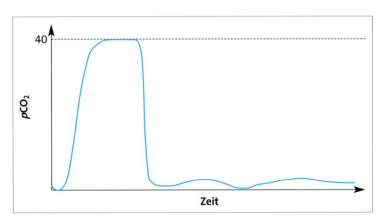

> **Nennen Sie die wichtigsten Ursachen für eine langsame Abnahme des endexspiratorischen pCO_2.**

Fällt die CO_2-Konzentration innerhalb weniger Atemzüge ab, liegt die Ursache meistens in einer schwerwiegenden kardiopulmonalen Störung:
- Low-Output-Syndrom durch:
  – Myokardinfarkt, fulminante Lungenembolie
  – Massiven Blutverlust, Schock
- Kompression der V. cava, z.B. in der Abdominalchirurgie
- Hyperventilation
- Hypothermie

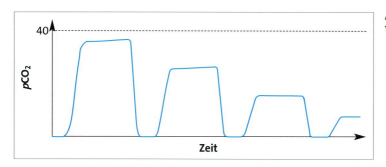

Abb. 22: Langsames Sistieren der CO_2-Kurve

> **Womit kann eine Zunahme des CO_2-Partialdrucks erklärt werden?**
> Eine Zunahme des $p$$CO_2$ kann entweder durch die Retention von CO_2 bei Hypoventilation (ungenügendes Atemminutenvolumen) oder durch eine erhöhte Stoffwechselleistung erklärt werden. Letztere entsteht entweder durch Stress (Schmerzen) oder durch eine ansteigende Körpertemperatur (Fieber, Maligne Hyperthermie). Differenzialdiagnostisch kommt auch eine Resorption von CO_2 bei Patienten mit Kapnoperitoneum (Laparoskopie) infrage.

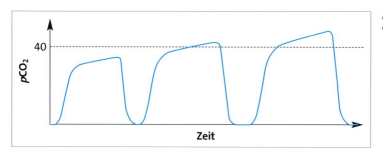

Abb. 23: Zunahme des exspiratorischen $p$$CO_2$

> **Ist die Detektion von inspiratorischem CO_2 gefährlich für den Patienten?**
> Eine Hebung der Grundlinie bzw. der Nachweis von inspiratorischem CO_2 ist entweder auf einen Messfehler (Kondenswasser) oder auf einen erschöpften CO_2-Absorber zurückzuführen. Es kommt besonders bei einem niedrigen Frischgasfluss (Minimal-Flow-Beatmung) zur Rückatmung und zur sukzessiven Retention von CO_2.

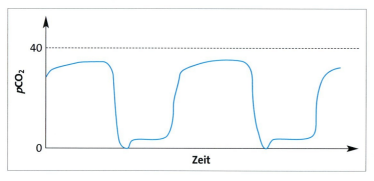

Abb. 24: Erschöpfter CO_2-Absorber

Monitoring

? Wie ist das Kapnogramm einer obstruktiven Lungenfunktionsstörung zu erklären?

Bei obstruktiven Lungenfunktionsstörungen kommt es zu einem frühzeitigen Verschluss der terminalen Bronchioli. Die Luft der Alveolen wird verzögert abgeatmet. Die Folge ist ein verlangsamter Anstieg der CO_2-Kurve mit einer unvollständigen CO_2-Clearance. Wird im Kapnogramm kein Plateau erreicht, sind die gemessenen CO_2-Werte falsch niedrig. Günstig ist für diese Patienten eine Beatmungsform mit einem verlängerten Exspirium.

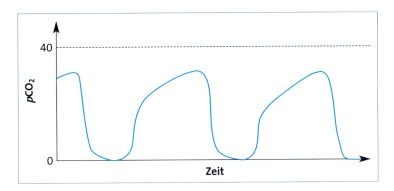

Abb. 25: Obstruktive Lungenerkrankung in Kapnogramm

? Wodurch können Veränderungen der gewöhnlichen CO_2-Wellen des Kapnogramms verursacht werden?

Bei einer flachen Narkose wird die Eigenatmung des Patienten nicht vollständig unterdrückt. Intraoperativ deutet sich die abklingende Wirkung der atemsupressiven Opiate häufig durch Veränderungen der Atemzugvolumina, der Atemwegsdrücke bzw. durch interponierte Atemzüge des Patienten an.

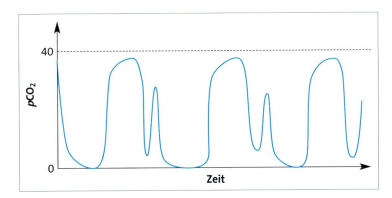

Abb. 26: Interponierte Eigenatmung des Patienten

> **Merke**
> Kapnographie:
> ◢ Ist die beste Methode für die kontinuierliche Kontrolle der endotrachealen Tubuslage
> ◢ Korreliert mit dem arteriellen pCO_2
> ◢ Erlaubt Rückschlüsse auf die Stoffwechselleistung, die Kreislauffunktion und die Ventilationsverhältnisse des Patienten

Literatur

Baum J, Capnometry and capnography as safety factors in anesthesia. Anaesthesiol Reanim (1991), 16(1), 12–22

Bhavani-Shankar K et al., Capnometry and anaesthesia. Can J Anaesth (1992), 39(6), 617–632

Fretschner R et al., Capnometry in pediatric anesthesia. The effect of the measurement site and respiratory rate. Anaesthesist (1992), 41(8), 463–467

Grmec S, Comparison of three different methods to confirm tracheal tube placement in emergency intubation. Intensive Care Med (2002), 28(6), 701–704

Kennedy RR, French RA, A breathing circuit disconnection detected by anesthetic agent monitoring. Can J Anaesth (2001), 48(9), 847–849

Knill RL, Practical CO_2 monitoring in anaesthesia. Can J Anaesth (1993), 40(5 Pt 2), R40–49

Mertzlufft F, Zander R, Intraoperative respiratory monitoring: combined monitoring of oxygen supply and carbon dioxide output using pulse oximetry and capnometry. Anasthesiol Intensivmed Notfallmed Schmerzther (1991), 26(8), 482–486

Srinivasa V, Kodali BS, Capnometry in the spontaneously breathing patient. Curr Opin Anaesthesiol (2004), 17(6), 517–520

Waldvogel HH et al., Anesthesia relevant features of laparoscopy – the value of capnometry. Anaesthesiol Reanim (1994), 19(1), 4–10

Zander R, Mertzlufft F, Checking the precision of capnometers. Anasthesiol Intensivmed Notfallmed Schmerzther (1992), 27(1), 42–50

Invasives Kreislaufmonitoring

H. Taghizadeh

Arterielle Kanülierung und Druckmessung

Warum wird der arterielle Blutdruck überwacht?

Das Monitoring des arteriellen Blutruckes ist für die Überwachung der kardiovaskulären Effekte der Anästhetika unentbehrlich. Da die Höhe des RR therapeutische Entscheidungen beeinflussen kann, ist es wichtig, das Zustandekommen der arteriellen Druckkurve und die möglichen Fehlerquellen zu verstehen.

Beschreiben Sie die unterschiedlichen Formen der zentralen und peripheren Pulskurven.

Die Amplitude und Form der peripheren Pulse unterscheiden sich vom zentralen Puls in der Aorta (s. Abb. 27). Eine reduzierte Compliance der peripheren Arterien und Überlagerung der reflektierten Druckwellen führen zur Erhöhung der Pulsamplitude und zum Verschwinden des dikrotischen Punktes. Der systolische Druck kann in der A. radialis bis zu 50 mmHg, in der A. femoralis ca. 20 mmHg und in der A. dorsalis pedis ca. 40 mmHg höher liegen als in der Aorta.

Abb. 27: Arterielle Druckkurvenform in zentralen und peripheren Arterien [modifiziert nach Blitt, Hines 1995]

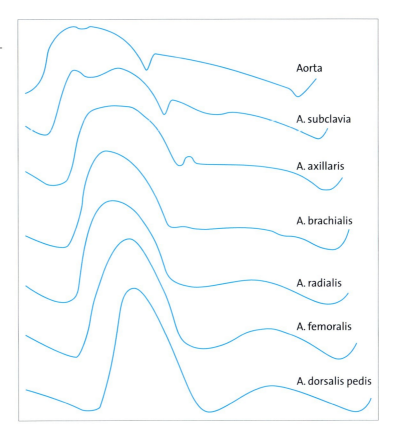

? Erörtern Sie die Faktoren, die einen Einfluss auf den arteriellen Blutdruck haben.

Der arterielle RR wird hauptsächlich durch die Stimulation des sympathikoadrenergen Systems reguliert. Weiterhin sind folgende Einflussfaktoren von entscheidender Bedeutung:

- Alter: Der arterielle Druck steigt mit zunehmendem Alter an. Neugeborene haben systolische Druckwerte um 60–70 mmHg, Kleinkinder um 90 mmHg und Erwachsene um ca. 120 mmHg. Arteriosklerotische Gefäßerkrankungen führen mit fortschreitendem Alter zu einer weiteren Zunahme des Druckes.
- Körperlage: Der arterielle Druck ist wegen des hydrostatischen Druckes abhängig von der Körperlage. Beim stehenden Patienten kann die Druckdifferenz zwischen Kopf und Beinen bis zu 100 mmHg betragen. Von praktischer Bedeutung ist dies bei chirurgischen Eingriffen in sitzender Position, bei denen es aufgrund der Höhendifferenz zwischen Herz und Gehirn bereits bei moderaten Druckabfällen (z.B. systolische Drücke um 90 mmHg) zu einem kritischen Abfall des zerebralen Perfusiondruckes kommen kann. Zur Bestimmung des zerebralen RR kann als Bezugspunkt der äußere Gehörgang gewählt werden.
- Atmung: Physiologischerweise kommt es bei der Spontanatmung zu einem Abfall des systolischen Druckes von bis zu 10 mmHg, weil durch den zunehmenden negativen Druck im Thorax die Einwärtsbewegung des Myokards in der Systole erschwert wird (der transmurale Druck und damit Wandspannung und Nachlast steigen). In der inspiratorischen Phase einer kontrollierten Beatmung steigt der systolische RR an, weil der positive intra-

thorakale Druck die Kontraktion des linken Ventrikels unterstützt. Eine verstärkte inspiratorische Abnahme der Pulsamplitude > 10 mmHg in Spontanatmung, die gleichzeitig mit pathologischem Anstieg des zentralen Venendruckes einhergeht (Kussmaul-Zeichen), wird als Pulsus paradoxus bezeichnet und kommt bei einem hämodynamisch wirksamen Perikarderguss, schweren Perikarditiden (Panzerherz), Spannungspneumothorax und schwerer COPD bzw. schweren Asthma-Anfällen vor.
- Entscheidenden Einfluss auf den mittleren arteriellen RR (Mean Arterial Pressure, MAP) haben der systemische Gefäßwiderstand (Systemic Vacular Resistance, SVR) und das Herzzeitvolumen (Cardiac Output, CO): MAP = CO × SVR

Beschreiben Sie die Blutdruckamplitude und deren Bedeutung.

Die Differenz zwischen systolischem und diastolischem RR wird als Blutdruckamplitude bezeichnet und beträgt physiologischerweise < 50 mmHg. Die Höhe dieser Amplitude ist abhängig von:
- Schlagvolumen (SV) (erhöht bei Aorteninsuffizienz, Hyperthyreose, Fieber; erniedrigt bei Aortenstenose, hämodynamisch wirksamem Perikarderguss, Schock)
- Elastizität der Gefäßwand (erniedrigt bei Arteriosklerose)

Was sind die Indikationen für eine invasive Blutdruckmessung?

Invasive Blutdruckmessungen sind indiziert wenn:
- Häufige Kontrollen der Blutgase erforderlich sind
- Schwankungen des RR große Organschäden verursachen können
- Rapide Veränderungen des RR zu erwarten sind
- Kontinuierliche Pulskonturanalyse für eine Herzzeitvolumen-Bestimmung angewandt werden soll
- Nicht invasive Blutdruckmessungen ungenau sind

Klinische Beispiele sind instabile Kreislaufverhältnisse bei Sepsis, Multiorganversagen, Polytrauma, massive Flüssigkeitsverschiebungen bei großen chirurgischen Eingriffen, BGA bei respiratorischer Insuffizienz, Operationen an der Lunge oder Ein-Lungen-Ventilation (ELV), intrakranielle Eingriffe, erhöhter ICP, relevante kardiovaskuläre Erkrankungen, Herzklappenfehler und direkte Einflussnahme auf das kardiovaskuläre System (z.B. im Rahmen kardiochirurgischer Eingriffe, Chirurgie der großen Gefäße, kontrollierte Hypotension).

Wann bestehen Kontraindikationen für die arterielle Kanülierung? Welche Komplikationen können auftreten?

Die Anlage einer arteriellen Kanüle ist bei Infektion an der Punktionsstelle, bei Ischämien im Versorgungsgebiet der Arterie und bei Vasospasmus des Gefäßes kontraindiziert. Ebenfalls sollte die Punktion der A. radialis am Shuntarm vermieden werden. Zu den Komplikationen der invasiven arteriellen Druckmessung gehören: distale Ischämien, arterielle Thrombosierungen, Hämatombildungen, Infektionen an der Punktionsstelle, systemische Infektionen, Hautnekrosen und potenzielle Blutverluste durch Diskonnektion. Die Inzidenz der möglichen Infektionen erhöht sich durch die Liegedauer des Katheters, die der arteriellen Thrombosen zusätzlich durch hohe Katheterdurchmesser, den Kathetertypus (teflonbeschichtete Katheter verursachen mehr Thrombosen als Katheter, die aus Polypropylen bestehen, sind jedoch weicher und dadurch leichter zu platzieren), vorbestehende peripher-vaskuläre Erkrankungen und protrahierte Schockzustände. Die Punktion der A. femoralis oberhalb des Leistenbandes sollte wegen der Gefahr eines retroperitonealen Hämatoms vermieden werden. Die Punktion der A. brachialis ist mit einer deutlich höheren Thromboserate (10–17%) verbunden.

? Wie wird die A. radialis punktiert?

Am häufigsten wird, wenn keine operativen oder anästhesiologischen Gesichtspunkte dagegen sprechen, die A. radialis der nicht dominanten Hand für die i.a. Druckmessung punktiert. In der Kardiochirurgie sollte bei geplanter Entnahme der A. radialis als Bypassgefäß die arterielle Punktion an der dominanten Hand durchgeführt werden. Zur Punktion der A. radialis wird das Handgelenk unterpolstert, dorsalflektiert und fixiert. Die Haut wird desinfiziert und der Verlauf der A. radialis palpatorisch bestimmt. Nach Infiltration der Punktionsstelle mit einem Lokalanästhetikum erfolgt die Punktion in Braunülentechnik, mit einer 20-G-starken Teflonkanüle im Winkel von 30–45° im Verlauf der Arterie. Nach Blutrückfluss wird der Winkel reduziert, die Kanüle leicht vorgeschoben um sicherzustellen, dass sowohl die Kanüle als auch die Katheterspitze sich intraluminal befinden und anschließend der Katheter i.a. platziert. Alternativ kann die Punktionstechnik nach Seldinger angewandt werden. Hierbei wird die Arterie mittels einer 18-G-starken Kanüle, wie oben beschrieben, punktiert. Nach Blutrückfluss wird über die i.a. liegende Kanüle ein flexibler Seldinger-Draht mit weicher Spitze vorgeschoben, die Kanüle entfernt und anschließend über den Draht ein Katheter eingebracht.

? Beschreiben Sie den Allen-Test. Welche Bedeutung hat der Test?

Der Allen-Test ist ein klinischer Funktionstest, der vor der Kanülierung der A. radialis zur Klärung der Frage, ob die Kollateralversorgung der Hand durch die A. ulnaris im Falle einer Thrombose der Radialarterie ausreichend ist, durchgeführt wird. Nach mehrfachem Faustschluss werden bei geschlossener Faust die A. radialis und A. ulnaris manuell komprimiert. Nach Öffnung der Faust wird die A. ulnaris freigegeben. Die Zeit bis zur Rückkehr des normalen Hautkolorits wird als Maß für die Stärke der Kollateralversorgung angesehen. Die normale Reperfusionszeit liegt bei 5–10 s. Eine Verzögerung von 15 s oder mehr zeigt einen defizitären Kollateralfluss.

? Welche Alternative gibt es zum Allen-Test?

Alternativ zum Allen-Test kann die Kollaterlaversorgung der Hand durch die Pulsoxymetrie beurteilt werden. Nach Anbringen des Sensors am Zeigefinger wird die A. radialis manuell komprimiert. Bei suffizienter Kollateralversorgung bleibt das pulsoxymetrische Signal erhalten. Bei gleichzeitiger Kompression der A. ulnaris verschwindet das Signal. Der Test mit dem Pulsoxymeter kann auch während der Narkose angewandt werden.

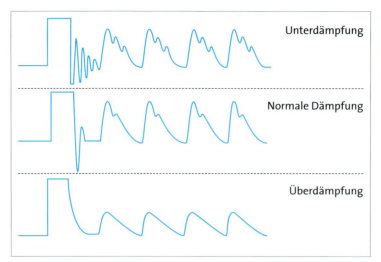

Abb. 28: Dämpfung der arteriellen Druckkurve [modifiziert nach Duke 2006]

? Ist der Allen-Test ein Prädikator für mögliche ischämische Spätfolgen?

Die Aussagekraft des Allen-Tests bezüglich möglicher ischämischer Spätfolgen ist begrenzt. Insbesondere beim Fehlen einer Gefäßerkrankung wird ein negativer Allen-Test ischämische Komplikationen nach Kanülierung der A. radialis nicht vorhersagen können.

? Was sind die typischen Fehlerquellen bei der invasiven arteriellen Druckmessung?

Typische Fehlerquellen der invasiven Druckmessung sind (s. Abb. 28):
- Unterdämpfung des Systems (Schleuderzacke): entsteht durch eine überlange oder weiche Zuleitung (> 1 m).
- Überdämpfung des Systems: Häufigste Ursachen sind Luftblasen oder Blutgerinnsel im System.
- Schlechte Druckkurve (z.B. durch Abknicken oder Luftblasen).
- Falscher oder fehlender Nullabgleich.
- Vasospasmus durch Ausspülen des Systems mit zu große Mengen Kochsalzlösung.
- Zu geringer Druck im Spülsystem (erforderlich sind ca. 300 mmHg).

Der invasiv gemessene Druck kann 5–20 mmHg von dem oszillometrisch gemessenen Wert abweichen. Eine größere Abweichung weist auf Messfehler hin.

? Welche Arterien können zum Zwecke des invasiven Blutdruckmonitoring punktiert werden?

Eine direkte Punktion oder Punktion mittels Seldinger-Technik kann an der A. radialis, A. ulnaris, A. brachialis, A. axillaris, A. femoralis, A. tibialis posterior und A. dorsalis pedis durchgeführt werden.

Stichpunkte: arterielle Druckmessung
- Der Allen-Test dient zur Einschätzung der Kollateralversorgung der Hand vor Punktionen der A. radialis. Ein pathologischer Allen-Test ist eine relative Kontraindikation für die Punktion der A. radialis, ein unauffälliger Test bedeutet jedoch nicht, dass ischämische Spätfolgen nicht auftreten können (Sensivität 83%, Spezifität 60%).
- Nach Mehrfachpunktionen an der A. radialis sollte die Punktion der ipsilateralen A. ulnaris vermieden werden.
- Die Amplitude der arteriellen Druckkurve vergrößert sich in der Peripherie durch eine Erhöhung der systolischen und leichte Erniedrigung der diastolischen Drücke. Der mittlere arterielle RR bleibt relativ konstant.
- Der arterielle RR kann in der A. radialis bis zu 50 mmHg, in der A. femoralis ca. 20 mmHg und in der A. dorsalis pedis ca. 40 mmHg höher liegen als in der Aorta.

? Erörtern Sie die Besonderheiten der invasiven Blutdruckmessung im Kindesalter.

Die wesentlichen Unterschiede bei der arteriellen Kanülierung und invasiven Druckmessung im Kindesalter im Vergleich zum Erwachsenenalter sind:

Punktionsort: Die arterielle Punktion sollte vorzugsweise an der A. radialis bzw. der A. femoralis erfolgen.

Kanülenstärke: Bei den Kindern mit einem Gewicht < 2 kg werden 26-G-Kanülen, bei den Kindern < 10 kg 22-G-starke Kanülen verwendet.

Spülsysteme: Bei kleineren Kindern sollte auf die Verwendung von Druckbeuteln zugunsten eines Heparin-Perfusors (50 IE/50 ml NaCl 0,9% mit einer Laufrate von 1–2 ml/h) verzichtet werden. Bei größeren Kindern (> 10 kg) sollte der Druckbeutel auf max. 150 mmHg aufgepumpt werden. Das Flushen der Spüllösung ist aufgrund der Gefahr möglicher retrograder Embolien kontraindiziert.

? Welche Pulsqualitäten oder Pulsformen kennen Sie?

- **Pulsus parvus et tardus**: verminderte Druckamplitude und langsamer Anstieg (typisch bei Aortenstenose)
- **Pulsus altus et celer**: große Pulsamplitude und schneller Kollaps (sog. Wasserhammerpuls, typisch bei Aorteninsuffizienz)
- **Pulsus alternans**: alternierend starke und schwache Pulsschläge bei schwerer Herzinsuffizienz
- **Pulsus bigeminus**: aufeinander folgende schwache und starke Pulsschläge bei ventrikulären ektopischen Schlägen (den ventrikulären ektopischen Schlägen fehlt die atriale Komponente)
- **Pulsus paradoxus**: palpables Kleinerwerden der Pulsamplitude bei Inspiration (Abfall der Blutdruckamplitude um mehr als 10 mmHg) bei Perikardergüssen, Perikardtamponade, Spannungspneumothorax, schwerem Asthma-Anfall
- **Pulsus bisferiens (dicrotus)**: biphasischer oder doppelgipfliger Puls bei HOCM (hypertrophische obstruktive Kardiomyopathie) oder schwerer Aortenstenose in Kombination mit Aorteninsuffizienz

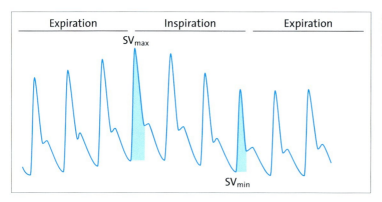

Abb. 29: SV_{max}: maximales Schlagvolumen, SV_{min}: minimales Schlagvolumen

? Beschreiben Sie das physiologische Prinzip der Schlagvolumenvariation (SVV). Welche Bedeutung hat die Messung der SVV?

Wie zuvor beschrieben, besteht eine physiologische Schwankung der Blutdruckamplitude während des Atemzyklus. Auch unter den konstant bleibenden Bedingungen einer kontrollierten Beatmung kommt es zu Änderungen der linksventrikulären Füllung und damit zu unterschiedlichen SV, was wiederum Schwankungen des systolischen RR verursacht. Berechnet wird die SVV aus der Differenz der max. und min. systolischen Druckwerte (SVV = (SV_{max} − SV_{min}) / SV_{mean}; vgl. Abb. 29), sie ist ein sensitiver Parameter zur Beurteilung der linksventrikulären Vorlast. Durch verbesserte Algorithmen zur Berechnung des HZV und SV aus der arteriellen Kurve ist eine exakte Erfassung der SVV möglich und kann zum Nachweis einer Hypovolämie herangezogen werden (SVV > 10%).

? Wie sollte bei versehentlicher i.a. Injektion vorgegangen werden?

Nach versehentlicher i.a. Injektion entsteht infolge eines Vasospasmus häufig ein brennender Schmerz an der betroffenen Extremität. Blässe, Akrenzyanose und evtl. spätere Nekrose in dem Versorgungsgebiet der betroffenen Arterie sind weitere Folgen und können bis zum Verlust der Extremität führen. Zur Therapie dieser Komplikationen sollten folgende Maßnahmen durchgeführt werden:
- Arterielle Kanüle unbedingt in situ belassen!
- Nachspülen mit 0,9% Kochsalzlösung (bis zu 100 ml).
- Intraarterielle Gabe von Lidocain 1% (ca. 10 ml).
- Gabe von Vasodilatatoren (Papaverin) i.a.
- Evtl. Plexusblockade zur Sympathikolyse.

? Welche Informationen können aus der Morphologie der arteriellen Pulskurve abgeleitet werden?

Die Form der arteriellen Pulskurve kann wertvolle Informationen über die myokardiale Kontraktilität, den Volumenstatus und den peripheren Widerstand liefern (s. Abb. 30).

Die Steilheit des ansteigenden Schenkels zeigt die myokardiale Kontraktilität (dP/dt). Das SV kann anhand der Fläche unter der arteriellen Pulskurve (von Beginn der Systole bis zum dikrotischen Punkt) berechnet werden. Die Position des dikrotischen Punktes im abfallenden

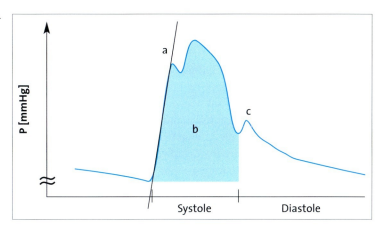

Abb. 30: Pulskonturanalyse: **a** Druckanstiegsgeschwindigkeit, **b** SV, **c** dikrotischer Punkt

Schenkel kann Hinweise über den Volumenstatus des Patienten liefern (ein niedriger dikrotischer Punkt weist auf eine Hypovolämie hin). Die Geschwindigkeit des Abfalls gibt Hinweise auf den peripheren vaskulären Widerstand. Ein langsamer Abfall wird bei Vasokonstriktion beobachtet. Eine verkürzte systolische Ejektionszeit wird bei Hypovolämie und niedrigem peripheren Widerstand beobachtet. Verstärkte respiratorische Schwankungen der Pulskurve kommen bei Hypovolämie, hämodynamisch relevanten Perikardergüssen und obstruktiven Lungenerkrankungen vor.

Literatur

Bigatello LM, Schmidt U, Arterial blood pressure monitoring. Minerva Anestesiol (2003), 69(4), 201–209
Blitt CD, Hines RL (1995) Monitoring in Anesthesia and Critical Care, Elsevier Health Sciences
Boldt J, Clinical review: hemodynamic monitoring in the intensive care unit. Crit Care (2002), 6(1), 52–59
Duke J (2006) Anesthesia secrets 3rd ed., Elsevier
Larsen R (2002) Anästhesie, 7., neu bearbeitete und erweiterte Aufl. Urban & Fischer, München
Larsen R (2006) Anästhesie, 8. Aufl. Urban & Fischer, München
Miller RD (2005) Anesthesia, 6th ed. Elsevier/Churchill Livingstone, Philadelphia
Moise SF, Sinclair CJ, Scott DH, Pulmonary artery blood temperature and the measurement of cardiac output by thermodilution. Anaesthesia (2002), 57(6), 562–566
Scheer B, Perel A, Pfeiffer UJ, Clinical review: complications and risk factors of peripheral arterial catheters used for haemodynamic monitoring in anaesthesia and intensive care medicine. Crit Care (2002), 6(3), 199–204

Zentralvenöse Zugänge und Druckmessung

? Was verstehen Sie unter einem zentralvenösen Zugang?

Die Anlage eines zentralvenösen Katheters (ZVK) bedeutet das Vorschieben eines Katheters über eine periphere oder zentrale Vene bis zum Übergang der V. cava superior zum rechten Vorhof oder in den Vorhof selbst.

? **Welche sind die Indikationen zur Anlage zentralvenöser Zugänge?**
Die Anlage eines ZVK kann in folgenden Situationen indiziert sein:
- Intravenöser Zugang für:
  - Aspiration von Luft bei Luftembolien während neurochirurgischer Eingriffe in sitzender Position
  - Gabe von vasoaktiven Substanzen und hochosmolaren Lösungen (≥ 800 mosm/l)
  - Transfusion- und Infusionsbehandlung (Schaffung eines sicheren Zuganges) bei chirurgischen Eingriffen mit größeren Flüssigkeitsverschiebungen und/oder Blutverlusten oder bei Langzeitinfusionstherapie
  - Wiederholte Blutentnahmen
  - Patienten mit schlechten peripheren Venenverhältnissen
- Hämodynamisches Monitoring (zur ZVD-gesteuerten Flüssigkeitstherapie)
- Ausgedehnte Verbrennungen
- Kurzzeit-Hämodialyse bzw. Hämofiltration (Shaldon-Katheter)
- Chemotherapie
- Therapeutische Plasmapherese
- Schrittmacheranlage (Schleuse)

? **Welche ZVK-Typen kennen Sie?**
ZVK sind als 1-, 2-, 3-, 4- und 5-lumige Zugänge verfügbar. Einlumige ZVK haben eine oder mehrere distale Öffnungen. Mehrlumige Katheter haben mehrere getrennte Lumina, die am distalen Ende des Katheters in unterschiedliche Öffnungen münden. Dadurch werden die parallele Gabe von Medikamenten, Blutentnahmen und Messungen des ZVD ermöglicht. Die Größe von Kathetern wird üblicherweise über ihren Außendurchmesser angegeben. ZVK sind in 1,0 und 2,0 F (Neonatologie), 3,0, 4,0, 5,0 und 5,5 F (Kinder) und 5,0, 7,0 und 9,0 French-Stärke (Erwachsene) vorhanden (1 F = $^1/_3$ mm). Die Schleuse zur Einführung eines Pulmonalarterienkatheters (PAK) hat einen Durchmesser von 9,0 F und besitzt eine seitliche Öffnung (Side-Port), die zum ZVD-Monitoring bzw. zur Infusionstherapie benutzt werden kann. Der sog. Shaldon-Katheter ist ein großlumiger Katheter (12 F), der üblicherweise als perioperativer Volumenzugang (Polytrauma, hämorrhagischer Schock), bei Operationen mit großen Flüssigkeitsverschiebungen (z.B. Lebertransplantationen) oder für Nierenersatztherapie Verwendung findet. Statistisch gesehen wird bei der Hälfte aller 3-lumigen ZVK lediglich ein Lumen verwendet. Da die Infektionshäufigkeit mit der Anzahl der Lumina ansteigt, sollten Mehrlumenkatheter nur nach strenger Indikationsstellung verwendet werden.

? **Welche anderen zentralen Zugangswege kennen Sie?**
Untertunnelte Katheter (Hickmann-, Broviac-, Groshong-Katheter): Die mehrlumigen Katheter werden von der Austrittstelle (parasternal in Höhe des 3. oder 4. Interkostalraumes) bis zur Punktionsstelle der V. subclavia oder jugularis interna unter der Haut durchgezogen. Eine Dacronmuffe (antibiotisch behandelt), die in der Mitte des untertunnelten Katheteranteils liegt, bietet zusätzlichen Schutz gegen aufsteigende Infektionen. Die Liegedauer beträgt bis zu 2 Jahre.
Portsysteme: bestehen aus einer Kammer aus Kunststoff, Keramik oder nicht magnetischem Metall (Titanlegierung), einem Septum aus Silikon und einem Schlauch aus Polyure-

than oder Silikon. Die Portimplantation ist bei Patienten mit schlechten Venenverhältnissen und der kontinuierlichen Notwendigkeit für einen zentralvenösen Zugang indiziert (parenterale Ernährung, Chemotherapie, i.v. Schmerztherapie mit Pumpensystemen, multiple Notfallindikation für die zentralvenöse Medikamentengabe (Status asthmaticus)). Die Silikonmembran kann bis zu 2000-mal angestochen werden.

? Welcher ist der beste zentralvenöse Zugangsweg?
Es existieren mehrere Zugangswege für die zentralvenöse Kanülierung. Jeder Zugang birgt spezifische Gefahren, und keiner der Zugangswege kann bei allen Patienten erfolgreich angewandt werden. Daher ist es wichtig, sich mit mehreren Techniken vertraut zu machen. Dazu gehören u.a. die Zugänge über die V. subclavia, V. jugularis interna, V. jugularis externa, V. anonyma, V. basilica, V. mediana cubiti und die V. femoralis. Bei der Anlage eines zentralen Zuganges über die V. femoralis ist eine korrekte ZVD-Messung nicht möglich.

? Wie wird der Katheter eingeführt?
Die Trendelenburg-Position erhöht den venösen Druck und das Kaliber der zu punktierenden Vene. Beim Vorschieben der Punktionsnadel muss auf eine konstante Aspiration geachtet werden. Gelegentlich kommt es hierbei zum Kollaps der Vene, sodass die Punktionsnadel durch die Venenwand auf der anderen Seite wieder austritt. Zur Blutaspiration kommt es dann erst beim langsamen Herausziehen der Nadel. Weiterhin sind die anatomischen Kenntnisse der Nachbarstrukturen zur Vermeidung von punktionsbedingten Komplikationen eminent wichtig. Obwohl der Katheter durch eine großlumige Punktionsnadel eingeführt werden kann (Braunülentechnik), hat sich die Seldinger-Technik (Anlage des Katheters über einen Führungsdraht) durchgesetzt. Hierbei wird die Vene mit einer Nadel der Stärke 18 G oder 20 G punktiert, dann wird ein Führungsdraht über die Kanüle vorgeschoben, und die Nadel wird über den perkutan im Gefäß liegenden Draht entfernt. Anschließend wird die Punktionsstelle durch eine Stichinzision mit einem spitzen Skalpel (No. 11) oberflächlich erweitert. Drehbewegungen und Straffung der Haut können das Einführen des Dilatators erleichtern. Das Vorschieben des Dilatators in das Gefäß soll wegen der Perforationsgefahr vermieden werden. Nun wird der Katheter über den liegenden Draht bis zur gewünschten Position vorgeschoben. Der Vorteil dieses Verfahrens besteht in der Nutzung einer kleinkalibrigen Punktionsnadel.

? Beschreiben Sie den Zugangsweg über die V. subclavia.
Der Zugang über die V. subclavia bietet den Vorteil eines einfachen Zugangsweges, eines hohen Patientenkomforts und niedriger Infektionsraten. Dazu wird die Vene in Trendelenburg-Position (Kopftieflagerung von ca. 15–20°) infraclaviculär punktiert. Die Punktion erfolgt ca. einen Querfinger unterhalb und lateral des Ligamentum costoclaviculare, das sich als eine Vertiefung in dem Übergang des mittleren zum lateralen Drittels der Clavicula darstellt. Die Kanüle wird unterhalb der Clavicula in Richtung Jugulum vorgeschoben, bis venöses Blut aspiriert werden kann.

Wie wird die V. jugularis interna punktiert?

Die V. jugularis interna rechts ist aufgrund ihres geraden Verlaufs und fehlender Klappen der am häufigsten genutzte zentralvenöse Zugangsweg. Es gibt eine Reihe von Punktionstechniken, von denen 4 exemplarisch beschrieben werden. Die Kopftieflagerung (Trendelenburg) und das Seitwärtsdrehen des Kopfes zur kontralateralen Seite können die Punktion erleichtern.

Oberer, vorderer Zugangsweg: Die Punktionsstelle befindet sich lateral der palpatorisch tastbaren A. carotis interna, in Höhe des Kehlkopfes. Hier wird die Nadel im 30°-Winkel in Richtung der ipsilateralen Mamille bzw. Spina iliaca anterior superior vorgeschoben, bis venöses Blut aspiriert wird. Dieser Zugang wird auch als transmuskulärer Zugang beschrieben.

Mittlerer, vorderer Zugangsweg: Die Punktionsstelle ist der Punkt, an dem sich der laterale und mediale Bauch des M. sternocleidomastoideus treffen (Dreiecktechnik). An dieser Stelle wird die Nadel im ca. 30°-Winkel in Richtung der ipsilateralen Mamille vorgeschoben, bis venöses Blut aspiriert werden kann.

Unterer, vorderer Zugangsweg (V. anonyma): Die V. anonyma wird ca. 1 cm dorsal des Hinterrandes des M. sternocleidomastoideus und ca. 1 cm oberhalb der Clavicula in Richtung auf die kontralaterale Mamille bzw. auf das Jugulum punktiert. Die Blutaspiration sollte bei einer Punktionstiefe von max. 3 cm erfolgen. Bei diesem Zugangsweg kann sich das Vorschieben des Führungsdrahtes schwierig gestalten, die Wahrscheinlichkeit eines Pneumothorax ist jedoch gering.

Hinterer Zugangsweg: Die V. jugularis interna wird am hinteren Rand des M. sternocleidomastoideus in Höhe und leicht lateral der Kreuzung mit der V. jugularis externa punktiert. Die Nadel wird unterhalb des Muskels in Richtung des ipsilateralen Ligamentum sternoclaviculare vorgeschoben, bis venöses Blut aspiriert werden kann.

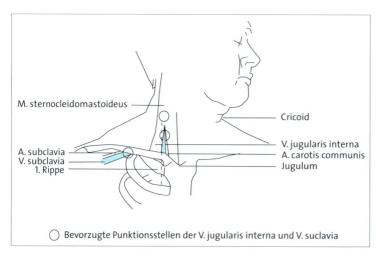

Abb. 31: Die häufigsten Zugangswege für die Punktion der V. jugularis und V. Subclavia (O) und deren Nachbarstrukturen

Wann sollte die V. jugularis externa punktiert werden?

Die V. jugularis externa ist häufig in liegender Position, noch deutlicher jedoch bei Kopftieflagerung, Valsalva-Manöver und maschineller Beatmung im Bereich der lateralen Halsmuskulatur sichtbar. Es empfiehlt sich, die Vene nicht direkt, sondern nach Punktion in Höhe der Kreuzung mit dem M. sternocleidomastoideus und Vorschieben der Kanüle parallel zur Vene, ca. 2 Querfinger unterhalb der Mandibula zu punktieren. Sowohl das Vorschieben des Führungsdrahtes bzw. des Katheters (Fehllage in der V. subclavia) als auch die Passage unterhalb der Clavicula können sich als schwierig erweisen. Bei Patienten mit schlechten peripheren Venenverhältnissen, in Notfallsituationen, bei kurzer Liegedauer des ZVK und schwieriger Punktion der V. jugularis interna und V. subclavia sowie bei einer kompromittierten Blutgerinnung kann der Zugang über die V. jugularis externa gewählt werden.

? Wann wird der femorale Zugangsweg verwendet?

Aufgrund der erhöhten Infektionsgefahr und Thromboseneigung wird der femorale Zugang nicht bevorzugt gewählt. Dieser wird zumeist dann, wenn die Anlage des Katheters über die V. subclavia oder die V. jugularis nicht möglich war, genutzt. Hierzu wird die V. femoralis medial der palpatorisch tastbaren A. femoralis, unterhalb des Leistenbandes punktiert. Der femoral gelegte ZVK sollte so schnell wie möglich wieder entfernt werden. Die Spitze des Katheters sollte unterhalb der Nierenvenen platziert werden (in Abdomen-Röntgenaufnahme etwa in Höhe des 3. LWK). Eine ZVD-Messung ist hier nur dann möglich, wenn die Katheterspitze oberhalb des Zwerchfells liegt. Ein Vorteil des femoralen Zugangs ist die mögliche Gefäßkompression nach Fehlpunktionen bei Patienten mit gestörter Gerinnung.

? Welche Manöver können bei schwieriger zentralvenöser Punktion angewandt werden?

Abgesehen von der Trendelenburg-Position können die korrekte Lagerung des Kopfes (moderate Drehung zur kontralateralen Seite), der Verzicht auf ein Kopfkissen, das Anlehnen des ipsilateralen Armes an den Körper und Zug am Arm beim Vorschieben des Führungsdrahtes, die Anwendung von moderatem Peep bei maschineller Beatmung bzw. das Valsalva-Manöver beim wachen Patienten, die Punktion der herznahen zentralen Venen deutlich erleichtern. Bei der Punktion der V. subclavia empfiehlt sich, eine leichte Unterlage zwischen den Schulterblättern zu positionieren, bei der Punktion der V. femoralis sollte auf eine leichte Unterpolsterung des Beckens geachtet werden.

? Ist die Aspiration von dunklem Blut ein sicheres Zeichen für eine korrekte venöse Punktion?

Auch bei der arteriellen Punktion kann dunkles Blut aspiriert werden (bei zyanotischen Patienten, bei niedrigem HZV, bei Methämoglobinämie etc.). Ebenso kann eine Pulsation bei niedrigem HZV und niedrigem RR fehlen. Hier kann die Einführung eines kleinkalibrigen Venenkatheters (Braunüle der Stärke 18 G oder 20 G) über den Führungsdraht, die anschließende Entfernung des Drahtes und Anschluss des Zuganges an die Druckmessung, endgültige Sicherheit bringen. Auch die Abnahme einer Blutprobe zur BGA und der Vergleich mit einer zeitgleich abgenommenen arteriellen Probe (bei liegendem arteriellem Zugang) können hilfreich sein, bieten jedoch keine absolute Sicherheit.

? Wie wird der ZVD gemessen?

Der ZVD wird mittels eines flüssigkeitsgefüllten Manometers oder eines elektronischen Druckwandlers gemessen. Der Druck am distalen Ende des Katheters wird über das flüssigkeitsgefüllte Katheterlumen bis zum Manometer weitergeleitet. Wenn der Referenzpunkt (Nullpunkt) in Höhe des rechten Vorhofes eingestellt wird, zeigt die Höhe der Flüssigkeitssäule (in cmH$_2$O) den Druck an der Katheterspitze (ZVD). Häufig wird der Katheter an einen Druckwandler angeschlossen, der den hydrostatischen Druck in ein elektrisches Signal umwandelt, der als ZVD (in mmHg) über einen Monitor angezeigt werden kann (1 mmHg = 1,3 cmH$_2$O). Der Referenzpunkt darf bei wiederholten ZVD-Messungen nicht verändert werden (**der Nullpunkt liegt in liegender Position bei $^2/_5$ der Thoraxhöhe unterhalb des Sternums**), da kleine Veränderungen aufgrund der schmalen Messspanne (0–13 cmH$_2$O) zu großen Abweichungen führen können. Hingegen hat die Veränderung des Nullpunktes bei arterieller Messung einen deutlich kleineren Einfluss und verursacht einen kleineren Fehler, da die Messspanne wesentlich größer ist (0–200 mmHg).

? Wo liegt der Nullpunkt für die Messung des ZVD?

Der ideale Referenzpunkt für die Messung des ZVD liegt in Höhe der Trikuspidalklappe, da an dieser Stelle hydrostatische Druckänderungen infolge wechselnder Körperpositionen sehr gering sind. Eine Erhöhung des Druckes an der Trikuspidalklappe führt zu einem Anstieg des rechtsventrikulären Druckes und Volumens, was seinerseits zur Erhöhung des RV-Auswurfs und folglich zu einem Druckausgleich führt. Der gegenteilige Effekt wird beim Abfall des Druckes in Höhe der Trikuspidalklappe beobachtet. Die Landmarke zur Identifizierung der Klappenhöhe befindet sich ca. 3 cm hinter dem Sternum, in Höhe des 4. Interkostalraumes ($^2/_5$ der Thoraxhöhe unterhalb des Sternums).

? Wo sollte die ZVK-Spitze liegen?

Die Katheterspitze sollte im Bereich des Übergangs von V. cava superior zum rechten Vorhof liegen. Das Monitoring der ZVD-Kurve ist nach Platzierung der Katheterspitze im rechten Vorhof exakter, da die Kurve nicht gedämpft wird und der Druckverlauf besser abgebildet wird. Zur Vermeidung von Arrhythmien und Perikardtamponaden sollte die Katheterspitze jedoch oberhalb der Perikardumschlagfalte positioniert werden. Bei neurochirurgischen Eingriffen in sitzender oder halbsitzender Position wird eine Position im rechten Vorhof empfohlen, um im Falle einer Luftembolie Luft aspirieren zu können.

? Wie kann die korrekte Positionierung eines ZVK beurteilt werden?

Die Messung der Entfernung zwischen der Punktionsstelle und dem rechten Vorhof (Landmarke: lateraler Rand des 3. costosternalen Gelenkes) kann die Einschätzung der erforderlichen Eindringtiefe erleichtern. Bei Kindern sollte die Katheterspitze bis zur Mitte der Verbindungslinie Jugulum – Mamille reichen. Das Vorschieben des Katheters unter Durchleuchtung ist die exakteste Methode, jedoch zeit- und personalaufwändig und zudem mit Strahlenbelastung verbunden. Die Spitze des ZVK kann als EKG-Elektrode (z.B. Alphacard-Katheter) dienen. Nach Einführung des Katheters wird das distale Lumen mit NaCl 0,9% gefüllt und die V-Elektrode des EKG über den speziell dafür vorgesehenen Dreiwegehahn angeschlossen. Der

Vektor und die Amplitude der P-Welle in Ableitung V zeigen die Position der Katheterspitze. Beim Vorschieben des Katheters wird die Amplitude der P-Welle beim Eintritt in den rechten Vorhof deutlich größer (Höhe der P-Welle beim Übergang sinoatrialen Knoten ≥ R-Welle). Bei der Passage durch die Vorhofmitte wird die P-Welle kleiner bzw. biphasisch. Die tiefe atriale Position des Katheters wird durch die negative P-Welle angezeigt. Analog zu dieser Technik kann die Spitze des Seldinger-Drahtes als unipolare EKG-Elektrode dienen (z.B. Certofix, Fa. Braun). Dazu muss der Draht soweit zurückgezogen werden, dass die Spitze des Drahtes gerade noch aus dem distalen Lumen herausragt. Hierzu existiert eine entsprechende Markierung auf dem Führungsdraht. Zur Dokumentation der Katheterlage (Spitze darf nicht auf Gefäßwand gerichtet sein) und zum Ausschluss eines Pneumothorax ist dennoch die Anfertigung eines Röntgenthoraxbildes erforderlich. Bei korrekter Positionierung projiziert sich die Katheterspitze in Höhe des 3. Interkostalraumes bzw. der Trachealbifurkation.

> **?** **Beschreiben Sie die normale zentralvenöse Druckkurve und deren Relation zum Herzzyklus.**

Die normale ZVD-Kurve zeichnet sich durch 3 Druckmaxima (a, c und v) und 2 Druckminima (x und y) aus (s. Abb. 32).

- **a-Welle** entspricht der Zunahme des Vorhofdruckes bei der rechtsatrialen Kontraktion.
- **c-Welle** kommt durch die Druckerhöhung im rechten Vorhof, bedingt durch die Vorwölbung der Trikuspidalklappe bei Kontraktionsbeginn des rechten Ventrikels zustande.
- **x-Senkung** repräsentiert die Vorhofdiastole und den durch die Abwärtsbewegung der Klappenebene verursachten Druckabfall in der Spätphase der ventrikulären Kontraktion.
- **v-Welle** repräsentiert die Druckerhöhung des rechten Vorhofes durch zunehmende rechtsatriale Füllung bei geschlossener Trikuspidalklappe.
- **y-Senkung** kommt durch den Druckabfall im rechten Vorhof bei Öffnung der Trikuspidalklappe zustande. Da der rechtsatriale Druck zu diesem Zeitpunkt höher ist als der Druck im rechten Ventrikel, fließt das Blut passiv in den rechten Ventrikel.

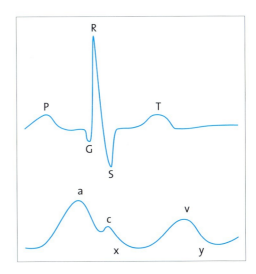

Abb. 32: Normale ZVD-Druckkurve und deren Verhältnis zur EKG- und arteriellen Druckkurve

Wovon ist die Höhe des ZVD abhängig?

Die Höhe des ZVD ermöglicht Aussagen über die Funktion des rechten Herzens und ist abhängig vom zirkulierenden Blutvolumen (ZBV), vom Tonus der venösen Gefäße, vom intrathorakalen Druck, vom Druck in den Pulmonalarterien, von der Funktion der Pulmonalisklappe, der rechtsventrikulären Pumpfunktion und von der Köperlage. Zusamenfassend betrachtet wird der ZVD von allen Faktoren beeinflusst, die Vorlast, Nachlast und Kontraktilität des rechten Ventrikels determinieren. Das können folgende perioperative Umstände sein:

- Anästhetikainduzierte Vasodilatation und Kardiodepression
- Volumenstatus: Hypovolämie, Blutung und zügige Volumengabe
- Überdruckbeatmung und PEEP
- Sympathische Stimulation durch die Sympathomimetika und chirurgischen Stress
- Diastolische Dysfunktion oder Herzinsuffizienz infolge intraoperativer Ischämie
- Perikarderguss, Perikardtamponade
- Lungenarterienembolie
- Spannungspneumothorax
- Abdominelle Druckerhöhung

Ist der ZVD ein Indikator des HZV?

Das HZV ist primär eine Funktion des venösen Rückflusses (beim Fehlen einer manifesten Herzinsuffizienz), der Herzfrequenz, der ventrikulären Kontraktilität und des periphervaskulären Widerstandes. Da der ZVD nicht nur den intravasalen Volumenstatus repräsentiert, kann er nur in einem klinischen Kontext wertvolle Informationen liefern. Bspw. kann die ZVD-Erhöhung als Hinweis auf die Zunahme des intravasalen Volumenstatus und der Vorlast, aber auch auf ein Rechtsherzversagen, eine Perikardtamponade, einen Spannungspneumothorax, eine Lungenembolie, einen erhöhten intraabdominellen Druck (IAP) etc. gewertet werden. All diese Umstände sind mit einer Verminderung des HZV verbunden.

Welche Beziehung besteht zwischen ZVD und rechtsventrikulärer Vorlast?

Lange Zeit hat man den ZVD für den Indikator der rechtsventrikulären Vorlast bzw. des rechtsventrikulären enddiastolischen Volumens (RVEDV) gehalten. Das enddiastolische Volumen stellt einen wichtigen Parameter in der Frank-Starling-Kurve dar. Es hat sich gezeigt, dass der ZVD nicht immer mit dem Volumen des Ventrikels, dessen Kontraktilität oder Volumengaben beim Gesunden, anästhesierten oder kardial erkrankten Patienten korreliert. Die Erklärung hierfür liegt in der großen interindividuellen Schwankung der ventrikulären Compliance (bestehend aus aktiver Relaxation und passiver Steifigkeit), selbst bei gesunden Herzen.

Dennoch wird der ZVD für ein nützliches Instrument zur Steuerung der Flüssigkeitstherapie im klinischen Alltag gehalten, insbesondere im oberen und unteren Bereich. Ein niedriger (0–2 mmHg) oder fallender ZVD-Wert zeigt bspw. ein intravasales Flüssigkeitsdefizit an, ein steigender ZVD-Wert bzw. Werte über 12 mmHg weisen auf eine Hypervolämie oder eine rechtsventrikuläre Dysfunktion hin. ZVD-Veränderungen nach Volumenbelastung können ebenfalls bei der Evaluierung des intravasalen Volumenstatus hilfreich sein. Die Abbildung 33 zeigt, dass die Gabe von 200 ml kristalloider Infusionslösung über ca. 5 min bei hypovolämischen Patienten eine kleine, nicht anhaltende Erhöhung des ZVD verursacht. Die gleiche

Abb. 33: ZVD-Veränderungen nach Volumengabe bei hypo-, normo- und hypervolämischen Patienten [modifiziert nach Duke 2006]

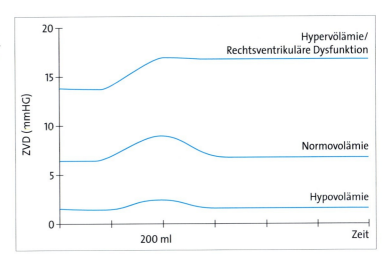

Flüssigkeitsmenge führt bei normovolämischen Patienten zu einem größeren ZVD-Anstieg, der jedoch ebenfalls nur kurz anhält. Bei hypervolämischen Patienten mit Rechtsherzversagen jedoch wird diese Bolusgabe eine anhaltende Erhöhung des ZVD-Wertes mit sich bringen. Der ZVD-Wert ist eher als Trend, weniger als ein isolierter Einzelwert nützlich.

? Gibt es eine Beziehung zwischen ZVD und der linksventrikulären Vorlast?
Bei kardial gesunden Patienten besteht eine Korrelation zwischen der Höhe des ZVD und dem linksatrialen Druck, der klinisch als Maß für die linksventrikuläre Vorlast dient. Bei Vorliegen einer pulmonalen Hypertonie, Lungenerkrankungen, rechts- oder linksventrikulärer Dysfunktion ist die Aussagekraft des PAK bez. des vorherrschenden Druckes im linken Herzen größer. Der verlässlichste Parameter zur Beurteilung der linksventrikulären Vorlast ist jedoch das ITBV (intrathorakale Blutvolumen), das mit Hilfe des PiCCO-Monitoring ermittelt werden kann. Auch die echokardiographisch zu bestimmende enddiastolische Fläche (End Diastolic Area, EDA) zeigt eine gute Korrelation mit der Vorlast des linken Ventrikels.

Stichpunkte: Zentralvenöse Katheterisierung und -druckmessung
- Bei der Auswertung des ZVD sind Trends aussagekräftiger als Einzelwerte, die Messwerte müssen immer im klinischen Kontext betrachtet werden.
- Der ZVD lässt bestenfalls eine Abschätzung der Vorlast zu. Es gibt viele Faktoren, die den numerischen Wert und dessen Interpretation beeinflussen.
- Bei der Indikationsstellung sollten der evtl. Nutzen (Therapiesteuerung, sicherer Zugang, Blutentnahmen etc.) den möglichen Komplikationen (Pneumothorax, arterielle Punktion, Hämatothorax, Verletzung des Ductus thoracicus, Katheter- und Luftembolie, Thromboembolien und Infektionen) gegenübergestellt werden.
- Die Aussagefähigkeit des ZVD bez. der rechtsventrikulären Vorlast ist begrenzt und von vielen Faktoren abhängig. Eine Abschätzung der linksventrikulären Funktion anhand der ZVD-Messung ist nicht möglich.

? Gibt es einen allgemeingültigen Normalwert für den ZVD?

ZVD-Werte zwischen 0 und 10 mmHg (1 mmHg = 1,36 cmH$_2$O) werden im Ruhezustand als normal angesehen. Intraoperativ gibt es häufiger Störfaktoren, die die korrekte Interpretation des Wertes erschweren. Daher ist die Einordnung des ZVD im klinischen Kontext unter Beachtung des Volumenstatus, der Urinausscheidung, des RR und des Einflusses der Anästhetika besonders wichtig, um den für den einzelnen Patienten geeigneten ZVD-Bereich zu ermitteln.

? Wie kann die ZVD-Kurve auf Pathologien im Herzzyklus hinweisen?

Die ZVD-Kurve kann bei der Diagnostik pathophysiologischer Umstände, die das rechte Herz betreffen, behilflich sein. Nachfolgend sind einige Beispiele aufgeführt:
- Fehlende a-Welle bei Vorhofflimmern
- Steigerung der v-Welle (Riesen-v-Welle) bei Trikuspidalinsuffizienz
- Riesen-a-Welle (Cannon a-Waves) bei AV-Knoten-Rhythmus, AV-Block III° und ventrikulären Tachykardien
- Dominante a-Welle bei Pulmonalisstenose, pulmonaler Hypertension und Trikuspidalstenose
- Verstärkte x-Senkung bei Herzbeuteltamponade, konstriktiver Perikarditis und rechtsventrikulärer Ischämie und Rechtherzversagen

? Darf man über den ZVK Bluttransfusionen durchführen?

Dies ist abhängig vom Durchmesser des Katheters. Die 7-F-Katheter haben durch ihre kleineren Lumina und ihre Länge einen großen Flusswiderstand. Dadurch erfolgt die Transfusion sehr langsam, und die entstehenden Scherkräfte können die Erythrozyten beschädigen. Die 9-F-Katheter haben deutlich größere Lumina und sind kürzer und eignen sich daher sehr gut zur Transfusion von Blutprodukten. Schleusen mit einer Stärke von 9 F sind kurz und daher ebenfalls bestens für Bluttransfusionen geeignet. Es empfiehlt sich, auf Transfusion von kalten Blutkonserven über zentralvenöse Zugänge aufgrund möglicher Hypothermie und Arrhythmien zu verzichten.

? Beschreiben Sie mögliche Komplikationen bei der Anlage eines ZVK.

Komplikationen bei der Anlage zentralvenöser Zugänge kommen bei ca. 15% aller Patienten vor:
- **Arterielle Punktion**: Aufgrund der anatomischen Beziehung von A. carotis und V. jugularis interna ist es nicht weiter verwunderlich, dass die Fehlpunktion dieser Arterie zu den häufigsten Komplikationen bei der Kanülierung der V. jugularis interna zählt.
- **Pneumothorax**: ist als Komplikation häufig bei der Punktion der V. subclavia, V. jugularis (unterer, vorderer Zugangsweg) und der V. anonyma (Einmündungsstelle der V. jugularis in die V. subclavia) möglich.
- **Hämatothorax**: entsteht zumeist bei der Punktion der V. subclavia durch arterielle Fehlpunktion bzw. Einriss der A. subclavia.
- **Verletzung des Ductus thoracicus**: Die anatomische Nähe des Ductus thoracicus zur V. jugularis interna sinistra und dessen Position, die bis zu 4 cm oberhalb des sternalen En-

des der Clavicula reichen kann, exponiert diesen bei der linksseitigen Punktion der V. jugularis zu Verletzungen und Einrissen, die in einem Chylothorax münden können.
- **Einriss bzw. Embolie der Katheterspitze**: Dieser kann bei dem Versuch entstehen, den Katheter über den Seldinger-Draht bzw. die liegende Nadel zurückzuziehen. Ebenfalls können Teile des Seldinger-Drahtes so abscheren und embolisieren. Daher sollte, wenn der Katheter nicht vorgeschoben werden kann, dieser möglichst zusammen mit dem Führungsdraht bzw. der Punktionsnadel entfernt werden.
- **Luftembolie**: Das Risiko einer Luftembolie bei der Punktion oberhalb des Herzniveaus kann durch eine Kopftieflagerung ausgeschlossen werden.
- **Allergie auf Katheterbestandteile**: Latexallergie.
- **Spätkomplikationen**: katheterassoziierte Infektionen, Gefäßverletzungen, Entstehung eines Hämatoms, Thrombosen, Arrhythmien und sekundäre Dislokation der Katheterspitze.

? Gibt es spezielle Kautelen bei der Entfernung des ZVK?

Die Jugularis- und Subclaviakatheter sollten in Kopftieflage entfernt werden, um durch die Erhöhung des venösen Druckes die Gefahr einer Luftembolie über die Einstichstelle zu vermindern. Nach Entfernung des Katheters sollte solange manueller Druck über der Punktionsstelle appliziert werden, bis ein Blutgerinnsel das Gefäß verschließt.

? Welche Kontraindikationen gibt es für die ZVK-Punktion?

Grundsätzlich sollte die Punktionsstelle frei von Infektionszeichen sein und sich nicht im Operationsgebiet befinden (z.B. Femoraliszugang bei kardiochirurgischen Eingriffen). Bei entsprechendem Verdacht, bzw. wenn die Vene punktiert, aber der Seldinger-Draht nicht vorgeschoben werden kann, könnte eine sonographische Darstellung der Gefäßstrukturen eine evtl. Thrombose als Ursache aufdecken. Bei liegender Herzschrittmacher- oder Defibrillatorsonde (AICD) sollte möglichst kontralateral punktiert werden. Ebenfalls sollte die rechtsseitige V. jugularis bei Z.n. Herztransplantation für die Durchführung der Myokardbiopsien geschont werden. Weiterhin können vorausgegangene Operationen am Hals (z.B. Strumektomie, Endarteriektomie der A. carotis, Neck-Dissection) die Punktion erschweren, bzw. unmöglich machen. Bei der Punktion der V. jugularis bzw. V. subclavia stellen die kontralaterale Thorakotomie, die kontralaterale oder beidseitig relevante Karotisstenose, die kontralaterale Phrenikusparese, ein kontralateraler Pneumothorax oder ein Horner-Syndrom relative Kontraindikationen dar.

? Erörtern Sie die Besonderheiten bei zentralvenösen Punktionen im Kindesalter.

ZVK verursachen bis zu 50% der Sepsisfälle im Kindesalter. Zentralvenöse Punktionen sind im Kindesalter mit einer hohen Komplikationsrate verbunden. Die Erfolgsrate liegt bei ca. 80% und kann durch eine sonographisch gesteuerte Punktion deutlich verbessert werden. Bevorzugt wird die Punktion der V. jugularis interna, insbesondere in Notfallsituationen und bei pulmonalen Risikopatienten sollte jedoch der Punktion der V. femoralis der Vorzug gegeben werden. Weitere mögliche Punktionsstellen sind die V. subclavia und V. jugularis externa. Die üblicherweise bei den Kindern verwendeten ZVK sind in der Tabelle 28 aufgeführt.

Tab. 28: Zentralvenöser Katheter bei Kindern

Gewicht	Kanülenstärke	Intrakorporale Lage	
< 2 kg	28–24 G	ca. 4 cm	1,0–2,0 F
< 5 kg	24 G	ca. 4 cm	30 F
5–10 kg	22 G	ca. 6 cm	3,0–3,5 F
10–15 kg	20 G	ca. 8 cm	4,0 F
15–30 kg	18–20 G	8–10 cm	4,0–5,0 F
> 30 kg	16 G	10–15 cm	5,0–7,0 F

1 French = 1 Charrière = 1/3 mm

Die Katheterspitze sollte bei Kindern bis zur Mitte der Verbindungslinie zwischen Jugulum und Mamille reichen.

? Wann sollte die sonographisch gesteuerte Punktion eines ZVK erwogen werden?
Der Einsatz von Sonographie zur sicheren Punktion zentralvenöser Zugänge hat in den letzten Jahren deutlich zugenommen. Die blinde Punktion zentralvenöser Zugänge hat eine Komplikationsrate von bis zu 20%. Die Anwendung von Ultraschall erlaubt das Erkennen von anatomischen Variationen und der Venendurchgängigkeit. Aufgrund der apparativen und personellen Voraussetzungen (geeigneter Schallkopf, Notwendigkeit sonographischer Vorkenntnisse etc.) sowie des zusätzlichen Zeitaufwandes ist der routinemäßige Einsatz von Ultraschall jedoch nicht immer empfehlenswert. Vielmehr sollte die gezielte Anwendung bei schwierigen Punktionen (große Struma, Adipositas), bei Patienten mit erhöhtem Risiko für einen Pneumothorax (Emphysem), bei Gerinnungsstörungen und bei Kindern erwogen werden. Hierzu eignen sich transportable Geräte (z.B. M-Turbo, Fa. SonoSite) besonders gut. Die V. jugularis interna, die V. femoralis und bei entsprechender Erfahrung auch die V. subcla-

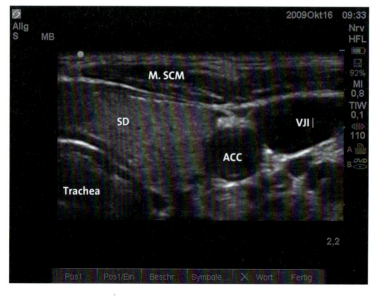

Abb. 34: Sonographie der Halsgefäße, Querschnitt

via, können unter sonographischer Kontrolle punktiert, bzw. kann die Punktionsstelle zuvor sonographisch festgelegt werden.

? Wie oft sollten ZVK gewechselt werden?

Die Liegedauer von ZVK ist aufgrund katheterassoziierter Infektionen begrenzt. Ein routinemäßiger Wechsel der Katheter ist dennoch nicht erforderlich. Täglicher Verbandwechsel mit Inspektion der Einstichstelle sowie Entfernung des Katheters bei Zeichen lokaler Entzündung/Infektion, unklarem Fieber oder Sepsis können die Rate von Katheterinfektionen drastisch senken. Generell gilt, dass das Fortbestehen der ZVK-Indikation täglich überprüft werden sollte. Bei voraussichtlich längerer Liegedauer des Katheters (> 30 Tage) sollte der Einsatz von getunnelten Kathetern erwogen werden.

? Sind negative ZVD-Werte plausibel?

Bei der ZVD-Messung handelt es sich um relative Drücke zur Atmosphäre. Negative ZVD-Werte können bei Hypovolämie vorkommen. Dabei führt die inspiratorische Sogwirkung zum Abfall des ZVD-Wertes unter 0 mmHg, ohne dass der Mittelwert negativ wird.

Literatur

Bigatello LM, George E, Hemodynamic monitoring. Minerva Anestesiol (2002), 68(4), 219–225
Bowdle TA, Complications of invasive monitoring. Anesthesiol Clin North America (2002), 20(3), 571–588
Duke J, Anesthesia Secrets, 3rd ed. Figure 27–4, Central Venous pressure (CVR) and fluid status, page 174
Larsen R (2002) Anästhesie, 7., neu bearbeitete und erweiterte Aufl. Urban & Fischer, München
Larsen R (2006) Anästhesie, 8. Aufl. Urban & Fischer, München
Marik PE, Baram M, Vahid B, Does central venous pressure predict fluid responsiveness? A systematic review of the literature and the tale of seven mares. Chest (2008), 134(1), 172–178
Mark JB, Central venous pressure monitoring: clinical insights beyond the numbers. J Cardiothorac Vasc Anesth (1991), 5(2), 163–173
McGee SR, Physical examination of venous pressure: a critical review. Am Heart J (1998), 136(1), 10–18
Miller RD (2005) Anesthesia, 6th ed. Elsevier/Churchill Livingstone, Philadelphia
Reuter DA, Goetz AE, Peter K, Assessment of volume responsiveness in mechanically ventilated patients. Anaesthesist (2003), 52(11), 1005–1007, 1010–1013

Pulmonalarterienkatheter

? Was ist ein PAK? Welche Drücke werden durch ihn gemessen?

Der PAK, auch Swan-Ganz-Katheter genannt, ist ein Mehrlumenkatheter mit einem Ballon an der Spitze, er wurde in den 1970er Jahren von H. Swan und W. Ganz zunächst zur Therapiesteuerung nach akutem Myokardinfarkt eingeführt. Der Katheter (5 F oder 7 F) wird über eine Schleuse (5 F, 7 F oder 9 F), die üblicherweise in der rechten V. jugularis interna liegt, in die V. cava superior eingebracht. Nach Anschluss an einen Druckwandler und Aufblasen des Ballons wird die Katheterspitze durch den Blutfluss über den rechten Vorhof und den

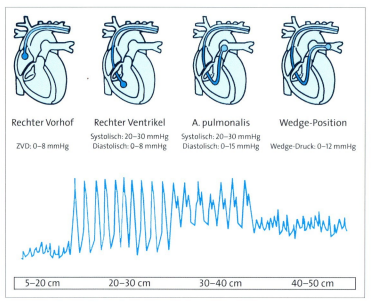

Abb. 35: Unterschiedliche Druckkurven beim Einführen des PAK sowie dazugehörige Druckwerte und Eindringtiefe des Katheters

rechten Ventrikel in den Hauptstamm der A. pulmonalis eingeschwemmt. Der PAK misst kontinuierlich den rechtsatrialen (oder zentralvenösen) sowie pulmonalarteriellen Druck. Während die Katheterspitze sich in der A. pulmonalis befindet, kann der aufgeblasene Ballon in eine Segmentarterie vorgeschoben werden, bis sie die Wedge-Position erreicht. Hier kann der Pulmonalarterienverschlussdruck (Pulmonary Capillary Wedge Pressure, PCWP) gemessen werden, der üblicherweise als „Wedge-Druck" bezeichnet wird. Während der Passage durch den rechten Vorhof, den rechten Ventrikel, die A. pulmonalis und beim Erreichen der Wedge-Position werden unterschiedliche Druckkurven abgeleitet, die auf die jeweilige Position der Katheterspitze hinweisen (s. Abb. 35).

? Welche anderen hämodynamischen Parameter können durch den PAK gemessen bzw. errechnet werden? Was sind deren Normwerte?

Mit einem PAK können der ZVD, der pulmonalarterielle Druck (Pulmonary Artery Pressure, PAP), der PCWP, das HZV sowie die gemischtvenöse Sättigung (SvO_2) gemessen werden. Andere Parameter wie HF, systemischer RR und Body Mass Index (BMI) sind zum Errechnen von zusätzlichen hämodynamischen Indizes, wie die in der Tabelle 29 gelisteten, erforderlich.

? Diskutieren Sie die Indikationen zur perioperativen Anlage eines PAK.

Es existieren bis dato keine gesicherten Indikationen zur Anlage eines PAK. Basierend auf Expertenmeinungen werden Anlage und Therapiesteuerung durch einen PAK in folgenden Situationen empfohlen:
- Patienten mit kardiochirurgischen Eingriffen (Klappenersatz, Bypass-Operationen, Herz- und Lungentransplantationen)
- Lebertransplantationen
- Große gefäßchirurgische Eingriffe und operative Eingriffe mit hohen Flüssigkeitsverschiebungen und substantieller Blutverlust bei Hochrisikopatienten

Tab. 29: Durch PAK errechnete und gemessene hämodynamische Parameter

Zentralvenöser Druck (ZVD, CVP)	2–6 mmHg
Pulmonalarterieller Druck, systolisch	20–30 mmHg
Pulmonalarterieller Druck, diastolisch	5–15 mmHg
Pulmonalkapillärer Verschlussdruck (PAOP, PCWP)	8–12 mmHg
Gemischtvenöse Sättigung (SvO_2)	60–75%
Herzzeitvolumen (HZV, CO)	4–8 l/min
Herzindex (HI, CI)	2,5–4,0 l/min/m²
Schlagvolumen (SV)	50–100 ml
Schlagvolumenindex (SVI)	25–45 ml/m²
Systemisch vaskulärer Widerstand (SVR)	900–1300 dyn/sec/cm⁵
Pulmonalvaskulärer Widerstand (PVR)	100–300 dyn/sec/cm⁵
Arteriovenöse Sauerstoffdifferenz ($AvDO_2$)	4–5 ml/(100 ml)
Sauerstoffverbrauch (VO_2)	140–160 ml/min/m²
Sauerstoffextraktionsrate (O_2ER)	20–25%
Shuntvolumen (Qs/Qt)	< 5%

Herzzeitvolumen = Cardiac Output (CO), Herzindex = Cardiac Index (CI), systemisch vaskulärer Gefäßwiderstand = Systemic Vascular Resistance (SVR), pulmonalvaskulärer Widerstand = Pulmonary Vascular Resistance (PVR)

Hochrisikopatienten sind solche mit valvulärer oder ischämischer Herzerkrankung, schwerer Herzinsuffizienz, pulmonaler Hypertension sowie signifikanter Organdysfunktion (z.B. Leber und Niere). Zusätzlich können hämodynamisch instabile Patienten (z.B. Schock oder Sepsis) und Patienten mit hochinvasiven Beatmungsformen (bspw. akutes Lungenversagen) von einer PAK-gesteuerten Therapie profitieren.

? Wird die Prognose des Patienten durch den PAK positiv beeinflusst?
Der PAK wurde in den 1970er Jahren in die klinische Praxis eingeführt und wird im intensivmedizinischen Patientenkollektiv weiterhin zum Monitoring und zur Steuerung der hämodynamischen Therapie eingesetzt (ca. 1,2 Mio. Anlagen pro Jahr). In der aktuellen Literatur gibt es Hinweise darauf, dass die Anlage des PAK sowohl Morbidität als auch Mortalität erhöhen kann. Derzeit besteht Einigkeit darüber, dass ein Moratorium für den Einsatz des PAK anhand vorliegender Daten nicht ausgesprochen werden kann. Andererseits kann auch die routinemäßige Anwendung des Katheters bei älteren Hochrisikopatienten nicht empfohlen werden. Die Entscheidung über die Anlage eines PAK sollte nach individueller Nutzen-Risiko-Analyse nur dann erfolgen, wenn die gewonnenen Daten sinnvoll interpretiert und in Therapie-Entscheidungen umgesetzt werden können.

Der klinische Nutzen wurde erst in den letzten 10 Jahren rigoros erforscht. Historisch gesehen, wie die Stellungnahme des Konsensus Konferenz von 1997 zeigt, konnte durch die Anlage des PAK kein substantieller Nutzen für die Patienten hergeleitet werden, es bestanden statt dessen Hinweise auf einen nachteiligen Effekt. Aktuell konnten mehrere randomisierten Studien keinen eindeutigen Vorteil einer durch PAK-geführten Therapie bei allen Patienten nachweisen. Sandham et al. (2003) fanden bei einer Gruppe von älteren, chirurgischen Hochrisikopatienten keinen Nutzen für den PAK im Vergleich zur Standardtherapie. Diese Ergebnisse decken sich mit denen einer aktuellen prospektiven Beobachtungsstudie bei nicht kardiochirurgischen Patienten und einer Metaanalyse bei gefäßchirurgischen Patienten. Eine Gruppe von septischen Patienten jedoch, bei denen die Diagnose frühzeitig gestellt wurde und der PAK zur Optimierung von Vorlast, Nachlast und Kontraktilität und folglich Ausgleich des Sauerstoffangebotes mit dem -verbrauch eingesetzt worden war (sog. Goal-Directed Therapy), zeigte weniger schwerwiegende Organversagen und eine deutlich reduzierte Mortalitätsrate verglichen mit den Patienten, die eine Standardtherapie ohne PAK erhielten. Weiterhin zeigte eine Metaanalyse, dass der Beginn einer zielorientierten Therapie (Goal-Directed Therapy) basierend auf PAK-Daten vor dem Organversagen eine signifikante Mortalitätsreduktion im Vergleich zu den Patienten bringt, bei denen die PAK erst später zum Einsatz kommt.

Welche Komplikationen gibt es bei der Anlage eines PAK?
Bestimmte Komplikationen sind allen zentralen Zugängen gemeinsam, darunter katheterassoziierte Infektionen, Hämatome, Pneumothorax, Verletzung der A. carotis, Nervenläsionen. Zusätzlich sind folgende Komplikationen bei der Anlage eines PAK möglich: Bei Patienten mit Linksschenkelblock kann es bei der Passage durch den rechten Ventrikel zu einem Rechtsschenkelblock und dadurch zum peripheren AV-Block III° kommen. Dies kann ein passageres Ereignis sein oder die Anlage eines Schrittmachers erforderlich machen. Andere mögliche RS sind supraventrikuläre und ventrikuläre Tachyarrhythmien und Vorhofflimmern. Weiterhin können Knotenbildung, Lungenparenchymblutungen durch Perforation und Infarkte, Thromboembolien, Luftembolien, Bakteriämien, Endokarditis und Sepsis vorkommen. Luftembolien sind besonders gefährlich, wenn Patienten einen Rechts-Links-Shunt haben. Um Ballonrupturen zu verhindern, muss dieser langsam und mit möglichst niedrigem Druck aufgeblasen werden. Nicht zuletzt ist die Fehlinterpretation der PAK-Daten eine der häufig vorkommenden Komplikationen.

Wie können Komplikationen bei der PAK-Anlage vermieden werden?
Zur Vermeidung von Komplikationen empfiehlt es sich, folgende Punkte zu beachten:
- Der Ballon sollte erst aufgeblasen werden, wenn sich der Katheter im rechten Vorhof befindet (ca. 20 cm).
- Ein Überblähen des Ballons sollte vermieden werden (max. 1,5 ml Luft insufflieren).
- Beim Einführen des Katheters in den rechten Ventrikel können salvenartige ventrikuläre Extrasystolen auftreten, die nach Zurückziehen des Katheters üblicherweise verschwinden. Evtl. sollte die Gabe von Lidocain (1 mg/kg) bzw. eine elektrische Defibrillation erwogen werden.
- Ist die Wedge-Position nach 60–70 cm (bei Insertion via V. jugularis interna) noch nicht erreicht, sollte der Katheter wegen der Gefahr der Knotenbildung zurückgezogen werden und ein erneuter Positionierungsversuch unternommen werden.
- Der Katheter darf nur bei entblocktem Ballon zurückgezogen werden.
- Der pulmonalarterielle Druck sollte zur Vermeidung eines Lungeninfarktes bei versehentlich geblockt belassenem Ballon kontinuierlich überwacht werden.
- Der PAK sollte max. 5 Tage in situ belassen werden.

? Erläutern Sie Klinik, Risikofaktoren und Management der Pulmonalarterienruptur.

Die Pulmonalarterienruptur ist mit einer Mortalitätsrate von > 30% die gefürchteteste Komplikation bei der Anlage eines PAK. Sie manifestiert sich häufig als abrupter Blutdruckabfall mit Hämoptyse. Die Hauptrisiken für eine Pulmonalarterienruptur sind: pulmonale Hypertension, hohes Alter, Mitralinsuffizienz, kardiopulmonaler Bypass, Hypothermie, exzessive Druckerhöhung und lange Inflationszeit des Ballons, Therapie mit Antikoagulanzien, sekundäre Dislokation der Katheterspitze und Kathetermanipulationen. Das Management besteht in aggressiver Volumengabe, in situ Belassen des Katheters, Platzieren eines Doppellumentubus, das Antagonisieren jeglicher Antikoagulation und die Vorbereitung zur Thorakotomie bzw. möglichen Lobektomie. Die Anwendung eines PEEP zur Kontrolle der Blutung hat sich ebenfalls als nützlich erwiesen.

? Wie kann das Abknicken des PAK verhindert werden?

Der Insertionstiefe des Katheters muss besondere Beachtung geschenkt werden. Die rechtsventrikuläre Druckkurve sollte bei 35 cm (bei Punktion der V. jugularis interna und V. subclavia rechts) bzw. 45 cm (bei Punktion der V. jugularis interna und V. subclavia links) erreicht werden. Nach weiteren 15 cm muss die pulmonalarterielle Druckkurve auf dem Monitor erscheinen. Das Einschwemmen des Katheters kann sich bei Patienten mit pulmonaler Hypertonie, rechtsventrikulärer Dilatation und Trikuspidalinsuffizienz als schwierig erweisen.

Stichpunkte: PAK

- Nach derzeitigem Kenntnisstand ist der klinische Nutzen einer PAK-gesteuerten Therapie nicht eindeutig bewiesen. Mehrere Studien weisen auf eine erhöhte Mortalität bei routinemäßiger Anwendung des PAK bei kritisch kranken Patienten hin. Die Identifikation von Patienten, die von einer PAK-gesteuerten Therapie profitieren, wird derzeit im Rahmen mehrerer wissenschaftlicher Studien untersucht.
- Vor Anlage eines PAK sollten folgende Aspekte erörtert werden:
  - Gefahren und Komplikationen, die mit der zentralvenösen Punktion und der Anlage eines PAK verbunden sein können, müssen dem potenziellen Nutzen entgegengestellt werden.
  - Die Anlage des PAK sollte nach strenger Indikationsstellung möglichst frühzeitig erfolgen. Der Katheter sollte sofort entfernt werden, wenn die gewonnenen Daten die Therapiesteuerung nicht mehr beeinflussen.
  - Die durch den PAK gewonnenen Daten müssen korrekt ausgewertet und interpretiert werden.
- Um die Interpretationsgenauigkeit zu erhöhen, sollte der zeitliche Ablauf der Pulmonaliskurve mit der EKG-Phase verglichen werden.

? Analysieren Sie die pulmonalkapilläre Verschlussdruck-Kurve.

Die Wedge-Druckurve besteht aus 3 positiven Gipfeln (a, c und v). Die a-Welle repräsentiert die Vorhofkontraktion, die c-Welle den Schluss der Mitralklappe und die v-Welle die linksatriale Füllung. Üblicherweise ist die a-Welle die prominenteste, die c-Welle ist meistens nicht sichtbar.

Vergleichen Sie die Effekte der Spontanatmung und der mechanischen Ventilation auf die Wedge-Kurve.

Intrathorakale Druckschwankungen während des Atemzyklus beeinflussen den intraluminalen kapillären RR, der als PCWP gemessen wird. Die Bestimmung des PCWP erfolgt sowohl bei beatmeten Patienten (Minimum der Kurve) als auch bei spontan atmenden Patienten in der endexspiratorischen Phase (Maximum der Kurve).

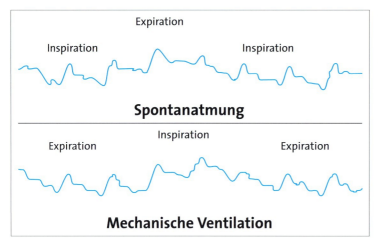

Abb. 36: Einfluss der Spontanatmung und der mechanischen Beatmung auf die Wedge-Kurve

Welche Parameter werden vom PCWP abgeleitet? Welche Annahmen werden hierbei gemacht?

Der wichtigste durch den PAK gemessene Wert ist der PCWP. Hieraus wird auf den LAP und das LVEDV geschlossen. Problematisch ist dabei nicht nur die Annahme einer proportionalen Beziehung zwischen Druck und Volumen, sondern auch die Tatsache, dass beim Vorliegen von Perikardergüssen, Mitralstenose bzw. Mitralinsuffizienz und pulmonaler Hypertonie die Höhe des Wedge-Druckes die Vorlast des linken Ventrikels (LVEDV) nicht reflektiert.

Beschreiben Sie die Zonen nach West. Wie kann die intrapulmonale Position des Katheters zu Falschinterpretationen bzw. Falschmessungen führen?

Die Zonen nach West beschreiben das Verhältnis der pulmonalarteriellen, pulmonalvenösen und alveolären Drücke in den verschiedenen Lungenarealen (s. Abb. 37):
- Zone 1: PA (Alveolardruck) > Pa (pulmonalarterieller Druck) > Pv (pulmonalvenöser Druck)
- Zone 2: Pa (pulmonalarterieller Druck) > PA (Alveolardruck) > Pv (pulmonalvenöser Druck)
- Zone 3: Pa (pulmonalarterieller Druck) > Pv (pulmonalvenöser Druck) > PA (Alveolardruck)

Veränderungen von Körperposition, Volumenstatus, mechanischer Ventilation und PEEP können die Einteilung der Zonen verändern. Das Vorhandensein von PEEP führt bspw. zur Verkleinerung der Zone 3 in der Lunge. Diese Einteilung orientiert sich eher an physiologi-

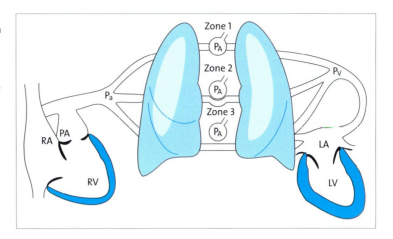

Abb. 37: Zonen nach West [modifiziert nach Mark 1998].
RA: rechter Vorhof
RV: rechter Ventrikel
PA: A. pulmonalis
Pa: Pulmonalarterieller Druck
PA: Alveolardruck
PV: Pulmonalvenöser Druck
LA: linker Vorhof
LV: linker Ventrikel
Zone 1 $P_A > P_a > P_V$
Zone 2 $P_a > P_A > P_V$
Zone 3 $P_a > P_V > P_A$

schen als an anatomischen Kriterien, es ist jedoch davon auszugehen, dass die Lungenareale unterhalb der Ebene des linken Vorhofes in Zone 3 der Lunge liegen. Bei ausgeprägten, atemabhängigen Schwankungen der Wedge-Druckkurve und wenn die Wedge-Druckänderung mehr als die Hälfte der PEEP-Erhöhung ausmacht, kann man davon ausgehen, dass die Katheterspitze nicht in Zone 3 der Lunge liegt.

? Welche Daten liefert der PAK?

Abgesehen von den Füllungsdrücken des rechten und linken Herzens und dem arteriellen Druck im Pulmonalkreislauf können durch den Einsatz des PAK das HZV, der SVR und PVR, die Schlagarbeit des linken bzw. rechten Herzens, Sauerstoffangebot und -verbrauch, die SvO_2 sowie evtl. die rechtsventrikuläre Ejektionsfraktion (RVEF) gemessen bzw. errechnet werden.

? Welche Fehlerquellen können die Messung des HZV durch Thermodilution verfälschen?

Zu den Faktoren, die das Ergebnis einer HZV-Messung durch Kältebolus beeinflussen können, gehören:

Patientenbezogene Faktoren: Trikuspidalinsuffizienz, Pulmonalinsuffizienz, intrakardiale Shuntvolumina, Arrhythmien und Ventilation bzw. Atmung

Injektatbezogene Faktoren: hohe Injektattemperatur, geringe Injektatmenge (führt zu einer Überschätzung des HZV), zu langsames Spritzen

Thermistorbezogene Faktoren: wandständige Lage des Thermistors, thrombotisches Material an der Katheterspitze

? Wie lange kann ein PAK in situ belassen werden?

Die maximale Liegezeit des Katheters beträgt 5 Tage. Die Infektionsrate ist in den ersten 3 Tagen relativ gering (ca. 3–5%) und steigt ab dem 4. Tag deutlich an.

Literatur

Bigatello LM, George E, Hemodynamic monitoring. Minerva Anestesiol (2002), 68(4), 219–225
Boldt J, Clinical review: hemodynamic monitoring in the intensive care unit. Crit Care (2002), 6(1), 52–59
Ellis JE, Con: pulmonary artery catheters are not routinely indicated in patients undergoing elective abdominal aortic reconstruction. J Cardiothorac Vasc Anesth (1993), 7(6), 753–757
Finegan BA, The pulmonary artery catheter: when and why it should be used. Can J Anaesth (1992), 39(5 Pt 2), R71–79
Garnett RL, Pro: a pulmonary artery catheter should be used in all patients undergoing abdominal aortic surgery. J Cardiothorac Vasc Anesth (1993), 7(6), 750–752
Gómez CM, Palazzo MG, Pulmonary artery catheterization in anaesthesia and intensive care. Br J Anaesth (1998), 81(6), 945–956
Larsen R (2002) Anästhesie, 7., neu bearbeitete und erweiterte Aufl. Urban & Fischer, München
Leibowitz AB, Oropello JM, The pulmonary artery catheter in anesthesia practice in 2007: an historical overview with emphasis on the past 6 years. Semin Cardiothorac Vasc Anesth (2007), 11(3), 162–176
Mark JB (1998) Atlas of cardiovascular Monitoring. Churchill Livingstone, New York, Figure 6–10
Miller RD (2005) Anesthesia, 6th ed. Elsevier/Churchill Livingstone, Philadelphia
Ranucci M, Which cardiac surgical patients can benefit from placement of a pulmonary artery catheter? Crit Care (2006), 10(Suppl 3), S6
Stott S, Theory of the pulmonary artery catheter. Br J Hosp Med (1997), 58(9), 455–457

Pulse (i) Contour Cardiac Output (PiCCO)

? Wie funktioniert das PiCCO-Monitoring?

PiCCO (Fa. Pulsion Medizintechnik, München) ist ein invasives Verfahren zur Überwachung von hämodynamischen Parametern, die diskontinuierlich mittels transpulmonaler Thermodilution oder kontinuierlich durch die arterielle Pulskonturanalyse ermittelt werden.

? Wie wird das HZV mittels Thermodilution berechnet?

Das Prinzip der Thermodilution basiert auf der Applikation eines Kältebolus (ca. 10 °C), der nach zentralvenöser Injektion über die pulmonale Strombahn am Messpunkt (z.B. in

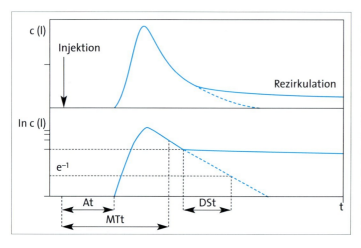

Abb. 38: Erweiterte Analyse der Thermodilutionskurve mit semilogarithmischer Auftragung von DSt und MTt (mit freundlicher Genehmigung der Fa. Pulsion). **At:** Appearance Time (Zeit von der Injektion bis zur Aufzeichnung des Temperaturabfalls), **MTt:** Mean Transit Time (mittlere Durchgangszeit: Zeit, nach der die Hälfte des Indikators den arteriellen Messpunkt passiert hat), **DSt:** Downslope Time (exponentielle Abfall- oder Auswaschzeit, Zeit des exponentiellen Abfalls der Thermodilutionskurve)

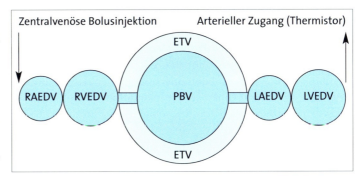

Abb. 39: Kompartmentmodell (mit freundlicher Genehmigung der Fa. Pulsion). RAEDV: rechtsatriales enddiastolisches Volumen, RVEDV: rechtsventrikuläres enddiastolisches Volumen, PBV: pulmonales Blutvolumen, ETV: extrathorakales Volumen, LAEDV: linksatriales enddiastolisches Volumen, LVEDV: linksventrikuläres enddiastolisches Volumen

der A. femoralis) anlangt und als Thermodilutionskurve aufgezeichnet wird. Bei Anwendung einer definierten Flüssigkeitsmenge (i.d.R. 15 ml) kann anhand der aufgezeichneten Kurve auf das HZV zurückgeschlossen werden (Stewart-Hamilton-Methode). Nach der Kalibrierung kann das HZV kontinuierlich in Echtzeit durch eine Pulskonturanalyse verfolgt werden.

Was ist das Prinzip der Pulskonturanalyse?

Das Prinzip der Pulskonturanalyse wurde 1899 von Frank beschrieben. Bei der Pulskonturanalyse wird das HZV durch die Ermittlung der Fläche unter dem systolischen Teil einer Pulsdruckkurve (SV) und dessen Multiplikation mit der HF von Schlag zu Schlag berechnet. Zur initialen Kalibrierung ist die Anwendung eines Indikatorverfahrens erforderlich.

Welche Zugangswege sind erforderlich?

Für das PiCCO-Monitoring sind ein zentralvenöser Zugang sowie ein arterieller Thermodilutionskatheter erforderlich. Der arterielle Katheter kann in die A. femoralis, A. axillaris, A. brachialis oder in die A. radialis eingebracht werden und ist in 3 F und 4 F (A. femoralis bei den Kindern) sowie 4 F und 5 F (bei Erwachsenen) vorhanden (s. Abb. 40).

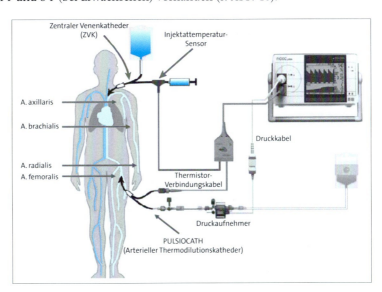

Abb. 40: Aufbau des PiCCO-Systems (mit freundlicher Genehmigung der Fa. Pulsion)

? Wann sollte das PiCCO-Monitoring eingesetzt werden?

Mittels PiCCO-Monitoring können das HZV, der Volumenstatus und der Einfluss der Katecholamintherapie evaluiert werden. Der Einsatz von PiCCO zur Therapiesteuerung wird bei hämodynamischer Instabilität (z.B. Schock), Herzinsuffizienz, Polytrauma, schwerer Verbrennung, ARDS, großen abdominalchirurgischen, kardiochirurgischen und orthopädischen Eingriffen, Leber- und Pankreas-Transplantationen empfohlen.

Stichpunkte: PiCCO
- PiCCO ist ein invasives Verfahren zur Überwachung von hämodynamischen Parametern, die mittels Thermodilution und/oder Pulskonturanalyse gewonnen werden.
- Der Einsatz des PiCCO-Monitors ist bei Patienten mit hämodynamischer Instabilität und bei Hochrisikopatienten während und nach großen chirurgischen Eingriffen indiziert.
- Das HZV wird durch die Analyse der Thermodilutionskurve nach einem modifizierten Stewart-Hamilton-Algorithmus berechnet.
- Mittels transpulmonaler Thermodilution werden das globale enddiastolische Volumen (GEDV), das ITBV und das extravasale Lungenwasser (EVLW) berechnet.
- Das GEDV ist die Summe des BV aller 4 Herzkammern zum Zeitpunkt der Enddiastole und wird als ein verlässlicher Parameter zur Beurteilung der Vorlast angesehen.
- Die Kombination von Pulskonturanalyse und SVV erlaubt die kontinuierliche Erfassung des HZV.
- Die Validität der hämodynamischen Parameter hängt von der korrekten Durchführung der Thermodilutionsmessung (Injektattemperatur, -volumen, Injektionszeit) und der Qualität der arteriellen Druckkurve (Nullabgleich, korrekte Dämpfung) ab.

? Was sind die Vorteile des PiCCO-Monitoring?

Aufbau und Einsatz eines PiCCO-Monitors sind einfach, schnell und im Vergleich zum PAK weniger invasiv. Die schnelle Verfügbarkeit der gemessenen Daten erlaubt die kontinuierliche Beurteilung von HZV sowie Vor- und Nachlast bei kritisch kranken Patienten. Das PiCCO-Monitoring kann bei Säuglingen und Kleinkindern (ab 2 kg) eingesetzt werden. Insbesondere das ITBV zeigt als Maß für die linksventrikuläre Vorlast eine gute Korrelation mit dem SV und kann im Gegensatz zu ZVD und Wedge-Druck ohne größere Einschränkung in klinische Entscheidungsprozesse Eingang finden.

? Welche Fehlerquellen gibt es?

Fehlender Nullabgleich der arteriellen Druckkurve, fehlerhafte Übertragung der Druckkurve (Katheter abgeknickt, Luft im System etc.), defekte Sensoren, Verzicht auf Rekalibrierung in regelmäßigen Abständen, Fehler bei der Injektion des Kältebolus (Injektattemperatur, Injektatmenge, Dauer der Injektion > 10 s) gehören zu den häufigsten Fehlerquellen. Bei gleichzeitigem Einsatz einer intraaortalen Ballonpumpe (IABP) können die kontinuierlichen Parameter aus der arteriellen Pulskonturanalyse nicht überwacht werden. Des Weiteren scheinen hohe bzw. wechselnde Katecholamindosen die Aussagekraft des mittels SVV errechneten HZV zu begrenzen. Hier ist eine häufigere Kalibrierung erforderlich. Beim Vorliegen eines Aortenaneurysma und einer Mitral- oder Aorteninsuffizienz wird durch Indikatorverlust ein falsch hohes HZV gemessen. Bei relevanten intrakardialen oder intrapulmonalen Shunts ist das Verfahren wertlos.

Monitoring

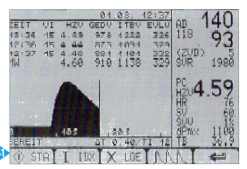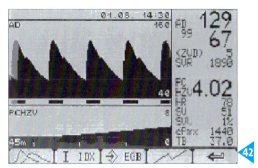

Abb. 41 und 42: Display-Präsentation einer Thermodilutionskurve und kontinuierlichen Pulskonturanalyse (mit freundlicher Genehmigung der Fa. Pulsion)

? Welche Parameter werden mittels PiCCO-Monitoring überwacht?

Folgende Parameter werden durch das PiCCO-System kontinuierlich oder diskontinuierlich gemessen, berechnet bzw. aus der Thermodilutionskurve hergeleitet: HZV, kardialer Funktionsindex (CFI), ITBV, GEDV, globale Auswurffraktion (GEF), EVLW, Pulskontur-Herzzeitvolumen (PCHZV), SAD, DAD, MAD, HF, SV, SVV, Pulsdruckvariation (PPV, Pulse Pressure Variation), SVR, Index der linksventrikulären Kontraktilität (dPmx), pulmonalvaskulärer Permeabilitätsindex (PVPI).

? Wie sind die Normwerte?

Tab. 30: Normwerte der durch den PiCCO erhobenen hämodynamischen Parameter

HI	3,0–5,0 l/min/m²
SVI	40–60 ml/m²
GEDVI	680–800 ml/m²
ITBVI	850–1000 ml/m²
EVLWI	3,0–7,0 ml/kg
PPVPI	1,0–3,0
SVV	≤10%
PPV	≤10%
GEF	25–35%
CFI	4,5–6,5 l/min
SVR	900–1400 dyn s/cm⁵
SVRI	1700–2400 dyn s/cm⁵/m²
dPmax	1200–2000 mmHg/sec

? **Wird das HZV kontinuierlich berechnet?**

Das HZV, ITBV (als Maß für die Vorlast) und EVLWI (als Maß für die pulmonale Ödemflüssigkeit) werden zum Zeitpunkt der Thermodilutionsmessung berechnet. Lediglich das HZV wird kontinuierlich mittels Pulskonturanalyse aktualisiert. Um Abweichungen bei Veränderung der Hämodynamik (Veränderungen in der Qualität der arteriellen Pulskurve, Dosisveränderung vasoaktiver Substanzen etc.) zu vermeiden, sollten Neukalibrierungen nach spätestens 8 h wiederholt werden.

? **Erörtern Sie die Steuerung der Hämodynamik mit dem PiCCO-Monitoring.**

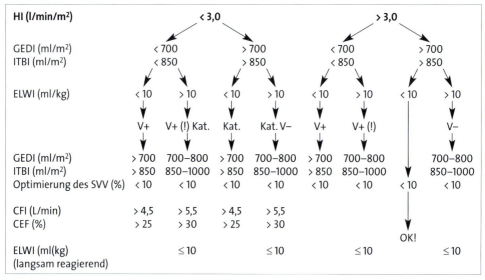

Abb. 43: Therapieschema anhand der mittels PiCCO gewonnenen Daten (mit freundlicher Genehmigung der Fa. Pulsion)

? **Welche Risiken und Komplikationen sind mit dem Einsatz des PiCCO-Monitoring verbunden?**

Das größte Risiko bei der Anwendung jedes Monitoringverfahrens ist die Fehlinterpretation der gewonnen Daten. Dies trifft bei PiCCO-Monitoring umso mehr zu, als die Übersicht bei der Fülle an gemessenen und ermittelten Parametern leicht verloren gehen kann.

Literatur

Costa MG, Chiarandini P, Della Rocca G, Hemodynamics during liver transplantation. Transplant Proc (2007), 39(6), 1871–1873

Donati A et al., The ability of PiCCO versus LiDCO variables to detect changes in cardiac index: a prospective clinical study. Minerva Anestesiol (2008), 74(7–8), 367–374

Halvorsen PS et al., Agreement between PiCCO pulse-contour analysis, pulmonal artery thermodilution and transthoracic thermodilution during off-pump coronary artery by-pass surgery. Acta Anaesthesiol Scand (2006), 50(9), 1050–1057

Jones D et al., Perioperative pulse contour cardiac output analysis in a patient with severe cardiac dysfunction. Anaesth Intensive Care (2006), 34(1), 97–101
Wilde Rbd et al., Monitoring cardiac output using the femoral and radial arterial pressure waveform. Anaesthesia (2006), 61(8), 743–746
Yamashita K et al., The effects of vasodilation on cardiac output measured by PiCCO. J Cardiothorac Vasc Anesth (2008), 22(5), 688–692
http://www.pulsion.com

Transösophageale Echokardiographie

Was ist eine transösophageale Echokardiographie (TEE)?

TEE ist ein gering invasives Ultraschallverfahren zur Beurteilung der Klappenmorphologie und -funktion, rechts- und linksventrikulären Füllung und Kontraktilität und zum Nachweis von intrakardialen Thromben und Raumforderungen. Dabei wird eine flexible Sonde mit dem eingebauten Schallkopf über den Ösophagus eingeführt. Durch die enge räumliche Beziehung zwischen Ösophagus und Herz wird eine detaillierte Untersuchung kardialer Strukturen mit hoher Bildqualität ermöglicht.

Was sind die technischen Vorraussetzungen?

Bei der TEE werden üblicherweise multiplane 5-MHz-Sonden (2,0–10,0 MHz) mit hoher Bildauflösung eingesetzt. Die Eindringtiefe der Schallwellen ist umgekehrt proportional zur Frequenz. Daher werden Frequenzen höher als 10 MHz aufgrund niedriger Eindringtiefe nicht verwendet. Der Sondenkopf ist ca. 9 mm dick und hat eine Länge von ca. 100 cm, dünnere Sonden (6–7 mm) ermöglichen eine TEE-Untersuchung auch bei Säuglingen ab einem Gewicht von 2,5 kg. Neuere Entwicklungen wie der Miniatur-Matrix-Transducer ermöglichen eine dreidimensionale Darstellung des Herzens.

Welche Techniken werden bei der echokardiographischen Bildgebung eingesetzt?

Echokardiographische Bilder werden zweidimensional (2D) im M-Mode-Verfahren (auch TM-Mode oder Time-Motion-Mode genannt), als 2D-Bild (schwarzweißes Schnittbild) oder in Verbindung mit PW-Doppler (Pulsed Wave Doppler oder gepulster Doppler), CW-Doppler (Continuous Wave Doppler), Farbdoppler oder Gewebsdoppler (TVI, Tissue Velocity Imaging) erstellt. Mit Hilfe des M-Mode können Informationen über Wandbewegung, Öffnung und Schließbewegung der Klappen, Dimension der Herzhöhlen und deren Wanddicke gewonnen werden und die systolische Funktion mittels FS (Fractional Shortening) beurteilt werden. 2D-Verfahren erlauben die Bildgebung von Herzhöhlen, Ausflusstrakt, Klappenapparat, A. ascendens, A. descendens, Aortenbogen sowie V. cava und A. pulmonalis. Mit PW- und CW-Doppler wird die Richtung und Flussgeschwindigkeit des Blutes bestimmt. Der Gewebsdoppler nutzt die Reflexion der Schallwellen am Myokard bei gleichzeitiger Unterdrückung der Signale aus dem Blutstrom, um regionale Wandbewegungsstörungen erkennen zu können.

> **Wann sollte die TEE intraoperativ eingesetzt werden?**
> Die TEE wurde Mitte der 1990er Jahre intraoperativ zunächst ausschließlich bei kardiochirurgischen Patienten eingesetzt. Hier wurde sie regelmäßig zur Beurteilung der Ergebnisse von Klappenersatz und -rekonstruktionseingriffen, zur Frühdetektion kardialer Ischämien, zu Monitoringzwecken als Ersatz für den PAK, zur korrekten Platzierung der venösen Kanüle und von IABP-Kathetern sowie bei OPCAB-Operationen genutzt. Eine Übersicht über die Indikationen für intraoperative TEE-Untersuchung ist in der Tabelle 31 wiedergegeben.

Tab. 31: Einsatzgebiete einer TEE-Untersuchung

Einsatzgebiet	
Kardiochirurgische Eingriffe Klappenersatz und -rekonstruktion Bypass-Operationen bei Hochrisikopatienten Schwieriger Abgang von HLM MIDCAB (Minimal Invasive Direct Coronary Artery Bypass) OPCAB (Off Pump Coronary Artery Bypass) HOCM (Hypertroph-obstruktive Kardiomyopathie) Kardiale Tumoren und Thromben Aortendissektion Revisionseingriffe Kongenitale Herzfehler	Ausschluss von artheriosklerotischen Plaques an der A. ascendens vor Kanülierung Luftdetektion Orientierung und korrekte Platzierung von venösen Kanülen Klappenersatz und -rekonstruktion IABP-Katheterplatzierung Detektion von Wandbewegungsstörungen
Endovaskuläre Eingriffe Minimalinvasive intravaskuläre Stentimplantationen	Endoluminale Platzierung von Aortenstents
Neurochirurgische Eingriffe Eingriffe an der hinteren Schädelgrube in sitzender Position	Detektion von Luftembolien
Orthopädische/unfallchirurgische Eingriffe TEP-Wechsel bei Hochrisikopatienten, septische Chirurgie der großen Gelenke	Detektion von Embolien (Fettembolie)
Hämodynamische Instabilität	Diagnose von Lungenembolie, Perikarderguss und/oder -tamponade, Links- und rechtsventrikuläre Funktion Volumenmanagement
Intraoperatives Monitoring	Hochrisikopatienten mit kardiovaskulären Erkrankungen (Ersatz von PAK)

> **Nennen Sie die Standardschnitte einer TEE-Untersuchung.**
> ASE-/SCA-Guidelines beschreiben 20 Standardschnitte für eine vollständige intraoperative Untersuchung. Die Schnitte werden nach Lokalisation der Sonde (z.B. transgastrisch), anatomischer Hauptstruktur (z.B. linker Ventrikel) und Untersuchungsachse (z.B. kurze Achse) bezeichnet. Zu den Standardeinstellungen gehören:
> ▲ Hochösophageal: Aortenbogen kurze Achse, Aortenbogen lange Achse
> ▲ Mittösophageal: LV 5-Kammerblick, LV 4-Kammerblick, LV kommissuraler Blick, LV 2-Kammerblick, AV kurze Achse, AV lange Achse, bicavaler Blick, RV Ein- und Ausflusstrakt,

Aorta ascendens kurze Achse, Aorta ascendens lange Achse, Aorta descendens kurze Achse, Aorta descendens lange Achse
- Transgastrisch: LV basale kurze Achse, mittlere kurze Achse, LV 2-Kammerblick, TG LV lange Achse, TG RV Einflusstrakt
- Tieftransgastrisch: LV kurze Achse, LV lange Achse

? Welche Standardschnitte sollten bei einer intraoperativen Untersuchung eingestellt werden?

Die Standardschnitte einer TEE sind, wie oben beschrieben, in den ASE-/SCA-Guidelines nachzulesen. Es ist zu beachten, dass nicht alle Schnitte bei jedem Patienten einzustellen sind. Eine grobe Orientierung über sinnvolle Einstellungen ist nachfolgend wiedergegeben. Die oberen osöphagealen Schnitte werden bei 20–30 cm, die mittösophagealen Schnitte bei 30–40 cm, die transgastrischen Schnitte bei 40–45 cm und die tieftransgastrischen Schnitte bei 45–50 cm eingestellt.
- Mittösophageal 4-Kammer-Blick (0–10°)
- Mittösophageal 5-Kammer-Blick (0°)
- Mittösophageal kommissuraler Blick (60°)
- Mittösophageal 2-Kammer-Blick (90°)
- Mittösophageal LV lange Achse (120–130°)
- Mittösophageal AV kurze Achse (30–50°)
- Mittösophageal AV lange Achse (110–130°)
- Mittösophageal Aorta ascendens kurze Achse (30–40°)
- Mittösophageal RV Ein- und Ausflusstrakt (70–80°)
- Mittösophageal bicavaler Blick (110–120°)
- Transgastrisch LV kurze Achse (transpapillär) (0°)
- Transgastrisch LV lange Achse (120°)

Die am häufigsten benötigten intraoperativen Einstellungen sind in der Abbildung 44 zusammengefasst.

? Beschreiben Sie eine sinnvolle Reihenfolge der intraoperativen TEE-Untersuchung.

Der Beginn der TEE-Untersuchung in der transgastrisch, mittpapillären kurzen Achse erlaubt die Einschätzung der linksventrikulären Kontraktilität, des Volumenstatus, der Detektion regionaler Wandbewegungsstörungen und der rechtsventrikulären Funktion (paradoxe Septumbewegungen). Anschließend sollten der transgastrisch, mittpapilläre 2-Kammerblick (90°) und die lange Achse (120°) eingestellt werden. Nach Zurückziehen der Sonde werden die mittösophagealen Schnitte beginnend mit dem 4-Kammerblick eingestellt. Der Abschluss der Untersuchung bildet hochösophageal die Einstellung des Aortenbogens in kurzer und langer Achse.

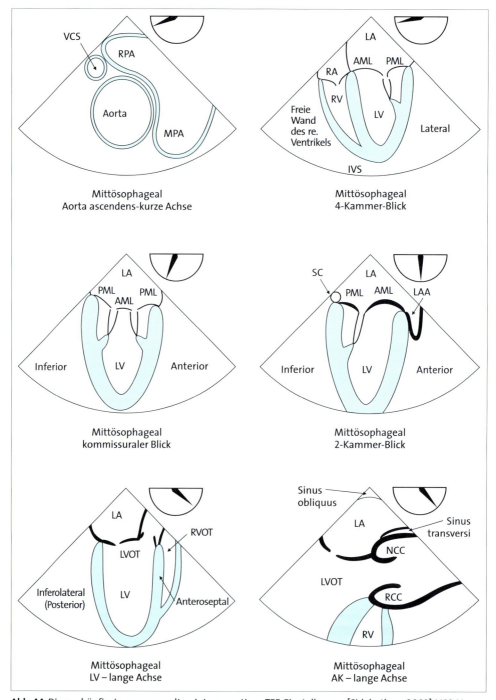

Abb. 44: Die am häufigsten angewandten intraoperativen TEE-Einstellungen [Sidebotham 2003]. VCS: V. vava superior, VCI: V. cava inferior, RPA: rechte Pulmonalarterie, MPA: Pulmonalarterienhauptstamm, LA: linker Vorhof, RA: rechter Vorhof, LV: linker Ventrikel, RV: rechter Ventrikel, LAA: linkes Vorhofohr, LVOT: linksventrikulärer Ausflusstrakt, RVOT: rechtsventrikulärer Ausflusstrakt, MK: Mitralklappe (AML: anteriores Mitralsegel, PML: posteriores Mitralsegel), PM: posteromedial, AL: anterolateral, AK: Aortenklappe (NCC: nicht koronares Segel, RCC: rechtskoronares Segel, LCC: linkskoronares Segel), SC: Sinus coronarius, TK: Trikuspidalklappe

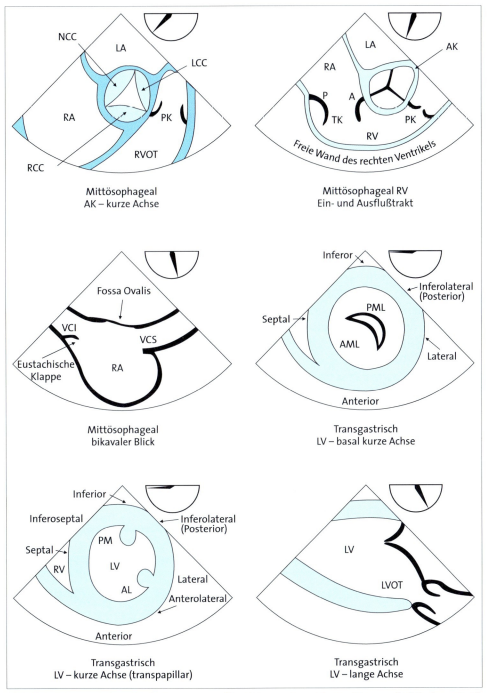

Abb. 44 Fortsetzung: Die am häufigsten angewandten intraoperativen TEE-Einstellungen [Sidebotham 2003]. VCS: V. cava superior, VCI: V. cava inferior, RPA: rechte Pulmonalarterie, MPA: Pulmonalarterienhauptstamm, LA: linker Vorhof, RA: rechter Vorhof, LV: linker Ventrikel, RV: rechter Ventrikel, LAA: linkes Vorhofohr, LVOT: linksventrikulärer Ausflusstrakt, RVOT: rechtsventrikulärer Ausflusstrakt, MK: Mitralklappe (AML: anteriores Mitralsegel, PML: posteriores Mitralsegel), PM: posteromedial, AL: anterolateral, AK: Aortenklappe (NCC: nicht koronares Segel, RCC: rechtskoronares Segel, LCC: linkskoronares Segel), SC: Sinus coronarius, TK: Trikuspidalklappe

? Welche Schnitte sollten bei der orientierenden TEE-Untersuchung eingestellt werden?

Bei einer orientierenden TEE-Untersuchung werden lediglich folgende Schnitte eingestellt:
- Transgastrisch, mittpapillär kurze Achse
- Mittösophageal LV 4-Kammerblick
- Mittösophageal LV 2-Kammerblick
- Mittösophageal lange Achse und
- Mittösophageal Aorta ascendens kurze Achse

? Erörtern Sie einige intraoperative Szenarien, bei denen die TEE zum Einsatz kommt.

Hämodynamische Instabilität:
- Global eingeschränkte LV-Funktion (reduzierte oder fehlende systolische Wandverdickung < 50%) und/oder reduzierte zentripetale Wandbewegung): transgastrisch transpapillär LV kurze Achse; mittösophageal LV 4-Kammer-Blick
- Perikardtamponade, -erguss (schwarzer echoarmer Saum zwischen Perikard und Epikard): transgastrisch, mittpapillär kurze Achse bzw. mittösophageal LV 4-Kammer-Blick
- Hypovolämie (Bestimmung der enddiastolischen Fläche (EDA: < 5,5 cm^2/m^2 KÖF) bzw. Nachweis von „Kissing Papillaries" (Berühren der Papillarmuskeln während der Systole bei geringem intraventrikulären Volumen): transgastrisch mittpapillär kurze Achse
- Regionale Wandbewegungsstörungen: mittösophagealer 4- und 2-Kammer-Blick
- Lungenembolie (paradoxe Bewegungen des interventrikulären Septums bzw. Septumshift des Vorhofseptums, Thrombusnachweis im Hauptstamm oder der rechten A. pulmonalis): transgastrisch mittpapillär kurze Achse, mittösophageal LV 4-Kammer-Blick, mittösophageal Aorta ascendens kurze Achse, bicavaler Blick
- Detektion von Luftembolie bei neurochirurgischen Eingriffen: bicavaler Blick, 4-Kammer-Blick

Pathologien des Klappenapparates (Insuffizienz, Stenose, Endokarditis):
- Aortenklappe: mittösophageal AV kurze und lange Achse
- Mitralklappe: mittösophagealer 4-Kammer-Blick, mittösophagealer kommissuraler Blick, mittösophageale LV lange Achse
- Trikuspidalklappe: mittösophagealer 4-Kammer-Blick, mittösophageal RV Ein- und Ausflusstrakt

? Welche Parameter werden bei der TEE-Untersuchung zur Beurteilung des Volumenstatus und der linksventrikulären Füllung herangezogen?

Der wichtigste Parameter zur Beurteilung einer Hypovolämie ist die Berechnung der EDA in der transgastrischen mittpapillären kurzen Achse. Hier wird die sog. Kissing Papillaries als verlässlicher Hinweis auf eine Hypovolämie angesehen.

Abb. 45: Kissing Papillaries [Sidebotham 2003]

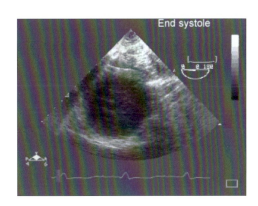

? Wie wird die linksventrikuläre Funktion echokardiographisch beurteilt?

Die globale linksventrikuläre systolische Funktion kann mittels FAC (Fractional Area Change), EF, SV und linksventrikulärer Kontraktilität (dP/dt) beurteilt werden.

FAC: Wird in der transgastrischen mittpapillären kurzen Achse berechnet und ist zur Beurteilung der systolischen Funktion für intraoperative Zwecke geeignet. Die Papillarmuskeln sollten bei der Berechnung der Fläche nicht berücksichtigt werden. Trotz nachgewiesener guter Korrelation zwischen EF und FAC besteht eine methodische Limitation dieser Berechnung darin, dass apikale Kontraktionen bei der zweidimensionalen Messung nicht berücksichtigt werden.

FAC (%) = (EDA-ESA) / EDA × 100
EDA: End Diastolic Area, ESA: End Systolic Area
Normwert: 36–64%; FAC < 20% = hochgradige Einschränkung der LV-Kontraktilität, korreliert mit EF

EF: Repräsentiert den Anteil des diastolischen Volumens, der bei der Systole ausgeworfen wird. Zur Berechnung von EF können verschiedene Formeln verwendet werden, von denen jedoch die „modifizierte Simpson-Methode" (auch Method of Discs, Scheibchensummationsmethode), die Flächen-Längen-Methode und die Teichholz-Formel (aus dem M-Mode) am häufigsten Verwendung finden.

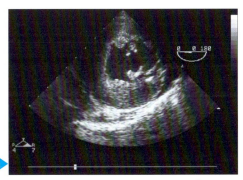
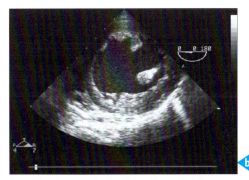

Abb. 46: Darstellung des linken Ventrikels (transgastrisch mittlere kurze Achse) während Systole (**a**) und Diastole (**b**) zur Berechnung von FAC (mit freundlicher Genehmigung von Dr. J. Ender, Herzzentrum Leipzig)

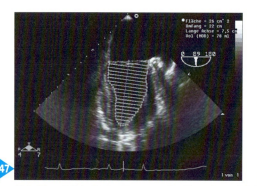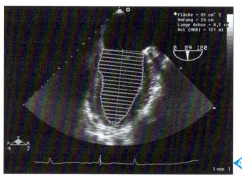

Abb. 47 und Abb. 48: Bestimmung der EF nach modifizierter Simpson-Methode (Scheibchensummationsmethode) im mittösophagealen linksventrikulären 2-Kammer-Blick (mit freundlicher Genehmigung von Dr. J. Ender, Herzzentrum Leipzig)

EF (%) = (EDV-ESV) / EDV × 100
EDV: End Diastolic Volume, ESV: End Systolic Volume
Normwert: 55–75%; EF < 30% = hochgradige Einschränkung der LV-Kontraktilität, korreliert mit FAC

SV und CO: Das SV wird aus der Differenz zwischen enddiastolischem und endsystolischem Volumen berechnet.

dP/dt: auch Systolic Index (SI) genannt, ist das Maß des intraventrikulären Druckanstieges während der Systole und wird zur Beurteilung der systolischen Funktion herangezogen. Zur Berechnung des dP/dt ist ein CW-Dopplersignal des Mitralinsuffizienzjets notwendig. Hier wird die erforderliche Zeit (dt) für den Geschwindigkeitsanstieg zwischen 1 und 3/ms gemessen (entsprechend einer Druckdifferenz (dP) von 4–36 mmHg nach Bernoulli-Gleichung). Bei der normalen systolischen Funktion beträgt der dP/dt-Wert > 1200 mmHg/s (dt < 26 ms). Schwere systolische Dysfunktion wird bei einem dP/dt-Wert < 800 mmHg/s (dt > 40 ms) angenommen.

> **Wie wird das HZV echokardiographisch bestimmt?**
> Das SV kann als systolische Blutströmung über der Aortenklappe berechnet werden. Dazu wird das Geschwindigkeits-Zeit-Integral (VTI, Velocity Time Integral) dopplersonographisch über die Aortenklappe berechnet und mit der Aortenklappenöffnungsfläche multipliziert. Zu Ermittlung des VTI wird ein CW-Dopplersignal in transgastrisch LV langer Achse benötigt. Die Aortenklappenöffnungsfläche wird in der mittösophagealen kurzen Achse gemessen.

KÖF = $(d / 2)^2 \times \pi$
HZV = KÖF × VTI × HF

KÖF: Klappenöffnungsfläche, d: Klappenringdurchmesser, HZV: Herzzeitvolumen, VTI: Velocity Time Integral, HF: Herzfrequenz

Monitoring

? Welche Einstellungen sind zur Beurteilung der myokardialen Wandbewegungsstörungen erforderlich?

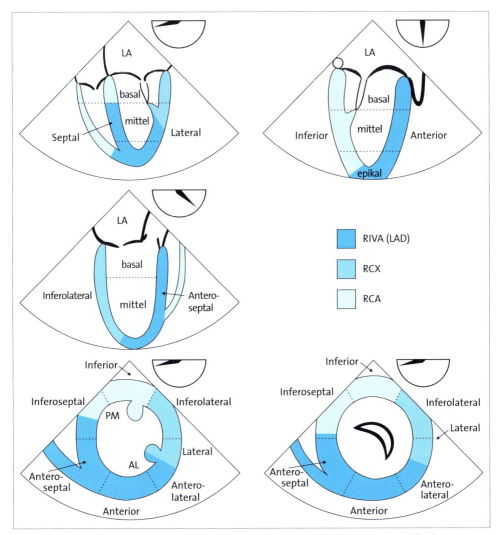

Abb. 49: Beurteilung der myokardialen Wandbewegungsstörung und die korrespondierende Blutversorgung [modifiziert nach Sidebotham 2003]. LA: Linker Vorhof, Papillarmuskeln PM: Posteromedial, AL: Anterolateral, RIVA: Ramus interventrikularis anterior, LAD: Left Anterior Descending, RCX: Ramus circumflexus, RCA: Right Coronary Artery

Stichpunkte: TEE
- TEE ist ein gering invasives Ultraschallverfahren zur Beurteilung der myokardialen Kontraktion, Klappenfunktion und -morphologie.
- Der intraoperative Einsatz der TEE wird bei kardiochirurgischen Eingriffen und neurochirurgischen Operationen in sitzender Position empfohlen. Weiterhin ist eine echokardiographische Untersuchung bei Patienten mit hämodynamischer Instabilität indiziert.
- Bei einer orientierenden TEE-Untersuchung können durch die Einstellung von 5 Schnitten die wesentlichen Ursachen einer hämodynamischen Instabilität diagnostiziert werden.

Welche Ursachen der hämodynamischen Instabilität können durch eine TEE-Untersuchung diagnostiziert werden?

Die schwere, persistierende hämodynamische Instabilität stellt eine vitale Bedrohung dar und kann durch multiple pathologische Umstände verursacht werden. Eine Übersicht dieser Ursachen ist in der Tabelle 32 wiedergegeben. Mit Ausnahme von RS, massiven Pleuraergüssen und Spannungspneumothorax kann die TEE-Untersuchung bei der Diagnose der verbliebenen Ursachen von enormer Bedeutung sein.

Tab. 32: Ursachen der hämodynamischen Instabilität

Hauptursachen	Weitere Ursachen
LV systolische Dysfunktion	Lungenembolie
Niedriger SVR	Valvulopathien
RV systolische Dysfunktion	Dynamische LVOT-Obstruktion
Perikardtamponade	Ventrikelseptumruptur
Hypovolämie	Contusio cordis
Reduzierte LV-Compliance	Spannungspneumothorax
Schwere Mitralinsuffizienz	Perikardtamponade
Rhythmusstörung	

LV: linker Ventrikel, SVR: systemisch vaskulärer Widerstand, LVOT: linksventrikulärer Ausflusstrakt

 Welche Parameter sollten bei hämodynamisch instabilen Patienten mittels TEE untersucht werden?

Die TEE-Untersuchung erlaubt die Beurteilung der linksventrikulären Füllung (EDA) und Kontraktilität (EF oder FAC). Somit können die häufigsten Ursachen einer Hypotonie, wie z.B. Hypovolämie (niedrige EDA bei gleichzeitig erhöhter EF), akute Linksherzinsuffizienz (erhöhte EDA bei niedriger EF) und Vasodilatation mit Abfall des peripheren Gefäßwiderstandes, schwere Aorten- und Mitralinsuffizienz sowie ein Ventrikelseptumdefekt (EDA normal, EF erhöht) erkannt werden. Die Tabelle 33 beinhaltet die typischen TEE-Befunde bei hämodynamisch instabilen Patienten.

Tab. 33: Typische echokardiographische Befunde bei hämodynamischer Instabilität

	Kontraktilität	EDA	ESA	FAC
Hypovolämie	Normal	↓	↓	↔
Reduzierte LV-Compliance	Normal	↓	↓	↔
Niedriger SVR	Normal	↔	↓	↑
Systolische Dysfunktion	Beeinträchtigt	↑	↑	↓

EDA: End Diastolic Area, ESA: End Systolic Area, FAC: Fractional Area Change, SVR: Systemic Vascular Resistance

Welche Kontraindikationen für die Durchführung eines TEE gibt es?
Die absoluten und relativen Kontraindikationen sind in der Tabelle 34 zusammengefasst.

Tab. 34: Kontraindikationen einer TEE-Untersuchung

Absolute Kontraindikationen
Ösophagusvarizen, -strikturen, -tumoren und -divertikel
Vorangegangene Magen- und Ösophagus-Operationen
Akute gastrointestinale Blutung
Relative Kontraindikationen
Hiatushernie
Gerinnungsstörung
Z.n. Strahlentherapie im Brustkorbbereich

 Welche Komplikationen können während und nach einer TEE-Untersuchung auftreten?

Mögliche Komplikationen bei der TEE-Untersuchung sind: Zahnschäden, gastrointestinale Blutung, Schluckbeschwerden und Ösophagusruptur. Bei Kindern ist zusätzlich die Gefahr von Aorten- und Bronchialkompressionen gegeben. Sollte die TEE-Sonde während der gesamten Operationszeit in situ bleiben, um eine postoperative Untersuchung im OP-Saal durchführen zu können, empfiehlt sich die Sonde in Neutralposition im Ösophagus zu belassen und die Schallleistung durch die „Freeze-Taste" zu unterbrechen. Andernfalls können thermische wie auch mechanische Schäden (z.B. durch Ante- und Retroflexion) entstehen. Bei intraoperativ notwendiger Defibrillation (außer bei Defibrillationen während kardiochirurgischen Eingriffen) ist die Sonde zu entfernen. Nach Abschluss einer TEE-Untersuchung sollte die Spitze der Sonde auf Blutreste untersucht werden. Die Anlage einer Magensonde kann das frühzeitige Erkennen von Blutungskomplikationen ermöglichen und sollte immer in Erwägung gezogen werden.

Literatur

ASE/SCA Guidelines for performing a Comprehensive Intraoperative Multiplane Transesophageal Echocardiography Examination: Recommendations of the American Society of Echocardiography Council for Intraoperative Echocardiography and the Society of cardiovascular Anesthesiologists Task Force for Certification in Perioperative Transesophageal Echocardiography. Anesth Analg (1999), 89: 870–84

Broscheit J, Greim CA, Ultrasound in anaesthesiology – TEE for diagnosis and cardiovascular monitoring. Anasthesiol Intensivmed Notfallmed Schmerzther (2006), 41(11), 750–757

Koch CG, Milas BL, Savino JS, What does transesophageal echocardiography add to valvular heart surgery? Anesthesiol Clin North America (2003), 21(3), 587–611

Loick HM, Poelaert J, Aken Hv, Transesophageal echocardiography in anesthesia and intensive care. The diagnostic importance of transesophageal echocardiography. Anaesthesist (1997), 46(6), 504–514

Matyal R, Mahmood F, Assessment of valvular function and abnormalities with TEE. Int Anesthesiol Clin (2008), 46(2), 63–81

Miller RD (2005) Anesthesia, 6th ed. Elsevier/Churchill Livingstone, Philadelphia

Porembka DT, Transesophageal echocardiography. Crit Care Clin (1996), 12(4), 875–918

Sidebotham D, Practical Perioperative Transesophageal Echocardiography (2003), Butterworth Heinemann

Neuromonitoring

J. Wallenborn, J. Helm

 Welche praxisrelevanten Indikationen gibt es für ein Neuromonitoring in der klinischen Anästhesie?

Praxisrelevante Indikationen resultieren aus 2 grundlegenden Anwendungsgebieten, der Erfassung von medikamenteninduzierten Effekten auf das ZNS und der Überwachung der funktionellen Organintegrität. In Tabelle 35 werden klinisch relevante Anwendungen des Neuromonitoring mit gebräuchlichen und nachfolgend genutzten Abkürzungen zusammengefasst.

Tab. 35: Überblick über klinische Anwendungen des neurophysiologischen Monitoring

Medikamenteninduzierte Effekte	Überwachung der Organintegrität
Hypnosetiefenbestimmung (prozessiertes EEG, MLAEP)	Zerebrale Ischämiedetektion: Karotischirurgie (EEG, BSR, SSEP, TCD, NIRS) Neurovaskuläre Operation, z.B. Aneurysma-Clipping (SSEP, MEP, EEG) Operation intrakranieller Tumore (SSEP, MEP, AEP, EEG) Ballonokklusionstest bei Karotisaneurysmen (SSEP, EEG)
Awareness-Reduktion (EEG, BIS)	Spinale Ischämiedetektion: Aortenchirurgie (T-SSEP) Skoliosechirurgie (T-SSEP, MEP) Neurochirurgie spinaler Tumoren (SSEP, MEP) Stabilisierung der HWS (SSEP)
Detektion epileptiformer Muster (EEG)	Lokalisation und Monitoring von Hirnnerven, Kerngebieten und funktionellen kortikalen Arealen: Kleinhirnbrückenwinkel- und Hirnstammtumoren, z.B. Akustikusneurinom (Hirnnerven-EMG, SSEP, BAEP) Eingriffe in der Zentralregion (Motorkortexstimulation, SSEP-Phasenumkehr) Epilepsiechirurgie (EEG)
Ansteuerung von Burst-Suppression-Mustern (EEG, BSR, BIS)	Identifikation und Monitoring peripherer Nerven(bahnen) N. laryngeus recurrens bei Thyreoidektomie (EMG) Plexus brachialis, Plexus lumbosakralis (EMG)

EEG = Elektroenzephalogramm, BIS = Bispectral Index, BSR = Burst Suppression Ratio, SSEP = somatosensorisch evozierte Potenziale (M = N. medianus; T = N. tibialis), AEP = akustisch evozierte Potenziale (B = frühe („Brainstem"), ML= mittlere Latenz, LL = späte Latenz, MEP = motorisch evozierte Potenziale, EMG = Elektromyogramm, TCD = transkranielle Dopplersonographie, NIRS = Nahinfrarotspektroskopie

 Worauf beruhen EEG und EP?

Während das EEG die spontane elektrische Aktivität des ZNS abbildet, handelt es sich bei EP um reizbezogene Antworten des peripheren und zentralen Nervensystems. Die Hirnstromaktivität beruht auf der Summation sowohl exzitatorischer als auch inhibitorischer postsynaptischer Potenziale kortikaler Pyramidenzellen. Dabei kommt tiefer gelegenen Hirnregionen wie dem Thalamus und dem aszendierenden retikulären System eine Steuerungsfunktion (Synchronisation, „Schrittmacherfunktion") zu. Um reproduzierbare EEG-Ableitungen zu erhalten, wird die verwendete Elektrodenposition nach dem international anerkannten 10-20-System beschrieben. EP sind von der Funktionsfähigkeit der stimulierten peripheren Nervenbahn abhängig. Stimuliert wird für SSEP mit Rechteckimpulsen von 0,1–0,2 ms Dauer, einer Frequenz von 3–5,5 Hz und einer Stromstärke von 4 mA über der motorischen Reizschwelle. Da EP sehr kleine Amplituden (0,05–5 µV) aufweisen, müssen sehr viele Einzelreize aufsummiert werden (SSEP 250, AEP 1000 Mittelungsschritte), bis ein EP als Hintergrundinformation reproduzierbar aus dem EEG herausgemittelt werden kann.

Welche Determinanten werden zur Beschreibung von Wirkungen auf EEG und EP grundsätzlich genutzt?

Die entscheidenden Determinanten des EEG sind Frequenz, Amplitude und Form. Mittels digitaler, computergestützter EEG-Signalverarbeitung sind Analysen möglich, die zu leicht interpretierbaren EEG-Monoparametern wie der Medianfrequenz oder der Spektralen Eckfrequenz führen. Grundlage hierfür ist die Spektralanalyse des Roh-EEG mittels Fast-Fourier-Transformation. Dabei wird die zu analysierende EEG-Epoche in Sinus- und Cosinusschwingungen zerlegt, welche definierten Frequenzbereichen (Delta = 0,5–4 Hz, Theta = 4–8 Hz, Alpha = 8–12 Hz, Beta = 12–30 Hz) zugeordnet werden. Derzeit zur Bestimmung der Hypnosetiefe angebotene Parameter basieren meist auf mehreren aus dem Roh-EEG extrahierten Informationen, die nach speziellen Algorithmen in der Berechnung eines einzelnen Mischparameters als numerischer Wert zwischen 0 und 100 münden. Bei EP nutzt man Amplitude, Latenz, Polarität und Interpeaklatenzen. Da interindividuelle Unterschiede existieren, sollte vor Interpretation möglicher anästhesie- oder hypoxiebedingter Veränderungen immer eine Referenzkurve ermittelt werden.

Welchen Limitationen unterliegen EEG und EP in der täglichen Praxis?

Veränderungen im komplexen Roh-EEG sind visuell sehr schwer zeitkonform zu interpretieren. Bei prozessierter Auswertung wird i.d.R. ein Informationsverlust (z.B. durch Einkanalableitung über einer ausgewählten Hirnregion) in Kauf genommen. Die notwendige Aufsummation und Mittelung führt bei den EP zu einer zeitlichen Verzögerung bis zum Erhalt der aktuellen Information von bis zu einigen Minuten. Dies trifft in geringerem Ausmaß auch auf alle Hypnosetiefeindizes zu [Pilge et al. 2006]. Das Roh-EEG unterscheidet sich interindividuell und kann durch viele Faktoren beeinflusst werden: Hypo-/Hyperkapnie, Hypoxie, Hypoglykämie, Hypothermie, Hypotension, Alter, Artefakte und zentral wirksame Substanzen einschließlich Narkotika. Einige Artefakte können durch Vorverstärkung, Filterung, Impedanzprüfung und Artefakteliminationsprogramme eliminiert oder gemindert werden (Lidschlag-, EKG-, Puls-, Muskel-, Bewegungsartefakte und Elektrodendefekte), andere sind nur schwer auszuschalten (Elektrokauter, Wechselstromüberlagerung, elektrostatische Felder).

Welche Effekte haben Anästhetika auf EEG und EP?

Durch die Einwirkung von Anästhetika verschiebt sich das Powerspektrum hin zu langsamen Frequenzbereichen. Bei Einleitung einer Narkose kommt es zunächst zur kurzzeitigen Desynchronisation mit Erhöhung der hochfrequenten Anteile (Exzitationsphase durch schnellere Ausschaltung hemmender Neurone), gefolgt von einem Überwiegen der Anteile langsamer Frequenzen und zunehmender Synchronisation. Bei weiterer Vertiefung der Narkose stellen sich Burst-Suppression-Muster (Sevofluran ab 1,5–2 MAC, Halothan ab 4 MAC, Propofol ab 6–8 µg/ml) bis hin zum isoelektrischen EEG ein [Schwarz 1998]. Opiate verursachen erst in hohen Dosen Delta- und Thetawellen. Auch EP werden dosisabhängig durch Anästhetika beeinflusst (Abnahme der Amplituden und Zunahme der Latenzen), eine Ausnahme bilden BAEP.

? Welche Systeme zur Hypnosetiefenbestimmung sind derzeit verfügbar?

Derzeit am häufigsten im experimentellen und klinischen Gebrauch sind der BIS-Monitor und der Narcotrend, die beide über eine FDA-Zulassung zur Überwachung der Anästhesiewirkung verfügen. Beide Parameter sind mehrfach überarbeitet worden und liegen derzeit in den aktuellen Versionen 4.1 bzw. 4.0 vor. Bis auf den AAI weisen alle Hypnosetiefenindizes auf einer Skala von 100 (= wach) bis 0 (= tiefste Anästhesie, Null-Linien-EEG) einen Zielbereich um den dimensionslosen Wert von 50 für eine adäquate Hypnosetiefe auf. Diese Zielbereiche sind allerdings nicht 1:1 übertragbar [Kreuer et al. 2004; Schmidt et al. 2008]. Tabelle 36 fasst Informationen zur Bestimmung der Hypnosetiefe zusammen. Die meisten Hypnosetiefeindizes sind nach speziellen Algorithmen berechnete Mischparameter, in die in unterschiedlichem Ausmaß auch die EMG-Aktivität einfließt [Bonhomme, Hans 2007]. Neuere Indizes wie DoH [Kumar, Anand 2006], CPSI [Jospin et al. 2007], wSMF [Jordan et al. 2007] und IoC [Revuelta et al. 2008] sind klinisch bisher nicht validiert worden.

Tab. 36: Parameter zur Bestimmung der Hypnosetiefe

Index	Abkürzung	Einführung	Narkosewert	Kurzbeschreibung
Spektrale Medianfrequenz	SMF	1980	2–3 Hz	Wert, unter dem 50% des Powerspektrums liegt
Spektrale Eckfrequenz	SEF-90 SEF-95	1983	8–12 Hz 10–16 Hz	Wert, unter dem 90/95% des Powerspektrums liegt
Bispectral Index	BIS (aktuell Vers. 4.1)	1992	40–60	FDA-Zulassung seit 1996, berücksichtigt Amplitude und Phasenkopplung, Einfluss von b-ratio, Bispectrum (SyncFastSlow), BSR, Near-Suppression, EMG
Spektraler Frequenz-Index	SFx	1998	40–60% (70–80%?)	Ableitung mit 17-Elektroden-Haube und Analyse der Powerspektra durch CATEEM (Computer Aided Topographical Electro-Encephalometry), weiterentwickelter Index: Hypnax mit 5-Elektroden-Haube
Narcotrend-Index	NI (aktuell Vers. 4.0)	1999	37–64	FDA-Zulassung seit 2004, beruht auf EEG-Muster-Klassifikationsalgorithmus, Einfluss von Amplituden, relative Leistung in Frequenzbereichen, burst-suppression, autoregressive Parameter

Tab. 36: Fortsetzung

Index	Abkürzung	Einführung	Narkosewert	Kurzbeschreibung
Auditory Evoked Potential Index	AAI AAI1.6	2000 2005	< 30 15–25	Auswertung von MLAEP (20–80 ms) mit dem autoregressiven Modell mit exogenem Input, AAI 2002 eingestellt, AAI1.6 jetzt berechnet aus MLAEP, EEG, Rauschverhältnis
Patient State Index	PSI PSArray2	2001 2004	25–50	FDA-Zulassung seit 2004, beim PSI Berücksichtigung Verhältnis frontaler zu okzipitaler EEG-Leistung, neue Version nur noch frontotemporales EEG 0–50 Hz, Einfluss EMG
„Einschnapp"-Index	SNAP SNAPII	2002	50–65	Beruht auf Analyse schneller (80–420 Hz) und langsamer (0–20 Hz) Frequenzkomponenten und ihrem Verhältnis zueinander
Spektrale Entropie (Response E., State E.)	RE, SE	2003	40–60	EEG-Analyse von 0–47 Hz, untersucht Grad der (Un-)Ordnung des Signals, RE enthält EMG-Aktivität, Einfluss BSR, Bewegungsvorhersage bei Differenz RE und SE > 10
Cerebral State Index	CSI	2004	40–60	Kalkuliert aus β-ratio, α-ratio, β-ratio – α-ratio und BSR mittels „Adaptive Neuro Fuzzy Inference System" (ANFIS)
Depth of Hypnosis	DoH	2006	?	Kalkuliert aus Approximate Entropy, Average Frequency, LZ Complexity, Delta Band Power und Beta Band Power
Cumulative Power Spectrum Index	CPSI	2007	?	Basiert auf Powerspektralanalyse
Gewichtete spektrale Medianfrequenz	wSMF	2007	?	Einfluss der Amplituden, Auswertung SMF im Bereich von 8–30 (49 Hz)
Index of Consciousness	IoC	2008	40–60	Kalkuliert aus β-ratio, „Symbolic Dynamics" und BSR

? Welche potenziellen Vorteile bietet der Einsatz eines Hypnosetiefenmonitoring?
Der Vorteil eines idealen Hypnosetiefenmonitoring liegt im Wechsel von einer gewichts- zu einer effektorientierten, individuell und situationsadaptierten Anästhetikatitration. Daraus ergeben sich folgende potenzielle Vorteile im klinischen Einsatz:
- Einsparung von Anästhetika
- Verkürzung der Erholungszeiten
- Verkürzung der postoperativen Überwachungszeiten
- Vermeiden von intraoperativer Wachheit
- Reduktion von Bewegungsreaktionen

◢ Erhöhte kardiovaskuläre Stabilität
◢ Kostenersparnis
◢ Verbesserung des Patienten-Outcome

Die Reduktion des Anästhetikaverbrauchs, die Verkürzung der Erholungszeiten und die schnellere Verlegbarkeit aus dem Aufwachraum durch Einsatz eines Neuromonitoring verglichen mit einer nach klinischen Kriterien geführten „Standardanästhesie" wurden in verschiedenen Studien vorrangig für BIS und NI, aber auch für AAI und PSI nachgewiesen. Für den BIS lässt sich die Einsparung von Anästhetika sogar nach einer Formel quantifizieren: Einsparung (%) = (intraoperativer BIS − 40) × 2 [Ellerkman et al. 2006]. Diese Vorteile fallen umso geringer aus, je besser steuerbar das angewandte Anästhesieverfahren per se ist (z.B. Desfluran/Remifentanil vs. Propofol/Alfentanil).

? Hat die Nutzung von Hypnosetiefenmonitoren einen Einfluss auf Morbidität und Mortalität der Patienten?

In einer prospektiven Studie zur 1-Jahres-Mortalität nach Anästhesie für nicht herzchirurgische Eingriffe wiesen Monk et al. nach, dass neben den vorliegenden Komorbiditäten (OR = 16,1 [10,1–33,7]) und Phasen prolongierter intraoperativer Hypotension (OR = 1,036 [1,006–1,066]), die kumulative Zeit zu tiefer Hypnoselevel, gemessen an BIS-Werten < 45 mit einer OR = 1,244 (1,062–1,441), einen unabhängigen signifikanten Risikofaktor darstellt [Monk et al. 2005]. Diese Arbeit blieb nicht unkommentiert [Levy 2005], und bez. des Auftretens einer postoperativen kognitiven Dysfunktion 4–6 Wochen nach einer Anästhesie wiesen Farag et al. gerade den Vorteil der Ansteuerung eines tieferen Hypnoselevels (BIS 30–40 vs. 50–60) nach [Farag et al. 2006]. Als gesichert kann die Reduktion der Awareness-Inzidenz angesehen werden (s. letzte Frage im Kap. Awareness – Wachheit während Anästhesie), auch wenn hierfür sehr viele Patienten mit einem Hypnosetiefenmonitoring versehen werden müssen, damit einige wenige Patienten profitieren. Analysiert man die Arbeiten zum Einfluss des BIS- oder Narcotrend-Monitoring auf die Reduktion von postoperativer Übelkeit und/oder Erbrechen, lässt sich ableiten, dass sowohl zu flache als auch zu tiefe Hypnoselevel einen negativen Effekt haben [Luginbühl et al. 2003; Nelskyla et al. 2001; Rundshagen et al. 2007].

? Welche Ansätze zur Überwachung der Analgesietiefe gibt es?

Indizes zur Bestimmung der Hypnosetiefe werden durch die Arousalwirkung ungenügender Analgesie während einer Anästhesie zwar beeinflusst, eignen sich aber nicht zum Monitoring der Analgesietiefe. Bereits vor mehr als 20 Jahren wurden unterschiedliche Effekte verschiedener Analgetika auf differente Komponenten somatosensorisch EP nachgewiesen [Freye et al. 1986]. Vor allem späte Komponenten der SSEP könnten Indikatoren für eine ausreichende nociceptive Blockade sein [Schmidt et al. 2007]. Weitere Ansätze sind die Nutzung der HF- bzw. Blutdruckvariabilität, BIS-Variabilität, Ableitung von vegetativen Indizes aus Hautwiderstandsmessungen oder die Berechnung des sog. SSI (Surgical Stress Index) [Deschamps et al. 2007; Hagihira et al. 2004; Ledowski et al. 2007; Struys et al. 2007].

Tab. 37: Übersicht über verschiedene Verfahren zur Überwachung der zerebralen Integrität einschließlich methodenspezifischer Nachteile

	Verfahren (Abk.)	Beschreibung
FUNKTION	Elektroenzephalogramm (EEG)	Korrelation zwischen Amplitudenreduktion/-verlust bzw. Suppression der spontanen elektrischen Aktivität und zerebraler Minderperfusion/Hypoxie **Nachteile:** Anästhetika supprimieren EEG, schwierige Dateninterpretation (Mehrkanal-Roh-EEG), nur kortikale Veränderungen messbar
	Somatosensorisch evozierte Potenziale (SSEP)	Korrelation zwischen Amplitudenreduktion (> 50%) bzw. -verlust sowie Latenz- und Interpeaklatenzveränderungen mit zerebraler Minderperfusion im Mediastromgebiet bei Stimulation des kontralateralen Nervus medianus **Nachteile:** Anästhetika supprimieren bzw. modifizieren, Ableitung bei neurologischen Vorschäden oder PNP schwierig, längere Latenzzeit, ~250 Mittelungsschritte, Messartefakte durch Wechselstrom, niedrige Übergangswiderstände nötig
	Klinische Neurologie	OP in Lokoregionalanästhesie, Beurteilung Antwortreaktion des wachen Patienten und motorische Kraft mittels „Quietsche-Entchen" **Nachteile:** unkomfortable Lagerung, zusätzliche Sedierung, fehlende Neuroprotektion der volatilen Anästhetika, in Notsituation Verfahrenswechsel notwendig, erhöhte Stresshormonspiegel
HÄMODYNAMIK	Stumpfdruckmessung (CSP)	Mitteldruck (50–60 mmHg) im kranialen Karotisstumpf **Nachteile:** geringe Spezifität, geringe Korrelation zum neurologischen Befund
	Transkranielle Dopplersonographie (TCD)	Messung der Blutflussgeschwindigkeit der ACM und Darstellung embolischer Signale **Nachteile:** in bis zu 20% kein Schallfenster, embolische Signale auch ohne ischämisches Korrelat
	Radioaktive Tracer	Xenon 133, momentane Aussage über regionalen Blutfluss **Nachteile:** technisch und personell aufwändig, kostenintensiv, nicht in OP-Ablauf integrierbar
METABOLISMUS	Jugularvenöse Sauerstoffmessung (SjvO$_2$)	Messung der Sauerstoffsättigung mittels fiberoptischer Katheter im Bulbus der V. jugularis interna **Nachteile:** regionale Ischämie/Embolie nicht detektierbar, Mischung von zerebralen mit extrakraniellem Blut möglich
	Transkonjunktivaler Sauerstoffpartialdruck (PtcO$_2$)	Messung des Sauerstoffpartialdruckes der Konjunktiva als Versorgungsgebiet der A. ophthalmica aus der A. carotis interna **Nachteile:** kontinuierliche Ableitung im OP-Verlauf schwierig, fragliche Reaktion bei Ischämien im Mediastromgebiet
	Nahinfrarotspektroskopie (NIRS)	Messung der regionalen zerebralen Sauerstoffsättigung mittels Optoden bei ca. 4 cm Eindringtiefe **Nachteile:** Artefakte durch Beimischung extrazerebralen Blutes möglich, frontale Ableitung: Mediastromgebiet nicht erfasst

PNP = Polyneuropathie, OP = Operation, ACM = A. cerebri media

? Welche Neuromonitoringverfahren sind in der Karotischirurgie einsetzbar?

Verschiedenste Verfahren zur Überwachung der zerebralen elektrophysiologischen Aktivität, Hämodynamik oder des Metabolismus wurden in einer Vielzahl von Studien untersucht, ohne das eine einzelne Methode eine 100%ige Sicherheit bieten könnte. In Tabelle 37 werden verschiedene Verfahren zur Überwachung der neuronalen Integrität zusammengefasst und mit ihren methodenimmanenten Nachteilen beschrieben.

? Erläutern Sie Veränderungen in EEG und M-SSEP infolge intraoperativer Ischämie.

Zerebrale Hypoxie führt zu einer Reduktion der EEG-Amplitude (= Suppression) bis hin zum Null-Linien-EEG. Im prozessierten EEG ist das Ausmaß der Suppression durch Berechnung der BSR (BSR = Anteil an supprimiertem EEG mit Amplituden < 5 µV [10 µV] über mehr als 240 µs in den letzten 60 s artefaktfreier EEG-Ableitung) quantifizierbar. Außerdem kommt es zu einer Zunahme der Delta- und Abnahme der Beta-Aktivität. Je nach Charakter der Minderperfusion (global oder einseitig fokal) lassen sich Hemisphärenunterschiede im EEG nachweisen. Veränderungen der SSEP infolge zerebraler Ischämie sind: Abnahme der Amplituden (kortikales Potenzial N20/P25), Zunahme der Latenzen und Zunahme von Interpeaklatenzen.

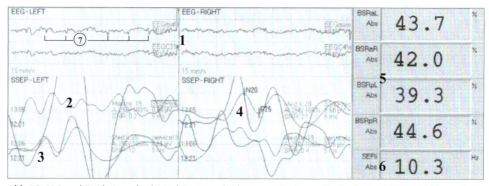

Abb. 50: EEG und SEP bei zerebraler Ischämie nach Klemmen der A. carotis. 1 = 4-Kanal-EEG-Ableitung: Suppression des EEG in allen Ableitungen, 2 = Verlust der SEP-Potenziale N20 und P25 auf der kontralateralen Seite, 3 = Nachweis des zervikalen Eingangssignals N13b, 4 = SEP-Amplitudenminderung auf 32% der Referenzkurve auf ipsilateraler Seite, 5 = ca. 40% BSR in allen 4 Ableitungen (globale kortikale Ischämie), 6 = Spektrale Eckfrequenz 90 als Nachweis adäquater Hypnosetiefe, 7 = Artefakte durch Elektrokardiogramm

? Was beschreibt die zentrale Überleitungszeit (CCT)?

Beim Neuromonitoring in der Karotischirurgie beschreibt sie die Interpeaklatenz vom zervikalen Potenzial (N13b/14) zum kortikalen Potenzial (N20). Sie sollte < 7 ms betragen, eine Zunahme nach Klemmen der A. carotis interna ist ein Hinweis auf eine kortikale Minderperfusion.

? Welche Verfahren sind in der Aortenchirurgie nutzbar?

Intraoperativ können MEP und Tibialis-SEP eingesetzt werden. MEP werden über Bahnen im Vorderhorn, SEP über Bahnen im Hinterhorn des Rückenmarks vermittelt, weshalb beide Methoden als komplementär und nicht konkurrierend angesehen werden sollten [Guerit, Dion 2002]. SEP können außerdem nicht nur kortikal, sondern auch segmental über epidurale Elektroden abgeleitet und postoperativ zur Detektion später spinaler Ischämien bzw. zur Verlaufskontrolle genutzt werden.

? Welche klinische Relevanz hat ein Neuromonitoring bei Clipping zerebraler Aneurysmen?

Wesentliches Ziel ist die Detektion von Ischämien im Zusammenhang mit dem temporären oder permanenten Abklemmen von Gefäßen/Aneurysmen. Eine strenge Korrelation von temporärer Klippzeit und SSEP- bzw. MEP-Veränderungen und der Infarktwahrscheinlichkeit besteht nicht.

Im Rahmen der Narkoseführung wird zur Erhöhung der zerebralen Ischämietoleranz häufig ein Barbituratkoma induziert, das über das EEG beurteilt und gesteuert werden kann (Auslösung von Burst-Suppression-Mustern).

? Sind AEP klinisch nutzbar?

- BAEP: Beurteilung der Hirnstammfunktion (Komaprognostik, Hirntodfeststellung)
- MLAEP: Bestimmung der Hypnosetiefe
- LLAEP: Aussage über Vigilanz und Gedächtnisleistung

? Was sind Einsatzgebiete für MEP?

Haupteinsatzgebiete sind die Aorten- und Wirbelsäulenchirurgie sowie Operationen an spinalen und intrakraniellen Tumoren in der Nähe motorischer Areale. Bei intraoperativer Hochvoltstimulation können durch simultane Ableitung Antwortpotenziale mehrerer Muskeln gleichzeitig überwacht werden (s. Abb. 51).

? Wie wird ein MEP ausgelöst?

Die Auslösung von MEP erfolgt intraoperativ entweder über kortikale Oberflächenelektroden oder über Skalpelektroden (die zu diagnostischen Zwecken gebräuchliche Magnetstimulation hat sich für den intraoperativen Einsatz nicht durchgesetzt). Je nach Reizamplituden und Elektrodenposition lassen sich direkt die Pyramidenbahnneurone stimulieren, oder die Stimulation erfolgt über Interneurone. Die Ableitung kann über epidurale spinale Elektroden oder über EMG-Elektroden erfolgen (z.B. M. tibialis anterior). Voraussetzung für die EMG-Ableitung ist eine zumindest partiell erhaltene neuromuskuläre Überleitung, weshalb in Absprache zwischen dem Anästhesisten und Operator mindestens ein TOF von 2 angestrebt werden muss, wenn auf eine Muskelrelaxation nicht ganz verzichtet werden kann. Im Gegensatz zu den SSEP und AEP sind für die MEP-Ableitung keine Mittelungen notwendig.

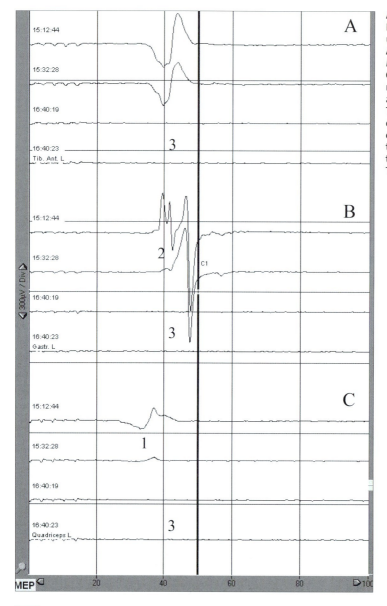

Abb. 51: Intraoperative Hochvoltstimulation und MEP-Ableitung aus **A** M. tibialis anterior, **B** M. gastrocnemius und **C** M. quadriceps femoris bei Operation eines ausgedehnten spinalen Tumors. 1 = Amplitudenreduktion des Quadrizeps-MEP, 2 = Latenzzunahme des Gastrocnemius-MEP, 3 = Totalausfall aller MEP

? Nennen Sie Indikationen für ein Neuromonitoring bei der Exzision intrakranieller Tumore.

Insbesondere bei schlecht abgrenzbaren intrazerebralen Tumoren in der Nähe „eloquenter" motorischer Areale (z.B. zentral gelegene Low-Grade-Astrozytome, Gliome der Inselregion) ist ein Neuromonitoring sinnvoll. Eine für die OP-Taktik essenzielle intraoperative Lokalisation von Sulcus centralis und Motorkortex ergibt sich je nach Lage des Tumors neben einem SSEP- und MEP-Monitoring auch aus der direkten Motorkortexstimulation bzw. kortikalen SSEP-Ableitung. Bei der Resektion von arteriovenösen Malformationen kann ein Neuromonitoring helfen, vaskulär ischämische oder durch Spateldruck bedingte drohende Schädigungen rechtzeitig zu erkennen oder zu verhindern.

? **Welches Neuromonitoring kommt bei der Operation von Tumoren der hinteren Schädelgrube, z.B. des Kleinhirnbrückenwinkels zum Einsatz?**

Zunächst ermöglicht ein EMG-Monitoring die Beurteilung von operationsbedingten Irritationen bzw. Schädigungen (Spontanaktivität), die Dokumentation der Funktionsfähigkeit (Stimulierbarkeit), aber auch das Auffinden motorischer Hirnnerven – insbesondere des N. facialis. Die AEP gestatten eine Beurteilung des N. vestibulocochlearis und des oberen Hirnstamms. Lagerungs- oder durch Spateldruck bedingte Hirnstammschädigungen insbesondere bei größeren Tumoren lassen sich durch SSEP-Monitoring detektieren.

? **Gibt es eine zertifizierte Fortbildung auf dem Gebiet des Neuromonitoring in Anästhesie und Intensivmedizin?**

2007 publizierte der Wissenschaftliche Arbeitskreis Neuroanästhesie der DGAI Empfehlungen für eine berufsbegleitende modulare Fortbildung und Zertifizierung zum „Neuromonitoring in Anästhesie und Intensivmedizin" [Wissenschaftlicher Arbeitskreis Neuroanästhesie 2007]. Voraussetzung für die Zertifizierung sind nicht nur der standardisierte Wissenserwerb in 6 Modulen mit je 4 Unterrichtseinheiten à 45 min, sondern auch die Teilnahme an Hospitationen mit dokumentiertem Nachweis praktischer Fertigkeiten und das Absolvieren einer mündlichen Individualprüfung.

Literatur

Bonhomme V, Hans P, Muscle relaxation and depth of anaesthesia: where is the missing link? Br J Anaesth (2007), 99, 456–460

Deschamps A et al., Heart rate and blood pressure variability as markers of sensory blockade with labour epidural analgesia. Can J Anaesth (2007), 54, 183–189

Ellerkman RK et al., Reduction in anaesthetic drug consumption is correlated with mean titrated intra-operative Bispectral Index values. Acta Anaesthesiol Scand (2006), 50, 1244–1249

Farag E et al., Is depth of anesthesia, as assessed by the Bispectral Index, related to postoperative cognitive dysfunction and recovery? Anesth Analg (2006), 103, 633–640

Freye E, Buhl R, Ciaramelli F, Opioids with different affinity for subreceptors induce different effects on early and late sensory evoked potentials (SEP) in man. NIDA Res Monogr (1986), 75, 551–554

Guerit JM, Dion RA, State-of-the-art of neuromonitoring for prevention of immediate and delayed paraplegia in thoracic and thoracoabdominal aorta surgery. Ann Thorac Surg (2002), 74, 1867–1869

Hagihira S et al., Electroencephalographic bicoherence is sensitive to noxious stimuli during isoflurane or sevoflurane anesthesia. Anesthesiology (2004), 100, 818–825

Jordan D et al., Median frequency revisited: an approach to improve a classic spectral electroencephalographic parameter for the separation of consciousness from unconsciousness. Anesthesiology (2007), 107, 397–405

Jospin M et al., Depth of anesthesia index using cumulative power spectrum. Conf Proc IEEE Eng Med Biol Sci (2007), 15–18

Kreuer S et al., Comparability of Narcotrend index and Bispectral index during propofol anaesthesia. Br J Anaesth (2004), 93, 235–240

Kumar A, Anand S, A depth of anaesthesia index from linear regression of eeg parameters. J Clin Monit Comput (2006), 20, 67–73

Ledowski T et al., The assessment of postoperative pain by monitoring skin conductance: results of a prospective study. Anaesthesia (2007), 62, 989–993

Levy WJ, Is anesthetic-related mortality a statistical illness? Anesth Analg (2005), 101, 1238–1240
Luginbühl M et al., Different benefit of bispectal index (BIS) in desflurane and propofol anesthesia. Acta Anaesthesiol Scand (2003), 47, 165–173
Monk TG et al., Anesthetic management and one-year mortality after noncardiac surgery. Anesth Analg (2005), 100, 4–10
Nelskylä KA et al., Sevoflurane titration using bispectral index decreases postoperative vomiting in phase II recovery after ambulatory surgery. Anesth Analg (2001), 93, 1165–1169
Pilge S et al., Time delay of index calculation: analysis of cerebral state, bispectral, and narcotrend indices. Anesthesiology (2006), 104, 488–494
Revuelta M et al., Validation of the index of consciousness during sevoflurane and remifentanil anaesthesia: a comparison with the bispectral index and the cerebral state index. Br J Anaesth (2008), 101, 653–658
Rundshagen I et al., Narcotrend-assisted propofol/remifentanil anaesthesia vs clinical practice: does it make a difference? Br J Anaesth (2007), 99, 686–693
Schmidt GN, Müller J, Bischoff P, Messung der Narkosetiefe. Anaesthesist (2008), 57, 9–36
Schmidt GN et al., Identification of sensory blockade by somatosensory and pain-induced evoked potentials. Anesthesiology (2007) 106, 707–714
Schwarz G (1998) Hirnstrommuster unter Anästhetikaeinfluss. In: Schwarz G, Litscher G, Neuromonitoring in Anästhesie und Intensivmedizinmedizin, 83–98. Abbott, Wiesbaden
Struys MM et al., Changes in a surgical stress index in response to standardized pain stimuli during propofol-remifentanil infusion. Br J Anaesth (2007), 99, 359–367
Wissenschaftlicher Arbeitskreis Neuroanästhesie, Neuromonitoring in Anästhesie und Intensivmedizin – Empfehlungen für eine berufsbegleitende modulare Fortbildung und Zertifizierung. Anästh Intensivmed (2007), 48, 48–54

Neuromuskuläres Monitoring

N. Polze

? **Wie kann der Relaxierungsgrad der quergestreiften Muskulatur erfasst werden?**
Der Grad der Relaxierung der quergestreiften Muskulatur kann qualitativ anhand klinischer Zeichen und quantitativ durch Nervenstimulation und anschließende Aufzeichnung der Kraft- oder Beschleunigungsmessung oder des EMG gemessen werden. Letzteres wird als Relaxometrie/-graphie bezeichnet. Die am häufigsten für eine Messung genutzte Nerv-Muskel-Einheit besteht aus dem N. ulnaris und dem M. adductor pollicis.

? **Welche klinischen Zeichen sprechen intraoperativ für eine nachlassende Muskelrelaxierung?**
Am narkotisierten Patienten ist die klinische Einschätzung des Relaxierungsgrades sehr ungenau. Intraoperative Zeichen einer nachlassenden Muskelrelaxierung sind:
▲ Muskelspannung der Bauchdecken
▲ Ansteigen des Beatmungsdruckes
▲ Rückkehr von Spontanbewegungen/Spontanatmung
▲ Tiefertreten des Diaphragmas mit Vorwölbung der Bauchorgane
▲ Singultus
▲ Augenbulbi verlassen Neutralstellung

Welche klinischen Kriterien sollte der Patient vor der Extubation als Zeichen der Wiedererlangung einer ausreichenden Muskelkraft erfüllen?

Der Patient sollte über mindestens 5 s folgende physiologische tetanische Innervationen durchführen können:
- Augen öffnen
- Kopf anheben
- Zunge herausstrecken
- Hand drücken
- Gestreckten Arm oder das gestreckte Bein anheben
- Fest auf einen Zungenspatel beißen
- Ausreichendes Atemzugvolumen haben

Die oben beschriebenen Manöver zur klinischen Überprüfung einer ausreichend wiederhergestellten neuromuskulären Erholung können erfolgreich absolviert werden, wenn noch etwa 50% aller Rezeptoren durch das Muskelrelaxans besetzt sind.

Nennen Sie klinische Zeichen eines Relaxansüberhangs.

- Unruhige, ruckartige Bewegungen der Extremitäten
- Nur unvollständige Augenöffnung unter Runzeln der Stirn
- Unkoordinierte Schaukelatmung
- Schwacher, kraftloser Hustenstoß beim endotrachealen Absaugen
- Kraftloser Händedruck
- Evtl. Stress-Symptome wie Tachykardie, Tachypnoe, Blutdruckanstieg
- Kleine Tidalvolumina bei hoher Atemfrequenz

Beschreiben Sie das Prinzip der Relaxometrie.

Die Relaxometrie basiert auf einer wiederholten transkutanen elektrischen Reizung eines peripheren motorischen Nervs durch einen Nervenstimulator (Relaxometer). Die auftretende Reizantwort des Muskels kann visuell, taktil oder apparativ-technisch beurteilt werden.
- Evoziertes Mechanomyogramm (eMMG): Messung der hervorgerufenen Muskelkontraktion
- Evoziertes Elektromyogramm (eEMG): Messung des evozierten Oberflächenpotenzials
- Akzeleromyographie: Messung der Kontraktionsbeschleunigung

Mit diesen Methoden können sowohl die Ausprägung als auch der Typ der neuromuskulären Blockade bestimmt werden.

Worauf beruht das Prinzip der Akzeleromyographie?

Die Akzeleromyographie ist ein mechanomyographisches Verfahren. Es misst die Beschleunigung des stimulierten Muskels. Anhand des zweiten Newtonschen Gesetzes (Kraft = Masse × Beschleunigung) kann bei konstanter, frei beweglicher Masse aus der gemessenen Beschleunigung auf die Kraftentwicklung des stimulierten Muskels geschlossen werden. Die Methode kann an Muskeln durchgeführt werden, deren Bewegung nach Stimulation gut messbar ist. Die Beschleunigung wird mittels eines piezoelektrischen Sensors gemessen.

? Welche Nerven sind für das neuromuskuläre Monitoring geeignet?
Es sollten leicht erreichbare Nerven zur Stimulation benutzt werden. Am weitesten verbreitet ist die Stimulation des N. ulnaris, die in einer Kontraktion des M. adductor pollicis resultiert. Weitere Nerven sind der Augenast des N. facialis (M. orbicularis oculi), der N. peronäus am Fibulaköpfchen (Dorsalflexion des Fußes) oder der N. tibialis posterior (Plantarflexion der Großzehe).

? Wie sind die relaxometrisch gemessenen Werte des M. adductor pollicis hinsichtlich der Relaxation anderer Muskeln zu bewerten?
- Zwerchfell/Larynxmuskulatur/M. orbicularis oculi: geringere Empfindlichkeit gegenüber Muskelrelaxanzien als M. adductor pollicis, WD und neuromuskuläre Erholung sind kürzer.
- M. geniohyoideus/M. masseter: wichtig für das Offenhalten der Atemwege, höhere Empfindlichkeit als M. adductor pollicis → kürzere Anschlagszeit, neuromuskuläre Erholung M. masseter = M. adductor pollicis.

? Beschreiben Sie das praktische Vorgehen beim Anlegen eines Relaxometers für die Akzeleromyographie des M. adductor pollicis.
- Lagerung des Arms und der Hand
- Entfetten der Haut
- Platzierung der Elektroden:
  - 2 bzw. 4 cm proximal der Handgelenksfurche im Verlauf des N. ulnaris (auf der Kleinfingerseite).
  - Die aktive (negative, meist schwarze) Elektrode wird zur Handfläche hin geklebt, die inaktive (positive, meist rot oder weiß) wird zum Unterarm hin geklebt.
  - Elektroden möglichst dicht beieinander kleben, um eine hohe Stromdichte am Nerven zu erreichen.
- Fixierung der Handfläche in Suppinationsstellung, sodass der Daumen frei beweglich ist und die Bewegung horizontal erfolgt
- Befestigung des piezoelektrischen Sensors an der Innenseite des Daumenendgliedes

? Nennen Sie Fehlerquellen bei der Relaxometrie?
- Zu hohe Stromstärke → direkte Stimulation des Muskels → falsch positive Muskelantworten
- Daumen ist nicht frei beweglich → eingeschränkte Beschleunigung → falsch negative Muskelantworten
- Zu hoher Hautwiderstand → keine supramaximale Stimulation möglich (s.u.) → falsch negative Muskelantworten

Monitoring

? Kann die Relaxometrie auch am wachen Patienten angewandt werden?
Die Nervenstimulation ist sehr schmerzhaft und sollte daher nicht am wachen Patienten erfolgen.

? In welchem Stadium der Narkose/Operation sollte die Relaxometrie durchgeführt werden?
Die Relaxometrie sollte spätestens nach der Einleitung zum Einsatz kommen und über die gesamte OP-Dauer bis zur Wiederkehr einer ausreichenden neuromuskulären Erholung (s.u.) fortgeführt werden.

? Warum muss der Nerv bei der Relaxometrie supramaximal stimuliert werden?
Die supramaximale Stimulation des Nervs gewährleistet, dass sich alle Fasern des Muskels kontrahieren und damit eine maximale Reizantwort des Muskels erzielt wird. Zur Erzielung einer supramaximalen Stimulation wird eine Reizintensität (in mA) ca. 10–20% höher gewählt, als für eine maximale Reizantwort notwendig wäre. In der Regel ist eine Stromstärke von 40 mA ausreichend.

? Welche Stimulationsmuster gibt es?

- Einzelreizung (Single Twitch)
- TOF-Stimulation
- Tetanische Stimulation
- Posttetanische Zählung, Posttetanic Count (PTC)
- Double Burst Stimulation (DBS)

? Nennen Sie Grundeinstellungen des Nervenstimulators.
Stromstärke 40 mA

Tab: 38: Stimulationsmuster und Grundeinstellungen des Nervenstimulators

Stimulationsmuster	Frequenz (Hz)	Reizdauer (msec)	Besonderheiten
Einzelreize (Single Twich)	0,1	0,1–0,2	
„Train of Four" (TOF)	2	0,1–0,2	4 Einzelreize im Abstand von 0,5 sec, zwischen 2 Serien mind. 10 sec Pause
Tetanus	50	5	Zwischen zwei Tetani mind. 5 min Pause
„Posttetanic Count" (PTC)			10–15 Einzelreize 3 sec nach Tetanus
• Tetanus	50	5	
• Einzelreize	1	0,1–0,2	
„Double Burst" Stimulation (DBS)			2 Reizserien mit je 3 kurzen Tetani im Abstand von 750 ms
• Tetanus	50	0,2	

? Welches ist der einfachste Stimulationsmodus?

Die Einzelreizung ist der einfachste Stimulationsmodus, hat jedoch eine begrenzte klinische Verwertbarkeit. Die Frequenz des Einzelreizes beträgt 0,1 Hz (1 Reiz pro 10 s).

? Was versteht man unter TOF-Stimulation und TOF-Ratio?

Die TOF-Stimulation besteht aus einer Serie von 4 Einzelreizen mit einer Frequenz von 2 Hz. Um den Grad der neuromuskulären Blockade abzuschätzen, wird zum einen die Anzahl der muskulären Antworten gezählt (0–4 Antworten möglich), bzw. werden die Amplituden der vierten und ersten muskulären Antwort ins Verhältnis gesetzt (T4:T1 Ratio = TOF-Ratio). Mit zunehmender Tiefe des neuromuskulären Blocks vermindern sich die Amplitude und die Anzahl der 4 muskulären Antworten der TOF-Stimulation (Ermüdung, Fade). Die TOF-Ratio kann nur solange bestimmt werden, wie alle 4 Antworten vorliegen. Eine TOF-Ratio von 1,0 bedeutet dabei gleiche große Amplituden der ersten und vierten Antwort. Bei weniger als vier TOF-Antworten ist die TOF-Ratio gleich null.

? Beschreiben Sie die Reizantwort auf einen tetanischen Stimulus.

Die tetanische Stimulation besteht aus wiederholten Stimulationen mit einer hohen Frequenz von 50 Hz über 5 s, durch die die Einzelmuskelantworten zu einer andauernden Muskelkontraktion verschmelzen. Die Amplitude der Muskelkontraktion ist infolge der Summation größer als die nach Einzelreizen.

? Was ist unter einer posttetanischen Potenzierung zu verstehen?

Bei der tetanischen Stimulation kommt es zur Ausschüttung von ACh aus der präsynaptischen Membran, wodurch nachfolgend ausgelöste evozierte Muskelpotenziale verstärkt werden. Dieses Phänomen ist nur bei nicht depolarisierenden Muskelrelaxanzien zu beobachten.

? Beschreiben Sie den Stimulationsmodus PTC. Wann kommt dieser Modus zum Einsatz?

Nach einem tetanischen Stimulus (5 s bei 50 Hz) erfolgt nach 3 s Pause eine Serie von 10–15 Einzelreizen mit einer Frequenz von 1 Hz. Die Anzahl der Reizantworten steht im umgekehrten Verhältnis zum Grad der neuromuskulären Blockade. Die PTC-Messung ist v.a. während eines tiefen Blocks sinnvoll, wenn durch Einzelreizungen oder TOF-Stimulation keine Antworten ausgelöst werden können. Anhand der bei der PTC-Stimulation zu verzeichnenden Antworten kann abgeschätzt werden, wann wieder mit einer Reizantwort durch eine TOF-Stimulation oder durch einen Einzelreiz zu rechnen ist bzw. wann eine Antagonisierung möglich ist.

? Was versteht man unter der DBS?

Die DBS besteht aus einer Zweierserie von jeweils drei 0,2 ms dauernden, schnell aufeinander folgenden Tetani von 50 Hz mit einer Pause von 750 ms. Die Amplitude der darauf folgenden Muskelantwort ist ungefähr 3-mal so groß wie die einer TOF-Stimulation. Somit können bestehende Ermüdungsphänomene im Sinne von Restblockaden aufgedeckt werden.

Monitoring

? Wie unterscheiden sich nicht depolarisierende von depolarisierenden Muskelrelaxanzien in der Relaxometrie.

Nicht depolarisierende Muskelrelaxanzien:
- Bei wiederholter Stimulation (TOF, Tetanus) zeigt sich eine Abschwächung der einzelnen Muskelantworten (sog. Ermüdung oder Fade).
- Nach einem tetanischen Stimulus sind die darauf folgenden Muskelantworten verstärkt. (posttetanische Potenzierung, s. S. 233).

Depolarisierende Muskelrelaxanzien:
- Die Amplituden der Muskelantworten sind sowohl bei Einzelreizung als auch bei wiederholter Stimulation (TOF, Tetanus) gleichmäßig erniedrigt. Ein Ermüdungsphänomen (Fade) oder eine posttetanische Potenzierung treten nicht auf.

? Vergleichen Sie die taktile/visuelle Beurteilung mit der technisch-apparativen Messung der Stimulationsantworten bei der Relaxometrie.

Bei der visuellen oder taktilen Beurteilung des TOF wird der neuromuskuläre Block unterschätzt, da im TOF-Ratio-Bereich von 0,4–0,5 bereits alle 4 TOF-Antworten vom Beobachter als gleich intensiv wahrgenommen werden. Restblockaden, die ab einer TOF-Ratio von > 0,5 noch bestehen, werden nur mit objektiven Methoden wie der Akzeleromyographie zuverlässig erkannt.

? Wie kann man anhand der TOF-Messung den Grad der neuromuskulären Blockade abschätzen?

Tab. 39: Messung und neuromuskuläre Blockade

TOF-Ratio	TOF-Antworten	Besetzte Rezeptoren	Muskelkraft	Klinische Bedeutung
1–0,9	4	< 70%		Ausreichende neuromuskuläre Erholung, Extubation
0,7	4	< 70%	> 70%	Spontanatmung, Extubation möglich, Gefahr von Restblockaden
0,5	4	> 70		Kopfheben nicht möglich, Vitalkapazität eingeschränkt, deutliche Restblockaden
0,2	4			Tidalvolumen und Vitalkapazität vermindert
0	3	70–75%	< 25%	Relaxation der Bauchmuskulatur → chirurgische Relaxierung
0	2	85%	< 5%	Relaxation Larynxmuskulatur → Intubation/chirurgische Relaxierung, Antagonisierung möglich
0	1	85–90%		Intubation/chirurgische Relaxierung, Antagonisierung möglich
0	0	90–95%		Intubation/chirurgische Relaxierung, komplette muskuläre Blockade

> **Anhand welcher TOF-Werte würden Sie einen Patienten extubieren?**

Ab einer TOF-Ratio von 0,7–0,9 kann man von einer ausreichenden Vitalkapazität ausgehen. Zu beachten ist, dass bei einer TOF-Ratio von 0,7 noch ca. 70% der Rezeptoren besetzt sind und somit die Gefahr einer Restblockade mit Dysfunktion der oberen Atemwege, wie z.B. inspiratorische Atemgasflussminderungen, Schluckstörungen und Obstruktion, vorliegen können. Ab einer TOF-Ratio > 0,9 kann von einer ausreichenden neuromuskulären Erholung gesprochen werden.

> **Was versteht man unter neuromuskulären Restblockaden?**

Muskelrelaxanzien können auch nach Anwendung in klinisch gebräuchlichen Dosen zu lang anhaltenden Restblockaden führen, die das Risiko postoperativer pulmonaler Komplikationen erhöhen.

Tab. 40: Neuromuskuläre Restblockaden

TOF-Ratio	Klinische Bedeutung
≤ 0,6	ausgeprägte neuromuskuläre Restblockade, erhebliche Beeinträchtigung der forcierten Vitalkapazität, der pharyngealen Funktion und der hypoxischen Atemantwort, Obstruktion der oberen Atemwegs
0,7–0,9	minimale neuromuskuläre Restblockade, forcierte Vitalkapazität, maximaler exspiratorischer Flow, hypoxische Atemantwort haben wieder Ausgangswerte erreicht, dennoch besteht ein erhöhtes Aspirationsrisiko bei weiter bestehender Dysfunktion der oberen Atemwege
> 0,9	ausreichende neuromuskuläre Erholung

> **Ab welchen Relaxometriewerten kann eine Antagonisierung der Wirkung von Muskelrelaxanzien vorgenommen werden?**

Aufgrund des kompetitiven Wirkmechanismus der Muskelrelaxans-Antagonisten an der motorischen Endplatte ist ein Mindestmaß an spontaner neuromuskulärer Erholung auf 10–20% des Ausgangswertes erforderlich. Dies entspricht 1–2 TOF-Antworten.

> **Bei der Narkoseausleitung bemerken Sie bei Ihrem Patienten eine Schaukelatmung mit hoher Atemfrequenz, aber niedrigen Tidalvolumina. Der Patient ist tachykard und hyperton. Es zeigen sich angedeutete, aber kraftlose Bewegungen der Extremitäten. Wie ist Ihr weiteres Vorgehen?**

Die klinischen Zeichen deuten auf einen Muskelrelaxansüberhang hin.
- Die Erholung der neuromuskulären Blockade hat schon begonnen. (Relaxometrie > 2 TOF-Antworten) → Antagonisierung, verlängerte Nachbeobachtungszeit im Aufwachraum (mind. 2 h), wegen möglicher Restblockaden oder Reboundphänomene.

? **Wie gehen Sie vor, wenn Ihr Patient bei der Narkoseausleitung keinerlei oder nur geringe spontane Muskelaktivitäten oder Atemaktivitäten zeigt?**
◢ Ausschluss eines Opiat- oder anderweitigen Narkoseüberhangs
◢ Relaxometrie → TOF-Antworten < 2 → tiefe neuromuskuläre Blockade → Nachbeatmung bei leichter Sedierung, evtl. geringe Dosis von Benzodiazepinen zur Amnesie
◢ Relaxometrie → TOF-Antworten > 2 → beginnende neuromuskuläre Erholung → Antagonisierung, verlängerte Nachbeobachtungszeit im Aufwachraum (mind. 2 h), wegen möglicher Restblockaden oder Reboundphänomene.

Cave: Ein Relaxansüberhang bei wachem Patienten wird von diesem subjektiv als bedrohlicher Zustand wahrgenommen. **Atemnot**! Auch geringe Restblockaden werden als unangenehm empfunden (Artikulationsschwierigkeiten, Schluckbeschwerden, Sehstörungen).

Literatur

Capron F, Alla F, Hottier C et al., Can Acceleromyographie detect low levels of residual paralysis? Anesthesiology (2004), 100, 1119–1124
Fuchs-Buder T, Eikermann M, Neuromuskuläre Restblockaden. Anaesthesist (2006), 55, 7–16
Fuchs-Buder T, Mencke T, Neuromuskuläres Monitoring. Anaesthesist (2001), 50, 117–128
Hemmerling TM, Donati F, Neuomuskular blockade at the larynx, the diaphragm and the corrugator supercilli muscle: a review. Can J Anesth (2003) 50, 779–794
Klinke R, Pape HC, Silbernagel S (Hrsg) (2005) Physiologie. Thieme, Stuttgart

Techniken

Balancierte Anästhesie und TIVA (totale intravenöse Anästhesie)

S. Schmidt

? **Welche Anforderungen muss eine Allgemeinanästhesie heutzutage erfüllen?**
Grundsätzliches Ziel einer Allgemeinanästhesie ist die Ausschaltung von Bewusstsein und Schmerzempfindung. Abhängig von der durchzuführenden Operation kann eine neuromuskuläre Blockade (Muskelrelaxierung) notwendig sein. Wichtig ist eine gute Steuerbarkeit, da Narkose kein statischer, sondern ein durch unterschiedliche intraoperative Reize bedingter dynamischer Zustand ist. Insbesondere im Hinblick auf die optimale OP-Auslastung ist eine kurze Narkoseausleitung von großer Bedeutung.

? **Wie werden balancierte Anästhesie bzw. TIVA definiert?**
John Silas Lundy definierte 1926 die Balanced Anaesthesia als Kombination einer Inhalationsnarkose mit einem i.v. Anästhetikum bei gleichzeitiger Lokalanästhesie. Heute versteht man unter balancierter Anästhesie die Kombination von einem Inhalationsanästhetikum mit einem Opioid. Die Narkose-Einleitung kann hierbei sowohl inhalativ als auch i.v. erfolgen. Bei einer TIVA wird auf Narkosegase verzichtet und die Anästhesie durch kontinuierlich i.v. Applikation aufrechterhalten. Die Beatmung erfolgt mit einem Sauerstoff-Luft-Gemisch.

? Wann ist eine balancierte Anästhesie, wann eine TIVA indiziert?

Die zwingende Indikation zur jeweiligen Narkoseform ergibt sich aus den pharmakologischen Eigenschaften. So ist bei MH die Anwendung von Inhalationsanästhetika (Triggersubstanz) kontraindiziert. Bei erhöhtem Hirndruck sollte auf die Anwendung von Narkosegasen in hoher Konzentration verzichtet werden. Hier ist eine TIVA mit Propofol indiziert, da Propofol eine Hirndrucksenkung von bis zu 50% bewirkt. Die Inzidenz von postoperativer Übelkeit und Erbrechen ist nach einer TIVA mit Propofol geringer als nach balancierter Anästhesie. Bei Kindern finden sich nach TIVA mit Propofol postoperativ weniger delirante Zustände als nach Sevofluran-Narkosen. Die bronchodilatative Wirkung von Isofluran kann bei Patienten mit COPD als Vorteil genutzt werden. Im Hinblick auf das Aufwachverhalten zeigen sich bei einer TIVA (Propofol/Remifentanil) signifikant kürzere Zeiten von der Beendigung der Narkosemittelzufuhr bis zur Extubation als bei einer balancierten Anästhesie (Sevofluran/Remifentanil, Desfluran/Remifentanil). Auch bronchopleurale Fisteln sind eine Indikation für die TIVA.

? Welche Möglichkeiten des direkten Narkosemonitoring gibt es?

Bei der balancierten Anästhesie kann über die Messung der in- und exspiratorischen Konzentration eine Kontrolle der Narkosegaskonzentration erfolgen. Diese direkte Möglichkeit des Monitoring besteht bei einer TIVA nicht. Deshalb sollte die kontinuierliche i.v. Applikation bei einer TIVA nur über einen sicheren venösen Zugang erfolgen, der möglichst auch intraoperativ zugänglich ist. Um eine intraoperative Awareness zu vermeiden, ist unbedingt sicherzustellen, dass die vom Perfusor abgegebenen Anästhetika dem Patienten auch infundiert werden. Hauptfehlerquelle diesbezüglich sind falsch gestellte Dreiwegehähne, Diskonnektionen, Paravasate und nicht korrekt bediente Perfusoren. Bei einer Fehlstellung der Dreiwegehähne kann das Medikament entweder einfach aus dem Infusionssystem herauslaufen oder retrograd in eine Infusionsflasche infundiert werden. Letzteres ist auch bei erhöhtem Infusionswiderstand denkbar (z.B. durch Beugen des Armes und konsekutivem Abknicken der Flexüle in der Ellenbeuge). Deshalb sollten Zuleitungen von Schwerkraftinfusionen nie ohne Rückschlagventil erfolgen. Besonders bei einer TIVA bietet sich das Monitoring der Narkosetiefe mittels BIS an.

? Welche Medikamente werden verwendet?

Als volatile Anästhetika kommen Isofluran, Desfluran oder Sevofluran zum Einsatz. Einziges Narkosegas, das sich zur Maskeneinleitung eignet ist Sevofluran, da es die Atemwege nicht reizt. Halothan findet seit der Einführung von Sevofluran durch seine wesentlich längere An- und Abflutungszeit und des möglichen hepatotoxischen Effekts kaum noch Anwendung. Bei den Opioiden stehen Remifentanil, Alfentanil, Fentanyl und Sufentanil zur Auswahl. Remifentanil und Alfentanil eigenen sich durch ihre kurze Halbwertszeit und gute Steuerbarkeit besonders für kleinere, kurze Eingriffe. Durch ihre hohe analgetische Potenz bieten sich Fentanyl und Sufentanil besonders bei großen, schmerzhaften Eingriffen an. Neben Propofol werden auch Etomidate und Thiopental zur i.v. Narkose-Einleitung verwendet. Etomidate besitzt im Vergleich zu Propofol eine weniger ausgeprägte negativ inotrope Wirkung und darüber hinaus einen koronardilatierenden Effekt. Somit ist Etomidate besonders bei älteren Patienten mit kardialer Vorerkrankung geeignet. Aufgrund seiner hemmenden Wirkung auf die Cortisolsynthese verbietet sich die kontinuierliche Applikation von Etomidate. Das i.v. Hypnotikum der Wahl zur kontinuierlichen Applikation ist Propofol.

? Was versteht man unter dem Propofol-Infusionssyndrom (PRIS)?

Bei der i.v. Applikation von Propofol über einen längeren Zeitraum kann es zu einer Störung der zellulären oxidativen Energiebereitstellung kommen. Die Störung der Fettsäureoxidation und die Entkopplung der Atmungskette führen zu einem intrazellulären Energiedefizit mit Laktatazidose und Muskelnekrose. Am häufigsten tritt ein PRIS bei hoch dosierter Langzeitsedierung (> 48 h mit > 5 mg/kg KG/h Propofol) auf. Aber auch bei Operationen von mehr als 5 h Länge muss bei entsprechender Symptomatik mit einem PRIS gerechnet werden. Hauptsächlich betroffen sind Kinder und Säuglinge. Weitere Risikofaktoren sind Infektionen des oberen Respirationstraktes, Polytrauma/SHT, endogener Stress, Zufuhr von Katecholaminen und Glukokortikoiden und unzureichende Glukosezufuhr.

Literatur

Gan TJ, Risk factors for postoperative nausea and vomiting. Anesth Analg (2006), 102(6), 1884–1898
Purugganan RV, Intravenous anesthesia for thoracic procedures. Curr Opin Anaesthesiol (2008), 21(1), 1–7
Tonner PH, Balanced anaesthesia today. Best Pract Res Clin Anaesthesiol (2005), 19(3), 475–484
White PF, Multimodal analgesia: its role in preventing postoperative pain. Curr Opin Investig Drugs (2008), 9(1), 76–82

Regionalanästhesie

F. Hokema, M. Wiegel, A. Reske

? Welche Hygienegrundsätze sind einzuhalten?

- Hygieneplan: Die allgemeinen Hygienemaßnahmen orientieren sich an dem (für jede Institution vorgeschriebenen) Hygieneplan.
- Räumlichkeit: Die Durchführung erfolgt in hygienisch geeigneten Behandlungsräumen.
- Personenzahl: Die Anzahl der Personen in diesem Behandlungsraum ist für den Zeitraum der Punktion/Katheteranlage auf das Notwendige zu beschränken.
- Schmuck, Uhren und jegliche Ringe sind vor Punktionen abzulegen.
- Rasur: An behaarten Stellen wird eine Rasur empfohlen. Diese wird am besten als Schaumrasur unmittelbar vor der Punktion durchgeführt.
- Entfetten und Säubern der Haut: Das Entfetten der Haut wird nicht empfohlen, eine Säuberung nur bei sichtbarer Verunreinigung.
- Händedesinfektion: Die hygienische Händedesinfektion ist obligatorisch. Verwendet werden vorzugsweise Mittel auf Wirkstoffbasis von Alkoholen mit einer Standardzulassung gem. § 36 AMG und der Listung durch die DGHM mit einer Einwirkzeit von 60 s. Ein Händewaschen mit Seife wird zusätzlich nur bei Arbeitsbeginn und Arbeitsende empfohlen.

- Hautdesinfektion: Die Desinfektion erfolgt im Idealfall als zentrifugale Sprüh-Wisch-Sprüh-Desinfektion mit alkoholischen Desinfektionsmitteln und einer Einwirkzeit von 1–10 min. Überschüssiges Desinfektionsmittel („Desinfektionsmittelsee") sollte unmittelbar vor Punktion steril aufgenommen werden.
- Mundschutz, Haube, Kittel: Das Tragen von Haube und frischem Mundschutz wird für alle an der Punktion beteiligten Personen grundsätzlich empfohlen. Die Anlage eines sterilen Kittels wird bei kontinuierlichen Katheterverfahren empfohlen.
- Abdeckfolien: Empfohlen werden großflächige selbstklebende Lochtücher und großzügige sterile Arbeitsflächen, um Kontaminationen zu vermeiden.
- Medikamente und Material: Es werden nur frisch angesetzte Medikamentenlösungen verwendet (keine Multi-Dose-Behälter), ebenso nur Einmalartikel zur Punktion und Katheteranlage. Die Kanülenspitze und die Katheterspitze, also Areale, die in den Körper eindringen, sollen nicht berührt werden.
- Verband: Der sterile Verband wird in steriler Applikationstechnik angelegt. Ein Verbandwechsel sollte nur erfolgen, wenn erforderlich. Der Verband wird so lange als möglich belassen, der erste Verband ist der „sterilste"!
- Fixierung: Katheter und Konnektionsstellen müssen sicher fixiert werden.
- Kontrolle: Die Einstichstelle des Katheters soll täglich klinisch überprüft werden. Die Mindestforderung ist die tägliche Palpation der Einstichstelle.
- Bei Missempfindungen muss die Insertionsstelle auch visuell beurteilt werden, ggf. muss ein Verband dazu gelöst werden, wenn es sich nicht um einen durchsichtigen Verband handelt.
- Indikationsstellung: Die Indikation für die Fortsetzung der Therapie sollte täglich neu überprüft werden.

? Welche Komplikationen können bei der Durchführung von Nervenblockaden auftreten?

- Reaktionen auf Lokalanästhetika:
  - Allergische Reaktionen
  - Kardiodepression, v.a. bei akzidenteller intravasaler Injektion
  - ZNS-Toxizität, v.a. bei akzidenteller intravasaler Injektion
- Methämoglobinämie
- Lokale Komplikationen:
  - Nervenschäden (mechanisch, chemisch und Kombination bei intraneuraler Injektion)
  - Infektionen
  - Hämatome
  - Pneumothorax
  - Gefäßverletzungen

? Bietet der Einsatz des Ultraschalls einen Vorteil gegenüber herkömmlichen Techniken?

Untersuchungen, in denen der Einsatz von Ultraschall mit herkömmlicher Stimulationstechnik verglichen wurde, zeigen – bei unveränderten Komplikationsraten – eine
- höhere Erfolgsrate,
- Verkürzung der Prozedurdauer,

◢ kürzere Anschlagszeit,
◢ längere Blockdauer

durch den Einsatz von Ultraschall. Diese Ergebnisse einer Metaanalyse von insgesamt 13 kontrollierten und randomisierten Studien sind limitiert durch Faktoren wie den Publication Bias und der Schwierigkeit, Patienten, Untersucher und durchführenden Arzt zu verblinden [Abrahams 2009].

? Beschreiben Sie die Anatomie des Plexus brachialis.

Die Rr. ventrales der Spinalnerven C5 (C4) bis T1 (T2) bilden den Plexus brachialis. Zunächst entstehen 3 Trunci: der Truncus superior, der Truncus medius und der Truncus inferior. Die Trunci gelangen durch die Skalenuslücke hinter die Clavicula, wo sich im weiteren Verlauf 3 Faszikel bilden und später in die einzelnen Nerven übergehen:

◢ Fasciculus lateralis aus Truncus superior und Truncus medius
◢ Fasciculus medialis aus dem Truncus inferior
◢ Fasciculus posterior mit Anteilen aus allen 3 Faszikeln
◢ 1 N. suprascapularis
◢ 2 N. musculocutaneus
◢ 3 N. axillaris
◢ 4 N. radialis
◢ 5 N. medianus
◢ 6 N. ulnaris

Abb. 52: Plexus brachialis

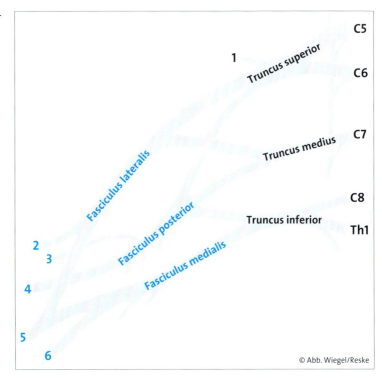

Wie sehen die motorischen Antworten der Nerven des Plexus brachialis aus?

- 2 N. musculocutaneus
- 5 N. medianus
- 3 N. axillaris:
  - Innerviert M. deltoideus (Abduktion im Schultergelenk)
- 4 N. radialis
- 6 N. ulnaris

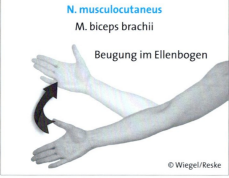

Abb. 53: N. musculocutaneus

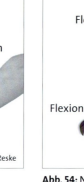

Abb. 54: N. medianus

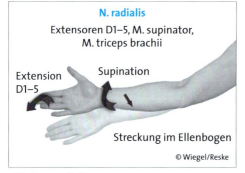

Abb. 55: N. radialis

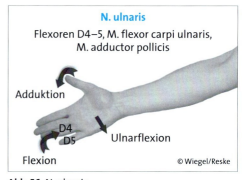

Abb. 56: N. ulnaris

Techniken

? Wie sehen die sensiblen Innervationsgebiete der Nerven des Plexus brachialis aus?
- Interskalenär
- Claviculär
- Axillär

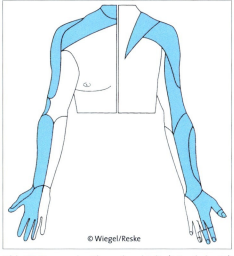

Abb. 57: Nerven des Plexus brachialis (Interskalenär)

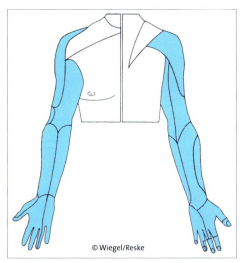

Abb. 58: Nerven des Plexus brachialis (Claviculär)

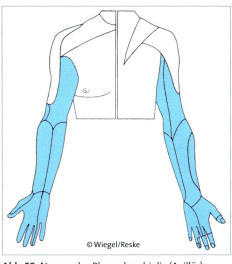

Abb. 59: Nerven des Plexus brachialis (Axillär)

Wie wird eine Skalenusblockade (nach [Meier 2001]) durchgeführt?

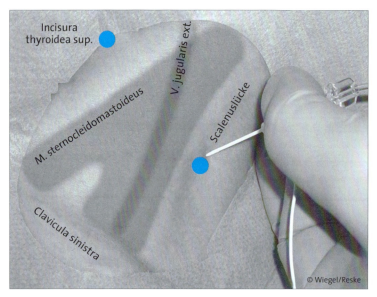

Abb. 60: Durchführung einer Skalenusblockade

Tab. 41: Skalenusblockade

Lagerung	Rückenlage des Patienten, Kopf ca. 30° zur Gegenseite gedreht
Orientierung	Darstellung der Incisura thyreoidea sup. ca. 2 cm oberhalb des Criciod, Palpation der „Scalenuslücke" am hinteren Rand des M. sternocleidomastoideus nach dorsal
Punktion	In Höhe der Incisura thyreoidea sup., tangential im Winkel von ca. 30° nach lateral und kaudal Stichrichtung auf Übergang zwischen lateralem medialem Drittel der Clavicula (gute Katheterapplikation möglich)
Kennmuskulatur	M. deltoideus (N. axillaris) M. biceps brachii (N. musculocutaneus)

Wie wird eine vertikale infraclaviculäre Plexusblockade (nach [Kilka 1995]) durchgeführt?

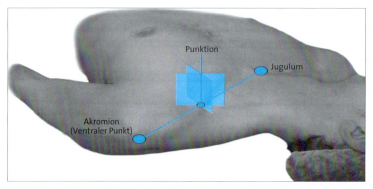

Abb. 61: Durchführung einer vertikalen infraclaviculären Plexusblockade

Tab. 42: Vertikale infraclaviculäre Plexusblockade

Lagerung	Rückenlage des Patienten, Kopf ca. 30° zur Gegenseite gedreht
Orientierung	Halbierung der Verbindungslinie zwischen dem ventralsten Punkt des Akromions und des Jugulums
Punktion	Der Plexus befindet sich lateral der A. und V. axillaris. Die Punktion erfolgt direkt unterhalb der Clavicula, streng vertikal (!) mit einer Punktionstiefe von ca. 4–6 cm. Orientierende Lagekontrolle: Zeigefinger nach medial gerichtet in MOHRENHEIM-Grube (Trigonum clavicopectorale) – Punktion unmittelbar medial.
Kennmuskulatur	N. radialis und N. medianus Extensoren und Flexoren der Finger

Wird eine Beugung im Ellenbogen als motorische Antwort akzeptiert (lateraler Faszikel, im Bereich der Punktionsstelle noch medial des posterioren Faszikels liegend), wird nur in etwa 50% der Fälle eine vollständige Blockade erreicht.

 Wie wird eine axilläre Blockade durchgeführt?

Abb. 62: Durchführung einer axillären Blockade

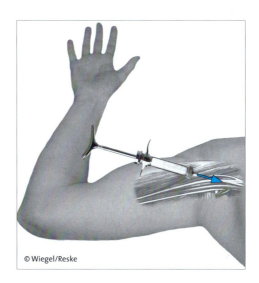

Tab. 43: Axilläre Plexusblockade

Lagerung	Rückenlage des Patienten, Arm 90° abduziert und außenrotiert
Orientierung	In Höhe des Sehnenansatzes des M. latissimus dorsi sowie Palpation der A. axillaris und Palpation des Unterrandes des M. coracobrachialis
Punktion	Punktion 30–40° zur Hautebene, parallel und oberhalb der A. axillaris nach proximal. „Widerstandsverlust" nach Passage der „Gefäß-Nerven"- Scheide („Klick Phänomen")
Kennmuskulatur	Fasciculus lateralis und medialis, Fasciculus posterior schwierig zu blockieren, ggf. selektive Blockade des N. radialis durch Midhumeralblock ergänzen

? Beschreiben Sie die Anatomie des Plexus lumbosacralis.

Die Rr. ventrales der Spinalnerven L1–L4 und L4 bis max. S5 bilden den Plexus lumbalis und den Plexus sacralis. Etwas komplexer als in der oberen Extremität geht der Plexus im Verlauf in einzelne Nerven über:

- N. iliohypogastricus
- N. ilioinguinalis
- N. genitofemoralis
- N. cutaneus femoris lateralis
- N. femoralis
- N. obturatorius
- N. gluteus superior
- N. gluteus inferior
- N. cutaneus femoris posterior
- N. ischiadicus
  - zweigt sich auf in den N. tibialis und N. peroneus (fibularis) communis
- N. pudendus
- Nervi anococcygei

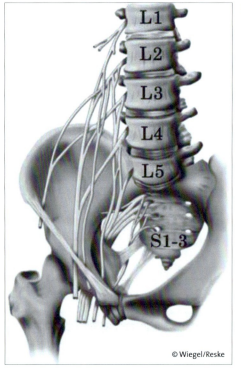

Abb. 63: Plexus lumbosacralis

Techniken

> **?** Beschreiben Sie die sensible und motorische Innervation der Nerven des Plexus lumbosacralis.

Tab. 44: Die Nerven des Plexus Lumbosacralis

Nerv	Motorische Innervation	Sensible Innervation
Plexus lumbalis		
N. iliohypogastricus	Bauchmuskeln	Haut Hüftbereich
N. ilioinguinalis	Bauchmuskeln	Haut Genitalbereich
N. genitofemoralis	M. cremaster	Haut Leistenband
N. cutaneus femoris lateralis		Haut OS Vorderseite
		Haut OS Außenseite
N. femoralis	Extensoren OS (M. quadriceps femoris)	Haut OS Vorderseite bis Knie
		Haut bis medialer Fußrand
N. obturatorius	Adduktoren OS	Haut OS Innenseite
Plexus sacralis		
N. gluteus superior	M. gluteus medius, minimus	
N. gluteus inferior	M. gluteus maximus	
N. cutaneus femoris posterior		Haut OS Rückseite, Gesäß, Damm
N. ischiadicus	Gesamter US und Fuß	Haut US und Fuß (außer N. saphenus)
N. tibialis	Flexoren US (Plantarflexion, Beugung)	
N. peroneus communis	Extensoren US (Dorsalflexion, Streckung)	

> **?** Wie wird eine Blockade des N. femoralis durchgeführt?

Abb. 64: Blockade des N. femoralis

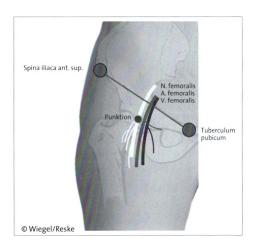

Tab. 45: Blockade des N. femoralis

Lagerung	Rückenlage des Patienten, Bein leicht abduziert und außenrotiert
Orientierung	1,5 cm lateral der A. femoralis und etwa 1 cm unterhalb der Leistenfalte oder 3 cm unterhalb des Leistenbandes (s. Verbindungslinie zwischen Tuberculum pubicum und Spina iliaca anterior superior)
Punktion	Nach proximal 30° zur Haut parallel zur A. femoralis
Kennmuskulatur	M. quadriceps femoris („tanzende Patella")

? Wie wird eine anteriore Blockade des N. ischiadicus durchgeführt?

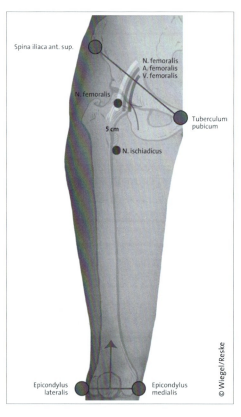

Abb. 65: Anteriore Blockade des N. ischiadicus

Tab. 46: Anteriore Blockade des N. ischiadicus

Lagerung	Rückenlage des Patienten, Bein leicht abduziert und außenrotiert
Orientierung	5 cm unterhalb der Punktionsstelle für den N. femoralis auf einer Verbindungslinie zwischen der Patella und dem Punktionsort des N. femoralis
Punktion	senkrecht zur Unterlage. Identifikation in einer Tiefe von 8–12 cm
Kennmuskulatur	Flexoren und Extensoren des US mit einer Antwort im Fuß (Plantarflexion oder Dorsalextension)

Techniken

 Wie wird eine laterale Blockade des N. ischiadicus durchgeführt?

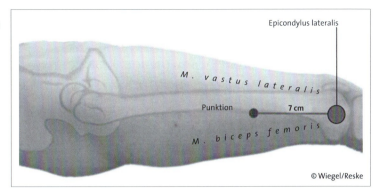

Abb. 66: Laterale Blockade des N. ischiadicus

Tab. 47: Laterale Blockade des N. ischiadicus

Lagerung	Rückenlage des Patienten, US auf Kissen gelagert
Orientierung	7 cm oberhalb der lateralen Kondyle am Unterrand des Femur zwischen dem M. vastus lateralis und dem M. biceps femoris
Punktion	Parallel zur Unterlage etwas nach dorsal und kranial. Identifikation in einer Tiefe von 4–6 cm
Kennmuskulatur	Flexoren und Extensoren des US mit einer Antwort im Fuß (Plantarflexion oder Dorsalextension)

 Wie wird eine distale Blockade des N. ischiadicus durchgeführt?

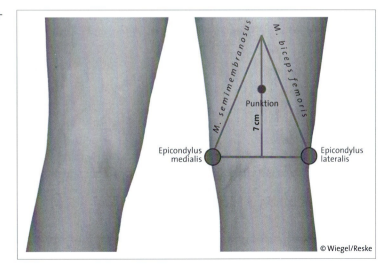

Abb. 67: Distale Blockade des N. ischiadicus

Tab. 48: Distale Blockade des N. ischiadicus

Lagerung	Rücken- oder Seitenlage des Patienten
Orientierung	Verbindungslinie zwischen den Kondylen. Anzeichnen einer 7 cm langen Senkrechten vom Mittelpunkt der interkodylären Verbindungslinie. Der Nerv liegt lateral von der A. poplitea.
Punktion	In einem Winkel von etwa 40° durch die Haut. Der Nerv wird nach ca. 5 cm erreicht.
Kennmuskulatur	Flexoren und Extensoren des US mit einer Antwort im Fuß (Plantarflexion oder Dorsalextension)

Literatur

Abrahams MS et al., Ultrasound guidance compared with electrical neurostimulation for peripheral nerve block: a systematic review and meta-analysis of randomized controlled trials. Br J Anaesth (2009), 102(3), 408–417

Büttner J, Meier G, Regional anesthesia – approaches to the brachial plexus. Anasthesiol Intensivmed Notfallmed Schmerzther (2006), 41(7–8), 491–497

Kilka HG, Geiger P, Mehrkens HH, Die vertikale infraklavikuläre Blockade des Plexus brachialis. Anaesthesist (1995), 44, 339–344

Meier G, Peripheral nerve block of the lower extremities. Anaesthesist (2001), 50(7), 536–557

Meier G et al., Interscalene plexus block. Anatomic requirements-anesthesiologic and operative aspects. Anaesthesist (2001), 50(5), 333–341

Meier G, Bauereis C, Heinrich C, Interscalene brachial plexus catheter for anesthesia and postoperative pain therapy. Experience with a modified technique. Anaesthesist (1997), 46(8), 715–719

Wiegel M et al., Complications and adverse effects associated with continuous peripheral nerve blocks in orthopedic patients. Anesth Analg (2007), 104(6), 1578–1582

Wiegel M et al., Anterior sciatic nerve block – new landmarks and clinical experience. Acta Anaesthesiol Scand (2005), 49(4), 552–557

Hygieneempfehlungen für die Anlage und weiterführende Versorgung von Regionalanästhesie-Verfahren

Die „15 Gebote" des Wissenschaftlichen Arbeitskreises Regionalanästhesie der DGAI
http://www.ak-regionalanaesthesie.dgai.de/empfehlungen-links/empfehlungen.html, 30.11.2009

Spinalanästhesie

H. Taghizadeh

? Was versteht man unter einer Spinalanästhesie?

Bei der Spinalanästhesie wird ein Lokalanästhetikum in den Subarachnoidalraum in Höhe der Lendenwirbelsäule injiziert. Die Technik der Lumbalpunktion wurde von H. I. Quincke 1891 erstmalig beschrieben und von A. Bier Ende des 19. Jahrhunderts in die klinische Praxis eingeführt. Letzterem gelang es 1898, mit einer Injektion von 5 mg Kokain $2/3$ des Körpers seines Assistenten Hildebrandt für ca. 45 min zu anästhesieren. Hauptwirkort der Lokalanästhetika sind das Rückenmark und die spinalen Nervenwurzeln. Durch die Injektion des Lokalanästhetikums wird eine sympathische, sensorische und motorische Blockade hervorgerufen. Die Blockade der Hinterwurzeln führt zur Unterbrechung der afferenten Fasern (Schmerz, Temperatur, Berührung, Lageempfinden und Vasodilatation), die Blockade der Vorderwurzeln zur Unterbrechung der efferenten Fasern (Muskeln, Drüsen). Die Wirkung des Lokalanästhetikums wird durch die Absorption in den systemischen Kreislauf beendet.

? Kennen Sie die wichtigsten anatomischen Grundlagen?

Die Kenntnis folgender Strukturen ist für die regelrechte Durchführung einer Spinalanästhesie von Bedeutung (s. auch Abb. 70):

- **Bandapparat**: Die knöcherne Wirbelsäule wird durch einen Bandapparat bestehend aus Lig. supraspinale, Lig. interspinale und Lig. flavum stabilisiert. Diese müssen bei der Punktion des Subarachnoidalraums von außen nach innen durchstochen werden.
- **Knöcherne Wirbelsäule mit dem Wirbelkanal**: Erstreckt sich vom Foramen magnum bis zum Hiatus sacralis und besteht aus dem Rückenmark, dem Liquor cerebrospinalis, den Meningen (Pia mater, Arachnoidea und Dura), den Wurzeln der Spinalnerven (Hinter- und Vorderhörner) und dem Periduralraum.
- **Liquor cerebrospinalis**: Der Liquor cerebrospinalis hat ein Gesamtvolumen von ca. 120–150 ml mit einem spezifischen Gewicht von 1003. Das Volumen des zirkulierenden Liquors im lumbosakralen Raum variiert zwischen 30 und 80 ml.

Jedem Spinalnerv ist ein Hautgebiet (Dermatom) zugeordnet (s. Abb. 69). Die Dermatome repräsentieren das sensible Innervationsgebiet der jeweiligen Spinalnerven und gelten nur für die Haut. Darunter liegende Strukturen wie Muskeln und innere Organe sind häufig anderen Segmenten zuzuordnen (s. Abb. 68).

? Welche Indikationen für die Spinalanästhesie kennen Sie?

Spinalanästhesien können bei Eingriffen im Bereich der unteren Extremität, des Perineums und des Unterbauchs eingesetzt werden. Je nach Ausbreitung des Anästhesieniveaus unterscheidet man zwischen:

- **Sattelblock (bis L5–S1)**: für gynäkologische und urologische Eingriffe im Genital- und Analbereich. Operationen an der Vulva können allerdings im Sattelblock nicht durchgeführt werden, da die oberen Segmente der Vulva von den Spinalnerven L1–2 versorgt werden.

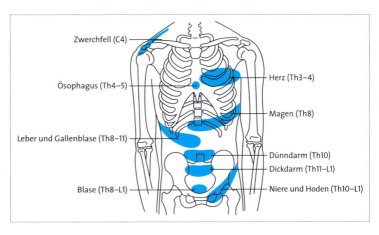

Abb. 68: Dermatome innerer Organe und die dazugehörigen Rückenmarksegmente

- **Tiefer Spinalblock (bis Th10):** für Eingriffe im Bereich der unteren Extremität, transurethrale Prostata- und Blasenresektionen.
- **Hoher Spinalblock (bis Th4):** für Eingriffe im Unterbauchbereich wie Herniotomien, Hysterektomien, Sectio cesarea und manuelle Plazentalösung.

❓ Nennen Sie die Vorteile einer Spinalanästhesie im Vergleich zur Allgemeinanästhesie. Welche Einschränkungen gibt es?

Zu den eminenten Vorteilen einer Spinalanästhesie gehören: die reduzierte Stressreaktion auf chirurgische Stimuli im Vergleich zur analgetischen Abschirmung während der Allgemeinanästhesie, die niedrigeren Kosten, die fehlende Notwendigkeit der Atemwegssicherung mit dem geringeren Risiko für Aspirationen, die reduzierte Rate an thromboembolischen Komplikationen, der geringere intraoperative Blutverlust (v.a. bei Hüftgelenks- und hüftgelenksnahen Eingriffen) und die Möglichkeit der Überwachung des Vigilanzstatus. Zu den Nachteilen werden gezählt: die ausgeprägte arterielle Hypotension bei Anstieg des Anästhesieniveaus im Bereich der hochthorakalen Segmente und die Begrenzung der Operationsdauer auf ca. 2 h. Der Auswahl der geeigneten Patienten kommt bei der Spinalanästhesie eine besondere Bedeutung zu, da manche Patienten für Operationen im wachen Zustand generell nicht geeignet sind. Schließlich müssen das Risiko postpunktioneller Kopfschmerzen (postdural puncture headache, PDPH) und das Risiko für Infektionen und Nervenläsionen bzw. die neurotoxische Wirkung von Lokalanästhetika als nachteilig angesehen werden.

❓ Kennen Sie die möglichen Kontraindikationen?

Das Bestehen einer Blutungsdiathese, eine relevante Antikoagulation, erhöhter ICP, eine Infektion an der Punktionsstelle, Sepsis und Septikämie, starke Hypovolämie und/oder Schock, eine Allergie gegen Lokalanästhetika und die Ablehnung durch den Patienten stellen Kontraindikationen für eine Spinalanästhesie dar. Bei Vorbestehen einer neurologischen Erkrankung und von extremen anatomischen Wirbelsäulendeformitäten muss eine individuelle Nutzen-Risiko-Analyse der Anlage einer Spinalanästhesie vorausgehen. Das Vorliegen einer hochgradigen Aorten- bzw. Mitralstenose stellt ebenfalls eine Kontraindikation dar. Die Anlage einer Spinalanästhesie im Kindesalter wird allgemein als nicht indiziert angesehen.

❓ Welche Laborparameter sollten vor der Anlage einer Spinalanästhesie bestimmt werden? Welche Grenzwerte können akzeptiert werden?

Die Notwendigkeit der präoperativen Laboranalyse ergibt sich aus der Art des Eingriffs und der Grunderkrankung des Patienten. Grundsätzlich müssen vor der Anlage von Spinalanästhesien – außer bei V.a. Gerinnungsstörungen bzw. Einnahme von gerinnungsaktiven Substanzen – keine spezifischen Laborparameter erhoben werden. Ergeben sich aus der Anamnese und/oder dem klinischen Befund jedoch Hinweise auf eine Gerinnungsstörung, sollten folgende hämostaseologischen Untersuchungen durchgeführt werden: PTT (nicht > 42 s), Quick (nicht < 70%), Thrombozytenzahl (nicht < 80 000/µl).

Tab. 49: Empfohlene Zeitintervalle vor und nach rückenmarksnaher Punktion bzw. Katheterentfernung beim Einsatz gerinnungsaktiver Pharmaka [DGAI 2007]

	Vor Punktion/ Katheterentfernung	Nach Punktion/ Katheterentfernung	Laborkontrolle
UFH (Prophylaxe)	4 h	1 h	Thrombozytenzahl
UFH (Therapie)	4–6 h	1 h	aPTT, ACT, Thrombozytenzahl
NMH (Prophylaxe)	12 h	2–4 h	Thrombozytenzahl
NMH (Therapie)	24 h	2–4 h	Thrombozytenzahl, Anti-Xa
Fondaparinux	36–42 h	6–12 h	Anti-Xa
Vitamin-K-Antagonisten	INR < 1,4	Nach Katheterentfernung	INR
Hirudine	8–10 h	2–4 h	aPTT, ECT
Argatroban	4 h	2 h	aPTT, ECT, ACT
ASS 100 mg	Keine	Keine	
Clopidrogel	7 Tage	Nach Katheterentfernung	
Ticlopidin	10 Tage	Nach Katheterentfernung	
NSAR	Keine	Keine	

aPTT: aktivierte Prothrombinzeit, ECT: Ecarinzeit, ACT: Activated clotting time, NSAR: nichtsteroidale Antirheumatika

? Darf die Spinalanästhesie unter Einnahme von gerinnungshemmenden Substanzen erfolgen?

Die gleichzeitige Einnahme von gerinnungshemmenden Substanzen mit unterschiedlichen Wirkmechanismen (z.B. Aspirin und niedermolekularen Heparinen) stellt eine Kontraindikation für die Anlage einer Spinalanästhesie dar. Bei Patienten, die regelmäßig Aspirin (bis zu 100 mg/d) oder nichtsteroidale Antiphlogistika einnehmen, besteht dagegen kein erhöhtes Risiko einer Hämatombildung. Bei Einnahme von anderen Thrombozytenaggregationshemmern wie Clopidrogel sollte mindestens 7 Tage vorher die Injektion von unfraktionierten Heparinen 4 h vorher und die Gabe von niedermolekularen Heparinen 12–24 h vorher (prophylaktische bzw. therapeutische Gabe) gestoppt werden. Die Empfehlungen der DGAI hierzu sind in der Tabelle 49 aufgelistet.

? Beschreiben Sie die Technik der Spinalanästhesie.

Grundsätzlich kann die Spinalanästhesie in sitzender Position bzw. Seitenlagerung durchgeführt werden. Als Orientierungspunkt dient die Verbindungslinie zwischen den Crista iliacae (Beckenkamm), die dem Zwischenwirbelraum LWK3–4 entspricht. Um die Gefahr einer direkten Rückenmarksläsion auszuschließen, dürfen Spinalanästhesien nicht höher als im Bereich L2 bei Erwachsenen bzw. L4 bei Kindern durchgeführt werden. Die sitzende Position sollte bei geplanter Punktion im unteren Lumbalbereich und bei Patienten mit schwierigen anatomischen Verhältnissen (Wirbelsäulendeformitäten) bevorzugt werden. Ebenfalls erleichtert die sitzende Position im Vergleich zur Seitenlagerung die Identifikation der Punktionslandmarken bei adipösen Patienten. Die Punktion des Subarachnoidalraums kann sowohl von der Mittellinie (medianer Zugang) als auch von der Seite (lateraler bzw. parame-

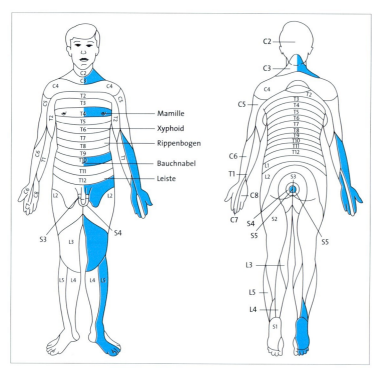

Abb. 69: Hautdermatome spinaler Nerven

dianer Zugang) erfolgen. Der Anschluss eines Basismonitoring mit EKG, Blutdruckmessung und Pulsoxymetrie sowie die Anlage eines venösen Zugangs vor Beginn der Spinalanästhesie sind obligat. Auch die Einhaltung von strenger Asepsis unter Verwendung von sterilen Handschuhen, Mundschutz und großflächiger Desinfektion und Abdeckung des Rückens ist Pflicht. Zur Vermeidung eines abrupten, ausgeprägten Blutdruckabfalls wird die Gabe von Infusionslösungen als Preload (z.B. 500 ml Ringerlaktat) vor Punktionsbeginn empfohlen. Bei dem am häufigsten angewandten medianen Zugang wird nach der Identifikation der entsprechenden Dornfortsätze die Haut in der gewünschten Punktionshöhe mit einer geringen Menge Lokalanästhetika infiltriert (z.B. 1–2 ml Scandicain 1%). Anschließend wird die Führungskanüle in einem Winkel von 10–15° nach kranial eingeführt und die Punktionskanüle darüber vorgeschoben. Nach Überwindung des Widerstands des Lig. flavum wird die Perforation der Dura als ein deutlicher Widerstandsverlust wahrgenommen. Danach kann der Mandrin entfernt werden. Das Zurückfließen von Liquor zeigt die korrekte Lage und erlaubt die Injektion des Lokalanästhetikums. Das erreichte Analgesieniveau kann anhand der anästhesierten Dermatome abgeschätzt werden (s. Abb. 69).

? Welche Spinalnadeltypen gibt es? Worin unterscheiden sie sich?

Für die Spinalanästhesie werden üblicherweise Kanülen mit einer Stärke von 22–29 G verwendet. Diese Kanülen werden je nach Form ihrer Spitze in Quincke (scharfe Kanülenspitze mit einer endständigen Öffnung) bzw. Pencil-Point-Kanülen nach Sprotte oder Whitacre (abgerundete, stumpfe Spitze mit seitlicher Öffnung proximal der Kanülenspitze) eingeteilt. Durch die Verwendung von 25- bzw. 27-G-Kanülen kann die Häufigkeit von PDPH reduziert werden, ohne die technische Durchführung der Punktion wesentlich zu erschweren (Versagerquote bei der Punktion mit 29-G-Nadeln beträgt ca. 7%). Diese Nadeln werden allerdings, da sie sehr dünn und biegsam sind, mit Hilfe einer Einführungskanüle in den Subarachnoidalraum vorgeschoben.

? Kennen Sie den Verlauf einer neuroaxialen Blockade?

Die Ausbreitung der Blockade verläuft in folgender Reihenfolge:
- Autonome präganglionäre Sympathikusfasern (Blutgefäße): Warmwerden der Haut durch Vasodilatation
- Temperaturfasern (Kältegefühl früher aufgehoben als Wärmegefühl)
- Nadelstichfasern
- Fasern, die stärkeren Schmerz als Nadelstiche leiten
- Berührung
- Tiefensensibilität
- Motorik
- Vibration und Lageempfinden

Ausgehend von der sensorischen Blockade ist die Ausbreitung der Sympathikusblockade üblicherweise 2–4 Segmente höher, die motorische Blockade jedoch ca. 2 Segmente tiefer. Beim Abklingen der Blockade kehrt zuerst die Motorik, anschließend die Sensibilität und zum Schluss die autonome Funktion zurück. Jedem Rückenmarksegment ist ein bestimmtes Hautgebiet (Dermatom) zugeordnet. Die Kenntnis der segmentären Versorgung der Haut erlaubt, die Ausdehnung der Anästhesie besser zu planen bzw. die endgültige Anästhesieausdehnung festzustellen.

? Welche Faktoren beeinflussen die Ausbreitung der Spinalanästhesie?

Die Ausbreitung der Spinalanästhesie ist von folgenden Faktoren abhängig:
- **Gesamtdosis (Konzentration × Volumen)**: Die infizierte Gesamtmenge des Lokalanästhetikums ist der wichtigste Einflussfaktor auf die Ausbreitung der Spinalanästhesie.
- **Barizität**: Das spezifische Gewicht des Lokalanästhetikums im Vergleich zum Liquor (Barizität) spielt eine entscheidende Rolle. Die Barizität der Lokalanästhetika ist temperaturabhängig. Das isobare Bupivacain ist bspw. bei Raumtemperatur leicht hyperbar, nach Erwärmung auf Körpertemperatur jedoch leicht hypobar.
- **Injektionsgeschwindigkeit**: Die optimale Injektionsgeschwindigkeit beträgt ca. 0,2 ml/s. Eine schnellere Injektion kann zur Wirbelbildung und zum unkontrollierten Anstieg des Anästhesieniveaus führen.
- **Punktionshöhe**: Die Anlage einer Spinalanästhesie im oberen Lumbalbereich führt eher zu einem Anstieg des Anästhesieniveaus in den hochthorakalen Segmenten.
- **Intraabdomineller Druck**: Ein erhöhter IAP (z.B. in der Schwangerschaft) führt zur Komprimierung des Liquorraums und zu einem Anstieg des Anästhesieniveaus.

Weitere Faktoren wie Alter, Patientengröße (Distanz C7 bis Hiatus sacralis), Volumen des Liquors (nach Messung im MRT) und Lagerung scheinen ebenfalls einen Einfluss auf die Ausbreitung einer Spinalanästhesie zu haben.

> **Welche Faktoren beeinflussen die Wirkdauer der Spinalanästhesie?**
> Die Wirkdauer einer Spinalanästhesie kann nicht sicher vorausgesagt werden, jedoch haben die Auswahl der Lokalanästhetika (Bupivacain und Ropivacain haben eine längere Wirkdauer, Mepivacain und Prilocain sind kürzer wirksam), die verwendete Gesamtdosis und der Zusatz von Opioiden einen Einfluss auf die Dauer der Blockade.

> **Welche Substanzen werden für die Anlage einer Spinalanästhesie verwendet?**
> Für die Durchführung einer Spinalanästhesie werden folgende Substanzen eingesetzt: Lidocain 2% (Xylocain), Bupivacain 0,5% (Carbostesin), Mepivacain 4% (Scandicain, Mecain) und Ropivacain 0,5% (Naropin). Die Lokalanästhetika werden aufgrund des Verhältnisses ihrer Dichte zum Liquor (sog. Barizität) in hypobare, isobare und hyperbare Lokalanästhetika eingeteilt. Das spezifische Gewicht des Liquors beträgt ca. 1003. Durch den Zusatz von Glukose werden die Lokalanästhetika schwerer als der Liquor und sinken der Schwerkraft folgend im Subarachnoidalraum nach unten ab. Die meisten glukosefreien, isobaren Lokalanästhetika sind bei Körpertemperatur leicht hypobar. Auch der Zusatz von Opioiden erniedrigt die spezifische Dichte des Lokalanästhetikums. Die am häufigsten verwendeten Lokalanästhetika, deren Dosis und erwartete Wirkdauer (bei 70 kg schweren Erwachsenen) sind in der Tabelle 50 angegeben.

Tab. 50: Häufig verwendete Lokalanästhetika, Dosis und Wirkdauer

Medikament	Dosis (mg)		Maximaldosis (mg)	Wirkdauer (min)
	Bis Th10	Bis Th4		
Bupivacain 0,5% hyperbar (Carbostesin)	10–15	15–20	20	120–180
Bupivacain 0,5% isobar (Carbostesin)	7,5–10	10–20	20	120–180
Ropivacain 0,5% (Naropin)	12,5–17,5	17,5–25	25	80–110
Levobupivacain 0,5% isobar (Chirocain)	10–15	15–20	20	120–180
Mepivacain 4% hyperbar (Mecain, Scandicain)	40–60	80	150	30–90
Lidocain 5% (Xylocain)	40–60	70–100	100	30–90
Prilocain 2% (Xylonest)	60–80	80	80	60–120

Die Anwendung von Lidocain zur intrathekalen Injektion (insbesondere bei einer Dosierung > 60 mg) scheint aufgrund der erhöhten Neurotoxizität nicht empfehlenswert zu sein.

> **Welche Medikamente können den Lokalanästhetika für die intrathekale Injektion zugesetzt werden? Welche Wirkung haben sie?**

Opiate gehören zu den am häufigsten verwendeten Zusätzen. Durch die Beimengung von Opiaten wird die Dauer der sensorischen Blockade und dadurch der chirurgischen Analgesie verlängert (Hemmung der Aktivität von C- und Aδ, ohne die motorische und sympathische Funktion zu beeinträchtigen). Der niedrigere Dosisbedarf für Lokalanästhetika führt ebenfalls zu einer entscheidenden Verbesserung des hämodynamischen Profils der Spinalanästhesie. In Deutschland werden synthetisch hergestellte lipophile Opioide wie Sufentanil und Fentanyl dem hydrophilen Morphin wegen der potenziellen Gefahr eines rostralen Anstiegs und damit verbundener später Atemdepression häufig vorgezogen. Sufentanil wird in einer Dosierung von 5 bis max. 10 µg, Fentanyl in einer Dosierung von 10 bis max. 25 µg intrathekal appliziert. Die Wirkdauer beträgt i.d.R. ca. 6 h. Von Nachteil sind bei Anwendung von Morphin die erhöhte Inzidenz von Übelkeit, Erbrechen, Pruritus und – wie oben erwähnt – die Gefahr einer späten Atemdepression. Auch die α-agonistische Wirkung von Clonidin wird zur Verbesserung der Analgesiequalität genutzt.

? Kennen Sie das kardiovaskuläre Nebenwirkungsprofil der Spinalanästhesie?
Zu den spezifischen kardiovaskulären Nebenwirkungen der Spinalanästhesie gehören die arterielle Hypotension und die Bradykardie. Der Blutdruckabfall kommt durch die Blockade der sympathischen Fasern, die eine Vasodilatation bewirkt, zustande. Das Auftreten einer Bradykardie wird – bei entsprechender Ausbreitung – der Blockade der Nn. accelerantes Th1–4, dem Bezold-Jarisch-Reflex (Abfall der HF durch die Abnahme der Vorlast) und dem Überwiegen des vagalen Tonus angelastet. Eine weitere potenziell lebensbedrohliche Nebenwirkung stellt die Blockade der Atemmuskulatur dar. Die Ausbreitung der Spinalanästhesie über die Rückenmarksegmente C4 führt zur totalen Spinalanästhesie mit Atem- und Herz-Kreislauf-Stillstand. Die Inzidenz der Herz-Kreislauf-Stillstände unter Spinalanästhesie wird aktuell mit ca. 0,3–0,7‰ angegeben.

? Nennen Sie die Risiken eines Herz-Kreislauf-Stillstands unter Spinalanästhesie?
Die Risikofaktoren eines Herz-Kreislauf-Stillstands unter Spinalanästhesie sind:
- Hohes Ausbreitungsniveau der Spinalanästhesie
- Ältere Patienten
- Junge athletische Patienten
- Zusätzliche Sedierung

Die meisten Fälle eines Kreislaufstillstands treten nach vorausgehender Bradykardie ca. 30–40 min nach der Anlage der Spinalanästhesie auf.

? Was versteht man unter einer totalen Spinalanästhesie?
Die totale Spinalanästhesie gehört zu den gefürchteten Komplikationen nach intrathekaler Applikation von Lokalanästhetika. Häufig tritt die totale Spinalanästhesie nach versehentlicher Gabe einer für epidurale Applikation bestimmten Dosis von Lokalanästhetika auf. Sie wird auf die neuronale Blockade des zervikalen Rückenmarks und Hirnstamms zurückgeführt. Üblicherweise ca. 20 min nach der Injektion des Lokalanästhetikums zeigen Dysphonie, Angst und Aufgeregtheit des Patienten mit zunehmender Atemnot, Pupillenerweiterung sowie einem massiven Blutdruckabfall die herannahende totale Spinalanästhesie, die anschließend in eine vollständige Blockade der Atemmuskulatur mit Atemlähmung und Bewusstseinsverlust übergeht. Die am häufigsten auftretenden Symptome und deren Behandlungsstrategie sind in der Tabelle 51 zusammengefasst.

Eine Kopfhochlagerung bei ansteigendem Anästhesieniveau sollte unbedingt vermieden werden, da durch die bestehende Hypotonie eine weitere Verschlechterung der zerebralen Durchblutung auftreten kann. Vielmehr sollten der Körper flach und die Beine hochgelagert

Tab. 51: Symptome einer hohen bzw. totalen Spinalanästhesie und deren Behandlung

Übelkeit und Erbrechen	Akrinor, Volumengabe
Hypotension	Akrinor, Noradrenalin, Volumengabe
Bradykardie	Atropin, Akrinor, Adrenalin
Zunehmende Angst	Psychologische Führung
Parästhesien (Taubheitsgefühl, Kribbeln) in den Armen und Händen	Flachlagerung, Beine hochlagern, Noradrenalin, Volumengabe, evtl. Intubation und Beatmung
Zunehmende Luftnot	Sauerstoffgabe, Intubation und Beatmung
Bewusstseinsverlust	Intubation und Beatmung

werden. Beim Auftreten eines Herz-Kreislauf-Stillstands steht neben Intubation und Beatmung die Gabe von steigenden Adrenalindosierungen (1 mg, 2 mg, 4 mg etc.) zur Anhebung des niedrigen peripheren Widerstands im Vordergrund.

? Was versteht man unter einem Sattelblock?

Beim Sattelblock beschränkt sich die Anästhesieausdehnung lediglich auf das Perineum (die sakralen Segmente S1–5). Der wichtigste Vorteil des Verfahrens liegt in der geringeren Wahrscheinlichkeit eines relevanten Blutdruckabfalls sowie in der intensiven postoperativen Analgesie. Die Punktion des Subarachnoidalraums erfolgt in sitzender Position in Höhe L4–5. Nach Injektion einer geringen Menge eines hyperbaren Lokalanästhetikums (z.B. 1 ml Bupivacain 0,5% hyperbar) muss der Patient ca. 10–15 min in sitzender Position verbleiben.

? Nennen Sie die Besonderheiten der Spinalanästhesie bei Sectio cesarea.

Die Wahl des Anästhesieverfahrens zur Sectio cesarea ist von der Dringlichkeit des Eingriffs abhängig. Die Anlage einer Spinalanästhesie kommt bei geplanter und eiliger Sectio (EE-Zeit, Entscheidungs-Entwicklungszeit < 30 min) infrage. Bei der sog. Notfallsectio (vitale Gefährdung von Mutter und/oder Kind, EE-Zeit < 15 min) wird weiterhin der Allgemeinanästhesie der Vorzug gegeben. Für die Spinalanästhesie in der Geburtshilfe werden folgende Vorteile bzw. Risiken aufgezählt:

- Einfache und schnelle Durchführung
- Geringe Versagerquote
- Rascher Wirkungseintritt
- Zuverlässige und ausgezeichnete analgetische Wirkung
- Geringe Lokalanästhetikadosis
- Geringere Pharmakaexposition des Kindes
- Geringeres Aspirationsrisiko
- Ausgeprägte Hypotension
- Häufigeres Auftreten von postspinalen Kopfschmerzen
- Übelkeit und Erbrechen
- Transientes neurologisches Syndrom (TNS)

Die Durchführung von Spinalanästhesien zur Sectio cesarea sollte den erfahrenen Kollegen vorbehalten bleiben. Zur Vermeidung von Hypotensionen ist die Gabe von Infusionslösungen als Volumenpreload (z.B. Ringerlaktat 500 ml) zu empfehlen. Die Punktion sollte möglichst mit einer dünnen Spinalnadel (25- oder 27-G-Pencil-Point-Nadel) erfolgen, um die Rate an PDPH gering zu halten. Das erforderliche Anästhesieniveau zur Schnittentbindung ist Th4 (Innervation des Peritoneums). Um eine unkontrollierte Ausbreitung der Spinalanästhesie bei erhöhtem IAP zu vermeiden, sollte die Dosis des Lokalanästhetikums möglichst gering gehalten werden (z.B. Bupivacain isobar 2–2,5 ml, hyperbar 1,5–2 ml). Die Zugabe von Opioiden (z.B. Sufentanil 5 µg) zur Reduzierung der Lokalanästhetikagesamtdosis und Verbesserung der Analgesiequalität wird stark empfohlen. Die Patientin wird nach der Injektion des Lokalanästhetikums vorsichtig in Rückenlage gebracht und der OP-Tisch wird umgehend in 20°-Linksseitenlage gedreht, um dem Auftreten eines aortocavalen Kompressionssyndroms vorzubeugen.

? Was versteht man unter einer „High-volume, low-concentration"-Technik?

Die von van Zundert und Mitarbeiter entwickelte Technik zur Spinalanästhesie besteht in der Gabe von niedrigkonzentrierten Lokalanästhetika (Carbostesin 0,125%) in einem höheren Volumen (10 ml), wodurch ein gut steuerbarer Spinalblock mit geringeren Nebenwirkungen (respiratorische Probleme, motorische Schwäche der oberen Extremitäten, arterielle Hypotension und Bradykardie) erreicht werden kann.

? Welche Komplikationen können während und nach der Anlage einer Spinalanästhesie auftreten?

Sofortkomplikationen: arterielle Hypotension, Bradykardie, totale Spinalanästhesie, Übelkeit und Erbrechen

Spätkomplikationen: Harnverhalt, postpunktionelle Kopfschmerzen (PDPH), Rückenschmerzen, Meningitis, spinale Hämatome, Epiduralabszesse/-hämatome, Querschnittslähmung, neurologische Ausfälle infolge Lokalanästhetikaneurotoxizität, Cauda-equina-Syndrom

? Welche Aspekte sollten bei der Gabe von Sedativa während einer Spinalanästhesie beachtet werden?

Eine 1998 publizierte Studie von Shaer und Essig zeigte, dass durch die Spinalanästhesie ein schlafähnlicher Zustand induziert werden kann. Als Erklärung für die Zunahme der Müdigkeit und Abnahme der Erregbarkeit wird eine Deafferenzierung bzw. Abnahme des peripheren sensiblen Inputs in die Formatio reticularis (aufsteigendes retikuläres Aktivierungssystem, ARAS) im Hirnstamm postuliert. Zu den Funktionen des ARAS gehören die rhythmische Erregung der kortikalen Pyramidenzellen, wodurch das Bewusstsein entsteht, eine Modulation des Weckreizes, sodass nur bestimmte Reize den Weg ins Bewusstsein finden, und die Steuerung der Aufmerksamkeit.

Durch die Herabregulierung der Afferenzen zum ARAS reagieren die Patienten unter einer Spinalanästhesie auf die Gabe von Sedativa besonders empfindlich.

? Was verstehen Sie unter TNS?

Unter TNS nach einer Spinalanästhesie versteht man symmetrische, in die Beine ausstrahlende Rückenschmerzen, die typischerweise ca. 24 h nach der Anlage der Spinalanästhesie auftreten und 1–3 Tage anhalten können. Die Pathogenese wird auf eine Neurotoxizität der Lokalanästhetika zurückgeführt. Die Anwendung von Prilocain, Ropivacain und Bupivacain ist im Vergleich zu Lidocain und Mepivacain mit einem deutlich geringeren Risiko von TNS verbunden.

? Was ist das Cauda-equina-Syndrom?

Das Cauda-equina-Syndrom beschreibt eine motorische Schwäche der Beine (v.a. eine Fußheberschwäche), Rückenschmerzen, Reithosenanästhesie sowie Harn- und Stuhlinkontinenz, das nicht nur nach Spinalanästhesien (Single-shot- oder kontinuierliche Verfahren), sondern auch nach epiduralen Techniken auftreten kann. Pathogenetisch kommen sowohl eine direkte traumatische Schädigung der Cauda-equina-Fasern als auch eine neurotoxische Wirkung durch erhöhte Konzentration der Lokalanästhetika (z.B. bei Katheterverfahren) infrage.

? Kennen Sie Maßnahmen zur Behandlung des PDPH?

Beim PDPH handelt es sich um einen lageabhängigen, orthostatischen Kopfschmerz, der frontal, okzipital oder nuchal auftreten kann. Die Häufigkeit des PDPH wird in der Literatur mit ca. 1% angegeben. Auch wenn die pathophysiologischen Hintergründe des PDPH noch nicht gänzlich geklärt sind, gilt ein Zusammenhang mit dem Alter (jüngere Patienten), dem Geschlecht (Frauen), der Anzahl der Punktionsversuche, der Größe und Form der Kanülenspitze sowie Adipositas als erwiesen. Prädisponierend wirkt eine anamnestisch vorbestehende Migräne. Die Kopfschmerzen treten typischerweise 24–48 h nach der Punktion auf und sind vermutlich auf den Verlust des Liquors über das nach der Punktion entstehende Duraleck zurückzuführen. Hierdurch kommt es zu einem Unterdruck im Subarachnoidalraum, der durch den Zug an den schmerzempfindlichen Meningen und Hirnnerven die Beschwerden verursacht. Die Behandlung richtet sich nach dem Schweregrad der Symptomatik. Bei leichtem lagerungsabhängigem Kopfschmerz reicht die Gabe von Coffein (3 × 200 mg/d p.o.) und/oder Theophyllin (3 × 350 mg/d p.o.) i.d.R. aus. Bei starken Kopfschmerzen kann 500 mg Coffein langsam i.v. appliziert werden. Bei anhaltenden, therapieresistenten Kopfschmerzen ist der epidurale Blutpatch Mittel der Wahl. Dabei werden ca. 10–20 ml steril abgenommenes Patientenblut in Höhe der vorausgegangenen Punktionsstelle injiziert. Die Injektion muss langsam erfolgen, und der Patient sollte anschließend 1–2 h in Rückenlage bleiben. Bereits vor Diagnosestellung und Therapie müssen mögliche Differenzialdiagnosen eines PDPH, wie z.B. hypertensive Krisen, Enzephalitis, Meningitis, Subarachnoidalblutung usw., sorgfältig ausgeschlossen werden.

? Wie wird die kontinuierliche Spinalanästhesie durchgeführt?

Die Technik der kontinuierlichen Spinalanästhesie wurde erstmalig 1907 von dem britischen Chirurgen H. P. Dean beschrieben. Erst durch die Einführung von sehr dünnen Spinalkathetern (28–32 G) in den 1990er Jahren wurde die Anwendung der kontinuierlichen Spinalanästhesie zunehmend beliebter. Vorteilhaft erschienen dabei die geringere Initialdosis und die damit verbundene geringere Rate an hypotonen Kreislaufreaktionen. Die hohe Erfolgsrate und die Möglichkeit, die Ausbreitung der Anästhesie durch Nachinjektionen zu steuern, sind weitere Vorteile. Nachteilig sind die Infektionsgefahr, die höhere Wahrscheinlichkeit von PDPH und die Häufung von neurologischen Symptomen. Letztere wird auf eine direkte Reizung des Rückenmarks bzw. die neurotoxische Wirkung hoher Lokalanästhetikakonzentrationen zurückgeführt.

Die Punktion des Subarachnoidalraums wird analog zum Single-shot-Verfahren in Höhe des Zwischenwirbelraums L3–4 oder L4–5 vorzugsweise in sitzender Position durchgeführt. Zur korrekten Platzierung des Katheters muss der Kanülenschliff nach kranial gedreht und der Katheter max. 3 cm intrathekal vorgeschoben werden. Nach initialer Gabe von 0,5–1 ml Lokalanästhetikum über den Katheter folgen Nachinjektionen von 0,25–0,5 ml in 10-minütigem Abstand, bis das gewünschte Anästhesieniveau erreicht wird.

Literatur

Larsen R (2006) Anästhesie, 8. Aufl. Urban & Fischer, München
Litz RJ, Koch T, Steuerbarkeit der Spinalanästhesie – nach wie vor ein ungelöstes Problem? Anästhesiologie und Intensivmedizin (2007), 7, 404–418
Miller Rd (2005) Anesthesia, 6th ed. Elsevier/Churchill Livingstone, Philadelphia
Shaer H, Essig J, Sedation durch Spinalanästhesie. Anaesthesist (1998), 47, 469–474
Van Zundert AA, High-volume Spinal Anesthesia with Bupivacain 0,125% for Cesarean Section. Anesthesiology (1988), 69: 998–1003

Periduralanästhesie und -analgesie

H. Taghizadeh

? Kennen Sie die Anatomie des Periduralraums?

Der Periduralraum, auch Epiduralraum genannt (s. Abb. 70), befindet sich im Wirbelkanal zwischen dem Lig. flavum und der Dura mater. Er erstreckt sich vom Foramen magnum bis zum Lig. sacrococcygeum, das sich zwischen Steißbein und Kreuzbein befindet. Der Inhalt des Periduralraums besteht aus Fett, Venenplexus, Lymphgefäßen und den Wurzeln der Spinalnerven. Er ist im Lumbalbereich ca. 5–7 mm, im thorakalen Bereich ca. 3–5 mm und im zervikalen Bereich ca. 3 mm breit. Am weitesten ist der Epiduralraum in Höhe L2.

Abb. 70: Periduralpunktion

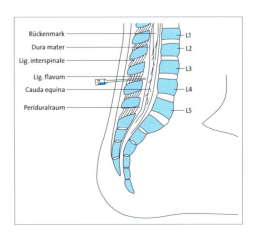

Was versteht man unter einer Periduralanästhesie?

Bei einer Periduralanästhesie wird eine im Vergleich zur Spinalanästhesie größere Menge (bis zu 10-fache Dosis) an Lokalanästhetika in den Periduralraum injiziert. Hauptwirkort der Periduralanästhesie sind die Wurzeln der Spinalnerven, die im Epiduralraum von Dura umgeben sind.

Beschreiben Sie die technische Durchführung einer Periduralanästhesie.

Die Anlage einer Periduralanästhesie ist in allen Abschnitten der Wirbelsäule möglich. Das Vorhandensein eines venösen Zugangs und der Anschluss eines Monitoring (EKG, Blutdruckmessung und Pulsoxymetrie) vor Beginn einer Periduralanästhesie sind obligat. Zur Vermeidung eines abrupten, ausgeprägten Blutdruckabfalls wird die Gabe von Infusionslösungen als Preload (z.B. 500 ml Ringerlaktat) vor Punktionsbeginn empfohlen. Die Punktion wird – analog zur Spinalanästhesie – in strenger Asepsis durchgeführt. Der Abstand zwischen Haut und Periduralraum beträgt je nach Lokalisation 3–8 cm. Eine Periduralanästhesie kann am sitzenden oder liegenden Patienten über den medianen oder paramedianen Zugang durchgeführt werden. Bevorzugt wird allerdings die Anlage in sitzender Position. Die Punktion des Periduralraums wird üblicherweise mit einer 17 oder 18 G starken Tuohy-Nadel (mit abgerundeter, stumpfer Spitze) durchgeführt. Dabei wird – nach Anlage einer Lokalanästhesie – die Tuohy-Kanüle (mit der Kanülenöffnung nach oben) bis ins Lig. interspinale vorgeschoben und anschließend der Mandrin entfernt. Das weitere Vorschieben der Kanüle erfolgt mit einer aufgesetzten, leichtgängigen mit NaCl oder Luft gefüllten Spritze. Bei leichtem Druck auf den Spritzenstempel ist der Injektionswiderstand des Lig. interspinale und des Lig. flavum deutlich zu spüren. Das Erreichen des Periduralraums mit der Nadelöffnung wird durch einen deutlichen Widerstandsverlust angezeigt. Als Orientierungspunkte für die Bestimmung der Punktionshöhe dienen der Vertebra prominens (C7), die Verbindungslinie zwischen den Skapulaspitzen (Th8–9) sowie die Verbindungslinie zwischen den Crista iliacae (L3–4). Zum sicheren Ausschluss einer intrathekalen Kanülenlage wird die Injektion einer Testdosis von 3–5 ml Lokalanästhetikum empfohlen. Treten binnen einiger Minuten nach Injektion der Testdosis Wärmegefühl oder Parästhesien auf, muss von einer subarachnoidalen Lage der Nadelspitze ausgegangen werden. Die Anästhesie kann hiernach als Single-shot-Spinalanästhesie fortgeführt oder durch die Anlage eines Katheters in ein kontinuierliches Spinalanästhesieverfahren umgewandelt werden. Eine Punktion des Periduralraums in einer anderen Höhe ist ebenfalls möglich.

Kennen Sie die Indikationen und Kontraindikationen der Periduralanästhesie?

Die Anlage von Periduralkathetern zur Periduralanästhesie bzw. -analgesie wird häufig in Kombination mit einer Allgemeinanästhesie durchgeführt. Zu den **Indikationen** eines Periduralkatheters gehören:
- Viszeralchirurgische Eingriffe: Ösophagektomie, Gastrektomie, Pankreatektomie/Pankreatoduodenektomie, Leberteilresektion, Hemikolektomie, Rektumresektion, Fast-Track-Chirurgie wie bei laparoskopischer Sigma-Resektion
- Gynäkologische Eingriffe: Wertheim-Meiggs, Operation nach Te Linde, Exenteration
- Urologische Eingriffe: radikale Zystektomie mit Anlage eines Ileum-Conduits oder einer Neoblase, radikale Prostatektomie (offene OP-Technik), retroperitoneale Eingriffe

- Thoraxchirurgische Eingriffe: Lobektomie, Pneumektomie
- Gefäßchirurgische Eingriffe: Bypass-Operationen (aortobifemoral, femoropopliteal)
- Amputationen an den unteren Extremitäten

Des Weiteren ist die Anlage eines Periduralkatheters zur Schmerztherapie bei der Geburt, zur Steigerung der Darmmotilität bei paralytischem Ileus, zur Analgesie bei Pankreatitis sowie zur Langzeitschmerztherapie bei Tumorpatienten indiziert.

Zu den **Kontraindikationen** zählen:
- Fehlendes Einverständnis des Patienten
- Bewusstloser oder narkotisierter Patient
- Lokale Infektion im Punktionsbereich
- Manifeste Gerinnungsstörung
- Sepsis oder Bakteriämie
- Allergie gegen verwendete Lokalanästhetika
- Ausgeprägte Hypovolämie und/oder Schock
- Erhöhter Hirndruck, Meningitis

Chronische neurologische Erkrankungen (z.B. MS), hochgradigere Aorten- oder Mitralstenose, obstruktive Kardiomyopathie, Wirbelsäulendeformitäten und chronische Rückenschmerzen stellen relative Kontraindikationen dar.

? Wonach richtet sich die Punktionshöhe der Periduralanästhesie?

Die Wahl der Punktionshöhe richtet sich bei der Periduralanästhesie nach der Art des Eingriffs. Die Tabelle 52 gibt eine Übersicht über die empfohlenen Punktionshöhen und die optimale Ausbreitung der Blockade.

Tab. 52: Empfohlene Punktionshöhen bei Periduralanästhesie

	Punktionshöhe	Ausbreitung
Thoraxchirurgische Eingriffe	Th4–6	Th2–8
Thorako-abdominelle Eingriffe	Th6–10	Th4–12
Abdominalchirurgische Oberbaucheingriffe	Th8–10	Th6–12
Abdominalchirurgische Unterbaucheingriffe	Th10–12	Th8–L2
Extremitäten	L2–4	Th12–S1
Geburtshilfe	L2–4	Th6–S1

? Was ist eine Kaudalanästhesie?

Die Kaudalanästhesie (Kaudalblock) ist eine Sonderform der Periduralanästhesie, bei der die peridurale Injektion im Bereich des Hiatus sacralis (S5) erfolgt. Da die Dura in Höhe von S2 endet, ist eine versehentliche intrathekale Injektion sehr selten. Die Kaudalanästhesie wird hauptsächlich zur postoperativen Analgesie bei Operationen unterhalb des Bauchnabels (z.B. Herniotomie, Hypospadie, Orchidopexie, Circumzision und Klumpfußkorrekturen) im Kindesalter eingesetzt.

Welche Unterschiede bestehen zwischen Spinal- und Periduralanästhesie?
Die wesentlichen Merkmale beider Verfahren sind in der Tabelle 53 zusammengefasst.

Tab. 53: Peridural- und Spinalanästhesie im Vergleich

	Periduralanästhesie	Spinalanästhesie
Punktionsstelle	Zervikal bis lumbal	Lumbal
Punktionstechnik	Schwierig	Leicht
Injektionsort	Periduralraum	Subarachnoidalraum
Wirkort	Wurzeln der Spinalnerven	Wurzeln der Spinalnerven, Hinterwurzelganglien, autonome Nervenfasern
Verfahren	Häufig Katheterverfahren	Single-shot (Katheterverfahren möglich)
Lokalanästhetikamenge	Groß	Gering
Versagerquote	Höher als bei Spinalanästhesie	Gering
Wirkeintritt	Verzögert	Sofort
Wirkdauer	Lang	Mittel
Ausbreitung	Nicht gut steuerbar, segmental, abhängig von LA-Volumen	Bedingt steuerbar, abhängig von LA-Dosis
Anästhesiequalität	Gut	Exzellent
Motorische Blockade	Häufig nicht ausgeprägt	Sehr gut
Sympathische Blockade/Blutdruckabfall	Langsam/geringer ausgeprägt	Rasch/ausgeprägt
Postspinale Kopfschmerzen	Nur bei versehentlicher Durapunktion (0,5–4%)	Selten (bei Verwendung von 25- bis 29-G-Nadeln < 1%)
Infektionsgefahr	Abhängig von Liegedauer	Sehr gering
Lokalanästhetikaintoxikationen	Möglich	Keine

 Nennen Sie die Vorteile einer Periduralanästhesie im Vergleich zur Allgemeinanästhesie.
Folgende Vorteile werden für die Periduralanästhesie diskutiert:
- Fehlende Notwendigkeit von Atemwegssicherung v.a. bei Patienten mit schwierigem Atemweg, Asthmatikern und nicht nüchternen Patienten
- Erhöhte kardiovaskuläre Stabilität (bei Einsatz einer thorakalen Periduralanästhesie)
- Reduktion der Rate postoperativer thromboembolischer Komplikationen bei orthopädisch-traumatologischen Eingriffen
- Verbesserung der Darmmotilität mit Reduktion der Rate postoperativer paralytischer Ileus
- Ausgezeichnete postoperative Analgesie (v.a. bei thorakalen und Oberbaucheingriffen)
- Reduktion der Rate postoperativer pulmonaler Komplikationen (Pneumonie, Atelektasen)
- Geringere Rate an postoperativer Übelkeit und Erbrechen

? Kann die Periduralanästhesie unter laufender Antikoagulation durchgeführt werden?

Die Anlage von neuroaxialen Blockaden unter einer therapeutischen Heparinisierung gilt generell als kontraindiziert. Auch die Einnahme von Thrombozytenaggregationshemmern oder Antikoagulantien und die perioperative Thromboembolieprophylaxe erhöhen das Risiko von epiduralen und spinalen Hämatomen erheblich. Daher sollten zwischen der Gabe eines dieser Medikamente und Durchführung eines rückenmarksnahen Regionalanästhesieverfahrens (Spinal- und Periduralanästhesie) bestimmte Zeitintervalle eingehalten werden. Die Empfehlungen der DGAI hierzu sind in der Tabelle 49 aufgelistet.

? Welche Lokalanästhetika werden für die epidurale Applikation verwendet?

In Deutschland wird die überwiegende Mehrzahl der Periduralanästhesien mit Bupivacain bzw. Ropivacain durchgeführt. Je nach Indikation stehen jedoch weitere Substanzen zur epiduralen Applikation zur Verfügung. Eine Übersicht über die verfügbaren Lokalanästhetika und ihre Eigenschaften ist in der Tabelle 54 zusammengefasst.

Tab. 54: Lokalanästhetika zur Periduralanästhesie und -analgesie

	Volumen	Gesamtdosis (mg)	Wirkeintritt	Wirkdauer (min)	Besonderheiten
Lidocain 1–2% (Xylocain)	15–30	200–500	Schnell	60–90	Intensive sensorische und motorische Blockade
Prilocain 1–2% (Xylonest)	15–30	150–600	Schnell	60–90	Nicht in der Geburtshilfe einsetzen; kontraindiziert bei Glukose-6-Phosphat-Dehydrogenasemangel
Mepivacain 1–2% (Scandicain, Mecain)	15–30	150–500	Schnell	60–90	
Bupivacain 0,25–0,5% (Carbostesin)	15–30	150	Langsam	120–180	Stärkste kardiotoxische Wirkung
Ropivacain 0,2–0,75% (Naropin)	15–30	220	Langsam	120–180	Geringere Kardiotoxizität im Vergleich zu Carbostesin

? Welche Substanzen können den Lokalanästhetika zugesetzt werden?

Der Zusatz von Opioiden verbessert die Qualität der sensorischen Blockade, verlängert die postoperative Analgesiedauer und reduziert – durch die Herabsetzung der Lokalanästhetikakonzentration – die Intensität der motorischen und sympathischen Blockade, woraus eine geringere Nebenwirkungsrate resultiert. Insbesondere die Gabe von lipophilen Substanzen wie Fentanyl (50–100 μg) und Sufentanil (20–30 μg) führt über die μ-Rezeptoren der Substantia gelatinosa des Rückenmarks zu einer intensiven Analgesie. Die Anschlagzeit beträgt ca. 5 min, die Wirkdauer 2–4 h. Das hydrophile Morphin hat eine vergleichsweise längere Anschlagzeit (ca. 1 h), längere Wirkdauer (bis zu 24 h) und ein ungünstigeres Nebenwirkungsprofil (Übelkeit, Erbrechen, Juckreiz) und wird daher zunehmend seltener verwendet.

Clonidin ist ein α_2-Adrenozeptor-Agonist, dessen Zugabe zum Lokalanästhetikum in einer Dosierung von 1–2 μg/kg einen zusätzlichen analgetischen Effekt und eine Wirkungsverlängerung hervorruft.

? Welche Faktoren beeinflussen die Ausbreitung der Blockade bei einer Periduralanästhesie?

Die Ausdehnung der neuralen Blockade ist im Wesentlichen von folgenden Faktoren abhängig:
- **Volumen**: Das injizierte Volumen hat einen entscheidenden Einfluss auf die Ausbreitung der Blockade. Für die Blockade eines lumbalen Segments werden durchschnittlich ca. 2 ml, im thorakalen Bereich ca. 1,5 ml und zervikal ca. 1 ml Lokalanästhetikum benötigt.
- **Gesamtdosis**: Ergibt sich aus der Konzentration und Volumen des verabreichten Lokalanästhetikums.
- **Punktionsstelle**: Die Periduralanästhesie breitet sich von der Punktionsstelle nach oben und unten aus. Je weiter entfernt die Punktionsstelle von dem gewünschten Wirkort ist, umso mehr Lokalanästhetikum wird benötigt. Zum Erreichen eines Anästhesieniveaus Th4 über einen lumbalen Periduralkatheter müssen bspw. ca. 20–30 ml Lokalanästhetikum injiziert werden.
- **Alter**: Ältere Patienten benötigen eine im Durchschnitt etwa 20–30% geringere Dosis.
- **Schwangerschaft**, **Adipositas**: Der geringere Dosisbedarf wird auf den erhöhten IAP zurückgeführt.
- **Körpergröße**: Die Anpassung der Lokalanästhetikadosis ist bei Körpergrößen = 150 cm erforderlich.

? Wie wird die motorische Blockade unter der Periduralanästhesie beurteilt?

Zur Beurteilung der motorischen Blockade wird die Bromage-Skala verwendet:
- Bromage Grad 0: volle motorische Kraft, normale Beugung in Knie- und Fußgelenken.
- Bromage Grad 1: Knie können gerade noch, Fußgelenke vollständig gebeugt werden.
- Bromage Grad 2: Knie können nicht mehr, Fußgelenke gerade noch gebeugt werden.
- Bromage Grad 3: vollständige motorische Blockade der Beine und Füße.

? Welche Komplikationen können während und nach Anlage einer Periduralanästhesie auftreten?

Sofortkomplikationen: arterielle Hypotension (v.a. bei Volumenmangel), Bradykardie, Intoxikation (v.a. bei akzidenteller intravasaler Applikation)

Spätkomplikationen: Harnverhalt, neurologische Komplikationen, wie z.B. epidurales Hämatom/Abszess, Sedierung bis zum Atemstillstand durch Opiatzusatz, Infektion

> **Welche Symptome können bei einer Lokalanästhetikaintoxikation auftreten? Wie werden sie behandelt?**

Die Lokalanästhetikaintoxikation tritt nach versehentlicher i.v. Applikation einer für die Periduralanästhesie bestimmten Dosis auf. Die Symptomatik einer Intoxikation beginnt üblicherweise mit Tinnitus, metallischem Geschmack, perioraler Kribbelparästhesie, Schwindel, Übelkeit und Erbrechen. Je nach verabreichter Dosis des Lokalanästhetikums können weiterhin profunde Blutdruckabfälle, Krampfanfälle, HRST (Bradyarrhythmie) bis hin zum Atem- und Kreislaufstillstand auftreten. Die Therapie besteht in sofortiger Gabe von Antikonvulsiva (Hypnotika und/oder Sedativa), Einleitung einer Allgemeinanästhesie mit endotrachealer Intubation und maschineller Beatmung, i.v. Gabe von Lipidlösungen (z.B. Intralipid 20%, Initialdosis 1,5 ml/kg über 1 min) sowie Behandlung des Kreislaufstillstands mit Vasopressoren (Noradrenalin, Adrenalin) und kardiopulmonalen Reanimationsmaßnahmen. Zur Vermeidung einer Intoxikation sollte die korrekte Lage des Katheters vor jeder Injektion durch Aspiration verifiziert und die Lokalanästhetikadosis fraktioniert (in 5-ml-Schritten) verabreicht werden.

> **Kennen Sie die Vorgehensweise bei V.a. ein epidurales Hämatom?**

Epidurale Hämatome nach Periduralanästhesien sind extrem selten und häufig auf vorbestehende Koagulopathien bzw. die Einnahme von gerinnungshemmenden Substanzen zurückzuführen. Sie manifestieren sich häufig durch starke, persistierende Rückenschmerzen und motorische Schwäche der unteren Extremitäten. Bei entsprechendem Verdacht sollte eine sofortige CT- bzw. MRT-Untersuchung veranlasst werden, da die neurologische Restitution von einer zeitnahen Dekompression (max. 8 h) abhängig ist.

> **Welche Vorteile bietet das kontinuierliche Katheter-Periduralanästhesieverfahren? Wie wird es durchgeführt?**

Die Anlage eines Periduralkatheters erlaubt sowohl Nachinjektionen zur Verlängerung der Wirkdauer der Anästhesie als auch die Fortführung der postoperativen Analgesie durch die Gabe niedrigkonzentrierter Lokalanästhetika mit Opioidzusatz. Die Anwendung in der geburtshilflichen Anästhesie ist ebenfalls sehr weit verbreitet. Die Platzierung des Katheters erfolgt – nach der Punktion des Periduralraums – über die liegende Tuohy-Kanüle. Hierbei sollte der Katheter max. 3–5 cm in den Periduralraum vorgeschoben werden. Die kontinuierliche Gabe von Lokalanästhetika (und Opioiden) wird häufig mittels Perfusoren sichergestellt. Sollten Bolusinjektionen zur Optimierung der Analgesie erforderlich sein, dürfen diese die Hälfte der Anfangsdosis nicht überschreiten.

Erörtern Sie die Probleme, die in Zusammenhang mit der Anlage eines Periduralkatheters auftreten können.

Eine Übersicht über häufig auftretende Probleme und deren mögliche Behandlung ist in der Tabelle 55 wiedergegeben.

Tab. 55: Häufig auftretende Probleme in Zusammenhang mit der Anlage von Periduralkathetern und mögliche Lösungsvorschläge

Problem	Lösung
Einstichstelle gerötet, Gerinnungsstatus nicht optimal	Abwägen des Risikos Blutung vs. Infektion; Gerinnungsoptimierung Bei V.a. Infektion Kontrolle von Leukozytenzahl und CRP, regelmäßige Temperaturmessung, evtl. MRT
Einstichstelle feucht, anhaltende Sezernierung von klarer Flüssigkeit	Lagekontrolle des Katheters (subkutane Lage der Katheterspitze?), Prüfung auf Liquorrhoe (Glukose- bzw. Beta-2-Transferrin-Test); wenn Liquorrhoe bestätigt wird, Katheter ziehen; anschließend tägliche Kontrolle der Punktionsstelle
Keine ausreichende Analgesie	Kontrolle der korrekten Katheterlage (Markierung Hautniveau), Durchgängigkeit (Katheter abgeknickt, Filter verstopft); Bolusgabe zur Austestung der Analgesie (z.B. Naropin 0,2% lumbal 5 ml, thorakal 3 ml); wenn durch Bolusgabe Analgesie wieder herstellbar, dann Erhöhung der kontinuierlichen Förderrate
Einseitige Analgesie	Katheter vorsichtig 1–2 cm zurückziehen, danach Aspirationstest und Testdosis
Aspiration von Blut über Katheter	Kontinuierliche Gabe von Lokalanästhetika sofort stoppen; Katheter 1–2 cm zurückziehen, mit Kochsalz spülen; wenn weiterhin Blutaspiration, Katheter entfernen (auf intakte Gerinnung achten!)
Motorische Blockade	Kontinuierliche Infusion des Lokalanästhetikums ca. 1 h stoppen, danach Weiterführung mit reduzierter Infusionsrate; evtl. Lokalanästhetikakonzentration reduzieren, Zusatz von Opioiden erwägen!
Parästhesien der unteren Extremitäten	Beruhigung des Patienten, Reduktion der Lokalanästhetikadosis bzw. Infusionsrate; bei V.a. neurologischen Schaden Auslassversuch!
Harnverhalt	Selten bei thorakalem PDK, Beruhigung des Patienten, Einmalkatheterisierung

Literatur

Deutsche Gesellschaft für Anästhesiologie und Intensivmedizin, Empfehlungen: Rückenmarksnahe Regionalanästhesie und Thromboembolieprophylaxe/antithrombotische Medikation. Anästh Intensivmedizin (2007), 48, S109–124
Larsen R (2006) Anästhesie, 8. Aufl. Urban & Fischer, München

Doppellumentubus und Ein-Lungen-Ventilation

U. Gottschaldt, A. Reske

? Wann kann eine seitengetrennte Beatmung bzw. eine Ein-Lungen-Ventilation (ELV) notwendig sein?

Sowohl im Bereich der Anästhesie als auch der Intensivmedizin können Operationen oder Erkrankungen eine seitengetrennte Beatmung erfordern. Die Entscheidung zur ELV sollte das Ausmaß und den Ablauf der Operation berücksichtigen und in enger Abstimmung zwischen Operateur und Anästhesisten erfolgen. **Operative Indikationen** für eine strikte seitengetrennte Beatmung und damit der Ausschaltung einer Lunge ergeben sich sowohl bei herz- und thoraxchirurgischen Eingriffen als auch bei Eingriffen in der Allgemeinchirurgie. **Intensivmedizinische Indikationen** ergeben sich meist aus der Notwendigkeit, die gesunde Lunge von der erkrankten zu trennen, um das Übergreifen bzw. eine Verschlechterung der von pathologischen Prozessen zu verhindern oder um eine eindeutige Zuordnung von Proben im Rahmen von diagnostischen Eingriffen zu ermöglichen.

Tab. 56: Indikationen zur seitengetrennten Beatmung

	Beispiele möglicher Indikation
Operativ	• Eingriffe an der thorakalen Aorta • Minimalinvasive kardiochirurgische Engriffe • Lungentransplantation • Pneumektomien/Lobektomien • Videoassistierte Thorakoskopie • Ösophaguschirurgie • Eingriffe an der ventralen, thorakalen Wirbelsäule
Intensivmedizinisch	• Intrapulmonale Abszesse • Hämoptysen • Bronchiektasen, ausgedehnte Bullae • Traumatische Lungenparenchymverletzungen • Bronchopleurale Fisteln • Geplante, unilaterale Lavage

? Welche Möglichkeiten der seitengetrennten Beatmung bzw. ELV gibt es?

Eine Seitentrennung im Rahmen der Beatmung kann durch die Anwendung von **Doppellumentuben** (DLT), **Bronchusblocker** (BB) oder weit in einen Hauptbronchus vorgeschobene „normale" Tuben erfolgen. In Ausnahmefällen können Fogarty-Katheter, einlumige Spezialendobronchialtuben oder Doppellumentrachealkanülen eingesetzt werden.

? Welche anatomischen Besonderheiten sind zu beachten?

Grundlage für den Einsatz der verschiedenen Verfahren zur Seitentrennung ist eine gute anatomische Kenntnis des Bronchialsystems. Es ist auf die Verwendung eines an die anatomischen Größenverhältnisse angepassten Tubus und anatomische Besonderheiten zu achten. Die Trachea des Erwachsenen ist ca. 11–13 cm lang und teilt sich hinter dem Manubrium sterni in den rechten und linken Hauptbronchus. Der **rechte Hauptbronchus** zweigt in einem **Winkel von ca. 25°** aus der Trachea ab. Nach etwa **2–3 cm** entspringt daraus der rechte Oberlappenbronchus. Der **linke Hauptbronchus** zweigt in einem **Winkel von ca. 45°** aus der Trachea ab und teilt sich nach etwa **5 cm** in den linken Ober- und Unterlappenbronchus.

? Welche physiologischen Veränderungen treten während der ELV auf?

Das gezielte Ausschalten und der damit verbundene Kollaps einer Lunge verringern das zur Ventilation zur Verfügung stehende Lungengewebe um 30–70%. Es bildet sich ein **intrapulmonaler Rechts-Links-Shunt** aus. Zusätzlich nimmt die funktionelle Residualkapazität (FRC) der ventilierten Lunge durch Narkose, Muskelrelaxierung und Lagerung des Patienten ab. Als Folge treten ein Abfall des pO_2 und häufig auch ein Anstieg des pCO_2 auf. Durch den gezielten Kollaps einer Lunge und die Lagerung des Patienten wird die Perfusion zugunsten der unten liegenden, ventilierten Lunge einem vertikalen Gravitationsgradienten folgend umverteilt. Dabei werden dorsale (unten liegende) bzw. zentrale Lungenabschnitte besser perfundiert als ventrale (oben liegende) bzw. periphere Bereiche. Gleichzeitig reduziert die **hypoxisch pulmonale Vasokonstriktion** (Euler-Liljestrand-Reflex) die Perfusion der nicht ventilierten, atelektatischen Lunge auf etwa 20–30%. Die Auslöser dieses zentralen Kompensationsmechanismus sind nicht vollständig geklärt. Eine zentrale Rolle scheinen dabei die alveoläre sowie die gemischtvenöse Sauerstoffkonzentration zu spielen.

? Wie kann die Größenabschätzung des zu verwendenden DLT erfolgen?

Prinzipiell sollte der größtmögliche Tubus verwendet werden, mit dem eine problemlose Passage von Glottis und Trachea möglich ist. Dazu sollten alle – im Vorfeld der Operation gewonnenen Informationen – z.B. **Thoraxröntgenaufnahmen** und **Computertomographien** genutzt werden. In a.p. Röntgenaufnahmen kann der Tracheadurchmesser auf der Claviculaebene zur Bestimmung der Tubusgröße verwendet werden. Im Thorax-CT können der Durchmesser des jeweiligen Hauptbronchus oder mehrdimensionale Rekonstruktionen des Tracheal-/Bronchialbaumes Hinweise auf die Größe geben. In der Literatur wird das **Größenverhältnis Trachea zum linken Hauptbronchus** mit **1:0,68** angegeben. Trotz dieser Hinweise muss berücksichtigt werden, dass sowohl bei Frauen (76%) als auch bei Männern (68%) der Tracheadurchmesser auf Höhe des Cricoids kleiner als im Bereich der Glottisebene ist. Folgende vereinfachende Faustregel gilt: 18 mm Tracheadurchmesser entspricht DLT 41 F, 14 mm Tracheadurchmesser entspricht einem DLT der Größe 35 F.

? Was ist bei Narkose-Einleitungen mit geplanter ELV zu beachten, und welche Rolle spielt die fiberoptische Bronchoskopie?

Die Einleitung zu Eingriffen mit ELV sollte immer in einem ruhigen für Patient und Anästhesisten stressreduzierten Umfeld stattfinden. Es sollte immer ausreichend Zeit eingeplant werden. Als Vorbereitung können die Patienten, zusätzlich zur üblichen Prämedikation, ein Parasympatholytikum erhalten, um die Bronchial- und Speichelsekretion zu reduzieren und das Auftreten von Laryngo- oder Bronchospasmen zu verhindern. Kenntnisse im Umgang mit Fiberbronchoskopen und der endobronchialen Anatomie sind unabdingbar, da alle Verfahren zur Lungentrennung bronchoskopisch überprüft werden müssen. Zusätzlich ist das Bronchoskop das wichtigste Instrument zur Diagnose und Therapie bei Tubusdislokationen oder Sekretverlegungen.

? Was ist ein DLT?

Der **DLT nach Robertshaw** ist heute das am häufigsten verwendete Hilfsmittel zur Seitentrennung im Rahmen von Beatmungsverfahren. Dabei werden in Abhängigkeit von der Art und Form des endobronchialen Anteils des Tubus **rechtsführende** und **linksführende** DLT unterschieden. Die ersten Beschreibungen eines DLT gehen auf Carlens und White zurück. Dieser Tubus war durch einen Carinasporn als Platzierungs- bzw. Fixierungshilfe gekennzeichnet. Um das Verletzungsrisiko zu vermindern, haben heutige PVC-Tuben diesen Carinasporn nicht mehr und unterscheiden sich v.a. durch die **verschiedenen Cuff-Formen**. Typischerweise ist der größere, tracheale Cuff meist weiß, während der endobronchiale Cuff blau gefärbt ist. Dies vereinfacht die bronchoskopische Lagekontrolle. Zusätzlich sind strahlendichte Markierungen im Tubus eingearbeitet, die eine radiologische Lagekontrolle ermöglichen. Die Farbcodierung Blau und Weiß wiederholt sich am proximalen Ende des Tubus, was eine eindeutige Zuordnung der beiden Lumina erlaubt. Für Männer sind i.d.R. Tubusgrößen von 39–41 F geeignet, für Frauen 35–37 F.

? Wie wird ein DLT platziert?

Der **DLT** wird nach ausreichender **Präoxygenierung**, Narkose-Einleitung und **optimierter Lagerung** unter direkter Laryngoskopie **mit Führungsstab** eingeführt. Dabei soll das blaue endobronchiale Ende nach oben zeigen. Nachdem beide Cuffs die Glottisebene unter Sicht passiert haben, wird der Tubus um **90° in die Richtung des zu intubierenden Hauptbronchus gedreht**, der Führungsstab entfernt und der Tubus vorsichtig weiter vorgeschoben. In der Regel muss der **Tubus**, bei einem ca. 170 cm großen Menschen, ab Zahnreihe **29 cm** tief eingeführt werden, um richtig zu liegen. Meist spürt man dabei einen leichten Widerstand. Ein federnder Widerstand ist immer ein Hinweis auf eine Fehllage. Der Tubus wird in dieser Lage fixiert und die Lage **auskultatorisch und bronchoskopisch kontrolliert**. Körpergrößen um 160 cm bzw. 180 cm erfordern das Anpassen der Einführtiefe des Tubus um etwa 1 cm. Einen Hinweis auf die notwendige Einführtiefe gibt die **Formel nach Takita**: DLT-Einführtiefe (cm) = 12,5 + 0,1 Körpergröße (cm). Alternativ wird nach der Passage der Glottis ein ausreichend kleines Bronchoskop in das bronchiale Lumen eingebracht und als Leitschiene für den Tubus genutzt. Dabei sucht man mit dem Bronchoskop den zu intubierenden Hauptbronchus auf und schiebt den DLT vorsichtig über das Bronchoskop vor. Vorteil dieser Methode ist die Übersicht über die Atemwege sowie die schonende und sichere Tubusplatzierung. Im Vergleich dazu sind nur 30% der „blinden" Platzierungsversuche erfolgreich. Nachteil der bronchoskopischen Methode ist der höhere Zeit- und Geräteaufwand. Als notwendiger Zeitbedarf werden in der Literatur 88 s für die „blinde" Platzierung des DLT und 180 s für die bronchoskopische Methode angegeben. Um Verletzungen des Patienten und Beschädigungen des Bronchoskops zu vermeiden, ist auf den großzügigen Einsatz von Lubrikantien zu achten.

? Wie wird die korrekte Lage des DLT kontrolliert?

Nach Platzierung und Fixierung des DLT sowie der Blockung des trachealen Cuffs wird die Lage des DLT klinisch und bronchoskopisch kontrolliert. Die klinische Lagekontrolle erfolgt mit geblocktem trachealen Cuff. Bei korrekter Lage müssen über beiden Lungen Atemgeräusche auskultierbar sein, sofern abhängig von Atelektasen und Ergüssen ein Normalbefund möglich ist. Nach zusätzlicher Blockung des bronchialen Cuffs (ca. 2 ml) wird die Auskultation wiederholt. Es sollte weiterhin ein seitengleiches Atemgeräusch auskultierbar sein. Im nächsten Schritt werden beide Lungen isoliert. Nach wechselseitigem Abklemmen des Konnektors und Öffnen des Verschlusses am Konnektor dürfen nur auf je einer Seite Atemgeräusche auskultierbar sein. Strömungsgeräusche aus der Absaugöffnung des Konnektors sind ebenfalls als Hinweis auf eine nicht korrekte Lage zu werten. Nach Feststellung einer korrekten Positionierung wird der bronchiale Cuff bis zum Beginn der ELV entblockt, wenn nicht durch Blutungen, Abszedierungen oder bronchopleurale Fisteln eine ständige Isolation beider Lungen notwendig ist. Im Rahmen der **bronchoskopischen Lagekontrolle**, die sowohl nach Einbringen und Fixierung des DLT als auch nach Lagerungsmaßnahmen am Patienten durchgeführt werden sollte, wird das Bronchoskop in das tracheale Lumen des DLT eingebracht und die Lage des blauen bronchialen Cuffs zur Carina beurteilt. Dabei sollte der Cuff etwas unterhalb der Carina zu sehen sein. Um Dislokationen zu vermeiden, sollte bei linksführenden DLT ein Sicherheitsabstand zwischen Cuff und Hauptcarina von ca. 5–10 mm eingehalten werden. Im Anschluss wird über das bronchiale Lumen eine Okklusion der Oberlappenbronchien ausgeschlossen. Beim Einsatz von rechtsführenden DLT ist eine Bronchoskopie über den bronchialen Schenkel zur Beurteilung des rechten Oberlappenbronchus zwingend notwendig. Das Bronchoskop sollte während der gesamten Operation in Bereitschaft gehalten werden, um bei intraoperativen Schwierigkeiten oder Komplikationen eine rasche Kontroll- und Therapiemöglichkeit zu haben. Zusätzlich kann eine **kontinuierliche Cuff-Druckmessung** am bronchialen Cuff intraoperativ Hinweise auf die Tubuslage geben. Ein Abfall des Cuff-Drucks deutet auf eine Dislokation in Richtung Trachea.

? Was ist bei der Anwendung eines rechtsführenden DLT zu beachten, und welche Indikationen dafür gibt es?

Beim Einsatz rechtsführender DLT sind die Anatomie des rechten Hauptbronchus, der sehr frühe Abgang des rechten Oberlappenbronchus und das damit verbundene Risiko einer Verlegung durch den bronchialen Cuff zu berücksichtigen. Da Literaturdaten von Okklusionsraten bis zu 89% sprechen, ist die **bronchoskopische Lagekontrolle obligat.** Durch die einfachere und sicherere Platzierung kann in enger Abstimmung mit dem Operateur fast immer ein linksführender DLT verwendet werden. Auch bei linksseitigen Pneumektomien kann der DLT vor dem Absetzen der Lunge nach tracheal zurückgezogen werden. Ausnahmen davon sind carinanahe Resektionen, anatomische und technische Besonderheiten (z.B. Einengungen des linken Hauptbronchus, endobronchiale Tumorbestandteile oder Stents) und operative Notwendigkeiten (z.B. linksseitige Lungentransplantation).

? Was sind Nachteile des DLT?

Die Anwendung von DLT ist mit typischen Nachteilen und Risiken behaftet und erfordert immer mehr Zeit zur Narkose-Einleitung als normale Intubationsnarkosen. So ist immer auf den Einsatz von DLT der entsprechenden Größe zu achten. Sollte am OP-Ende die Notwendigkeit zur Nachbeatmung bestehen, muss von einem DLT auf einen normalen Endotrachealtubus umintubiert werden. Für längere Zeit endotracheal belassene DLT können zu laryngealen, trachealen sowie bronchialen Verletzungen führen. Die Umintubation kann aufgrund von Weichteilschwellungen erschwert sein. Der Einsatz von DLT kann v.a. bei kleinwüchsigen Erwachsenen, eingeschränkter Mundöffnung oder Reklination deutlich erschwert sein. Besteht der V.a. ein erhöhtes **Aspirationsrisiko** oder eine **schwierige Intubation**, sollte der Einsatz von DLT nur nach **strenger Indikationstellung** erfolgen. Anatomische Faktoren wie Mittelgesichtsfrakturen, vaskularisierte endobronchiale Tumore, Tracheaeinengungen oder -verlagerungen können den Einsatz von DLT unmöglich machen. Die Platzierung von DLT bei bekanntem schwierigem Atemweg kann eine Herausforderung sein. Verschiedene Vorgehensweisen sind beschrieben. Wache fiberoptische Intubationen sind prinzipiell möglich, erfordern aber eine vollständige Anästhesie des Pharynx und Larynx. Alternativ kann die fiberoptische Intubation nach Einleitung der Narkose erfolgen. Eine weitere Option ist die primäre Intubation mit einem normalen Tubus und die sekundäre Umintubation über einen Cook-Stab oder ein neben dem Tubus in der Trachea positioniertes Bronchoskop. Eine weitere Option besteht in der Anwendung von BB oder Univent-Tuben.

? Was ist ein BB, und wie wird er angewendet?

BB lassen sich vereinfacht als Ballonkatheter beschreiben, die über einen Multiportadapter in Endotrachealtuben eingeführt und zur gezielten, vorübergehenden Blockade von Haupt- oder Lappenbronchien verwendet werden. Typische Vertreter sind die BB nach Arndt oder Cohen. BB werden **bronchoskopisch über einen liegenden Endotrachealtubus in den zu verschließenden Haupt- oder Lappenbronchus geführt und dort unter Sicht geblockt.** Bei Einsatz von BB ist auf eine ausreichende Größe des Tubus zu achten. So erfordert ein BB nach Arndt der Größe 7 F einen Tubus mit mindestens 7,0 mm ID bzw. 8,0 mm ID bei BB der Größe 9 F. Indikationen zum Einsatz von BB sind die Unmöglichkeit der Platzierung eines DLT bei anatomischen Veränderungen im Mund-Hals-Bereich, eingeschränkter Mundöffnung, Patienten mit Tracheostomata oder die Notwendigkeit einer nasalen Intubation. Alternativ können zur nasalen Intubation einlumige Endobronchialtuben bzw. bei Patienten mit Tracheostomata Doppellumentrachealkanülen eingesetzt werden. Sollte nach der Operation die Notwendigkeit zur Nachbeatmung bestehen, muss bei Einsatz eines BB keine Umintubation erfolgen, da der BB entfernt und der Endotrachealtubus belassen werden kann. Den **BB nach Arndt** gibt es in den Größen 5–9 F und Längen von 50–78 cm. Er zeichnet sich durch unterschiedlich geformte Cuffs aus. BB mit elliptischem Cuff sollten zum Verschluss des linken Hauptbronchus und BB mit sphärischem Cuff zum Verschluss des rechten Hauptbronchus angewendet werden. Zum Platzieren wird der BB über eine Nylonschlinge am Bronchoskop fixiert und in den entsprechenden Bronchus geführt, indem die Schlinge am Bronchoskop entlang gleitet. Nach korrekter Positionierung wird die Schlinge zurückgezogen. Nach Entfernung kann diese Schlinge nicht wieder platziert werden, was eine intraoperative Lagekorrektur erschwert. Über den zentralen Kanal des BB kann nun abgesaugt oder Sauerstoff appliziert werden. Der **BB nach Cohen** in der Größe 9 F zeichnet sich durch eine über ein Drehrad gezielt steuerbare Katheterspitze aus. Diese erleichtert die Positionierung und ermöglicht eine intraoperative Lagekorrektur.

? Was sind Nachteile des BB?

Der Hauptnachteil des BB ist die Einengung des Endotrachealtubus und der damit verbundene Anstieg des Atemwegswiderstandes. Das nur kleine, zentrale Lumen des BB erschwert das Entlüften der nicht ventilierten Lunge. Das Absaugen von Sekreten ist ebenfalls erschwert. Intraoperative Lagekorrekturen sind durch die technischen Besonderheiten des BB nur schwer möglich.

? Was ist ein Univent-Tubus, und wie wird er angewendet?

Der Univent-Tubus kann als **Kombination** aus Endotrachealtubus mit einem beweglichen BB angesehen werden. In den eigentlichen Tubus ist ein dünner Seitenkanal für den BB eingearbeitet. Zur Intubation wird der BB in den Kanal zurückgezogen. Nach Passage der Glottisebene wird der BB vorgeschoben und unter Drehung in Richtung des zu blockierenden Hauptbronchus geführt oder mit Hilfe des Bronchoskops in diesem platziert. Der BB wird mit 5–7 ml geblockt, die Lage bronchoskopisch kontrolliert und der BB über Stopper am Tubus fixiert. Bronchoskopisch sollte der Cuff etwa 5 mm unterhalb der Carina zu sehen sein.

Vorteile des Univent-Tubus im Vergleich zu DLT sind die **Möglichkeit zur Ein- als auch Zwei-Lungen-Beatmung**, der Einsatz bei Aspirationsrisiko und die Möglichkeit der Nachbeatmung ohne Umintubation.

? Was sind Nachteile des Univent-Tubus?

Hauptnachteil des Univent-Tubus ist sein großer Außendurchmesser. Der relativ starre Blocker kann, v.a. im linken Hauptbronchus, schwierig zu positionieren sein und bei blindem Vorschieben zu Bronchusverletzungen führen. Außerdem kann ein zu zeitiges Blocken des BB zu Verletzungen oder Obstruktionen im Bereich der Trachea führen. Absaugen und die Applikation von PEEP sind eingeschränkt möglich.

? Was sind Komplikationen der Verfahren zur Seitentrennung der Lunge?

Neben dem durch die endotrachealen und -bronchialen Manipulationen erhöhten **Blutungs-** und **Perforationsrisiko** sind **Halsschmerzen**, **Schwellungen**, **Hämatome** im Kehlkopf- und Bronchialbereich typische Komplikationen. Intubationen mit DLT scheinen davon häufiger betroffen zu sein als der Einsatz von BB. Es besteht ein Zusammenhang zwischen Größe des verwendeten Tubus und Ausmaß der Beschwerden. Literaturdaten zeigen, dass sich diese Beschwerden nach ca. 72 h bessern und meist komplett verschwinden.

? Wie sind DLT und BB im Vergleich zu beurteilen?

Vergleicht man Literaturdaten, sind **DLT** und **BB** in der Effektivität, Komplikationsrate und Handhabung als **gleichwertig** zu betrachten. Beide können zügig positioniert werden (DLT in ca. 8 min, BB in ca. 6 min) und ermöglichen eine ausreichende Ruhigstellung der zu operierenden Lunge. Der DLT ist mit mehr postoperativen Beschwerden behaftet, ermöglicht jedoch auch eine raschere und bessere Isolierung der Lunge. Zusätzlich kann ein positiver Atemwegsdruck (CPAP) auf die entlüftete Lunge appliziert werden. Besteht die Notwendigkeit der absoluten Seitentrennung der Lunge, ist der DLT Mittel der Wahl. Der BB ist mit weniger postoperativen Beschwerden verbunden und sollte verwendet werden, wenn die ELV bei Patienten mit schwierigem Atemweg oder liegenden Trachealkanülen erforderlich ist. Vor diesem Hintergrund sollten im Bereich der Thoraxchirurgie beide Verfahren vorhanden sein und bei entsprechender Indikationsstellung zur Anwendung gebracht werden.

? Welche zusätzlichen Möglichkeiten der Seitentrennung gibt es?
Neben dem **selektiven, sehr tiefen Platzieren** eines **normalen Endotrachealtubus** im Hauptbronchus stellt der Einsatz eines **Fogarty-Katheters** eine weitere Möglichkeit zur Seitentrennung der Lunge dar. Der Fogarty-Katheter kann sowohl über den Endotrachealtubus als auch vor der eigentlichen Intubation unter direkter Laryngoskopie in die Trachea eingebracht werden. Unter bronchoskopischer Kontrolle wird der Katheter in den zu verschließenden Hauptbronchus vorgeschoben und geblockt. Da das einseitige Intubieren den linken oder rechten Hauptbronchus komplett verschließt und der Fogarty-Katheter über kein zusätzliches Lumen verfügt, kann die verschlossene Lunge weder ausreichend entlüftet, noch Sekret abgesaugt oder Sauerstoff oder CPAP über den Katheter appliziert werden. Vor diesem Hintergrund stellen beide Verfahren Ausnahmen dar, die nur beim Fehlen anderer Möglichkeiten zur Anwendung kommen sollten.

? Intravenöse oder inhalative Narkose – Was spricht dafür oder dagegen?
Intraoperativ kann die Narkose im Rahmen der ELV sowohl inhalativ als auch i.v. aufrechterhalten werden. Vorteile **inhalativer Verfahren** sind v.a. die gute Steuerbarkeit, die geringen kardiozirkulatorischen Einflüsse und die bronchodilatatorischen Eigenschaften der Inhalationsnarkotika. Tierexperimentelle Daten geben Hinweise auf eine negative Beeinflussung der hypoxisch pulmonalen Vasokonstriktion bei Anwendung von Konzentrationen > 1 MAC. Am Menschen konnten diese Ergebnisse bisher nicht definitiv belegt werden. **Intravenöse Verfahren** zeichnen sich durch fehlende Beeinflussung der hypoxisch pulmonalen Vasokonstriktion aus, belasten jedoch das kardiozirkulatorische System mehr. Gleichzeitig bieten i.v. Verfahren praktische Vorteile, wenn intraoperativ mit hohen Frischgasflüssen gearbeitet werden muss oder ein größerer Teil des V_T durch Fisteln verloren geht. Insgesamt reichen die Literaturdaten nicht aus, dem Einsatz inhalativer oder i.v. Verfahren einen Vorrang einzuräumen. Für die Anwendung von Lachgas in der Thoraxanästhesie lassen sich eindeutige Nachteile, wie Reduktion der FiO_2, Erhöhung des pulmonalarteriellen Blutdrucks und die Neigung von Lachgas in gasgefüllt Räume, z.B. die Cuffs des DLT bzw. BB zu diffundieren, belegen.

? Wie kann die Beatmung während der ELV erfolgen?
Die Beatmungseinstellungen im Rahmen der ELV werden kontrovers diskutiert. Während der Zwei-Lungen-Ventilation können die gewohnten Beatmungseinstellungen sowohl druck- als auch volumenkontrolliert angewendet werden. Literaturdaten empfehlen die **druckkontrollierte Beatmung** während der ELV, eine **Atemfrequenz von 10–15/min**, eher **niedrige Tidalvolumina** (ca. 5–8 ml/kg), eine **Begrenzung des Atemwegsspitzendruckes** auf **30–35 cmH$_2$O** und den Einsatz einer **FiO$_2$** von **0,5–1,0**. Ziel der Beatmung sollte eine periphere Sauerstoffsättigung über 90% sein. Hinweise aus retrospektiven Untersuchungen und

Tierversuchen legen nahe, dass die Wahrscheinlichkeit für die Entwicklung eines postoperativ manifesten Lungenschadens steigt, wenn klassische Tidalvolumina (10–12 ml/kg) angewandt werden. Der Einsatz von PEEP ist umstritten. PEEP (5–8 cmH$_2$O) kann bei normaler FRC zur Verbesserung der Oxygenierung führen und den physiologischen Totraum sowie die Atelektasenbildung verringern. Bei Patienten mit reduzierter rechtsventrikulärer Vorlast (z.B. Volumenmangel, Exsikkose etc.) kann PEEP die Oxygenierung durch Umverteilung des BV verschlechtern. Hohe Tidalvolumina und hohe Spitzendrücke scheinen mit einer höheren Inzidenz beatmungsassoziierter Lungenschäden verbunden zu sein. Deshalb sollte während ELV die Druckamplitude nicht erhöht, sondern über eine Veränderung der Atemfrequenz bzw. des I:E-Verhältnisses die Beatmung angepasst werden. Der dauerhafte Einsatz sehr hoher FiO$_2$ ohne oder mit nur sehr geringem PEEP kann zur Ausbildung von Resorptionsatelektasen führen.

? Wie erfolgt der Übergang zur ELV?

Vor dem Wechsel von Zwei-Lungen-Ventilation auf die Phase der ELV wird die F$_i$O$_2$ auf 0,5–1,0 erhöht, ein druckkontrollierter Beatmungsmodus eingestellt und der endobronchiale Cuff des DLT bzw. der BB geblockt. Bei Einsatz eines DLT muss der weiche Abschnitt des Tubuskonnektors abgeklemmt, die Verschlusskappe des Tubus geöffnet und die auszuschaltende Lunge gegen atmosphärische Drücke entlüftet werden. Bei Einsatz von BB mit zentralem Lumen wird dieses entsprechend geöffnet und die Lunge entlüftet. Dieser Vorgang geht durch das größere Lumen bei DLT rascher als bei BB. Der Wechsel auf druckkontrollierte Beatmung erlaubt eine bessere Kontrolle bzw. Reduktion der Atemwegsdrücke. Es scheint sinnvoll, im Verlauf eine möglichst niedrige FiO$_2$ anzustreben, um die HPV nicht zu beeinflussen und im Fall einer Hypoxie die FiO$_2$ steigern zu können. Bevor die nicht ventilierte Lunge nach Abschluss der ELV wieder an der Ventilation teilnehmen kann, sollte über beide Lumina des DLT abgesaugt werden, um Sekret, Blut oder Schleim zu entfernen. Anschließend wird die Lunge vorsichtig gebläht. Diese **Reexpansion** der Lunge kann **maschinell** oder **manuell** erfolgen. Die maschinelle Reexpansion kann in Form eines Rekrutierungsmanövers (RM) durchgeführt werden. Dabei wird während druckkontrollierter Beatmung mit einer Druckamplitude von 10–20 cmH$_2$O der PEEP in Schritten von 5 cmH$_2$O auf 20 bzw. 30 cmH$_2$O gesteigert, um einen Spitzendruck von maximal 40 cmH$_2$O zu erreichen. Diese Druckeinstellung wird für ca. 10 Atemzüge beibehalten. Nach Abschluss dieses RM kehrt man zu den anfänglichen Beatmungseinstellungen zurück. Alternativ kann durch mehrfaches manuelles Blähen der Lunge eine Reexpansion erreicht werden. Auch dabei sollten Spitzendrücke von 40 cmH$_2$O nicht überschritten werden. Beim manuellen Vorgehen ist zu beachten, dass während des Umschaltens des Narkosegerätes zwischen manueller und maschineller Beatmung die Ventile des Narkosegerätes öffnen und ein erneuter Kollaps der Lunge auftreten kann.

? Wie kann auf eine Hypoxämie während einer ELV reagiert werden?

Erneut spielt dabei die Bronchoskopie zur Lagekontrolle oder Bronchialtoilette eine zentrale Rolle. Erste therapeutische Schritte sollten die **Steigerung der FiO$_2$** sein und wenn notwendig die Optimierung der kardiozirkulatorischen Situation sein. Zusätzlich können Sauerstoffinsufflation (1–4 l/min O$_2$) bzw. **CPAP** für die nicht ventilierte Lunge und eine **PEEP-Steigerung** für die ventilierte Lunge angewendet werden. Der CPAP-Einsatz der ausgeschalteten Lunge sollte schrittweise um 5 cmH$_2$0 gesteigert werden und nur in Abstimmung mit dem Operateur erfolgen. Analog kann der PEEP der ventilierten Lunge erhöht werden. Literaturdaten deuten auf eine Verbesserung des Gasaustausches nach einem RM der ventilierten Lunge hin. Bei persistierender Hypoxämie ist der Wechsel auf Zwei-Lungen-Ventilation oder eine Reduktion des Blutflusses der A. pulmonalis der nicht ventilierten Lunge mit dem Operateur zu diskutieren.

? Welche Besonderheiten sind bei Kindern zu beachten?
DLT sind ab der Größe 26 F erhältlich. Deshalb ist ihr Einsatz erst ab einem Alter von 9–10 Jahren möglich. Da BB bereits in der Größe 5 F vorrätig sind, können sie bei kleinen Kindern im Alter ab etwa 1 Jahr eingesetzt werden. Um das kleine Lumen des Tubus nicht zu stark zu verlegen, wird der BB unter Sicht zuerst in die Trachea, außerhalb des eigentlichen Tubus eingeführt. Danach erfolgt die Intubation. Univent-Tuben können ab Größe 3,5 ID ab dem Alter 6–8 Jahre eingesetzt werden. Zusätzlich sollte bei Kindern die Technik des selektiven Intubierens eines Hauptbronchus und der so möglichen einseitigen Ventilation überdacht werden.

? Wie oft sollten BGA während ELV erfolgen?
Feste Zeitabstände für die Durchführung von BGA können nicht angegeben werden. In Abhängigkeit der klinischen Situation können Veränderungen des pO_2 rasch auftreten. Deshalb sollten in kritischen Situationen (pO_2 < 60 mmHg) **engmaschige** Kontrollen der BG erfolgen.

? Welche Rolle spielt die thorakale Regionalanästhesie in der Thoraxanästhesie?
Die thorakale epidurale Anästhesie (Th4/5–Th 6/7) kann als Goldstandard angesehen werden. Sie ermöglicht eine effektive Therapie akuter und chronischer postoperativer Schmerzen und scheint die perioperative pulmonale Morbidität zu reduzieren. Zum Einsatz kommen Opioide, Lokalanästhetika und α$_2$-Agonisten. Während die analgetischen Effekte der 3 Wirkstoffgruppen sich nicht signifikant unterscheiden, ermöglichen α$_2$-Agonisten eine bessere und raschere Erholung der spirometrischen Messwerte. Hauptnebenwirkung bei dem Einsatz von Opioiden und α$_2$-Agonisten sind Hypotonie und sedierende Effekte. Theoretisch mögliche Einflüsse der thorakalen Epiduralanästhesie auf die Oxygenierung und die hypoxische pulmonale Vasokonstriktion werden kontrovers diskutiert und konnten bisher nicht sicher belegt werden.

? Welche Rolle spielen selektive Vasodilatatoren wie NO oder Konstriktoren wie Almitrine in Rahmen der ELV?
Beide Wirkstoffgruppen stellen eine bisher noch experimentelle Möglichkeit dar, bei Hypoxie trotz Ausschöpfung aller konservativen Therapiemöglichkeiten gezielt die Oxygenierung zu beeinflussen. Beide Medikamente wirken dosisabhängig. Almitrine verstärkt die hypoxisch pulmonale Vasokonstriktion der nicht ventilierten Lunge, während NO die Gefäße der ventilierten Lungenbereiche erweitert.

Almitrine wird i.v. (4µg/kg/min) appliziert, während NO inhalativ (10 ppm) eingesetzt wird. Vor dem Hintergrund der pharmakologischen Profile, Zulassungsbeschränkungen und der technischen und logistischen Voraussetzungen ist ein Routine-Einsatz jedoch nicht möglich.

Literatur

Bassi A et al., Intravenous versus inhalation anaesthesia for one-lung ventilation. Cochrane Database Syst Rev (2008), 16(2)
Campos JH, An update on bronchial blockers during lung separation techniques in adults. Anesth Analg (2003), 97(5), 1266–1274
Ganter MT et al., How often should we perform arterial blood gas analysis during thoracoscopic surgery? J Clin Anesth (2007), 19(8), 569–575
Knoll H et al., Airway injuries after one-lung ventilation: a comparison between double-lumen tube and endobronchial blocker: a randomized, prospective, controlled trial. Anesthesiology (2006), 105(3), 471–477
Leong LM, Chatterjee S, Gao F, The effect of positive end expiratory pressure on the respiratory profile during one-lung ventilation for thoracotomy. Anaesthesia (2007), 62(1), 23–26
Mirzabeigi E, Johnson C, Ternian A, One-Lung Anesthesia Update. Semin Cardiothoracic Vasc Anesth (2005), 9(3), 213–226
Motsch J, Wiedemann K, Roggenbach J, Atemwegsmanagement bei der Ein-Lungen-Ventilation. Anaesthesist (2005), 54, 601–624
Özcan PE et al., Effects of thoracic epidural anaesthesia on pulmonary venous admixture and oxygenation during one-lung ventilation. Acta Anaesthesiol Scand (2007), 51(8), 1117–1122
Schilling T et al., Effects of propofol and desflurane anaesthesia on the alveolar inflammatory response to one-lung ventilation. Br J Anaesth (2007), 99(3), 368–375
Tusman G et al., Lung recruitment improves the efficiency of ventilation an gas exchange during one-lung-ventilation anesthesia. Anest Analg (2004), 98, 1604–1609
Unzueta MC, Casas JI, Moral MV, Pressure-controlled versus volume-controlled ventilation during one-lung ventilation for thoracic surgery. Anesth Analg (2007), 104(5), 1029–1033

Zentraler Venenkatheter

B. Beil, F. Hokema

Was ist ein ZVK?

Ein ZVK ist ein über eine große Vene eingeführter Katheter, dessen Spitze bis in die klappenfreie V. cava kurz vor deren Einmündung in den rechten Vorhof vorgeschoben wird. Die Erstbeschreibung einer zentralen Venenpunktion (V. subclavia) erfolgte 1952 durch Aubaniac, der den Zugang zur Infusionstherapie bei verwundeten Soldaten nutzte.

Wie lauten die Indikationen für einen ZVK?

- Messung des ZVD
- Operationen und Ereignisse mit starken hämodynamischen Schwankungen (Kardiochirurgie, HLM, Lebertransplantation, Polytrauma, Phäochromozytom)

- Dauerhafte zentralvenöse Applikation von vitalen Medikamenten mit kurzer Halbwertszeit (bspw. Katecholamine, Nitroglycerin)
- Operation mit Indikation zur ständigen Überwachung des ZVD (Leberteilresektion)
- Gabe von hyperosmolaren (> 800 mosmol/kg) und venenreizenden Substanzen (parenterale Ernährung, Kalium, Osmotherapie, Nimodipin, Antibiotika, Zytostatika)
- Periphere Venenpunktion nicht möglich
- Hämodialyse
- Aspiration von Luft- oder Gasembolien (Operationen in sitzender Position)
- Massentransfusion (Hämodialysekatheter)

? Wie lauten die Kontraindikationen für einen ZVK?

Relativ:
- Gerinnungsstörungen
- Extremes Lungenemphysem (V. subclavia)
- Infektionen oder Verbrennungen im Bereich der Punktionsstelle
- Tumor oder Thrombose im Bereich der V. cava oder des rechten Atriums
- Kontralaterale Punktion bei Pneumothorax

Absolut:
- Keine

? Welche Zugangswege kennen Sie?
Grundsätzlich wird zwischen peripher-venösen (V. cephalica, V. basilica, V. brachialis) und zentralvenösen Zugängen (V. jugularis interna/externa, V. subclavia, V. brachiocephalica, V. anonyma „Quervene", V. femoralis) unterschieden. Alle Zugänge sind mit spezifischen Risiken verbunden, und es gibt keinen „Standard"-Zugang, der bei jedem Patienten Erfolg verspricht. Es sollte, wenn möglich, immer rechts punktiert werden, um einen möglichst kurzen intravasalen Katheterverlauf zu erhalten und um eine akzidentelle Punktion des Ductus thoracicus zu vermeiden.

? Welche Nachteile hat die Punktion der V. subclavia über den infraclaviculären Zugangsweg?
Der Vorteil dieser Methode besteht darin, die V. subclavia auch im hypovolämischen Schock mit hoher Wahrscheinlichkeit punktieren zu können. Dies liegt an einer bindegewebigen Verspannung, durch die das Lumen der Vene auch bei geringer Füllung immer offen gehalten wird. Eine Oberkörpertieflagerung (Trendelenburg-Lagerung) empfiehlt sich dennoch. Die Punktion erfolgt ca. 1–2 cm unterhalb der Clavicula am Übergang des lateralen zum medialen Drittel oder in der Medioclavicularlinie. Die Kanüle wird dann unterhalb der Clavicula unter Knochenkontakt in Richtung Incisura jugularis vorgeschoben.

Nachteile:
- ▲ Relativ große Gefahr eines Pneumothorax (nach erfolgloser Punktion ohne Röntgenkontrolle kein Versuch auf der Gegenseite):
    - 0,5–2% V. sublavia
    - 0,2–0,5% V. jugularis.
- ▲ Punktion der A. subclavia mit konsekutivem Hämatothorax.
- ▲ Verletzung des Plexus brachialis.
- ▲ Verletzung des Ductus thoracicus bei linksseitiger Punktion.
- ▲ Kompression des Katheters zwischen Clavicula und 1. Rippe (Hämodialysekatheter)
- ▲ Im Vergleich zur V. jugularis interna rechts muss der Seldinger-Draht zur korrekten Platzierung einen um nahezu 90° abgewinkelten Verlauf nehmen.
- ▲ Intraoperativer Zugang zur Punktionsstelle erschwert.
- ▲ Risiko für venöse Stenose höher als nach Punktion der V. jugularis interna.

? Beschreiben Sie den Zugangsweg über die V. jugularis interna. Welche Nachteile gibt es?

Normalerweise wird die rechte V. jugularis interna punktiert. Dies sollte in Oberkörpertieflagerung und – bei beatmeten Patienten – mit Einstellung eines PEEP erfolgen. Hierdurch werden eine bessere Venenfüllung und damit eine erleichterte Punktion erreicht. Außerdem wird einer Luftembolie entgegengewirkt. Der Kopf des Patienten sollte zur Gegenseite gedreht werden. Die Vorteile dieses Zugangsweges sind die relativ geringe Gefahr eines Pneumo- oder Hämatothorax sowie von Thrombosen und Thrombophlebitiden.

- ▲ **Tiefer anteriorer Zugang:** Lokalisation des Punktes an dem der claviculäre und der sternale Anteil des M. sternocleidomastoideus sich treffen, dort Punktion im 30°-Winkel zur Haut in Richtung der rechten Mamille. Durchschnittliche Punktionstiefe ca. 1–3 cm.
- ▲ **Hoher anteriorer Zugang:** Mit der linken Hand wird der Verlauf der rechten A. carotis palpiert. Lateral davon wird nun in Höhe des Kehlkopfes in Richtung rechter Mamille punktiert.
- ▲ **Posteriorer Zugang:** Punktiert wird etwas unterhalb der Kreuzungsstelle der V. jugularis externa mit dem M. sternocleidomastoideus und ca. 1 cm lateral der A. carotis. Die Nadel wird dort transmuskulär unter Aspiration im 30°-Winkel Richtung Caput claviculare des M. sternocleidomastoideus geführt

Nachteile:
- ▲ Punktion der A. carotis in ca. 1% der Fälle:
    - Drohendes Hämatom, Kompression der Atemwege möglich
- ▲ Verletzung des Plexus brachialis
- ▲ Zervikale Nervenschäden (Horner-Syndrom, Phrenicusparese)
- ▲ Pneumothorax
- ▲ Infektionsraten nach einer Liegedauer von 5 Tagen höher als bei der V. subclavia
- ▲ Patientenkomfort niedriger als bei der V. subclavia

? Welche Nachteile hat der Zugangsweg über die V. jugularis externa?

Die Vorteile bestehen in einer relativ leichten und komplikationsarmen Punktion, wenn die Vene gut gefüllt ist. In Trendelenburg-Lagerung wird die Vene an der Stelle, an der sie den M. sternocleidomastoideus kreuzt, punktiert. Der Nachteil besteht im häufig schwierigen Vorschieben des Katheters durch die fast rechtwinklige Einmündung der V. jugularis externa in die V. subclavia. Hier empfiehlt sich die Verwendung von Kathetern mit J-förmiger Spitze. Dadurch kann die Rate erfolgreicher Punktionen von 50% auf 79–90% gesteigert werden. In einigen Fällen gelingt die Passage des Seldinger-Drahtes nicht, aber der Katheter selbst kann über die Kreuzungsstelle in die V. cava superior vorgeschoben werden.

? Wann besteht die Indikation für einen Zugangsweg über die V. femoralis?

Aufgrund des hohen Risikos für Infektion in diesem Bereich wird dieser Zugangsweg i.d.R. nur gewählt, wenn die Punktionsversuche im Bereich der V. jugularis, bzw. der V. subclavia erfolglos waren. Der spezifische Vorteil dieser Zugangsart ist sicherlich die verhältnismäßig leichte Punktion mit hoher Erfolgsrate. Das Gefäß ist groß und nimmt einen weitgehend geraden Verlauf. Ein weiterer Vorteil ist die Möglichkeit, bei drohendem Hämatom eine Kompression ohne Beeinträchtigung von vitalen anatomischen Strukturen durchführen zu können. Nachteile sind die Thromboserate (etwa 8%), die höhere Rate an mechanischen Komplikationen, eine nur eingeschränkt verwertbare ZVD-Messung und der geringere Patientenkomfort durch die eingeschränkte Beweglichkeit im Bereich der Hüfte.

? Was sind späte Komplikationen von ZVK?

- Bildung von intravasalen Thromben und Embolien:
  - Katheterembolie
- Katheterassoziierte Infektionen:
  - Im Bereich der Eintrittsstelle
  - Blutstrom
  - Kardial
- Luftembolie bei Punktion
- HRST
- Perforation:
  - Gefäße
  - Kardial, Perikardtamponade
- Fisteln (arteriovenös, venobronchial)

? Beschreiben Sie die zentralvenöse Punktion mit Hilfe der Seldinger-Technik.

Wie bereits beschrieben, erhöht die Trendelenburg-Lagerung des Patienten den venösen Druck im zu punktierenden Gefäß. Unter leichter und konstanter Aspiration wird die Nadel in Richtung der Vene vorgeschoben. Gelegentlich kann es passieren, dass die Venenwände durch den Druck der Nadel kollabieren und diese auf der anderen Seite der Vene wieder heraustritt, ohne dass Blut aspirierbar ist. Wird die Nadel nun ein Stück zurückgezogen, gelangt die Nadelspitze nach intraluminal. Nun wird über die Nadel der sog. Seldinger-Draht eingeführt (Erstbeschreibung 1953 durch den schwedischen Radiologen Seldinger für arterielle Punktionen zur Angiographie). Bei liegendem Draht wird dann die Punktionskanüle entfernt und zur Passage-Erleichterung des Katheters die Einstichstelle mit einem Skalpell erweitert. Es empfiehlt sich, den Punktionskanal vor Einbringen des Katheters mit einem Dilatator zu bahnen. Jetzt kann der Katheter unter leichtem Drehen über den Führungsdraht in die Vene vorgeschoben werden. Das Ende des Seldinger-Drahtes muss dabei mit einer Hand fixiert werden.

? Wie kann die korrekte Lage des Katheters überprüft werden?

Wird der Katheter bzw. der Seldinger-Draht zu tief eingeführt, können HRST auftreten. Sich zum Ausschluss einer arteriellen Fehlpunktion auf die dunkle Farbe des Blutes oder eine BGA zu verlassen, kann irreführend sein, da der Patient eine Hypoxämie haben kann. Nicht pulsierendes Blut kann durch eine Kreislaufinsuffizienz mit arterieller Hypotonie bedingt sein. Andererseits kann das Blut bei einem hohen ZVD durchaus pulsierend aus dem Ende der Punktionskanüle laufen. Um den RR vor Einführung des Dilatators zur Diskriminierung zwischen venöser und arterieller Punktion zu nutzen, können ein Druckwandler oder eine Wassersäule an die Punktionskanüle oder an einen dünnen über den Draht in das Gefäß vorgeschobener Katheter angeschlossen werden. Simultan sollte eine arterielle Blutdruckmessung durchgeführt werden. Ist der ZVK bereits in das Gefäß eingebracht, lässt sich der distale Schenkel durch senkrechtes Anheben zur orientierenden Blutdruckmessung und zur Kontrolle von beatmungssynchronen Druckschwankungen nutzen. Alternativ kann überprüft werden, ab welcher Höhe über dem Bezugspunkt zur Druckmessung eine Schwerkraftinfusion in den Katheter einläuft. Zunehmende Bedeutung gewinnt die Punktion unter **Ultraschallkontrolle**. Hiermit ist eine Punktion unter direkter Sicht möglich, sodass es bei geübten Anwendern signifikant seltener zu Komplikationen bei höheren Erfolgsraten kommt. Außerdem kann per Echokardiographie oder Durchleuchtung eine Lagekontrolle des ZVK durchgeführt werden. Eine weitere Option zur Lagekontrolle ist die **intrakardiale EKG-Ableitung** (rechtsatriale Elektrokardiographie) über das distale Ende des Führungsdrahtes (bei bereits liegendem Katheter). Wird das EKG-Kabel unter intrakardialer Ableitung vorgeschoben, kommt es zu einer hohen, zeltförmigen p-Welle, wenn sich die Katheterspitze dem Sinusknoten nähert. Jetzt wird der Katheter zurückgezogen, bis die p-Welle ihre normale Größe erreicht hat. Zieht man den Katheter nun noch weitere 1–2 cm zurück, hat man die korrekte Position erreicht. Bei Vorhofflimmern ist diese Methode nicht anwendbar. Bei extravasaler oder aortaler Fehlplatzierung des ZVK können bei räumlicher Nähe zum rechten Atrium ebenfalls die typischen EKG-Veränderungen abgeleitet werden. Des Weiteren empfiehlt sich eine **Thorax-Röntgenaufnahme** zur Beurteilung der Lage der Katheterspitze, des Verlaufes des Katheters sowie zum Ausschluss eines Pneumo- oder Hämatothorax.

Invasive (blutige) Blutdruckmessung („Arterie")

? Wann ist eine invasive arterielle Blutdruckmessung sinnvoll?

Eine arterielle Blutdruckmessung ist indiziert, wenn eine kontinuierliche Messung des arteriellen RR notwendig ist bei:
- Operationen mit voraussichtlich großem Blutverlust
- Patienten, bei denen große Blutdruckschwankungen vermieden werden müssen:
  - Operationen an zerebralen Aneurysmen
  - Bei schwerer KHK

- Kontrollierter arterieller Hypotension
- Patienten im Schock
- Großen Gefäßoperationen:
  - Karotis-TEA oder EEA
  - Aortenaneurysmen
- Intrakraniellen Eingriffen
- Operationen, die üblicherweise mit großen Schwankungen des RR einhergehen:
  - Bei Phäochromozytomen
  - Bei Lebertransplantationen
- Operationen unter Einsatz der HLM
- Kontinuierlicher Anwendung von Katecholaminen oder Vasodilatatoren

Oder eine regelmäßige Durchführung von:
- Arteriellen Blutgasen:
  - ELV

? Welche Komplikationen der arteriellen Blutdruckmessung kennen Sie?

Mögliche Komplikationen sind bspw. distale Ischämie, Hämatom, arterielle Thrombose, Gefäßläsion mit Dissektion, Aneurysma, AV-Fistel, die Verletzung benachbarter Strukturen (Nervenschäden), Infektion sowie Blutung und akzidentelle Fehlinjektionen. Zur Vermeidung von Ischämien sollten nie die A. radialis und die ipsilaterale A. ulnaris sowie analog die A. dorsalis pedis und die ipsilaterale A. tibialis posterior kanüliert werden.

? Welche Zugangswege kennen Sie?

Prinzipiell sollte der A. radialis Vorrang gewährt werden, da hier Komplikationen seltener auftreten als bei anderen Zugangswegen wie der A. ulnaris, A. brachialis, A. axillaris, A. femoralis, A. dorsalis pedis, A. tibialis posterior oder der A. temporalis superficialis.

? Beschreiben Sie den Allen-Test und seine Bedeutung.

Mit dem Allen-Test wird überprüft, ob nach Punktion oder Thrombosierung der A. radialis die Perfusion über die A. ulnaris allein ausreicht, um eine Ischämie im Bereich der Hand zu verhindern. Die Hohlhand wird von beiden Arterien durchblutet. Beide Arterien werden im Bereich des Handgelenks abgedrückt, während der Patient seine Hand mehrmals öffnet und schließt, bis die Hohlhand blass wird. Jetzt wird die Kompression der A. ulnaris aufgehoben und geprüft, wie lange es dauert, bis die Hohlhand wieder durchblutet ist. Dauert es bis zur Rötung der Hand < 10 s, kann die A. radialis kanüliert werden. Der Wert des Tests ist allerdings umstritten, die Durchführung ist nicht standardisiert, und es gibt eine Reihe von Fallberichten, die Ischämien der Hand nach Durchführung eines Allen-Testes mit negativem (also unauffälligem) Ergebnis beschreiben. Auch die Bedeutung eines positiven Testes ist nicht eindeutig. In einer Untersuchung aus dem Jahr 1987 war die Durchblutung der Hand auch nach positivem Allen-Test mit anschließender Kanülierung der A. radialis und Injektion von Kontrastmittel unauffällig.

? Welche relativen Kontraindikationen kennen Sie?

- Pathologischer Allen-Test für A. radialis-Zugang
- Gerinnungsstörungen
- Gefäßprothesen
- Oberflächliche Hautinfektionen oder Hautläsion am Ort der Punktion
- Apparente Ischämie distal der Kanülierung
- Punktion nach anatomischer Orientierung, Arterie nicht palpabel
- Bekannte Läsion des Gefäßes, bspw. nach Trauma

? Wie wird die Katheterisierung der A. radialis durchgeführt?

Das Handgelenk wird leicht dorsal extendiert und ggf. fixiert. Es wird eine Hautdesinfektion durchgeführt und anschließend mit einem lokalen Betäubungsmittel über und neben der zuvor palpierten Arterie infiltriert. Mit einer 20-G-Kanüle ohne Injektionsport (22 G–26 G für Kinder) wird nun in einem Winkel von 30–45° zur Haut punktiert. Wenn arterielles Blut im Kanülenansatz sichtbar wird, wird der Punktionswinkel etwas verringert und der Katheter mit drehenden Bewegungen über den Mandrin vorgeschoben. Alternativ kann die Arterie vollständig durchstochen werden, gelangt die Öffnung der Kanüle beim Zurückziehen nach intraluminal, erkennbar am pulsierenden Blutfluss, kann ebenfalls versucht werden, den Katheter in das Gefäß vorzuschieben. Gelingt auch dieser Versuch nicht, besteht die Option, einen Seldinger-Draht im Gefäß zu platzieren und als Leitschiene zu nutzen. Anschließend wird die Druckleitung des Messsystems an der Verweilkanüle konnektiert. Es ist darauf zu achten, dass der Katheter nach einer Spülung des Einwegdrucksystems sorgfältig fixiert und als arterieller Zugang deutlich kenntlich gemacht wird. Alternativ bietet sich eine Kanülierung mittels Seldinger-Technik (s. ZVK) an. Bei Rechtshändern sollte bevorzugt die linke Seite kanüliert werden und umgekehrt.

? Beschreiben Sie kurz Vor- und Nachteile der anderen Zugangswege.

- A. brachialis, A. radialis:
  - Vorteile: relativ sicher zu kanülieren
  - Nachteile: Verletzungsgefahr des N. medianus (bei A. brachialis); Plexusläsion durch Hämatom an A. brachialis ist eine Endarterie.
- A. femoralis:
  - Vorteile: meist erfolgreiche Punktion durch Größe des Gefäßes; Risiko von Ischämien gering; auch bei Hypotonie gut zu kanülieren
  - Nachteile: angeblich höhere Rate an Infektionen, hierzu gibt es allerdings divergierende Studien; nicht anwendbar bei Patienten mit pAVK bzw. Gefäßprothese der A. femoralis.
- A. dorsalis pedis:
  - Vorteile: meist gut tastbar
  - Nachteile: Kanülierung schwierig durch geringe Größe, dadurch auch erhöhte Gefahr von ischämischen Komplikationen.
- A. temporalis superficialis:
  - Hier besteht die Gefahr von Luftembolien sowie von ischämischen Komplikationen, die das Gesicht und den Schädel betreffen können.

Magensonde

? **Welche Indikationen für das Legen einer Magensonde kennen Sie?**
Diagnostisch: z.B. Tbc-Diagnostik, Überwachung bei gastrointestinaler Blutung, Magensaftanalyse, radiologische Darstellung von Magen und Ösophagus

Therapeutisch: Ableiten von Mageninhalt bei einer Blutung im Gastrointestinalbereich, Magen-Darm-Atonie, Peritonitis, Ileus, Pankreatitis, außerdem vor einer Narkose-Einleitung zur Ableitung von Magensaft bei erhöhter Gefahr von Aspiration, Applikation von enteraler Ernährung und von Medikamenten, Dekompression des Magens bei kontinuierlichem Masken-CPAP

? **Beschreiben Sie das Vorgehen beim Legen einer nasogastralen Magensonde.**
Bei wachen Patienten: Aufklärung über die geplante Prozedur sowie das Besprühen des Nasen-Rachen-Raumes mit einem Lokalanästhetikum. Der Patient wird gebeten, tief durch jeweils ein Nasenloch einzuatmen, um die größere Öffnung zu identifizieren. Der Oberkörper des Patienten sollte idealerweise hoch gelagert und der Kopf leicht nach vorne gebeugt werden, um eine Passage in die Trachea zu erschweren. Die ungefähre Einführlänge kann durch Auflegen grob abgeschätzt werden (Nase-Ohr-Unterrand des Sternums). Durch Aufbewahrung im Kühlschrank ist die Flexibilität von Sonden ohne Drahtarmierung verringert, dadurch wird das Vorschieben erleichtert. Es sollte stets ein Gleitmittel verwendet werden. Die Sonde wird durch den unteren Nasengang (nach dorsal, 90° zur Unterlage, nicht kranial) vorgeschoben. Der wache Patient wird dabei zum Schlucken aufgefordert (bei Dyspnoe oder Husten wieder zurückziehen). Beim sedierten oder komatösen Patienten wird die Sonde blind vorgeschoben. Hierbei ist auf eine ausreichend tiefe Sedierung des Patienten zu achten. Nach ca. 45 cm ist der Mageneingang erreicht, dann wird die Sonde noch weitere 10–15 cm weiter geschoben. Nötigenfalls kann die Sonde zwischen Zeige- und Mittelfinger an der Pharynxhinterwand oder mit dem Laryngoskop und einer Magill-Zange in die richtige Richtung dirigiert werden. Es sind zahlreiche weitere Methoden beschrieben, um die Passage einer Magensonde zu erleichtern. Neben dem Drehen des Kopfes nach rechts oder links kann auch ein Anheben des Thyroidknorpels oder der Einsatz eines Endoskops hilfreich sein. Die Sonde wird zum Schluss mittels Pflaster am Nasenrücken frei schwebend fixiert, sodass ein Druckgeschwür im Naseneingang vermieden wird.

? **Wie kann die korrekte intragastrale Lage der Sonde überprüft werden?**
Zunächst wird überprüft, ob sich Magensaft aspirieren lässt. Außerdem kann mit einer Spritze Luft über die Sonde eingeblasen werden und der Luftaustritt im epigastrischen Winkel auskultiert werden. Hier lässt sich bei korrekter Lage ein charakteristisches Geräusch vernehmen. Mittels einer pH-Wert-Analyse kann außerdem zwischen einer intragastralen und einer intraduodenalen Lage der Sonde unterschieden werden (pH-Wert Magen ca. 2, Duodenum ca. 8). Vor Nutzung der Sonde wird zusätzlich eine Röntgenkontrolle empfohlen. Die radiologische Darstellung ist neben der Endoskopie die einzige sichere Methode zur Verifizierung der Sondenlage. Die Auskultation ist eine unsichere Methode. Es gibt zahlreiche Fallberichte zu Fehllagen, eine davon intrazerebral, in denen die Auskultation als alleinige Methode zur Lagekontrolle eingesetzt wurde. Weitgehende Sicherheit bietet auch die Laryngoskopie, da Perforationen des Ösophagus im nicht mehr einsehbaren Bereich selten sind.

? **Worauf muss bei länger liegenden Sonden geachtet werden?**

- Es besteht die Gefahr von Druckulzera im gesamten Bereich der liegenden Sonde.
- PVC-Sonden dürfen wegen der Verflüchtigung von Weichmachern höchstens 3 Tage in situ verbleiben, Silikon-Sonden dagegen unbegrenzt.
- Eine kontinuierliche Ableitung der Sonden kann je nach Position der distalen Öffnung zu einer metabolischen Azidose oder Alkalose führen. Elektrolytverluste müssen ebenfalls ausgeglichen werden.
- Auf Dauer besteht die Gefahr einer Refluxösophagitis, hier kann mit H_2-Blockern oder Protonenpumpeninhibitoren (PPI) vorgebeugt werden.

Blasenkatheter

? **Welche transurethralen Blasenkatheterarten mit ihren jeweiligen Indikationen kennen Sie?**

- **Einmalkatheter**:
  - Zur Diagnostik
  - Postoperativ bei Blasenentleerungsstörungen
- **Dauerkatheter** (gerader Nelaton-Katheter, distal gekrümmter Tiemann-Katheter bei schwierigen anatomischen Verhältnissen):
  - Bei langer OP-Dauer (> 2–3 h) zur Entlastung der Blase
  - Zur Überwachung der Nieren- und Kreislauffunktion
  - Zur Überwachung der Körperkerntemperatur
- **Spülkatheter** mit zusätzlichem Spülkanal:
  - Bspw. zur Spülung und Vermeidung von Koagelbildung in der Harnblase bei Makrohämaturie

? **Nennen Sie mögliche Kontraindikationen.**

Hier sind hauptsächlich bestehende Infektionen des Urogenitaltraktes wie Urethritis, Prostatitis oder Epididymitis zu nennen. Außerdem sollte bei bekannten Viae falsae auf eine transurethrale Katheterisierung verzichtet werden. Harnwegsverengungen durch Strikturen oder eine vergrößerte Prostata sind relative Kontraindikationen für eine transurethrale Katheterisierung.

? **Wie führen Sie die Anlage eines transurethralen Harnblasenkatheters durch?**

Bei Männern: Der Patient befindet sich in Rückenlage. Zunächst sind sterile Handschuhe anzuziehen, wobei darauf geachtet wird, dass beim Rechtshänder die rechte Hand steril bleibt, während die linke unsteril wird. Mit der linken Hand wird der Penis gefasst und die Vorhaut zurückgeschoben, während die rechte Hand die Glans mit in Desinfektionsmitteln getränkten Tupfern 3-mal reinigt. Jetzt wird ein Lochtuch um den Genitalbereich gelegt und mit der rechten Hand ein anästhesierendes Gleitmittel in die Harnröhre instilliert (Einwirkzeit von mindestens 1 min beachten). Während der Penis mit der linken Hand nach oben gestreckt wird, wird mit der rechten Hand oder einer Pinzette die Spitze des Katheters gefasst und vorsichtig in die Harnröhre eingeführt. Der Katheter muss sich widerstandslos einführen lassen. Nach 10–15 cm wird der Sphincter externus erreicht und ein leichter Widerstand spürbar. Jetzt wird der Penis abgesenkt und der Katheter soweit wie möglich vorgeschoben; wenn Urin fließt, kann der Katheterballon mit 5–10 ml Aqua dest. geblockt werden. Dies darf keine Schmerzen verursachen. Nach dem Blocken wird der Katheter vorsichtig zurückgezogen, bis durch den geblockten Ballon ein leichter federnder Widerstand auftritt, und der Katheterbeutel wird angeschlossen. Zum Schluss muss die Vorhaut wieder reponiert werden, um einer Paraphimose vorzubeugen. Bei erfolgloser Harnröhrenpassage kann ein erneuter Versuch mittels eines dünneren Katheters erfolgen.

Bei Frauen: Zu den entsprechenden Hygienemaßnahmen s.o. Die Desinfektion erfolgt grundsätzlich von ventral nach dorsal, und zwar von den großen und kleinen Schamlippen sowie des Urethraeinganges ausgehend. Der letzte Tupfer wird vor die Vaginalöffnung gelegt, während mit der linken Hand der Genitalbereich gespreizt wird. Nun wird Gleitgel auf die Katheterspitze gegeben und der Katheter ca. 5 cm eingeführt, bis Urin abfließt. Weiteres Vorgehen s.o.

? Welche Komplikationen können im Zusammenhang mit transurethraler Katheterisierung auftreten?

Eine große Gefahr geht von aufsteigenden Harnwegsinfekten aus. Deshalb ist bei der Anlage auf ein streng aseptisches Vorgehen zu achten. Häufig wird auch mit Mundschutz und Haube gearbeitet. Empfehlungen des Robert Koch-Instituts (RKI) dazu gibt es nicht. Diskonnektionen des Katheters vom Ableitungssystem sind zu vermeiden. Zur Vorbeugung von Infektionen sollte der Katheter so früh wie möglich wieder entfernt werden. Ein Wechsel des Katheters erfolgt nach individueller Abwägung bei Verschmutzung, Inkrustation, Infektion oder Obstruktion. Regelmäßige Wechselintervalle sind nicht vorgesehen. Die dazu derzeit gültigen Empfehlungen des RKI wurden 1999 veröffentlicht. Des Weiteren kann es durch Perforation mit dem Katheter oder durch zu frühe Blockung im Bereich der Harnröhre zu Läsionen und Strikturen kommen.

Suprapubischer Blasenkatheter

? Welche Vor- bzw. Nachteile des suprapubischen gegenüber dem transurethralen Katheter sind Ihnen bekannt?

Grundsätzlich bestehen die wesentlichen Vorteile in der Möglichkeit einer dauerhaften Urinableitung (> 5 d) mit Reduktion der Inzidenz von nosokomialen Infektionen bei Intensivpatienten sowie in der möglichen Harnableitung, wenn diese transurethral nicht durchführbar ist (z.B. bei Verletzungen, Infektionen). Nach Abklemmen des Katheters kann die Spontanmiktion trainiert werden. Außerdem ist bei Anlage eine sterile Probenentnahme möglich. Die Risiken sind mögliche Verletzungen intraabdomineller Organe mit konsekutiver Peritonitis sowie Blutungen mit Harnblasentamponade. Aus diesem Grund sollte die Durchführung stets einem erfahrenen Arzt vorbehalten sein. Die Punktion unter sonographischer Kontrolle erhöht die Sicherheit zusätzlich. Relativ häufig kommt es zu einem störenden Urinfluss durch den Stichkanal neben dem Katheter oder transurethral.

? Wie würden Sie eine suprapubische Blasenkatheterisierung durchführen?

Es empfiehlt sich die Verwendung eines sterilen Einmalsets. Der Patient befindet sich in flacher Rückenlage, die Blase muss gefüllt sein. Gegebenenfalls muss eine Flüssigkeitssubstitution oder die retrograde Füllung mittels eines transurethralen Katheters erfolgen. Unter sterilen Kautelen (Rasur, Desinfektion, Lochtuch, Haube, Mundschutz und Kittel) wird zunächst an der Punktionsstelle (2–3 cm oberhalb der Symphyse in der Medianlinie) eine Lokalanästhesie gesetzt. Die Punktion erfolgt nun mit der Hohlnadel mit innen liegendem Katheter senkrecht zur Haut, bis Urin zurückfließt. Der Katheter wird dann vorgeschoben, die Hohlnadel zurückgezogen und entfernt. Es erfolgt der Anschluss an einen Urinbeutel und die Fixierung des Katheters an der Haut mittels Naht oder durch Blockung mit 5 ml Aqua dest. Zum Schluss muss ein steriler Verband angelegt werden. Aufgrund des dünnen Lumens neigt der suprapubische Katheter zu Verlegungen. Hier hilft oft eine Spülung mit NaCl.

Bülau-Drainage

? Was ist eine Bülau-Drainage?
Es handelt sich hierbei um eine Thorax- oder auch Pleuradrainage, die zum Ableiten von Luft oder Flüssigkeit aus dem Pleuraspalt eingesetzt wird. In der Erstbeschreibung von 1891 durch den Hamburger Internisten Gotthard Bülau erfolgte die Anlage zur Drainage eines Pleuraempyems.

? Nennen Sie typische Indikationen zur Anlage einer Bülau-Drainage.

- Größerer Pneumothorax, Spannungspneumothorax, Pneumothorax mit respiratorischer Symptomatik
- Hämatothorax
- Pleuraerguss
- Pleuraempyem
- Infusionsthorax (bei fehlplatziertem ZVK)

? Beschreiben Sie den Unterschied zwischen einer Bülau- und einer Monaldi-Drainage.
Bei einem reinen Pneumothorax kann im 2. oder 3. Interkostalraum in der Medioclavicularlinie eine dünne Thoraxdrainage angelegt werden (Monaldi-Position). Bei Flüssigkeitsansammlung im Pleuraspalt empfiehlt sich die laterale Anlage im Bereich der mittleren bis vorderen Axillarlinie (4. oder 5. ICR), wobei die Drainage nach dorsal vorgeschoben wird (Bülau-Position). Allerdings kann auch bei Vorliegen eines Pneumothorax eine Bülau-Drainage angelegt werden, die dann im Pleuraspalt nach ventral vorgeschoben wird.

? Sie müssen eine Bülau-Drainage legen. Wie gehen Sie vor?
Zunächst empfiehlt sich eine Prämedikation mit einem Sedativum (z.B. 2,5–5 mg Midazolam) und einem Analgetikum (z.B. 0,05 mg Fentanyl oder Piritramid 3 mg i.v.). Alternativ kann zur Analgesie auch Ketanest eingesetzt werden. Auch hier ist ein streng aseptisches Vorgehen Standard. Der Patient liegt leicht zur Gegenseite gedreht auf dem Rücken, der ipsilaterale Arm wird über den Kopf gelagert. Nun wird der Punktionsort markiert. Er befindet sich im 4. oder 5. ICR in der vorderen bis mittleren Axillarlinie kranial der Mamillen. Der Zu-

gangsweg sollte sich zur Vermeidung einer akzidentellen Punktion von intraabdominellen Organen möglichst nicht unterhalb der Mamille befinden. Die Anfertigung eines Röntgen-Thorax, eine Sonographie des Thorax und die klinische Untersuchung können genutzt werden, um einen möglichen Hochstand des Diaphragmas vor Punktion zu diagnostizieren. Nach sterilem Abwaschen und Abdecken werden Haut, Subkutis sowie die Pleura parietalis (Pleura visceralis ist nicht sensibel innerviert) über den Oberrand der Unterrippe mit einem Lokalanästhetikum infiltriert. Anschließend wird mit einem Skalpell eine Hautinzision von 2–3 cm Länge durchgeführt und mit einer Klemme stumpf die Interkostalmuskulatur gespreizt, und zwar wird sich auch hier streng am Oberrand der unteren Rippe orientiert, um das am Unterrand der Rippe verlaufende Gefäß-Nerven-Bündel nicht zu verletzen. Das Fenster muss für den Zeigefinger groß genug sein, da das weitere Vorgehen im Wechsel von Palpation und Spreizen mit der Schere erfolgt. Nach Erreichen der Pleura parietalis wird diese stumpf mit dem Finger durchstoßen. Bei Verwendung eines Trokars (bei ausgedehnten Ergüssen und damit verringerter Verletzungsgefahr von Lungengewebe) wird dieser nach Hautinzision eingeführt, der Drainageschlauch vorgeschoben und der Trokar zurückgezogen. Durch die stumpfe Präparation mit dem Finger wird die Verletzungsgefahr (auch von intraabdominellen Organen) minimiert. Nun wird die Drainage (Standard: 28 Ch) mit einer Kornzange gefasst und unter Kontakt zum Finger in die Pleurahöhle eingeführt. Um Flüssigkeit abzuleiten, wird die Drainage dorsokranial entlang der Thoraxwand um etwa 16–20 cm vorgeschoben. Bei der Drainage eines Pneumothorax empfiehlt es sich, die Drainage nach ventral vorzuschieben. Das Schlauchende wird dann mit einem vorbereiteten Ableitungssystem konnektiert, zum späteren Abdichten des Tunnels wird eine Tabaksbeutelnaht gesetzt und der Schlauch fixiert. Zum Schluss sollte eine Röntgenkontrolle erfolgen.

Wann kann eine Bülau-Drainage wieder entfernt werden?

Wenn der Erguss entleert bzw. kein Pneumothorax mehr nachweisbar ist, können der Schlauch für 12–24 h abgeklemmt und anschließend eine Röntgenkontrolle in Exspiration durchgeführt werden. Falls kein Rezidiv mehr nachweisbar ist, kann die Drainage, möglichst unter Valsalva-Manöver oder forcierter Exspiration, schnell herausgezogen und die Tabaksbeutelnaht verknotet werden. Eine erneute Röntgenkontrolle ist obligat.

Welche unterschiedlichen Ableitungssysteme können verwendet werden?

Eine Vielzahl von Drainage-Systemen wird kommerziell angeboten. Prinzipiell erfüllen alle Systeme 2 grundsätzliche Voraussetzungen. Zum einen verhindert ein Wasserschloss die Verbindung zwischen Pleura und Atmosphäre, sodass keine Luft in den Pleuraspalt gelangen kann. Zum anderen gibt es die Möglichkeit nach Anschluss einer externen Saugung den max. negativen Druck in der Pleura zu limitieren (i.d.R. bei max. 20 cmH$_2$O).

Wie erkennen Sie das Vorliegen einer bronchopleuralen Fistel?

Bevor die Drainage entfernt werden soll, muss eine bronchopleurale Fistel ausgeschlossen werden. Um diese zu erkennen, sollte der von der Drainage zum Auffangsystem führende Schlauch U-förmig nach unten hängen. Am Boden des U sammelt sich meist etwas Pleuraflüssigkeit, die sich normalerweise atemsynchron etwas nach proximal oder distal bewegt. Bei Vorliegen einer Fistel wird permanent Luft aus der Pleurahöhle in das Drainagesystem gesaugt, und es werden Luftblasen durch die stehende Flüssigkeit hindurch bewegt. Außerdem sollte das Aufsteigen von Luftblasen im Wasserschloss sistieren, wenn die Luft vollständig aus der Thoraxhöhle abgesaugt wurde. Steigen dauerhaft oder im weiteren Verlauf erneut Luftblasen auf, liegen eine bronchopleurale Fistel oder eine Undichtigkeit des Drainagesystems distal des Beobachtungsortes vor. Bei beatmeten Patienten kann die Differenz zwischen inspiratorischem und exspiratorischem V_T zur Approximierung des Fistelflusses genutzt werden.

? Was muss beim Transport eines Patienten mit Thoraxdrainage beachtet werden?
Wird ein beatmeter Patient mit Thoraxdrainage transportiert, darf diese nicht abgeklemmt werden, aufgrund der Gefahr eines sich entwickelnden Spannungspneumothorax. Systeme mit Wasserschloss können problemlos mitgenommen werden. Ansonsten kann die Drainage auch mit einem sog. Heimlichventil versehen werden, das Luft aus dem Pleuraspalt entweichen, jedoch umgekehrt keine Luft in diesen hinein gelangen lässt. Bei ausgedehnter Fistel ist eine dauerhafte Saugung auch während des Transports notwendig.

Literatur

Asif M, Is the Allen test reliable enough? Europen journal of cardio-thoracic surgery (2007), 33(6), 1161

Aubaniac R, Subclavian intravenous injection; advantages and technic. Presse Med (1952), 60(68), 1456

Borde JP, Anlegen einer Magensonde. Deutsche medizinische Wochenschrift (2008), 133(20), 1081–1083

Eipe N, Modified Allen's test performed with a pulse oximeter – back to the future? Acta anaesthesiologica Scandinavia (2008), 51(5), 648–649

Hohmann V, Wie erkläre ich einem Kleinkind das Legen einer Magensonde? Kinderkrankenschwester (2008), 27(6), 245–247

Ishizuka M, Femoral venous catheterization is a major risk factor for central venous catheter-related bloodstream infection. Journal of investigative surgery (2009), 22(1), 16–21

Klues HG, Risiken des invasiven Monitorings. Intensivmedizin und Notfallmedizin (1998), 35(9), 003–018

Linenberger ML, Catheter-related thrombosis: risks, diagnosis and management. Journal of the National Comprehensive Cancer Network (2006), 4(9), 889–901

McGregor AD, The Allen test – an investigation of its accuracy by fluorescein angiography. J Hand Surg (1987), 12(1), 82–85

Mignini MA, Peripheral arterial blood pressure monitoring adequately tracks central arterial blood pressure in crtically ill patients: an observational study. Crit Care (2006), 10(2), R 43

Pirotte T, Ultrasound-guided vascular access in adults and children: beyond the internal jugular vein puncture. Acta anaesthesiologica Bellica (2008), 59(3), 157–166

Reinshagen K, Ein einfaches Hilfsmittel der Gastroenterologie. Auch die Magensonde hat ihre Risiken. MMW Fortschritte der Medizin 142, 14, 35–36

Seldinger SI, Catheter replacement of the needle in percutaneous arteriography; a new technique. Acta radiol (1953), 39(5), 368–376

Sökeland J, Katheterdrainage der Harnblase heute. Dtsch Ärztebl (2000), 97(4), A168

Szibor Kriesen U, Der zentrale Venenkatheter, eine Literaturanalyse – Indikationen, Nutzen und Risiken. Anästhesiol Intensivmed Notfallmed Schmerzther (2008), 43(10), 654–663

Lagerung

M. Parschauer

? Was bedeuten Lagerung und Lagerungsverantwortlichkeit?

Lagerung wird nicht erst in jüngster Zeit thematisiert. Sie ist mit der Geschichte der Chirurgie eng verbunden. Hatte man den Patienten überzeugt, dass eine Operation seine letzte Chance sei, war das Problem noch nicht vollständig gelöst. Der Erkrankte konnte während des Eingriffs seine Meinung ändern und sich zur Wehr setzen. Man wusste, dass ein ruhiges Operationsfeld eine Voraussetzung für das Gelingen war. **Lagerung** ist eine für bestimmte diagnostische bzw. therapeutische Verfahren oder Eingriffe günstige Körperhaltung des Patienten. Sie richtet sich primär nach den Erfordernissen des geplanten operativen Vorgehens. **Lagerungsverantwortlichkeit** ist nach der Vereinbarung des Berufsverbandes Deutscher Anästhesisten (BDA) und des Berufsverbandes Deutscher Chirurgen (BDC) von 1982, überarbeitet und ergänzt 1987, geregelt. Leitsatz: „Die prä-, intra- und postoperative Lagerung des Patienten auf dem Operationstisch und ihre Überwachung ist eine gemeinsame Aufgabe von Chirurg und Anästhesist." Folgende Festlegungen wurden getroffen:
Für die Lagerung des Patienten zur Narkose-Einleitung und die Überwachung bis zur Operationslagerung ist der Anästhesist verantwortlich.
Die Art der Operationslagerung ergibt sich aus den Erfordernissen der Operation. Das anästhesiologische Risiko muss aber berücksichtigt werden. Hat der Anästhesist Bedenken, weil Lagerungsschäden zu erwarten sind oder die Überwachung und Aufrechterhaltung der Vitalfunktionen erschwert werden, muss er den Chirurgen darauf hinweisen. Können sich beide nicht einigen, gilt das **„Prinzip des Stichentscheids"**. Das heißt, der Operateur ist primär behandelnder Arzt, der Anästhesist erbringt eine akzessorische Leistung. Der Operateur trifft die Entscheidung zur Lagerung und trägt die ungeteilte ärztliche und rechtliche Verantwortung. Die Durchführung der Operationslagerung gehört grundsätzlich zu den Aufgaben des Operateurs. Assistenten und Pflegekräfte handeln in seinem Auftrag und unter seiner Verantwortung, egal welcher Abteilung sie angehören. Der Verantwortungsbereich des Anästhesisten ist die Lagerung jener Extremitäten, die für die Narkoseüberwachung und Zufuhr von Narkosemitteln und Infusionslösungen benötigt werden. Er muss die spezifischen Sicherheitsmaßnahmen treffen, die sich aus der Patientenlagerung für die Überwachung und Aufrechterhaltung der Vitalfunktionen ergeben. Planmäßige, intraoperative Umlagerungen fallen in den Verantwortungsbereich des Operateurs. Für unbeabsichtigte Lageveränderungen trägt er ebenfalls die Verantwortung. Die Verantwortung für Lagerung und Umlagerung des Patienten nach Beendigung der Operation bis zum Ende der postanästhesiologischen Überwachung trägt der Anästhesist.

? Wie entstehen Lagerungsschäden?

Narkose baut den stützenden Muskeltonus, insbesondere beim Einsatz von Muskelrelaxanzien, ab. Sie schaltet die Schutzreflexe aus und vermindert die Oberflächen-Compliance der Haut erheblich. Damit sind ideale Voraussetzungen für intraoperative Nervenschädigungen durch Druck, Zerrung, Überdehnung und/oder Überstreckung geschaffen. Durch ungeeignete und nicht durchdachte Lagerungsmanöver können zusätzlich z.T. schwerwiegende Traumata provoziert werden.

? Was sind die häufigsten Lagerungsschäden?

- Schäden peripherer Nerven und Nervengeflechte
- Weichteilverletzungen
- Verletzungen der Augen
- Postoperative Rückenbeschwerden
- Stauungen
- Verbrennungen oder Verätzungen

? Wie entstehen Nervenschäden im Bereich der oberen Extremität?

Plexus brachialis:
- Starke Neigung des Kopfes in Seitenlage
- Druck des Oberkörpers auf die Axilla in Seitenlage
- Abduktion der Schulter über 90°

N. ulnaris:
- Die meisten Schäden treten im Ellenbogenbereich auf, da in diesem Bereich die Verletzungsgefahr aus anatomischen Gründen am größten ist (sehr geringe Schutzschicht über dem Nerv).
- Kompression am Handgelenk.
- Es resultiert eine **Krallenhand** (s. Abb. 71).

N. radialis:
- Druck auf den medialen Humerus.
- Sog. Schlaf- oder Parkbanklähmung.
- Es resultiert eine **Fallhand** (s. Abb. 71).

N. medianus:
- Druck auf medialen Humerus und/oder palmares Handgelenk.
- Es resultiert eine **Schwurhand** (s. Abb. 71).

? Wie entstehen Nervenschäden im Bereich der unteren Extremität?

N. femoralis:
- Kompression durch extreme Hüftgelenksbeugung.
- Bei sitzender Position bzw. Steinschnittlagerung.
- Es resultiert eine Behinderung der Hüftbeugung und Unterschenkelstreckung.

N. peroneus communis:
- Druck auf laterales Kniegelenk durch Seitenlage.
- Es resultiert eine Fußheberschwäche mit **Spitzfuß/Spitzklumpfuß** (s. Abb. 71).

N. tibialis:
- Durch Überdehnung des Kniegelenkes oder Druck.
- Durch Operationen am hängenden Unterschenkel (z.B. Lagerung im EFFNER-Gerät).
- Es resultiert ein **Hackenfuß** (s. Abb. 71).

Abb. 71: Schäden an Hand und Fuß

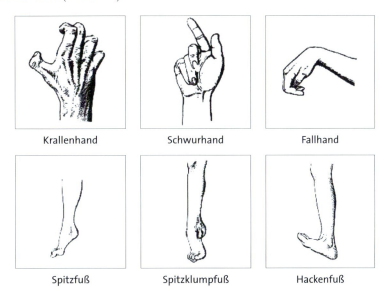

Krallenhand   Schwurhand   Fallhand

Spitzfuß   Spitzklumpfuß   Hackenfuß

Wie entstehen Weichteilschäden?

Eine länger andauernde, durch unterschiedliche Anästhesieformen provozierte Immobilisation auf dem Operationstisch kann zu Druckschäden der Haut und der darunter liegenden Gewebe führen. Besonders betroffen sind hervorstehende Knochenpartien im Bereich der Gelenke. Weiterhin begünstigende Faktoren sind Kachexie, Exsikkose, periphere Gefäßerkrankungen, Hypotonie und Hypothermie.

Wie entstehen Augenschäden?

Die häufigste Komplikation ist die Hornhauterosion. Häufige Ursache sind die verminderte Tränenproduktion und der fehlende Lidschluss in Narkose. Deshalb ist nach der Narkose-Einleitung sofort auf einen kompletten Lidschluss zu achten. Es können Salbe, Pflaster, Gelpolster und Uhrglasverbände zum Schutz eingesetzt werden. Die Anwendung von Augensalben bei inkomplettem Lidschluss scheint nicht unbedingt das Mittel der Wahl zu sein. Eine Patientenbefragung im OP des Universitätsklinikums Leipzig (Patientenbefragung fand nur in der Orthopädischen Uniklinik statt) ergab, dass 80% der Patienten es als unangenehm empfanden, nach der Narkoseausleitung nur schemenhaft sehen zu können. Die Anwendung von locker geklebten Pflasterstreifen über der Lidfalte erwies sich als gutes Hilfsmittel für einen physiologischen Augenschutz. In der Bauchlage wird der Kopf idealerweise nur auf der Stirn- und der Kinnpartie gelagert, sodass die Augen druckfrei sind. Auch der okulo-kardiale Reflex sollte beim Lagern des Kopfes immer im Gedächtnis des Anästhesisten sein. Hoher Blutverlust (> 1 l) und Bauchlagerung über 6 h waren in einer retrospektiven amerikanischen Untersuchung mit postoperativer Blindheit durch eine ischämische Opticus-Neuropathie assoziiert.

> **Wie entstehen postoperative Rückenbeschwerden?**

20% aller Patienten klagen postoperativ über Rückenbeschwerden. Ursache hierfür sind die Relaxierung des Patienten oder Regionalanästhesieverfahren. Es kommt zur Erschlaffung der paraspinalen Bänder, die lumbale Lordose flacht ab, und die dorsalen Bänder und Muskeln werden gedehnt. Die Beschwerden können einige Tage bis Monate anhalten.

> **Wie entstehen Stauungen?**

Eine übertriebene Lagerung zur sitzenden Position führt zu einem gestörten Blutfluss der femoralen Arterien und Venen. Die Folge sind Parästhesien und/oder Funktionseinschränkungen der unteren Extremitäten über mehrere Tage bis Wochen. Irreversible Schäden sind möglich. Durch eine unprofessionelle Bauchlagerung kommt es zum Druck auf das Abdomen und somit zwangsläufig zu einem hohen, unphysiologischen Beatmungsdruck. Das Risiko für eine Regurgitation sauren Mageninhaltes in den Larynx und den Pharynx ist deutlich größer. Durch den Druck auf die intraabdominellen Gefäße kommt es zu diffusen, kapillären Blutungen, die die Sicht des Operateurs erheblich einschränken und zu erheblichem Blutverlust führen. Diese Komplikation infolge falscher Lagerung kann v.a. bei dorsalen Wirbelsäulenoperationen beobachtet werden. Anatomische Auflagepunkte zur Bauchlage des Patienten sollten die Spina iliaca anterior sinister und dexter, beide Thoraxwände sowie die ventralen Anteile beider Schultergelenke sein. Die Lagerung ist ideal, wenn das Abdomen keiner Kompression ausgesetzt ist. Bei sehr beleibten Patienten ist der Wilson-Frame als Lagerungsaggregat das Mittel der Wahl.

> **Wie entstehen Verbrennungen und Verätzungen?**

Durch einen unsinnigen Einsatz von Lagerungshilfsmitteln wie Gelmatten, Gelkissen und Halbrollen kann es zu Logenbildungen kommen. Darin sammelt sich Desinfektionsmittel an. Durch den längeren Kontakt mit Haut und/oder Schleimhaut treten infolge fehlender Abtrocknungsphase Verbrennungen bzw. Verätzungen auf.

Literatur

Auerhammer J, Positioning of the patient for surgery. Anaesthesist (2008), 57(11), 1107–1124, quiz 1125–1126

Edgcombe H, Carter K, Yarrow S, Anaesthesia in the prone position. Br J Anaesth (2008), 100(2), 165–183

Newman NJ, Perioperative visual loss after nonocular surgeries. Am J Ophthalmol (2008), 145(4), 604–610

Pillai AK et al., Brachial plexus injury related to patient positioning. J Vasc Interv Radiol (2007), 18(7), 833–834

Schaffartzik W, Neu J, Injuries in anaesthesia. Results of the Hannover arbitration procedure 2001–2005. Anaesthesist (2007), 56(5), 444–448

Walton-Geer PS, Prevention of pressure ulcers in the surgical patient. AORN J (2009), 89(3), 538–552

Perioperatives Management

Atemwegsmanagement 297
Angelika Baur, Alexander Dünnebier

Aspiration 304
Holger Schmidt

Laryngospasmus 309
Samy Riad

Allergische Reaktionen 311
Samy Riad

Hypothermie 314
Samy Riad, Frank Hokema

Arterielle Hypotonie 318
Sebastian Stengel

Arterielle Hypertonie 321
Sebastian Stengel

Sättigungsabfall 324
Angelika Baur, Alexander Dünnebier

Steigende Beatmungsdrücke 326
Frank Hokema

Herzrhythmusstörungen 327
Bernd Donaubauer, Eva Kornemann

Hoher Blutverlust und Massivtransfusion 334
Sebastian Stengel

Verzögertes Erwachen 337
Samy Riad

Awareness – Wachheit während Anästhesie 338
Jan Wallenborn

Diabetes, COPD und KHK 342
Hadi Taghizadeh

Der langzeitsedierte Intensivpatient 370
Hadi Taghizadeh

Der intoxikierte Patient 377
Frank Hokema

Adipositas 382
Michael Schlender, Frank Hokema

Anästhesie bei neuromuskulären und neurodegenerativen Erkrankungen 390
Wolfgang Heinke, Stefan Berg

Maligne Hyperthermie 403
Henrik Rüffert

Kapnoperitoneum 409
Frank Hokema, Uta-Carolin Pietsch

Perioperative Myokardischämien 413
Volker Thieme

Anästhesie außerhalb des Operationssaales 423
Frank Hokema, Wolfgang Heinke

Postoperative Übelkeit und Erbrechen (Postoperative Nausea and Vomiting = PONV) ... 433
Jan Wallenborn

Der Patient mit implantierten Aggregaten 442
Gerald Huschak

Perioperatives Management

Atemwegsmanagement

A. Baur, A. Dünnebier

? Welche anamnestisch erhebbaren Informationen sind hilfreich zur Beurteilung des Atemwegs eines Patienten?

Neben der klinischen Beurteilung sollte im Prämedikationsgespräch immer eine Anamnese zum Atemweg erhoben werden. Es sollte ausdrücklich nach dem Patienten bekannt gewordenen Ventilations- oder Intubationsproblemen bei vorangegangenen Eingriffen gefragt werden. Des Weiteren sind Operationen im Mund-, Kiefer-, Pharynx- und Larynxbereich zu eruieren und zu bewerten. Wenn vorhanden und zugänglich, können entsprechende Befunde, Arztbriefe, Narkoseprotokolle und DGAI-Warnausweise zusätzliche und wichtige Informationen liefern. Die Anamnese sollte auch erfassen, ob ein Schlafapnoe-Syndrom vorliegt, da dieses ebenfalls ein Hinweis auf Anomalien im Bereich des Atemweges sein kann und eine schwierige Intubation wahrscheinlicher macht.

? Beschreiben und Bewerten Sie die Inspektion und klinische Untersuchung von Mundhöhle und Halsregion.

Zur Untersuchung der Mundhöhle wird der Patient aufgefordert, den Mund soweit wie möglich zu öffnen und die Zunge herauszustrecken. Dabei sind das Ausmaß der Mundöffnung (Intubationsprobleme bei ≤ 2 cm zu erwarten), der Zahnstatus (fehlende, sanierungsbedürftige, lockere Zähne, Zahnersatz), Sichtbarkeit der pharyngealen Strukturen (Mallampati-Klassifikation) und die Größe der Zunge zu beurteilen. Weiterhin sollte auf Verletzungen, Tumoren oder Narben in der Mund-Kiefer-Gesichtsregion sowie am Hals geachtet werden, die mit Beatmungs- oder Intubationsproblemen einhergehen könnten. Da eine eingeschränkte Reklinationsfähigkeit Schwierigkeiten bei der Freihaltung der Atemwege oder bei der direkten Laryngoskopie bedeuten kann, ist der Patient aufzufordern, den Kopf max. zu reklinieren. Dabei sind sowohl das Ausmaß der Reklination als auch das evtl. Auftreten neurologischer Symptome zu beurteilen und in der Planung des Atemwegsmanagements zu berücksichtigen (ggf. fiberoptische Intubation oder Intubation mit dem retromolaren Intubationsfiberskop nach Bonfils). Letztlich ist auch die Konstitution des Patienten zu erfassen, da ein kurzer und dicker Hals oder große Mammae die direkte Laryngoskopie erschweren können. Ist eine eindeutige Beurteilung nicht möglich, kann eine fiberoptische Inspektion oder im Rahmen eines Konsils eine Spiegelung durch einen Arzt für HNO erfolgen.

? Nennen Sie klinische Prädiktoren für ein zu erwartendes schwieriges Atemwegsmanagement.

Verschiedene Kriterien können darauf hinweisen, dass es zu Problemen bei der Maskenbeatmung, der pharyngealen Atemwegsinstrumentierung oder der endotrachealen Intubation kommen kann. Nachfolgend genannte Prädiktoren sollten insbesondere bei Häufung in der Planung des Atemwegsmanagements berücksichtigt werden.

Maskenbeatmung
- Trauma, Narben, Tumoren, lokale Entzündungen von Lippen und Gesicht
- Kieferveränderungen
- Zahnverlust
- Sehr große Zunge oder andere pathologische Zungenveränderungen
- Pathologische Veränderungen von Pharynx, Larynx und Trachea
- Bartträger
- Patienten mit bekanntem obstruktiven Schlafapnoe-Syndrom
- Adipöse Patienten

Pharyngealer Atemweg
- Eingeschränkte Mundöffnung (≤ 2 cm)
- Trauma, Narben, Tumoren, lokale Entzündungen von Pharynx und Larynx

Tracheale Intubation
- Sehr lange obere Schneidezähne
- Dysgnathien
- Mundöffnung < 2 cm (Schneidezahndistanz)
- Uvula unsichtbar bei sitzender Position, ausgestreckter Zunge und Phonation (Mallampati IV)
- Thyromentaler Abstand < 6 cm
- Kurzer oder umfangreicher Hals
- Eingeschränkte Reklination der HWS

? Nennen und beschreiben Sie die klinischen Screeningverfahren bez. einer schwierigen Intubation.

Zur Beurteilung schwieriger Laryngoskopiebedingungen existieren eine Reihe von Untersuchungsmethoden mit teils unzureichender Sensitivität und Spezifität. Die im klinischen Alltag gebräuchlichsten Verfahren sind die Mallampati-Klassifikation und der Test nach Patil.

Mallampati-Klassifikation (modifiziert nach [Samsoon, Young 1987])
Zur Beurteilung der Mallampati-Klasse sitzt der Patient dem Untersucher gegenüber, hält den Kopf in Neutralstellung, öffnet den Mund und streckt die Zunge max. heraus. Basierend auf der Sichtbarkeit folgender Strukturen erfolgt eine Einteilung in 4 Klassen:
- Klasse I: weicher Gaumen, Pharynxhinterwand, Uvula und Gaumenbögen sichtbar
- Klasse II: weicher Gaumen, Pharynxhinterwand und Uvula sichtbar
- Klasse III: weicher Gaumen und nur Uvulabasis sichtbar
- Klasse IV: nur harter Gaumen sichtbar

Dabei geht die Nichtsichtbarkeit des weichen Gaumens – der Mallampati-Klasse IV entsprechend – mit einem hohen Anteil an laryngoskopisch nicht einsehbaren Stimmbändern einher.

Test nach Patil

Der Test nach Patil wird durchgeführt, in dem der Patient den Kopf max. überstreckt und die Distanz zwischen Schildknorpeloberkante und Vorderkante des Unterkiefers (thyromentaler Abstand) bestimmt wird. Bei einem verminderten Abstand < 7 cm ist die Intubation schwierig, aber meist durchführbar. Dagegen ist die Intubation per direkter Laryngoskopie bei einem thyreomentalen Abstand < 6 cm i.d.R. sehr schwierig.

? Erläutern und diskutieren Sie die Anatomie des Kehlkopfs.

Der mit der Luftröhre verbundene Kehlkopf liegt beim Erwachsenen in Höhe des 4.–6. (bei Kindern in Höhe des 3.–4.) Halswirbels. Er ermöglicht die Phonation und dient beim Schluckakt als Aspirationsschutz. Verschiedene knorpelige Strukturen bilden das Kehlkopfskelett. Der Schildknorpel besteht aus zwei vorne verbundenen und nach hinten offenen Knorpelplatten. Die Befestigung des Schildknorpels erfolgt kranial über die Membrana thyrohyoidea am Zungebein und kaudal durch die Membrana cricothyroidea (Ligamantum conicum) mit dem Ringknorpel. Die kaudale Begrenzung des Kehlkopfs ist der Ringknorpel, der mit der Trachea verbunden ist. Das von außen tastbare Ligamentum conicum kann im Notfall bei Versagen aller anderen Methoden punktiert oder inzidiert werden (Koniotomie). Die Vorderwand des Kehlkopfs bildet die Epiglottis, die an Zungenbein und Schildknorpel befestigt ist. Sie ist bei Kleinkindern im Verhältnis groß, sehr elastisch und U-förmig, was eine endotracheale Intubation erschweren kann. Im Bereich der hinteren Kommissur sind die Aryknorpel lokalisiert, die gelenkig mit den hinteren Anteilen des Ringknorpels verbunden sind. Von den Aryknorpeln zu den Schildknorpeln ziehen die Stimmbänder, weiterhin sind die Stimmbandmuskeln an ihnen verankert. Die aus Muskeln, Bändern, Submukosa und Schleimhaut bestehenden paarigen Stimmbänder bilden die Stimmritze. Diese ist beim Erwachsenen die engste Stelle des Kehlkopfs. Im Gegensatz dazu ist die engste Stelle beim Kind unterhalb der Stimmbandebene im subglottischen Raum lokalisiert, was bei der Auswahl der Tubusgröße zu berücksichtigen ist. Die nervale Innervation des Kehlkopfs erfolgt über den N. laryngealis superior und den N. laryngealis recurrens aus dem N. vagus. Dabei stellt der Rekurrens den wichtigsten motorischen Kehlkopfnerv dar, weil seine Schädigung zur Stimmbandlähmung führt. Die sensible Versorgung des gesamten Kehlkopfs erfolgt über den N. laryngealis superior, der weiterhin motorisch den M. cricothyroideus innerviert.

? Nennen Sie verschiedene Möglichkeiten und Hilfsmittel bei erschwerter Maskenbeatmung.

- Handgriff nach Esmarch
- Ausreichende Beatmungsmaskengröße
- Oro- und Nasopharyngealtuben nach Guedel und Wendl
- Zangengriff (doppelter C-Griff) und weitere Hilfsperson

? Nennen und beschreiben Sie supraglottische Instrumente zur Atemwegsfreihaltung.

Supraglottische Instrumente zur Freihaltung der Atemwege sind Larynxmasken, Larynxtuben und Kombituben. Diese kommen v.a. zum Einsatz, wenn eine Intubation nicht zwingend erforderlich oder nicht möglich ist. Das Modell, das von Archie Brown entwickelt wurde, ist die sog. Larynxmaske Classic (LMC). Nach korrekter Platzierung liegt die Spitze der LMC auf dem Ösophagusmund mit der Öffnung über der Stimmritze. Weiterentwickelte Larynxmasken sind die LM flexible, die ProSeal-LM und die Fastrach-LM. Die LM flexible hat einen weichen Schlauch, der nach unten weggeführt werden kann. Die ProSeal-LM verfügt über ein zweites Lumen, das an der Spitze der Larynxmaske mündet und über das eine Magensonde in den Ösophagus eingeführt werden kann. Außerdem sind deutlich höhere Beatmungsdrücke applizierbar. Die Fastrach-LM bietet die Möglichkeit, über das Lumen einen Endotrachealtubus in die Trachea einzuführen. Dazu liefert der Hersteller einen Mehrweg-Endotrachealtubus. Ist dieser Tubus einmal platziert, zieht man unter Fixierung des Tubus die Larynxmaske wieder heraus. Der Larynxtubus besteht aus einem PVC-Schlauch mit 2 Ballons. Zwischen den Ballons ist der PVC-Schlauch mehrfach perforiert, das distale Ende ist blind verschlossen. Der obere größere Ballon dichtet den Pharynx ab, der untere kleinere Ballon liegt im Ösophagus. Ventiliert wird der Patient über die Perforationen zwischen den beiden Ballons. Der Kombitubus funktioniert in ähnlicher Weise, er besitzt jedoch ein ösophageales, blind verschlossenes und ein tracheales Lumen. Aufgrund der anatomischen Verhältnisse kommt in der Mehrzahl der Fälle das distale Ende des Kombitubus nach Platzierung im Ösophagus zum Liegen, sodass analog zum Larynxtubus beatmet werden kann. Für den seltenen Fall einer endotrachealen Lage kann über den trachealen Schenkel beatmet werden. Keines der supraglottischen Instrumente bietet einen sicheren Aspirationsschutz. Alle sind leicht dislozierbar. Die Platzierung ist leicht erlernbar. Sie haben ihren festen Stellenwert in der Notfallmedizin und im Management des schwierigen Atemwegs gefunden.

? Welches sind die Indikationen zur endotrachealen Intubation?

Die endotracheale Intubation ermöglicht die Sicherung des Atemwegs und bietet einen sicheren Aspirationsschutz, woraus sich eine Reihe von Indikationen ergeben:
- Maschinelle Beatmung bei intrathorakalen, intraabdominellen und intrakraniellen Eingriffen
- Eingriffe, die einer Muskelrelaxation bedürfen
- Eingriffe, die nicht in Maskennarkose durchführbar sind
- Ungünstige Operationslagerungen (sitzend, auf dem Bauch, Seitenlage u.a.)
- Eingriffe mit erhöhtem Aspirationsrisiko
- Schwere respiratorische Insuffizienz mit Notwendigkeit der maschinellen Beatmung

? Beschreiben Sie den Vorgang der Laryngoskopie.

Der Kopf des Patienten wird ca. 10 cm erhöht auf einem Intubationskissen gelagert (verbesserte Jackson-Position) und nach erfolgter Narkose-Einleitung rekliniert. Dies kann erschwert oder unmöglich sein bei Patienten, die an der HWS voroperiert sind oder an M. Bechterew leiden. Dementsprechend sind diese Faktoren beim Atemwegsmanagement zu berücksichtigen. Der Mund des Patienten wird mit der rechten Hand geöffnet und das Laryngoskop mit der linke Hand in den rechten Mundwinkel eingeführt. Mit dem Spatelblatt wird die Zunge vorsichtig nach links geschoben und das Laryngoskop unter Sicht tiefer in die Mundhöhle an der Zunge entlang bis in die Vallecula epiglottica (Raum zwischen Zungengrund und Epiglottis) eingeführt. Dann wird die Epiglottis durch Zug nach vorn und oben angehoben, wobei Hebelbewegungen mit Zahnkontakt zu vermeiden sind. In der Regel stellt sich so der Kehlkopf mit den Stimmbändern dar, durch die bis in die Trachea eingesehen werden kann. Nun wird der Tubus unter Sicht mit der rechten Hand eingeführt, bis der Cuff unterhalb der Stimmritze liegt. Bei Kindern mit Anwendung von ungeblockten Tuben sollte die Spitze unterhalb der subglottischen Enge platziert werden.

? Die Laryngoskopie ist schwierig. Sie sehen lediglich die Epiglottis. Welche Hilfsmittel und Manöver stehen Ihnen für das weitere Vorgehen zur Verfügung?
Zunächst wird der Patient erneut mit der Maske beatmet. Die Lagerung des Patienten wir überprüft und ggf. die Narkose vertieft. Bei der erneuten Laryngoskopie kann Druck auf den Kehlkopf von außen, durch das sog. BURP- (Backward Upward Rightward Pressure) oder OELM-Manöver (Optimal External Laryngeal Manipulation) die Sichtbarkeit der Kehlkopfstrukturen verbessern. Weiterhin können die Anwendung eines größeren Spatelblatts oder der Wechsel auf einen geraden Miller-Spatel und das vorsichtige Aufladen der Epiglottis hilfreich sein. Alternativ kann auf spezielle Laryngoskope wie das Hebellaryngoskop nach McCoy zurückgegriffen werden, das durch Abknicken der Laryngoskopspitze die Epiglottis weiter anheben kann. Weitere Hilfsmittel bei erschwerter Laryngoskopie sind flexible oder starre retromolare Endoskope nach Bonfils. Unter Anwendung des Esmarch-Handgriffs durch einen weiteren Helfer oder das alleinige Anheben des Unterkiefers mit der linken Hand wird der Mund geöffnet und das J-förmig gebogene Endoskop unter Sicht bis zum Erreichen der Epiglottis eingeführt. Danach platziert man das Intubationsfiberskop vorsichtig unter den Kehldeckel und passiert mit seinem Ende die Stimmritze, um abschließend unter Sicht den Endotrachealtubus in die Trachea vorzuschieben (s. auch Atemwegsalgorithmus, Abb. 72).

? Beschreiben Sie die Indikationen der fiberoptischen Wachintubation.
Indikationen der fiberoptischen Wachintubation sind die erkannte schwierige Intubation und zu erwartende veränderte anatomische Bedingungen mit Unmöglichkeit der konventionellen Intubation. So kann sie z.B. erforderlich werden bei Patienten mit vorangegangenen Pharynx- oder Larynxoperationen, Patienten mit größeren Strumen, mit schweren Veränderungen der HWS, wie z.B. bei M. Bechterew oder der chronischen Polyarthritis. Der Patient wird über die Indikation und Notwendigkeit der Wachintubation, die die größtmögliche Patientensicherheit in Bezug auf die Atemwegssicherung gewährleistet, deren Ablauf und Risiken genau aufgeklärt.

? Erläutern Sie Vorbereitung und Ablauf der fiberoptischen Wachintubation.
Der Patient wird ausreichend mit Benzodiazepinen prämediziert. Vor der Einleitung erhält der Patient abschwellende Nasentropfen, um bei nasopharyngealer Tubuspassage das Blutungsrisiko zu senken und Glykopyrronium 0,2–0,4 mg s.c., um die Salivation zu hemmen. Zunächst werden die Fiberoptik und das Narkosegerät auf Funktionstüchtigkeit geprüft. Nach Anbringen der üblichen Überwachung wie Pulsoxymetrie, Blutdruckmessung und EKG sowie Anlage eines i.v. Zugangs werden die oberen Atemwege großzügig mit topischen Lokalanästhetika anästhesiert. Eine ausreichende Schleimhautanästhesie ist der entscheidende Schritt in der Vorbereitung. Dann überprüft man, durch welches Nasenostium der Patient

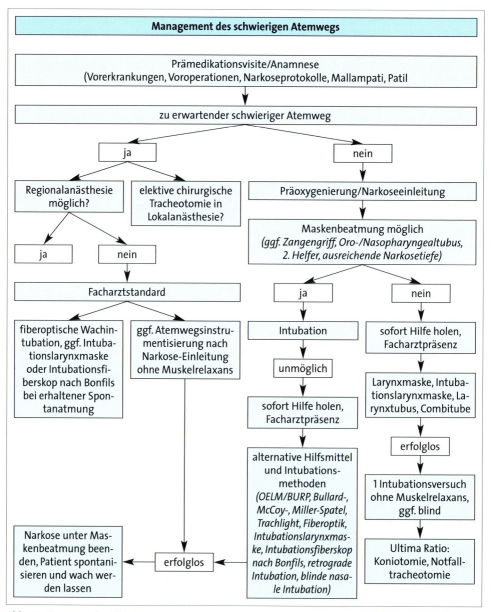

Abb. 72: Atemwegsalgorithmus

besser Luft holen kann. Auf der Gegenseite wird Sauerstoff mittels einer Nasensonde insuffliert. Die Insufflation kann alternativ auch über den Arbeitskanal des Bronchoskops erfolgen. Der Patient wird in die Anti-Trendelenburg-Lagerung gebracht. Dann werden die zur Anästhesie benötigten Medikamente wie Einleitungshypnotikum und Opiat bereitgelegt. Eine 10 ml Spritze mit Xylocain 1% wird auf den Arbeitskanal des Bronchoskops gesteckt. Der Patient wird nun aufgefordert, die Zunge herauszustrecken und tief durch den Mund durchzuatmen. Nun geht der Anästhesist mit der Fiberoptik durch das Nasenostium mit der besseren Nasenatmung oder den Mund und stellt sich zunächst den Kehlkopfeingang dar, der mit Xylocain

1% über das Bronchoskop anästhesiert wird. Danach passiert man mit dem Bronchoskop die Stimmritze und instilliert Xylocain 1% in die Trachea. Anschließend wird der über das Bronchoskop gezogene Tubus unter Sicht zügig vorgeschoben und nach bronchoskopischer Verifizierung der korrekten Tubuslage das Injektionshypnotikum injiziert. Eine begleitende Analgosedierung ist mit Benzodiazepinen, Opiaten, Propofol und Dexmedetomidin möglich.

? Welche Nervenblockaden sind für eine Wachintubation nützlich?

Der Nervus glossopharyngeus, der die Zungenbasis und die Vallecula epiglottica sensorisch innerviert, kann durch transmucosale Injektion von Lokalanästhetika an der Basis der Tonsillen geblockt werden. Der Nervus laryngeus superior innerviert den Larynx oberhalb der Stimmlippen und kann durch Injektion von Lokalanästhetika genau unter dem größeren Horn des Os hyoideum geblockt werden. Eine mögliche Punktion der Karotis muss vor der Injektion des Lokalanästhetikums durch Aspiration ausgeschlossen werden. Um die Schutzreflexe des Patienten zu erhalten, nehmen viele Anästhesisten davon Abstand, bei nicht nüchternen Patienten den Nervus laryngeus recurrens zu blockieren und zusätzlich einen transtrachealen Block durchzuführen.

? Beschreiben Sie den Handlungsablauf der „Can't intubate, Can't ventilate"-Situation.

Can't intubate, Can't ventilate ist gleichbedeutend mit der Unmöglichkeit der Oxygenierung und Ventilation des Patienten trotz intensivster Bemühungen zur Maskenbeatmung und Intubation. In dieser Situation sind pharyngeale Instrumente zur Atemwegsfreihaltung wie Larynxtuben, Larynxmasken oder der Kombitubus indiziert. Bleiben auch diese Hilfsmittel ohne Erfolg, ist eine Eskalation in Richtung Koniotomie oder Notfalltracheotomie angezeigt.

? Nennen und Beschreiben Sie Indikationen und Möglichkeiten der invasiven Atemwegssicherung.

Die invasive Atemwegssicherung durch Koniotomie oder Notfalltracheotomie ist indiziert, wenn alle anderen Maßnahmen und Hilfsmittel zur Freihaltung und Sicherung der Atemwege versagen und daraus eine vitale Bedrohung resultiert. Die Methoden der transtrachealen Atemwegssicherung sind somit Ultima Ratio, wenn der Patient weder mit der Maske beatmet, intubiert noch mit Hilfe eines supraglottischen Atemwegsinstruments oxygeniert werden kann. Die Koniotomie kann dabei entweder klassisch durch mediane Längsinzision, Präparation und Stichinzision der Membrana cricothyreoidea oder durch Punktion mit Spezialsets durchgeführt werden. Nachteilig ist die hohe Komplikationsrate mit der Gefahr von Blutungen, der Verfehlung der Trachea oder Perforation der Tracheahinterwand. Die Notfalltracheotomie sollte eine Maßnahme der darin geübten Chirurgen der Mund-Kiefer-Gesichtschirurgie oder der Hals-Nasen-Ohrenheilkunde sein.

? **Benennen Sie die Extubationskriterien für einen Patienten mit schwierigem Atemweg.**

Voraussetzungen für die Extubation eines Patienten mit schwierigem Atemweg sind das Vorhandensein der Schutzreflexe, stabile Vitalparameter, Wachheit, Ansprechbarkeit und Nebenluft. Die neuromuskuläre Blockade sollte sich vollständig zurückgebildet haben. Der Patient sollte über einen längeren Zeitraum ausreichend spontan Luft geholt haben. Außerdem sollte er in der Lage sein, einen negativen inspiratorischen Druck von > 20 mmHg generieren zu können.

? **Im Aufwachraum ist die Sauerstoffsättigung eines Patienten auf 87% gefallen und die Brustwandbewegungen sind inadäquat. Was tun Sie?**

Zunächst werden die Atemwege mittels Esmarch-Handgriff freigemacht und freigehalten. Über eine Maske oder Nasensonde wird Sauerstoff insuffliert. Falls notwendig wird der Patient vorsichtig abgesaugt. Sind die Atemwege frei, werden erneut die Brustwandbewegungen beurteilt, und der Patient wird auskultiert. Hypoventiliert der Patient? Liegt ein Opiatüberhang vor? Wenn Zeichen einer deutlich erhöhten Atemarbeit vorliegen, wie z.B. ein „Schaukeln" von Bauch und Brust im Sinne einer paradoxen Inspiration, könnte ein Relaxansüberhang vorliegen. Lassen sich exspiratorisches Giemen und Brummen auskultieren, sollte eine Inhalation von Betamimetika erfolgen. Finden sich bei der Auskultation feinblasige Rasselgeräusche, sollte an ein Lungenödem gedacht und ein Röntgen-Thorax durchgeführt werden. Notfalls muss der Patient zunächst nicht invasiv assistiert beatmet oder reintubiert werden.

Literatur

DGAI, BDA, Airway Management. Anästh Intensivmed (2004), 45, 302–306
Mallampati SR et al., A clinical sign to predict difficult tracheal intubation: A prospective Study. Can Anaesth Soc J (1985), 32, 429–434
Patil V, Stehling L, Zauder H (1983) Fiberoptic endoscopy in anaesthesia. Year book medical publishers, inc. Chicago, London
Samsoon GL, Young JR, difficult tracheal intubation: a retrospective study. Anaesthesia (1987), 42, 487–490

Aspiration

H. Schmidt

? **Ab wann gilt ein Patient vor einer elektiven Operation als nüchtern?**

Allgemeine Richtlinien für die präoperative Nüchternheit von Patienten wurden 1999 von einer Task Force der ASA aufgestellt. Im Jahr 2004 wurde eine Stellungnahme der DGAI und des BDA veröffentlicht. Beide Empfehlungen sind inhaltlich weitgehend deckungsgleich (s. Tab. 57). Diese Richtlinien sollten je nach Erkrankungen und Atemwegssituation des Patienten modifiziert zur Anwendung kommen.

Tab. 57: Empfohlene Abstinenzzeiten

Art der oral aufgenommenen Substanz	Empfohlene Abstinenzzeit
Klare Flüssigkeiten (Wasser, klare Säfte, Tee, kein Alkohol)	2 h
Muttermilch, Milchbrei	4 h (nach ASA für Milchbrei 6 h)
Kleine Mahlzeiten (Weißbrot, Flüssigkeiten)	6 h
Vollwertige Mahlzeiten (fetthaltig)	8 h (nach ASA, keine Erwähnung in der Empfehlung der DGAI)

Was versteht man unter Aspiration?

Unter Aspiration versteht man die Passage von Material aus dem Pharynx durch den Larynx in die Trachea und die Bronchien. Das aspirierte Material stammt i.d.R. aus dem Gastrointestinaltrakt oder Nasen-Rachen-Raum und kann neben Speichel unverdaute Nahrungsbestandteile, Blut und sauren Magensaft enthalten. Die Aspiration von Magenbestandteilen kann nach aktivem Erbrechen oder nach passiver Regurgitation aus dem Magen über den Ösophagus erfolgen.

Welche historischen Bezüge gibt es zum Thema Aspiration?

Die fatalen Folgen einer Aspiration von Nahrungsmitteln und Flüssigkeiten sind seit dem Wirken von Hippokrates bekannt. John Hunter, Begründer der experimentellen Chirurgie, untersuchte die Aspirationsfolgen mit Hilfe von Experimenten an Katzen. Im Jahr 1848 beschrieb James Y. Simpson erstmalig die Aspiration im Zusammenhang mit einer Anästhesie bei einem jungen Mädchen, dem in Chloroform-Narkose ein Zehennagel entfernt werden sollte. Johannes von Mikulicz analysierte um 1900 Todesfälle, die während verschiedener Operationen aufgetreten waren, und stellte fest, dass die häufigste Ursache eine Aspiration während der Narkose-Einleitung war. Curtis Mendelson berichtete 1946 nach einer Analyse von über 44000 Fällen über 66 Aspirationen bei schwangeren Frauen, die zur vaginalen Entbindung eine Allgemeinanästhesie erhalten hatten. In tierexperimentellen Studien differenzierte Mendelson die verschiedenen Eigenschaften der aspirierten Substanzen nach dem Aggregatzustand und dem pH. Weiss et al. (1950) und Makel et al. (1951) stellten bei 26% von 300 durchgeführten Intubationsnarkosen eine Regurgitation von saurem Magensaft und bei 16% eine manifeste Aspiration fest. Da man zu diesem Zeitpunkt noch keine blockbaren Tuben verwendete, empfahlen die Autoren, großlumige Tuben zu verwenden, um eine Okklusion der Trachea zu erreichen. 1956 untersuchten Edwards, Morton, Paak und Wylie 1000 Todesfälle im Zusammenhang mit einer Anästhesie, von denen 11% durch eine Aspiration von erbrochenem Material verursacht worden waren.

Wie oft tritt eine Aspiration heute auf und wie hoch sind Morbiditäts- und Letalitätsrate?

In verschiedenen retro- und prospektiven Studien zeigt sich eine Inzidenz von 1–7 signifikanten Aspirationen pro 10000 Anästhesien. Der durchschnittliche Krankenhausaufenthalt beträgt 21 Tage. Zu den Folgen einer Aspiration zählen Bronchospasmus, Pneumonie, ARDS, Lungenabszess sowie das Pleuraempyem. Die durchschnittliche Letalität wird mit 5% angegeben.

? Welche Risikofaktoren gibt es?

- Extremes Alter
- Notfallpatient
- Schmerzpatient
- Tumorpatient (insbesondere nach Radiochemotherapie)
- Nicht beatmeter Patient auf der Intensivstation
- Art des operativen Eingriffes (Ösophagus- und Magenchirurgie, Laparotomie, Oberbauchchirurgie)
- Kürzliche Nahrungsaufnahme
- Refluxkrankheit (Diabetes mellitus, Hiatushernie)
- Trauma
- Schwangerschaft
- Stress
- Bewusstseinstrübung und Somnolenz
- Adipositas
- Schwieriger Atemweg
- Neuromuskuläre Erkrankungen
- Ösophageale Erkrankungen (Achalasie, Sklerodermie, Divertikel)

? Welche Schutzmaßnahmen können die Aspiration während der Narkose-Einleitung verhindern oder ihre Folgen minimieren?

Die Patienten sollten ausreichend lange nüchtern sein. Ein Nutzen von Metoclopramid bei der pharmakologischen Prävention einer Aspiration ist nicht gesichert. Dagegen ist es beim nicht nüchternen Patienten effektiv, den pH des Magensaftes anzuheben, z.B. durch Neutralisierung mit Natriumzitrat (30 ml 0,3 molares Natriumzitrat, schnellste Möglichkeit) oder Senkung der Magensäureproduktion durch H_2-Antagonisten. Im Handel befinden sich Cimetidin, Ranitidin und Famotidin. Wegen der häufig auftretenden Nebenwirkungen (Hypotension, Blockbildung im kardialen Reizleitungssystem, zentralnervöse Nebenwirkungen, verminderter hepatischer Blutfluss und deutliche Verminderung des Metabolismus verschiedener Pharmaka) sind Ranitidin und Famotidin dem Wirkstoff Cimetidin vorzuziehen. Für eine ausreichende Wirkung dieser Substanzen ist eine p.o. Applikation 2–3 h vor dem geplanten Eingriff notwendig. Die adjuvante Gabe von Protonenpumpenhemmern (z.B. Omeprazol) hat keinen zusätzlichen Effekt. Die Durchführung einer naso- oder orogastralen Drainage per Magensonde stellt bei Vorliegen intestinaler Obstruktionen die effektivste Maßnahme zum Schutz vor Aspiration dar.

? Wie sollte eine Ileuseinleitung (RSI) erfolgen?

Zunächst sollte nach Erhebung der Anamnese die Entscheidung getroffen werden, präoperativ, wenn noch nicht erfolgt, eine Magensonde zu platzieren und den Mageninhalt abzusaugen. Anschließend wird die Magensonde entfernt, da sie eine Leitschiene für die passive Regurgitation darstellt und als Fremdkörper aktives Erbrechen auslösen kann. Zunächst wird der Patient in Anti-Trendelenburg-Position gebracht, um die der Schwerkraft folgenden passiven Regurgitation aus dem Magen in den Oropharynx zu vermeiden. Während der gesamten Einleitung liegt ein großlumiger Absaugkatheter unter Sog bereit, um jederzeit regurgitiertes oder erbrochenes Material absaugen zu können. Da Kapazität, Leistung und Durchmesser der normalerweise verfügbaren Absaugung limitiert sind, kann alternativ ein OP-Sauger bereitgestellt werden. Der Patient wird etwa 4 min präoxygeniert, um eine vollständige Denitrogenisierung zu erreichen und die funktionelle Residualkapazität mit reinem Sauerstoff aufzufüllen. Der Einsatz von Opiaten während der Narkose-Einleitung ist wegen der emetischen Nebenwirkung nicht unumstritten. In der modernen Anästhesie hat sich die adjuvante Gabe von Opioiden durchgesetzt, da im Zusammenhang mit der i.v. Applikation außerordentlich selten Brechreiz ausgelöst wird. Dieser Umstand wird mit einer raschen Anhebung der Reizschwelle für Erbrechen in der Area postrema erklärt. Wichtiger dagegen erscheint, dass Opiate den für den Patienten kritischen Intubationsreiz dämpfen, der ebenfalls Auslöser von aktivem Erbrechen sein kann. Nach Gabe des Induktionsnarkotikums, i.d.R. Propofol oder Thiopental, werden Succinylcholin (1 mg/kg) oder Rocuronium (0,9–1,2 mg/kg) unter Relaxometrie-Kontrolle verabreicht. Bei kardiopulmonal stark beeinträchtigten Patienten kann alternativ Etomidate verwendet werden. Ca. 45–60 s nach der Gabe von Succinylcholin und 60 s nach der Rocuronium-Injektion wird ohne Maskenzwischenbeatmung mit einem auf einen Intubationsstab aufgezogenen Tubus endotracheal intubiert. Erst nach Verifizierung der endotrachealen Tubuslage wird der Sellick-Handgriff (Krikoiddruck), der während der gesamten Injektionsprozedur zur Anwendung kommt, beendet. Lediglich bei aktivem Erbrechen ist dieser Handgriff wegen der Gefahr einer Ösophagusruptur kontraindiziert. Gegenwärtig ist die Verwendung des Krikoiddrucks in die Diskussion geraten, da sowohl mangelnde Effektivität bez. des Ösophagusverschlusses (in 50% der Fälle liegt der Ösophagus nicht zwischen Trachea und Wirbelsäule) als auch erschwerte Intubationsmanöver beschrieben worden sind. Außerdem liegen keine Studien mit gesicherten Erkenntnissen vor, die seine Anwendung rechtfertigen. Succinylcholin sollte wegen der beträchtlichen Nebenwirkungen (MH, Rhabdomyolyse, Bradykardie, Asystolie, Steigerung von Hirn-, Augeninnen- und intragastralem Druck) nach der Zulassung von Sugammadex nur noch bei strenger Abwägung von Nutzen und Risiken benutzt werden.

? Welches anästhesiologische Management sollte bei aspirationsgefährdeten Patienten mit schwierigen Atemwegen zur Anwendung kommen?

Regionalanästhesieverfahren stellen die beste Alternative zur Allgemeinanästhesie dar, sofern das Operationsverfahren dieses erlaubt. So haben sich die Spinal- und Periduralanästhesie – wegen des hohen Aspirationsrisikos und der Häufigkeit eines schwierigen Atemweges – als Standardverfahren zur Sectio caesarea etabliert. Lässt das operative Vorgehen nur eine Allgemeinanästhesie zu, kann die Intubation fiberoptisch am wachen Patienten unter Erhaltung der Spontanatmung und der Schutzreflexe erfolgen. Wenn überhaupt, ist die Sedierung äußerst vorsichtig durchzuführen. Als wichtigste Maßnahme, die Toleranz des Patienten während dieser Handlung zu erhöhen, gilt die subtile Schleimhautanästhesie mit Lokalanästhetika.

? Beschreiben Sie die verschiedenen klinischen Bilder nach Aspiration von saurer Flüssigkeit, neutraler Flüssigkeit und festen Nahrungsbestandteilen.

◄ Die Aspiration von saurem Magensaft mit einem pH < 2,5 und einem Volumen von > 0,4 ml/kg führt zur direkten Schädigung der Lungenalveolen, wobei ein interstitielles Ödem, intraalveoläre Hämorrhagien sowie Atelektasen entstehen und sich der Atemwegswiderstand durch einen Bronchospasmus drastisch erhöht. Diese Symptomatik stellt sich innerhalb von wenigen Minuten ein und dauert über Stunden an. Während in der ersten Phase ein chemischer Prozess (Verätzungs-Pneumonitis) bestimmend ist, charakterisiert die zweite Phase ein komplexes Entzündungsgeschehen, das in Pneumonie oder ARDS münden kann.

- Die Aspiration nicht saurer Flüssigkeiten zerstört das Surfactant, eine Substanz, die die Oberflächenspannung der Alveolen herabsetzt und damit ihren Kollaps verhindert. Auftretende Atelektasen verringern die Fläche der Sauerstoffdiffusion und sind die Ursache der entstehenden Hypoxie, deren Ausmaß jedoch nicht so ausgeprägt ist wie bei Aspiration saurer Flüssigkeit.
- Die Aspiration fester Nahrungsbestandteile kann sowohl zur Atemwegsobstruktion als auch zur Entzündung der Atemwege infolge immunreaktiver Prozesse führen. Dabei bilden sich einerseits Atelektasen durch Alveolarkollaps, andererseits werden einige Lungenabschnitte überbläht.

? Welche klinischen Zeichen und Symptome treten nach einer Aspiration auf?
Bei über 90% der Fälle werden Hyperthermie, bei 70% Tachypnoe sowie bei 30–40% Husten, Dyspnoe und Zyanose beobachtet. Eine Aspiration kann auftreten, ohne dass es der Anästhesist zunächst bemerkt. Diese wird auch als stille Aspiration bezeichnet. Jedes Atemwegsproblem, das während einer Anästhesie plötzlich auftritt, sollte an eine stille Aspiration denken lassen.

? Wann ist ein Patient, bei dem man eine Aspiration vermutet, außer Gefahr?
Ein Patient, bei dem man keinerlei Zeichen oder Symptome einer Aspiration beobachtet und der auch nach einer zweistündigen postoperativen Überwachungsphase keinen erhöhten Sauerstoffbedarf aufweist, gilt als nicht mehr gefährdet.

? Beschreiben Sie die notwendigen Maßnahmen nach einer Aspiration.
Patienten, die vermutlich aspiriert haben, sollten mehrere Stunden nach der Anästhesie engmaschig überwacht werden. Außerdem sollte eine Röntgenaufnahme des Thorax angefertigt werden. Bei Aspiration unter Narkose-Einleitung sollte der Patient zur Vermeidung eines passiven Flusses in die Lunge unter Beibehaltung des Sellick-Handgriffs in eine Kopf-Tief-Lage gebracht werden. Nach erfolgter Intubation wird der Patienten zuerst blind und dann fiberoptisch endotracheal abgesaugt, um feste Bestandteile des Aspirats, die zur Atemwegsverlegung führen könnten, zu entfernen und um eine prognostische Einschätzung des Schweregrades der Aspiration zu ermöglichen. Eine bronchoalveoläre Lavage gilt als obsolet, da mit der Applikation von Spülflüssigkeit Aspirat aus den oberen Luftwegen in die tiefer liegenden Lungenabschnitte verschleppt werden könnte. Da Atelektasen häufig Folge einer Aspiration sind, sollte der PEEP erhöht werden. Die prophylaktische Gabe von Antibiotika wird nicht empfohlen, um eine Selektion resistenter Erreger zu vermeiden. Immunkompetenz des Patienten, die Art des Aspirates und Vorerkrankungen können eine individuelle Behandlung begründen. Das Verabreichen von Glukokortikoiden hat keinen nachweisbaren positiven Effekt.

Literatur

Gardner AM, Aspiration of food and vomit. Q J Med (1958), 27(106), 227–242
Janda M, Scheeren TWL, Nöldge-Schomburg GFE, Management of pulmonary aspiration. Best Pract Res Clin Anaesthesiol (2006), 20(3), 409–427
Munnur U, Boisblanc Bde, Suresh MS, Airway problems in pregnancy. Crit Care Med (2005), 33(10 Suppl), 259–68
Neelakanta G, Chikyarappa A, A review of patients with pulmonary aspiration of gastric contents during anesthesia reported to the Departmental Quality Assurance Committee. J Clin Anesth (2006), 18(2), 102–107
Ng A, Smith G, Gastroesophageal reflux and aspiration of gastric contents in anesthetic practice. Anesth Analg (2001), 93(2), 494–513
Pandit SK, Loberg KW, Pandit UA, Toast and tea before elective surgery? A national survey on current practice. Anesth Analg (2000), 90(6), 1348–1351
Sakai T et al., The incidence and outcome of perioperative pulmonary aspiration in a university hospital: a 4-year retrospective analysis. Anesth Analg (2006), 103(4), 941–947
Sluga M et al., Rocuronium Versus Succinylcholine for Rapid Sequence Induction of Anesthesia and Endotracheal Intubation: A Prospective, Randomized Trial in Emergent Cases. Anesth Analg (2005), 101, 1356–1361
Stuart PC, The evidence base behind modern fasting guidelines. Best Pract Res Clin Anaesthesiol (2006), 20(3), 457–469

Laryngospasmus

S. Riad

? In welcher Patientengruppe muss mit einer erhöhten Wahrscheinlichkeit für das Auftreten eines Laryngospasmus gerechnet werden?

Die Inzidenz für das Auftreten eines Laryngospasmus liegt bei anästhesierten, endotracheal intubierten Kindern im Alter von 0–9 Jahren bei 17,4/1000 und bei Kindern im Alter von 1–3 Monaten bei 25/1000 und ist damit gut doppelt so hoch wie in der allgemeinen Patientenpopulation (8,7/1000). Ein bestehender oder kürzlich durchgemachter Atemwegsinfekt innerhalb der letzten 4 Wochen erhöht neben dem Risiko für einen Laryngospasmus auch die Inzidenz für das Auftreten von Luftanhalten, Hustenattacken und Sättigungsabfällen.

? Unter welchen Umständen wird das Auftreten eines Laryngospasmus begünstigt?

Manipulationen jeglicher Art, wie bspw. das Legen eines i.v. Zuganges, Lagerungsmaßnahmen sowie Reizung der Glottis durch Sekrete wie Blut oder Speichel in einem Stadium unzureichender Anästhesietiefe, begünstigen das Auftreten eines Laryngospasmus. Dies gilt sowohl für die Ein- als auch für die Ausleitungsphase. Daneben kommt der Auswahl des Mittels zur Atemwegssicherung eine entscheidende Rolle zu. In mehreren prospektiven Studien konnte bei den Kindern, bei denen statt der Platzierung einer Larynxmaske eine endotracheale Intubation durchgeführt worden war, eine signifikant erhöhte Rate an Atemwegskomplikationen wie Laryngo- und Bronchospasmen sowie Sauerstoffsättigungsabfällen nachgewiesen werden. Die daraus resultierenden Folgen wie Hypoxie, Aspiration von Magensaft, Arrhythmien, verzögertes Erwachen und pulmonales Negativdrucködem können schwerwiegend sein.

> **Was tun, wenn es zum Laryngospasmus kommt?**

- Unverzüglich Hilfe organisieren, unnötige Manipulationen am Patienten vermeiden bzw. beenden, bei V.a. Verlegung der Atemwege durch Sekret: absaugen.
- Vorschieben des Unterkiefers.
- Atemarbeit des Patienten unterstützen: Inspirationsbemühungen des Patienten mit Maskenbeatmung, kontrolliertem Überdruck und 100% Sauerstoff optimieren, dabei Insufflation des Magens vermeiden. Lagerung des Kopfes überprüfen.
- Vertiefen der Narkose: entweder i.v. (Propofol: 0,25–0,8 mg/kg) oder wenn kein Zugang vorhanden, inhalativ mit einem dafür geeigneten volatilen Anästhetikum, wie z.B. Sevofluran. Letzteres ist keine Option bei vollständigem Laryngospasmus.
- Bei Persistenz: Durchbrechen des Laryngospasmus durch Gabe eines kurz wirksamen Relaxans mit schnellem Wirkungseintritt (Succinylcholin: 0,1–0,3 mg/kg i.v.) unter Beachtung der Kontraindikationen. Bei fehlendem i.v. Zugang alternative Zugangsrouten überdenken (i.m., intralingual (schnellste Resorption), intraossär) und Dosis steigern (3–4 mg/kg i.m.).
- Ultima Ratio: Reintubation, bei vollständigem Laryngospasmus ohne medikamentöse Bahnung unmöglich.
- Nach Durchbrechen des Laryngospasmus auf wiederholtes Auftreten vorbereitet sein. Bei rezidivierendem Auftreten an Wendl- oder Guedel-Tuben als mögliche mechanische Trigger denken.

> **Was versteht man unter dem Begriff pulmonales Negativdrucködem, und welcher Zusammenhang besteht zum Laryngospasmus?**

Das pulmonale Negativdrucködem (Negative Pressure Pulmonary Edema, NPPE) ist gekennzeichnet durch eine rasche, innerhalb von wenigen Minuten auftretende respiratorische Insuffizienz mit dem Symptomenkomplex Dyspnoe, Tachypnoe und angestrengten Inspirationsbemühungen und ist in rund 50% der Fälle durch einen Laryngospasmus bedingt. Durch diese Atemwegsobstruktion wird beim spontan atmenden Menschen während der Inspiration ein extrem negativer intrathorakaler Druck erzeugt. In der Folge kommt es durch Erhöhung des venösen Rückstroms zu einer Erhöhung des intrapulmonalen BV mit Erhöhung des hydrostatischen Druckes und Transsudation von Flüssigkeit in das pulmonale Interstitium. Die Therapie ist – abgesehen von der Beseitigung der Ursache der Atemwegsobstruktion – rein symptomatisch: Sauerstoffgabe, nicht invasive CPAP-Beatmung. In schweren Fällen kann die Gabe von Diuretika erwogen werden, selten wird eine Reintubation erforderlich sein.

Literatur

Alb M, Tsagogiorgas C, Meinhardt JP, Das pulmonale Negativdrucködem. Anästhesiol Intensivmed Notfallmed Schmerzther (2006) 41, 64–78

Chuang YC, Wang CH, Lin YS, Negative pressure pulmonary edema: report of three cases and review of the literature. Eur Arch Otorhinolaryngol (2007) 264, 1113–1116

Elwood T, Bailey K, The pediatric patient and upper respiratory Infections. Best Pract Res Clin Anaesthesiol (2005), 19(1), 35–46

Hagberg C, Georgi R, Krier C, Complications of managing the airway. Best Pract Res Clin Anaesthesiol (2005), 19(4), 641–659

Machotta A, Anästhesiologisches Management zur Endoskopie der Atemwege bei Kindern. Anaesthesist (2002), 51, 668–678

Roy WL, Lerman J, Laryngospasm in paediatric anaesthesia. Can J Anaesth (1988), 35(1), 93–98

Tay CLM, Tan GM, Ng SBA, Critical incidents in paediatric anaesthesia: an audit of 10 000 anaesthetics in Singapore. Paediatric Anaesthesia (2001), 11, 711–718

Walker RWM, Sutton RS, Which port in a storm? Use of suxamethonium without intravenous access for severe laryngospasm. Anaesthesia (2007), 62, 757–759

Allergische Reaktionen

S. Riad

Anaphylaktische oder anaphylaktoide Reaktionen treten mit einer Häufigkeit von 1–2/10 000 Anästhesien auf und sind somit ein bedeutender perioperativer Risikofaktor.

? Welche klinische Relevanz kommt der Unterscheidung zwischen Anaphylaxie bzw. anaphylaktoider Reaktion zu?

Für die unmittelbare Behandlung ist eine Unterscheidung zwischen allergischer und anaphylaktoider Reaktion nicht notwendig. Beide Mechanismen haben mit der Freisetzung von Histamin, Leukotrienen und weiteren Mediatoren aus Mastzellen und basophilen Granulozyten eine gemeinsame pathophysiologische Endstrecke und somit auch eine identische Klinik. Die Anaphylaxie ist im Gegensatz zur anaphylaktoiden Reaktion ein immunologischer Vorgang, bei dem Antikörper der Klasse IgE, die auf den Zellmembranen von Mastzellen und basophilen Granulozyten verankert sind, nach erneutem Kontakt mit einem Antigen eine Signalkette auslösen, durch die Mediatoren freigesetzt werden. Beim intubierten Patienten sind eine arterielle Hypotonie, Bronchospasmen und Hautzeichen wie Urtikaria und Mucosaschwellungen erste detektierbare Zeichen. Es kann sich innerhalb von Minuten nach Exposition durch Vasodilatation und eine Endothel-Leckage mit interstitiellem Ödem ein Schock ausbilden. Anaphylaktoide Reaktion sind insgesamt seltener (31%) als Anaphylaxien (69%) und nehmen häufiger einen milden Verlauf. Im Übrigen wird in den Richtlinien zur kardiopulmonalen Reanimation des European Resuscitation Council der Begriff der anaphylaktoiden Reaktion nicht mehr verwendet.

? Welches sind die häufigsten Auslöser einer perioperativen Anaphylaxie?

Hier liegen die Muskelrelaxanzien (Succinylcholin, Rocuronium, Atracurium) klar in Führung mit einem Anteil von circa 70%, gefolgt von Latexallergien mit 12% sowie Antibiotika (Penicillin und andere Beta-Laktam-Antibiotika) mit circa 8%. Ungefähr 70% der Patienten, die eine Reaktion auf Muskelrelaxanzien zeigen, hatten zuvor keinen Kontakt zu dieser Stoffgruppe. Es wird eine vorherige Sensibilisierung durch quaternäre Ammoniumionen angenommen, die u.a. in Substanzen des täglichen Gebrauchs wie Haarpflegeprodukten zu finden sind. Hauttestungen der Normalbevölkerung auf Muskelrelaxanzien zeigten positive Reaktionen bei 9,4%, einer Zahl, die weit über der Häufigkeit einer Anaphylaxie nach Gabe dieser Medikamente steht. Der heterogene Rest setzt sich aus mehreren Substanzklassen zusammen, wie z.B. Hypnotika (Propofol, Thiopental), Kolloide (Dextran, Gelatine), Opioide

(Morphin) und vielen anderen. Medikamente aus der Gruppe der Opiate sind oft potente Histaminliberatoren, woraus sich deren anaphylaktoides Potenzial erklärt. Anaphylaktische Reaktionen auf Lokalanästhetika vom Amidtyp (Lidocain, Mepivacain, Bupivacain, Ropivacain) sind selten, echte Typ-I-IgE-vermittelte allergische Reaktionen sind meist auf Metabolite der Paraaminobenzoesäure oder Methylparaben, einen Konservierungsstoff, zurückzuführen.

? Wie verfahren Sie perioperativ bei einem Patienten mit Penicillinallergie?

Penicilline, Cephalosporine und andere Beta-Laktam-Antibiotika gehören zu den gebräuchlichsten Antibiotika in der perioperativen Phase. Penicillin ist einer der häufigsten Auslöser einer Anaphylaxie in der Gesamtbevölkerung. Obwohl die meisten allergischen Reaktionen auf Penicillin bei Patienten mit anamnestisch vorbeschriebener Reaktion auf Penicillin auftreten, ist einer Studie zufolge in nur 10–20% der Fälle, in denen eine Penicillinallergie angegeben wird, eine solche auch tatsächlich vorhanden. Viele Patienten werten unspezifische Erscheinungen wie Gastrointestinalbeschwerden als Allergie, oder es ist nicht erinnerlich, worauf die Allergie beruht. Der Stellenwert einer differenzierten Anamnese-Erhebung ist hier von übergeordneter Bedeutung. In vielen älteren Literaturquellen wird eine Kreuzallergierate von 8–10% zwischen Penicillin und Cephalosporinen angegeben, die durch die in früheren Generationen von Cephalosporinen enthaltenen Spuren von Penicillin und den bei beiden Stoffen vorhandenen Beta-Laktam-Ring erklärt wurde. Bei den geschilderten Fällen von Kreuzsensitivität handelt es sich aber oftmals um Hautausschläge nicht immunologischen Ursprungs. Abgesehen davon haben Patienten mit einer Allergie gegen Penicilline eine bis zu 3-fach erhöhte Wahrscheinlichkeit, gegen andere Medikamente allergisch zu reagieren. Man geht heute davon aus, dass nicht der Beta-Laktam-Ring, sondern Seitenketten, die in ihrer Struktur den Penicillinen ähnlich sind, das allergische Potenzial bestimmen und das 2.- oder 3.-Generations-Cephalosporine ohne diese Seitenkette, wie bspw. Cefuroxim, Ceftazidim oder Ceftriaxon, ohne Risiko für eine Kreuzreaktion bei Patienten mit Penicillinallergie eingesetzt werden können.

? Welche Vorkehrungen sind bei einem Patienten mit Latexallergie zu treffen?

In den zurückliegenden Jahren wurde eine Zunahme der Fälle intraoperativer anaphylaktischer Reaktionen in Zusammenhang mit der Verwendung von latexhaltigen Materialien auf bis zu 20% festgestellt. Aktuell scheint es diesbezüglich zu einer Trendwende gekommen zu sein mit einer Abnahme auf circa 12%, was auf die Bewusstmachung der Problematik und die partielle Vermeidung von latexhaltigen Handschuhen bzw. Materialien zurückzuführen ist. Zu den Hochrisikogruppen gehören Menschen, die beruflich einer Latexexposition ausgesetzt sind, wie z.B. OP-Personal oder Patienten mit einer hohen Anzahl von operativen Eingriffen bzw. Prozeduren. In einer Studie hatten bspw. 12,5% der Anästhesisten positive Latexallergien spezifische IgE-Antikörperspiegel, allerdings hatten trotz dieses Nachweises nur 2,4% der Betroffenen eine klinisch symptomatische Latexallergie. Aber auch Patienten mit Nahrungsmittelallergien gegen Früchte wie Mango, Kiwi, Avocado und Banane können eine Kreuzreagibilität mit Latex aufweisen. Neben der Identifikation der erwähnten Hochrisikogruppen ist die entsprechende Vorbereitung von vorrangiger Bedeutung: Kennzeichnung und strikte Trennung von latex- und nicht latexhaltigen Materialien, Planung und Durchführung von Eingriffen bei Patienten mit Latexallergie an erster Stelle im Tagesprogramm unter Vermeidung latexhaltigen Materials.

Welche Akutmaßnahmen sind bei der klinischen Manifestation einer allergischen Reaktion zu ergreifen?

Die Empfehlungen der ASA zum Vorgehen bei latexinduzierter Hypersensitivitätsreaktion sind stellvertretend für das Vorgehen:

Initial:
- Zufuhr des Allergens bzw. Exposition beenden, Hilfe anfordern
- Entfernen des latexhaltigen Materials aus dem OP-Gebiet
- Wechsel der Handschuhe
- Zufuhr von Antibiotika und Blutprodukten beenden
- Atemweg sichern, Gabe von 100% Sauerstoff, ggf. Intubation
- Zufuhr von 25–50 ml/kg KG kristalloider oder kolloidaler Lösung
- Adrenalin: i.v. 0,1 µg/kg KG oder ca 10 µg für einen Erwachsenen oder (wenn kein Zugang vorhanden) 300 µg s.c. oder ca 50–100 µg endotracheal entsprechend der 5- bis 10-fachen Menge, die i.v. gegeben würde

Die Sekundärtherapie beinhaltet die Gabe von H_1- und H_2-Rezeptorenblockern (Dimetidin, Ranitidin), Glukokortikoiden und im Bedarfsfall die kontinuierliche Katecholamintherapie. Bis zum jetzigen Zeitpunkt bleibt der Nutzen einer prophylaktischen Behandlung von Patienten mit allergischen Reaktionen in der Anamnese mit H_1-Blockern allein oder in Kombination mit H_2-Blockern unklar. Adrenalin ist das zentrale Medikament zur Behandlung einer schweren anaphylaktischen Reaktion. Es verhindert die weitere Mastzelldegranulation. Eine Zurückhaltung beim Einsatz von Adrenalin ist nicht gerechtfertigt.

 Welche Maßnahmen sind nach einer vermuteten allergischen Reaktion einzuleiten?

Zur Verifizierung der klinischen Verdachtsdiagnose sollten Histamin, IgE (Differenzierung zwischen Anaphylaxie und anaphylaktoider Reaktion) und Tryptase (Marker für Mastzelldegranulation) Konzentration bzw. Aktivität im Plasma untersucht werden. Im Abstand von etwa 6 Wochen können alle im Zusammenhang mit dem Ereignis applizierten Medikamente mit einem Intrakutantest untersucht werden. Die ist v.a. mit Hinblick auf zukünftige Narkosen und medikamentöse Optionen zu empfehlen.

Literatur

American Society of Anesthesiologists, Natural rubber latex allergy: Considerations for anesthesiologists. http://www.asahq.org/publicationsAndServices/latexallergy.pdf, letzter Zugriff 13.10.2009

Dawson P, Adverse reactions to intravascular contrast agents. BMJ (2006), 333, 663–664

Ebo DG et al., Anaphylaxis during anaesthesia: diagnostic approach. Allergy (2007), 62, 471–487

Hepner DL, Castells MC, Anaphylaxis During the Perioperative Period. Anesth Analg (2003), 97, 1381–1395

Kemp SF, Lockey RF, Anaphylaxis: A review of causes and mechanisms. J Allergy Clin Immunol (2002), 110, 341–348

Lieberman P, Anaphylactic reactions during surgical and medical procedures. J Allergy Clin Immunol (2002), 110, 64–69

Mertes PM, Laxenaire MC, Allergic reactions occurring during anaesthesia. European Journal of Anaesthesiology (2002), 19, 240–262

Tramer MR et al., Pharmacological prevention of serious anaphylactic reactions due to iodinated contrast media: systematic review. BMJ (2006), doi:10.1136/bmj.38905.634132.AE

Wurpts G, Baron JM, Narkosemittelunverträglichkeiten – selten, aber gefährlich? Hautarzt (2007), 58, 96–99

Hypothermie

S. Riad, F. Hokema

? Wie wird die Thermoregulation gesteuert?

Die zentrale Steuerung der Körpertemperatur (Normalwert 37 °C) erfolgt bei Säugetieren im Hypothalamus. Allerdings werden auch durch Afferenzen von der Hautoberfläche, von tiefen Körpergeweben und nicht hypothalamischen Teilen des ZNS Regulationsvorgänge ausgelöst. Im Hypothalamus wird der Temperatur-Soll-Wert mit den Temperaturschwellenwerten verglichen, bei deren Erreichen eine thermoregulatorische Antwort ausgelöst wird. Diese Antworten können einerseits Schwitzen (max. 0,5 l/h/m² KÖF bei Untrainierten) oder eine Vasodilatation und andererseits eine Vasokonstriktion in Kombination mit Zittern sein. Durch diese Steuerung wird die Körpertemperatur in einem Bereich von 0,2 °C konstant gehalten. Kleine Abweichungen im Rahmen von zirkadianen Rhythmen und des Zyklus bei Frauen sind physiologisch.

? Was versteht man unter perioperativer Hypothermie?

Ein Absinken der Körperkerntemperatur auf unter 36 °C wird als perioperative Hypothermie bezeichnet.

? Welche physikalischen Mechanismen des Wärmeaustausches kennen Sie?

- Konduktion: Konduktive Wärmeübertragung kann nur in oder zwischen Festkörpern stattfinden. Beispiel: Wärmematten oder konduktive Wärmeverluste über den Rücken.
- Konvektion: Konvektive Wärmeübertragung findet nur in Gasen oder Flüssigkeiten statt. Beispiel: Laminar Air Flow.
- Radiation: Wärme wird durch elektromagnetische Wellen zwischen 2 Körpern mit unterschiedlicher Temperatur übertragen. Beispiel: Infrarot-C-Wärmestrahler.
- Evaporation: Wärme wird durch Verdunstung von Feuchtigkeit abgegeben. Beispiel: Wärmeverlust bei eröffneten Körperhöhlen.

? Welche Faktoren spielen bei der Entstehung einer perioperativen Hypothermie eine Rolle?

Zur Entstehung tragen prä- und intraoperative Faktoren bei.

Benennen und erläutern Sie einige dieser Faktoren.

Dies sind z.B. die präoperative Körperkerntemperatur, das Ausmaß des operativen Eingriffes und der intraoperative Flüssigkeitsumsatz. Interessanterweise finden sich bei präoperativen Patienten geringere Körperkerntemperaturen als bei Gesunden. Ursachen hierfür sind z.B. Alter, Ernährungsstatus, Vorerkrankungen und medikamentöse Vorbehandlung. Unter Kältestress zeigen ältere Menschen eine abgeschwächte thermoregulatorische Vasokonstriktion. Hypothyreose und Erkrankungen mit autonomer Polyneuropathie begünstigen das Auftreten einer perioperativen Hypothermie. Durch die Narkose-Einleitung kommt es zur Vasodilatation und zu einer Wärmeumverteilung aus dem Körperkern in die Peripherie. Die Zufuhr von kalten Infusionslösungen führt zu weiteren Wärmeverlusten.

Was sind die kardiovaskulären Folgen einer perioperativen Hypothermie?

In vielen Untersuchungen war eine perioperative Hypothermie mit kardialen Nebenwirkungen wie Tachykardie, arterieller Hypertension, Anstieg des systemischen Gefäßwiderstandes und Anstieg der im Plasma messbaren Katecholamine assoziiert. Alle diese Faktoren erhöhen die Nachlast für den linken Ventrikel. Damit ist nicht verwunderlich, dass schon eine um 1,3 °C erniedrigte Körpertemperatur das Risiko für perioperative kardiale Komplikationen um den Faktor 3 erhöht.

Wie beeinflusst die perioperative Hypothermie die Blutgerinnung?

Hypothermie führ zu einer Steigerung des perioperativen Blutverlustes. Bereits ab einer Temperaturminderung von 0,5 °C tritt ein klinisch nachweisbarer Effekt ein. Dieser wird sowohl durch eine Verschlechterung der Thrombozytenfunktion als auch durch eine verminderte Funktion der Enzyme in der Gerinnungskaskade verursacht.

Wird durch eine perioperative Hypothermie die Häufigkeit infektiöser Komplikationen beeinflusst?

Es ist davon auszugehen, dass sich die Rate von Wundinfektionen durch das Auftreten einer perioperativen Hypothermie erhöht. Mögliche Ursachen sind eine kälteinduzierte Vasokonstriktion mit Minderperfusion und ein Abfall des Gewebe-pO_2 und eine Verschlechterung der Funktion von Lymphozyten und Granulozyten.

Welche weiteren Komplikationen gibt es?

Für viele Patienten ist postoperatives Kältezittern (Shivering) die unangenehmste Erfahrung im Zusammenhang mit einer Anästhesie. Es ist möglich, dass der u.U. massiv erhöhte Sauerstoffverbrauch zur Entstehung einer perioperativen Myokardischämie beiträgt. Weitere Folgen einer Hypothermie sind:

- Veränderte Pharmakokinetik und Pharmakodynamik:
  - Die Wirkungsdauer von Vecuronium ist bei Reduktion der Kerntemperatur um 2 °C verdoppelt.
- Aufenthalt im Aufwachraum verlängert sich.
- Es können sich Elektrolytstörungen (Hypokaliämie, Hypomagnesiämie) entwickeln.
- Auch eine verstärkte Kardiotoxizität von Lokalanästhetika wurde beschrieben.

? Sollten alle Patienten im OP-Saal ein Temperaturmonitoring erhalten?

Die ASA legt in ihren Standards (vom 25.10.2005) fest, dass eine Überwachung der Temperatur durchgeführt werden muss, wenn klinisch signifikante Veränderungen der Körpertemperatur beabsichtigt oder vorhersehbar sind oder vermutet werden. Auch die DGAI hat eine Entschließung zur Ausstattung des anästhesiologischen Arbeitsplatzes veröffentlicht. Demnach gehört das Temperaturmonitoring zur essenziellen Ausstattung eines Narkosearbeitsplatzes und sollte somit immer verfügbar sein. Die Indikation für den tatsächlichen Einsatz ist nicht definiert.

? Wo und wie sollte die Körperkerntemperatur am besten gemessen werden?

Generell sollte die Temperatursonde vom Operationsfeld entfernt platziert werden. Die Messmethoden unterscheiden sich in Genauigkeit und Invasivität.

Die Körperkerntemperatur kann ermittelt werden durch eine Messung:
- Im Nasopharynx
- In der Pulmonalarterie
- Im Ohr (Infrarot-Thermometrie)
- Im distalen Drittel des Ösophagus

Alternativ ist eine gute Näherung durch eine Messung der Rektal- oder der Blasentemperatur möglich.

? Wie könnte ein adäquates Wärmemanagement aussehen?

Die Kombination mehrerer Methoden ist sinnvoll. Einerseits muss versucht werden, einen Wärmeverlust zu verhindern, andererseits wird man ohne die aktive Zufuhr von Wärme keinen ausreichenden Effekt erzielen. Präoperativ kann eine Vorwärmung des Patienten erfolgen, die optimale Dauer scheint zwischen 30–60 min zu liegen. Aufgrund der erheblichen logistischen Probleme im klinischen Alltag ist dieses Verfahren nicht sehr verbreitet. Intraoperative Wärmeprotektion ist möglich durch:
- Einsatz von Warmluftdecken
- Vermeidung der Exposition großer Hautareale
- Nutzung warmer Irrigationslösungen (bspw. TUR in der Urologie, abdominelle Lavage)
- Nutzung von Infusionswärmern oder vorgewärmten Infusionen
- Nutzung von Wärmematten
- Anheben der Umgebungstemperatur
- Durchführung einer Low-flow-Anästhesie
- Nutzung von HME-Filtern zur Beatmung
- Nutzung von Wärmedecken in der Schleuse
- Einsatz von Wärmestrahlern
- Einsatz einer extrakorporalen Zirkulation
- Stringente Abläufe mit kurzen Einleitungs-, Lagerungs- und Operationszeiten
- Erstellen einer verbindlichen Standard Operating Procedure (SOP)

Falls eine Hypothermie mit einer Körperkerntemperatur unter 35 °C, bei kardialen Risikopatienten unter 36 °C, nicht zu vermeiden war, ist eine postoperative Nachbeatmung unter aktiver Wiedererwärmung zu erwägen.

Kann eine aktive Wärmetherapie für den Patienten mit Risiken verbunden sein?

Hier ist v.a. das Risiko für Verbrennungen zu nennen. Dies gilt für Heizmatten als auch für konvektive Luftwärmer. Ursächlich hierfür können die Erwärmung von nicht oder schlecht durchbluteten Arealen, der direkte Kontakt der Kunststoffdüse des Gebläses mit der Haut des Patienten oder die Benutzung eines konvektiven Luftwärmers ohne Decke sein.

Was passiert bei tiefer akzidenteller Hypothermie?

Tab. 58: Effekte von Hypothermie auf Organsysteme

Klassifikation	Kerntemperatur	Fähigkeit zur spontanen Wiedererwärmung	Klinik
Normal	> 35 °C		Kältegefühl, Zittern, Tachykardie, Tachypnoe, Zentralisation
Mild	35–32 °C	Gut	Störungen von Motorik und Bewusstsein, Bradykardie, Bradypnoe, Kältediurese
Mittelgradig	32–28 °C	Eingeschränkt möglich	Unterhalb von 30 °C Bewusstseinsverlust, kein Zittern mehr, beginnende Hyporeflexie
Schwer	< 28 °C	Unmöglich	Rigidität, Vitalzeichen nicht oder nur noch schwer nachweisbar, Mydriasis ohne Lichtreaktion, hohes Risiko für Kammerflimmern

Welche Differenzialdiagnosen sollte man bei hyperthermen Patienten in Betracht ziehen?

- MH
- Hypermetabolische Zustände (Sepsis, Thyreotoxikose und Phäochromozytom)
- Verletzungen des Hypothalamus (durch Trauma, Anoxie, Blutungen, Entzündung, Tumor)
- Dehydratation (insbesondere bei Kindern)
- Malignes neuroleptisches Syndrom
- Transfusionsreaktion
- Medikamente
- Akzidentelle Hyperthermie durch Wärmemaßnahmen

Punkte für die Praxis
- Perioperative Hypothermie ist ein weit verbreitetes Phänomen, das durch das perioperative Setting und die Beeinflussung der Thermoregulation durch die Anästhesie begünstigt wird.
- Perioperative Hypothermie ist mit einer Reihe von ernsthaften Problemen verbunden, u.a. einer erhöhten Rate an kardiovaskulären Komplikationen, erhöhten Wundinfektionsraten, höheren Blutverluste und einer verlängerten Aufwachraumzeit.
- Der konvektive Luftwärmer ist die effektivste, allgemein verfügbare, nicht invasive, aktive Erwärmungsmethode. Abgesehen davon sollten Wärmeverluste durch das möglichst großflächige Abdecken von Körperarealen minimiert werden.

▲ Das perioperative Augenmerk sollte darauf ausgerichtet sein, die Körperkerntemperatur über 36 °C zu halten.
▲ Bei neurochirurgischen Patienten kann unter bestimmten Umständen die perioperative Hypothermie hinsichtlich der zerebralen Protektion einen Benefit für den Patient bedeuten.

Literatur

Andrzejowski J, et al., Effect of prewarming on post-induction core temperature and the incidence of inadvertent perioperative hypothermia in patients undergoing general anaesthesia. Br J Anaesth (2008), 101(5), 627–631

Bräuer A, Perl T, Quintel M, Perioperatives Wärmemanagement. Anästhesist (2006), 55, 1321–1340

Kurz A, Physiology of thermoregulation. Best Pract Res Clin Anaesthesiol (2008), 22(4), 627–644

Lenhardt R, Monitoring and thermal management. Best Pract Res Clin Anaesthesiol (2003), 17(4), 569–581

Li Bassi G, Perioperative hypothermia: the delicate balance between heat gain and heat loss. Minerva Anestesiol (2008), 74(12), 683–685

Rajagopalan S et al., The effects of mild perioperative hypothermia on blood loss and transfusion requirement. Anesthesiology (2008), 108(1), 71–77

Reynolds L, Beckmann J, Kurz A, Perioperative complications of hypothermia. Best Pract Res Clin Anaesthesiol (2008), 22(4), 645–657

Scott EM, Buckland R, A Systematic Review of Intraoperative warming to Prevent Postoperative Complications. AORN J (2006), 83(5), 1090–1113

Sessler DI, Temperature monitoring and perioperative thermoregulation. Anesthesiology (2008), 109(2), 318–338

Sessler DI, Complications and Treatment of Mild Hypothermia. Anesthesiology (2001), 95, 531–543

Torossian A, Thermal management during anaesthesia and thermoregulation standards for the prevention of inadvertent perioperative hypothermia. Best Pract Res Clin Anaesthesiol (2008), 22(4), 659–668

http://www.hypothermia.org/Hypothermia_Ed_pdf/Alaska-Cold-Injuries.pdf, Version 2003, letzter Zugriff 14.10.2009

Arterielle Hypotonie

S. Stengel

 Wodurch kommt es in der Phase zwischen Einleitung und Schnitt zu einer arteriellen Hypotonie?

Das Ziel der Narkose ist es, den Patienten in einen tiefschlafähnlichen Zustand zu bringen. Die dadurch auftretende arterielle Hypotonie ist physiologisch und auch bei nicht narkotisierten Schlafenden zu beobachten. Einen weitaus größeren Einfluss hat jedoch die Wirkung der verwendeten Einleitungsmedikamente. Als i.v. Narkotika werden typischerweise Thiopental, Etomidate und Propofol verwendet, die alle zu einem Abfall des mittleren arteriellen RR führen. Ursächlich hierfür sind negativ inotrope und direkte vasodilatatorische Effekte sowie eine Inhibierung des Sympathikus. Auch die klinisch verwendeten Narkosegase haben eine erhebliche vasodilatatorische Komponente. Opioide und Relaxanzien unterstützen durch die

Arterielle Hypotonie

Analgesie und die Muskelerschlaffung die Narkose und tragen einen weiteren Teil zur Entspannung und damit zur Hypotonie bei. Ein weiterer Grund für eine Hypotonie während der Narkose ist die präoperative Einnahme von Antihypertensiva. Betablocker verhindern eine kompensatorische Steigerung des RR v.a. durch ihre negativ inotropen und chronotropen Effekte. Daneben sind Betablocker Renin-Antagonisten. Auch ACE-Hemmer können durch die Herabsetzung des Tonus in den Widerstands- und Kapazitätsgefäßen eine arterielle Hypotonie verursachen. Während die perioperative Fortführung einer Betablockertherapie unbestritten ist, wird die Gabe von ACE-Hemmern am OP-Morgen kontrovers diskutiert.

? Wie würden Sie eine auftretende Hypotonie nach Einleitung behandeln bzw. ihr vorbeugen?

Zunächst kann aufgrund des fehlenden Schmerzreizes in der Phase vor der chirurgischen Manipulation die Narkosetiefe reduziert werden. Einem intravasalen Volumenmangel kann mit der Infusion von Flüssigkeit begegnet werden. Die Zufuhr von kristalloiden Lösungen bereits vor der Einleitung stellt oft eine ausreichende Maßnahme dar. Kolloidale Infusionen können ebenso verwendet werden; v.a. bei zu erwartendem intraoperativem Blutverlust kann dem Volumenmangel damit vorgebeugt werden. Zur Überbrückung der Zeit bis zum Greifen der genannten Maßnahmen kann der Patient auch in die Kopftieflage (Trendelenburg-Lagerung) gebracht werden, um über eine Verbesserung des venösen Rückstroms eine Steigerung des HZV und damit des mittleren arteriellen RR zu erreichen.

? Welche weiteren Möglichkeiten gibt es, wenn diese Maßnahmen nicht ausreichen?

Sollten die o.g. Maßnahmen nicht ausreichen, um einen adäquaten RR zu sichern, muss mit kreislaufwirksamen Medikamenten eingegriffen werden. Als Medikament der ersten Wahl steht Akrinor zur Verfügung. Die Applikation von 40–80 mg i.v. reichen zur Therapie oft aus. Ggf. kann die Gabe 1- oder 2-mal wiederholt werden. Sollte die Ampullendosis von 200 mg (bei hohem Körpergewicht bis zu 400 mg) nicht ausreichen, sind zunächst die o.g. Maßnahmen (Trendelenburg-Lagerung, Narkosetiefe, Flüssigkeitszufuhr) noch einmal zu überprüfen. Bei weiter anhaltender arterieller Hypotonie sind der Einsatz von Katecholaminen und ggf. auch ein erweitertes hämodynamisches Monitoring indiziert.

? Nach einer kreislaufstabilen Phase tritt bei Ihrem Patienten intraoperativ eine akute arterielle Hypotonie auf. Welche Ursachen kommen in Betracht?

Die möglichen Ursachen sind vielfältig. Die häufigsten fasst diese Aufzählung zusammen:
- Hypovolämie:
  - zu tiefe Narkose, nicht ausreichende Flüssigkeitszufuhr
- Septisch:
  - Bakteriämie, septischer Schub
- Kardiopulmonal:
  - Myokardischämie, Myokardinfarkt
  - HRST, akute Dekompensation einer Klappenerkrankung
  - Lungenarterienembolie

- Hämorrhagisch:
  - Massiver Blutverlust in kurzer Zeit
- Anaphylaktisch:
  - Knochenzement, Kolloide, Metamizol, Antibiotika
- Neurologisch:
  - Spinaler Schock
- Medikamentös:
  - Direkt: Anästhetika, Opioide, Alpha- und Betablocker, Lokalanästhetika, ACE-Hemmer
  - Indirekt: Histaminfreisetzung (Morphin, Muskelrelaxanzien)
- Spinal- bzw. Regionalanästhesie:
  - Sympathikusblockade mit Vasodilatation
- Überdruckbeatmung und positiver PEEP
- Spannungspneumothorax
- Perikardtamponade
- Cava-Kompression durch chirurgische Manipulation (Leberchirurgie)
- Eventerationssyndrom

? Welche Therapiemöglichkeiten haben Sie?

Außer bei manifester Herzinsuffizienz sollte beim Erwachsenen die schnelle Zufuhr von 500–1000 ml Infusionslösung den Vorrang haben. Nun sollte so schnell wie möglich die Ursache der Hypotonie gefunden und therapiert werden: Anpassung der Narkosetiefe, weitere Zufuhr von Flüssigkeit bei Hypovolämie, Transfusion von Blutpräparaten bzw. Finden der Blutungsquelle bei Blutverlusten, Stopp des Allergens und H_1- und H_2-Blockade bei Anaphylaxie, Anpassung der Beatmungsdrücke, Entlastung eines Pneumothorax bzw. eines Perikardergusses. Zur Unterstützung des Kreislaufes bei akuter Dekompensation stehen Katecholamine zur Verfügung: Dobutamin zur Steigerung des HZV, Noradrenalin zur Steigerung des peripheren Widerstandes. Adrenalin ist das Mittel der Wahl bei ausgeprägtem anaphylaktischem Schock bzw. bei Kreislaufstillstand. Ebenso kann es als wirksamstes Katecholamin angewendet werden, wenn durch die Applikation von Dobutamin oder Noradrenalin allein keine ausreichende Wirkung zu erzielen ist. Bei einer kardialen Ursache muss sowohl mit der Volumengabe als auch mit der Katecholamintherapie vorsichtig verfahren werden: Eine Volumenüberlastung des Herzens bei niedrigem HZV führt nur weiter in die Krise! Eine differenzierte kardiologische Diagnostik und Therapie sind in diesem Falle unentbehrlich.

Literatur

Behnia R, Molteni A, Igić R, Angiotensin-converting enzyme inhibitors: mechanisms of action and implications in anesthesia practice. Curr Pharm Des (2003), 9(9), 763–776

Bigatello LM, George E, Hemodynamic monitoring. Minerva Anestesiol (2002), 68(4), 219–225

Cyna AM et al., Techniques for preventing hypotension during spinal anaesthesia for caesarean section. Cochrane Database Syst Rev (2006), 18(4), CD002251

Heller AR, Koch T, Radke J, Wirksamkeitsnachweis und Dosis-Wirkungsbeziehungen von Akrinor bei Patienten unter Allgemein- und Regionalanästhesie. Anästhesiologie und Intensivmedizin (2008), 6, 308–317

Jermendy G, Clinical consequences of cardiovascular autonomic neuropathy in diabetic patients. Acta Diabetol (2003), 40(Suppl 2), S370–374
Levy JH, Yegin A, Anaphylaxis. What is monitored to make a diagnosis? How is therapy monitored? Anesthesiol Clin North America (2001), 19(4), 705–715
London MJ, Beta-blockade in the perioperative period: where do we stand after all the trials? Semin Cardiothorac Vasc Anesth (2006), 10(1), 17–23
Marik PE, Propofol: therapeutic indications and side-effects. Curr Pharm Des (2004), 10(29), 3639–3649
Nolan J, Fluid resuscitation for the trauma patient. Resuscitation (2001), 48(1), 57–69
Slogoff S, Keats AS, Myocardial ischemia revisited. Anesthesiology (2006), 105(1), 214–216

Arterielle Hypertonie

S. Stengel

? Beschreiben Sie den Einfluss einer präoperativ bestehenden Hypertonie auf die Narkose.

Eine länger bestehende Hypertonie führt zu Arteriosklerose und Organschäden. Die Risiken für kardiale, vaskuläre, zerebrale und renale perioperative Komplikationen sind erhöht. Die antihypertensive Dauermedikation sollte bei einem gut eingestellten RR bis zum OP-Tag weiter eingenommen werden. Ob die Patienten von der perioperativen Einnahme von ACE-Hemmern profitieren, ist bisher nicht eindeutig geklärt. Der Verzicht auf die Einnahme von ACE-Hemmern unmittelbar vor der Durchführung einer Allgemeinanästhesie reduziert allerdings die Häufigkeit von Episoden mit arterieller Hypotension unmittelbar nach der Einleitung und während des weiteren Verlaufs der Anästhesie.

? Ist ein unbehandelter arterieller Hypertonus eine Kontraindikation für die Durchführung eines elektiven operativen Eingriffs?

Nach einer Empfehlung der AHA ist ein moderat erhöhter RR (systolischer RR < 180 mmHg und diastolischer RR < 110 mmHg) kein unabhängiger Risikofaktor für eine kardiovaskuläre Komplikation und keine Kontraindikation für die Durchführung einer Allgemeinanästhesie.

? Welche Differenzialdiagnosen kommen für eine intraoperativ auftretende arterielle Hypertonie in Frage?

Die häufigste Ursache ist eine zu geringe Narkosetiefe bzw. Analgesie. Nach Überprüfung des Verdampfers, der Beatmungsschläuche (Schnüffeltest) und der Ventilation, der TIVA-Pumpe und der i.v. Kanüle kann die Narkose durch ein Hypnotikum oder ein Analgetikum vertieft werden. Daneben sollten Messfehler wie eine zu kleine Manschettengröße bei nicht invasiver oder eine falsche Höhe des arteriellen Druckwandlers bei invasiver Blutdruckmessung ausgeschlossen werden.

Weitere mögliche anästhesiologische Ursachen:
▲ Hypoxie/Hyperkapnie: klinische Überprüfung (Lippenzyanose, Hautfarbe), arterielle BGA, Beatmungseinstellungen, Auskultation, Inspektion
▲ Hypervolämie, volle Harnblase

- Muskelzittern (Shivering)
- Fehler bei der Medikamentengabe (Präparat, Zeitpunkt, Route)
- Hypoglykämie

Chirurgische Ursachen:
- Manipulation an der Nebenniere (Katecholaminfreisetzung)
- Medikamentenverabreichung: Adrenalin als Beimischung in Lokalanästhetika
- Aortenchirurgie mit Cross Clamping
- Protrahierte Blutsperre
- Cushingreflex bei Karotischirurgie

Seltenere Differenzialdiagnosen sind:
- MH
- Präeklampsie: bei Schwangeren > 20. SSW
- Thyreotoxische Krise

? Kommentieren Sie die Verwendung von Urapidil (Ebrantil) und Clonidin (Paracefan, Catapressan).

Urapidil (5–50 mg i.v.) ist ein Sympatholytikum. Durch eine Blockade der peripheren α_1-Rezeptoren kommt es zu einer Absenkung des RR. Gleichzeitig wird über eine Stimulierung der zentralen $5\text{-}HT_1$-Serotoninrezeptoren eine sympathikotone Reflextachykardie vermindert. Durch die Plasmahalbwertszeit von 2,5 h ist Ebrantil gut steuerbar. Clonidin (50–300 µg i.v.) wirkt bereits in sehr niedrigen Dosen. Durch die Stimulierung von zentralen α_2-Rezeptoren kommt es zur Sympathikolyse und zur Hypotonie. Gleichzeitig wird dadurch die bedeutendste Nebenwirkung vermittelt, eine Bradykardie. Eine zusätzliche periphere α_1-Stimulation ist verantwortlich für einen kurzzeitigen initialen Blutdruckanstieg, der bei schneller i.v. Gabe beobachtet werden kann. Gut genutzt werden kann auch die analgetische und sedierende Wirkung, die Clonidin z.B. bei der Ausleitung von (Alkohol-)Entzugspatienten empfiehlt. Dabei ist die relativ lange Halbwertszeit von 9–12 h zu beachten.

? Und wie stehen Sie zu Betablockern?

Eine Tachykardie oder Arrhythmie ist die Hauptindikation für den Einsatz von Betablockern. Allerdings ist die Tachykardie oft nur das Symptom eines kausalen Problems. In erster Linie ist da an die „Bedarfstachykardie" bei Hypovolämie, Anämie, Abfall des peripheren Gefäßwiderstandes (Anaphylaxie, Sepsis) oder Herzinsuffizienz zu denken. Hier kann eine Betablockade den Kompensationsmechanismus hemmen und zu einer gefährlichen arteriellen Hypotonie führen. Ist man unsicher, wie der Einsatz von Betablockern auf den Kreislauf wirkt, ist Esmolol (Brevibloc) das Medikament der Wahl. Durch die sehr kurze Halbwertszeit von wenigen Minuten kann man die Wirkung einer Betablockade abschätzen und hat im Falle einer ungünstigen Wirkung bereits nach kurzer Zeit wieder ansprechbare Betarezeptoren. Oftmals ist auch eine kurzzeitige Kopftieflage (Trendelenburg-Lagerung) zur Diagnose eines Volumenmangels hilfreich.

Während die perioperative Fortführung einer Betablockertherapie unbestritten ist, sollten intravenös applizierte Betablocker während der Narkose vorsichtig verwendet werden.

? **Ist eine Regionalanästhesie eine gute Alternative bei Patienten mit arterieller Hypertension?**

Ja! Dennoch gibt es auch hier einige Punkte zu beachten: Eine Blockade des Sympathikus, wie sie bei Regionalanästhesien auftritt, kann zu einer ausgeprägten Vasodilatation und zu einer schweren arteriellen Hypotonie führen. Die an eine hypertone Kreislauflage adaptierten Organe sind damit unter Umständen unterversorgt. Eine ausreichende i.v. Zufuhr von kristalloiden und kolloidalen Flüssigkeiten kann dem vorbeugen. Zudem sollte auf eine adäquate Sedierung des Patienten geachtet werden, da perioperativer Stress den RR steigern kann.

? **Wie hoch sollte der Blutdruck intraoperativ sein?**

In einer Untersuchung von Goldmann war das Risiko für ein schwerwiegendes kardiales Ereignis bei den Patienten deutlich erhöht, bei denen intraoperativ ein mindestens 10 min andauernder Abfall des systolischen RR um mehr als 33% registriert worden war. In einer anderen Untersuchung war das Risiko für perioperative Komplikationen erhöht, wenn der arterielle RR intraoperativ um mehr als 20% schwankte. Aus diesen Untersuchungen kann geschlossen werden, dass weniger die absolute Höhe des arteriellen RR als eine hämodynamische Instabilität die Prognose der Patienten negativ beeinflussen.

Literatur

Charlson ME et al., Intraoperative blood pressure. What patterns identify patients at risk for postoperative complications? Ann Surg (1990), 212(5), 567–580

Charlson ME et al., The preoperative and intraoperative hemodynamic predictors of postoperative myocardial infarction or ischemia in patients undergoing noncardiac surgery. Ann Surg (1989), 210(5), 637–648

Colson P, Ryckwaert F, Coriat P, Renin angiotensin system antagonists and anesthesia. Anesth Analg (1999), 89(5), 1143–1155

Goldman L, Caldera DL, Risks of general anesthesia and elective operation in the hypertensive patient. Anesthesiology (1979), 50(4), 285–292

Goldman L et al., Cardiac risk factors and complications in non-cardiac surgery. Medicine (Baltimore) (1978), 57(4), 357–370

Goldman L et al., Multifactorial index of cardiac risk in noncardiac surgical procedures. N Engl J Med (1977), 297(16), 845–850

Howell SJ, Sear JW, Foëx P, Hypertension, hypertensive heart disease and perioperative cardiac risk. Br J Anaesth (2004), 92(4), 570–583

Leslie JB, Incidence and aetiology of perioperative hypertension. Acta Anaesthesiol Scand (1993), 99(Suppl), 5–9

Park KW, Angiotensin-converting enzyme inhibitors, AG receptor blockers, and aldosterone receptor antagonists. Int Anesthesiol Clin (2005), 43(2), 23–37

Rosenman DJ et al., Clinical consequences of withholding versus administering renin-angiotensin-aldosterone system antagonists in the preoperative period. J Hosp Med (2008), 3(4), 319–325

Spiegel Tv, Hering R, Hoeft A, Anesthesia in patients with cardiovascular diseases. 1. General and specific aspects of coronary heart disease and arterial hypertension. Anastesiol Intensivmed Notfallmed Schmerzther (1999), 34(9), 549–574

Wongprasartsuk P, Sear JW, Anaesthesia and isolated systolic hypertension – pathophysiology and anaesthesia risk. Anaesth Intensive Care (2003), 31(6), 619–628, Review

Sättigungsabfall

A. Baur, A. Dünnebier

? Nennen Sie mögliche Ursachen für eine unzureichende Aufsättigung bzw. einen Abfall der Sauerstoffsättigung während der Narkose-Einleitung.

Die Aufsättigung oder auch Präoxygenierung des Patienten mit einer FiO$_2$ von 1,0 bei einem Flow von 10 l/min über mehrere Minuten ist essenziell für die Prävention eines bedrohlichen Sättigungsabfalls während der Narkose-Einleitung. Grundlage ist das Auffüllen der intrapulmonalen Speicher (funktionelle Residualkapazität) mit reinem Sauerstoff und das Auswaschen von Stickstoff aus den Alveolen (Denitrogenisierung). Kann der Patient dabei nicht ausreichend aufgesättigt werden, sollte zuerst an eine Dislokation oder ungeeignete Positionierung des Pulsoxymetriesensors gedacht werden. Faktoren wie Hypothermie, ein vermindertes HZV und Stress, die zu einer Zentralisation führen, oder Bewegungsartefakte können hierbei eine Messung unmöglich machen. Unabhängig davon können eine Reihe von Lungenerkrankungen wie COPD, Pneumonie und ARDS oder eine Polyglobulie ursächlich für eine unzureichende Sauerstoffaufsättigung sein. Auch Zustände mit erhöhtem Sauerstoffbedarf wie Sepsis oder Intoxikationen sind differenzialdiagnostisch in Betracht zu ziehen. Wenn ein Anstieg der Sauerstoffsättigung ausbleibt bzw. deren Abfall auftritt, sollte weiterhin die Gaszufuhr überprüft und ein hypoxisches Gasgemisch ausgeschlossen werden.

Tab. 59: Gründe für einen Sättigungsabfall

Ventilation	Gasaustausch	HZV	Hämoglobin	Fehlfunktion
Beatmungseinstellung	Diffusionsstörung	HF	Dyshämoglobin	
Gasgemisch	Totraumventilation	Kontraktilität	Polyglobulie	
Diskonnektion	Shunt	Vorlast		
• Obstruktion • Kinking • Sekrete • Cuff • Inkorrekte intratracheale Lage		Nachlast		

? Erläutern Sie mögliche Ursachen und Maßnahmen für einen Sättigungsabfall bei einem intubierten und beatmeten Patienten.

Zahlreiche Ursachen können für einen Abfall der Sauerstoffsättigung bei einem beatmeten Patienten verantwortlich sein. Zunächst sollten Messfehler ausgeschlossen und die Messsensorlokalisation überprüft und ggf. korrigiert werden. Die Gasversorgung ist zu überprüfen, das Anliegen eines hypoxischen Gasgemischs auszuschließen. Die Sauerstoffkonzentration ist auf 100% zu erhöhen und der Patient manuell zu beatmen, um somit eine Dislokation oder eine Obstruktion detektieren zu können. Dabei sollte auch die Kapnometrie beurteilt werden. Die Auskultation liefert u.a. Informationen darüber, ob der Patient weiterhin beidseits ventiliert ist. Bestehen Zweifel bez. der korrekten Tubuslage ist der Patient umgehend zu laryngoskopieren und ggf. zu reintubieren. Weiterhin sollte eine Zentralisation durch Hypothermie oder einen Abfall des HZV ausgeschlossen und adäquat therapiert werden. Bei einsetzender Spontanatmung und Dyssynchronisation mit dem Ventilator sollte die Narkose vertieft werden. Sekrete können mit einer blinden oder gezielten fiberoptischen Absaugung entfernt werden. Die Ausbildung intraoperativer Atelektasen als Ursache für einen Sättigungsabfall kann durch Anwendung eines PEEP oder durch Recruitmentmanöver minimiert bzw. therapiert werden.

? Nennen Sie Ursachen und Vorgehensweisen bei einem Sättigungsabfall nach der Extubation eines Patienten.

Kommt es nach Extubation des Patienten zu einem Abfall der Sauerstoffsättigung, ist die sofortige Applikation von 100% Sauerstoff über die Maske indiziert. Es sollte zunächst überprüft werden, ob die Atemwege des Patienten frei und Atemexkursionen zu beobachten sind. Häufig resultiert ein noch unzureichender Muskeltonus in einer zumindest partiellen Verlegung der Atemwege, die durch Anwendung des Esmarch-Handgriffs einfach behoben werden kann. Zusätzlich sollten jedoch auch ein Laryngo- oder Bronchospasmus ausgeschlossen und ggf. durch Narkosevertiefung bzw. durch die Applikation von Bronchodilatatoren therapiert werden. Auch ein Opiat- oder Relaxansüberhang (sofern vor Extubation nicht erkannt) muss erwogen und ggf. antagonisiert werden. Nicht zuletzt ist eine Hypoventilation aufgrund einer unzureichenden Analgesie auszuschließen und durch eine adäquate Schmerztherapie zu beheben.

? Wie verbessert der PEEP die Oxygenierung?

Der PEEP verbessert die Oxygenierung durch eine Optimierung des Ventilations-Perfusions-Verhältnisses in der Lunge. Durch die Aufrechterhaltung eines positiven Atemwegsdrucks am Ende der Exspiration werden der Alveolarkollaps verhindert und die Ventilation sowie der Gasaustausch in ansonsten lediglich perfundierten Lungenabschnitten ermöglicht. Der PEEP führt somit zu einer Verminderung intrapulmonaler Shunts, vermeidet Atelektasen, vergrößert die Gasaustauschfläche sowie die funktionelle Residualkapazität und verbessert die Lungen-Compliance durch Vordehnung der Alveolen (Laplace-Gesetz).

? Nennen Sie die Nebenwirkung des PEEP.

- Abnahme des venösen Rückstroms und Abfall des HZV
- Anstieg des Hirndrucks
- Arterielle Hypotonie
- Abfall der Urinausscheidung
- Barotrauma/Pneumothorax

? Was versteht man unter Recruitmentmanövern?

Ziel der Recruitmentmanöver ist das Eröffnen von Atelektasen bzw. die Rekrutierung atelektatischer Alveolen durch temporäre Applikation erhöhter Atemwegsdrücke. Dies kann entweder durch eine schrittweise Erhöhung des PEEP um 2,5–5 cmH$_2$O bis zu einer Verbesserung des Perfusions-Ventilations-Verhältnisses, manuell durch Blähmanöver mit Aufrechterhaltung des Atemwegsdrucks von ca. 40 cmH$_2$O über mehrere Sekunden, oder durch eine Erhöhung des PEEP auf 30–40 cmH$_2$O über 2 min erfolgen. Um die Lunge offen zu halten und der Ausbildung erneuter Atelektasen entgegenzuwirken, ist im Anschluss auf die Anwendung eines ausreichend hohen PEEP zu achten.

Steigende Beatmungsdrücke

F. Hokema

? Welche Gründe gibt es für steigende Beatmungsdrücke während einer Intubationsnarkose?

Eine systematische Analyse ist durch die kontinuierliche Verfolgung aller Komponenten des Beatmungsgerätes, des Tubus und des anatomischen Atemweges möglich.

Tab. 60: Gründe für steigende Beatmungsdrücke

Narkosegerät	Exspirationsventil defekt		
Beatmungsschläuche	Wasser im Schlauch	Stenose durch Knick	
Tubus	Patient beißt auf Tubus	Stenose durch Knick	Verlegung (Aspirat, Blut, Sekret, Fremdkörper)
Trachea	Cuff-Hernie Tubusöffnung liegt an		Verlegung (Aspirat, Blut, Sekret, Fremdkörper)
Bronchien	Bronchospasmus Einseitige Intubation Anaphylaxie		Verlegung (Aspirat, Blut, Sekret, Fremdkörper)
Lunge	Ödem Pneumothorax Pleuraerguss Atelektase		
Thorax	Last von extern		
Diaphragma	Spontanatmung		
Abdomen	Erhöhter intraabdomineller Druck		

? Was ist Frequency Gambling?

Mit zunehmender Erfahrung werden Probleme nicht mehr systematisch, sondern sortiert nach Häufigkeiten analysiert. Die akuten Ereignisse werden dabei schnell mit bereits bekannten Mustern abgeglichen. Ein möglicher Vorteil ist die schnellere Diagnosefindung, ein Nachteil die Fixierung auf früher erfolgreiche Behandlungsstrategien. Die häufigste Ursache für steigende Beatmungsdrücke während einer Narkose sind Zwerchfellaktivität, Spontanatmung und Dyssynchronisation mit der kontrollierten Beatmung. Danach folgen mechanische Ursachen und der Bronchospasmus.

> **Wie wird ein intraoperativer Bronchospasmus behandelt?**

◢ 100% Sauerstoff, Hilferuf, chirurgische Stimulierung beenden.
◢ Vertiefung der Narkose unter Vermeidung von Histaminliberatoren:
   – Propofol, Inhalationsanästhetikum
   – Ggf. Ketamin
◢ $β_2$-Sympathomimetika i.v., s.c., inhalativ (Vernebler, Spacer) oder intratracheal
◢ Stärkstes $β_2$-Mimetikum ist Adrenalin (initialer Bolus 1 µg/kg i.v.)
◢ Angemessene Exspirationszeit zur Vermeidung von Auto-PEEP
◢ Ggf. Theophyllin (max. 5 mg/kg i.v., 1–2 mg/kg bei Vorbehandlung), Methyprednisolon (250 mg i.v.)
◢ Differenzialdiagnosen bedenken:
   – Anaphylaxie
   – Beginnendes Lungenödem (Asthma cardiale)

Literatur

Burburan SM, Xisto DG, Rocco PR, Anaesthetic management in asthma. Minerva Anestesiol (2007), 73(6), 357–365. Epub 2006 Nov 20. Review. PMID: 17115010
Cross Y, Byrne N, Handy salbutamol dispensing device. Anaesthesia (2009), 64(2), 230. No abstract available
Westhorpe RN, Ludbrook GL, Helps SC, Crisis management during anaesthesia: bronchospasm. Qual Saf Health Care (2005), 14(3), e7
Yanagidate F, Dohi S, Two episodes of bronchospasm during anaesthesia in asthmatic patients. Anaesthesiol (2003), 20(7), 579–580

Herzrhythmusstörungen

B. Donaubauer, E. Kornemann

> **Wann sollte man HRST behandeln?**

HRST kommen auch bei herzgesunden Menschen, also physiologisch vor. So zeigen EKGs bei Langstreckenläufern praktisch jede Form von HRST. Allerdings sind HRST häufig auch Ausdruck einer organischen Herzerkrankung. Deshalb sollten immer Ursachen für die HRST gesucht und wenn möglich kausal behandelt werden. Aufgrund von Studien, die keinen prognostischen Nutzen durch den Einsatz oder sogar negative Effekte von Antiarrhythmika gezeigt haben, sollte man eine sichere Indikation für die medikamentöse Behandlung einer HRST haben. Beim Vorhofflimmern bspw. wird eine medikamentöse Frequenzkontrolle (z.B. mittels Betablockern oder Ca-Antagonisten), jedoch keine Rhythmuskontrolle empfohlen. Ist der Patient kreislaufinstabil oder zeigt andere Organdysfunktionen (Vigilanzminderung, Luftnot, AP-Beschwerden), sollte man HRST behandeln. Dagegen ist bei HRST, die per se als gefährlich anzusehen sind, wie z.B. das R-auf-T-Phänomen, bei dem eine Extrasystole in die aufsteigende T-Welle und damit in die vulnerable Phase der Herzaktion einfällt, eine schnelle Rhythmustherapie indiziert.

> **Welche Ursachen gibt es für perioperative HRST?**

Intraoperativ können HRST durch verschiedene Stimuli ausgelöst werden, sind dann aber meist reversibel und sistieren, sobald der Reiz verschwindet. Stimuli, die perioperative HRST verursachen können:
- Schmerz, Angst
- Intubation
- Chirurgische Manipulation wie Vagusreiz
- Karotissinus-Syndrom
- Okulokardialer Reflex
- Reizung des Erregungsleitungssystems durch ZVK/PAK
- Sensibilisierung des Myokards durch Anästhetika
- Katecholamine
- Hypoxie, Hyperkapnie, Ischämie

Andere häufige Ursachen für perioperativ neu auftretende HRST sind Volumen- und Elektrolytverschiebungen. Ein Volumenmangel mit konsekutiv erniedrigtem HMV kann über den Kompensationsmechanismus der sympathiko-adrenergen Stimulation zu Tachykardie bzw. tachykarden HRST führen und sollte daher ausgeglichen werden. Eine Störung des Elektrolythaushaltes, insbesondere eine akute Hyperkaliämie, kann rasch zu einem lebensbedrohlichen Zustand (Verlangsamung der myokardialen Erregungsüberleitung bis hin zu Asystolie) führen. Im EKG können charakteristische Veränderungen (flache P-Welle, hohes zeltförmiges T) richtungweisend sein.

Ein 12-Kanal-EKG kann Hinweise auf eine kardiale Ischämie oder eine Rechtsherzbelastung als Zeichen einer akuten Lungenarterienembolie geben. In derartigen Fällen sollten kardiale Ischämiemarker bestimmt und an eine postoperative Überwachung gedacht werden. Sind HRST bereits präoperativ detektiert worden, müssen mögliche kardiale (KHK, Herzinsuffizienz, Myokarditis, Kardiomyopathien) und extrakardiale Ursachen (Hypertonus, Schilddrüsen-Funktionsstörung, erhöhter ICP, Urämie, Ikterus, Sepsis, Medikamente, Alkohol) abgeklärt werden.

> **Welche Medikamente verursachen bradykarde HRST? Wie werden sie behandelt?**

Medikamente zählen zu den häufigsten Ursachen für bradykarde HRST. Insbesondere Betablocker, Digitalis, Ca-Antagonisten und Clonidin kommen dafür in Betracht. Bei einer pathologischen Sinusbradykardie erhöht sich die HF auch unter Belastung nicht, was durch ein Belastungs-EKG nachgewiesen werden kann. Auch Anästhetika, wie z.B. volatile Anästhetika, Succinylcholin (v.a. bei repetitiver Gabe), oder Remifentanil können bradykarde HRST verursachen. Die Behandlung sollte erfolgen, wenn durch die Bradykardie klinische Symptome auftreten. Therapieoptionen sind die Applikation von Atropin, Dopamin, Beta-Sympathomimetika wie Orciprenalin (seit 2009 in Deutschland ohne Zulassung für Bradykardie) oder Adrenalin, bei Nichtansprechen Anlage eines temporären Herzschrittmachers.

? Welches Vorgehen ist bei perioperativ neu aufgetretenen HRST zu empfehlen?

Sind Patienten stabil (RR normwertig, keine AP-Beschwerden, keine Luftnot), sollten Ursachen für die HRST gesucht und kausal behandelt werden. Ist der Patient instabil, kommt eine schnelle medikamentöse oder elektrische Therapie in Betracht. Aus Untersuchungen weiß man, dass perioperative HRST gehäuft postoperativ auftreten. Zu Behandlungsstrategien gibt es in der Literatur allerdings nur wenige Empfehlungen.

? Welche Unterscheidung tachykarder HRST gibt es?

Man unterscheidet supraventrikuläre und ventrikuläre HRST. Dabei haben supraventrikuläre HRST ihren Ursprung oberhalb des AV-Reizleitungssystems und weisen i.d.R. einen schmalen QRS-Komplex auf (außer bei Vorliegen eines Blockbildes). Ventrikuläre HRST kommen von unterhalb der Vorhofebene und sind durch breite QRS-Komplexe gekennzeichnet.

? Welche Bedeutung haben breite Kammerkomplexe?

Kammerkomplexe werden ab einer Dauer ≥ 0,12 s als breit bezeichnet. Normalerweise haben ventrikuläre Extrasystolen (VES), die unterhalb der Vorhofebene generiert werden, breite, deformierte Kammerkomplexe. Liegt allerdings ein Blockbild vor, können auch supraventrikuläre Extrasystolen (SVES) breite QRS-Komplexe aufweisen. VES stehen zumeist mit einer organischen Herzerkrankung in Verbindung (z.B. akuter Myokardinfarkt). Im 12-Kanal-EKG gelingt darüber hinaus eine Unterscheidung des Ursprungs. VES, die aus dem linken Ventrikel kommen, zeigen im EKG die Zeichen eines Rechtsschenkelblocks (RSB) und umgekehrt. Bei 11 aufeinander folgenden VES (bei manchen Autoren schon ab 6) spricht man von einer ventrikulären Tachykardie (VT).

Abb. 73: Ventrikuläre Tachykardie

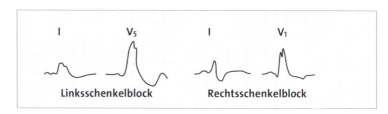

Bei der Differenzialdiagnose zwischen VT und supraventrikulärer Tachykardie (SVT) mit gleichzeitigem Blockbild kann die Überlegung hilfreich sein, dass bei SVES aufgrund der physiologisch längeren Refraktärzeit des rechten Tawara-Schenkels häufiger ein RSB resultiert, wohingegen eine VT häufiger einen LSB generiert. Darüber hinaus geht eine VT zumeist mit einer deutlicheren klinischen Symptomatik einher als eine SVT. Grundsätzlich gilt, dass man eine Tachykardie mit verbreitertem QRS-Komplex bis zum Beweis des Gegenteils wie eine Kammertachykardie behandeln sollte.

? Beschreiben Sie einen SA-Block III°.

Beim SA-Block III° findet man einen totalen sinuatrialen Block, bei dem die Überleitung des Sinusknotenimpulses auf das Vorhofmyokard gänzlich unterbrochen ist und der damit zu einer kompletten Asystolie führt. Nach einer Pause kommt es durch Aktivierung eines sekundären Impulszentrums zu einem Ersatzrhythmus. Je nach Lage des sekundären Automatiezentrums handelt es sich dabei um einen AV-junktionalen oder einen ventrikulären Ersatzrhythmus. Einen SA-Block III° findet man häufig im Rahmen eines akuten Myokardinfarktes (typischerweise beim akuten Hinterwandinfarkt) oder bei Überdosierung von Antiarrhythmika (Digitalis, Betablocker, Lithium). Wenn der Ersatzrhythmus ausbleibt oder nur sehr verzögert auftritt, kann es zu einem Morgagni-Adams-Stokes-Anfall kommen.

? **Welcher Rhythmus ist das und welche Therapie ist angezeigt?**

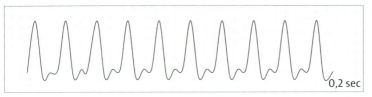

Abb. 74: VT oder eine SVT mit Blockbild

Das Bild zeigt einen regelmäßigen Rhythmus mit breiten QRS-Komplexen, die HF beträgt 150/min. Es handelt sich entweder um eine VT oder eine SVT mit Blockbild. Die Therapie richtet sich nach der Klinik. Eine pulslose VT muss man schnellstmöglich defibrillieren, eine instabile VT sollte man kardiovertieren, eine stabile VT wird zunächst medikamentös behandelt (300 mg Amiodaron langsam i.v.), bei Erfolglosigkeit der medikamentösen Therapie ist eine Kardioversion angezeigt.

? **Warum sollte man einen Patienten mit instabiler VT kardiovertieren und einen Patienten mit pulsloser VT defibrillieren?**

Tatsächlich unterscheidet sich die Behandlung, obwohl elektrisch am Herzen das Gleiche passiert. Bei einer instabilen VT ist die Gefahr gegeben, den Stromimpuls in die vulnerable Phase des Herzrhythmus (ansteigende Flanke der T-Welle, wenn ein Teil des Myokards bereits wieder erregbar ist, während sich ein anderer Anteil noch in der Refraktärphase befindet) zu applizieren und damit Kammerflimmern auszulösen. Dagegen ist eine pulslose VT bereits ein reanimationspflichtiger Zustand, bei dem für die Synchronisation keine Zeit verloren werden sollte.

Merke: In der Notfallmedizin ist eine VT im Zweifelsfall stets als pulslose Kammertachykardie anzusehen und entsprechend zu behandeln!

? **Zu den supraventrikulären HRST gehören Vorhofflimmern (VHF) und Vorhofflattern. Beschreiben Sie die Pathogenese.**

Bei SVT kommt es zu kreisenden Erregungen (Re-Entries) auf Vorhofebene. Während es sich beim Vorhofflattern um einen regelmäßigen Rhythmus handelt, bei dem die Vorhoferregung zumeist im Verhältnis 2:1 bis 4:1 auf die Ventrikel übergeleitet wird, kommt es beim VHF zu absolut unregelmäßigen Erregungen. Dabei ist das Vorhofflattern durch die abrupten Ventrikelfrequenzänderungen klinisch instabiler als das VHF. Ursache für diese HRST sind häufig Volumenmangel oder Elektrolytstörungen. Außerdem können eine akut aufgetretene Dilatation der Vorhöfe (Cor pulmonale im Rahmen einer akuten Lungenarterienembolie), eine Mitralklappenstenose, die Intoxikation mit Stimulantien, Digitalis oder eine Hyperthyreose zu diesen HRST führen. Kann man bei hohen HF Vorhofflattern nicht sicher identifizieren und z.B. nicht von einer Sinustachykardie abgrenzen, ist die Gabe von Adenosin unter laufender EKG-Dokumentation zielführend. Liegt eine Sonderform der SVT vor (paroxysmale AV-Reentry-Tachykardie), kann man die HRST damit terminieren.

? **Was versteht man unter der Einteilung der VES nach Lown?**
Die Einteilung nach Lown klassifiziert die Häufigkeit und Typen von VES im 24-h-EKG. Dabei ist der Patient umso stärker gefährdet, je höher die entsprechende Lown-Klasse ist.

Tab. 61: Lown-Klassifikation der VES

Lown-Klasse	Extrasystolen
0	Keine VES
I	< 30 VES/h
II	> 30 VES/h
IIIa	Polymorphe VES
IIIb	Bigeminus, Trigeminus
IVa	Couplet, Triplet
IVb	Salven
V	R-auf-T-Phänomen

Höhergradige VES treten häufig bei Patienten mit akutem Myokardinfarkt auf und sollten zunächst mit Amiodaron (150 mg i.v. als KI) behandelt werden.

? **Beschreiben Sie die Ergebnisse der CAST-Studie.**
Die CAST-Studie (Cardiac Arrhythmia Suppression Trial) ist eine multizentrische placebokontrollierte klinische Studie, die von 1986–1998 durchgeführt wurde und die Effekte von Antiarrhythmika der Klasse 1c zur Prophylaxe eines Herztodes nach einem akuten Myokardinfarkt untersucht. Ergebnis der Prüfung war, dass die Behandlung mit 1c-Antiarrhytmika (Flecainid, Encainid und Moricizin) zu einer höheren Letalität führte als die Behandlung mit Placebo. Die im New England Journal of Medicine veröffentlichten Ergebnisse haben zu einem Paradigmenwechsel in der Behandlung von Infarktpatienten geführt und die CAST-Studie zu einer der am meisten diskutierten klinischen Studien gemacht. Die Studie trifft jedoch keine Aussage zur perioperativen Akutbehandlung.

? **Wann findet man eine kompensatorische Pause?**
Eine kompensatorische Pause findet man nach Extrasystolen, bei denen der ursprüngliche Grundrhythmus (z.B. durch den Sinusknoten) beibehalten wird und deshalb eine längere Pause folgt. Dementsprechend sind kompensatorische Pausen nur nach VES, nicht aber nach SVES zu finden, da sich bei Letzteren der Grundrhythmus ändert.

? Welchen Stellenwert hat Amiodaron als Antiarrhythmikum bei der Reanimation? Wann sollte es eingesetzt werden?

Bei der Reanimation kann der Einsatz von Amiodaron bei refraktärem Kammerflimmern oder pulsloser VT erwogen werden, wenn der Rhythmus nach den ersten 3 Defibrillationsversuchen persistiert (Studien mit 3-Schock-Strategie). Unmittelbar vor der 4. Defibrillation wird dann ein Bolus von 300 mg i.v. appliziert (entspricht 2 Ampullen à 150 mg). Eindeutige Empfehlungen zum Einsatz von Amiodaron bei 1-Schock-Strategie (nach den ERC-Richtlinien von 2005) existieren nicht. Lidocain hat gegen Amiodaron in den neuesten Reanimations-Leitlinien (ERC-Richtlinien von 2005) an Bedeutung eingebüßt. Eine Indikation besteht nur, wenn Amiodaron nicht verfügbar ist. Hintergrund sind mehrere präklinische und klinische Untersuchungen, die einen Überlebensvorteil nach Verwendung von Amiodaron gegenüber Lidocain zeigen konnten. Die Gabe von Lidocain nach vorausgegangener Amiodaron-Applikation ist kontraindiziert.

? Was ist ein Bigeminus, und muss man einen neu aufgetretenen Bigeminus intraoperativ behandeln?

Treten VES im festen Wechsel mit normalen supraventrikulären Erregungen im Verhältnis 1:1 auf, spricht man von einem Bigeminus oder auch 1:1-Extrasystolie. Jeder zweite Schlag ist also eine VES. Findet sich intraoperativ bei einem sonst Herzgesunden ein Bigeminus, liegt die Ursache häufig in einer Bradykardie, die durch den hemmenden Einfluss vieler Anästhetika auf den Sympathikotonus zustande kommt. Ist der Patient kreislaufstabil, muss man einen Bigeminus nicht behandeln, häufig verschwindet er nach Anheben der HF, z.B. mit 0,25–0,5 mg Atropin i.v.

? Welcher Rhythmus ist das und welche Therapie ist angezeigt?

Das Bild zeigt eine Torsades-de-pointes-Tachykardie (Spindeltachykardie) und ist eine Sonderform der VT. Sie zeichnet sich durch eine wechselnde Amplitudenhöhe der QRS-Komplexe aus und wird durch frühe Nachpolarisation bei pathologisch verlängerter Aktionspotenzialdauer ausgelöst. Ursache ist eine pathologisch verlängerte QT-Dauer (angeboren bei Long-QT-Syndrom oder erworben bzw. medikamenteninduziert, z.B. bei Sotalol-Intoxikation im Rahmen einer Niereninsuffizienz). Auslösend sind meist Elektrolytstörungen, v.a. ein Magnesiummangel (häufig bei Alkoholkranken) oder eine Hypokaliämie. Die Torsades-de-pointes-Tachykardie ist prinzipiell lebensgefährlich, da sie in ein Kammerflimmern übergehen kann. Die Behandlung besteht in der initialen i.v. Gabe von 2 g Magnesium, Elektrolytausgleich, Absetzen QT-Zeit-verlängernder Medikamente und einer 24 h intensivmedizinischen Überwachung. Ist eine medikamentöse Behandlung nicht erfolgreich, sind eine Kardioversion oder eine Defibrillation (pulsloser Patient) angezeigt. Bei Intoxikationen kann eine Hämofiltration oder Dialyse indiziert sein.

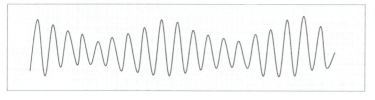

Abb. 75: Torsades-de-pointes-Tachykardie

? Beschreiben Sie das perioperative Management von Patienten mit Herzschrittmacher oder AICD.

Wichtig ist den zugrunde liegenden Herzrhythmus zu kennen, der zur Implantation des Herzschrittmachers (Pacemaker, PM) geführt hat. Informationen darüber sind i.d.R. im gelben Herzschrittmacherausweis zu finden. Neben HRST aufgrund fehlender PM-Funktion müssen intraoperativ auch mögliche PM-bedingte Arrhythmien bedacht werden. Moderne Demand-PM schalten bei elektromagnetischen Störungen automatisch auf einen asynchronen Modus um und können somit HRST verursachen. Auch das Auflegen eines Magneten kann zu einem anderen Stimulationsmusters führen (Desynchronisation) und Arrhythmien auslösen. Es empfiehlt sich daher in einigen Fällen (z.B. Demand-PM), den Schrittmacher präoperativ umzuprogrammieren. Wird am PM manipuliert, empfiehlt sich eine postoperative Überprüfung der PM-Funktion und bis dahin eine Überwachung des Patienten. Implantierte Defibrillatoren (AICD) sollten vor chirurgischen Eingriffen ausgeschaltet werden, bei denen eine Störung nicht auszuschließen ist, z.B. beim Einsatz monopolarer Blutstillung und wenn der Stromfluss über den Thorax führt. In diesem Fall muss perioperativ eine externe Defibrillationsbereitschaft gewährleistet sein.

? Wie wird der AV-Block II° unterteilt, und welche pathologische Bedeutung haben beide Typen?

Beim AV-Block II° unterscheidet man Typ I (Wenckebach) und Typ II (Mobitz). Einfachstes Unterscheidungsmerkmal ist die PQ-Zeit, die bei Typ I unregelmäßig und bei Typ II regelmäßig ist. Bei Typ I nimmt die PQ-Zeit von Herzaktion zu Herzaktion immer weiter zu, bis dann eine Erregung ganz ausfällt, d.h. auf eine P-Welle kein QRS-Komplex mehr folgt. Danach beginnt die Periodik mit einer kurzen Überleitungszeit erneut. Dabei ist der AV-Block meistens im AV-Knoten selbst lokalisiert und stellt keine vitale Bedrohung für den Patienten dar. Ein AV-Block mit Wenckebach-Periodik kann daher auch ambulant abgeklärt werden. Empfohlen wird hierbei ein Langzeit-EKG zur Prüfung, ob passager nicht doch höhergradige AV-Blockierungen auftreten. Bei einem AV-Block II° Typ II liegt die Blockierung im His-Bündel oder weiter distal in den Tawara-Schenkeln. Dabei ist die PQ-Zeit konstant, jedoch werden einzelne Vorhofferregungen blockiert, d.h., dass auf die entsprechenden P-Wellen kein Kammerkomplex folgt. Werden dabei mehrere Vorhofferregungen hintereinander nicht übergeleitet, kommt es zu einem funktionellen AV-Block III°. Deshalb stellt ein AV-Block II° Typ II für den Patienten immer eine potenzielle Lebensgefahr dar und sollte mit einer Anlage eines Schrittmachers behandelt werden. Bis dahin ist die Gabe von Atropin (bis 3 mg i.v.) oder von Sympathomimetika, z.B. Adrenalin (5–10 µg als Bolus oder 0,02–0,1 µg/kg/min kontinuierlich) indiziert. Eine perioperativ neu auftretende AV-Blockierung kann Ausdruck eines koronaren Infarktgeschehens sein und erfordert eine entsprechende Abklärung.

? Beschreiben Sie die Merkmale eines bifaszikulären und inkompletten trifaszikulären Blocks und dessen Implikationen für das perioperative Management.

Beim bifaszikulären Block treten entweder linksanteriorer Hemiblock (LAH) und RSB oder linksposteriorer Hemiblock (LPH) und RSB gemeinsam oder ein LSB (LAH und LPH) auf. Kommt ein AV-Block I° hinzu, spricht man von einem inkomplett trifaszikulären Block. In diesem Fall sollten in jedem Fall Medikamente vermieden werden, die die AV-Überleitung und v.a. die infranodale Reizleitung reduzieren (z.B. Betablocker, Ca-Antagonisten, Amiodaron). Auch ohne Synkopenanamnese besteht perioperativ eine Schrittmacherindikation. Liegt ein vollständiger trifaszikulärer Block vor (LAH, LPH und RSB), besteht ohnehin eine Schrittmacherindikation.

? Inkompletter trifaszikulärer Block (LSB und AV-Block I°)

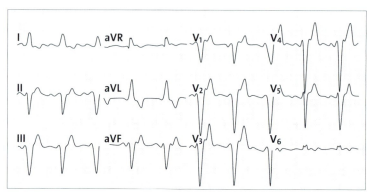

Abb. 76: Inkompletter trifaszikulärer Block (LSB und AV-Block I°)

Literatur

Creswell LL et al., Intraoperative interventions: American College of Chest Physicians guidelines for the prevention and management of postoperative atrial fibrillation after cardiac surgery. Chest (2005), 128(2 Suppl), 28S–35S
European Resuscitation Council Guidelines for Resuscitation 2005.
　http://www.erc.edu/index.php/guidelines_download/, 10.10.2009
John AD, Fleisher LA, Electrocardiography: the ECG. Anesthesiol Clin (2006), 24(4), 697–715
O'Malley S, Ashley EM, Is preoperative pacing for bifascicular and trifascicular heart block necessary? Hosp Med (2004), 65(10), 636
Rasche S, Koch T, Hübler M, Long QT syndrome and anaesthesia. Anaesthesist (2006), 55(3), 229–246
Rozner MA, The patient with a cardiac pacemaker or implanted defibrillator and management during anaesthesia. Curr Opin Anaesthesiol (2007), 20(3), 261–268
Santambrogio L, Braschi A, Conduction abnormalities and anaesthesia. Curr Opin Anaesthesiol (2007), 20(3), 269–273

Hoher Blutverlust und Massivtransfusion

S. Stengel

? Wann spricht man von einem hohen Blutverlust?
Die Definitionen über hohen Blutverlust und Massivtransfusion gehen etwas auseinander. Im europäischen Raum werden der Verlust eines kompletten Blutvolumens (BV) in 4 h oder des 2-fachen BV in 24 h als Kriterium angegeben (angloamerikanischer Sprachraum:

1 BV in 24 h oder $^{1}/_{2}$ BV in 4 h). Unabhängig von diesen Definitionen ist jede akute Blutung, die eine schnelle Kreislaufstabilisierung und Substitution von Blutbestandteilen erfordert, mit der gebotenen Eile zu behandeln. Die Tabelle 62 gibt Auskunft über typische Situationen, in denen mit hohem Blutverlust gerechnet werden muss.

Tab. 62: Typische Situationen mit hohem Blutverlust

Geplante Operationen	Notfälle
• Wirbelsäulenstabilisierung • Tumoroperationen (knöcherne Tumoren, Tumoren in der Nähe der V. cava) • (Hemi-)Pelvektomie • Gefäßchirurgie an großen Gefäßen (Aorta, Iliakalgefäße) • Kardiochirurgie • Lebertransplantationen	• Polytraumata • Offene Frakturen an den Extremitäten • Geschlossene Oberschenkelfrakturen • Bauchtraumata mit Leber- oder Milzbeteiligung • Perforiertes Aneurysma (Aorta)

? Wie geht man bei einer Massivtransfusion vor?

Kommt es intraoperativ zu einem hohen Blutverlust, sind großlumige Zugänge zu legen. Die routinemäßig gelegten Flexülen (rosa: 20 G/grün: 18 G) sind mit ihren niedrigen Flussraten (60/90 ml/min) für eine schnelle Volumensubstitution unzureichend. Grundsätzlich gilt: an mindestens 2 verschiedenen Extremitäten mindestens 16-G-, besser 14-G-Flexülen. Die herkömmlichen zwei- oder dreilumigen ZVK eignen sich ebenso wenig zur Volumengabe. Bei einem erwarteten Blutverlust von über 2000 ml ist die Anlage eines Shaldon-Katheters indiziert. Vorrangiges Ziel ist die schnelle Volumensubstitution. Am effektivsten sind kolloidale Flüssigkeiten wie Gelatinepräparate (Gelafusal) oder Hydroxyäthylstärke (Voluven, HAES) unter Beachtung der Höchstmengen. Verluste bis 50% des zirkulierenden BV können theoretisch mit kristalloiden und kolloidalen Flüssigkeiten ausgeglichen werden. Bei höheren Blutverlusten und Instabilität trotz Volumengabe ist die Substitution mit Blutpräparaten dringend indiziert. 1 EK (300 ml) hebt das Hämoglobin um ca. 1 mmol/l (1,5 g/dl) und den Hk um 3–4% an, des Weiteren muss für den Ersatz von Plasmabestandteilen gesorgt werden. 1 FFP enthält ca. 250 ml Plasma inkl. der Gerinnungsfaktoren. Das bisher empfohlene Verhältnis der Substitution beträgt 3 EK zu 1 FFP, ab 10 EK beträgt es 2:1. Es gibt Hinweise, dass eine Transfusion von EK und FFP im Verhältnis von 1:1 einen positiven Effekt auf die Letalität von Patienten hat, die eine Massivtransfusion benötigen. Die Kontrolle der Effektivität der Transfusion erfolgt über eine BGA (Hb, Hk, Elektrolyte usw.) und die klinische Blutungssituation. Gleichzeitig sollten die Gerinnungsparameter in kurzen Abständen überprüft werden. Zielgrößen bei der Gerinnungssubstitution sind eine max. 1,5-fache Verlängerung der pTT, eine Thrombozytenzahl > 50 000/μl sowie eine Fibrinogenkonzentration von > 1,0 g/l. Eine Massivtransfusion stellt hohe Ansprüche an ein interkollegiales Vorgehen. Prinzipiell sollte man so viele Helfer wie möglich rekrutieren und die Aufgaben (Dokumentation, Bedside-Test, Transfusion, Laborkontrollen) klar verteilen. Auch in Notfällen ist die Dokumentation des Narkoseverlaufs und der verabreichten Blut- und Plasmapräparat obligat. Die Abbildung 77 zeigt ein Schema zum Vorgehen bei akutem hohem Blutverlust.

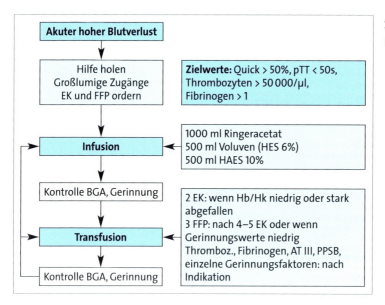

Abb. 77: Schema zum Vorgehen bei akutem hohem Blutverlust

Da sich die durch die Transfusion einstellende Hypothermie ungünstig auf die Gerinnungs- und Blutungssituation auswirkt, ist der frühzeitige Einsatz eines Schnellinfusionssystems (z.B. Level 1, RIS, Ranger) mit Infusionswärmer zu empfehlen.

? Bei Notfällen hat man mitunter nicht sofort gekreuzte EK zur Hand. Welche alternativen Möglichkeiten der Hämotherapie gibt es?

Auch bei Notfällen können Blutsammelverfahren wie die maschinelle Autotransfusion (Cellsaver) unter Beachtung der Kontraindikationen (Tumorpatienten, Infektionen) verwendet werden. Wenn nicht bereits geschehen, sollte schnellstmöglich ein Serumröhrchen für die Blutbank abgenommen werden. Bestimmen der Blutgruppe und Auskreuzen der EK benötigen auch bei schnellem Vorgehen etwa 45 min! Die Konserven können bereits in den OP-Saal gebracht und bis zum Ergebnis der Kreuzprobe gelagert werden. Bei vitaler Indikation müssen die EK ungekreuzt verabreicht werden. Stehen auch keine ungekreuzten Konserven zur Verfügung oder ist die Blutgruppe unbekannt, müssen EK der Blutgruppe 0 negativ verabreicht werden. Sind diese nicht in ausreichendem Umfang vorhanden, sind bei Männern und bei Frauen jenseits der Menopause auch Präparate der Blutgruppe 0 positiv zugelassen. Die Verabreichung blutgruppenungleicher Präparate muss unter Abwägung der potenziellen Schäden einer Nichttransfusion geschehen. Die Verantwortung trägt der transfundierende Arzt. Bei nicht blutgruppengleicher Transfusion sollten max. 2 Präparate der „falschen" Blutgruppe gegeben werden. In den meisten Fällen stehen dann getestete Konserven zur Verfügung. In allen Fällen sind jedoch das Durchführen des Bedside-Tests bei Empfänger und Präparaten und die genaue Dokumentation Pflicht.

Welche Risiken sind zu berücksichtigen?

Während oder nach einer Massivtransfusion ist mit spezifischen Risiken zu rechnen, die u.a. in der zum Blut differierenden Zusammensetzung der EK ihre Ursache haben:
- Abfall der Körpertemperatur (deswegen möglichst Einsatz eines Infusionswärmers)
- Störungen der Blutgerinnung (Verdünnungs- oder Verbrauchskoagulopathie)
- Thrombozytopenie
- Hyperkaliämie
- Zitratintoxikation und Hypokalzämie
- Azidose
- Transfusionsassoziierte Oxygenierungsstörungen (Transfusion Related Acute Lung Injury, TRALI)
- Übertragung von Mikroaggregaten und Antikörpern (selten)
- Übertragung von Infektionskrankheiten (sehr selten)
- Linksverschiebung der Sauerstoffbindungskurve

Welche Transfusionstrigger gelten?

Über 10 g/dl ist eine Transfusion selten und unter 7 g/dl fast immer indiziert (s. erste Frage im Kap. Bluttransfusion).

Literatur

Beekley AC, Damage control resuscitation: a sensible approach to the exsanguinating surgical patient. Crit Care Med (2008), 36(7 Suppl), S267–274

Bormanis J, Development of a massive transfusion protocol. Transfus Apher Sci (2008), 38(1), 57–63

Brohi K, Cohen MJ, Davenport RA, Acute coagulopathy of trauma: mechanism, identification and effect. Curr Opin Crit Care (2007), 13(6), 680–685

Habler O et al., Tolerance to perioperative anemia. Mechanisms, influencing factors and limits. Orthopade (2007), 36(8), 763–776, quiz 777–778

Lier H et al., Preconditions of hemostasis in trauma: a review. The influence of acidosis, hypocalcemia, anemia, and hypothermia on functional hemostasis in trauma. J Trauma (2008), 65(4), 951–960

Tien H et al., An approach to transfusion and hemorrhage in trauma: current perspectives on restrictive transfusion strategies. Can J Surg (2007), 50(3), 202–209

Verzögertes Erwachen

S. Riad

Welche Faktoren können dazu beitragen, dass ein Patient verzögert erwacht?

Bei verzögertem Erwachen müssen unterschiedliche Ursachen in Betracht gezogen werden. In den meisten Fällen beruht verzögertes Erwachen auf der anhaltenden Wirkung von Medikamenten, die zur Prämedikation oder Narkose eingesetzt werden, wie z.B. depolarisierende und nicht depolarisierende Muskelrelaxanzien, Sedativa, Hypnotika und Inhalationsanästhetika. Bei einem schlafenden Patienten, der Zeichen einer endogenen Stressantwort wie Tachykardie und Blutdruckanstieg zeigt, muss ein Relaxansüberhang ausgeschlossen werden. Eine verlängerte Wirkung von Hypnotika und Prämedikationssubstanzen im Rahmen einer Lebererkrankung ist denkbar. Bei adipösen Patienten muss bei Verwendung von volatilen Anästhetika mit einer deutlichen Verlängerung der Elimination gerechnet werden. Differenzialdiagnostisch muss das ZAS, eine unspezifische neurologische Reaktion, die als Reaktion auf eine Vielzahl von Substanzen auftreten kann, mit einbezogen werden. Das ZAS ist eine Ausschlussdiagnose, die Therapie der Wahl ist die Gabe eines zentral wirkenden Cholinesterasehemmers (Physostigmin). Des Weiteren müssen metabolische Störungen ausgeschlossen werden, wie z.B. Störungen des Zuckerstoffwechsels oder Elektrolytstörungen. Gasaustauschstörungen wie Hypoxie oder Hyperkapnie („CO_2-Narkose") und ausgeprägte Veränderungen der Körperkerntemperatur (Hypo- und Hyperthermie) sind weitere zu berücksichtigende Faktoren. Nach Ausschluss dieser Ursachen und wenn die klinische Diagnostik nicht wegweisend ist, müssen intrakranielle Prozesse wie Blutung, Ischämie oder erhöhter intrakranieller Druck mittels bildgebender Untersuchungen ausgeschlossen werden. Es muss betont werden, dass Patienten nach intrakraniellen Eingriffen oder Karotisendarteriektomie mit verzögertem Erwachen zügig einer weiterführenden Diagnostik zugeführt werden müssen.

Literatur

Clusmann H et al., Characterization of Hemorrhagic Complications after Surgery for Temporal Lobe Epilepsy. Zentralbl Neurochir (2004), 65, 128–134
Haller M, Kiefer K, Vogt H, Dissociative stupor as a postoperative consequence of general anesthesia. Anaesthesist (2003), 52(11), 1031–1034
Morgenthaler K et al., Intrakranielle Massenblutung. Anaesthesist (2005), 54, 450–454

Awareness – Wachheit während Anästhesie

J. Wallenborn

? In welche Formen kann Awareness klassifiziert werden?
Während Brice et al. 1970 erstmals den Begriff Awareness als die Fähigkeit des Patienten, spontan oder auf Nachfrage Ereignisse aus der intraoperativen Phase zu erinnern, definierten, unterteilte Jones dieses Phänomen 1989 in bewusste Wachheit mit expliziter Erinnerung, bewusste Wachheit mit Amnesie und unbewusste Wachheit mit Amnesie. Der Terminus Awareness wird nachfolgend zur Beschreibung expliziter Erinnerung an während einer Anästhesie bewusst wahrgenommene Reize genutzt.

Nach Jones (1994) und Schwender (1995) unterscheidet man intraoperative Wachheit heute in:
- Explizit erinnerbare bewusste Wachheit mit Schmerz
- Explizit erinnerbare bewusste Wachheit ohne Schmerz
- Bewusste Wachheit mit Amnesie
- Unbewusste Wachheit mit impliziter Erinnerung
- Keine Wachheit

Wie häufig muss mit Awareness gerechnet werden?

Aus verschiedenen klinischen Studien wurde eine Inzidenz für erinnerbare, bewusste Wachheit mit Schmerz von < 0,03% und ohne Schmerz von 0,2–2% berechnet. Unbewusste Wachheit mit impliziter Erinnerung soll sogar in bis zu 80% der Fälle möglich sein [Schwender et al. 1995]. Awareness als intraoperative Wachheit mit Erinnerung weist nach prospektiven Studien mit Fallzahlen über 10000 Patienten eine Häufigkeit von 0,1–0,2% auf [Myles et al. 2000; Sandin et al. 2000; Sebel et al. 2004]. Davon abgegrenzt werden müssen vom Patienten berichtete Träume während der Anästhesie ohne Bezug zu realen, intraoperativen Ereignissen mit einer Inzidenz von 6% [Sebel et al. 2004].

Gibt es Risikofaktoren für Awareness?

Eine Analyse abgeschlossener Versicherungsfälle in den USA ergab ein 3-fach erhöhtes Risiko bei Verzicht auf volatile Anästhetika und für weibliches Geschlecht, der Einsatz von Muskelrelaxanzien verdoppelte die Awareness-Inzidenz [Spitellie et al. 2002]. Verzicht auf volatile Anästhetika bedeutete hierbei allerdings nicht in jedem Fall totale i.v. Anästhesie, sondern überwiegend lachgas-/opioidgeführte Anästhesieformen. In einer multizentrischen, prospektiven Studie war weibliches Geschlecht (und höheres Lebensalter) nicht mit einer erhöhten Awareness-Rate assoziiert, während höherer ASA-Status sowie ophthalmologische, kardio-, thorax- und abdominalchirurgische Eingriffe Risikofaktoren nach logistischer Regressionsanalyse darstellten [Sebel et al. 2004]. Weitere Risikoeingriffe sind Sectio caesarea und Polytrauma, da bei diesen Eingriffen oft bewusst niedrigere Anästhetikakonzentrationen verwendet werden. Dies gilt auch für eine zu geringe Anästhesietiefe bei Patienten mit Kreislaufinstabilität, Alkohol- und Drogenabusus. Jede prolongierte Narkoseinduktion bei z.B. erschwerter Intubation erhöht das Awareness-Risiko in dieser Phase der Anästhesie, wenn nicht rechtzeitig Medikamente mit hypnotischer Wirkkomponente nachappliziert werden.

Welche Warnsymptome können drohende Awareness anzeigen?

Muskelrelaxanzien sind ein Risikofaktor für Awareness, weil sie motorische Abwehrreaktionen, die als Warnsymptom bevorstehender Awareness relevant sind, unterdrücken. Zu diesen motorischen Reaktionen zählen Bewegungen der Augen, der Augenlider, des Kopfes, der Extremitäten, aber auch Schlucken, Husten und Grimassieren. Auch Zeichen vegetativer Stimulation wie Tachykardie, Hypertension, Schwitzen, Tränenfluss oder Mydriasis können Awareness anzeigen. Sie werden allerdings stark vom eingesetzten Anästhesieverfahren beeinflusst und sind keine zuverlässigen Prädiktoren für Awareness. In retrospektiven Analysen wurden Awareness-Fälle identifiziert, bei denen keine Warnsymptome oder offensichtliche Gründe für eine inadäquate Anästhesietiefe vorlagen [Bergman et al. 2002].

Was nimmt ein Patient mit Awareness wahr?

Am häufigsten sind auditive Wahrnehmungen, seltener werden visuelle Eindrücke erinnert [Sandin et al. 2000]. Die unangenehmste Empfindung ist die Wahrnehmung von Schmerz, verbunden mit dem Gefühl, sich nicht bemerkbar machen zu können. Das Empfinden der Paralyse und die Unmöglichkeit, diesen Zustand aktiv zu ändern, führen zu Angst, Panik und Hilflosigkeit [Spitellie et al. 2002].

? Sind intraoperative Wahrnehmungen postoperativ sofort erinnerlich?

Nein, Erinnerung an intraoperative Wahrnehmungen kann nach mehreren Tagen erstmals auftreten [Sandin et al. 2000]. Ein postoperatives Interview zur Aufdeckung von Awareness muss deshalb korrekterweise nicht nur unmittelbar postoperativ, sondern zusätzlich am 1. und 7. Folgetag durchgeführt werden.

? Welche Auswirkungen kann Awareness für den Patienten haben?

Patienten leiden nach einer Awareness-Episode unter Angst und vegetativer Übererregbarkeit. Im ungünstigsten Fall entwickeln die Patienten eine Posttraumatic Stress Disorder (PTSD), die durch die Trias Wiedererleben (der Stresssituation), Vermeiden und Übererregbarkeit gekennzeichnet ist [Osterman et al. 2001]. Diese Patienten leiden unter aufdringlichen, unangenehmen Gedankenbildern, in denen sie die Stresssituation immer wieder durchleben. Sie leiden unter Schlafstörungen, Albträumen, Konzentrationsstörungen, übertriebener Schreckhaftigkeit, Angst- und Panikattacken [Spitellie et al. 2002]. Diese Symptomatik kann chronifizieren und zum Vermeiden jeglicher medizinischer Behandlungen führen.

? Welche Konsequenzen kann Awareness für den Anästhesisten haben?

Zunächst können Angst- und Agitiertheitszustände die postoperative Phase erschweren. Awareness ist noch vor postoperativer Übelkeit und Erbrechen sowie starken postoperativen Schmerzen führender Grund für Unzufriedenheit von Patienten mit der Anästhesiequalität [Myles et al. 2000]. Awareness führt zunehmend zu medikolegalen Konsequenzen, da Patienten nach intraoperativer Wachheit mit Angstzuständen eher dazu neigen, juristischen statt ärztlichen Rat einzuholen [Payne 1994]. Leider steigen sowohl die Zahl der vor Gericht verhandelten Fälle als auch die dabei erstrittenen Entschädigungssummen. Über Awareness als mögliche Komplikation sollte präoperativ zumindest bei Risikopatienten aufgeklärt werden.

? Wie sollte ein Patient mit Zeichen einer zu flachen Anästhesie bzw. mit V.a. intraoperative Wachheit behandelt werden?

Zunächst muss sofort die Anästhesie vertieft werden. Wurde das Anästhesielevel aufgrund einer Hypotension abgeflacht, sollte statt mit einer Reduktion der Anästhetika nun mit der Gabe vasoaktiver Substanzen reagiert werden. Benzodiazepine werden empfohlen, um ein Erinnern an die intraoperative Wachheit zu unterdrücken [American Society of Anesthesiologists 2006]. Mittels eines strukturierten postoperativen Interviews sollte die Art der intraoperativen Wachheit eruiert werden. Erinnert ein Patient intraoperative Ereignisse, sollte das Phänomen Awareness mit ihm besprochen und eine psychologische Betreuung offeriert werden.

? Welche Strategien zur Vermeidung von Awareness gibt es?

▲ Prämedikation mit Benzodiazepinen
▲ Wiederholte Gabe von Induktionsnarkotika bei prolongierter Intubation

▲ Kontrolle der Anästhetika-Zufuhr (mindestens 0,8 MAC volatile Anästhetika bei kontinuierlicher endtidaler Messung, Spritzenpumpe mit Druckalarm und wiederholte Kontrolle aller Konnektionen)
▲ Wenn möglich, Verzicht auf neuromuskuläre Blockade
▲ Kopfhörer, Lidpflaster
▲ Ein aufmerksamer, geschulter Anästhesist
▲ Neuromonitoring
[Ghoneim 2000; Spitellie et al. 2002]

? Kann Awareness durch den Einsatz von Neuromonitoring verhindert werden?
Ja. Sowohl in einer nicht randomisierten Studie mit historischer Kontrollgruppe (SAFE-2, n = 12 868) als auch in einer randomisierten, kontrollierten Studie bei Hochrisikopatienten (B-Aware Trial, n = 2465) konnte eine Reduktion von Awareness um 80% bei Einsatz eines Neuromonitoringsystems, in diesen Studien durch Verwendung des BIS-Monitors, gezeigt werden [Ekman et al. 2004; Myles et al. 2004]. Das EEG ist signifikant prädiktiv für Awareness, während hämodynamische Parameter unzuverlässig sind [Kerssens et al. 2003].

Literatur

American Society of Anesthesiologists, Practice advisory for intraoperative awareness and brain function monitoring. Anesthesiology (2006), 104, 847–864
Bergman IJ et al., Awareness during general anaesthesia: a review of 81 cases from the Anaesthetic Incident Monitoring Study. Anaesthesia (2002), 57, 549–556
Brice DD, Hetterington RR, Utting JE, A simple study of awareness and dreaming during anaesthesia. Br J Anaesth (1970), 42, 535–542
Ekman A et al., Reduction in the incidence of awareness using BIS monitoring. Acta Anaesthesiol Scand (2004), 48, 20–26
Ghoneim MM, Awareness during anesthesia. Anesthesiology (2000), 92, 597–602
Jones JG, Perception and memory during general anaesthesia. Br J Anaesth (1994), 73, 31–37
Jones JG (1989) Depth of anaesthesia and awareness. In: Nunn et al., General Anaesthesia, 419–427. Butterworth, London
Kerssens C, Klein J, Bonke B, Awareness – monitoring versus remembering what happened. Anesthesiology (2003), 99, 570–575
Myles PS et al., Bispectral index monitoring to prevent awareness during anaesthesia: the B-Aware randomised controlled trial. Lancet (2004), 363, 1757–1763
Myles PS et al., Patient satisfaction after anaesthesia and surgery: results of a prospective survey of 10 811 patients. Br J Anaesth (2000), 84, 6–10
Osterman JE et al., Awareness under aneshesia and the development of posttraumatic stress disorder. Gen Hosp Psychiatry (2001), 23, 198–204
Payne JP, Awareness and its medicolegal implications. Br J Anaesth (1994), 73, 38–45
Sandin RH et al., Awareness during anaesthesia: a prospective case study. Lancet (2000), 355, 707–711
Schwender D et al., Wachzustände während Allgemeinanästhesie Definition, Häufigkeit, klinische Relevanz, Ursachen, Vermeidung und medikolegale Aspekte. Anaesthesist (1995), 44, 743–754
Sebel PS et al., The incidence of awareness during anesthesia: a multicenter United States study. Anesth Analg (2004), 99, 833–839
Spitellie PH, Holmes MA, Domino KB, Awareness during anesthesia. Anesthesiology Clin N Am (2002), 20, 555–570

Diabetes, COPD und KHK

H. Taghizadeh

Diabetes

? **Welche Bedeutung hat Diabetes in der anästhesiologischen Praxis?**

Die Prävalenz des Diabetes beträgt bei stationären Patienten ca. 12–26%. Das Risiko perioperativer Komplikationen ist bei Diabetikern aufgrund schwerwiegender Folgeerkrankungen (KHK, zerebrovaskulärer Erkrankungen, Polyneuropathie etc.) deutlich erhöht.

? **Welche sind die Haupttypen des Diabetes mellitus?**

Die Deutsche Diabetes-Gesellschaft (DDG) hat die Erkrankung je nach Ursache in folgende 4 Kategorien aufgeteilt:
- **Diabetes Typ 1**: Diabetes mellitus mit absolutem Insulinmangel infolge einer Destruktion der Inselzellen des Pankreas, Beginn im Kindes- und Jugendalter.
- **Diabetes Typ 1a**: immunologisch vermittelte Form.
- **Diabetes Typ 1b**: idiopathische Form.
- **Diabetes Typ 2**: Hierbei handelt es sich um eine Insulinresistenz mit einem relativen Insulinmangel. Der Beginn ist meistens jenseits der 6. Lebensdekade. Adipositas und zunehmender Bewegungsmangel können zu einem früheren Auftreten im jungen Erwachsenenalter führen.
- **Diabetes Typ 2a**: mit Übergewicht.
- **Diabetes Typ 2b**: ohne Übergewicht.

Andere Diabetes-Typen sind: Typ A (mit genetischem Defekt der Betazellen), Typ B (mit genetischem Defekt der Insulinsekretion), Typ C (bedingt durch Erkrankungen des Pankreas), Typ D (bedingt durch Endokrinopathien), Typ E (verursacht durch Medikamente), Typ F (infolge von Infektionen), Typ G (Sonderformen des immunvermittelten Diabetes), Typ H (im Rahmen anderer genetischer Syndrome, die mit Diabetes assoziiert sind). Zusätzlich existiert der sog. Gestationsdiabetes. Der im höheren Alter auftretende LADA (Latent Autoimmune Diabetes with Onset in Adults) gehört zum Typ 1a und zeichnet sich durch extreme Insulinempfindlichkeit mit stark schwankenden BZ-Werten aus. Der sog. MODY (Maturity Onset Diabetes in the Young) tritt bei Kindern und Jugendlichen auf, hat seine Ursache in einem genetischen Defekt und gehört damit zum Diabetes Typ A.

? **Welche häufigen Folge- bzw. Begleiterkrankungen findet man bei Diabetikern?**

- Makroangiopathie:
  - Kardiovaskuläre Erkrankungen
  - Zerebrovaskuläre Erkrankungen
  - Periphere arterielle Verschlusskrankheit
- Mikroangiopathie:
  - Glomerulosklerose

- Retinopathie
- Neuropathie
- Gangrän
▲ Metabolisches Syndrom (Syndrom X):
  - Diabetes mellitus oder pathologische Glukosetoleranz
  - Insulinresistenz
  - Arterielle Hypertonie
  - Hypertriglyzeridämie
  - Adipositas
▲ Exsikkose
▲ Elektrolytstörungen durch Polyurie
▲ Eingeschränkte Gelenkbeweglichkeit (Stiff Joint Syndrome)
▲ Erhöhte Infektanfälligkeit

? Beschreiben Sie die akuten Komplikationen des Diabetes mellitus.

▲ **Hyperglykämie**: Die Erhöhung des BZ-Wertes führt zu Glukosurie und aufgrund der osmotischen Wirkung zur nachfolgenden Dehydratation.
▲ **Hypoglykämie**: Beim Unterschreiten eines BZ-Wertes von 50 mg/dl (2,8 mmol/l) treten klinische Symptome wie Tachykardie, Nervosität und Schwitzen auf. Ein weiterer Abfall des BZ-Wertes führt zu Verwirrtheit, zerebralen Krämpfen bis hin zum Bewusstseinsverlust.
▲ **Azidose**: kommt infolge von Akkumulation von Laktat (Laktatazidose) oder Ketonkörpern (Ketoazidose) zustande.

? Welche Bedeutung haben die Langzeitkomplikationen des Diabetes mellitus für die perioperative Mortalität und Morbidität der Patienten?

Das Risiko myokardialer Ischämien und Infarkte ist bei Diabetikern im Vergleich zu Nichtdiabetikern 2- bis 10-fach und das Risiko peripherer und zerebral-vaskulärer Erkrankungen bis zu 10fach erhöht. Weiterhin wird die perioperative Mortalität durch hypertensive Herzerkrankung, autonome Neuropathien und Nierenerkrankungen negativ beeinflusst.

? Was bedeutet Broteinheit? Wie wird der Broteinheit-Faktor definiert? Was ist eine Kohlehydrateinheit?

Um den Einfluss der in unterschiedlichen Nahrungsmitteln enthaltenen Kohlehydrate auf den BZ-Spiegel einschätzen zu können, wird die Menge der Kohlehydrate eines Lebensmittels in BE (Broteinheiten) oder in KE (Kohlehydrateinheiten) angegeben (1 BE entspricht 12 g, 1 KE 10 g Kohlehydraten). Die BE- bzw. KE-Berechnung ist bei Diabetikern die Grundlage für die Berechnung der Insulindosis. Der BE-/KE-Faktor definiert die Insulinmenge, die zum Abbau von 1BE/KE notwendig ist und wird zur Berechnung des erforderlichen Insulinbolus (nach dem Basis-Bolus-Prinzip) herangezogen. Der BE-/KE-Faktor unterliegt interindividuellen (0,5–4,0 IE pro BE) und tageszeitlichen Schwankungen (morgens ca. 2,0 IE, mittags 1,0 IE und abends ca. 1,5 IE pro BE).

? Wie hoch ist der tägliche Insulinbedarf in der perioperativen Phase?

Der basale Insulinbedarf repräsentiert den Insulinbedarf unter Fastenbedingungen (ca. 50% des Tagesbedarfs) und weist große Schwankungen auf (0,2–1,0 IE/kg/d). Zusätzlich werden pro zugeführtem Gramm Glukose 0,2 IE Insulin berechnet. Zur Kontrolle einer optimalen BZ-Einstellung sind mindestens 4 BZ-Messungen am Tag erforderlich.

? Wie ist die medikamentöse Therapie des Diabetes mellitus? Erörtern Sie die Nebenwirkungen.

Grundsätzlich kann Diabetes mellitus diätetisch mit p.o. Antidiabetika, Insulinen und Insulin-Analoga bzw. einer Kombination aus p.o. Diabetika und Insulinen (zumeist Mahlzeit oder Basal-Insulinen) behandelt werden. Eine Übersicht über die medikamentösen Behandlungsmöglichkeiten bei Diabetes mellitus ist in der Tabelle 63 wiedergegeben. Der Insulinbedarf wird in Form von kurz wirksamen, Basal- und Mischinsulinen verabreicht. Dabei wird die Menge so verteilt, dass der Basisbedarf des Patienten (ohne Nahrungsaufnahme) durch Basal- oder Mischinsuline abgedeckt werden kann.

Tab. 63: Medikamentöse Therapie des Diabetes mellitus

Orale Antidiabetika	
Biguanide	Metformin (Siofor)
Sulfonylharnstoffe und Analoga	Glibenclamid (Euglucon), Glimepirid (Amaryl), Gliclazid (Diamicron Uno), Gliquidon (Glurenorm), Nateglinid (Starlix)
Andere Antidiabetika	α-Glucosidase-Inhibitoren: Acarbose (Glucobay) Insulinsensitizer: Pioglitazon (Actos), Rosiglitazon (Avandia)
Kombinationspräparate	Rosiglitazon + Metformin (Avandamet)
	Pioglitazon + Metformin (Competact)
Insulin und Insulin-Analoga	
Schnell wirkende Insuline	Humaninsulin (Actrapid, Insuman Rapid) oder Analoga (Apidra, Novo Rapid)
Intermediär wirkende Insuline	Insuman Basal, Protaphane
Kombinationspräparate (intermediär wirkend und schnell wirkend)	Humaninsuline (Actraphane, Insuman Comb) oder Analoga (Humalog Mix)
Lang wirkende Insuline	Analoga (Lantus)

Die häufigste Komplikation bei der Therapie mit p.o. Antidiabetika ist das Auftreten von Hypoglykämien (v.a. bei Sulfonylharnstoffen). Weiterhin kann es durch Biguanide (wie z.B. Metformin) zur Laktatazidose kommen.

? Beschreiben Sie die Rolle von Insulin im Glukosestoffwechsel und die Folgen von Stress.

Das Pankreas produziert ca. 40 IE Insulin pro Tag. Insulin führt zur Verbesserung der Glukose- und Aminosäurenaufnahme in den Zellen, Steigerung des oxydativen Glukoseabbaus, Erhöhung der Glykogenbildung in der Leber und den Muskeln, Stimulierung der Fettsynthese aus Glukose und Hemmung der Umwandlung von Eiweißen zu Glukose. Die basale Insulinproduktion ist für das Aufrechterhalten einer Glukosehämostase von enormer Bedeutung. Unter Stressbedingungen kommt es zur Sekretion von antiinsulinären Hormonen (Adrenalin, Cortisol, Wachstumshormon und Glukagon). Diese führen zu Glykogenolyse, Glukoneogenese, Proteolyse und Lipolyse. Die Kombination aus Insulinmangel und erhöhten antiinsulinären Hormonen führt bei Diabetikern zu schweren Hyperglykämien, diabetischer Ketoazidose mit Hyperosmolarität, Flüssigkeitsverlust und Anstieg des Eiweiß- und Fettabbaus.

? Was sind die Komplikationen einer perioperativen Hyperglykämie?
Zu den durch Hyperglykämie verursachten Komplikationen gehören: erhöhte Infektionsraten (durch Störung der Phagozytoseaktivität der Leukozyten), verzögerte Wundheilung (infolge gesteigerter Proteolyse), Hirnödem (bei zu schnellem Absenken der Glukose bedingten Hyperosmolarität), Hypokaliämie, Hypernatriämie, diabetische Ketoazidose, hyperosmolares Koma diabetikum, akute Tubulusnekrose, Aspirationspneumonie, osmotische Diurese, Dehydratation und erhöhte Thromboseneigung. Eine engmaschige Kontrolle des BZ zur Vermeidung von Hyperglykämien kann insbesondere bei schwangeren Diabetikerinnen und deren Neugeborenen, Diabetikern mit kardiochirurgischen und neurochirurgischen Eingriffen sowie bei Diabetikern mit Notwendigkeit der postoperativen Intensivbehandlung von Nutzen sein.

? Welche Aspekte sollten bei der Prämedikation von Diabetikern vor einem operativen Eingriff beachtet werden?
Bei der präoperativen Evaluierung von Diabetikern sollten folgende Aspekte beachtet werden:
- Typ und Dauer der Erkrankung
- Aktuelle Therapie (Insulintherapie, p.o. Antidiabetika)
- Verlaufskontrolle der BZ-Einstellung (BZ-Tagebuch, HbA_1C)
- Bestehende Begleit- bzw. Folge-Erkrankungen wie die arterielle Hypertension, Nierenerkrankungen, KHK, pAVK, autonome Neuroapathien (mit orthostatischer Hypotension, Gastroparese, Blasenatonie, Arrhythmien, Ruhetachykardie und fehlender atemabhängiger SVV)

Orale Antidiabetika sollten am OP-Tag nicht weitergegeben werden. Sulfonylharnstoffe können auch noch 48 h nach Absetzen Hypoglykämien auslösen. Metformin sollte laut Hersteller 48 h vor und nach einem chirurgischen Eingriff nicht appliziert werden. Weiterhin sollte der Patient auf das Vorhandensein von Beweglichkeitseinschränkungen in der HWS (Stiff Joint Syndrome) und dem Kiefergelenk untersucht werden. Eine orientierende bettseitige Untersuchung ist durch das Zusammenlegen der Handflächen bei 90° dorsal flektierter Hand möglich. Bei Vorhandensein einer diabetischen Cheiroarthropathie können Finger und Handinnenfläche nicht aneinandergelegt werden.

? Welche präoperativen Untersuchungen sollten bei Diabetikern durchgeführt werden?

Zu den präoperativen Laboruntersuchungen gehören neben der BZ-Bestimmung, die Bestimmung der Serumelektrolyte (inkl. Phosphat und Magnesium), des Harnstoffs und des Kreatinins. Unter Berücksichtigung von Anamnese und körperlichem Befund können ein präoperatives EKG, eine Lungenfunktionsdiagnostik, eine Echokardiographie und kardiale Belastungstests sinnvolle Ergänzungen sein. Die Bestimmung des HbA_1C erlaubt die Identifizierung von schlecht eingestellten Diabetikern ($HbA_1C > 9\%$), bei denen das perioperative Risiko, bspw. nach aortokoronarem Bypass, erhöht ist.

? Welche anästhesiologischen Besonderheiten sollten bei Diabetikern beachtet werden?

Diabetiker haben im Vergleich zu Nichtdiabetikern wegen kardialer Begleiterkrankungen und höherer Infektionsraten eine deutlich erhöhte Morbidität und Mortalität. Folgende Probleme können das anästhesiologische Management bei Diabetikern erschweren:

- **Hypoglykämie**: Die Warnsymptome der Hypoglykämie fehlen bei anästhesierten Patienten.
- **Laktatazidose**: Die Gabe von laktathaltigen Infusionslösungen (Ringerlaktat) kann das Auftreten von Laktatazidosen begünstigen.
- **Hypokaliämie**: Durch Hypokaliämie werden kardiale Arrhythmien begünstigt.
- **Ketoazidose**: Gastroparese und Ileus kommen bei Ketoazidose gehäuft vor und verursachen einen Anstieg des Aspirationsrisikos.
- **Autonome Neuropathie**: Diabetiker haben eine reduzierte Empfindlichkeit auf Hypoxie und Hyperkarbie. Sowohl die sympathische Antwort auf eine Hypoxie als auch stressbedingte Vasokonstriktion und Tachykardie sind bei Diabetikern gestört. Bei Vorhandensein einer Gastroparese ist die Aspirationsgefahr deutlich erhöht.
- **Regionalanästhesie**: Die Durchführung von Regionalanästhesieverfahren führt bei Diabetikern zu einer verminderten Ausschüttung antiinsulinärer Hormone. Bei vorbestehender autonomer Neuropathie können rückenmarksnahe Verfahren zu einem ausgeprägten Blutdruckabfall führen, der bei zerebro- und kardiovaskulär vorerkrankten Patienten negative Folgen haben kann.
- **Schwierige Intubation**: Insbesondere bei Diabetikern Typ I wird häufig ein Stiff Joint Syndrome mit Beteiligung des Atlantookzipitalgelenkes beobachtet. Gelenkkontrakturen und mikrovaskuläre Erkrankungen führen ebenfalls zu Schwierigkeiten bei Laryngoskopie.

? Welches sind die häufigsten Komplikationen bei Diabetikern in der perioperativen Phase?

Die Inzidenz perioperativer Komplikationen ist bei Diabetikern deutlich erhöht. Die beiden am häufigsten auftretenden Komplikationen sind Hypo- und Hyperglykämien.

Hyperglykämie: Der perioperative Stress verursacht die Ausschüttung von Katecholaminen (Adrenalin und Noradrenalin), Cortisol und Wachstumshormon, die ihrerseits durch eine Verstärkung der Insulinresistenz zur Glykogenolyse, Glukoneogenese, Proteolyse und folglich zur Hyperglykämie führen können.

Hypoglykämie: Hypoglykämische Zustände können durch Nahrungskarenz und fehlende Glukosezufuhr entstehen. Gefährdet sind insbesondere Patienten mit p.o. Antidiabetika sowie niereninsuffiziente Patienten. Der biochemisch definierte Cutoff für Hypoglykämien bez. des zerebralen Bedarfs liegt bei ca. 50 mg/dl (2,8 mmol/l). Gefürchtet wird insbesondere die intraoperative Hypoglykämie, deren Symptome durch Anästhetika maskiert werden können. Mit postoperativen Hypoglykämien ist insbesondere nach Amputation einer Extremität (z.B. wegen Gangrän), Exstirpation eines infizierten Organs, Drainage eines Abszesses oder einer Phlegmone, Entfernung von Hypophyse, Nebenniere oder eines Phäochromozytoms sowie nach Sectio (v.a. bei Gestationsdiabetes) zu rechnen.

? Welche Bedeutung hat eine strenge BZ-Einstellung in der perioperativen Phase?
Infektionen werden für ca. $^2/_3$ der postoperativen Komplikationen und ca. 20% der perioperativen Mortalität bei Diabetikern verantwortlich gemacht. Nach derzeitiger Datenlage scheint sich das neurologische Outcome bei Patienten nach zerebraler Ischämie (z.B. bei Z.n. Reanimationen, Apoplex) durch Hyperglykämien zu verschlechtern. Daher wird postuliert, dass eine engmaschige BZ-Kontrolle (Serumglukosewert < 200 mg/dl bzw. 11,1 mmol/l) bei Eingriffen, bei denen es zu einer Reduktion des zerebralen Perfusionsdrucks kommen kann (z.B. kardiochirurgischen Eingriffen mit Einsatz der HLM) bzw. das Risiko zerebraler Ischämien besteht (z.B. neurochirurgische Eingriffe), zur Senkung der Mortalität beiträgt.

? Beschreiben Sie das perioperative Management bei Diabetikern.
Ziel des perioperativen Managements bei Diabetikern ist eine möglichst optimale Stoffwechsellage vor, während und unmittelbar nach dem Eingriff.

Diabetes mellitus Typ 1:
Beim Vorliegen eines Diabetes mellitus Typ 1 muss die Zufuhr von Insulin auch bei Nahrungskarenz gewährleistet werden. Diese Patienten sind in der postoperativen Phase besonders gefährdet.

Diabetes mellitus Typ 2:
Diätetisch eingestellte Patienten und Patienten mit p.o. Antidiabetika: Bei diesen Patienten ist lediglich die Kontrolle des BZ-Wertes prä-, intra- und postoperativ erforderlich. Bei Hyperglykämie erfolgt eine Insulingabe. Auch bei länger dauernder Nahrungskarenz sollte der BZ-Wert regelmäßig kontrolliert werden.

Patienten mit Basal-Insulin-Therapie: Bei kleinen chirurgischen Interventionen kann die morgendliche Dosis s.c. verabreicht werden. Der Patient erhält unter engmaschiger Kontrolle des BZ eine 5%-Glukoselösung mit einer Laufrate von 80–100 ml/h. Hyperglykämien werden durch die Gabe von Korrekturinsulin behandelt. Bei ausgedehnten operativen Eingriffen wird die kontinuierliche Glukose-Insulin-Infusion bevorzugt, da so intra- und postoperativ eine bessere Einstellung des BZ möglich ist (Details s. Tabelle 64). In der perioperativen Phase sollte ein BZ-Wert von 100–200 mg/dl (5,6–11,1 mmol/l) angestrebt werden. Niedrigere Zielwerte erhöhen das Risiko für Hypoglykämien, sodass der positive Einfluss einer guten Einstellung auf die Morbidität und Mortalität relativiert wird. Die intraoperative Gabe von Insulin sollte ausschließlich i.v. erfolgen, da die Resorption bei s.c. Gabe unsicher ist. Die kontinuierliche Glukose-Insulin-Infusion führt zu weniger BZ-Schwankungen. Stoffwechselentgleisungen können bei Diabetikern postoperativ in einem Zeitraum von bis zu 4 Tagen auftreten. Weiterhin sollten insbesondere die insulinpflichtigen Diabetiker morgens als Erste auf dem Operationsplan stehen, um Hypoglykämien durch lang dauerndes Fasten oder Hyperglykämien durch Absetzen der gewohnten Insulindosierung zu vermeiden.

? Wie kann eine Hyperglykämie das Outcome bei neurochirurgischen und kardiochirurgischen Patienten beeinflussen?
Patienten mit Episoden zerebraler Minderoxygenierung, wie sie bei neuro- und kardiochirurgischen Eingriffen vorkommen können, haben durch intra- und postoperative Hyperglykämien ein schlechteres neurologisches Outcome. Der zugrunde liegende Mechanismus scheint auf anaerobem Glukosemetabolismus und dem Entstehen einer Laktatazidose zu basieren. Daher wird allgemein eine Senkung des BZ-Spiegels < 200 mg/dl (11,1 mmol/l) empfohlen.

? Welche Elektrolytentgleisungen kommen bei Diabetikern häufig vor?
Die am häufigsten anzutreffende Elektrolytentgleisung bei Diabetikern ist die Hypokaliämie. Sie führt zu einer verlängerten Wirkung von Muskelrelaxanzien. Weiterhin kommen Hypomagnesiämien und Hyponatriämien vor.

? Wie wird eine Glukose-Insulin-Infusion vorbereitet?
Idealerweise sollten die Insulin- und Glukosegaben getrennt erfolgen. Hierdurch wird eine bessere Steuerbarkeit des BZ erreicht. Nachteilig sind jedoch der größere Aufwand und die Gefahr einer akzidentellen Diskonnektion, wodurch es zur alleinigen Infusion einer Glukose- oder Insulinlösung kommen kann. In der Regel sollten 8 IE Insulin (bei stark übergewichtigen Patienten 10 IE) 500 ml einer 5%igen Glukoselösung zugemischt werden. Bei Verwendung von Plastikinfusionsflaschen können die ersten 100 ml Infusionslösung verworfen werden, da das Insulin sich an Beutel und Infusionsleitung bindet. Durch die empfohlene Infusionsrate von 80–100 ml/h wird der BZ-Spiegel konstant gehalten bzw. max. um 20–40 mg/dl (1,1–2,2 mmol/l) gesenkt. Weiterhin sollten der Infusionslösung 20 mval/l Kalium (bei Serumkaliumwert < 4 mval/l 40 mval/l) zugefügt werden. Bei einem Serumkaliumwert = 5,5 mval/l sollte auf die Gabe von Kalium verzichtet werden.

? Wie sollen Diabetiker zur Operation vorbereitet werden? Ist eine Insulintherapie bei allen Diabetikern erforderlich?
Alle p.o. Antidiabetika werden präoperativ abgesetzt. Metformin sollte 2 Tage vor der Operation letztmals eingenommen werden. Die erneute Einnahme erfolgt bei komplikationslosem Verlauf nach Nahrungsaufnahme. Die bestehende Insulintherapie wird bis zum OP-Tag unverändert weitergeführt. Die Vorgehensweise am OP-Tag ist in der Tabelle 64 detailliert beschrieben. Alle Diabetiker erhalten bei BZ-Anstieg unter laufender Therapie Korrekturinsuline verabreicht. Der Bedarf an Korrekturinsulin wird im Vorfeld abgeschätzt (s. Tab. 65).

Zur Einhaltung eines BZ-Wertes von < 150 mg/dl (8,3 mmol/l) bzw. zur Vermeidung von BZ-Anstiegen sollten Korrekturinsuline (bei fehlenden Kontraindikationen s.c.) verabreicht werden. Die Wahl der erforderlichen Insulindosis erfolgt anhand des Korrekturinsulinsche-

Tab. 64: Perioperatives Management von Diabetikern (nach C. Guth, Diabetesambulanz, Westpfalz-Klinikum GmbH Kaiserslautern)

	Kleine chirurgische Eingriffe (< 2 h)	Große chirurgische Eingriffe (mit und ohne Intensivaufenthalt)
Diabetes mellitus Typ 1 mit Insulinpumpe	Insulinpumpe mit unveränderter basaler Förderrate weiter laufen lassen. BZ-Kontrolle im Abstand von 1–2 h	Am OP-Tag ca. 7:00 Uhr Insulinpumpe abstellen. Danach Beginn einer 5%-Glukoselösung (500 ml mit 8–10 IE Normalinsulin, z.B. Actrapid) 80–100 ml/h. BZ-Kontrollen im Abstand von 1–2 h. Korrektur des BZ mit Normalinsulin (s. Korrekturinsulinschema)
Diabetes mellitus Typ 2 mit p.o. Antidiabetika	Absetzen der p.o. Antidiabetika am OP-Tag, BZ-Kontrollen in Abstand von 4–6 h. Korrektur des BZ mit Normalinsulin (s. Korrekturinsulinschema)	Absetzen der p.o. Antidiabetika am OP-Tag, BZ-Kontrollen im Abstand von 2–4 h. Korrektur des BZ mit Normalinsulin (s. Korrekturinsulinschema)
Diabetes mellitus Typ 2 mit p.o. Antidiabetika und Basal- oder Mahlzeitinsulinen	Am OP-Tag ca. 7:00 Uhr Basal-Insulin s.c. unverändert weitergeben. Danach Beginn einer 5%-Glukoselösung mit 80–100 ml/h. BZ-Kontrollen im Abstand von 2–4 h. Korrektur des BZ mit Normalinsulin (s. Korrekturinsulinschema)	Am OP-Tag Basal-Insulin absetzen. Beginn einer 5%-Glukoselösung (500 ml mit 8–10 IE Normalinsulin, z.B. Actrapid) 80–100 ml/h ca. 7:00 Uhr. BZ-Kontrollen im Abstand von 2–4 h. Korrektur des BZ mit Normalinsulin (s. Korrekturinsulinschema)
Diabetes mellitus Typ 2 mit Mischinsulinen	Am OP-Tag ca. 7:00 Uhr 30% der gewohnten Insulindosis als Bolusgabe. Danach Beginn einer 5%-Glukoselösung mit 80–100 ml/h. BZ-Kontrollen im Abstand von 4–6 h. Korrektur des BZ mit Normalinsulin (s. Korrekturinsulinschema)	Am OP-Tag ca. 7:00 Uhr Beginn einer 5%-Glukoselösung (500 ml mit 8–10 IE Normalinsulin, z.B. Actrapid) 80–100 ml/h. BZ-Kontrollen im Abstand von 4–6 h. Korrektur des BZ mit Normalinsulin (s. Korrekturinsulinschema)
Diabetiker (Diabetes mellitus Typ 1 und Typ 2) mit Basal- und Mahlzeitinsulinen	Am OP-Tag ca. 7:00 Uhr Basal-Insulin unverändert weitergeben. Danach Beginn einer 5%-Glukoselösung mit 80–100 ml/h. BZ-Kontrollen im Abstand von 2–4 h. Korrektur des BZ mit Normalinsulin (s. Korrekturinsulinschema)	Am OP-Tag Basal-Insulin absetzen. Beginn einer 5%-Glukoselösung (500 ml mit 8–10 IE Normalinsulin, z.B. Actrapid) 80–100 ml/h ca. 7:00 Uhr. BZ-Kontrollen im Abstand von 2–4 h. Korrektur des BZ mit Normalinsulin (s. Korrekturinsulinschema)

Anmerkungen: **1.** Die intraoperative Insulingabe erfolgt i.v. Postoperativ kann erneut auf s.c. Gabe umgestellt werden. **2.** Zwischen 2 Korrekturen sollten i.d.R. ca. 3 h Abstand liegen. Der Insulinbedarf der einzelnen Patienten kann sehr unterschiedlich sein. Ggf. müssen die notwendigen Insulindosen anhand der BZ-Reaktion angepasst werden. **3.** Der Serumkaliumwert muss regelmäßig kontrolliert werden.

mas (s. Tab. 65) mit Normalinsulinen (z.B. Actrapid oder Insuman rapid). Dazu sollten die anamnestischen Angaben des Patienten (bisher verwendete Menge und die Güte der BZ-Einstellung) beachtet werden. Ein niedriger Insulinbedarf wird bei schlanken Patienten, Hungerzustand und Z.n. Pankreas-Operation, ein hoher Insulinbedarf bei Adipositas, Stresssituationen, Entzündungen, Sepsis, Steroidtherapie und Hinweis auf bestehende Fettstoffwechselstörungen (erhöhte γ-GT und/oder Triglyzeride) angenommen.

Tab. 65: Korrekturinsulinschema [Trence et al. 2003]

BZ mg/dl (mmol/l)	Niedriger Bedarf	Mittlerer Bedarf	Hoher Bedarf
150–199 (8,3–11,1)	1 IE	1 IE	2 IE
200–249 (11,1–13,8)	2–3 IE	3 IE	4 IE
250–299 (13,9–16,6)	4 IE	5 IE	7 IE
300–349 (16,7–19,4)	5 IE	7 IE	10 IE
> 350 (> 19,4)	6 IE	8 IE	12 IE

? Welche Kontraindikationen gibt es für die Fortführung einer Insulinpumpentherapie bei Diabetikern Typ 1?

Die Insulinpumpentherapie sollte unter folgenden Bedingungen nicht weitergeführt werden:
- Qualitative und quantitative Bewusstseinsstörungen
- Behandlung auf Intensivstation
- Suizidalität
- Unkooperativität des Patienten

? Welche Besonderheit sollte bei Gestationsdiabetes Beachtung finden?

Bei Patienten mit Gestationsdiabetes sollte in der postoperativen Phase nach Sectio auf die Gefahr von Hypoglykämien geachtet werden, da die diabetische Stoffwechsellage nicht weiter besteht, die Wirkung von verabreichtem Insulin jedoch anhalten kann.

? Welche Bedeutung hat die autonome Neuropathie? Wie kann sie diagnostiziert werden?

Die autonome Neuropathie (auch autonome diabetische Neuropathie, ADN genannt) hat eine hohe Prävalenz (bis zu 30%) und kann prinzipiell jedes autonom innervierte Organ betreffen. Nachfolgend sind die wichtigsten Manifestationen zusammengefasst:
- **Kardiovaskuläres System**: stumme myokardiale Ischämien und Infarkte, reduzierte HF-Variation, Ruhetachykardie, orthostatische Hypotension
- **Gastrointestinaltrakt**: Refluxkrankheit, Gastroparese
- **Urogenitaltrakt**: neurogene Blasenentleerungsstörungen
- **Neuroendokrines System**: Hypoglykämie assoziierte autonome Dysregulation (eingeschränkte neuroendokrine Reaktion bei Hypoglykämien infolge veränderter Schwelle für die Freisetzung gegenregulatorischer Hormone), verminderte Katecholaminsekretion
- **Thermoregulation**: Wärmeverlust durch Störung der Vasomotorik der Hautgefäße

Die ADN kann mit Hilfe folgender Tests diagnostiziert werden:
- **HF-Variation**: Bei diesem Test wird der Patient zu tiefer, langsamer Atmung aufgefordert. Eine Erhöhung der HF während der Inspiration von ≥ 15 Schlägen/min wird als physiologisch, eine Erhöhung < 10 Schlägen/min als pathologisch angesehen.
- **Orthostatische Hypotonie**: beim Orthostase-Test wird ein systolischer Blutdruckabfall von ≥ 30 mmHg beim Wechsel vom Liegen zum Stehen als Zeichen einer ADN bewertet.

Patienten mit autonomen Neuropathien sollten zur Minimierung des Aspirationsrisikos eine präoperative Prophylaxe mit H_2-Blockern (Ranitidin), Metoclopramid (Paspertin), Antazida (Natriumcitrat) oder Protonenpumpenhemmer (Omeprazol) erhalten.

❓ Gibt es Hinweise auf eine schwierige Intubation?

Die nicht enzymatische Glykosidierung von Kollagen und dessen Einlagerung in die Gelenke manifestiert sich klinisch durch Beweglichkeitseinschränkungen (Limited Joint Mobility, LJM). Ca. $1/3$ der Langzeitdiabetiker sind davon betroffen. Durch eingeschränkte Beweglichkeit der Gelenke (Stiff Joint Syndrome), v.a. des Atlantookzipital- und der Temporomandibulargelenke, und eine dadurch bedingte reduzierte HWS-Beweglichkeit sowie eine eingeschränkte Mundöffnung ist die Inzidenz von Intubationsschwierigkeiten erhöht. Das sog. Prayer Sign (die Unfähigkeit, die palmaren Flächen der phalangealen Gelenke beider Hände aneinanderzulegen) gilt als Prädiktor für eine schwierige Intubation.

Stichpunkte: Diabetes mellitus

- Die perioperative BZ-Kontrolle kann durch Reduktion der Infektionsrate, Wundheilungsstörung und metabolische Komplikationen erheblich zur Mortalitäts- und Morbiditätssenkung beitragen.
- Um die Gefahr von Hypoglykämien zu vermeiden, sollte der angestrebte BZ-Wert 120–200 mg/dl (6,6 bis 11,1 mmol/l) betragen.
- Bei insulinpflichtigen Diabetikern wird zur perioperativen BZ-Einstellung die Verwendung einer Glukose-Insulin-Mischinfusion empfohlen.
- Aufgrund der höheren Inzidenz von kardiovaskulären Begleiterkrankungen und der damit verbundenen Gefahr stummer kardialer Ischämien, sollten bei Diabetikern die Kontrolle und Einhaltung ausreichender Perfusionsdrücke, die Vermeidung von Tachykardien, ein kardiales Ischämiemonitoring mittels ST-Strecken-Analyse und Einleitung von entsprechenden diagnostischen Schritten bei perioperativ auftretenden refraktären hypotonen Phasen immer in Erwägung gezogen werden.
- Diabetes mellitus gilt als Prädikator einer potenziell schwierigen Intubation. Hierzu tragen eine eingeschränkte Beweglichkeit der HWS sowie eine eingeschränkte Mundöffnung bei. Zu den klinischen Zeichen gehört das sog. Prayer Sign (Gebetszeichen), bei dem typischerweise die Typ-I-Diabetiker nicht in der Lage sind, die palmaren Flächen ihrer Fingergelenke vollständig aneinanderzulegen.

❓ Wie schnell sollte der Blutglukosewert eines hyperglykämischen Patienten korrigiert werden?

Der BZ-Spiegel sollte nicht schneller als 100 mg/dl/h (5,6 mmol/l) gesenkt werden. Aufgrund des langsameren Abfalls des Glukosespiegels im Gehirn kann eine rapide Senkung des Serumblutzuckerspiegels zu einem Hirnödem führen.

❓ Beschreiben Sie das postoperative Management bei Diabetikern.

Bei großen chirurgischen Eingriffen ist eine Fortführung der Insulin-Glukose-Infusion gelegentlich bis zu 48 h postoperativ erforderlich, um einen BZ-Spiegel < 180 mg/dl (10 mmol/l) zu gewährleisten. Mit Beginn einer totalen parenteralen Ernährung ist die Erhöhung der i.v. Insulindosis erforderlich. Bei enteraler Ernährung kann auf eine s.c. Gabe umgestellt werden. Das Vorliegen von postoperativen Schmerzzuständen, Stress und Infektionen kann den Bedarf bis zu 20–50% steigern.

Beschreiben Sie das Management bei Diabetikern mit Notfalloperationen.
Viele Diabetiker zeigen bei Notfalleingriffen infolge von Traumata oder Infektionen erhebliche metabolische Dekompensationen inkl. einer Ketoazidose. In solchen Situationen ist eine Verzögerung der Operation lediglich zur Korrektur des lebensbedrohlichen Volumenmangels und Elektrolytentgleisungen sinnvoll, da das Fortbestehen der Grunderkrankung die metabolische Störung weiter verschlechtern kann.

Tab. 66: Insulinförderrate für insulinabhängige Diabetiker mit Notfalleingriffen [Hirsch et al. 1991]

	Insulinbedarf < 50 IE/d	Insulinbedarf > 50 IE/d
Blutzucker mg/dl (mmol/l)	Insulinförderrate (ml/h)	
< 80 (< 4,4)	Infusion für 30 min stoppen, 30 ml G 40%, Kontrolle des BZ	
80–120 (4,4–6,6)	0,25	0,5
120–180 (6,6–10)	0,50	1,0
180–220 (10–12,2)	0,75	1,5
> 220 (> 12,2)	1,50	3,00

Insulinperfusor (50 IE/50 ml). Kontrolle des BZ und Serumkaliumwertes 1–2-stündlich, die Kaliumsubstitution kann zentralvenös (z.B. KCl 50 mmol/50 ml) oder periphervenös (z.B. KCl 10 mmol/500 ml Nacl 0,9%) erfolgen.

Was ist eine diabetische Ketoazidose, und wie wird sie behandelt?
Diabetische Ketoazidose ist eine schwere Stoffwechselentgleisung, die v.a. bei Diabetes mellitus Typ I mit absolutem Insulinmangel auftreten kann. Insbesondere in der perioperativen Phase kann die Erhöhung antiinsulinärer Hormone zu einem vermehrten Anfall von Ketonkörpern (infolge verstärkter Lipolyse und Beta-Fettsäureoxidation) führen. Die Symptome einer beginnenden Ketoazidose sind: Übelkeit und Erbrechen, Schläfrigkeit, Azetongeruch, Pseudoperitonitis (Bauchschmerzen) und Kussmaul-Atmung (tiefe Atemzüge). Die Therapie besteht in ausreichender Volumengabe (in der ersten Stunde ca. 1 l/h, danach in Abhängigkeit von ZVD ca. 250–1000 ml/h), Insulingabe (initial ca. 10–15 IE Insulin i.v. entsprechend ca. 20% des Tagesbedarfes, weiter nach BZ-Wert), Elektrolytsubstitution (Natrium und Kalium) und Azidosekorrektur (Bikarbonatgabe nur bei einem pH-Wert > 7,1). Von großer Bedeutung sind eine stündliche Kontrolle des BZ-Wertes und die regelmäßige Beurteilung des Bewusstseinszustandes.

Sind Regionalanästhesieverfahren bei den insulinabhängigen Diabetikern günstiger? Kann Adrenalin zum Lokalanästhetikum hinzugefügt werden?
Grundsätzlich können bei Diabetikern Allgemein- und Regionalanästhesieverfahren angewandt werden. Der Vorteil der Regionalanästhesie besteht zum einen darin, dass die intraoperative Stressantwort mit Aktivierung insulinantagonistischer Hormone im Vergleich zur Allgemeinanästhesie geringer ausfällt. Zum anderen bleiben perioperative Hypoglykämien bei

erhaltener Vigilanz klinisch überprüfbar. Zusätzlich ist der Einfluss auf den Glukosestoffwechsel bei verkürzter postoperativer Nüchternheitsphase geringer. Nachteilig ist das erhöhte Risiko von Nervenläsionen, die beim Zusatz von Adrenalin zum Lokalanästhetikum durch Ischämien verstärkt werden können.

? Wird das Outcome der Patienten durch eine engere intraoperative BZ-Kontrolle beeinflusst?
Aktuellen Untersuchungen zufolge wird die Mortalität durch perioperative Hyperglykämie, insbesondere bei neuro- und kardiochirurgischen Patienten negativ beeinflusst. Auch Patienten mit Sepsis profitieren von einer engeren BZ-Kontrolle durch eine intensivierte Insulintherapie. Die Gefahr von Hypoglykämien sollte jedoch nicht unterschätzt werden.

Literatur

Ahmed Z et al., Advances in diabetic management: implications for anesthesia. Anesth Analg (2005), 100(3), 666–669
Hirsch IB et al., Perioperative management of surgical patients with diabetes mellitus. Anesthesiology (1991), 74, 346–359
Larsen R (2002) Anästhesie, 7., neu bearbeitete und erweiterte Aufl. Urban & Fischer, München
Ley SC, Preckel B, Schlack W, Perioperative treatment of patients with Diabetes mellitus. Anästhesiol Intensivmed Notfallmed Schmerzther (2005), 40(4), 230–246
Miller RD (2005) Anesthesia, 6th ed. Elsevier/Churchill Livingstone, Philadelphia
Moitra VK, Meiler SE, The diabetic surgical patient. Curr Opin Anaesthesiol (2006), 19(3), 339–345
Robertshaw HJ, Hall GM, Diabetes mellitus: anaesthetic management. Anaesthesia (2006), 61(12), 1187–1190
Stoelting RK, Dierdorf SF (2002) Anesthesia and Co-Existing Disease, 4. Ed., Churchill Livingstone
Trence et al., Management of Hyperglycemia in Cardiovascular Disease, J Clin Endocrinol Metab (2003), 88(6), 2430–2437
http://www.deutsche-diabetes-gesellschaft.de

COPD

? Was ist eine COPD?
Der Begriff COPD oder chronisch obstruktive Lungenerkrankung (auch COLD, Chronic Obstructive Lung Disease) charakterisiert eine chronische, progrediente, nicht vollständig reversible Atemwegsobstruktion, die mit einer abnormen Entzündungsreaktion (v.a. durch Partikel und Gase, z.B. Zigarettenrauch ausgelöst) einhergeht. In erster Linie handelt es sich hierbei um eine chronische Bronchitis und/oder ein Lungenemphysem. Weltweit sind ca. 44 Mio. Patienten an COPD erkrankt. In Deutschland leiden ca. 15% der Bevölkerung über 40 Jahren bzw. 30% der über 70-Jährigen an COPD.

? Welche Faktoren führen zur Entwicklung einer COPD?
Hauptursache für die Entstehung einer COPD ist der Nikotinkonsum. Allergene, bronchiale Hyperreagibilität und rezidivierende Bronchitiden und genetische Dispositionen sind weitere Einflussfaktoren.

? **Welche klinischen Symptome sind charakteristisch für eine COPD? Wie kann die Schwere der Erkrankung eingeschätzt werden?**

Die klinische Symptomatik wird bestimmt durch Husten und Auswurf und Dyspnoe. Der erhöhte Atemwegswiderstand führt zu einer vermehrten Atemarbeit. Die am häufigsten verwendete **Schweregradeinteilung der COPD nach Gold (Global Initiative for Chronic Obstructive Lung Disease)** ist in Tabelle 67 wiedergegeben.

Tab. 67: Schweregradeinteilung der COPD

Schweregrad	Kriterien
I (leicht)	$FEV_1 \geq 80\%$ Soll, $FEV_1 / VC < 70\%$ Mit oder ohne Symptomatik (Husten, Auswurf)
II (mittel)	50% Soll $\leq FEV_1 < 80\%$ Soll, $FEV_1 / VC < 70\%$ Mit oder ohne chronische Symptomatik (Husten, Auswurf, Dyspnoe)
III (schwer)	30% Soll $< FEV1 < 50\%$ Soll, $FEV1 / VC < 70\%$ Mit oder ohne chronische Symptomatik (Husten, Auswurf, Dyspnoe)
IV (sehr schwer)	$FEV_1 < 30\%$ Soll, $FEV_1 / VC < 70\%$ oder $FEV_1 < 50\%$ Soll plus chronische respiratorische Insuffizienz

Nach akuter Bronchodilatation gemessene FEV_1-Werte in % vom Soll. VC: Vitalkapazität, FEV_1: Forciertes expiratorisches Volumen.

Kennzeichnend für die initiale Gasaustauschstörung bei COPD-Patienten ist eine Erhöhung des pCO_2. Im fortgeschrittenen Stadium der Erkrankung kommt es zusätzlich zur Hypoxämie.

? **Welche Aspekte sollten bei der präoperativen Vorbereitung von COPD-Patienten beachtet werden?**

Die Patienten mit einer schweren COPD (FEV_1 30–50% des Sollwertes) haben ein 6-fach erhöhtes Risiko für schwerwiegende postoperative pulmonale Komplikationen. Daher sollten insbesondere Patienten mit geringer Belastbarkeit oder häufigen Exazerbationen vor elektiven chirurgischen Eingriffen optimal behandelt werden.

? **Worauf sollte bei der Anamnese-Erhebung geachtet werden?**

Folgende Aspekte sollten bei der Anamnese-Erhebung besonders beachtet werden:
- Nikotinkonsum: Menge und Dauer. Als Maß zur Ermittlung der Exposition durch Zigarettenrauch werden Packungsjahre verwendet. Ein Packungsjahr entspricht einem einjährigen Konsum von 20 Zigaretten pro Tag.
- Vorhandensein von Dyspnoe, Husten und Auswurf (Menge, Beschaffenheit); Grad der körperlichen Belastbarkeit.
- Aktuelle oder kürzlich überstandene pulmonale Infektionen. Krankenhausaufenthalte bei Exazerbationen, Notarzteinsätze, invasive oder noninvasive Beatmungspflichtigkeit.
- Aktuelle Medikation v.a. Steroidtherapie; Heimsauerstofftherapie.
- Gewichtsabnahme (evtl. Hinweis auf COPD im Endstadium oder Lungenkarzinom).
- Symptome der Rechtsherzinsuffizienz: Halsvenenstauung, periphere Ödeme, Pleuraergüsse, Aszites, Hepatomegalie, Gelbsucht und Anorexie.

Stichpunkte: COPD
- Vor einem elektiven operativen Eingriff sollte die medikamentöse Therapie bei COPD-Patienten kontrolliert und optimiert werden.
- Eine Nikotinkarenz über die Zeitdauer von 4–6 Wochen reduziert die Rate postoperativer pulmonaler Komplikationen.
- Lungenfunktionstests sind bei COPD-Patienten zur Risikoeinschätzung vor Thorakotomien sowie großen abdominalchirurgischen Eingriffen unerlässlich.
- Die Wahl des Anästhesieverfahrens hat keinen wesentlichen Einfluss auf die Häufigkeit postoperativer pulmonaler Komplikationen.
- Die Gefahr von Hypoxämien ist in der postoperativen Phase am größten und kann nach großen abdominalchirurgischen Eingriffen bis zu 3 Tage postoperativ weiter bestehen.
- Eine ausreichende postoperative Analgesie reduziert die Inzidenz respiratorischer Komplikationen. Die titrierte Gabe von Opioiden sollte daher für 48–72 h postoperativ weitergeführt werden. Ebenso ist die Anwendung der Epiduralanalgesie nach thorakalen und abdominalen Eingriffen eine effektive Methode.

Was sind die Unterschiede zwischen einem Pink Puffer und einem Blue Bloater?
Die markantesten Unterschiede sind in der Tabelle 68 aufgeführt:

Tab. 68: Klassische Formen der COPD-Erkrankung und deren Merkmale

Pink Puffer (vorwiegend Emphysem)	Blue Bloater (vorwiegend chronische Bronchitis)
Relativ jung	Meistens älter (> 60 Jahren)
Mager	Übergewichtig
Keine Zyanose	Zyanose
Wenig Husten und Auswurf	Reichlich Husten und Auswurf
Starke Atemnot	Geringere Atemnot
Schlechtere Prognose	Bessere Prognose
Selten Cor pulmonale	Häufig Cor pulmonale

Welche präoperativen Untersuchungen sollten bei COPD-Patienten durchgeführt werden?
- **Körperliche Untersuchung:** Auskultation der Lunge und des Herzens.
- **Labor:** Eine Leukozytose und ein Anstieg des Hämatokrits sind Zeichen für eine akute Infektion respektive chronische Hypoxämie. Ein erhöhtes Bikarbonat ist ein Zeichen für eine chronische respiratorische Azidose. Langzeitanwendung von β_2-Mimetika führen zu einer Hypokaliämie.
- **EKG:** Beurteilung evtl. vorhandener Rechtsherzbelastungszeichen. Verminderte Amplitude, Vorhofvergrößerung (Spitze P-Welle in Ableitungen II und V1), rechtsventrikuläre Hypertrophie (Drehung der Herzachse nach rechts, Zunahme der R-Amplitude in den rechtsgerichteten Ableitungen III, aVF, V1 und V2, R/S-Quotient in V6 ≤ 1, Rechtsschenkelblock), Arrhythmien (v.a. multifokale Vorhoftachykardien und Vorhofflimmern).

▲ **Röntgen-Thorax**: Dabei können Zeichen der Überblähung, Emphysembullae, flache Zwerchfellkuppeln, Kardiomegalie, Atelektasen, Infiltrationen, Ergüsse, Tumoren oder Pneumothoraces erkannt werden.
▲ **BGA**: pCO_2-Werte > 45 mmHg werden als Zeichen einer schweren COPD interpretiert. Hypoxämie und Störung des Säure-Basen-Haushaltes sind ebenfalls zu beobachten. Insbesondere bei kardiochirurgischen, abdominalchirurgischen und thorakalen Eingriffen ist eine präoperative BGA erforderlich.
▲ **Spirometrie**: Die Indikation zur präoperativen Lungenfunktionsdiagnostik gilt bei Lungeneingriffen (Lobektomien, Pneumektomien) als gesichert. Weiterhin können solche Untersuchungen zur Identifikation von Hochrisikopatienten (schwere COPD), für die ein optimales perioperatives Management erforderlich ist, herangezogen werden.

Eine weitergehende präoperative Diagnostik kann unter Umständen eine CT-Thorax-Untersuchung zur Beurteilung struktureller Lungenveränderungen bzw. einer Echokardiographie zur Einschätzung einer Rechtsherzinsuffizienz mit Abschätzung einer pulmonalen Hypertonie beinhalten.

? Bei welchen spirometrischen Grenzwerten steigt das perioperative Risiko stark an?

Mittels Lungenfunktionsdiagnostik können Patienten mit erhöhtem Risiko perioperativer pulmonaler Komplikationen identifiziert und ggf. weiter diagnostiziert bzw. therapiert werden. Die Tabelle 69 zeigt die Grenzwerte für pulmonale Funktionstests und Blutgasanalysen vor geplanten Lungenresektionen, Thorakotomien und Oberbaucheingriffen. Bei Unterschreiten dieser Werte sollte das Nutzen-Risiko-Verhältnis des operativen Eingriffes genau erörtert werden. Eine forcierte Einsekundenkapazität (FEV_1) < 800 ml ist bei einem 70 kg schweren Patienten eine absolute Kontraindikation für Lungenresektionsverfahren.

Tab. 69: Grenzwerte von Lungenfunktiontests, die mit einer erhöhten perioperativen Mortalität und Morbidität verbunden sind [Duke 2006]

	Abdominalchirurgie	Thorakotomie	Lobektomie/Pneumektomie
FVC	< 70%*	< 70%*	< 50%* oder < 2 l
FEV_1	< 70%*	< 1 l	< 1 l
FEV_1 / FVC	< 50%*	< 50%*	< 50%*
FEF 25–75	< 50%*	< 50%*	
RV / TLC			> 40%*
$PaCO_2$	> 45–55 mmHg	> 45–50 mmHg	

FVC: Forcierte exspiratorische Vitalkapazität, FEV_1: Forcierte expiratorische Einsekundenkapazität, PEF 25–75: Predicted Forced Midexpiratory Flow Rate, RV: Residualvolumen, TLC: Totale Lungenkapazität, *: prozentual zum Soll-Wert

? Erörtern Sie die medikamentöse Therapie bei COPD.

Die medikamentöse Therapie von COPD basiert auf 4 Säulen: $β_2$-Mimetika, Methylxanthine, Glukokortikoide und Anticholinergika. Exemplarische Medikamente sind in der Tabelle 70 aufgeführt.

Tab. 70: Medikamentöse Therapie bei COPD

Medikament	Wirkmechanismus
β$_2$-Sympathomimetika: Kurz wirksam: Salbutamol (Sultanol), Fenoterol (Berotec) Lang wirksam: Formoterol (Foradil), Salmeterol (Serevent)	Bronchodilatatorische Wirkung durch Erhöhung der Adenylatzyklase (cAMP ↑) in der glatten Muskulatur
Methylxanthine: Theophyllin (Euphyllin, Aminophyllin)	Anstieg des cAMP durch Hemmung der Phosphodiesterasen. Verstärkung der Wirkung endogener Katecholamine, Verbesserung der Zwerchfellkontraktion, Stimulation des Atemzentrums
Glukokortikoide: Inhalativ: Beclometason (Junik), Budenosid (Pulmicort), Fluticason (Flutide), Mometason (Asmanex) Systemisch: Prednisolon (Solu- Decortin H, Prednisolut), Methylprednisolon (Urbason)	Antiinflammatorische und membranstabilisierende Wirkung. Hemmung der Histaminfreisetzung, Verstärkung der Beta- Agonisten
Anticholinergika: Tiotropiumbromid (Spiriva), Ipratropiumbromid (Atrovent, ein Bestandteil von Berodual)	Abfall des cGMP-Spiegels durch Blockade der postganglionären cholinergen Rezeptoren. Relaxation der bronchialen glatten Muskulatur
Dinatriumcromoglycat (DNCG)	Mastzellenmembranstabilisation, Hemmung der Histaminfreisetzung
Leukotrien-Rezeptorantagonisten (LTRA): Montelukast (Singulair)	Hemmung der Leukotrienproduktion, die als Mediatoren der inflammatorischen Reaktion gelten
Mucopharmaka: Acetylcystein (ACC), Ambroxol (Mucosalvan)	Sekretelimination
Antitussiva: (Silomat)	Lediglich bei nicht produktivem nächtlichem Husten zeitlich begrenzt indiziert
Antibiotika	Gezielte antibiotische Behandlung bei akuter Exazerbation infolge respiratorischer Infektionen. Ca. 70% der Infektionen bei COPD-Patienten werden durch Haemophilus influenzae, Moraxella catarrhalis und Streptococcus pneumoniae verursacht.

cAMP: zyklisches Adenosin Monophosphat, cGMP: zyklisches Guanosine Monophosphat

 Welche pharmakologischen Interaktionen müssen bei COPD-Patienten beachtet werden?

Ca. 10% der Patienten mit einer Hyperreagibilität der Atemwege reagieren auf Aspirin, Indomethacin und andere nicht steroidale Antiphlogistika (NSAR). Für die vermutete Interaktion zwischen inhalativen Anticholinergika (z.B. Ipratropiumbromid) und Muskelrelaxanzien gibt es bisher keine Beweise.

? Beschreiben Sie die Besonderheiten des anästhesiologischen Managements bei COPD.

Postoperative pulmonale Komplikationen treten nach thorakalen und abdominellen Operationen häufig auf, insbesondere bei Eingriffen von mehr als 3 h Dauer, bei Patienten > 60 Jahre und beim Vorhandensein von Adipositas, Nikotinabusus und pulmonalen Vorerkrankungen. Diese Komplikationen tragen entscheidend zur perioperativen Mortalität und Morbidität bei und kommen häufiger als kardiale Komplikationen vor. COPD-Patienten stellen daher eine relevante Risikogruppe dar. Von entscheidender Bedeutung ist die präoperative Abschätzung des respiratorischen Risikos anhand der anamnestischen Angaben und der präoperativen Diagnostik. Weiterhin sollten folgende Aspekte beim anästhesiologischen Management der COPD-Patienten beachtet werden:

- Bei der Intubation von Patienten mit einer Hyperreagibilität des Bronchialsystems sollte auf eine tiefe Narkose geachtet werden. Histamin freisetzende Substanzen (Thiopental, Morphin, Muskelrelaxanzien aus der Gruppe der Benzylisochinoline) sollten gemieden werden. Eine Oberflächenanästhesie mit Lidocain unmittelbar vor Intubation kann ebenfalls helfen, das Triggern einer Bronchospastik durch den mechanischen Intubationsreiz zu vermeiden.
- Sofern eine ausgedehnte motorische Blockade (v.a. der Bauch- und Interkostalmuskulatur) vermieden werden kann, sollten Regionalanästhesieverfahren bevorzugt werden. Dies gilt hauptsächlich für Operationen an den Extremitäten.
- Die Lagerung des Patienten sollte die Spontanatmung nicht behindern (Flachlagerung, Kopftieflagerung).
- Dem Einsatz von Inhalationsanästhetika ist aufgrund ihrer bronchodilatatorischen Wirkung der Vorzug zu geben.
- Die Muskelrelaxanzien sollten unter neuromuskulärem Monitoring appliziert werden, um Relaxansüberhänge nach Extubation zu vermeiden.

? Worauf sollte bei COPD-Patienten mit Steroidtherapie geachtet werden?

Bei Patienten, die länger als 6 Wochen eine Steroidtherapie erhalten haben oder eine tägliche Dosis von ≥ 10 mg/d Prednisolon benötigen, wird eine Nebennierenrindeninsuffizienz postuliert. Daher sollten solche Patienten, bereits vor dem operativen Eingriff eine Supplementierung der täglichen Dosis auf 300 mg Hydrokortison (3-mal täglich 100 mg Hydrocortison i.v. oder 3-mal täglich 25 mg Prednisolon p.o.) erhalten. Die Dosisreduktion erfolgt im Anschluss an die Operation schrittweise über 5 Tage bis zum Erreichen der Ausgangsdosierung.

? Erörtern Sie die respiratorischen Effekte der Allgemeinanästhesie.

Anästhetika führen zu einer Verminderung des Atemantriebes bei Hyperkapnie und Hypoxämie. Weiterhin kommt es bei gleichzeitiger Anwendung von Muskelrelaxanzien zur Relaxation der Zwerchfell- und Thoraxwandmuskulatur, wodurch die FRC (funktionelle Residualkapazität) reduziert wird. Diese führt ihrerseits zur Bildung von Atelektasen insbesondere in den abhängigen Lungenarealen, die bei 50% der Patienten über 24 h anhalten können.

? Was ist Auto-PEEP?

Auto-PEEP (auch Intrinsic PEEP genannt) beschreibt das Phänomen des „Air Trapping" und kommt durch die unvollständige Entleerung der Alveolen während der Exspiration zustande. Hohe Atemzugvolumina, hohe Atemfrequenzen, Verkürzung des Atemzeitverhältnisses zu Ungunsten der Exspiration (1:1 oder Inverse Ratio Ventilation) sowie obstruktive Atemwegserkrankungen (Asthma, COPD) gehören zu den prädisponierenden Faktoren. Negative Auswirkungen des Auto-PEEP sind: Reduzierung der Vorlast und des HZV, Alveolarrupturen infolge Volutrauma und erhöhte Atemarbeit.

? Welche Aspekte sollten bei der intraoperativen Beatmung der COPD-Patienten beachtet werden?

Bronchospasmus und Sekretansammlungen führen zur Verengung der Atemwege und zu einem turbulenten Flussmuster mit erhöhten Atemwegsdrücken. Eine chronische Hyperkapnie und die hohe Bedeutung des pO_2 für den Atemantrieb der Patienten sind weitere wichtige Aspekte, die Beachtung finden sollten. Eine Korrektur der chronischen Hyperkapnie ist intraoperativ nicht notwendig. Generell wird folgende Vorgehensweise bei Patienten mit COPD empfohlen:

- Verlängerung der Exspirationszeit (I:E 1:2 bis 1:4 und länger): Dadurch wird die CO_2-Elimination erleichtert und ein Air Trapping mit dynamischer Hyperinflation verhindert.
- Niedrige Atemfrequenzen: Trotz einer Verlängerung der Exspirationszeit steht bei niedrigen Atemfrequenzen ausreichend Zeit für eine Inspiration zur Verfügung, sodass die inspiratorischen Spitzendrücke gesenkt werden können.
- PEEP: Der externe PEEP sollte den intrinsischen PEEP unterschreiten, um eine dynamische Hyperinflation zu vermeiden. Ein PEEP von 5–8 mmHg gilt als unproblematisch, da hierdurch der Druckgradient zwischen Beatmungsgerät und dem Atemweg des Patienten und infolgedessen die Atemarbeit verringert wird.
- Tidalvolumen: Die Atemzugvolumina sollten zwischen 6 und 10 ml/kg KG gewählt werden.

? Wie hoch ist das Risiko postoperativer pulmonaler Komplikationen? Welche Prädiktoren gibt es?

Die Inzidenz postoperativer pulmonaler Komplikationen (Atelektasen, Pneumonie etc.) hängt beim Lungengesunden im Wesentlichen von der Lokalisation des Eingriffes ab (ca. 2% bei nicht abdominellen Eingriffen, 10–20% bei Unter- bzw. Oberbaucheingriffen und 40–90% bei den Thorakotomien). Die Prädikatoren der postoperativen pulmonalen Komplikationen sind:

- **Adipositas (BMI > 27 kg/m²)**: die Bedeutung der Adipositas als Risikofaktor ist umstritten, für die abdominalchirurgischen Eingriffe jedoch sehr wahrscheinlich.
- **Nikotinabusus**: Raucher haben ein 2-fach erhöhtes Risiko für postoperative pulmonale Komplikationen, insbesondere wenn sie in den letzten 8 Wochen vor dem Eingriff geraucht haben.
- **COPD**: Patienten in einem schweren Stadium der COPD (FEV_1 < 40% des Sollwertes) haben ein bis zu 6-fach erhöhtes Risiko.
- **Asthma**: schlecht eingestellte Asthmatiker (symptomatische Patienten mit einem FEV_1 > 80% des Sollwertes).

- **Schlafapnoe**: ist mit einem häufigeren Auftreten von postoperativen Hypoxämien und Hyperkapnien vergesellschaftet.
- **Art und Dauer der Operation**: zwerchfellnahe Operationen wie die Oberbaucheingriffe haben eine Komplikationsrate von 17–76%, thorakale Eingriffe eine Rate von 19–59%. Bei einer Operationsdauer > 4 h erhöht sich das Risiko pulmonaler Komplikationen auf ca. 40% (im Vergleich zu 8% bei Operationen von < 2 h Dauer).
- **Art der Anästhesie**: Die aktuelle Datenlage lässt nicht den Schluss zu, dass neuroaxiale Blockaden (Spinal- und Epiduralanästhesie) eine geringere pulmonale Komplikationsrate aufweisen. Dennoch sollten rückenmarksnahe Verfahren bei fehlenden Kontraindikationen im Kollektiv des Hochrisikopatienten Anwendung finden. Unbestritten ist der Nutzen peripherer Regionalanästhesieverfahren.

? Was ist ein Bronchospasmus, und wie wird ein intraoperativ auftretender Bronchospasmus behandelt?

Ein Bronchospasmus ist eine akute Bronchuskonstriktion infolge allergischer Reaktionen (Antibiotika, Kontrastmittel etc.) und/oder Inhalation von Rauch, Reizgasen und -dämpfen. Ein Bronchospasmus kommt häufig bei Patienten mit hyperreagiblen Atemwegen (z.B. Asthmatikern) vor. Beim intraoperativen Auftreten eines Bronchospasmus sollten nach Identifizierung und Beseitigung der Ursache folgende therapeutischen Schritte unternommen werden:
- Sauerstoffinsufflation (FiO_2 1,0), manuelle Beatmung (keine Hyperventilation)
- Vertiefung der Narkose durch Erhöhung der Konzentration der volatilen Anästhetika
- Medikamentöse Therapie: β_2-Mimetika (inhalativ über den Endotrachealtubus oder parenterale Gabe, bei Gabe über den Tubus erreichen nur etwa 10% der applizierten Dosis den Zielort), Theophyllin, Antihistaminika, Glukokortikoide, Magnesium, Ketamin, Anticholinergika, Lidocain inhaliert oder i.v.

? Wie kann das postoperative pulmonale Risiko bei COPD-Patienten minimiert werden?

Die erforderlichen Maßnahmen zur Reduzierung der Inzidenz pulmonaler Komplikationen können in prä- und postoperative Maßnahmen eingeteilt werden:

Präoperativ:
- Optimierung der pharmakologischen Therapie: Grundsätzlich muss der COPD-Patient vor einem elektiven chirurgischen Eingriff optimal therapiert sein. Auch sollte man sich von der korrekten Applikation der verwendeten Inhalatoren überzeugen.
- Behandlung von respiratorischen Infektionen: Eine präoperative Atemtherapie und gezielte antibiotische Behandlung bei Atemwegsinfektionen sind weitere Maßnahmen, die zur Risikominimierung beitragen.
- Nikotinkarenz: Eine Unterbrechung des Zigarettenkonsums von 48 h führt zum Abfall des Carboxyhämoglobins und gleichzeitig zur Rechtsverschiebung der O_2-Dissoziationskurve mit einer besseren Sauerstoffabgabe an das Gewebe. Eine präoperative Nikotinkarenz von 6–8 Wochen vor einem elektiven Eingriff kann das Risiko postoperativer pulmonaler Komplikationen deutlich senken.

Postoperativ:
- Vermeidung eines Relaxansüberhangs: Die postoperative neuromuskuläre Restblockade ist mit einer erhöhten Rate postoperativer pulmonaler Komplikationen verbunden. Daher sollte v.a. bei COPD-Patienten auf die vollständige Reversibilität der neuromuskulären Blockade geachtet werden (TOF-Ratio > 0,9). Die Vermeidung von lang wirksamen Muskelrelaxanzien, zurückhaltende Dosierung, Beachtung von Abbauwegen bei Nieren- und/oder Leberinsuffizienz sind ebenfalls von Bedeutung.
- Analgesie: Eine ausreichende postoperative Schmerztherapie erlaubt den Patienten, effektiv zu husten, tief zu atmen, und verkürzt die Immobilisationsperiode. Die titrierte Gabe von Opioiden sollte für 48–72 h postoperativ weitergeführt werden. Ebenso sollte bei entsprechender Indikation die Anwendung der Epiduralanalgesie (z.B. nach thorakalen und abdominalen Eingriffen) oder eine patientenkontrollierten Analgesie (PCA) in Betracht gezogen werden.
- Atemtherapie: Die Verwendung von Hilfsmitteln wie Triflow-Systemen zur motivierenden/anreizenden Spirometrie beugt der Entstehung von Atelektasen vor.

? Welche Differenzialdiagnosen kommen bei postoperativen respiratorischen Komplikationen/Dyspnoe in Betracht?

Beim Vorliegen von postoperativer Atemnot sollten die Atemwege freigemacht und freigehalten werden. Weiterhin sollte über eine Gesichtsmaske ausreichend (4–6 l/min) Sauerstoff appliziert werden. Um eine gezielte Behandlung durchführen zu können, müssen folgende häufig vorkommenden Differenzialdiagnosen in Betracht gezogen werden: Relaxansüberhang, postoperative Schmerzen, Laryngospasmus, Bronchospasmus, Atelektasen, Pneumothorax, Lungenembolie, Lungenödem, psychogene Atemnot und beginnender septischer Schock.

? Welche Parameter bestimmen das Risiko für eine postoperative Nachbeatmung?

Die Wahrscheinlichkeit einer postoperativen Beatmung ist bei Patienten mit Hyperkapnie (pCO_2 > 50 mmHg im Ruhezustand), FEV_1 (forcierte exspiratorische Einsekundenkapazität) < 1 l, FVC (forcierte expiratorische Vitalkapazität) < 50–70% des Sollwertes oder FEV_1/FVC < 50% deutlich erhöht.

? Welche Rolle spielt NO (Stickstoffmonoxid) in der Behandlung der schweren COPD mit Hypoxämie?

Der Stellenwert des NO ist in der Behandlung der primären pulmonalen Hypertonie, der persistierenden pulmonalen Hypertonie bei Neugeborenen, dem Atemnotsyndrom des Frühgeborenen, der pulmonalen Hypertonie bei angeborenen Herzfehlern und in der Behandlung des ARDS (Acute Respiratory Distress Syndrome) weitgehend akzeptiert; hier liegt pathophysiologisch eine Erhöhung des intrapulmonalen Rechts-Links-Shunts zugrunde. Bei der COPD ist der intrapulmonale Shunt minimal, die HPV (hypoxische pulmonale Vasokonstriktion, Euler-Liljestrand-Mechanismus) spielt jedoch eine wichtige Rolle in Aufrecherhaltung eines adäquaten Ventilation-Perfusion-Verhältnisses (V/Q-Match). Daher wird der nicht selektiven Aufhebung der HPV durch inhaliertes NO ein eher nachteiliger Effekt zugeschrieben.

Literatur

Brister NW et al., Anesthetic considerations in candidates for lung volume reduction surgery. Proc Am Thorac Soc (2008), 5(4), 432–437
Duke J (2006) Anesthesia secrets, 3rd ed., Table 43–1, 269. Elsevier/Mosby,
Groeben H, Epidural anesthesia and pulmonary function. J Anesth (2006), 20(4), 290–299
Hartigan PM, Pedoto A, Anesthetic considerations for lung volume reduction surgery and lung transplantation. Thorac Surg Clin (2005), 15(1), 143–157
Larsen R (2002) Anästhesie, 7., neu bearbeitete und erweiterte Aufl. Urban & Fischer, München
Leitlinien der Deutschen Atemwegsliga und der Deutschen Gesellschaft für Pneumologie und Beatmungsmedizin zur Diagnostik und Therapie von Patienten mit chronisch-obstruktiver Bronchitis und Lungenemphysem (COPD). Pneumologie (2007), 61, e1–e40
Licker M et al., Perioperative medical management of patients with COPD. Int J Chron Obstruct Pulmon Dis (2007), 2(4), 493–515
Miller RD (2005) Anesthesia, 6th ed. Elsevier/Churchill Livingstone, Philadelphia
Nationale Versorgungsleitlinie COPD, Version 1.4, Juni 2007. http://www.copd.versorgungsleitlinien.de
Smetana GW et al., Preoperative pulmonary risk stratification for noncardiothoracic surgery: systematic review for the American College of Physicians. Ann Intern Med (2006), 144(8), 581–595
Stoelting RK, Dierdorf SF (2002) Anesthesia and Co-Existing Disease, 4. Ed., Churchill Livingstone
Yamakage M, Iwasaki S, Namiki A, Guideline-oriented perioperative management of patients with bronchial asthma and chronic obstructive pulmonary disease. J Anesth (2008), 22(4), 412–428

Koronare Herzkrankheit (KHK)

? Was ist die KHK? Welche Symptome präsentieren Patienten mit KHK?

Koronare Herzkrankheit, auch koronare Herzerkrankung (KHE) und in der englischen Literatur Coronary Artery Disease (CAD) oder Ischemic Heart Disease (IHD) genannt, ist der Sammelbegriff für Krankheitsbilder, denen pathophysiologisch eine Koronarsklerose mit Minderversorgung des Myokards zugrunde liegt. In der Bundesrepublik Deutschland sterben jährlich ca. 125 000 Menschen an den Folgen dieser Erkrankung. Die klinischen Manifestationen umfassen: AP (stabil, instabil), Myokardinfarkt, Herzinsuffizienz, HRST oder plötzlicher Herztod.

? Welche Risikofaktoren führen zur Entwicklung einer KHK?

Alter, männliches Geschlecht, positive Familienanamnese, Hyperlipidämie (hohes LDL-Cholesterin, hohe Triglyzeride), niedriges HDL-Cholesterin, Homocystinämie, Zigarettenkonsum, arterielle Hypertonie, Diabetes mellitus, Stress, körperliche Inaktivität, Nierenerkrankungen, Alkoholmissbrauch und Adipositas gehören zu den Risikofaktoren für eine KHK.

? Beschreiben Sie die Anatomie der Koronararterien und des koronaren Blutflusses.

Das Myokard wird durch die rechte und die linke Koronararterie versorgt (s. Abb. 78). Die rechte Koronararterie (A. coronaria dextra, Right Coronary Artery, RCA) ist in ca. 90% der Fälle das dominante Gefäß und versorgt die sinoatrialen- und atrioventrikulären Knoten sowie

Abb. 78: Koronararterien

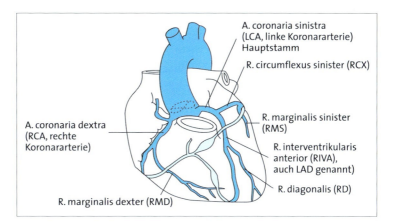

den rechten Ventrikel. Verschlüsse der RCA führen häufig zu AV-Blockaden und Arrhythmien. Die linke Kornararterie (A. coronaria sinistra, Left Coronary Artery, LCA) teilt sich in Ramus circumflexus (RCX) und Ramus interventrikularis anterior (RIVA, auch Left Anterior Descending Artery oder LAD genannt) und versorgt einen Großteil des Septums und des linken Ventrikels. Stenosen in diesem Bereich führen zur Linksherzinsuffizienz.

Der koronare Blutfluss (Coronary Blood Flow, CBF) beträgt ca. 225 ml/min, das entspricht etwa 5% des HZV) und kann unter Stressbedingungen um den Faktor 4 ansteigen. Die Höhe des CBF ist abhängig vom Druckgradienten zwischen Aorta und Ventrikel. Daher wird der linke Ventrikel hauptsächlich während der Diastole, der rechte Ventrikel sowohl während der Diastole als auch während der Systole durchblutet.

? Beschreiben Sie die Determinanten der myokardialen Sauerstoffversorgung und des Sauerstoffverbrauches.

Myokardialer Sauerstoffverbrauch: Die wichtigsten Determinanten des myokardialen Sauerstoffverbrauchs sind: Systolische (Nachlast) und diastolische (Vorlast) ventrikuläre Wandspannung, Kontraktilität und Herzfrequenz. Nach dem Laplace-Gesetz verhält sich die Wandspannung proportional zum Ventrikelradius und zum intraventrikulären Druck. Alle Maßnahmen, die Vorlast, Nachlast, Kontraktilität oder HF senken, führen zur Verringerung des myokardialen Sauerstoffverbrauchs.

Myokardiale Sauerstoffversorgung: Die Sauerstoffversorgung des Myokards ist abhängig vom Sauerstoffgehalt des Blutes und von der koronaren Durchblutung. Die koronare Perfusion wird durch einen Autoregulationsmechanismus in einem engen Bereich konstant gehalten.

? Welche pathophysiologischen Mechanismen führen zu myokardialen Ischämien?

Die Myokardischämie kommt durch ein Missverhältnis zwischen Sauerstoffangebot (Koronardurchblutung) und Sauerstoffverbrauch zustande. Auslösende Mechanismen sind:
▲ Minderung der Koronardurchblutung durch Abfall des Perfusionsdrucks (erniedrigter mittlerer arterieller RR, erhöhter enddiastolischer Druck).
▲ Sauerstoffminderversorgung bei Anämie, Hypoxie.

- Zunahme des myokardialen Sauerstoffverbrauchs bei Tachykardie, Erhöhung des enddiastolischen Drucks und/oder Volumens, Kontraktilitätssteigerung.
- „Coronary steal"-Phänomen: Hierunter versteht man eine Minderperfusion der poststenotischen Gefäßareale zugunsten intakter Koronargebiete, wodurch die Blutversorgung in den bereits minderperfundierten Regionen noch weiter verringert wird.

? Was sind die klinischen Manifestationen der KHK?

- Akutes Koronarsyndrom, mit oder ohne Infarkt
- HRST
- Herzinsuffizienz, kardiogener Schock
- Plötzlicher Herztod

? Beschreiben Sie AP und ihre Klassifikation.

Als AP (auch Stenokardie genannt) bezeichnet man vorwiegend retrosternale Schmerzen, die durch Stenosen der Koronargefäße und nachfolgende Durchblutungsstörungen verursacht werden. Die Schmerzen werden durch körperliche und psychische Belastungen ausgelöst, sind von kurzer Dauer und können in Richtung Hals, Unterkiefer, Schultergegend, linker oder rechter Arm ausstrahlen.

Die Einteilung nach klinischem Schwergrad erfolgt nach der Canadian Cardiovascular Society (CCS) (s. Tab. 71).

Tab. 71: Klassifikation der Angina pectoris nach Canadian Cardiovascular Society

	Symptome
Stadium 0	Stumme Ischämie
Stadium I	Angina bei schwerer körperlicher Belastung
Stadium II	Geringe Beeinträchtigung der normalen körperlichen Aktivität durch AP
Stadium III	Erhebliche Beeinträchtigung der normalen körperlichen Belastung durch AP
Stadium IV	AP durch geringe körperliche Belastung oder in Ruhe (dann instabil)

Unscharf definierte Begriffe wie Belastungsangina, nächtliche Angina, therapieresistente Angina oder Präinfarktangina sollten vermieden werden.

? Welche Begleiterkrankungen kommen bei KHK-Patienten häufig vor?

Periphere arterielle Verschlusskrankheit, chronisch obstruktive Lungenerkrankung, Niereninsuffizienz, arterielle Hypertonie und Diabetes mellitus kommen bei dieser Patientengruppe gehäuft vor.

? Beschreiben Sie die typischen EKG-Befunde bei myokardialer Ischämie.

Das 12-Kanal-EKG zeigt im Zusammenhang mit myokardialen Ischämien ST-Senkungen, ST-Hebungen (typischerweise aus dem absteigenden Schenkel, T-Negativierungen, Q-

Tab. 72: Anatomische Zuordnung der EKG-Veränderungen zu Koronarversorgungsgebieten

Inferiore Wand	II, III, aVF	RCA
Posteriore Wand	Große R-Wellen (R / S-Verhältnis > 1) und ST-Senkung in V1, V2 oder V3, T-Veränderungen in V1	RCA
Laterale Wand	I, aVL, V4–6	RCX
Vorderwand	I, aVL, V1–6	LAD
Anteroseptal	V1–3	LAD
Anterior	V1–4	LAD
Rechter Ventrikel	V1, V3R–V5R (passagere Veränderungen), V4R (höchste Spezifität und Sensitivität)	RCA

V3R: rechte Brustwandableitung

Abb. 79: Schematische Darstellung der anatomischen Zuordnung der EKG-Ableitungen. aVR: anteriore Wand, I, aVL: laterale Wand, V1–2: rechter Ventrikel, V1–4: Vorderwand, V4–6: laterale Wand, II, III, aVF: Hinterwand (inferior)

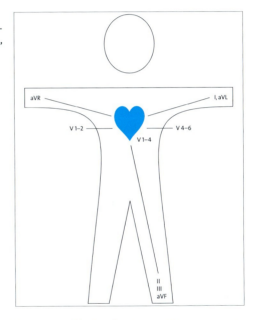

Wellen als Zeichen eines älteren Infarktes, Überleitungs- und/oder Rhythmusstörungen sowie Zeichen einer linksventrikulären Hypertrophie. Die Pathologie der Koronararterien zeigt sich in korrespondierenden EKG-Veränderungen, die in der Tabelle 72 aufgeführt sind.

> **?** Welche anästhesiologischen Besonderheiten sollten bei diesen Patienten beachtet werden?

Ca. 40% der erwachsenen Patienten, die sich einem chirurgischen Eingriff unterziehen, haben eine KHK oder weisen Risikofaktoren auf. Das Risiko perioperativer Myokardischämien ist bei Patienten mit KHK deutlich erhöht. Der Vermeidung von Tachykardien und arterieller Hypertonie gilt es eine besondere Beachtung zu schenken, da der erhöhte myokardiale Sauerstoffverbrauch Ischämien induzieren kann. Weitere wichtige Aspekte sind:

- Prämedikation: Anxiolyse und Sedierung.
- Analgesie: intra- und postoperativ zur Stressprophylaxe.

▲ Narkose-Einleitung: Verwendung von Hypnotika mit geringem Einfluss auf das HZV (z.B. Etomidate).
▲ Volumengabe: Bei vorbestehender Herzinsuffizienz sollte eine Hypervolämie mit Gefahr des Lungenödems verhindert werden.

? Wie sollte das intraoperative Monitoring bei KHK-Patienten erfolgen?

Ca. 20% der Reinfarkte treten intraoperativ auf. Daher zielt das intraoperative Monitoring bei KHK-Patienten auf die Früherkennung myokardialer Ischämien und deren Folgen. Zu den Monitoringmaßnahmen bei KHK-Patienten gehören:
▲ Invasive Blutdruckmessung.
▲ Zentralvenöse Druckmessung.
▲ EKG mit ST-Strecken-Analyse (Die Ableitung V5 besitzt die höchste Sensitivität bei der Detektion myokardialer Ischämien und sollte immer überwacht werden; das Monitoring der Ableitung II dient zur Früherkennung der Ischämien im Versorgungsbereich der rechten Koronararterie und wird zur Überwachung von P-Welle und RS herangezogen).
▲ Bei Hochrisikopatienten sollte eine transösophageale Echokardiographie zur Frühdetektion von Wandbewegungsstörungen erwogen werden.
▲ Ein erweitertes hämodynamisches Monitoring (PAK, PiCCO).

Die meisten Myokardinfarkte geschehen in den ersten 48–72 h postoperativ.

? Beschreiben Sie den Stellenwert der ST-Segmentanalyse.

Die ST-Streckenanalyse ist eine preiswerte und effektive Möglichkeit zur Detektion intraoperativer myokardialer Ischämien. Die kontinuierliche 12-Kanal-EKG-Überwachung ist für intraoperative Zwecke wenig praktikabel. Bei Verwendung eines 5-Kanal-EKG kann die Diagnostik der kardialen Ischämien in 80–96% der Fälle durch eine Überwachung der Ableitungen II und V5 erfolgen. Als signifikante ST-Streckenveränderung gilt eine absolute oder relative Senkung oder Hebung von mehr als 0,1 mV bzw. 1 mm in den Brustwandableitungen und von mehr als 0,05 mV bzw. 0,5 mm in den peripheren Ableitungen. Die Abbildung 80 zeigt die Sensitivität der ST-Streckenanalyse einzelner Ableitungen.

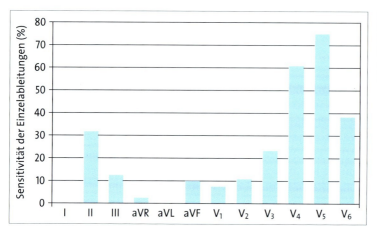

Abb. 80: Die Sensitivität der ST-Segmentanalyse zur Detektion intraoperativer myokardialer Ischämien [London et al. 1988]

? Beschreiben Sie die Pathogenese der perioperativen Myokardinfarkte.

Bei perioperativen Myokardinfarkten scheinen 2 pathogenetische Mechanismen involviert zu sein:
- Ruptur eines instabilen thrombogenen Plaques
- Missverhältnis zwischen Sauerstoffangebot und -bedarf

? Wie groß ist das Risiko für einen perioperativen Myokardinfarkt? Wie hoch ist die Letalität?

Perioperative Myokardinfarkte sind solche, die intraoperativ oder in einem Zeitraum von bis zu 1 Woche postoperativ auftreten. Während das Risiko perioperativer Myokardinfarkte bei nicht kardiochirurgischen Patienten ohne Infarktanamnese ca. 0,1% beträgt, ist das Risiko bei den Patienten mit vorbestehendem Myokardinfarkt bis zu 50-fach erhöht. Der perioperative Myokardinfarkt hat eine sehr ernste Prognose. So beträgt die Gesamtmortalität bei Patienten mit einer KHK, die nach einer größeren nicht kardiochirurgischen Operation einen Troponinanstieg zeigten > 22% und ist damit deutlich höher als bei Patienten mit einem akuten Troponin-positiven Koronarsyndrom.

? Wie lange nach einem akuten Myokardinfarkt sollte auf elektive Eingriffe verzichtet werden?

Die Entscheidung über das Zeitintervall zwischen einem akuten Myokardinfarkt und einem elektiven chirurgischen Eingriff hängt vornehmlich von dem klinischen Zustand des Patienten nach Abschluss der Rehabilitationsmaßnahmen ab. Dabei wird der körperlichen Belastbarkeit des Patienten und dem Grad seiner Beschwerdefreiheit ein höherer Wert beigemessen als dem Zeitfenster nach dem akuten Ereignis. Aktuellen Empfehlungen des ACC und der AHA zufolge sollten verschiebbare Eingriffe nicht in den ersten 4–6 Wochen nach einem Myokardinfarkt durchgeführt werden.

? Welche Faktoren beeinflussen das Risiko perioperativer Myokardinfarkte?

Das Risiko perioperativer Myokardinfarkte wird durch folgende Faktoren direkt oder indirekt beeinflusst:

Anamnese: AP, symptomatische Herzinsuffizienz, akutes Koronarsyndrom (mit oder ohne Infarkt), KHK, signifikante Herzrhythmusstörungen (z.B. symptomatische ventrikuläre oder supraventrikuläre Tachyarrhythmien), hochgradigere AV-Blockaden, schwere Herzklappenerkrankungen, Diabetes, Niereninsuffizienz

Art der Operation: Endoskopische Operationen, Eingriffe an der Körperoberfläche und Extremitäten haben ein niedriges kardiales Risiko (< 1% kardiale Morbidität und Mortalität), offene Bauch-, Thorax-, Prostata-, Karotis- und größere orthopädische Eingriffe ein mittleres Risiko (< 5%) und notfallmäßige Eingriffe sowie Operationen an der Bauchaorta und den großen peripheren Gefäßen oder Operationen mit großem Blutverlust ein hohes kardiales Risiko (> 5%).

Intraoperative Anästhesieführung: Es konnte bisher nicht gezeigt werden, dass die Wahl des Anästhesieverfahrens einen Einfluss auf die perioperative Mortalität hat. Es besteht jedoch kein Zweifel daran, dass die Vermeidung von Tachykardien, arterieller Hypo- und Hypertension, sowie eine effektive Schmerztherapie das Risiko perioperativer myokardialer Ischämien senken kann.

Stichpunkte: Koronare Herzkrankheit
- Die wichtigste Determinante des koronaren Perfusionsdrucks ist der diastolische RR. Daher sollte ein Abfall des diastolischen Drucks < 60 mmHg auf jeden Fall vermieden werden
- Der myokardiale Sauerstoffverbrauch steigt durch Tachykardien deutlich an. Um eine Frequenzsteigerung > 90/min verhindern zu können, muss auf eine ausreichend tiefe Narkose/Analgesie, Kontrolle und Ausgleich des Volumenstatus, Transfusion von Erythrozytenkonzentraten bei Anämie aber auch die medikamentöse Therapie mit Betablockern geachtet werden.
- Klinische Prädikatoren einer intraoperativen myokardialen Ischämie sind:
  - Instabile AP
  - Vorausgegangene Myokardinfarkte, Diabetes mellitus
  - Fortgeschrittenes Alter

? Erörtern Sie die Pharmakotherapie der perioperativen myokardialen Ischämie.
Die Pharmakotherapie der perioperativen myokardialen Ischämie basiert hauptsächlich auf der Gabe folgender Medikamente:

Nitrate (Nitrolingual, ISMO, Isoket, Glyceroltrinitrat): senken durch Reduktion der Vor- und Nachlast den myokardialen Sauerstoffverbrauch.

Molsidomin: wird als Alternative zu Nitraten eingesetzt.

Betablocker (Beloc, Brevibloc): hemmen die Katecholaminwirkung auf HF, Kontraktilität und RR und führen zur Reduzierung des myokardialen Sauerstoffverbrauches.

Ca-Antagonisten (Isoptin, Dilzem): führen zur Verminderung der Nachlast und Kontraktilität.

ACE-Hemmer: führen durch Hemmung des Renin-Angiotensin-Aldosteron-Systems (RAAS) zur Verringerung der Vor- und Nachlast.

? Muss die medikamentöse Therapie in der perioperativen Phase unverändert beibehalten werden?
Das abrupte Absetzen von Betablockern kann zu Rebound-Phänomenen mit Tachykardie und arterieller Hypertension führen. Ebenfalls sollte die Gabe von Nitraten in der präoperativen Phase aufgrund des möglichen Abfalls der koronaren Durchblutung und des Anstiegs der Vor- und Nachlast, weitergeführt werden. Inwiefern die ACE-Hemmer am OP-Tag weitergegeben werden sollten wird derzeit kontrovers diskutiert.

? Welche Untersuchungen können zur präoperativen Evaluierung der KHK-Patienten durchgeführt werden?
Belastungs-EKG: ist eine nicht invasive Methode, Informationen über die Grenzen der kardialen Belastbarkeit des Patienten zu erhalten. Dabei werden evtl. auftretende ST-Streckenveränderungen, Frequenz- und Blutdruckverhalten des Patienten während einer definierten Be-

lastungsphase untersucht (Abbruch beim Erreichen der max. HF = 220 – Alter bzw. bei signifikanten ST-Streckensenkungen).

Myokardszintigraphie: Erlaubt die Darstellung lokaler Durchblutungsstörungen nach Injektion von radioaktiven Substanzen in Ruhe und bei Belastung.

Echokardiographie: Ermöglicht die visuelle Darstellung der kardialen Strukturen und die Beurteilung von Kontraktilität und Wandbewegungsstörungen.

Koronarangiographie: Durch koronarangiographische Untersuchungen kann der Stenosegrad einzelner Koronargefäßabschnitte untersucht und dokumentiert werden. Neuere Untersuchungen zeigen jedoch, dass nicht der Stenosegrad allein, sondern vielmehr die Zusammensetzung und Morphologie des Plaques die Rupturgefahr determinieren.

Dobutamin-Stressechokardiographie: Die i.v. Gabe von Dobutamin erlaubt die Detektion myokardialer Ischämien im Rahmen echokardiographischer Untersuchungen mit einer hohen Sensitivität und Spezifität.

Endovaskuläre Ultraschallverfahren: Bereits jetzt ist es möglich, durch Miniatursonden ein intravaskuläres Ultraschallbild zu erhalten. Die Darstellung von instabilen Plaques (mit fibröser Kappe), die jederzeit rupturieren können, verleiht diesem Verfahren in naher Zukunft eine eminente Bedeutung.

Literatur

Baumert JH, Buhre W, The cardiac risk patient in anesthesia. Anaesthesist (2001), 50(9), 649–660
Buhre W, Rossaint R, Perioperative management and monitoring in anaesthesia. Lancet (2003), 362(9398), 839–846
Feringa HH, Bax JJ, Poldermans D, Perioperative medical management of ischemic heart disease in patients undergoing noncardiac surgery. Curr Opin Anaesthesiol (2007), 20(3), 254–260
Gal J et al., Cardiac risk reduction in non-cardiac surgery: the role of anaesthesia and monitoring techniques. Eur J Anaesthesiol (2006), 23(8), 641–648
Howell SJ, Sear JW, Foëx P, Hypertension, hypertensive heart disease and perioperative cardiac risk. Br J Anaesth (2004), 92(4), 570–583
Larsen R (2002) Anästhesie, 7., neu bearbeitete und erweiterte Aufl. Urban & Fischer, München
London MJ, Beta blockers and alpha2 agonists for cardioprotection. Best Pract Res Clin Anaesthesiol (2008), 22(1), 95–110
London MJ et al., Intraoperative myocardial ischemia: Localization by continuous 12-lead electrocardiography. Anesthesiology (1988), 69, 232–241
Miller RD (2005) Anesthesia, 6th ed. Elsevier/Churchill Livingstone, Philadelphia
New ACC/AHA Guidelines on Perioperative CV Evaluation for Noncardiac Surgery 2007
Priebe HJ, Perioperative myocardial infarction – aetiology and prevention. Br J Anaesth (2005), 95(1), 3–19
Priebe H-J, Triggers of perioperative myocardial ischaemia and infarction. British Journal of Anaesthesia (2004), 93(1), 9–20
Shilling AM, Durieux ME, Pharmacologic modulation of operative risk in patients who have cardiac disease. Anesthesiol Clin (2006), 24(2), 365–379
Slogoff S, Keats AS, Myocardial ischemia revisited. Anesthesiology (2006), 105(1), 214–216
Stoelting RK, Dierdorf SF (2002) Anesthesia and Co-Existing Disease, 4. Ed., Churchill Livingstone

Der langzeitsedierte Intensivpatient

H. Taghizadeh

 Welche Substanzen werden zur Analgosedierung bei Intensivpatienten verwendet?

Midazolam (Dormicum): Gehört zu der Gruppe der kurz wirksamen Benzodiazepine (Eliminationshalbwertszeit 1,5–3 h). Midazolam verfügt über amnestische, hypnotisch sedative, anxiolytische und antikonvulsive Wirkungen. Die Wirkung der Benzodiazepine wird über GABA (γ-Aminobuttersäure)-Rezeptoren vermittelt. Die erforderliche Dosierung zur Sedierung bei maschinell beatmeten Intensivpatienten unterliegt großen Schwankungen (0,03–0,2 mg/kg/h). Bei älteren Patienten und bei Patienten in reduziertem Allgemeinzustand sowie bei gleichzeitiger Verwendung von Substanzen mit additiv sedierenden Eigenschaften muss die Dosis um $1/3$ reduziert werden. Midazolam wird nur zur kurzzeitigen Sedierung empfohlen, da die WD nach einer Infusion > 48–72 h unvorhersehbar ist.

Diazepam (Valium, Faustan): Lang wirksames Benzodiazepin (Eliminationshalbwertszeit für den Metaboliten N-Desmethyldiazepam 30–100 h), das als Tranquilizer und Antikonvulsivum weit verbreitet ist. Durch die Kumulationsgefahr ist Diazepam zur kontinuierlichen Gabe nicht geeignet. Die Einzeldosis zur Sedierung bei Erwachsenen beträgt 0,03–0,2 mg/kg/h i.v.

Propofol (Disoprivan): Intravenöses Anästhetikum mit hypnotischen, antiemetischen und antikonvulsiven Eigenschaften. Propofol hat eine kurze Halbwertszeit und kann dadurch zur kontinuierlichen Sedierung von Intensivpatienten verwendet werden. Der Wirkort des Propofols sind im Wesentlichen ebenfalls die GABA-Rezeptoren im ZNS. Propofol ist in Deutschland nicht zur Sedierung von Intensivpatienten in einem Alter von 16 Jahren oder jünger zugelassen. Dosierungen von 1,0–2,5 mg/kg/h sind üblich. Die Therapiedauer sollte nach einer Empfehlung der Arzneimittelkommission der deutschen Ärzteschaft auf 7 Tage und eine max. Dosierung von 4 mg/kg/h beschränkt bleiben. Bei der Anwendung von Perfusoren wird empfohlen, die einzelnen Spritzen wegen des Risikos einer bakteriellen Kontamination nicht länger als 6 h zu benutzen. Da Propofol wegen seiner schlechten Wasserlöslichkeit als Emulsion vertrieben wird, ist bei lang andauernder hoch dosierter Anwendung eine Kontrolle der Triglyzeride im Serum notwendig. Propofol sollte bei Patienten mit bekannter Soja- oder Erdnussallergie nicht angewandt werden.

Clonidin (Catapresan, Paracefan): Antisympathotonikum dessen Wirkung über die zentralen postsynaptischen α_2-Rezeptoren vermittelt wird. Die früher eintretende periphere Alpha-Stimulation ist für den bei zu schneller Injektion zu beobachtenden initialen Blutdruckanstieg verantwortlich. Clonidin wird zur Behandlung von arterieller Hypertonie (Zulassung für Catapresan), aber auch zur Dämpfung von sympathoadrenergen Symptomen bei Alkoholentzugssyndromen (Zulassung für Paracefan) sowie als Adjuvans zur Sedierung eingesetzt. Die kontinuierliche Dosierung beträgt 0,4–1,7 µg/kg/h.

Morphin: Referenzopioid mit geringer Fettlöslichkeit und dadurch schlechter Steuerbarkeit. Bei Patienten mit eingeschränkter Nierenfunktion kommt es zu einer Kumulation des wirksamen Metaboliten Morphin-6-Glucuronid. Von Bedeutung ist daneben die Histaminliberation, die sowohl Pruritus als auch Asthma-Anfälle triggern kann. Die übliche Dosierung beträgt 30 µg/kg/h.

Sufentanil (Sufenta): Synthetisches Opioid mit rein agonistischer selektiver Wirkung am µ-Rezeptor. Neben der starken analgetischen Wirkung (1000-fache relative analgetische Potenz im Vergleich zu Morphin) besitzt Sufentanil sedierende Eigenschaften, die den Einsatz als Analgosedativum auch als Monotherapeutikum ermöglichen. Weiterhin wird Sufentanil aufgrund seines günstigen hämodynamischen Profils insbesondere bei kardialen Risikopatienten eingesetzt. Die üblicherweise verwendete Dosierung beträgt 0,25–1,0 µg/kg/h. Sufentanil besitzt eine kurze kontextsensitive Halbwertszeit und im Vergleich zu Fentanyl und Morphin eine hohe Sicherheitsbreite (im Tierversuch $LD_{50} / ED_{50} = 25211$).

Fentanyl: Synthetisches Opioid mit einer 100-fachen Wirkung im Vergleich zu Morphin und selektiver agonistischer Wirkung am µ-Rezeptor. Fentanyl wird als potentes Schmerzmittel in der Anästhesie und Intensivmedizin sowie bei der Therapie von chronischen Schmerzzuständen als transdermales System eingesetzt. Fentanyl besitzt ebenso wie Sufentanil eine gute kardiale Stabilität. Die Dosierung zur Analgosedierung beatmeter Patienten beträgt 1–3,5 µg/kg/h.

Remifentanil (Ultiva): Hochpotentes Opioid (200-fache relative Wirkung), das aufgrund seiner kurzen Halbwertszeit und des organunabhängigen Abbaus durch unspezifische Esterasen zur kontinuierlichen i.v. Gabe geeignet ist. Die Dosierung schwankt zwischen 0,04–0,1 µg/kg/min. Es kommt weder durch lange Applikationsdauer noch durch Organinsuffizienzen oder hohes Alter der Patienten zur Kumulation. Patienten sind nach Beendigung einer Remifentanil-basierten Analgosedierung schneller neurologisch beurteilbar und extubierbar. Nachteilig ist neben den primär höheren Kosten für die Substanz die mögliche Induktion einer Hyperalgesie.

Piritramid (Dipidolor): Opioidanalgetikum (reiner µ-Agonist) mit einer relativen Potenz von 0,7 im Vergleich zu Morphin. Dipidolor wird titriert i.v. (Loading-Dosis 2–5mg) zur Analgesie verwendet. Es wird auch nach s.c. Gabe schnell resorbiert (max. Plasmaspiegel nach etwa 30 min).

Dexmedetomidine (Precedex): relativ selektiver zentraler α_2-Rezeptor-Agonist, der als i.v. Sedativum zur kontinuierlichen Infusion (max. 24 h nach FDA-Zulassung) bei intubierten Intensivpatienten angewandt werden kann. Im empfohlenen Dosisbereich (0,2–0,7 µg/kg/h) tritt keine Atemdepression auf. Dexmedetomidine hat eine kurze Halbwertszeit von etwa 2 h. Das Medikament ist in Deutschland noch nicht zugelassen (08/2008) [Lam, Alexander 2008; Pandharipande et al. 2007].

Ketamin (Ketanest): Anästhetikum mit der Eigenschaft, eine dissoziative Analgesie hervorzurufen. Dabei werden neben der analgetischen Wirkung auch eine Amnesie und psychotrope (halluzinatorische) Wirkungen, aber nicht immer Bewusstlosigkeit erzielt. Die Hauptwirkmechanismen sind ein NMDA-Rezeptor-Antagonismus und µ-Rezeptor-Agonismus. Darüber hinaus sind Interaktionen mit einer ganzen Reihe weiterer Rezeptoren bekannt. Ketamin wird aufgrund seiner halluzinatorischen Wirkung immer nur als Kombinationspartner von hypnotisch/sedierend wirkenden Pharmaka (Propofol, Midazolam) bzw. zur Potenzierung der analgetischen Wirkung von Opioiden (Sufentanil) eingesetzt. Hierbei werden Dosierungen von 0,5–4,5 mg/kg/h verwendet. Die analgetische Wirkung des S(+)-Ketamins wird als etwa doppelt so stark wie die von Razemat eingeschätzt. Daneben ist die LD_{50} / ED_{50} etwa 2,5-fach höher als beim R(–)-Enantiomer. In Vergleichsstudien war die Patientenzufriedenheit nach Anwendung von S(+)-Ketamin im Vergleich zum Razemat höher. Für die Analgosedierung von Patienten mit erhöhtem ICP ist relevant, dass der Einfluss auf die zerebrale Autoregulation mit konsekutiver Vasodilatation und Anstieg des ICP weitaus geringer ausfällt.

Auch Neuroleptika (Haloperidol, Droperidol) werden in Einzelfällen zur symptomorientierten Behandlung bzw. als Additiva zur Sedierung (z.B. bei Patienten mit Alkoholentzugssyndrom) benutzt. Für die Applikation von Droperidol gibt es wegen des Auftretens von HRST im Zusammenhang mit QT-Zeit-Verlängerungen seit 12/2001 eine Warnung der FDA. In Deutschland ist Droperidol seit 03/2008 unter dem Handelsnamen Xomolix zur antimemetischen Therapie erneut zugelassen worden. Weiterhin können zur Sedierung von Intensivpatienten Inhalationsanästhetika (AnaConDa-System) eingesetzt werden. Die Verwendung von Regionalanästhesieverfahren (Periduralkatheter, periphere Nervenblockaden) sollte aufgrund der ausgesprochen effektiven Analgesie immer erwogen werden. Der Zusatz von peripheren Analgetika sollte, sofern möglich, ebenfalls in Betracht gezogen werden [Gommers, Bakker 2008; Richman et al. 2006].

? Welche sind die Ziele einer Analgosedierung?

Analgesie: Oberste Priorität hat die Ausschaltung von Schmerzen, die entweder durch das Grundleiden oder durch diagnostische, therapeutische und pflegerische Maßnahmen hervorgerufen werden.

Anxiolyse: Reduktion von schweren psychischen Belastungen und das Auftreten von posttraumatischen Stresszuständen (PTSD).

Sedierung: Abschirmung des Patienten vor physisch und/oder psychisch traumatisierenden Maßnahmen.

Vegetative Abschirmung: Gewährleistung der hämodynamischen Stabilität.

Das Gesamtziel sind schmerzfreie, möglichst wache, kooperative Patienten, die die notwendigen intensivmedizinischen Maßnahmen tolerieren und im Rahmen ihrer Möglichkeiten aktiv unterstützen [Kessler, Martin 2008; Schweickert, Kress 2008, 2002].

? Bei welchen Erkrankungen ist eine Langzeitsedierung erforderlich?

Eine Langzeitsedierung kann bei Patienten mit Polytrauma, Schädel-Hirn-Trauma, SIRS, Sepsis, ARDS und großflächigen Verbrennungen notwendig sein. Die Dauer der Sedierung bzw. Analgosedierung richtet sich nach dem klinischen Zustand des Patienten.

? Welche Faktoren beeinflussen die Pharmakokinetik dieser Substanzen?

Pharmakokinetik beschreibt den Verbleib eines Medikaments im Organismus (Was macht der Körper mit der Substanz?). Dazu gehört die Analyse von Absorption, Distribution, Metabolisierung und Exkretion. Parameter zur Beschreibung und Darstellung dieser Vorgänge sind: das Verteilungsvolumen, die Clearance, die Halbwertszeit und die Proteinbindung. Bei kritisch kranken Patienten ist die Komplexität pharmakokinetischer Prozesse zusätzlich gesteigert durch:
- Hepatische Dysfunktion (Veränderungen der CYP-Enzyme, des hepatischen Blutflusses und der Proteinbindung)
- Gastrointestinale Dysfunktion (Veränderung von pH und Flora, Motilitätsstörungen, veränderte Resorption)
- Renale Dysfunktion (Exkretion, Flüssigkeitsretention, Nierenersatzverfahren, Säure-Basen-Haushalt)
- Kardiale Dysfunktion (Organversagen, Flüssigkeitsretention, metabolische Azidose)
- Endokrine Dysfunktion (Diabetes mellitus, Nebenniere, Schilddrüse, ADH-Sekretion)
- Endotheliale Dysfunktion (intravasaler Flüssigkeitsverlust, Hypalbuminämie)
- Pulmonale Dysfunktion (Hypoxie, respiratorische Azidose oder Alkalose, Beatmung)

Dazu kommen Interaktionen parallel eingesetzter Medikamente. Da die Summe der Effekte nur schwierig kalkulierbar ist, werden bevorzugt Medikamente mit kurzer Halbwertszeit eingesetzt, deren Wirkung außerdem durch klinische Beobachtung titrierbar ist (Hypnotika, Opiate, Katecholamine). Alternativ steht für viele Substanzen ein therapeutisches Drug-Monitoring zur Verfügung (Antiepileptika, Antibiotika), oder toxische Nebenwirkungen können durch weitere Untersuchungen überwacht werden (QT-Zeit Verlängerung im EKG unter Amiodaron-Therapie, Laborteste bei Substitution gerinnungsaktiver Substanzen, TEE bei Katecholamintherapie) [Wagner, O'Hara 1997].

? Was ist die kontextsensitive Halbwertszeit?
Der Begriff kontextsensitive Halbwertszeit wurde 1992 von Hughes nach Analyse eines Computermodells eingeführt und beschreibt die Halbwirkzeit eines Medikamentes im zentralen Kompartiment in Abhängigkeit von der Applikationsdauer. Insbesondere bei kontinuierlicher Gabe von Medikamenten zur Sedierung und Analgesie ist die Kenntnis der kontextsensitiven Halbwertszeit für die Steuerung der Wirkung erforderlich. Durch die Einführung der kontextsensitiven Halbwertszeit wird der Akkumulation von kurz wirksamen Substanzen bei kontinuierlicher Gabe Rechnung getragen. Für Propofol wird diese bei dreistündiger kontinuierlicher Infusion mit 25 min, bei einer Infusionsdauer von 8 h mit 40 min angegeben. In der Abbildung 81 sind die kontextsensitiven Halbwertszeiten für einige zur Analgosedierung gebräuchliche Medikamente aufgeführt [Hughes et al. 1992].

? Beschreiben Sie den Ceiling-Effekt, die Toleranzentwicklung und das Rebound-Phänomen.
Ceiling-Effekt beschreibt die Eigenschaft mancher Substanzen, bei denen trotz Dosissteigerung keine Zunahme der Wirkung eintritt. Der Ceiling-Effekt ist insbesondere für Benzodiazepine (Midazolam) ausgeprägt, wird aber auch bei dem Opioid Buprenorphin (Gemischt-Agonist-Antagonist) beobachtet.

Unter **Toleranzentwicklung** versteht man eine kontinuierliche Abnahme der pharmakologischen Wirkung eines Medikamentes bei chronischer Einnahme.

Abb. 81: Kontextsensitive Halbwertszeit

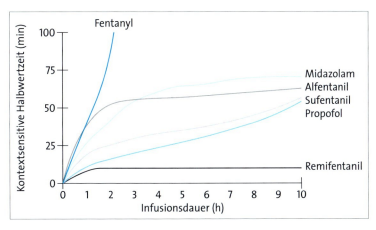

Der Begriff **Rebound-Phänomen** beschreibt das rasche und verstärkte Wiederauftreten von medikamentös behandelten Symptomen nach deren Absetzen und basiert auf einer Zunahme der Rezeptorenzahl unter der Behandlung. Klinische Beispiele sind extreme Tachykardien bzw. hypertensive Krisen nach Absetzen einer Therapie mit Betablockern bzw. Catapresan [Mutschler et al. 2002].

? Wie wird der Sedierungsgrad überwacht?

Der großen Verbreitung von medikamentöser Sedierung der intensivpflichtigen Patienten steht eine geringe bis fehlende Überwachung der Sedierungstiefe gegenüber. Dabei kann der Sedierungsgrad anhand einiger praxisorientierten Scores relativ zuverlässig beurteilt werden. Nachfolgend sind einige der gängigsten Sedierungsscores aufgeführt:

Ramsay Sedation Scale (RSS): Ist am weitesten verbreitet, erlaubt jedoch nur eine begrenzte Diskriminierungsmöglichkeit unterschiedlicher Agitations- und Unruhezustände. Dabei wird eine grobe psychologisch/neurologische Beurteilung in 7 Kategorien (0–6) vorgenommen.

Sedation-Agitation-Scale (SAS): Wurde 1999 von Riker und Mitarbeiter zur differenzierten Beschreibung unterschiedlicher Sedierungsgrade entwickelt. Dabei werden die Patienten in 7 Kategorien, von „nicht erweckbar" (1) bis „gefährlich agitiert" (7) eingeteilt.

Richmond Agitation Sedation Score (RASS): Gehört zu den wenigen auf ihre Aussagekraft validierten Scores. Die Skala umfasst insgesamt 10 Stufen und reicht von nicht erweckbar (–5) bis wehrhaft (+4).

Motor Activity Assessment Scale (MAAS): Wird zur Einschätzung der Sedierung bei beatmeten Patienten herangezogen.

Vancouver Interaction und Calmness Scale (VICS): Score zur Messung der Sedierungsqualität bei erwachsenen Intensivpatienten.

COMFORT-Scale: Speziell zur Beurteilung der Sedierung entwickelter Score bei intensivmedizinisch behandelten, beatmeten Kindern. Dabei werden 8 Kategorien (Wachheit, Agitiertheit, Beatmungstoleranz, Motorik, RR, HF, Muskeltonus und der mimische Gesichtsausdruck) einzeln beurteilt und jeweils mit 1–5 Punkten versehen [Schweickert, Kress 2008].

? Welche sind die Vorteile des Sedierungsmonitoring?

Die Verwendung von Sedierungsskalas ist zur Beurteilung tiefer Sedierungszustände, wie sie z.B. bei invasiven Beatmungsformen erforderlich sind, ungeeignet. Sedierungsmonitore wie BIS (Aspect Medical Systems International B.V., De Meern, The Netherlands) oder Narcotrend (MT MONITORTECHNIK GMBH & CO. KG, Bad Bramstedt) können sehr tiefe Sedierungsgrade messen und ermöglichen dadurch eine bessere Steuerbarkeit. Weiterhin erlaubt der Einsatz eines Sedierungsmonitors die Anpassung der Anästhetikadosierung im Rahmen operativer Interventionen. Dies ist insbesondere bei langzeitsedierten Intensivpatienten mit einem erhöhten Bedarf an Analgetika und Sedativa von Vorteil [Hernandez-Gancedo et al. 2007; Sackey et al. 2007].

Welche Ziele werden durch die tägliche Unterbrechung der Sedierung verfolgt?

Neuere Untersuchungen haben gezeigt, dass durch eine tägliche Unterbrechung der Sedierung (daily interruption of sedation, DIS) bis zur Wachheit eine signifikante Verkürzung der Beatmungsdauer und damit verbunden eine Verkürzung der Intensivaufenthaltsdauer möglich ist. Durch die DIS kann die Sedierungstiefe jederzeit eingeschätzt werden. Bei Patienten mit invasiven Beatmungsmustern, Bauchlage und kinetischer Therapie, Hirndrucksymptomatik mit drohender Einklemmung und zur Senkung des Sauerstoffbedarfes bei drohender Hypoxie kann eine tiefe Sedierung erforderlich sein. Im Allgemeinen profitieren die meisten Patienten jedoch von einem Ziel-Ramsay-Wert von 2–3 [Kress et al. 2000].

Erörtern Sie die Vor- und Nachteile der DIS.

Durch DIS können unbeabsichtigt tiefe Sedierungszustände vermieden werden. Hierdurch wird die Intensivaufenthaltsdauer infolge kürzerer Beatmugsdauer und selteneren Auftretens von Folgekomplikationen (Pneumonien, Delir, Motilitätsstörungen des Gastrointestinaltraktes etc.) reduziert. Da die WD der verwendeten Analgosedativa individuell sehr unterschiedlich sein kann, müssen die Patienten nach Sedierungsunterbrechung besonders engmaschig überwacht werden. Einer aktuellen Studie zufolge kann durch zu abruptes Pausieren von kontinuierlicher Sedierung u.U. eine erhöhte Mortalität verursacht werden. Tatsache ist, dass DIS ohne begleitende Maßnahmen wie Monitoring der Sedierungstiefe und Implementierung eines Sedierungsprotokolls nicht effizient ist [Wit et al. 2008].

Welche sind die Kontraindikationen für eine Sedierungspause?

Eine Sedierungspause ist bei Vorliegen folgender Situationen nicht indiziert [Kress et al. 2007]:
- Zeichen von Schmerz oder Agitation
- Hirndrucksymptomatik
- Invasiver Beatmungsmodus
- Präterminaler Zustand
- Hämodynamische Instabilität/Schockzustand

Beschreiben Sie das Propofol-Infusionssyndrom.

In seltenen Fällen kann es unter Sedierung mit Propofol zu schwerwiegenden metabolischen Entgleisungen, dem sog. Propofol-Infusionssyndroms (PRIS) kommen. Laktatazidose, Rhabdomyolyse, HRST, Herzversagen und akutes Nierenversagen sind Hauptsymptome des PRIS, dessen Mortalität bis zu 85% betragen kann. Pathophysiologisch scheint dem PRIS eine Störung der mitochondrialen Fettsäureoxidation zugrunde zu liegen. Die Therapie besteht in unverzüglicher Beendigung der Propofol-Infusion sowie symptomatischer Behandlung der metabolischen Störungen und der Herz-Kreislauf-Insuffizienz. Weiterhin sollte die max. Dosierung auf 4 mg/kg/h und die max. Anwendungsdauer auf 7 Tage beschränkt werden. Propofol ist in Deutschland zur Narkose-Einleitung ab dem 6. Lebensmonat zugelassen, zur Sedierung von Kindern < 16 Jahren darf Propofol jedoch nicht verwendet werden [Corbett et al. 2008].

? **Welche Probleme können bei Beendigung einer Langzeitsedierung auftreten?**

Bis zu 60% der Patienten mit Langzeitsedierung entwickeln nach Beendigung der Sedierung ein Entzugssyndrom unterschiedlichen Schweregrades. Zu den häufigen Symptomen eines Entzugssyndroms gehören: sympathische Hyperaktivität mit arterieller Hypertonie, Tachykardie, HRST, stressbedingten myokardialen Ischämien und erhöhtem gastrointestinalem Reflux.

? **Wie kann das Auftreten des Entzugssyndroms vermieden werden?**

Zur Vermeidung des Entzugssyndroms sollten die Analgesie und Sedierung stufenweise ausgeschlichen werden. Dabei gilt die Maxime: Je länger der Patient analgosediert war, umso langsamer sollte die Reduktion stattfinden. Nach einer initialen Reduktion um 25% gilt eine weitere tägliche Reduktion um 10% unter Kontrolle der Vitalparameter und des klinischen Zustandes als sicher. Bei Auftreten von produktiv-psychotischen Symptomen, die bei ca. 8% der Patienten auftreten, ist die Gabe von Neuroleptika (z.B. Haloperidol) indiziert.

? **Welche Aspekte sollten bei der Anästhesie des langzeitsedierten Intensivpatienten beachtet werden?**

Bei der Narkoseführung langzeitsedierter Intensivpatienten sollten folgende Besonderheiten beachtet werden:

Erhöhter Bedarf: Aufgrund einer längeren Anwendung von Sedativa/Analgetika ist bei diesen Patienten mit einer erheblichen Toleranzentwicklung zu rechnen.

Monitoring der Sedierungstiefe: Um Awareness und damit verbundene postoperative Angst- und Panikzustände zu vermeiden, ist die Verwendung von Neuromonitoringmaßnahmen (z.B. BIS-Monitor) empfehlenswert.

Entzugssymptome: Änderung der Analgesie und Sedierungstiefe kann zum Auftreten von Entzugssymptomen führen. Die Anwendung von Sympatholytika mit α_2-agonistischer Wirkung kann diese Symptome lindern.

Literatur

Clinical practice guidelines for the sustained use of sedatives and analgesics in the critically ill adult. Am J Health Syst Pharm (2002), 59, 150–78

Corbett SM, Montoya ID, Moore FA, Propofol-related infusion syndrome in intensive care patients. Pharmacotherapy (2008), 28, 250–8

Gommers D, Bakker J, Medications for analgesia and sedation in the intensive care unit: an overview. Crit Care (2008), 12, Suppl 3, S4

Hernandez-Gancedo C et al., Comparing Entropy and the Bispectral index with the Ramsay score in sedated ICU patients. J Clin Monit Comput (2007), 21, 295–302

Hughes MA, Glass PS, Jacobs JR, Context-sensitive half-time in multicompartment pharmacokinetic models for intravenous anesthetic drugs. Anesthesiology (1992), 76, 334–41

Kessler P, Martin J, Optimisation of sedation practice in ICU by implementing of S2e Guidelines. Anasthesiol Intensivmed Notfallmed Schmerzther (2008), 43, 38–43

Kress JP et al., Daily sedative interruption in mechanically ventilated patients at risk for coronary artery disease. Crit Care Med (2007), 35, 365–371

Kress JP et al., Daily interruption of sedative infusions in critically ill patients undergoing mechanical ventilation. N Engl J Med (2000), 342, 1471–1477

Lam SW, Alexander E, Dexmedetomidine use in critical care. AACN Adv Crit Care (2008), 19, 113–120
Mutschler E et al. (2002) Arzneimittelwirkungen – Lehrbuch der Pharmakologie und Toxikologie, 8. Aufl. WVG, Stuttgart
Pandharipande PP et al., Effect of sedation with dexmedetomidine vs lorazepam on acute brain dysfunction in mechanically ventilated patients: the MENDS randomized controlled trial. Jama (2007), 298, 2644–2653
Richman JM et al., Does continuous peripheral nerve block provide superior pain control to opioids? A meta-analysis. Anesth Analg (2006), 102, 248–257
Sackey PV et al., Bispectral index as a predictor of sedation depth during isoflurane or midazolam sedation in ICU patients. Anaesth Intensive Care (2007), 35, 348–356
Schweickert, WD, Kress JP, Strategies to optimize analgesia and sedation. Crit Care (2008), 12(Suppl 3), S6
Wagner BK, O'Hara DA, Pharmacokinetics and pharmacodynamics of sedatives and analgesics in the treatment of agitated critically ill patients. Clin Pharmacokinet (1997), 33, 426–453
Wit Md et al., Randomized trial comparing daily interruption of sedation and nursing-implemented sedation algorithm in medical intensive care unit patients. Crit Care (2008), 12, R70

Der intoxikierte Patient

F. Hokema

 Wie sind die deutschen Giftnotrufzentralen zu erreichen?

Berlin Institut für Toxikologie, Klinische Toxikologie und Giftnotruf Berlin
Tel. +49-30-19240, E-Mail: mail@giftnotruf.de
Berlin Giftberatung Virchow-Klinikum
Tel. +49-30-450 553555, E-Mail: giftinfo@charite.de
Bonn Informationszentrale gegen Vergiftungen
Tel. +49-228-19240, E-Mail: gizbn@ukb.uni-bonn.de
Erfurt Gemeinsames Giftinformationszentrum Mecklenburg-Vorpommern, Sachsen, Sachsen-Anhalt, Thüringen
Tel. +49-361-730 730, E-Mail: info@ggiz-erfurt.de
Freiburg Vergiftungs-Informations-Zentrale
Tel. +49-761-19240, E-Mail: giftinfo@kikli.ukl.uni-freiburg.de
Göttingen Giftinformationszentrum Nord der Länder Bremen, Hamburg, Niedersachsen, Schleswig-Holstein (GIZ Nord)
Tel. +49-551-19240, E-Mail: giznord@giz-nord.de
Homburg/Saar Informations- und Beratungszentrum für Vergiftungsfälle
Tel. +49-6841-19240, E-Mail: kigift@uniklinik-saarland.de
Mainz Giftinformationszentrum der Länder Rheinland-Pfalz und Hessen
Tel. +49-6131-19240
München Giftnotruf München
Tel. +49-89-19240
Nürnberg Giftinformationszentrum Nürnberg
Tel. +49-911-3 98 24 51

? Wie häufig sind Intoxikationen in Deutschland?

Da es in Deutschland keine generelle Meldepflicht für Intoxikationen gibt, kann man diese Frage nicht eindeutig beantworten. Die Giftnotrufzentralen erhalten ca. 200 000 Anfragen pro Jahr, und Notärzte sind in einer Häufigkeit von etwa 5% mit Intoxikationen konfrontiert. In der Todesursachenstatistik für 2006 werden 690 Todesfälle durch akzidentelle, nicht suizidale Intoxikationen ausgewiesen [Statistisches Bundesamt Deutschland 2007]. Für den Anästhesisten ist außerdem relevant, dass ein erheblicher Anteil von traumatisierten Patienten mit Alkohol oder anderen Substanzen intoxikiert ist [Hadfield et al. 2001; Carrigan et al. 2000].

? Was ist ein Toxidrome?

Der Begriff Toxidrome ist ein amerikanisches Kunstwort, zusammengesetzt aus den Begriffen Toxin und Syndrome. Toxidrome helfen, Vergiftungssymptome zu kategorisieren und zu strukturieren. Sie erleichtern die klinische Diagnostik und Therapie von Intoxikationen, weil sie helfen, Muster zu erkennen [Mofenson, Greensher 1974].

? Was sind typische Toxidrome?

Cholinerges Syndrom: **Miosis, Bradykardie, feuchte Haut**, Stuhl- und Urinabgang, Emesis, vermehrte Sekretion von Bronchialsekret und Speichel (muskarinerge Symptome) und nikotinerge Symptome wie Tachykardie, arterielle Hypertension, Muskelfaszikulationen und Lähmungen bilden zusammen das cholinerge Syndrom. Typische Auslöser sind Carbamat, Cholinesterasehemmer und Pilze (Muskarin wurde im Fliegenpilz entdeckt).

Anticholinerges Syndrom: **Mydriasis, Tachykardie sowie trockene** und **gerötete Haut**, Fieber, Harnverhalt, Psychose, Myoklonien und Krämpfe sind Leitsymptome des anticholinergen Syndroms. Typische Auslöser sind Antihistaminika, Atropin/Scopolamin, Baclofen, trizyklische Antidepressiva und Neuroleptika vom Phenothiazin-Typ.

Sympathomimetisches Syndrom: **Mydriasis, Tachykardie**, arterielle Hypertonie, Hyperthermie, zentrale Erregungszustände und Krämpfe weisen auf Vergiftung durch Amphetaminderivate und Kokain hin. Bei reiner beta-adrenerger Stimulation kann es auch zur arteriellen Hypotension mit Tremor kommen, eine reine alpha-adrenerge Stimulation (Phenylephrin) mit Erhöhung des systemischen Gefäßwiderstandes kann auch in einer Bradykardie resultieren.

Narkotisches Syndrom: **Miosis, Bradykardie**, arterielle Hypotonie, Bradypnoe, quantitative Bewusstseinsstörungen bis zum Koma und (später) Lungenödem sind nach Einwirkung stark zentral dämpfender Substanzen wie Heroin, Methadon, Codein oder nach Narkotika zu beobachten.

Extrapyramidales Motorisches Syndrom: Bei Muskelrigidität, Tremor und weiteren unwillkürlichen Bewegungen wie Opisthotonus, Trismus, Blickkrämpfen, Fingerverkrampfungen, mimischer Starre, Torticollis, schmatzenden Mundbewegungen, Speichelfluss und Sprachstörungen ohne Bewusstseinstrübung, sollte an Vergiftungen durch Phenothiazinderivate oder andere Neuroleptika gedacht werden [Mokhlesi et al. 2003; Erickson et al. 2007; Martens 2007].

Neben diesen häufigen Toxidromen existieren abhängig vom Toxin, von der Dosis und vom Patienten viele weitere Reaktionsmuster. Für die Intoxikation mit Colchicin oder Salicylaten sind bspw. sepsisähnliche Verläufe mit Übergang in ein Multiorganversagen beschrieben worden [Blackham et al. 2007; Chui 1999].

? Mit welchen Problemen muss der Anästhesist bei Cannabis-Missbrauch rechnen?

Zu dieser Fragestellung existieren neben Fall-, Erfahrungsberichten und pharmakologischen Daten keine weiteren Informationen. Cannabis hat aufgrund seiner Fettlöslichkeit ein hohes Verteilungsvolumen und eine lange terminale Halbwertszeit von bis zu 30 Tagen. Die Wirkungen auf das VNS sind abhängig von der konsumierten Dosis. Sympathikusaktivierung mit Tachykardien und vermehrter ektoper Aktivität sind bei moderaten Dosen beschrieben. Bei hoher Dosierung kann es auch zu einer Blockade des Sympathikus mit überwiegen des Parasympathikus, Bradykardie und arterieller Hypotension kommen. Daneben ist mit einer erhöhten Toleranz gegenüber Sedativa zu rechnen. Da die meisten Nutzer Raucher sind, sollte besonderes Augenmerk auf mögliche respiratorische Komplikationen gelegt werden. Bronchospasmen, Laryngospasmen und Ödeme des oberen Respirationstraktes sind beschrieben worden [Kuczkowski 2004a; White 2002; Kumar et al. 2001].

? Welche Wirkung hat Kokain im menschlichen Körper, welche pathophysiologischen Veränderungen entstehen daraus?

Kokain ist ähnlich wie die Amphetamine oder die trizyklischen Antidepressiva ein präsynaptischer Wiederaufnahmehemmer für sympathomimetische Neurotransmitter (Noradrenalin, Dopamin, Serotonin). Es wurde in der Medizin auch wegen seiner lokalanästhetischen Wirkung genutzt. Die Aufnahme durch Schnupfen oder Rauchen verursacht ein kurzzeitiges, etwa 30 min anhaltendes Glücksgefühl. Da gleichzeitig eine Vasokonstriktion der myokardialen und zerebralen Gefäße ausgelöst wird, existiert ein hohes Risiko für apoplektische Insulte und Myokardischämien. In hohen Dosen können die starke Erhöhung des systemischen Gefäßwiderstandes und der steigende Sauerstoffbedarf zu einer linksventrikulären Herzinsuffizienz führen.

? Was sind die Symptome einer Kokain-Intoxikation?

Mydriasis, arterielle Hypertension, Tachykardie (vgl. Toxidrome), Ängstlichkeit, Ruhelosigkeit, Desorientiertheit, Krämpfe, Koma, periphere Vasokonstriktion. Selten auch Rupturen von Aneurysmen. Bei Entzug können depressive Symptome, Müdigkeit, Tremor und Myalgien führende Symptome sein.

? Welches anästhesiologisches Vorgehen ist bei Kokain-Intoxikation zu empfehlen?

Der Patient sollte jederzeit gegen zusätzliche sympathikoadrenerge Reize abgeschirmt sein, um Blutdruckkrisen und tachykarde HRST durch die endogene Freisetzung von Katecholaminen zu verhindern. Darum sind eine großzügige Prämedikation und eine ausreichend tiefe Narkose wichtig. Von Bedeutung ist die Erhöhung der MAC durch eine akute Intoxikation. Medikamente, die parasympathikolytisch wirken (Pancuronium), eine Katecholaminfreisetzung hervorrufen können (Ketamin, Desfluran) oder zusammen mit Katecholaminen HRST auslösen können (Halothan), sollten gemieden werden. Zur Behandlung von Blutdruckspitzen ist eine alleinige Behandlung mit Betablockern wegen einer möglichen zusätzlichen peripheren Vasokonstriktion und wegen der möglichen Auslösung einer Herzinsuffizienz nicht sinnvoll. Eine Kombination mit Vasodilatatoren (Nitroglycerin, Nitroprussid-Natrium, Dihydralazin, Urapidil) ist möglich. Propofol und Thiopental gelten als sichere Substanzen zur Narkose-Einleitung, während Etomidate wegen seines möglicherweise krampfauslösenden Potenzials gemieden werden sollte [Kuczkowski 2004b]. Eine postoperative antiemetische Therapie sollte mit Odansetron durchgeführt werden, es gibt Hinweise, dass die Substanz ein Entzugssyndrom mildern kann [Davidson et al. 2004].

? Welches anästhesiologische Vorgehen ist bei Ecstasy- (Amphetamin-, MDMA-) Intoxikation zu empfehlen?

Amphetamine wurden ursprünglich als Appetitzügler entwickelt und haben dann mit der Entwicklung der Technoszene zu Beginn der frühen 1990er Jahre eine weltweite Verbreitung als Party- oder Tanzdroge gefunden. Energie, Empathie und Euphorie, die drei E beschreiben die durch zentrale Serotonin-, Dopamin- und Noradrenalinfreisetzung hervorgerufene Wirkung. Das Spektrum der Komplikationen reicht von Trismus, Bruxismus und Tachykardien einerseits bis zum akuten Leberversagen, disseminierter intravasaler Koagulopathie, Hyperthermiesyndromen mit Multiorganversagen und plötzlichem Herztod andererseits. Daneben sind schwere kognitive Störungen beschrieben. Merkmale der MDMA-induzierten Hyperthermie ähneln anderen klinischen Syndromen wie dem malignen Neuroleptsyndrom, der MH und dem Hitzschlag. Fallserien deuten auf einen möglichen Vorteil durch Behandlung mit Dantrolen hin, wenn sich nach MDMA-Einnahme eine Hyperthermie ausbildet. Neben diesen pharmakologischen Nebenwirkungen sind auch eine vermehrte Rate von schweren Verkehrsunfällen und Wasserintoxikationen mit Hyponatriämien beschrieben. Zur Behandlung einer akuten Intoxikation kann Aktivkohle gegeben werden, wenn die Ingestition unter 1 h zurückliegt. Agitierte, ängstliche oder krampfende Patienten können mit Benzodiazepinen behandelt werden. Folgende Laborparameter sollten evaluiert werden: Elektrolyte, Gerinnungsstatus, Leberwerte, Kreatinkinase, BGA, Toxin-Screening, Nierenwerte. Bei Patienten mit einer Episode von Hyperthermie nach Ecstasy in der Anamnese sollte auf den Einsatz von Inhalationsanästhetika, Succinylcholin und Neuroleptika verzichtet werden. Mit Blutdruckschwankungen während der Anästhesie ist zu rechnen. Da ein Risiko für koronare und zerebrale Vasospasmen existiert, sollte der RR nicht zu weit abfallen. Bei Einsatz von Sympathomimetika sollte wegen möglicherweise überschießender Wirkung und der Auslösung von kardialen Arrhythmien sehr vorsichtig titriert werden. Bei geburtshilflichen Patientinnen kann die akute Intoxikation bei bestehender arterieller Hypertonie, Proteinurie und Krampfneigung unter Umständen mit einer Eklampsie verwechselt werden [Hall, Henry 2006].

? Welche Symptome treten bei einem Opiatentzug auf?

Eine isolierte Heroinabhängigkeit ist selten geworden. Viele Patienten nutzen eine ganze Reihe von Substanzen (Alkohol, Benzodiazepine, Kokain, Cannabis, Clonidin), um die Opiatwirkung zu verstärken oder Entzugssymptome zu verzögern. Vor allem Alkohol spielt bei vielen opiatbedingten Todesfällen eine Rolle. Aber auch Benzodiazepine (v.a. die schnell anflutenden Substanzen Lormetazepam und Flunitrazepam), Clonidin und eine Reihe weiterer Substanzen werden konsumiert. Akute Entzugssymptome wie Dysphorie, Unruhe, Schlaflosigkeit, Mydriasis, Tachykardie und arterielle Hypertonie beginnen 4–6 h nach der letzten Einnahme. Lebensgefährlich wird der Entzug v.a. dann, wenn sich nach einer vorausgehende Einnahme von Clonidin ein Rebound mit schwerer arterieller Hypertension entwickelt [Hernandez 2005].

? Welches intraoperative Vorgehen kann bei opiatabhängigen Patienten empfohlen werden?

Bereits substituierte (Methadon, Codein) Patienten müssen ihre Dauermedikation ohne Unterbrechung erhalten. Bei mit Buprenorphin substituierten Patienten sollte, wenn der operative Eingriff planbar ist, eine Umstellung auf Methadon erfolgen, weil unter Einnahme von Buprenorphin eine eingeschränkte Wirksamkeit der üblicherweise zugeführten reinen µ-Agonisten (Fentanyl, Alfentanil, Sufentanil) möglich ist. Bei schwierigen Venenverhältnissen kann die Anlage eines ZVK indiziert sein. Abstinenten Patienten werden im wachen Zustand nach Möglichkeit keine Opiate appliziert. Wo immer möglich, sollte die Schmerztherapie intra- und postoperativ mit peripheren oder (neuroaxialen) regionalanästhesiologischen Verfahren sichergestellt werden, auch wenn dabei häufiger mit arterieller Hypotension gerechnet werden muss. Während eine akute Intoxikation die MAC der Inhalationsanästhetika absenkt, führt chronischer Heroinmissbrauch zur Toleranz gegenüber Hypnotika und volatilen Anästhetika. Systemische Schmerztherapie erfordert oft sehr hohe, industrielle Dosen von Opiaten und kann durch die zusätzliche Gabe von NSAID oder Ketamin supplementiert werden. Der Einsatz von Opiat-Antagonisten oder Agonisten/Antagonisten sollte unbedingt vermieden werden, um keine Entzugssymptome auszulösen. Remifentanil ist wegen der möglichen Entwicklung einer Hyperalgesie ebenfalls nicht günstig. Die postoperative Schmerztherapie ist neben den pharmakodynamischen und pharmakokinetischen Besonderheiten v.a. durch die psychische Alteration der Patienten problematisch. Selbstentlassungen aus dem Krankenhaus sind häufig [Hernandez 2005].

? Wodurch ist der alkoholabhängige Patient in der perioperativen Phase gefährdet?

Alkoholmissbrauch ist bei Patienten einiger chirurgischer Disziplinen (HNO) häufiger als in der Psychiatrie. Neben den Risiken einer akuten Intoxikation (Koma, respiratorische und kardiale Depression, Hypoglykämie, Hypokaliämie, Laktatazidose) und dem Verletzungsrisiko unter Alkoholeinfluss sind die Patienten durch Herz- und Leberinsuffizienz, pulmonale und arterielle Hypertonie sowie ein höheres Infektionsrisiko gefährdet. Neben diesen Risiken kann ein akutes Alkoholentzugssyndrom mit Halluzinationen und sympathomimetischer autonomer Dysregulation in der perioperativen Phase eine akute Lebensbedrohung darstellen. Das Syndrom beginnt i.d.R. 10–30 h nach der letzten Alkoholingestion mit Anorexie, Schlaflosigkeit, Tremor und Halluzinationen. Eine frühzeitige Identifikation von alkoholabhängigen Patienten und der rechtzeitige Beginn einer individualisierten Prophylaxe mit einer Kombination aus Benzodiazepinen, Neuroleptika und Clonidin können bei etwa $^3/_4$ der Patienten ein Alkoholentzugssyndrom verhindern und die perioperative Sterblichkeit deutlich senken. Bei der Durchführung einer Anästhesie sollte bei akut intoxikierten Patienten das durch den Tonusverlust des Ösophagussphinkters bedingte erhöhte Aspirationsrisiko bedacht werden. Die MAC der Inhalationsanästhetika ist reduziert. Ist die Leberfunktion bereits stark beeinträchtigt, kann die Elimination von Succinylcholin und Mivacurium durch einen Cholinesterasemangel unkalkulierbar verlängert sein. Auch beim Einsatz von Muskelrelaxanzien, die vorrangig durch die Leber eliminiert werden, ist mit einer Wirkungsverlängerung zu rechnen [Spies 2000].

Literatur

Blackham RE et al., Unsuspected colchicine overdose in a female patient presenting as an acute abdomen. Anaesth Intensive Care (2007), 35, 437–439
Carrigan TD et al., Toxicological screening in trauma. J Accid Emerg Med (2000), 17, 33–37
Chui PT, Anesthesia in a patient with undiagnosed salicylate poisoning presenting as intraabdominal sepsis. J Clin Anesth (1999), 11, 251–253
Davidson C et al., Ondansetron, given during the acute cocaine withdrawal, attenuates oral cocaine self-administration. Eur J Pharmacol (2004), 503, 99–102
Erickson TB, Thompson TM, Lu JJ, The approach to the patient with an unknown overdose. Emerg Med Clin North Am (2007), 25, 249–281, Abstract vii
Hadfield RJ, Mercer M, Parr MJ, Alcohol and drug abuse in trauma. Resuscitation (2001), 48, 25–36
Hall AP, Henry JA, Acute toxic effects of ‚Ecstasy' (MDMA) and related compounds: overview of pathophysiology and clinical management. Br J Anaesth (2006), 96, 678–685
Hernandez M, Birnbach D, Zundert Av, Anesthetic management of the illicit-substance-using patient. Curr Opin Anaesthesiol (2005), 18, 315–324
Kuczkowski KM, Marijuana in pregnancy. Ann Acad Med Singapore (2004a), 33, 336–339
Kuczkowski KM, The cocaine abusing parturient: a review of anesthetic considerations. Can J Anaesth (2004b), 51, 145–154
Kumar RN, Chambers WA, Pertwee RG, Pharmacological actions and therapeutic uses of cannabis and cannabinoids. Anaesthesia (2001), 56, 1059–1068
Martens F, Vergiftungen im Rettungsdienst. Notfallmedizin up2date (2007), 2, 137–156
Mofenson HC, Greensher J, The unknown poison. Pediatrics (1974), 54, 336–342
Mokhlesi B et al., Adult toxicology in critical care: part I: general approach to the intoxicated patient. Chest (2003), 123, 577–592
Spies C, Anesthesiologic aspects of chronic alcohol abuse. Ther Umsch (2000), 57, 261–263
Statistisches Bundesamt Deutschland, G.-O. D. (2007)
White SM, Cannabis abuse and laryngospasm. Anaesthesia (2002), 57, 622–623

Adipositas

M. Schlender, F. Hokema

? Wie ist Adipositas definiert?

Adipositas (Fettleibigkeit) ist als eine über das Normalmaß hinausgehende Vermehrung des Körperfetts definiert. Berechnungsgrundlage für die Gewichtsklassifikation ist der Körpermassenindex (BMI). Der BMI ist der Quotient aus Gewicht und Körperlänge zum Quadrat (kg/m^2). Synonyme sind die Begriffe Obesitas oder Obesität (lat. obesus = fett oder wohlgenährt). Im angloamerikanischen Sprachraum wird der Begriff Obesity verwendet, und das Teilgebiet der Medizin, das sich mit dem Übergewicht als Erkrankung beschäftigt, wird als

Tab. 73: Einteilung der Adipositas nach BMI (WHO 1995, 2000, 2004)

Einteilung	BMI	Risiko für Begleiterkrankungen
Normalgewicht	18,5–24,99	Durchschnittlich
Übergewicht	≥ 25	
Präadipositas	25–29,99	Gering erhöht
Adipositas Grad I	30–34,99	Erhöht
Adipositas Grad II	35–39,99	Hoch
Adipositas Grad III	≥ 40	Sehr hoch

„Bariatrics" (griech. baros = Schwere oder Last) bezeichnet. Die Einteilung der Adipositas nach der WHO-Klassifikation aus dem Jahr 2004 ist in Tabelle 73 dargestellt.

? Wie ist die Prävalenz der Adipositas?

Die Prävalenz der Adipositas hat sich im Laufe des 20. Jahrhunderts verdoppelt und ist laut WHO zu einer weltweit gesundheitsbedrohenden Epidemie geworden [WHO 1997]. In Deutschland nimmt die Prävalenz der Adipositas (BMI ≥ 30 kg/m^2) seit vielen Jahren kontinuierlich zu. Derzeit sind etwa 50% der erwachsenen Männer mit einem BMI ≥ 25 kg/m^2 als übergewichtig und ca. 18% mit einem BMI ≥ 30 kg/m^2 als adipös einzustufen. Bei erwachsenen Frauen sind etwa 35% übergewichtig und knapp 20% adipös. Auch bei Kindern und Jugendlichen wurde in den letzten Jahren ein Anstieg beobachtet. Eine noch deutlichere Zunahme ist in den USA zu verzeichnen. Studien belegen, dass in der letzten Dekade die Mortalität durch schlechte Ernährung und physikalische Inaktivität um 33% gestiegen ist und bald Tabak als Todesursache Nr. 1 ablösen wird.

? Verkürzt Adipositas das Leben?

Große prospektive Studien haben gezeigt, dass ein steigender BMI mit einer zunehmenden Verkürzung der Lebenserwartung verbunden ist. Zwar beziehen sich die meisten der mitgeteilten Daten auf extrem übergewichtige Patienten, doch treffen die beschriebenen pathophysiologischen Veränderungen prinzipiell auch bei Patienten mit geringerem Übergewicht zu.

? Welche Komorbiditäten müssen in der perioperativen Phase beachtet werden?

Adipositas ist der wichtigste Promotor des metabolischen Syndroms (Adipositas, erhöhte Triglyzeride, erniedrigtes HDL-Cholesterin, arterielle Hypertonie, Diabetes mellitus). Beim metabolischen Syndrom ist das perioperative Risiko für kardiovaskuläre Komplikationen um etwa das 3-fache erhöht. Adipositas ist eine Systemerkrankung. Weitere Komorbiditäten sind in Tabelle 74 aufgelistet.

Tab. 74: Begleiterkrankungen der Adipositas

Störungen des Kohlehydratstoffwechsels
Dyslipoproteinämie
Hyperurikämie
Hämostasestörung mit Steigerung der Gerinnungsaktivität und Fibrinolysehemmung
Chronische Inflammation
Arterielle Hypertonie
Kardiovaskuläre Erkrankungen (KHK, Links- und/oder Rechtsherzinsuffizienz, HRST, plötzlicher Herztod)
Erhöhte Inzidenz von Karzinomen
Gastrointestinale Erkrankungen (Steatosis hepatis, Refluxkrankheit, Cholezystitis, verzögerte Magenentleerung)
Erkrankungen der Lunge und der Atemwege (restriktive Ventilationsstörung, Schlafapnoe-Syndrom, Lungenarterienembolien)
Degenerative Erkrankungen des Bewegungsapparates
Erhöhtes Komplikationsrisiko während der Schwangerschaft (z.B. Eklampsie, Gestationsdiabetes) vor und nach der Entbindung (z.B. erhöhte Sectiorate, Nachblutungen)
Erhöhtes Unfallrisiko
Psychiatrische Störungen (Depression)

Was sollte die Anamnese auf jeden Fall erfassen?

Neben der allgemeinen gründlichen Anamnese sollten bei adipösen Patienten Hinweise auf ein Schlafapnoe-Syndrom wie Tagesmüdigkeit, lautes Schnarchen und eine periodische Atmung mit Apnoephasen in der Nacht erfasst werden. Da adipöse Patienten meist inaktiv sind, ist die kardiale Leistungsfähigkeit anamnestisch nur schwer zu quantifizieren. Ähnliches gilt für das Symptom Ruhedyspnoe, das häufig nicht Ausdruck einer linksventrikulären Insuffizienz, sondern einer stark erhöhten Atemarbeit ist. Ein Wechsel von Rücken- zur Seitenlage kann zur Abnahme oder zum Sistieren der Dyspnoe führen und damit eine anamnestische Differenzierung ermöglichen. Des Weiteren sollten Hinweise auf ein erhöhtes Aspirationsrisiko und einen bereits bekannten schwierigen Atemweg nicht übersehen werden.

Was sollte der Status auf jeden Fall erfassen?

Ebenso wie die Anamnese ist auch die Erhebung eines Status bei adipösen Patienten erschwert. Gestaute Jugularvenen sind, wenn vorhanden, häufig nicht gut sichtbar. Die Auskultation ist generell erschwert. Eine mögliche Hepatomegalie ist nur schwer palpabel, und häufig liegen Unterschenkelödeme vor, die nicht Ausdruck einer rechtsventrikulären Insuffizienz sind. Durch den erhöhten intraabdominellen Druck existiert, ähnlich wie bei schwangeren Patientinnen, keine Korrelation zwischen dem Grad der Unterschenkelödeme und dem rechtsventrikulären enddiastolischen Druck. Höchste Priorität hat die Evaluation des Atemweges:
- Klassifizierung nach Mallampati
- Thyromentaler Abstand

◢ Mundöffnung
◢ Zunge, Zähne
◢ Extension der HWS
◢ Halsumfang, Ausmaß der zervikalen Fettakkumulation

Mit einem Laryngoskop kann simuliert werden, ob für die Platzierung des Spatels wegen der Ausdehnung des Thorax ein kurzer Griff benötigt wird. Ein tragbares Pulsoxymeter kann bettseitig und noninvasiv die Oxygenierung erfassen. Daneben kann untersucht werden, wie gut der Patient eine Rückenlage toleriert. Erhöhte Atemfrequenz und Atemarbeit in Kombination mit der Sättigung geben einen klinischen Eindruck davon, wie groß die respiratorische Kompensationsfähigkeit ist.

Welche präoperativen Untersuchungen sind notwendig?
Ein EKG sollte geschrieben werden. Adipöse Patienten haben ein höheres Risiko für Arrhythmien, insbesondere Vorhofflimmern und Herzinsuffizienz. Ein Röntgen-Thorax, eine Echokardiographie, eine erweiterte kardiologische Diagnostik und Lungenfunktionstests sollten nur dann durchgeführt werden, wenn eine akute Herzerkrankung vorliegt oder die klinisch evaluierbare Leistungsfähigkeit stark eingeschränkt ist und Auswirkungen auf das perioperative Management zu erwarten sind. Eine partiale oder globale respiratorische Insuffizienz lässt sich durch eine arterielle oder kapilläre BGA evaluieren. Dabei kann ein erhöhter Hk ein Zeichen für eine chronische Hypoxie sein. Häufig finden sich erniedrigte Kaliumwerte aufgrund einer chronischer Diuretikaeinnahme.

Was ist bei der medikamentösen Prämedikation zu beachten?
Benzodiazepine sind hochlipophil, dadurch erhöht sich bei adipösen Patienten das Verteilungsvolumen um den Faktor 3, und die Eliminationshalbwertszeit ist ebenfalls deutlich verlängert, da die Clearance nur aus dem zentralen Kompartiment heraus erfolgt. Unter pharmakokinetischen Gesichtspunkten allein sollte eine Dosierung bei einmaliger Gabe eher am tatsächlichen als am berechneten idealen Körpergewicht erfolgen. Wegen der häufig grenzwertigen kardiopulmonalen Situation mit Hypoxie, Hyperkapnie, pulmonaler Hypertonie und Rechtsherzinsuffizienz sowie des erhöhten Risikos für ein Schlafapnoe-Syndrom sollte aber eine Dosisreduktion erwogen und eine Prämedikation generell nur dann verabreicht werden, wenn der Patient ausreichend überwacht ist. In der Fachinformation für Midazolam wird eine Reduktion der Dosis bei adipösen Patienten empfohlen. Eine Alternative zur Gabe eines oralen Benzodiazepins auf der Normalpflegestation ist die i.v. Applikation in der Einleitung oder die präoperative Aufnahme in den Aufwachraum.

Welche veränderten Lungenparameter führen zu einer höheren Morbidität?
Bei stark adipösen Patienten sind die funktionelle Residualkapazität (FRC), das exspiratorische Reservevolumen (ERV) und die totale Lungenkapazität (TLC) vermindert. Der Abfall der FRC verhält sich exponentiell zum steigenden BMI. Unterschreitet die FRC die Closing Capacity kommt es zum Verschluss der kleinen Atemwege mit konsekutivem V/Q-Missverhältnis, Shunt und arterieller Hypoxämie. Zusätzlich zu dieser Einschränkung ist der Sauer-

stoffbedarf des Organismus durch die zusätzliche Körpermasse und die etwa 3-fach erhöhte mechanische Atemarbeit bestimmt. Ursächlich für die Erhöhung der Atemarbeit sind Störungen der intrapulmonalen und extrapulmonalen Compliance sowie die behinderte Zwerchfellexkursion. Diese Ursachen können bei chronischer Hypoxämie zu einer pulmonalen Hypertonie mit Rechtsherzbelastung und schließlich -insuffizienz führen.

? Welche veränderten kardialen Parameter führen zu einer höheren Morbidität?

HZV, SV, LVEDP und das zirkulierende BV sind schon in Ruhe erhöht, bei gleich bleibender HF wird diese Steigerung des HZV über ein erhöhtes SV erreicht. Häufig besteht eine links- oder biventrikuläre Kardiomegalie. Eine pulmonale Hypertonie entsteht als Folge des erhöhten LVEDP bei 75% der adipösen Patienten. Es liegt eine verstärkte Retention von Natrium und Wasser vor, die eine Hypertonie begünstigt. Die Kreislaufanpassung bei Belastung ist viel weniger effizient als bei Normalgewichtigen. Allein die Umstellung aus der sitzenden in die liegende Position führt zu einem Anstieg des HZV um 35%, des mittleren Pulmonalisdruckes um 31% und des pulmonalarteriellen Okklusionsdruckes um 44%. Die Reserve gegenüber Belastungen ist erheblich vermindert, zusätzliche Faktoren, z.B. Kältezittern, Schmerzen und Fieber, können leicht zur endgültigen Dekompensation führen.

? Wie ist es mit der gastrointestinalen und hepatischen Funktion bei Adipösen?

Aufgrund des erhöhten intraabdominellen und intragastralen Drucks entstehen Hiatushernien und Magenreflux. Nach 8 h Nüchternheit haben 85–90% der Adipösen einen Mageninhalt von über 25 ml und damit ein erhöhtes Risiko für Aspiration. Typisch bei Adipositas sind Fettleber, Leberentzündung, lokale Nekrosen und Zirrhose.

? Wie sollte das Atemwegsmanagement durchgeführt werden?

Das Risiko für adipöse Patienten, während einer Narkose-Einleitung eine Hypoxie zu erleiden, ist erhöht. Es gibt eine erhöhte Inzidenz von schwierigen Maskenbeatmungen (5%) und von schwierigen Intubationen (13–24%). Daneben ist die Zeit bis zum Abfall der arteriellen Sauerstoffsättigung auf 90% in Abhängigkeit vom BMI deutlich reduziert. Da häufig ein gastroösophagealer Reflux vorliegt, sollte i.d.R. eine Blitzintubation (RSI) erfolgen. Zur Narkose-Einleitung ist es sinnvoll, den Patienten in eine leichte Oberkörperhochlage zu bringen. Evtl. kann es auch notwendig sein, den Operationstisch nach links zu rotieren oder den Patienten auf der rechten Seite durch ein Polster anzuheben. Vor der Narkose-Einleitung muss eine suffiziente Präoxygenierung des Patienten stattfinden. Bei zu erwartenden Intubationsschwierigkeiten sollte primär wach fiberoptisch intubiert werden. Weitere Intubationshilfen wie Larynxmasken und ein Tracheotomiebesteck müssen für den Fall der schwierigen Intubation bereitgehalten werden.

? Sind Larynxmasken bei adipösen Patienten sicher anwendbar?

Es gibt eine Reihe von Fallberichten und einige kontrollierte Untersuchungen, in denen ProSeal-Larynxmasken erfolgreich bei adipösen Patienten bis zu einem BMI von 163 kg/m² (!) eingesetzt wurden. Auf der Basis dieser Untersuchungen kann aber keine generelle Empfehlung für den Einsatz von Larynxmasken gegeben werden. Das individuelle Patientenrisiko, bestimmt durch das Ausmaß der Adipositas, dem Vorhandensein einer gastroösophagealen Refluxerkrankung, der Dauer der Anwendung und der chirurgischen Intervention, muss berücksichtigt und abgewogen werden.

? Was sind die Unterschiede in der Pharmakokinetik von Anästhetika?

Die einmalige Applikation einer Ladungsdosis eines lipophilen Pharmakons führt bei adipösen Patienten theoretisch zu folgenden pharmakokinetischen Effekten:
- Das Verteilungsvolumen ist durch das Vorhandensein von Fettgewebe erhöht.
- Dadurch werden im Plasma nur geringere Spitzenspiegel erreicht.
- Die Clearance aus dem Plasma ist unverändert (bei intakter Leber und Nierenfunktion).
- Die terminale Halbwertszeit ist verlängert.

Das bedeutet, dass bei einmaliger Gabe eher dem tatsächlichen Körpergewicht entsprechend nach Wirkung titriert dosiert werden sollte und bei kontinuierlicher Gabe von einer Kumulation auszugehen ist. Bei Medikamenten mit niedrigen Verteilungsvolumina (Vecuronium) ist dagegen nach dem idealen Körpergewicht zu dosieren. Manche Substanzen verhalten sich nicht ideal (vgl. Tab. 75). Bei der Applikation von Fentanyl kommt es bei etwa 100 kg KG zu einer Überdosierung, wenn die Dosis nach dem tatsächlichen Körpergewicht berechnet wird.

Tab. 75: Berechnung der Ladungsdosis von Medikamenten bei adipösen Patienten

Medikament	Dosierung Ladungsdosis nach
Propofol	tatsächlichem KG
Midazolam	tatsächlichem KG
Vecuronium	idealem KG
Sufentanil	tatsächlichem KG
Remifentanil	idealem KG

Bei Fettsüchtigen ist die Pseudocholinesteraseaktivität erhöht, und es wird eine größere Dosis von Succinylcholin nötig (1,5–2 mg/kg). Bei der Anwendung von modernen Inhalationsanästhetika wie Desfluran und Sevofluran treten unter klinischen Bedingungen trotz unterschiedlicher Löslichkeit und Blut-/Fett-Verteilungsquotienten keine relevanten Unterschiede in der Steuerbarkeit auf.

? Was ist das obstruktive Schlafapnoe-Syndrom?

Bei diesem Krankheitsbild kommt es während des Schlafs zu einer Obstruktion der oberen Luftwege, sodass unterschiedlich lange Apnoephasen auftreten. Im Schlaf vermindern sich die Reflexe, und es entwickelt sich eine Schwäche der Haltemuskulatur des Oropharyngealbereiches, sodass es durch den negativen Druck bei Inspiration zu einem Kollaps der oberen Atemwege kommt. Die resultierende Obstruktion führt zu einer Apnoe mit einer unterschiedlich ausgeprägten Hypoxie. Die Betroffenen haben eine erhöhte Inzidenz an Dysrhythmien, arterieller Hypertonie, myokardialen Ischämien und pulmonaler Hypertonie. Es besteht ein erhöhtes Risiko für perioperative Komplikationen. Oft besitzen diese Patienten eine CPAP-Maske, die perioperativ verfügbar sein sollte.

? Was ist bariatrische Chirurgie?

Eine Intervention zur Behandlung von Adipositas. Häufige Verfahren sind das Anlegen von Magenbändern (Adjustable Gastric Banding oder Vertical Banded Gastroplasty) und der offen oder laparoskopisch angelegte Roux-Y-Magenbypass. Offene Verfahren kommen wegen des größeren Risikos für Wundinfekte und Bauchwandhernien seltener zum Einsatz. Die Effektivität der Maßnahmen ist durch eine Vielzahl von klinischen Studien belegt. Je nach Verfahren beträgt die Gewichtsreduktion zwischen 21–38 kg nach einem Jahr und 15–28 kg nach 10 Jahren. Berechnet man den Verlust an exzessivem KG, beträgt dieser beim Magenband 41–54%, beim Magenbypass 62–75%, bei der biliopankreatischen Diversion bzw. beim duodenalen Switch 66–74 %. Nachteilig an der bariatrischen Chirurgie ist, dass sie neben der Aufnahme von Kalorien auch die Aufnahme von Vitaminen und Mineralien beeinträchtigt. Einen lebenslange Überwachung und Substitution ist notwendig.

? Ist bariatrische Chirurgie sinnvoll?

Der chirurgische Eingriff ist die erfolgreichste und kostengünstigste Intervention zur Gewichtsreduktion bei adipösen Patienten. Begleiterkrankungen wie Diabetes mellitus, arterieller Hypertonus, Hyperlipidämie, pulmonale Insuffizienz und degenerative muskuloskelettale Veränderungen bessern sich oder verschwinden ganz, wenn eine nachhaltige Gewichtsreduktion gelingt. Damit ist das perioperative Risiko gerechtfertig. Perioperative Komplikationen treten bei 5–15% der Patienten auf und betreffen überwiegend Wundheilungsstörungen (3–12%) oder kardiovaskuläre Probleme wie Thrombosen (1–9%) oder Lungenarterienembolien (0,2–1,5%). Die perioperative Mortalität liegt um 1%. Die Indikation zum Eingriff wird bei einem BMI > 40 kg/m^2 oder einem BMI > 35 kg/m^2 gestellt, wenn zusätzlich schwere Begleiterkrankungen vorliegen.

? Wie ist das anästhesiologische Handeln bei der bariatrischen Chirurgie?

Essenziell für die Durchführung ist eine angepasste Infrastruktur. Umbetthilfen, OP-Tische, Blutdruckmanschetten, Medikamentenmengen, Patientenbetten, Kompressionsstrümpfe usw. müssen adäquat, vorrätig, dimensioniert und belastbar sein. Wegen der häufigen Atemwegsprobleme sollte eine vollständige Ausrüstung inkl. Bronchoskop bereitstehen. Schwierige Punktionsverhältnisse auch bei zentralen Punktionen können durch den Einsatz der Sonographie verbessert werden. Es gibt keine evidenzbasierten Daten, die einen wesentlichen Vorteil einer TIVA oder balancierten Anästhesie belegen. Insbesondere bei laparoskopischen Operationen ist mit hohen Beatmungsdrücken zu rechnen. Eine druckkontrollierte Beatmung bietet womöglich Vorteile. Die Extubation erfolgt am wachen, halbsitzenden Patienten nach sicherer Antagonisierung der Muskelrelaxation und vollständiger Rückkehr der Schutzreflexe. Bei einer FiO$_2$ von 0,4–0,5 sollten der pO_2 größer als 80 mmHg und der pCO_2 < 45–50 mmHg sein. Das V$_T$ sollte mindestens 5 ml/kg betragen.

Der entscheidende Faktor zur Minimierung postoperativer pulmonaler Komplikationen bei Adipösen ist die Wiederherstellung einer normalen FRC. Dies kann durch Atemtraining und intermittierendes Masken-CPAP (noch schnellere Rekrutierung von Atelektasen im Vergleich zur inzentiven Spirometrie) erreicht werden. Postoperative Atelektasen treten gegenüber Normgewichtigen häufiger auf und persistieren länger. Aufgrund der erhöhten Inzidenz an tiefen Beinvenenthrombosen müssen die Patienten Kompressionsstrümpfe tragen, heparinisiert und so früh wie möglich mobilisiert werden. Die postoperative Schmerztherapie ist wichtig für die pulmonale Funktion und Mobilisierung. Bei der Opioidanwendung ist ein adäquates Monitoring aufgrund der Atemdepression unumgänglich. Intramuskuläre Gaben sind wegen der unklaren Resorption und Heparinisierung kontraindiziert. Die epidurale kombinierte Gabe von Opioiden und Lokalanästhetika ist eine ausgezeichnete Methode zur postoperativen Schmerztherapie und bietet Vorteile gegenüber der Anwendung einer PCA. Intensivüberwachung in den ersten 2 postoperativen Tagen wird empfohlen.

Literatur

Brenn BR, Anesthesia for pediatric obesity. Anesthesiol Clin North America (2005), 23(4), 745–764
Casati A, Putzu M, Anesthesia in the obese patient: pharmacokinetic considerations. J Clin Anesth (2005), 17(2), 134–145
Cheah MH, Kam PC, Obesity: basic science and medical aspects relevant to anaesthetists. Anaesthesia (2005), 60(10), 1009–1021
Chung SA, Yuan H, Chung F, A systemic review of obstructive sleep apnea and its implications for anesthesiologists. Anesth Analg (2008), 107(5), 1543–1563
Despres JP, Lemieux I, Prud'homme D, Treatment of obesity: need to focus on high risk abdominally obese patients. BMJ (2001), 322, 716–720
Doyle DJ et al., Airway management in a 980-lb patient: use of the Aintree intubation catheter. J Clin Anesth (2007), 19(5), 367–369
Eger EI 2nd, Saidman LJ, Illustrations of inhaled anesthetic uptake, including intertissue diffusion to and from fat. Anesth Analg (2005), 100(4), 1020–1033
Gan TJ, Risk factors for postoperative nausea and vomiting. Anesth Analg (2006), 102(6), 1884–1898
Koletzko B et al., Obesity in children and adolescents worldwide: current views and future directions. J Ped Gastroenterol Nutr (2002), 35, 2005–2212
Korenkova M (2005) Evaluierung verschiedener Anästhesieverfahren bei der Adipositaschirurgie. Prom A, Mainz
Obesity: preventing and managing the global epidemic. http://whqlibdoc.who. int/trs WHO Consultation – WHO TRS, 1998
Kuruba R, Koche LS, Murr MM, Preoperative assessment and perioperative care of patients undergoing bariatric surgery. Med Clin North Am (2007), 91(3), 339–351
Lohser J, Kulkarni V, Brodsky JB. Anesthesia for thoracic surgery in morbidly obese patients. Curr Opin Anaesthesiol (2007), 20(1), 10–14
Mensink GB, Lampert T, Bergmann E, Übergewicht und Adipositas in Deutschland 1984–2003. Bundesgesundheitsblatt, Gesundheitsforschung, Gesundheitsschutz (2005), 48, 1348–1356
Neumann P et al., Nutzen und Risiken der Beatmung mit positiv-endexspiratorischem Druck in der perioperativen Phase. Anästh Intensivmed (2004), 45, 137–146
Saravanakumar K, Rao SG, Cooper GM, Obesity and obstetric anaesthesia. Anaesthesia (2006), 61(1), 36–48
Servin F, Ambulatory anesthesia for the obese patient. Curr Opin Anaesthesiol (2006), 19(6), 597–599
Vallejo MC, Anesthetic management of the morbidly obese parturient. Curr Opin Anaesthesiol (2007), 20(3), 175–180

Anästhesie bei neuromuskulären und neurodegenerativen Erkrankungen

W. Heinke, S. Berg

Allgemeine Grundsätze

 Definieren Sie die Begriffe neuromuskuläre und neurodegenerative Erkrankungen.

Neuromuskuläre Erkrankungen sind Krankheitsbilder, denen pathologische Veränderungen der Muskulatur, des Rückenmarks oder der Medulla oblongata zugrunde liegen. Gemeinsames Leitsymptom dieser Krankheitsbilder ist eine lokale oder generalisierte Muskelschwäche bedingt durch Störungen der Innervation der Muskulatur oder durch pathologische Veränderungen in der Muskulatur selbst. Je nach Ort der Schädigung wird zwischen Motoneuronerkrankungen, peripheren Nervenläsionen, neuromuskulären Transmissionsstörungen und Myopathien unterschieden. **Neurodegenerative Erkrankungen** sind i.d.R. langsam progrediente Erkrankungen des Nervensystems, charakterisiert durch einen fortschreitenden Verlust von Nervenzellen. Häufige klinische Symptome sind Bewegungsstörungen und Demenz. Eine Reihe von Erkrankungen lassen sich sowohl den neurodegenerativen als auch den neuromuskulären Krankheiten zuordnen (z.B. Amyotrophe Lateralsklerose).

Welche Komplikationen können bei neuromuskulär oder neurodegenerativ erkrankten Patienten perioperativ auftreten?
- Respiratorische Komplikationen
- Kardiale Komplikationen
- Autonome Funktionsstörungen
- Thermoregulationsstörungen
- Myotone Reaktionen
- Hyperkaliämien/Rhabdomyolysen
- MH

Respiratorische Beeinträchtigungen sind in dieser Patientengruppe die Regel. Alveoläre Hypoventilation, Atelektasenbildung, eingeschränkter Hustenstoß, Sekretretention und Aspiration, bedingt durch die Schwäche der Atemmuskulatur, können direkt oder indirekt (Pneumonie) zu einer respiratorischen Insuffizienz führen.

Perioperativ muss deshalb immer mit dem Auftreten oder mit der Verschlechterung von respiratorischen Problemen gerechnet werden. Bei einigen Myopathien ist auch der Herzmuskel betroffen, sodass **kardiale Komplikationen** wie Herzinsuffizienz oder Rhythmusstörungen (RS) den Patienten gefährden. **Autonome Funktionsstörungen** und eine schwache Muskulatur schränken die Fähigkeit dieser Patienten zur Kompensation von intraoperativen **Wärmeverlusten** ein. Als Folge von direkten Veränderungen in der Muskulatur muss weiterhin mit MH-ähnlichen Symptomen wie **myotonen Reaktionen**, **Rhabdomyolysen** und **Hyperkaliämien** gerechnet werden, insbesondere wenn depolarisierende Muskelrelaxanzien eingesetzt werden. Bei den Muskeldystrophien, der Central Core Disease und beim King Denborough Syndrom besteht eine Assoziation zur **MH**.

? Was sind myotone Reaktionen und bei welchen Erkrankungen können sie auftreten?

Den **myotonen Reaktionen** (Myotonie = Muskelsteifigkeit) liegt eine Übererregbarkeit der Zellmembran der Skelettmuskelzelle zugrunde. Deshalb kann es bei Reizung der Muskulatur zu einer überschießenden Muskelspannung mit anhaltender Kontraktion kommen. Die Dekontraktion ist nur sehr verzögert möglich.

Den **myotonen Erkrankungen** im engeren Sinn liegen Veränderungen an verschiedenen Ionenkanälen (Cl-, Na+-Kanal) der Skelettmuskelzelle zugrunde. Myotone Reaktionen können bei den myotonen Erkrankungen [Myotonia congenita (Thomsen, Becker), Paramyotonia congenita (Eulenburg), Kalium-sensitive Myotonie], der Multiplen Sklerose (MS), der Amyotrophen Lateralsklerose (ALS) und nach traumatischen peripheren Nervenverletzungen auftreten.

? Wodurch können perioperativ myotone Reaktionen ausgelöst werden?

Medikamente und physikalische Faktoren gelten als Risikofaktoren für das Auslösen perioperativer myotoner Reaktionen. Vor allem Succinylcholin und Cholinesterasehemmer, aber auch Propofol, Barbiturate, Propranolol und kaliumhaltige Lösungen sind als Auslöser beschrieben. Physikalisch bzw. mechanisch relevant sind Venenpunktionen, Injektionsschmerzen und chirurgische Manipulationen. In der postoperativen Phase müssen Kälte und Shivering vermieden werden, die beide myotone Reaktionen auslösen können.

? Erläutern Sie die Ursachen von perioperativen Rhabdomyolysen und Hyperkaliämien bei neuromuskulär erkrankten Patienten.

Die Gefährdung für Rhabdomyolysen und Elektrolytverschiebungen (Hyperkaliämien) bei neuromuskulär erkrankten Patienten hat ihre Ursache in einer Hochregulation von muskulären Acetylcholinrezeptoren (AChR). AChR bestehen aus 5 Untereinheiten (α, β, γ, δ, ε), die sich durch die Muskelzellmembran ziehen. Diese Untereinheiten sind so gruppiert, dass sich zwischen ihnen ein Kanal bildet. Der Kanal wird geöffnet, wenn sich ACh an die Alphauntereinheit des Rezeptors bindet. In der Folge strömen Natrium- und Calciumionen in die Zelle ein und Kaliumionen aus der Zelle aus. Durch diese Ladungsverschiebung wird die Zelle depolarisiert. Grundsätzlich lassen sich 2 Isoformen des muskulären AChR unterscheiden: der fetale AChR (Untereinheiten: α, α, β, γ, ä) und der adulte AChR (α, α, ß, δ, ε); während der Reifung wird die γ-Untereinheit (fetal) durch eine ε-Untereinheit (adult) ersetzt. Beide Rezeptortypen haben unterschiedliche Eigenschaften: Der fetale Typ hat eine längere Kanalöffnungszeit, ist leichter depolarisierbar, hat eine höhere Affinität zu Agonisten und eine verminderte Affinität zu Antagonisten. Bestimmte Krankheitsbilder gehen mit einer Hochregulation der fetalen AChR einher, die sich zudem über die gesamte Muskelfaser ausbreiten können, also nicht mehr ausschließlich im Bereich der motorischen Endplatte zu finden sind. Die Folge dieser Rezeptorhochregulation ist eine deutlich gesteigerte Empfindlichkeit der Muskelfasermembran auf ACh bzw. Rezeptoragonisten. Die Injektion von Succinylcholin hat deshalb deutlich erhöhte Ionenbewegungen an der Muskelzellmembran zur Folge, die zu einer massiven Freisetzung von Kaliumionen und zu einem Zusammenbruch der Integrität der Muskelzellmembran führen können.

? **Nennen Sie Erkrankungen, bei denen verstärkt mit dem Auftreten von Rhabdomyolysen und Hyperkaliämien gerechnet werden muss.**

Grundsätzlich bei allen Krankheitsbildern mit einem gesteigerten Katabolismus der Muskulatur, da dieser zu einer Hochregulation muskulärer AChRn führt. Das sind v.a. Erkrankungen, die mit einem Verlust bzw. Änderungen der Innervation der Skelettmuskulatur einhergehen. Klassische Beispiele, mit denen der Anästhesist konfrontiert wird, sind Rückenmarksverletzungen (Querschnittssyndrom), längere Immobilisation (ITS-Patienten, Critical Illness Myopathie), apoplektischer Insult, Verbrennungskrankheit, Patienten mit MS oder Guillain-Barré-Syndrom sowie Patienten, denen über längere Zeit nicht depolarisierende Muskelrelaxanzien appliziert wurden. Bei diesen Patienten muss auf Succinylcholin sowie auf die Antagonisierung von residuellen neuromuskulären Blockaden verzichtet werden!

Spezielle Krankheitsbilder

? **Nennen Sie die wichtigsten Motoneuronerkrankungen und die Besonderheiten, die im perioperativen Umgang mit diesen Patienten zu beachten sind.**

Zu den wichtigsten Motoneuronerkrankungen gehören die **ALS**, die **spinalen Muskelatrophien** und das **Postpoliosyndrom**. Das entitätsspezifische Korrelat dieser heterogenen Gruppe neurologischer Erkrankungen ist die Degeneration des 1. und/oder 2. Motoneurons. Obwohl Motoneuronerkrankungen ätiopathogenetisch und klinisch sehr unterschiedlich sind, können sie aus Sicht der Anästhesie als eine Einheit betrachtet werden. Die häufigste Motoneuronerkrankung in Deutschland ist die ALS. Sie führt meist innerhalb weniger Jahre zum Tod. Die Therapie ist symptomatisch, eine spezifische Behandlung steht derzeit nicht zur Verfügung. Riluzol, ein Glutamatantagonist, kann den Krankheitsverlauf verzögern. Interaktionen von Anästhetika und Riluzol sind nicht zu erwarten. Je nach Stadium der Erkrankung erhöhen allgemeinmedizinische Probleme, allen voran die chronisch respiratorische Insuffizienz, das Anästhesierisiko. Hypersalivation und Schluckstörungen können zur Aspiration prädisponieren. Patienten sollten bei entsprechenden Symptomen vor einem chirurgischen Eingriff H_2-Blocker und/oder Natriumzitrat erhalten. Ebenfalls kann bereits zur Anästhesie-Einleitung Glycopyrrolat (0,2 mg) i.v. gegeben werden, um die Speichelproduktion zu reduzieren. Succinylcholin ist kontraindiziert (Myotonien, Hyperkaliämie). Nicht depolarisierende Muskelrelaxanzien müssen titriert und unter kontinuierlichem neuromuskulären Monitoring verabreicht werden, da die ALS auch mit einer eingeschränkten neuromuskulären Transmissionsreserve einhergeht. Die anästhesiologischen Überlegungen bei anderen Motoneuronerkrankungen sind im Grundsatz denen bei ALS ähnlich. Aufgrund der schlechten Prognose insbesondere in fortgeschritteneren Stadien sollte mit ALS-Patienten im Vorfeld einer Operation sorgfältig besprochen werden, inwieweit bei postoperativen Komplikationen intensivmedizinische Maßnahmen ausgeweitet werden (Patientenverfügung).

? **Erläutern Sie die wesentlichen pathophysiologischen und klinischen Merkmale des M. Parkinson?**

Pathophysiologisch ist die Parkinson-Krankheit (idiopathisches Parkinsonsyndrom, IPS) durch einen progredienten Verlust dopaminerger Neurone in der Substantia nigra gekennzeichnet. Weiterhin finden sich Ablagerungen von Lewykörperchen in Hirnstamm und Kortex. Der Verlust dopaminerger Neurone führt zu den typischen motorischen Symptomen wie Ruhetremor, Rigor, Bradykinese und Haltungsinstabilität. Daneben müssen auch nicht motorische Symptome wie kognitive Defizite und orthostatische Dysregulation beachtet werden. Letztere ist bedingt durch einen Untergang nicht dopaminerger Neurone im autonomen Nervensystem und kann zu Kreislaufinstabilitäten in der perioperativen Phase führen.

? Welche medikamentösen Konsequenzen ergeben sich aus dieser Pathophysiologie für die Anästhesie?
Medikamente mit antidopaminerger Wirkung müssen beim Parkinsonpatienten vermieden werden. Dazu zählen Neuroleptika wie Phenothiazine (Promethazin) und Butyrophenone (Dehydrobenzperidol, Haloperidol) sowie prokinetische Medikamente wie Metoclopramid.

? Erläutern Sie die Pharmakotherapie des IPS?
Levodopa in Kombination mit peripheren Decarboxylasehemmern, Dopaminagonisten, MAO-B-Hemmer, Anticholinergika und NMDA-Antagonisten (Amantadin) werden zur Behandlung des IPS eingesetzt. Levodopa wird, um die periphere Konversion zu Dopamin zu verhindern, zusammen mit Decarboxylasehemmern verabreicht. Nachteil des Levodopa ist der Wirkungsverlust nach 5–7 Jahren Therapiedauer. MAO-B-Hemmer (Selegilin) sind eine Alternative zum Levodopa. Dopaminagonisten vermindern Dyskinesien und unwillkürliche Muskelbewegungen. Amantadin wirkt Dopamin freisetzend und anticholinerg. Anticholinergika bekommen die Patienten zur Behandlung des Ruhetremors.

? Wodurch ist der Parkinsonpatient perioperativ gefährdet?
Der Parkinsonpatient ist perioperativ gefährdet durch:
▲ Krankheitsbedingte pathophysiologische Veränderungen
▲ Nebenwirkungen und Interaktionspotenzial der Antiparkinsonmedikation
▲ Alterstypische Begleiterkrankungen (KHK, arterielle Hypertonie, M. Alzheimer, Epilepsie)

Pathophysiologisch gefährden den Patienten die respiratorischen und kardiovaskulären Manifestationen des M. Parkinson. Schluck- und Hustenstörungen aufgrund der mangelnden willkürlichen Kontrolle der Muskulatur der oberen Atemwege (hypokinetischer Schluckakt) führen zu Aspiration, Sekretverhalt, Atelektasen und respiratorischen Infekten. Aggravierend wirken eine Hypersalivation (ebenfalls bedingt durch den hypokinetischen Schluckakt) und die durch die Thoraxrigidität erschwerte Atemarbeit. Durch autonome Funktionsstörungen neigen die Patienten zu Magen- und Darmmotilitätsstörungen sowie zu orthostatischen Dysregulationen.

Die **Antiparkinsonmedikation** (Levodopa) führt über erhöhte Dopaminplasmaspiegel zu einer Steigerung von Myokardkontraktilität, HF und renalem Blutfluss mit einer erhöhten GFR sowie einer gesteigerten Natriumausscheidung. Die Folge ist eine Suppression des RAAS und eine Abnahme des intravasalen Volumens. Zusätzlich führen die hohen Dopaminspiegel zu einer negativen Rückkopplung auf die endogene Katecholaminproduktion (Adrenalin und Noradrenalin werden aus L-Tyrosin über die Zwischenstufe Dopamin synthetisiert). Das bedeutet, dass Parkinsonpatienten häufig einen intravasalen Volumenmangel haben und deshalb weitere Volumenverluste, Flüssigkeitsverschiebungen oder Abfälle des Sympathikotonus (Narkose-Einleitung) nur unzureichend kompensieren können. Gleichzeitig ist die Wirkung von Antihypertensiva verstärkt, die Patienten neigen zu HRST, und die Wirkung von exogenen Katecholaminen kann durch das zirkulierende Dopamin erhöht sein. Weitere relevante Nebenwirkungen von Levodopa, Dopaminagonisten und Selegilin sind Übelkeit und Erbrechen. Darüber hinaus kann Selegilin nicht vorhersehbare Wirkungen bei gleichzeitiger Gabe von Opioiden (Tramadol, Pethidin) haben. Wenn Anticholinergika zur Dauermedikation des Patienten gehören (Biperiden), sollte auf die Gabe von Atropin verzichtet werden (Gefahr der Entwicklung von Durchgangssyndromen bzw. eines ZAS). Eine Alternative zum Atropin ist Glycopyrrolat (Robinul), da dieses im Gegensatz zum Atropin kaum ZNS-gängig ist.

? Was sollte im perioperativen Umgang mit Parkinsonpatienten beachtet werden?

Die Antiparkinsonmedikation muss bis zur Operation beibehalten werden, um die Thoraxrigidität und die motorische Kontrolle des Schluckakts nicht zu verschlechtern. Postoperativ muss sie so früh wie möglich wieder aufgenommen werden. Bei längerem Absetzen der Medikamente droht eine Parkinsonkrise (akinetische Krise). Ist postoperativ die p.o. Gabe der Antiparkinsonmedikamente nicht möglich, kann eine Substitution über eine Magensonde erfolgen bzw. i.v. (Amantadin) substituiert werden.

Die Patienten benötigen eine ausreichende Volumenzufuhr zum Ausgleich der vorbestehenden Hypovolämie und zur Vermeidung schwerer Blutdruckabfälle. Aufgrund des erhöhten Aspirationsrisikos empfiehlt sich eine antiemetische Prophylaxe (**Beachte**: Kontraindikation von Metoclopramid und Dehydrobenzperidol). Bei Einnahme von MAO-B-Hemmern (Selegilin) sind Tramadol und Pethidin wegen der Gefahr eines Kreislaufkollapses kontraindiziert. Halothan, sofern noch verwendet, kann zu HRST führen. Regionalanästhesiologische Verfahren haben beim Parkinsonpatienten Vorteile aufgrund des geringeren Aspirationsrisikos und der raschen Möglichkeit die p.o. Medikation wieder einzunehmen.

? Was ist die Tiefe Hirnstimulation? Welche anästhesiologischen Besonderheiten sind bei ihr zu beachten?

Die Tiefe Hirnstimulation (Deep Brain Stimulation, DBS) ist ein operatives Behandlungsverfahren des IPS. Bei dieser Operation werden stereotaktisch Schrittmacherelektroden in den Nucleus subthalamicus implantiert, die über einen Impulsgenerator elektrisch stimuliert werden. Für den Eingriff ist eine bedarfsadaptierte Analgosedierung erforderlich, weil der Patient zur Kontrolle des Implantationserfolgs wach und kooperativ sein muss. Während die Bohrlochtrepanation zumeist unter Lokalanästhesie erfolgt, ist die Implantation der Schrittmacherelektroden nicht mit relevanten Schmerzen verbunden. Eine Verbesserung der Parkinsonsymptomatik bei Ausbleiben neuer neurologischer Symptome zeigt intraoperativ die korrekte Lage der Elektroden an. In der Regel ist die Steuerung der Analgosedierung weniger das Problem als die oftmals lange Dauer der Prozedur, zudem sich der Patient in einer unbequemen Position eingespannt im Stereotaxierahmen auf dem OP-Tisch befindet (bei Atemdepression schwierig zu sichernde Atemwege!). Präoperativ wird am OP-Tag die Antiparkinsonmedikation abgesetzt. Zur Steuerung der Analgosedierung empfehlen sich Midazolam und niedrig dosiertes Remifentanil. Propofol kann ebenfalls verwendet werden. Allerdings sind unter Propofol Dyskinesien und ein Verschwinden des Tremors beschrieben, weshalb einige Autoren von der Verwendung von Propofol abraten. Die Behandlung von intraoperativen Hypertensionen und Tachykardien mit Betablockern kann zu einer unerwünschten Unterdrückung der Tremorsymptomatik führen und sollte deshalb vermieden werden.

? Was sind die Charakteristika der MS?

Die MS (Encephalomyelitis disseminata) ist eine entzündliche, demyelinisierende Erkrankung des ZNS. Sie ist die häufigste neurologische Erkrankung im jüngeren Erwachsenenalter. Die Ätiologie ist nicht genau geklärt. Wahrscheinlich handelt es sich um eine Autoimmunerkrankung, die sich gegen die Myelinschicht der Nervenzellen des ZNS richtet. Verlauf und Prognose sind sehr variabel, nahezu jedes neurologische Symptom kann auftreten.

? Was muss der Anästhesist bei MS-Patienten beachten?

Im Rahmen der Vorbereitung des Patienten muss ein ausführlicher neurologischer Status erhoben werden. Darüber hinaus muss die präoperative Evaluation klären, ob durch Spastiken die respiratorische Funktion beeinträchtigt ist, eine autonome Dysfunktion vorliegt, der Schluckakt gestört ist und eine Aspirationsgefahr besteht. In der Anamnese muss die mögliche Einnahme von Glukokortikoiden erfasst werden, um ggf. eine perioperative Substitution vorzunehmen. Als Schub auslösend sind Temperaturanstiege, Stress und Infektionen beschrieben. Der chirurgische Stress an sich ist wahrscheinlich nicht Schub fördernd, sondern vielmehr mögliche Folgen einer Operation wie Infektionen oder Fieber. Die Patienten benötigen eine gute Stressabschirmung durch eine großzügige anxiolytische Prämedikation und eine kontinuierliche Temperaturüberwachung bis weit in die postoperative Phase. Temperaturanstiege müssen konsequent behandelt werden, und eine suffiziente postoperative Schmerztherapie ist notwendig. Succinylcholin ist kontraindiziert (Myotonien, Hyperkaliämien). Nicht depolarisierende Muskelrelaxanzien sollten vorsichtig titriert werden (neuromuskuläres Monitoring).

Die Sicherheit von regionalanästhesiologischen Interventionen wird kontrovers diskutiert. Grundsätzlich scheinen sie unproblematisch möglich zu sein. Das gilt auch für rückenmarksnahe Verfahren, wobei die Epiduralanästhesie gegenüber der Spinalanästhesie bevorzugt werden sollte. In jedem Fall sollte vor der Durchführung einer Regionalanästhesie ein exakter neurologischer Status dokumentiert werden.

? Erläutern Sie das anästhesiologische Vorgehen bei Patienten mit Alzheimer-Krankheit.

Ein spezifisches anästhesiologisches Vorgehen bei Alzheimer-Patienten gibt es nicht. An die typischen Begleiterkrankungen des alten Patienten muss gedacht werden (arterieller Hypertonus, KHK, Nierenerkrankungen, Diabetes mellitus). Problematisch können die Anamnese-Erhebung und die Einwilligung zur Anästhesie sein, sodass oft ein Betreuungsverfahren erforderlich ist. Bei unkooperativen und schlecht zu führenden Patienten sollte auf regionalanästhesiologische Verfahren verzichtet werden. Pathophysiologisch scheint eine gestörte cholinerge Neurotransmission bei Alzheimerdemenz von Bedeutung zu sein (Anästhetika hemmen die cholinerge Neurotransmission!). Ob der Einsatz bestimmter Narkotika im Sinne einer potenziellen Neurotoxizität als ungünstig angesehen werden muss, ist momentan nicht ausreichend geklärt, sodass bisher keine Empfehlung für die Verwendung bzw. Nichtverwendung bestimmter Anästhetika gegeben werden kann. Ausgehend von der Pathophysiologie muss aber der Einsatz zentral wirksamer Anticholinergika (Atropin) hinterfragt werden. Alternativ kann Glycopyrrolat (Robinul) zum Einsatz kommen, da diese Substanz kaum ZNS-gängig ist. Postoperative Unruhezustände (Agitiertheit, Aggressivität, psychotische Symptome) werden durch niedrig dosierte Neuroleptika behandelt.

? Was sind myasthene Syndrome?

Myasthene Syndrome sind angeborene oder erworbene Störungen der neuromuskulären Übertragung, die mit einer schmerzlosen, abnormen Ermüdbarkeit der Skelettmuskulatur einhergehen. Sie umfassen über die Myasthenia gravis hinaus seltene kongenitale Myasthenien, toxische Myasthenien (Botulismus, medikamentös induzierte Myasthenien) und das erworbene Lambert-Eaton-Syndrom. Letzteres wird paraneoplastisch v.a. beim Blasenkarzinom und beim kleinzelligen Bronchialkarzinom beobachtet.

? Welche pathophysiologischen Veränderungen liegen der Myasthenia gravis zugrunde?

Der Myasthenia gravis liegt ein Störung der neuromuskulären Signalübertragung, verursacht durch Autoantikörper gegen den AChR der postsynaptischen Membran, zugrunde. Die Antikörper zerstören die postsynaptischen AChRn, die postsynaptische Membran flacht ab, der synaptische Spalt verbreitert sich, und die neuromuskuläre Transmission ist erschwert. Es resultieren eine generalisierte Muskelschwäche und bei repetitiver Stimulation eine rasche Ermüdung der Muskulatur.

? Wodurch sind myasthene Patienten perioperativ gefährdet?

Allgemein stehen respiratorische Komplikationen aufgrund der Schwäche der Atemmuskulatur oder bedingt durch Schluck- und Hustenstörungen im Vordergrund. Die akute oder langsam zunehmende Ateminsuffizienz ist das Leitsymptom einer myasthenen Krise, die darüber hinaus durch weite Pupillen, Tachykardien, schlaffe Lähmungen und ein „Fading" (Amplitudenabnahme in der TOF-Stimulation im neuromuskulären Monitoring) zu erkennen ist. Eine cholinerge Krise kann durch übermäßige Antagonisierungsversuche ausgelöst werden. Sie äußert sich ebenfalls als respiratorische Insuffizienz, ist aber differenzialdiagnostisch durch Bradykardien, Bronchokonstriktion mit gesteigerter Bronchialsekretion, enge Pupillen sowie einen Amplitudenverlust ohne Fading zu erkennen. Postoperativ kann ein völlig anderer Bedarf an Cholinesterasehemmern bestehen (ggf. Notwendigkeit der Neueinstellung!).

? Nennen Sie Risikofaktoren für die Notwendigkeit einer postoperativen Beatmung bei Patienten mit Myasthenia gravis.

- Myasthenia gravis > 6 Jahre
- Chronisch respiratorische Erkrankung (begleitend)
- Pyridostigmindosis ≥ 750 mg/d
- Präoperative Vitalkapazität < 2,9 l
- Schwere generalisierte Form der Myasthenie

Wie ist mit der Prämedikation bei Myastheniepatienten zu verfahren?

Aufgrund ihrer muskelrelaxierenden Wirkung sollten Benzodiazepine in der Prämedikation, wenn überhaupt, nur sehr zurückhaltend eingesetzt werden (Gefahr der Ateminsuffizienz). In Bezug auf die Weitergabe von Cholinesterasehemmern sehen ältere Konzepte ein präoperatives Absetzen vor. Dieses Vorgehen reduziert den intraoperativen Bedarf an nicht depolarisierenden Muskelrelaxanzien. Modernerweise wird aber nach dem Stadium der Myasthenie vorgegangen. Bei leichten Formen sollte die halbe Pyridostigmin-Morgendosis verabreicht werden (Typ 1 und 2, s. Tab. 76). Liegt eine schwere generalisierte Form der Myasthenie vor, muss die gesamte Pyridostigmin-Dosis gegeben werden (Typ 3 und 4). Durch das Nichtabsetzen von Pyridostigmin sind postoperative myasthene Krisen seltener.

Tab. 76: Einteilung der Myasthenia gravis nach [Osserman, Genkins 1971]

Typ	Klinische Manifestation
1	Okuläre Myasthenie
2a	Leichte, generalisierte Verlaufsform
2b	Mittelschwere generalisierte Verlaufsform und/oder bulbäre Symptome
3	Akute schwere Myasthenie und/oder respiratorische Insuffizienz
4	Spätform, schwere generalisierte Myasthenie

Bei schweren Formen der Myasthenie kann zur Verbesserung des Krankheitsbildes und zur Reduktion postoperativer Komplikationen eine präoperative Plasmapherese in Erwägung gezogen werden. Zur Einschätzung des Risikos postoperativer respiratorischer Komplikationen sollte grundsätzlich eine Lungenfunktionsdiagnostik erfolgen. Weiterhin muss eine Einnahme von Steroiden erfragt werden, um ggf. eine medikamentöse Prophylaxe der Nebennierenrindeninsuffizienz einzuleiten.

Können Muskelrelaxanzien unbedenklich bei der Myasthenia gravis eingesetzt werden?

Depolarisierende Muskelrelaxantien (Succinylcholin) sind schwieriger zu dosieren, weil die Patienten aufgrund der reduzierten Anzahl von AChRn eine Toleranz aufweisen, sodass höhere Dosierungen erforderlich sind. Außerdem wird bei Verwendung von Succinylcholin bei Patienten mit Myasthenia gravis, insbesondere nach repetitiver Gabe, häufiger ein Phase-II-Block beobachtet. Nicht depolarisierende Muskelrelaxanzien sollten vorsichtig unter neuromuskulärem Monitoring (TOF-Stimulation) titriert werden. Oft reichen $1/5$–$1/10$ der klinisch üblichen Dosis aus.

Können Regionalanästhesien bei Myasthenia-gravis-Patienten zur Anwendung kommen?

Wann immer möglich, ist die Regionalanästhesie bei Patienten mit Myasthenia gravis eine gute Alternative. Hohe Plasmakonzentrationen der Lokalanästhetika sollten vermieden werden, da sie zu einer Verschlechterung der neuromuskulären Erregungsübertragung führen können. Ist die Durchführung einer Regionalanästhesie nicht möglich, können sowohl eine TIVA als auch eine balancierte Anästhesie durchgeführt werden.

? Wie sollten Myastheniepatienten postoperativ betreut werden?

Myastheniepatienten müssen postoperativ auf einer Intensiveinheit (IMC, ITS) betreut werden. Eine Extubation am OP-Ende wird immer dann angestrebt, wenn eine komplette Erholung der neuromuskulären Transmission sichergestellt ist. Ansonsten wird die Indikation zu einer Nachbeatmung großzügig gestellt. Für die postoperative Schmerztherapie eignen sich Regionalanästhesieverfahren und NSAR. Bei Gabe von Opioiden im Rahmen der postoperativen Schmerztherapie ist eine sorgfältige Überwachung der Atemfunktion erforderlich. Die Patienten sollten nach einer Operation so früh wie möglich Cholinesterasehemmer erhalten. Ist das p.o. nicht möglich, müssen die entsprechenden Äquivalenzdosen i.v. substituiert werden. Dabei muss beachtet werden, dass der postoperative Bedarf sich deutlich von den präoperativen Dosierungen unterscheiden kann. Eine Differenzierung zwischen cholinerger und myasthener Krise bei postoperativer respiratorischer Insuffizienz kann am einfachsten durch Einsatz des neuromuskulären Monitoring erreicht werden (myasthene Krise: reduzierte Amplitude und Fading bei TOF-Stimulation; cholinerge Krise: reduzierte Amplitude, kein Fading).

? Welche ätiopathogenetischen Faktoren sind für die Entwicklung einer Polyneuropathie von Bedeutung?

Bei den Polyneuropathien handelt es sich um Erkrankungen des peripheren Nervensystems, die diffus mehrere Nerven betreffen. Chronischer Alkoholkonsum gefolgt von Diabetes mellitus sind bei weitem die wichtigsten Auslöser von Polyneuropathien. An dritter Stelle sind Infektionen zu nennen (z.B. Guillain-Barré-Syndrom, Zeckenradikulitis).

? Wodurch sind die Patienten mit Polyneuropathie in der perioperativen Phase gefährdet?

Die Patienten sind durch eine Beeinträchtigung kardiovaskulärer Reflexe infolge Schädigung autonomer Nervenfasern (autonome Dysfunktion) gefährdet. Betroffen sind sowohl das parasympathische als auch das sympathische Nervensystem. Der N. vagus ist aufgrund seiner Länge sehr empfindlich für Noxen (Alkohol, Glukose), sodass initial oftmals Funktionsstörungen im parasympathischen Nervenssystem im Vordergrund stehen (Ruhetachykardie). Im Endstadium kann es zu einer funktionellen Denervierung des Herzens kommen („Frequenzstarre"). Die Schädigung parasympathischer Vagusanteile erklärt auch die verminderte Wirkung von Atropin bei Diabetikern mit Polyneuropathie. Eine Mitbeteiligung des Sympathikus ist klinisch für orthostatische Hypotensionen verantwortlich. Stumme Myokardinfarkte (Schädigung der sensorischen Innervation des Herzens) und der plötzliche Herztod infolge ventrikulärer Tachykardien sind weitere Risiken für diese Patienten. Darüber hinaus sind gastrointestinale Probleme wie Dysphagien, gastroösophagealer Reflux und eine generelle Hypomotilität des Gastrointestinaltrakts (Gastroparese) von klinischer Bedeutung. Patienten mit diabetischer Polyneuropathie neigen intraoperativ aufgrund der eingeschränkten kardiovaskulären Stellreflexe (mangelnde vasokonstriktorische Kompensation) auch zu größeren Wärmeverlusten.

? Welche anästhesiologischen Konsequenzen ergeben sich aus den perioperativen Risiken bei Patienten mit Polyneuropathien?

Bei Patienten mit Polyneuropathien kann die Indikation zum erweiterten hämodynamischen Monitoring großzügig gestellt werden. Insbesondere bei rückenmarksnahen Anästhesien muss verstärkt mit dem Auftreten von Hypotensionen und Bradykardien (eingeschränkte Wirkung von Atropin!) gerechnet werden, sodass sympathiko-adrenerge Substanzen aufgezogen zur Verfügung stehen sollten. Beim Diabetiker kann alternativ zu rückenmarksnahen Anästhesien die Durchführung peripherer Regionalanästhesien in Erwägung gezogen werden. Bei Patienten mit Guillain-Barré-Syndrom sind aufgrund der oftmals schweren autonomen Dysfunktion rückenmarksnahe Leitungsanästhesien kontraindiziert. Bei einer Überfunktion des sympathischen Nervensystems im Rahmen der Neuropathie, denkbar bei Guillain-Barré-Syndrom, wird eine Kontrolle der vegetativen Symptomatik am besten durch eine Betablockade und durch den Einsatz von Clonidin erreicht. An eine sorgfältige Lagerung der Patienten sollte aufgrund des erhöhten Risikos von Nervenläsionen durch Druckschäden gedacht werden.

? Nennen und erläutern Sie die anästhesierelevanten pathophysiologischen Veränderungen bei Patienten mit chronischer Rückenmarksläsion (Tetraplegie).

- Autonome Hyperreflexie
- Kardiozirkulatorische Veränderungen (reduziertes BV, chronische Anämie, orthostatische Dysregulation)
- Respiratorische Beeinträchtigungen
- Muskelspasmen
- Hyperkaliämieneigung
- Lagerungsempfindlichkeit
- Thermoregulationsstörungen

Die **autonome Hyperreflexie** ist eine massive sympathoadrenerge Reaktion auf Reize v.a. im Bereich der Harnblase und des Rektums, die häufig bei Läsionen oberhalb von T6 beobachtet wird. Klinisch ist sie gekennzeichnet durch exzessive Blutdruckanstiege, Schwitzen, Flush und reflektorische Bradykardien. Ursachen sind ein Wegfall der deszendierenden Hemmung durch übergeordnete Zentren sowie eine unkoordinierte Reorganisation sensorischer Afferenzen und des sympathischen Nervensystems unterhalb der Läsion. **Kardiozirkulatorisch** sind orthostatische Dysregulationen, ein häufig reduziertes BV (ca. 60 ml/kg/KG) und eine Anämie, v.a. bedingt durch chronisch entzündliche Prozesse (Harnwegsinfekte, Dekubitalulzera), von Bedeutung. **Respiratorische Beeinträchtigungen** hängen von der Höhe der Läsion ab. Läsionen oberhalb von C4 führen i.d.R. durch den Verlust der Zwerchfellinnervation zu einer Respiratorabhängigkeit. Patienten mit Läsionen unterhalb von C4 können zwar eine ausreichende Zwerchfellatmung haben, die Funktion der Atemhilfsmuskulatur und damit ein effektiver Hustenstoß können dennoch kompromittiert sein (Innervation Diaphragma C3–C5, Interkostalmuskulatur T1–T11, Abdominalmuskulatur T7–L1).

Muskelspastiken entstehen, weil es nach Abklingen des spinalen Schocks bei intaktem Reflexbogen zur Entwicklung von hyperreflektorischen Reaktionen unterhalb der Läsion kommen kann. Solche spastischen Reaktionen können durch chirurgische Stimuli ausgelöst werden. Deshalb sollte eine relaxierende Medikation (Lioresal, Benzodiazepine) am OP-Tag weitergegeben werden. **Hyperkaliämien** drohen durch die Hochregulation der AChR bedingt durch den Verlust der Innervation der Muskulatur, sofern Succinylcholin appliziert wird. Mit einer entsprechenden Gefährdung muss ab 24 h nach dem Trauma gerechnet werden. 9 Monate später besteht diese Gefahr nicht mehr, sofern ein kompletter Querschnitt zu einem vollständigen Untergang der Nerv-Muskel-Einheit geführt hat.

Lagerungsempfindlichkeit und **Thermoregulationsstörungen** zwingen intraoperativ zur sorgfältigen Aufrechterhaltung der Körpertemperatur und zu gewissenhaften Lagerungsmaßnahmen (Gefahr von Druckulzerationen). Querschnittspatienten kompensieren Temperaturveränderungen nur eingeschränkt, da das Thermoregulationszentrum im Hypothalamus von den peripheren Thermorezeptoren getrennt ist.

? Welche anästhesiologischen Alternativen stehen bei Patienten mit chronischen Rückenmarksläsionen zu Verfügung?

Der operative Eingriff, die pathophysiologischen Veränderungen und der Wunsch des Patienten bestimmen das anästhesiologische Vorgehen. Ist das Risiko einer autonomen Hyperreflexie gering (Läsion unterhalb T6, keine OP an Blase oder Darm), besteht keine Gefahr für das Auftreten von Muskelspasmen bei chirurgischer Stimulation und findet der Eingriff unterhalb der Läsion statt, dann kann ein Stand by, je nach Wunsch des Patienten, mit Sedierung ausreichend sein. Andernfalls wird eine Anästhesie erforderlich sein. Die kann sowohl eine Spinalanästhesie als auch eine Allgemeinanästhesie sein.

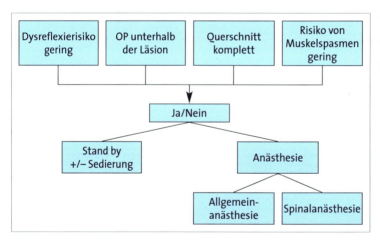

Abb. 82: Anästhesiologisches Vorgehen bei Patienten mit chronischer Rückenmarksläsion

? Ist beim Patienten mit Querschnittssyndrom eine Epiduralanästhesie durchführbar?

Bei der Durchführung einer Epiduralanästhesie ist die Abschätzung einer evtl. Wirkung der Testdosis schwierig, sodass die Gefahr einer totalen Spinalanästhesie besteht. Deshalb gilt die Epiduralanästhesie bei Patienten mit Querschnitt als kontraindiziert. Eine Ausnahme sind schwangere Patientinnen, die zur Unterdrückung autonomer Reaktionen (autonome Hyperreflexie bei Manipulationen am Uterus bzw. durch den Geburtsvorgang) eine Epiduralanästhesie benötigen können. In jedem Fall sollte die Epiduralanästhesie als Kathetertechnik durchgeführt werden, da hier ein vorsichtiges Aufspritzen möglich ist und der Katheter für einen Zeitraum von 48 h nach der Geburt belassen werden kann. Das ist der Zeitraum, in dem post partum mit autonomen Reaktionen gerechnet werden muss.

Dagegen sind Spinalanästhesien beim querschnittsgelähmten Patienten problemlos durchführbar. Die Wirbelfraktur liegt meist oberhalb der klassischen Punktionsstelle L3/4. Durch die Spinalanästhesie wird die autonome Hyperreflexie wirksam unterdrückt, und die Spastik verschwindet in dem durch die Anästhesie erfassten Gebiet vollständig. Am Verschwinden der Spastik lässt sich auch die Höhe der Ausbreitung der Anästhesie erkennen. Durch Veränderungen der Wirbelsäule kann die Punktion technisch jedoch anspruchsvoller sein.

? Welche pathologischen Veränderungen liegen den Muskeldystrophien zugrunde?

Den Muskeldystrophien (Dystrophinopathien) liegt ein Mangel bzw. ein vollständiges Fehlen eines X-chromosomal kodierten Proteins der Muskelfasermembran, des Dystrophins, zugrunde. Dystrophin bildet mit verschiedenen Proteinen des Sarkolemms Komplexe, die für die Muskelkontraktion von Bedeutung sind. Mangel, Verlust oder Defekte dieser Dystrophin-Glykoproteinkomplexe führen zu einer fortschreitenden Muskeldystrophie. Dystrophin-Glykoproteinkomplexe spielen nicht nur in der Skelettmuskulatur eine Rolle, sie finden sich auch an der glatten Muskulatur, am Myokard und im Gehirn. Die klinisch bedeutsamste und häufigste Muskeldystrophie ist die vom Typ Duchenne. Sie wird X-chromosomal rezessiv vererbt und i.d.R. bis zum 10. Lebensjahr diagnostiziert. Das bedeutet, dass diese Erkrankung durchaus erstmals durch Komplikationen während bzw. nach einer Anästhesie bei Knaben manifest werden kann. Andere Muskeldystrophien sind seltener und manifestieren sich in späteren Lebensjahren (Muskeldystrophie Typ Becker, Fazioscapulohumerale Muskeldystrophie, Muskeldystrophie vom Glieder-Gürtel-Typ).

? Welche anästhesiologischen Besonderheiten sind bei Patienten mit Muskeldystrophien zu beachten?

Zur präoperativen Evaluierung gehört auf jeden Fall eine Lungenfunktionsdiagnostik zur Abschätzung des respiratorischen Risikos. Weiterhin ist aufgrund der möglichen Mitbeteiligung des Herzmuskels eine Echokardiographie empfehlenswert, umso mehr, da die körperliche Leistungsfähigkeit dieser Patienten anamnestisch oft nicht exakt abgeschätzt werden kann. Eine medikamentöse Prämedikation sollte bei eingeschränkter respiratorischer Reserve vorsichtig erfolgen bzw. unterbleiben. Wenn eine Allgemeinanästhesie durchgeführt werden muss, sind Succinylcholin und volatile Anästhetika kontraindiziert. Bei ihrem Einsatz droht die Gefahr von MH-ähnlichen Syndromen (Rhabdomyolysen, Steigerung des Muskelmetabolismus, Hyperkaliämie) oder einer MH selbst. Nicht depolarisierende Muskelrelaxanzien können verwendet werden, haben aber eine deutlich verlängerte WD. Regionalanästhesien sind für diese Patienten eine gute Alternative. Postoperativ muss eine intensive Betreuung und Überwachung dieser Patienten, ggf. auf einer Intensivstation, gewährleistet werden.

? Was ist in der Anästhesieführung von Myotoniepatienten zu beachten?

Myotonien sind eine heterogene Gruppe verschiedener genetisch bedingter Muskelerkrankungen (Myotone Dystrophie Typ 1 und 2, Myotonia congenita Thomsen, Myotonia congenita Becker, Paramyotonia congenita Eulenburg), die durch eine krankhaft verlängerte, tonische Muskelanspannung charakterisiert sind. Myotoniepatienten weisen eine erhöhte Empfindlichkeit gegenüber Anästhetika auf, können eine begleitende Schwäche der Atem- und Schlundmuskulatur haben und dementsprechend ein erhöhtes Aspirationsrisiko tragen. Wichtig ist auch, dass bei diesen Patienten in Vorbereitung auf eine Anästhesie immer nach weiteren pulmonalen, kardialen oder endokrinen Funktionsstörungen gefahndet werden muss.

Die Frage einer möglichen MH-Gefährdung dieser Patienten ist nicht geklärt. Nach Möglichkeit sollte aus diesen Gründen eine Regionalanästhesie angestrebt werden. Ist diese nicht möglich, müssen Faktoren, die myotone Reaktionen auslösen, und MH-Triggersubstanzen gemieden werden. Succinylcholin und Cholinesterasehemmer sind außerdem kontraindiziert, weil durch diese Substanzen generalisierte myotone Reaktionen ausgelöst werden können. Da die Ursache für myotone Reaktionen in der Muskulatur selbst liegt, lassen sich diese nicht durch Gabe nicht depolarisierender Muskelrelaxanzien bessern!

Kernaussagen:
- Aufgrund möglicher respiratorischer Komplikationen sollte bei neuromuskulär erkrankten Patienten immer eine Nachbeatmungsmöglichkeit gewährleistet sein. Ambulante Anästhesien sind kontraindiziert!
- Regionalanästhesien sind bei neuromuskulär oder neurodegenerativ erkrankten Patienten oft die sicherere Alternative.
- Bei Erkrankungen mit schlechter Prognose sollten im Vorfeld einer Operation Art und Umfang postoperativer intensivmedizinischer Maßnahmen mit dem Patienten genau besprochen werden (Patientenverfügung).
- Der Parkinsonpatient ist durch die Pathophysiologie seiner Erkrankung (Schluckstörungen, Aspiration, Thoraxrigidität) sowie durch Nebenwirkungen und Interaktionen der Antiparkinsonmedikation perioperativ hochgradig gefährdet. Anästhesiologisch wird er oft unterschätzt!
- Bei MS-Patienten können Fieber und Infektionen einen akuten Schub auslösen. Temperaturerhöhungen sind deshalb konsequent zu therapieren. Regionalanästhesien sind möglich!
- Bei Myastheniepatienten sollte nach Möglichkeit auf Muskelrelaxanzien verzichtet werden. Ist das nicht möglich, müssen sie sehr sorgfältig und unter Verwendung des neuromuskulären Monitorings titriert werden.
- Polyneuropathien sind aufgrund ihrer Ätiologie (Alkohol, Diabetes mellitus) Krankheitsbilder, mit denen der Anästhesist häufig konfrontiert ist. Bei diesen Patienten sind kompensatorische kardiovaskuläre Reflexe eingeschränkt, die Magenentleerung verläuft verzögert.
- Die Komplexität der pathophysiologischen Veränderungen (Atmung, Herz und Kreislauf, Muskulatur) bei querschnittsgelähmten Patienten zwingt zu einem sehr sorgsamen Umgang mit diesen Patienten in der perioperativen Phase.
- Bei Muskeldystrophien und Myotonien müssen Triggersubstanzen gemieden werden.

Literatur

Baur CP et al., Anästhesie bei neuromuskulären Erkrankungen. Teil 1: Einführung. Anästhesiol Intensivmed Notfallmed Schmerztherapie (2002), 37, 77–83
Baur CP et al., Anästhesie bei neuromuskulären Erkrankungen. Teil 2: Spezielle Krankheitsbilder. Anästhesiol Intensivmed Notfallmed Schmerzther (2002), 37, 125–137
Blobner M, Mann R, Anästhesie bei Patienten mit Myasthenia gravis. Anästhesist (2001), 50, 484–493
Calleja MA, Automnomic dysfunction and Guillain-Barré syndrome. Anaesthesia (1990), 45, 736–737
Finsterer J, Stöllberger C, Cardiac involvement in primary myopathies. Cardiology (2000), 94, 1–11
Fodale V et al., Alzheimer's disease and anaesthesia: implications for the central cholinergic system. Br J Anaesth (2006), 97, 445–452
Hambly PR, Martin B, Anaesthesia for chronic spinal cord lesions. Anaesthesia (1998), 53, 273–289
Kalenka A, Hinkelbein J, Anästhesie bei Patienten mit Parkinson-Erkrankung. Anästhesist (2005), 54, 401–411
Kitamura A et al., Patients with diabetic neuropathy are at risk of a greater intraoperative reduction in core temperature. Anesthesiology (2000), 92, 1311–1318
Klingler W, Lehmann-Horn F, Jurkat-Rott K, Complications of anaesthesia in neuromuscular disorders. Neuromuscular Disorders (2005), 15, 195–206
Linstedt U, Jaeger H, Petry A, Die Neuropathie des autonomen Nervensystems. Anaesthesist (1993), 42, 521–527
Nicholson G, Pereira AC, Hall GM, Parkinson's disease and anaesthesia. Br J Anaesth (2002), 89, 904–916
Ossermann KE, Genkins G, Studies in myasthenia gravis: review of a twenty-year experience in over 1200 patients. Mt Sinai J Med (1971), 38(6): 497–537
Schara U, Mortier W, Neuromuskuläre Erkrankungen (NME) Teil 1: Spinale Muskelatrophien, periphere Nervenerkrankungen, kongenitale myasthene Syndrome. Nervenarzt (2004), 75, 1231–1247
Schara U, Mortier W, Neuromuskuläre Erkrankungen (NME) Teil 2: Muskeldystrophien (2004), 75, 219–239
Schütte JK, Gerbershagen MU, Wappler F, Anästhesie assoziierte Rhabdomyolyse. Anästhesiol Intensivmed Notfallmed Schmerzther (2006), 7–8, 454–461
Wojtecki L, Südmeyer M, Schnitzler A, Therapie des idiopathischen Parkinsnsyndroms. Dtsch Arztebl (2007), 37, A2513–2522

Maligne Hyperthermie

H. Rüffert

? Wie ist die MH definiert?

Die MH ist eine überwiegend inapparente Myopathie der quergestreiften Muskulatur, die erst unter dem Einfluss bestimmter Triggersubstanzen (volatiler Anästhetika, depolarisierender Muskelrelaxanzien) klinisch als Hypermetaboliesyndrom manifest wird. Unter Bezug auf den autosomal dominanten Vererbungsmodus wird sie auch als **pharmakogenetische Erkrankung** bezeichnet. Biochemisch liegt ihr eine gestörte Calciumhomöostase im Sarkoplasma der Skelettmuskelzellen zugrunde, deren Ursache hauptsächlich ein funktionell veränderter bzw. defekter Ryanodinrezeptor (RyR1) am sarkoplasmatischen Retikulum (SR) ist.

> **Können MH-disponierte Patienten in der klinischen Untersuchung identifiziert werden?**

Spezifische Hinweiszeichen auf das Vorliegen einer MH-Disposition gibt es nicht. Anlageträger sind ohne die Einwirkung von entsprechenden Auslösern meist symptomfrei bzw. phänotypisch nicht erkennbar. Unspezifische und seltene präklinische Symptome können eine erhöhte Kreatinphosphokinase (CK) in Ruhe, leichte Muskelkrämpfe oder milde Temperaturanstiege unter körperlicher Belastung sein.

> **Wie häufig muss mit Anlageträgern bzw. klinischen MH-Ereignissen gerechnet werden?**

Die MH ist eine seltene Erkrankung. Fulminante Krisen wurden mit einer Häufigkeit von 1:84 000 bei Anwendung volatiler Anästhetika und 1:62 000 unter zusätzlicher Anwendung von Succinylcholin beschrieben. Bezogen auf alle Anästhesieformen (auch triggerfrei) wurde die Inzidenz auf etwa 1:200 000 geschätzt. Der Verdacht auf eine MH wurde in den 1990er Jahren bei etwa jeder 5000. Narkose in Europa gestellt. Die Prävalenz von Anlageträgern mit einer MH-Mutation liegt ausgehend von genetischen Diagnostikergebnissen bei etwa 1:10 000 [Hopkins et al. 1995; Ørding et al. 1985, 1996; Urwyler 1994].

> **Was sind Auslöser einer MH (sog. Triggersubstanzen)?**

Hierfür kommen alle gebräuchlichen **volatilen Anästhetika** (Halothan, Enfluran, Isofluran, Sevofluran, Desfluran) und das **depolarisierende Muskelrelaxans** Succinylcholin infrage (s. Tab. 77). Selten wurden auch atypische MH auslösende Mechanismen oder Substanzen beschrieben, z.B. extreme physische Belastung (Leistungssport), Drogenkonsum (Ecstasy, Kokain) oder Alkohol. Hypnotika (Barbiturate, Etomidate, Propofol), Benzodiazepine, Ketamin, Lokalanästhetika oder Lachgas werden bez. der MH als sicher eingestuft [Merigian et al. 1987; Grogan et al. 2002].

Tab. 77: In der Anästhesie angewandte Triggersubstanzen der MH sowie sichere Substanzen für MH-disponierte Personen

MH-Triggersubstanzen	Sichere anästhesierelevante Medikamente
Äther	Lachgas
Halothan	Opioide
Enfluran	Nicht depolarisierende Muskelrelaxanzien
Isofluran	Benzodiazepine
Sevofluran	Barbiturate
Desfluran	Etomidate
Succinylcholin	Propofol
	Ketamin
	Lokalanästhetika

> **Was stellt den pathophysiologischen Hintergrund der MH dar?**

Die Exposition mit Triggersubstanzen führt bei disponierten Personen zu einer exzessiven und unkontrollierten Freisetzung von Calcium über den funktionell veränderten RyR1 (schneller Ca^{++}-Freisetzungskanal) aus dem SR in das Zytoplasma. Der rasche zytosolische Calciumanstieg führt zur Bildung von Aktin-Myosin-Komplexen in den Muskelzellen. Die Lösung dieses Komplexes ist energieabhängig. In den Zellen, Organen und Organsystemen des Körpers werden Energie liefernde Prozesse hoch reguliert, und es entwickelt sich ein **systemisches Hypermetaboliesyndrom**. Im Verlauf kann der hohe ATP-Bedarf nicht mehr gedeckt werden, es resultiert ein relativer Energiemangel mit konsekutivem Integritätsverlust der Zellen. Ohne Therapie kann das resultierende Multiorganversagen innerhalb kurzer Zeit zum Tod führen [Gronert et al. 1994; MacLennan 1992; Rüffert 2007].

Wo ist der hauptsächliche Genlocus der MH zu finden?

Der genetische Locus für die MH kann bei etwa 80% der Patienten auf dem Chromosom 19q13.1 im **Gen für den RyR1-Rezeptor** gefunden werden [McCarthy 1990]. Hier wurden bei MH-Patienten eine Vielzahl von Mutationen (ca. 100; hauptsächlich Punktmutationen) identifiziert. Durch funktionelle intrazelluläre Ca^{++}-Untersuchungen konnte für eine Reihe dieser Mutationen die kausale Assoziation zur MH bestätigt werden [Treves et al. 2005].

Durch welche typischen klinischen Symptome ist die MH charakterisiert?

Frühphase:
- Kieferklemme (Trismus), isoliert oder mit Rigor
- Tachykardie bzw. HMV-Anstieg
- Erhöhte CO_2-Produktion (Hyperventilation des spontan atmenden oder $p$$CO_2$-Anstieg bei kontrollierter Beatmung)
- Kreislaufzentralisation mit gefleckter Zyanose

Spätphase:
- Gemischte Azidose ($p$$CO_2$- und Laktatanstieg)
- Hyperkaliämie
- CK-Anstieg, Myoglobinämie und -urie (Rhabdomyolyse)
- Hyperthermie (bis > 40 °C möglich bzw. 1 °C pro 5 min)

Endstadium:
- Multiorgan- und Kreislaufversagen

[Gronert et al. 1994]

Welche Manifestationsformen und klinischen Verläufe sind bekannt?

Verlaufsformen:
- Fulminante Krise (alle klassischen Symptome)
- Oligosymptomatische Verläufe (Einzelsymptome)
- Abortive Verläufe (Symptome in abgeschwächter Form)

Erstmanifestationen:
- Bei Erstexposition
- Nach wiederholten Expositionen

Manifestationszeitpunkt:
- Innerhalb von Minuten (Einleitungsphase der Narkose)
- Innerhalb von Stunden (OP-Verlauf, Ausleitungsphase, postoperativ)

Abortive und oligosymptomatische Verläufe bzw. Spätmanifestationen sind heute wesentlich häufiger zu beobachten. Ursache dafür sind der Verzicht auf Succinylcholin und wahrscheinlich die Anwendung neuer Anästhetika (Sevofluran, Desfluran).

Was stellen die Hauptsäulen der Therapie dar?

- Therapiebeginn schon bei MH-Verdacht
- Zufuhr der Triggersubstanz unterbrechen (Entfernung des Verdampfers, Weiterführung der Narkose als totale i.v. Anästhesie)
- FiO_2 1,0; hoher Frischgasflow (10–15 l/min), 3-faches Atemminutenvolumen
- Kausale Therapie: **Dantrolen**
- Initial 2,5 mg/kg i.v. Bolus
- Repetitive Bolusgaben (2,5 mg/kg alle 5 min) bis zum Sistieren der MH-Symptome
- Danach: 5 mg/kg/24 h (bei Gesamt-Initialboli von 2,5–5 mg/kg)
         10 mg/kg/24 h (bei Gesamt-Initialboli von 7,5–10 mg/kg)
- Symptomatische Therapie:
  - Externe Kühlmaßnahmen,
  - Azidoseausgleich mit Natriumbikarbonat
  - Aufrechterhaltung der Diurese

[Deutsche Gesellschaft für Anästhesiologie und Intensivmedizin/Berufsverband Deutscher Anästhesisten 2008]

Wie wirkt Dantrolen?

Dantrolen wurde 1967 erstmals synthetisiert und im Verlauf zur Langzeitbehandlung von Muskelspastiken eingesetzt, nachdem in Tierversuchen muskelrelaxierende Eigenschaften apparent geworden waren. Später wurde entdeckt, dass diese Wirkung auf die Entkoppelung von Erregung an der neuromuskulären Synapse und Kontraktion in der Muskelzelle zurückzuführen ist. Ursächlich ist vermutlich eine Interaktion mit dem RyR1-Rezeptor und konsekutiver Reduktion der Calciumfreisetzung vom SR in das Zytoplasma der Muskelzelle.

Wie hoch liegt die Letalität eines MH-Zwischenfalls?

Vor Einführung von Dantrolen ca. 90%, in der Gegenwart unter 5%.

Wie kann die Diagnose MH gesichert werden?

In-vitro-Kontrakturtest (IVKT):
Entnahme einer Muskelbiopsie aus dem M. quadriceps femoris und Exposition mit ansteigenden Konzentrationen der Testsubstanzen Halothan und Coffein. Untersuchung auf Entwicklung einer Kontraktur ≥ 2 mN unterhalb einer definierten Schwellenkonzentration (≤ 0,44 mmol/l Halothan und/oder ≤ 2,0 mmol/l Coffein) [European Malignant Hyperthermia Group 1984].
- Diagnose **MHS** (MH susceptible): Kontrakturen unter **beiden** Testsubstanzen
- Diagnose **MHE** (MH equivocal): Kontraktur nur unter einer Testsubstanz
- Diagnose **MHN** (MH negativ): keine Kontrakturentwicklung

MHS- und MHE-Diagnosen werden klinisch als MH-positiv gewertet, die Patienten erhalten eine entsprechende Warnkarte oder einen Anästhesieausweis. Nach einem MH-Zwischenfall sollte eine Muskelbiopsie frühestens nach 3 Monaten erfolgen [Ørding et al. 1997; http://www.emhg.org].

Abb. 83: Darstellung einer pathologischen In-vitro-Reaktion des Testmuskels im Halothan/Koffein Kontrakturtest bei MH Disposition (MHS) mit fehlendem Rückgang während der Relaxationsphase auf die Grundlinie (= Kontraktur)

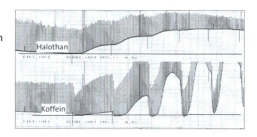

Molekulargenetische Diagnostik:
- Voraussetzung: Nachweis einer MH-kausalen Mutation.
- Gegenwärtig sind 29 **RyR1-Mutationen** anerkannt.
- Einschränkungen: Nicht anerkannte RyR1-Mutationen oder fehlender Mutationsnachweis bedürfen einer Verifizierung der Diagnose durch den IVKT.

[Urwyler et al. 2001; http://www.emhg.org]

 Bestehen Assoziationen mit anderen Myopathien?
Ein direkter Zusammenhang zur MH ist nur für die **Central Core Disease** (CCD) gesichert (proximal betonte Muskelschwäche mit relativ benignem Verlauf, ebenfalls RyR1-Mutationen als ursächlich beschrieben). Verschiedene Myopathien (Multi-minicore disease, Duchenne- oder Becker-Dystrophie, Myotonia congenita u.a.) können MH-**ähnliche** Symptome auslösen, im Einzelfall konnte eine MH-Assoziation im IVKT auch bestätigt werden. MH-Triggersubstanzen (insbesondere Succinylcholin) sollten bei Myopathien prinzipiell nicht angewandt werden [Klingler 2005, 2009].

? Welche prophylaktischen Maßnahmen sind bei MH-Patienten sinnvoll?
Keine Triggersubstanzzufuhr bei MH-Merkmalsträgern, keine körperlichen Extrembelastungen, kein exzessiver Alkoholgenuss oder Drogenabusus. Die prophylaktische p.o. Gabe von Dantrolen vor Narkosen wird nicht empfohlen.

? Wer soll sich testen lassen?

- Jeder Patient nach einem verdächtigen MH-Zwischenfall (Indexpatient)
- Alle blutsverwandten Angehörigen eines positiv diagnostizierten (MHS, MHE) Indexpatienten (insbesondere 1. Grades)
- In Ausnahmefällen Patienten mit einer Myopathie

? Wo kann eine MH-Disposition getestet werden?
An MH-Zentren, die einen IVKT nach standardisierten Protokollen durchführen. Eine genetische Testung sollte prinzipiell durch das MH-Zentrum selbst oder in enger Kooperation mit diesem erfolgen. Positiv getestete Patienten erhalten vom MH-Zentrum eine Warnkarte bzw. einen Anästhesieausweis.

Zusammenfassung

- Die MH ist eine seltene, aber potenziell lebensbedrohliche Erkrankung, die bei einer vorhandenen genetischen Disposition durch Inhalationsanästhetika und Succinylcholin ausgelöst wird.
- Unter klinischen Verläufen stellt die fulminante Krise die schwerste Form dar. Neben supportiven Maßnahmen (Triggersubstanzstopp, Hyperventilation, Sauerstoff, Kühlung, Herz-Kreislauf-Unterstützung) muss Dantrolen als spezifisch wirksames Notfallmedikament appliziert werden. Dantrolen muss, wenn MH-Triggersubstanzen verwendet werden, bevorratet und schnell verfügbar sein.
- In Abwesenheit von MH-Auslösern zeigt der/die Anlageträger(in) keine spezifisch hinweisenden Symptome.
- Dispositionsträger werden hauptsächlich mit dem IVKT identifiziert.
- Die MH-Disposition wird autosomal dominant übertragen. Die genetische Ursache hierfür liegt zu 80% in Mutationen im Gen für den Ryanodinrezeptor Subtyp1 (RyR1, Calciumkanal im SR).
- Unter bestimmten Voraussetzungen kann die MH-Disposition auch rein genetisch geprüft werden. Hierzu müssen MH-kausale Mutationen im RyR1-Gen nachweisbar sein. Im Falle einer negativen genetischen Diagnose muss der IVKT durchgeführt werden.
- Die Abklärung der MH-Veranlagung ist dringend bei Personen nach einer hochgradig verdächtigen Episode und bei Familienangehörigen 1. Grades von MH-positiv getesteten Personen zu empfehlen.
- Die Diagnostik sollte streng an ein MH-Zentrum gekoppelt sein. Dieses ist zur Ausstellung standardisierter Notfallausweise autorisiert und übernimmt die familiäre Betreuung sowie fachliche Beratung.

Literatur

Deutsche Gesellschaft für Anästhesiologie und Intensivmedizin/Berufsverband Deutscher Anästhesisten, Leitlinie zur Therapie der malignen Hyperthermie. Anästh Intensivmed (2008), 49, 483–488
European Malignant Hyperthermia Group, A protocol for the investigation of malignant hyperpyrexia (MH) susceptibility. Br J Anaesth (1984), 56, 1267–1269
Grogan H, Hopkins PM, Heat stroke: implications for critical care and anaesthesia. Br J Anaesth (2002), 88, 700–707
Gronert GA, Antognini JF (1994) Malignant hyperthermia. In: Miller RD, Anesthesia, 4. Aufl., 1075–1093. Churchill-Livingstone, New York, Edinburgh
Hopkins PM, Ellis FR (1995) Inherited disease affecting anaesthesia. In: Healy TEJ, Cohen PJ, Wylie and Churchill-Davidson's, A practice of Anaesthesia, 6. Aufl., 938–952. Edward Arnold, London
Klingler W, Lehmann-Horn F, Jurkat-Rott K, Complications of anaesthesia in neuromuscular disorders. Neuromuscul Disord (2005), 15, 195–206
Klinger W et al., Cove myopathies and risk of malignant hyperthermia. Anesth Analg (2009), 109, 1167–73
McCarthy TV et al., Localization of the malignant hyperthermia susceptibility locus to human chromosome 19q12–13.2. Nature (1990), 343, 562–564
MacLennan DH, Phillips MS, Malignant hyperthermia, Science (1992), 256(5058), 789–794
Merigian KS, Roberts JR, Cocaine intoxication: hyperpyrexia, rhabdomyolysis and acute renal failure. J Toxicol Clin Toxicol (1987), 25, 135–148
Ørding H, et al., In vitro contracture test for diagnosis of malignant hyperthermia following the protocol of the European MH Group: results of testing patients surviving fulminant MH and unrelated low-risk subjects. The European Malignant Hyperthermia Group. Acta Anaesthesiol Scand (1997), 41, 955–966
Ørding H, Investigation of malignant hyperthermia in Denmark. Dan Med Bull (1996), 43, 111–125
Ørding H, Incidence of malignant hyperthermia in Denmark. Anesth Analg (1985), 64, 700–704
Rüffert H et al., Maligne Hyperthermie: The ugly. Anaesthesist (2007), 56(9), 923–929
Treves S et al., Ryanodine receptor 1 mutations, dysregulation of calcium homeostasis and neuromuscular disorders. Neuromuscul Disord (2005), 15, 577–587
Urwyler A et al., Guidelines for molecular genetic detection of susceptibility to malignant hyperthermia. Br J Anaesth (2001), 86, 283–287
Urwyler A, Hartung E, Die Maligne Hyperthermie. Anaesthesist (1994), 43, 557–569

Kapnoperitoneum

F. Hokema, U.-C. Pietsch

 Warum wird CO_2 zur Insufflation genutzt?
CO_2 ist
- nicht brennbar,
- ausreichend verfügbar,
- transportabel,
- preiswert,
- gut im Blut löslich,
- chemisch stabil,
- nicht toxisch,
- schnell über die Atmung eliminierbar,
- und verfügt über gute optische Eigenschaften.

? Wie hoch ist der Druck im Abdomen nach Anlage eines Kapnoperitoneums?
In der Regel wird ein Druck zwischen 12 und 15 mmHg genutzt. Bei hämodynamisch kompromittierten Patienten sollte ein Druck um 10 mmHg angestrebt werden.

? Welche Risiken bestehen bei der Anwendung von CO_2?
Ein seltenes, aber potenziell tödliches Risiko ist die Entstehung einer Embolie. Durch eine intravasale Lage der Verres-Nadel während der initialen Insufflation von Gas, durch die Distension der anatomischen Strukturen mit Gefäßläsionen oder durch chirurgische Gefäßverletzungen können Gasblasen in das Gefäßsystem gelangen. Durch den Einsatz der transösophagealen Echokardiographie konnten bei etwa $2/3$ aller Patienten während einer laparoskopischen Cholezystektomie Gasblasen im Bereich des rechten Ventrikels nachgewiesen werden. Auch Übertritte durch ein persistierendes Foramen ovale oder den physiologischen pulmonalen Shunt in die arterielle systemische Zirkulation sind nachgewiesen. Kritische Zeitpunkte sind der Beginn der Insufflation und die Gallenblasendissektion. Tödliche Verläufe sind beschrieben. Weitere Komplikationen sind die Entstehung eines Kapnothorax, eines Kapnomediastinums oder eines Hautemphysems durch eine kontinuierliche Ausbreitung von CO_2 aus dem intraabdominellen Kompartiment in die umliegenden Strukturen. Prädilektionsstellen sind die Durchtrittspforten durch das Diaphragma mit dem weichen Gewebe um die V. cava, die Aorta und den Ösophagus, angeborene Verbindungen zwischen Peritoneum und Pleura bzw. die Austrittsstellen der Trokare.

? Was sind die Zeichen einer Gasembolie? Welche Maßnahmen sind notwendig?
Klinische Zeichen sind eine arterielle Hypotonie, eine Zyanose, der Auskultationsbefund („Mühlradgeräusch") und HRST (Tachykardie, Bradykardie/Asystolie). Diese Zeichen korrelieren mit einem Abfall der SO_2 und des endtidalen CO_2. Das sofortige Ablassen des Kapnoperitoneums, eine Beatmung mit einer FiO_2 von 1,0 und die Aufrechterhaltung der rechtsventrikulären Pumpfunktion sind vorrangig. Gegebenenfalls kann über einen bereits liegenden ZVK Gas aus dem Bereich des rechten Ventrikels und des rechten Vorhofs abgesaugt werden. In der Literatur wird eine Kombination von Linksseitenlage mit Trendelenburg-Lagerung empfohlen, um den weiteren Übertritt von Gasbläschen in die pulmonale Strombahn bzw. via ein offenes Foramen ovale in die arterielle Zirkulation zu verhindern. Die Effektivität dieses Lagerungsmanövers ist nicht nachgewiesen.

? Welche Nebenwirkungen hat die Anlage eines Kapnoperitoneums?
Durch den erhöhten intraabdominalen Druck steigt das Zwerchfell bis zu 3 cm nach kranial, wodurch es zu einer Fehllage des Tubus mit einer einseitigen endobronchialen Intubation kommen kann. Bis zu 60% aller Patienten leiden nach laparoskopischen Eingriffen an PONV, sodass eine prophylaktische Gabe von Antiemetika indiziert ist. 80% aller Patienten benötigen nach einem laparoskopischen Eingriff eine Akutschmerzbehandlung mit Opiaten. Die Infiltration der Trokar-Durchtrittsstellen mit Lokalanästhetika, niedrige intraabdominale Drücke um 12 mmHg, eine möglichst kurze Dauer des Kapnoperitoneums, die Anwendung von warmem CO_2 und die vollständige Drainage des CO_2 nach dem Ende der Prozedur können helfen, postoperative Schmerzen zu reduzieren. Bei etwa 40% aller Patienten treten nach

einer laparoskopischen Operation Schulterschmerzen auf, die durch eine Reizung des N. phrenicus am Diaphragma verursacht und auf die Schultern projiziert werden.

? Welche hämodynamischen Auswirkungen entstehen durch die Anlage eines Kapnoperitoneums?

Mit Anlage eines Kapnoperitoneums steigen die HF, der arterielle RR und damit auch der myokardiale Sauerstoffverbrauch an. Der Blutdruckanstieg ist im Wesentlichen durch 2 Faktoren bestimmt:

- Durch eine Stimulation des Sympathikus werden vermehrt Katecholamine ausgeschüttet. Ob die Stimulation durch Stress und Schmerzen, durch eine Verschlechterung des venösen Rückstroms mit Abfall des HZV oder andere Mechanismen verursacht wird, ist nicht geklärt.
- Die wesentliche Ursache für den Blutdruckanstieg ist eine Aktivierung des neurohumoralen vasoaktiven Systems. Es kommt zu einem Anstieg der Renin- und der ADH-Spiegel im Plasma.

Die Auswirkungen des Kapnoperitoneums auf das HZV sind nicht eindeutig definiert. In verschiedenen Untersuchungen wurden sowohl ein Anstieg, ein Abfall als auch keine Veränderung des HZV beschreiben. Sicher haben auch weitere Faktoren wie die der Zeitpunkt der Messung (nach Insufflation und im Verlauf), die Höhe des IAP, die Lagerung des Patienten, seine Komorbidität und die Menge des resorbierten CO_2 einen Einfluss. Bei Patienten mit einem ASA III/IV-Status ist ein invasives Monitoring des arteriellen RR indiziert.

? Welche intraoperativen pulmonalen Auswirkungen hat die Anlage eines Kapnoperitoneums?

Ein erhöhter IAP führt zu einer kranialen Verlagerung des Diaphragmas und zu einem Anstieg des intrathorakalen Drucks. Es kommt zu einem Abfall der pulmonalen und thorakalen Compliance (ca. 40%) und unter maschineller Beatmung zu einem Anstieg des Spitzen- und Plateaudruckes bzw. einem Abfall des V_T. Die Lagerung des Patienten hat nur einen geringen additiven Effekt, allerdings fällt die Compliance bereits allein durch die Allgemeinanästhesie mit Intubation beträchtlich ab. Die funktionale residuale Vitalkapazität wird vermutlich ebenfalls reduziert, sodass es beim Unterschreiten der Verschlusskapazität zur Ausbildung von Atelektasen kommt. Die exakte Bestimmung der FRC ist aber aufwändig. Zur Anwendung kommen Verdünnungs- oder Auswaschmethoden mit hohem apparativem Aufwand. Auf der Basis einer PubMed-Suche (01/2009) sind bisher keine Messdaten zur Veränderung der FRC bei Anwendung eines Kapnoperitoneums veröffentlicht. Druckkontrollierte Beatmung führt während einer Laparoskopie im Vergleich zur volumenkontrollierten Beatmung durch den hohen initialen Flow und einer besseren Rekrutierung von Alveolen zu einer Verbesserung der Oxygenierung.

? Sind postoperative pulmonale Komplikationen nach laparoskopischen Operationen seltener?

Diese Frage kann nicht eindeutig beantwortet werden. Nachgewiesen sind aber eine Verbesserung und schnellere Erholung spirometrischer Messwerte. Daneben sind postoperative Schmerzen nach einer laparoskopischen Operation geringer als nach einer konventionellen chirurgischen Intervention, und die Krankenhausaufenthaltsdauer ist verkürzt.

? Wie sind die Auswirkungen auf die Splanchnikuszirkulation?

Ein erhöhter IAP komprimiert die in der Buchhöhle liegenden Organe und führt zu einer signifikanten Reduktion des Blutflusses. In gesunden Patienten war ein Druckanstieg von 10 auf 15 mmHg im Bereich des Magens mit einer Reduktion von 54%, im Bereich der Leber von 39% und im Bereich des Jejunums von 34% verbunden. Auch im Bereich der Niere kommt es zu signifikanten Veränderungen, die zu einem deutlichen Abfall der Diurese führen und auch postoperativ noch für einige Stunden nachweisbar sind. Schlechtere Perfusion durch eine direkte Kompression der Venen mit Behinderung einer suffizienten Drainage und erhöhte ADH-Spiegel (s.o.) können die Reduktion der Diurese erklären. Vermutlich sekundär kommt es zur Aktivierung des RAAS und zur Initialisierung eines Circulus vitiosus mit weiterer Reduktion des renalen Blutflusses. Trotz dieser negativen Einflüsse ist die postoperative intestinale Funktion von laparoskopisch operierten Patienten schneller als bei offen operierten Patienten wiederhergestellt. Das geringere Trauma einer Laparoskopie ist in der Bilanz vorteilhaft.

? Gibt es neben Alternativen zum Kapnoperitoneum?

Es sind verschiedene Verfahren entwickelt worden, um die Bauchdecke mechanisch anzuheben und so einen Raum mit ausreichender Sicht und Bewegungsfreiheit für die Operation zu schaffen. Auch Kombinationen zwischen mechanischen Hilfen und der Anlage eines Kapnoperitoneums mit niedrigeren Drücken sind beschrieben. Bei Anwendung dieser Verfahren wurden geringere hämodynamische Veränderungen bei schlechterer Exposition der anatomischen Strukturen nachgewiesen. Vor allem Patienten mit schwerer COPD könnten von einem Einsatz mechanischer Verfahren profitieren.

? Welche Patienten kommen nicht für eine laparoskopische Operation mit Kapnoperitoneum infrage?

Patienten mit dem Risiko für einen Anstieg des ICP dürfen nicht laparoskopisch operiert werden. Sowohl die Resorption von CO_2 mit konsekutiver zerebraler Vasodilatation als auch der erhöhte intrathorakale Druck mit einer Verschlechterung der zerebralen venösen Drainage erklären die in Fallberichten beschriebenen drastischen Anstiege des ICP unter Kapnoperitoneum. Vermutlich spielt auch der schlechtere venöse Abstrom aus dem lumbalen Venenplexus eine Rolle. Patienten mit Sepsis, schwerer dilatativer Kardiomyopathie (EF 15%), implantiertem linksventrikulären Assist Device, Kinder mit kongenitalen Herzfehlern und schwangere Patientinnen sind erfolgreich laparoskopisch operiert worden.

Literatur

Abraham NS, Young JM, Solomon MJ, Meta-analysis of short-term outcomes after laparoscopic resection for colorectal cancer. Br J Surg (2004), 91(9), 1111–1124
Cadi P et al., Pressure-controlled ventilation improves oxygenation during laparoscopic obesity surgery compared with volume-controlled ventilation. Br J Anaesth (2008), 100(5), 709–716
Kendall A, Bhatt S, Oh T, Pulmonary consequences of carbon dioxide insufflation for laparoscopic cholecystectomies. Anaesthesia (1995), 50, 286–289
Koivusalo AM, Lindgren L, Effects of carbon dioxide pneumoperitoneum for laparoscopic cholecystectomy. Acta Anaesthesiol Scand (2000), 44, 834–841
Koivusalo AM et al., A comparison of gasless mechanical and conventional carbon dioxide pneumoperitoneum methods for laparoscopic cholecystectomy. Anesth Analg (1998), 86, 153–158
Lantz PE, Smith JD, Fatal carbon dioxide embolism complicating attempted laparoscopic cholecystectomy – case report and literature review. J Forensic Sci (1994), 39(6), 1468–1480
Lawrence VA et al., Strategies to reduce postoperative pulmonary complications after noncardiothoracic surgery: systematic review for the American College of Physicians. Ann Intern Med (2006), 144(8), 596–608
Meininger D, Byhahn C, Besonderheiten bei laparoskopischen Operationen aus anästhesiologischer Sicht. Anaesthesist (2008), 57, 760–766
Mobbs RJ, Yang MO, The dangers of diagnostic laparoscopy in the head injured patient. J Clin Neurosci (2002), 9(5), 592–593
Rauh R et al., Influence of pneumoperitoneum and patient positioning on respiratory system compliance. J Clin Anesth (2001), 13(5), 361–365
Schilling MK et al., Splanchnic microcirculatory changes during CO_2 laparoscopy. J Am Coll Surg (1997), 184, 378–382
Yacoub OF et al., Carbon dioxide embolism during laparoscopy. Anesthesiology (1982), 57, 533–535

Perioperative Myokardischämien

V. Thieme

? Welche Prozesse bestimmen den myokardialen Energieumsatz?
Der kardiale Energieumsatz wird von 4 Prozessen bestimmt:
- Mechanischer Arbeit
- Syntheseleistungen
- Energie verbrauchenden Ionentransporten
- Wärmebildung

Auf die mechanische Arbeit entfallen ca. 80% des Energieumsatzes. Hierbei kann man aus energetischer Sicht Druck-, Volumen- und Beschleunigungsarbeit unterscheiden. Die Gesamtarbeit des Herzens beträgt in Ruhe circa 1,1–1,5 Nm bei einem mechanischen Wirkungsgrad von 15–40%. Im Normalfall stellt die Druck-Volumen-Arbeit ca. 98% der Gesamtarbeit. Bei Erkrankungen mit hohem Pendelvolumen (Aorteninsuffizienz) steigt der Anteil der Beschleunigungsarbeit an.

? Wovon wird der myokardiale Sauerstoffverbrauch bestimmt?

Der Sauerstoffverbrauch hängt direkt proportional von der Kontraktilität (dp/dt max) und der Wandspannung des Myokards sowie der HF ab. Um den myokardialen Sauerstoffbedarf bzw. die Gefährdungslage im Einzelfall noninvasiv abschätzen zu können, sind in der Vergangenheit Indizes vorgeschlagen worden, die alle mehr oder minder stark mit dem myokardialen Sauerstoffverbrauch korrelieren [Baller et al. 1980; Hutter et al. 1985; Kahles et al. 1989; List 1995]. Dazu gehören u.a.:

▲ Rate Pressure Product = Produkt aus HF und systolischem RR
▲ Tension-Time Index = Produkt aus mittlerem arteriellen Druck, Dauer der elektromechanischen Systole und HF

Die klinische Nutzbarkeit dieser Indizes ist eingeschränkt, da keine festen Normbereiche existieren und myokardiale Ischämien im perioperativen Verlauf auch ohne hämodynamische Veränderungen auftreten. Man kann im perioperativen Verlauf allenfalls aus der zeitlichen Veränderung dieser Indizes Rückschlüsse auf das kardiale Risiko ziehen.

? Wie schätzen Sie die Bedeutung von Myokardischämien und -infarkten für das perioperative Outcome ein?

Myokardiale Ischämien und ihre Folgen sind für ca. 30% aller perioperativen Komplikationen und für ca. 50% aller perioperativen Todesfälle verantwortlich zu machen [Mangano et al. 1990]. Das Risiko, im Krankenhaus an den Folgen kardialer Komplikationen zu versterben, wird durch das Auftreten früher postoperativer Myokardischämien um das 9-fache erhöht [Hollenberg et al. 1994], wobei das Risiko für das Auftreten einer Ischämie mit der Anzahl der vorhandenen Risikofaktoren steigt [Hollenberg et al. 1992]. Verschiedene Untersuchungen haben gezeigt, dass perioperative Myokardischämien auch einen Einfluss auf die Langzeitprognose nach nicht kardiochirurgischen Eingriffen haben [Mangano et al. 1992]. Angaben zur Inzidenz von Myokardischämien schwanken zwischen ca. 10% und 70%. Die Inzidenz des perioperativen Myokardinfarkts liegt bei nicht kardiochirurgischen Operationen zwischen 1% und 38% [Adesanya et al. 2006]. Diese Häufigkeitsangaben sind jedoch nur bedingt verwertbar, da die Erkennung eines Myokardinfarkts bzw. einer myokardialen Ischämie im perioperativen Verlauf außerordentlich problematisch sein kann (stumme Ischämien, Analgetika, „Überdeckung" durch andere perioperative Probleme).

? Was versteht man unter ischämischer Kaskade?

Dieser Begriff beschreibt die pathophysiologischen Vorgänge, die durch eine regionale/globale Minderperfusion des Myokards hervorgerufen werden (s. Abb. 84). Kurze Zeit nach Unterbrechung bzw. kritischer Reduktion der Perfusion erfolgt, nachdem interne Sauerstoffreserven aufgebraucht wurden (physikalisch gelöster Sauerstoff, Myoglobin), eine Umstellung des primär aeroben Stoffwechsels auf die anaerobe Glykolyse (Steigerung des glykolytischen Durchsatzes auf das 18-fache!). In der Folge kommt es zu vermehrter Laktatproduktion und nachfolgend zu einem Verbrauch energiereicher Phosphate (Kreatinphosphat, ATP). Besteht die Situation fort, folgen zunächst Relaxations-, später Kontraktionsstörungen mit einem messbaren Anstieg des LVEDP. Spät folgen EKG-Veränderungen und Schmerz.

Abb. 84: Ischämische Kaskade

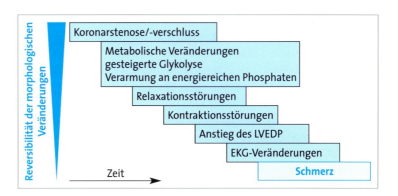

> **?** **Welche Möglichkeiten zur perioperativen Ischämiedetektion gibt es?**

Prinzipiell sollte die myokardiale Ischämie möglichst früh in der ischämischen Kaskade erkannt werden. Beim routinemäßigen Monitoring – zu dem selbstverständlich das EKG gehört – sollte die bei den meisten heute im Einsatz befindlichen Monitoren vorhandene ST-Streckenanalyse aktiviert werden. Diese ist der visuellen Einschätzung des ST-Segments eindeutig überlegen. Dabei steigt die Sensitivität des EKG bez. der Ischämiedetektion mit der Anzahl der benutzten Ableitungen [London et al. 1988] (V5: 75%, II + V5: 80%, V5 +V4 + II: 96%). Da myokardiale Motilitätsstörungen in der ischämischen Kaskade vor EKG-Veränderungen auftreten, kann die TEE zur frühen Ischämiedetektion genutzt werden. Diese Methode besitzt eine hohe Sensitivität und erlaubt zusätzlich Aussagen zur kardialen Funktion. Die Messung von kardialen Füllungsdrucken bzw. des PCWP als Maß für den LVEDP sollte wegen der erheblichen Invasivität speziellen Indikationen vorbehalten sein (s. hierzu auch [Bernard et al. 2000]). Bei bestehendem V.a. eine perioperative Myokardischämie bzw. einen Myokardinfarkt sollte in jedem Fall die wiederholte Bestimmung kardialer Enzyme wie der Troponine erfolgen.

> **?** **Beschreiben Sie kurz die Begriffe Hibernating myocardium und Stunned myocardium.**

Unter hibernierendem Myokard (Myokard im „Winterschlaf") versteht man Regionen, die ihre kontraktile Funktion als Antwort auf eine verminderte Perfusion reduzieren, um eine Verlängerung der Vitalität zu erreichen. Nach Reperfusion kann die normale Funktion wiederhergestellt werden. Allerdings ist es schwierig, hibernierende Bereiche zu identifizieren, da diese, ähnlich wie avitales Infarktgewebe, Dyskinesien zeigen. Stunned myocardium bezeichnet einen Zustand des Myokards, der u.U. nach kurzen Myokardischämien eintreten kann. Er ist durch eine lang anhaltende kontraktile Funktionsstörung gekennzeichnet. Diese Funktionsstörung besteht nach Wiederherstellung ausreichender Perfusionsverhältnisse weiter (postischämische Dysfunktion). Ursächlich scheint die Anhäufung freier Sauerstoff-Radikale (Bildung u.a. durch die Xanthinoxidase) zu sein, die nicht mehr ausreichend eliminiert werden (z.B. durch Superoxiddismutase). Außerdem scheint eine Calciumüberladung der Zellen eine Rolle zu spielen. Die Gabe von Radikalfängern und Ca-Kanalblockern am besten vor Reperfusion kann die postischämische Dysfunktion abschwächen.

❓ Was versteht man unter ischämischer Präkonditionierung?

Kurze Phasen einer myokardialen Minderperfusion (ca. 5 min) führen dazu, dass das Ausmaß irreversibler Schäden durch nachfolgende längere ischämische Phasen verringert wird. Dieser als ischämische Präkonditionierung [Murry et al. 1986] bezeichneter Prozess zeigt einen zweiphasigen Verlauf. Die frühe Phase tritt unmittelbar nach Ende einer kurzzeitigen Ischämie in Erscheinung. In den Mechanismus sind höchstwahrscheinlich Adenosin-Rezeptoren und damit auch ATP-abhängige K+-Kanäle involviert. Blockade dieser Kanäle verhindert eine frühe Präkonditionierung [Auchampach et al. 1993]. Die späte Phase beginnt mit einem zeitlichen Abstand von 24–72 h und ist wahrscheinlich auf die Wirkung von bis dahin synthetisierten kardioprotektiven Proteinen (beteiligt sind u.a. die NO-Synthetase, die Cyclooxygenase-2, Hitze-Schock-Proteine und die Mn-SOD) zurückzuführen. Interessanterweise zeigen auch volatile Anästhetika [Zaugg et al. 2002] und Opioide kardioprotektive Wirkungen [Fryer et al. 2002]. Hierbei scheint insbesondere die Aktivierung von K+-Kanälen von Bedeutung zu sein. Sowohl Sevofluran als auch Isofluran reduzieren die Infarktgröße durch diesen Mechanismus [Kersten et al. 1997; Toller et al. 1999]. Aufgrund dieser Befunde scheint eine Anästhesie unter Verwendung volatiler Anästhetika beim kardialen Risikopatienten sinnvoll zu sein.

❓ Welche klinischen Prädiktoren eines erhöhten perioperativen kardialen Risikos kennen Sie?

Tab. 78: Klinische Prädiktoren für ein erhöhtes perioperatives kardiales Risiko (modifiziert nach [Eagle et al. 2002])

Prädiktoren für hohes Risiko
- Instabile Koronarsyndrome:
  - Akuter oder kürzlich stattgefunder Infarkt
  - Instabile schwere AP
- Dekompensierte Herzinsuffizienz
- Schwere Arrhythmien:
  - Hochgradiger AV-Block
  - Symptomatische ventrikuläre Arrhythmien bei Herzerkrankung
  - Supraventr. Tachykardien bei schlechter Frequenzkontrolle
- Schwere Klappenveränderungen

Prädiktoren für mittleres Risiko
- CCS I/II-Angina
- Alter Myokardinfarkt oder Q-Zacken im EKG
- Kompensierte Linksherzinsuffizienz oder Linksherzinsuffizienz in der Anamnese
- Diabetes mellitus
- Niereninsuffizienz

Prädiktoren für geringes Risiko
- Hohes Alter
- Abnormales EKG
- Fehlender Sinusrhythmus
- Schlechte körperliche Belastbarkeit
- Alter zerebrovaskulärer Insult
- Unbehandelte arterielle Hypertonie

Perioperative Myokardischämien

? Welche operativen Eingriffe sind mit einem besonders hohen Risiko für kardiale Ereignisse assoziiert?
- Große Notfalleingriffe, besonders bei älteren Patienten
- Eingriffe an großen Gefäßen (Aorta!)
- Periphere Gefäßchirurgie
- Große Operationen mit großen Volumenverschiebung bzw. hohem Blutverlust

? Bei welchen Patientengruppen muss besonders mit dem Auftreten myokardialer Ischämien gerechnet werden?

Vor allem bei Patienten mit nachgewiesener KHK (z.B. Myokardinfarkt in der Anamnese, Nachweis von Stenosen in der Koronarografie etc.). Da myokardiale Ischämien und Infarkte jedoch auch stumm bzw. atypisch verlaufen können [Mangano et al. 1991], muss außerdem bei folgenden Patientengruppen mit myokardialen Ischämien gerechnet werden:
- Patienten mit ungünstiger Risikofaktor-Konstellation:
  - Das Risiko für das Vorliegen einer KHK steigt mit der Anzahl der vorhandenen Risikofaktoren.
  - Es sollte besonders nach Klasse-I- (Nikotinabusus, Hypertonie, Hypercholesterinämie) und Klasse-II-Risikofaktoren (Diabetes mellitus und pathologische Glukosetoleranz, Adipositas, körperliche Inaktivität, erniedrigtes HDL-Cholesterin, linksventrikuläre Hypertrophie) gesucht werden.
  - Besonders Patienten mit einem lange bestehenden Diabetes mellitus sind durch stumme Ischämien und Infarkte gefährdet.
- Patienten, bei denen eine Atherosklerose extrakardialer Gefäße nachgewiesen wurde [Hertzer 1981, 1984] (alle Gefäßeingriffe!)

Für die Risikoabschätzung eines Patienten ist der Revised Cardiac Risk Index [Lee et al. 1999] nutzbar (s. Tab. 79). Siehe hierzu auch insbesondere die 2009 erschienenen Guidelines der European Society of Cardiology (ESC) und European Society of Anaesthesiology (ESA) [Poldermans et al. 2009].

Tab. 79: Revised Cardiac Risk Index (modifiziert nach [Lee et al. 1999])

Klasse	Anzahl vorhandener Risikofaktoren	Geschätztes kardiales Risiko
I	0	0,4%
II	1	0,9%
III	2	6,6%
IV	3 oder mehr	11,0%

Risikofaktoren:
- Hochrisiko-OP
- KHK
- Zerebrovaskuläre Erkrankung (Insult, TIA)
- Diabetes mellitus
- Chronische Niereninsuffizienz
- Herzinsuffizienz

? Welche Ursachen kommen für das Auftreten perioperativer Myokardischämien bzw. Myokardinfarkte in Betracht?

Prinzipiell führt ein Missverhältnis zwischen Sauerstoffangebot und Sauerstoffbedarf zur Ischämie. Pathologisch-anatomisch kommen dabei vor allem folgende Zustände in Frage:
- Minderperfusion durch vorbestehende Stenosen, die im Rahmen des perioperativen Stresses nicht mehr für eine bedarfsgerechte Perfusion ausreichen – prolongierte Ischämie
- Koronar-arterielle Thrombenbildung in Gefäßen mit oder ohne Stenosen
- Koronar-arterielle Embolie, Plaqueruptur

Seit der Veröffentlichung der Arbeiten von Slogoff und Keats [Slogoff et al. 1985] gelten intraoperative Störungen der Hämodynamik als wesentlicher Faktor für die Auslösung intraoperativer Ischämien und Infarkte. Tachykardien (das Myokard des linken Ventrikels wird vornehmlich während der Diastole perfundiert – Tachykardie führt zur Verkürzung der Diastolendauer), Hypertension (erhöhte Herzarbeit) und Hypotension (verminderter Perfusionsdruck) können bei Patienten mit eingeschränkter Koronarreserve zu Engpässen in der Sauerstoffversorgung führen. Eine ungebremste Stressreaktion mit stark gesteigertem Sympathikotonus ist ein dominierender Risikofaktor für perioperative Ischämien und Infarkte. Allerdings ist bei ca. 50% der perioperativen Ischämien keine Veränderung der Hämodynamik nachweisbar, sodass auch andere Faktoren eine Rolle spielen (Anämie, Störungen der Blutgerinnung etc.).

? Welchen zeitlichen Abstand zwischen einer perkutanen koronaren Revaskularisation und einem elektiven Eingriff sollte man einhalten?

Das Risiko eines Stentverschlusses ist – je nach Stenttyp – in den ersten 1–6 Monaten nach Stentimplantation am größten [Kaluza 2000]. Die antithrombotisch wirksame Endothelialisierung des Stents ist in der Regel nach 4 Wochen (bei Bare Metal Stents = BMS) abgeschlossen. Problematisch sind sog. Drug Eluting Stents (DES), da diese die Bildung einer Neointima im Lumen des Stents verzögern. Für alle derzeit benutzten Stenttypen wird eine duale thrombozytenaggregationshemmende Therapie (mit Acetylsalicylsäure und Clopidogrel) empfohlen. Diese Therapie sollte bei BMS für mindestens 4 Wochen und bei DES für mindestens 12 Monate durchgeführt werden. Elektive Eingriffe sollten bei BMS frühestens 6 Wochen und bei DES frühestens 12 Monate nach der Intervention durchgeführt werden. Dabei ist die Therapie mit ASS fortzuführen. Nur bei Operationen mit hohem Blutungsrisiko oder bei Operationen, bei denen eine Nachblutung gravierende Folgen haben kann (Operationen an großen Hirntumoren, Operationen am Augenhintergrund), muss eine Unterbrechung der Therapie diskutiert werden (5–10 Tage prä- bis 24 h postoperativ). Im Rahmen von unmittelbar durchzuführenden Notfalloperationen kann die Transfusion von Thrombozytenkonzentraten erwogen werden [Poldermans et al. 2009]. In jedem Falle ist eine enge Abstimmung mit dem behandelnden Kardiologen und Chirurgen sinnvoll.

? Welche Rolle spielen die Statine im Rahmen des perioperativen Managements kardiovaskulär gefährdeter Patienten?

Statine führen über eine Hemmung der 3-Hydroxy-3-Methylglutaryl-CoA-Reduktase zu einer Reduktion des Gesamt- und LDL-Cholesterins im Plasma um bis zu 50%. Außerdem führen sie zu einer Stabilisierung koronarer Plaques (u.a. über eine Hemmung der Lipid-Peroxidation und der lokalen Entzündungsreaktion). In verschiedenen Studien wurde ein Benefit einer perioperativen Statin-Therapie nachgewiesen (Übersicht bei [Hindler et. al. 2006 und Williams et al. 2008]. Auf Grund dieser Daten wird empfohlen, bei Patienten mit hohem kardiovaskulärem Risiko mindestens eine Woche (optimal: 30 Tage) vor der Operation eine Therapie mit Statinen zu beginnen. In jedem Falle ist eine schon bestehende Therapie perioperativ fortzuführen [Poldermans et al. 2009].

? Wann treten perioperative Myokardinfarkte auf?

Perioperative Myokardinfarkte treten gehäuft am Tag der Operation und innerhalb der ersten 3 postoperativen Tage auf.

? Warum ist das Erkennen eines perioperativen Infarktes schwierig?

Neben der Tatsache, dass perioperative Infarkte häufig stumm verlaufen und im EKG oft als Non-STEMI (Non-ST-Segment Elevation Myocardial Infarction) imponieren, spielt das perioperative Stressgeschehen eine entscheidende Rolle. Fehlinterpretationen hämodynamischer Veränderungen (z.B. Hypotonie und Tachykardie wird durch Hypovolämie erklärt), Übersehen von pektanginösen Beschwerden (Wundschmerz), fehlende Anwendung empfohlener Überwachungsmaßnahmen (ST-Segment-Analyse!) sind mögliche Ursachen.

? Wie kann die Diagnose eines perioperativen Infarkts erleichtert werden?

Um die Diagnose des perioperativen Myokardinfarktes (PMI) zu erleichtern, sollte bei Patienten mit hohem Risiko zu folgenden Zeitpunkten ein 12-Kanal-EKG (s. z.B. [Böttiger et al. 2002]) angefertigt werden:
- Präoperativ
- Unmittelbar postoperativ
- Am 1. und 2. postoperativen Tag

Außerdem sind bei V.a. einen PMI sofort und nach 6 und 9 h Ischämiemarker (Troponin) zu bestimmen. Im Zweifelsfall ist eine Koronarografie durchzuführen.

> **? Zählen Sie mögliche Ansätze auf, die das Risiko perioperativer kardialer Komplikationen senken könnten.**

- Effektive Schmerztherapie
- Aggressive Therapie hämodynamischer Veränderungen:
  - HF ≤ 80/min
  - Arterieller Mitteldruck 70 mmHg (**Cave**: Hypertoniker ca. 85 mmHg!)
- Vermeidung von Hypothermie
- Vermeidung von Hk-Werten < 28%, bzw. Hb-Konzentrationen < 6,5 mmol/l
- Anwendung volatiler Anästhetika (Isofluran, Sevofluran)
- Anwendung antiischämischer Pharmaka
- Perioperative Stressmodulation

> **? Welche Bedeutung kommt einer suffizienten Schmerztherapie bei der Vermeidung kardialer Komplikationen zu?**

Schmerzen lösen eine Stressreaktion aus, die zu vielfältigen Veränderungen im Organismus führt. Es kommt zu einer Aktivierung neuroendokriner Regelkreise mit dem Ergebnis eines erhöhten Sympathikotonus. Dieser führt per se zu einem erhöhten Sauerstoffbedarf des Organismus und damit zu einer hyperdynamen Kreislaufsituation, die die Ausbildung von myokardialen Ischämien begünstigt [Mangano et al. 1992].

> **? Welche Ansätze zur Modulation des perioperativen Stressprofils kennen Sie?**

- Anwendung von Betablockern
- Anwendung von α_2-Adrenozeptor-Agonisten
- Anwendung regionalanästhetischer Verfahren

> **? Wie beeinflusst eine Betablockertherapie das perioperative Risikoprofil?**

Ausgehend vom pharmakologischen Profil der Betablocker (Senkung des myokardialen Sauerstoffbedarfes, Ökonomisierung der Herzarbeit, Verbesserung der myokardialen Perfusion durch Frequenzsenkung) sind bei Risikopatienten positive Effekte (Senkung der Ischämie- und Infarktrate) zu erwarten. Einige Untersuchungen belegen, dass diese erwarteten Effekte vorhanden sind [Poldermans et al. 1999] und sogar bis weit über die perioperative Phase hinaus wirksam sind [Mangano et al. 1990]. Wegen gewisser methodischer Schwächen dieser Untersuchungen werden derzeit große multizentrische Studien durchgeführt (z.B. POISE, DECREASE-IV [Schouten 2004]), die klare Aussagen über die Effektivität von Betablockern in der perioperativen Phase ermöglichen sollen. In der POISE-Studie (Peri Operative Ischemic Evaluation) ergibt sich nach dem Einschluss von 8351 Patienten das überraschende Ergebnis, dass die perioperative Infarktrate zwar von 5,1% (Placebo) auf 3,6% (Metoprolol) gesenkt wird, gleichzeitig aber die Gesamtmortalität (2,3% vs. 3,1%) und die Häufigkeit von zerebrovaskulären Ereignissen (0,5% vs. 1,0%) bei Anwendung von Metoprolol signifikant steigt [Cleland et al. 2008]. In der POISE-Studie wurden relativ hohen Dosierungen (bei i.v. Gabe 15 mg Metoprolol alle 6 h) untersucht. Außerdem wurde die Medikamentengabe unmittelbar vor dem Eingriff begonnen. Im Ergebnis kann eine undifferenzierte Betablockertherapie in der perioperativen Phase derzeit nicht empfohlen werden. Zumindest für Patienten mit hohem Risiko (nach dem Revised Cardiac Risk Score) sind positive Effekte nachgewiesen. Außerdem sollte eine vorbestehende Betablockertherapie fortgeführt werden [Poldermans et al. 1999, 2009].

Welche Rolle spielen in diesem Zusammenhang α_2-Adrenozeptor-Agonisten?
Insbesondere für Clonidin liegen mehrere Untersuchungen vor (Übersicht in [Wallace 2006]), die eine Senkung der perioperativen Ischämierate zeigen. Bei fehlenden Kontraindikationen kann Clonidin in einer Dosierung von 2,5–5 µg/kg gegeben werden, wobei nach Möglichkeit auf einen ausgeglichenen Volumenstatus geachtet werden sollte. Für Mivazerol [Oliver et al. 1999] konnte in einer großen Studie keine Reduktion der Inzidenz perioperativer Myokardinfarkte nachgewiesen werden, obgleich auch bei dieser Substanz eine protektive Wirkung zu vermuten ist. Dexmedetomidin wird vorrangig wegen seiner ausgezeichneten sedierenden Eigenschaften angewendet, hat in einigen Untersuchungen jedoch auch kardioprotektive Effekte gezeigt [Talke et al. 2000; Willigers 2003].

Literatur

Adesanya AO et al., Management of perioperative myocardial infarction in noncardiac surgical patients. Chest (2006), 130, 584–596

Auchampach JA, Gross GJ, Adenosine A1 receptors, KATP channels, and ischemic preconditioning in dogs. Am J Physiol (1993), 264, H1327–1336

Baller D, Schenk H, Strauer BE et al., Comparison of myocardial oxygen consumption indices in man. Clin Cardiol (1980), 3, 116–122

Bernard GR et al., Pulmonary artery catheterization and clinical outcomes: National Heart, Lung, and Blood Institute and Food and Drug Administration Workshop Report. Consensus Statement. JAMA (2000), 283, 2568–2572

Böttiger BW et al., Postoperative 12-lead ECG predicts peri-operative myocardial ischaemia associated with myocardial cell damage. Anaesthesia (2004), 59, 1083–1090

Cleland JG et al., Clinical trials update from the American Heart Association 2007: CORONA, RethinQ, MASCOT, AF-CHF, HART, MASTER, POISE and stem cell therapy. Eur J Heart Fail (2008), 10, 102–108

Daele MEv et al., Do changes in pulmonary capillary wedge pressure adequately reflect myocardial ischemia during anesthesia? A correlative preoperative hemodynamic, electrocardiographic, and transesophageal echocardiographic study. Circulation (1990), 81, 865–871

Eagle KA et al., ACC/AHA guideline update for perioperative cardiovascular evaluation for noncardiac surgery – executive summary: a report of the American College of Cardiology/American Heart Association Task Force on Practice Guidelines (Committee to Update the 1996 Guidelines on Perioperative Cardiovascular Evaluation for Noncardiac Surgery). J Am Coll Cardiol (2002), 39, 542–553

Fryer RM, Auchampach JA, Gross GJ, Therapeutic receptor targets of ischemic preconditioning. Cardiovasc Res (2002), 55, 520–525

Hertzer NR et al., Coronary artery disease in peripheral vascular patients. A classification of 1000 coronary angiograms and results of surgical management. Ann Surg (1984), 199, 223–233

Hertzer NR, Fatal myocardial infarction following lower extremity revascularization. Two hundred seventy-three patients followed six to eleven postoperative years. Ann Surg (1981), 193, 492–498

Hindler K et al., Improved postoperative outcomes associated with preoperative statin therapy. Anesthesiology (2006), 105, 1260–1272; quiz 1289–1290

Hollenberg M, Mangano DT, Therapeutic approaches to postoperative ischemia. The Study of Perioperative Ischemia Research Group. Am J Cardiol (1994), 73, 30B–33B

Hutter JF, Piper HM, Spieckermann PG, An index for estimation of oxygen consumption in rat heart by hemodynamic parameters. Am J Physiol (1985), 249, H729–H734

Kahles H et al., Validierung indirekter myokardialer Sauerstoffverbrauchsparameter bei Patienten mit normaler und pathologisch veranderter Ventrikelfunktion. Z Kardiol (1989), 78, 285–293

Kaluza GL et al., Catastrophic outcomes of noncardiac surgery soon after coronary stenting. J Am Coll Cardiol (2000), 35, 1288–1294

Kersten JR et al., Isoflurane mimics ischemic preconditioning via activation of K(ATP) channels: reduction of myocardial infarct size with an acute memory phase. Anesthesiology (1997), 87, 361–370

Lee TH et al., Derivation and prospective validation of a simple index for prediction of cardiac risk of major noncardiac surgery. Circulation (1999), 100, 1043–1049

List WF (1995) Nichtinvasive Herz-Kreislauf-Überwachung. In: List WF, Metzler H, Pasch T, Monitoring in Anästhesie und Intensivmedizin, 161–184, Springer, Berlin, Heidelberg, New York

London MJ et al., Intraoperative myocardial ischemia: localization by continuous 12-lead electrocardiography. Anesthesiology (1988), 69, 232–241

Mangano DT et al., Long-term cardiac prognosis following noncardiac surgery. The Study of Perioperative Ischemia Research Group. JAMA (1992), 268, 233–239

Mangano DT et al., Postoperative myocardial ischemia. Therapeutic trials using intensive analgesia following surgery. The Study of Perioperative Ischemia (SPI) Research Group. Anesthesiology (1992), 76, 342–353

Mangano DT et al., Perioperative myocardial ischemia in patients undergoing noncardiac surgery – I: Incidence and severity during the 4 day perioperative period. The Study of Perioperative Ischemia (SPI) Research Group. J Am Coll Cardiol (1991), 17, 843–850

Mangano DT et al., Perioperative myocardial ischemia in patients undergoing noncardiac surgery – II: Incidence and severity during the 1st week after surgery. The Study of Perioperative Ischemia (SPI) Research Group. J Am Coll Cardiol (1991), 17, 851–857

Mangano DT et al., Association of perioperative myocardial ischemia with cardiac morbidity and mortality in men undergoing noncardiac surgery. The Study of Perioperative Ischemia Research Group. N Engl J Med (1990), 323, 1781–1788

Murry CE, Jennings RB, Reimer KA, Preconditioning with ischemia: a delay of lethal cell injury in ischemic myocardium. Circulation (1986), 74, 1124–1136

Oliver MF et al., Effect of mivazerol on perioperative cardiac complications during non-cardiac surgery in patients with coronary heart disease: the European Mivazerol Trial (EMIT). Anesthesiology (1999), 91, 951–961

Poldermans D et al., The effect of bisoprolol on perioperative mortality and myocardial infarction in high-risk patients undergoing vascular surgery. Dutch Echocardiographic Cardiac Risk Evaluation Applying Stress Echocardiography Study Group. N Engl J Med (1999), 341, 1789–1794

Poldermans D et al., Guidelines for pre-operative cardiac risk assessment and perioperative cardiac management in non-cardiac surgery: The Task Force for Preoperative Cardiac Risk Assessment and Perioperative Cardiac Management in Non-cardiac Surgery of the European Society of Cardiology (ESC) and endorsed by the European Society of Anaesthesiology (ESA). Eur Heart J (2009)

Pulmonary Artery Catheter Consensus conference: consensus statement. Crit Care Med (1997), 25, 910–925

Raby KE et al., Detection and significance of intraoperative and postoperative myocardial ischemia in peripheral vascular surgery. JAMA (1992), 268, 222–227

Schouten O et al., Fluvastatin and bisoprolol for the reduction of perioperative cardiac mortality and morbidity in high-risk patients undergoing non-cardiac surgery: rationale and design of the DECREASE-IV study. Am Heart J (2004), 148, 1047–1052

Sharnoff JG, Postmortem findings in 25 cases of sudden heart arrest in the perioperative period. Lancet (1966), 2, 876–878

Slogoff S, Keats AS, Does perioperative myocardial ischemia lead to postoperative myocardial infarction? Anesthesiology (1985), 62, 107–114

Talke P et al., The hemodynamic and adrenergic effects of perioperative dexmedetomidine infusion after vascular surgery. Anesth Analg (2000), 90, 834–839

Toller WG et al., Sevoflurane reduces myocardial infarct size and decreases the time threshold for ischemic preconditioning in dogs. Anesthesiology (1999), 91, 1437–1446

Wallace AW, Clonidine and modification of perioperative outcome. Curr Opin Anaesthesiol (2006), 19, 411–417

Williams TM, Harken AH, Statins for surgical patients. Ann Surg (2008), 247, 30–37

Willigers HM et al., Dexmedetomidine decreases perioperative myocardial lactate release in dogs. Anesth Analg (2003), 96, 657–664

Zaugg M et al., Volatile anesthetics mimic cardiac preconditioning by priming the activation of mitochondrial K(ATP) channels via multiple signaling pathways. Anesthesiology (2002), 97, 4–14

Anästhesie außerhalb des Operationssaales

F. Hokema, W. Heinke

? Wie häufig ist eine Anästhesie außerhalb des OP-Saales?

Durch die rasante Entwicklung minimalinvasiver Verfahren, durch die Ausweitung diagnostischer Maßnahmen bei Kindern, durch das Risiko Kontrastmittel bedingter Zwischenfälle und durch die wachsende Anzahl multimorbider Patienten finden in großen Kliniken bereits 15% aller durchgeführten Anästhesien nicht mehr im OP-Saal statt. In der Tabelle 80 sind die häufigsten Indikationen für die Durchführung einer Anästhesie außerhalb des OP-Saales zusammengestellt.

Tab. 80: Indikationen zur Durchführung von Anästhesien außerhalb des OP-Saales

Fachgebiet	Diagnostisch	Interventionell
Radiologie	• MRT, CT, PET (Kinder) • Angiographien	• Aneurysmacoiling • AVM-Embolisation • Aortenstents • Karotisstents • Gallenwegsdrainagen • Radiofrequenzablation, laserinduzierte interstitielle Thermotherapie • Punktionen und Biopsien (z.B. Abszesse, Tumoren)
Strahlentherapie		• Vorbereitung und Durchführung von Brachytherapien
Gastroenterologie	• Koloskopie, Gastroskopie (Kinder)	• TIPS-Anlage • Interventionen an den Gallenwegen
Kardiologie	• Herzkatheter (Kinder)	• Aortenstents • Interventionen an den Koronargefäßen • Interventionen an den Herzklappen
Psychiatrie		• Elektrokrampftherapie

? **Erläutern Sie die Risikofaktoren und die Prophylaxe der kontrastmittelinduzierten Hyperthyreose?**

Jod-Exposition durch die Gabe von Kontrastmittel (KM) induziert in Deutschland etwa die Hälfte aller manifesten Hyperthyreosen, wobei das allgemeine Risiko, im Zusammenhang mit der Gabe von KM eine Hyperthyreose zu entwickeln, mit 0,34% angegeben wird. Risikofaktoren sind ein vorbestehender Jodmangel, hohe KM-Dosen, das Vorhandensein von autonomem Schilddrüsengewebe und ein hohes Alter der Patienten. Grundsätzlich ist vor der elektiven Anwendung von KM ein TSH-Spiegel zu bestimmen. In der Tabelle 81 sind Medikamente und Dosierungen zur Prophylaxe einer KM-induzierten Hyperthyreose aufgeführt.

Tab. 81: Empfehlungen zur Prophylaxe der jodinduzierten Hyperthyreose

Medikamentöse Prophylaxe der jodinduzierten Hyperthyreose
• 3 x 20 Trpf. (900 mg) Perchlorat/d
• Zusätzlich fakultativ (bzw. obligat bei manifester Hyperthyreose) 20 mg Thiamazol/d
• Beginn der Therapie: spätestens 2–4 h vor KM-Exposition
• Dauer der Therapie: 14 Tage

? Wie kann das Risiko für die Entwicklung einer KM-induzierten Nephropathie verringert werden?

Eine ausreichende Hydratation vor Exposition mit KM kann als gut etablierte Strategie bewertet werden. Isotone Kochsalzlösung ist vermutlich besser geeignet als halbisotone Lösungen. Die Infusion von Bikarbonat scheint im Vergleich mit der Infusion von isotoner Kochsalzlösung keinen zusätzlichen Nutzen zu haben. Die zu infundierende Menge und die optimale Dauer der Infusion sind nicht eindeutig bestimmbar. Eine Diureserate von 150 ml/h über einen Zeitraum von 6 h vor KM-Exposition hatte in einer Untersuchung einen protektiven Effekt. Eine große Anzahl von Pharmaka wurde unter der Fragestellung eines renoprotektiven Effektes im Zusammenhang mit einer KM-Exposition untersucht: Theophyllin, Fenoldpam, Dopamin, Ca-Kanalblocker, Atriales natriuretisches Peptid, Furosemid, Mannitol, Statine, Vitamin C und Prostaglandine. Für keine der Substanzen konnte bisher ein eindeutiger Effekt nachgewiesen werden. Das gilt auch für die am häufigsten untersuchte und populärste Substanz N-Acetylcystein. Möglicherweise kommt es im Zusammenhang mit der Gabe zu einer reduzierten Kreatininproduktion in der Muskulatur und damit zu falsch positiven Bewertungen, wenn allein das Kreatinin als Verlaufsparameter für eine mögliche Nierenschädigung nach KM-Exposition genutzt wird. Dennoch wird nach Durchführung einer Konsensuskonferenz (2006) neben einer ausreichenden Hydratation und der Vermeidung potenziell nephrotoxischer Substanzen (NSAID, Metformin) sowie der Anwendung niederosmolarer KM die Gabe von N-Acetylcystein und Theophyllin empfohlen.

? Was sind häufig durchgeführte Eingriffe in der Neuroradiologie?

Häufige Interventionen in der Neuroradiologie sind das Coiling oder Stenting zerebraler Aneurysmen, und die Embolisation arteriovenöser Malformationen (AVM) oder arteriovenöser Fisteln (AVF).

? Welche Besonderheiten sind bei Narkose für neuroradiologische Interventionen zu beachten?

Prinzipiell sind wenig Schmerzen zu erwarten. Die elektive Intubation erhöht die Patientensicherheit und ermöglicht eine bessere Bildqualität, da Bewegungsartefakte vermieden werden. Ein notfallmäßiges Atemwegsmanagement ist durch die nicht angepasste Arbeitsumgebung erschwert. Reine Diagnostik kann bei kooperativen Patienten auch in Sedierung durchgeführt werden. Der Patient sollte nach Beendigung der Intervention wach und neurologisch gut beurteilbar sein. Aus diesen Gründen empfehlen sich bei Durchführung einer Allgemeinanästhesie kurz wirksame und gut steuerbare Medikamente. Typischerweise kommen als Hypnotika Sevofluran oder Propofol und als Analgetikum Remifentanil zum Einsatz. Da sich der Patient wegen des Perforationsrisikos bei intravasaler Katheterintervention auf keinen Fall bewegen darf, kann eine Muskelrelaxierung sinnvoll sein. Auch hier sollte auf gut steuerbare Substanzen mit berechenbarer Kinetik zurückgegriffen werden. (Cis-Atracurium, Mivacurium). Die Anlage eines ZVK ist grundsätzlich nicht erforderlich. Die Indikationsstellung sollte aber berücksichtigen, dass postinterventionell eine Antikoagulation mit Heparin, ASS und Clopidogrel notwendig werden kann, sodass eine spätere Punktion mit einem erhöhten Blutungsrisiko verbunden wäre. Eine Fehlpunktion mit Dissektion der A. carotis kann die gleichseitige Passage des Interventionskatheters unmöglich machen. Daneben kann die lokale Anwendung von Vasodilatatoren zur Vasospasmustherapie (Papaverin, Nimodipin und weitere Calciumantagonisten) systemische Nebenwirkungen haben, die eine Anwendung von Katecholaminen notwendig macht. Aus demselben Grund sollte die Indikation für eine arterielle Kanülierung großzügig gestellt werden. Insbesondere bei der Versorgung von Aneurysmen können prophylaktisch großlumige Zugänge angelegt werden, denn eine akzidentelle Ruptur mit anschließender offener operativer Versorgung kann eine Massentransfusion notwendig machen. Da der Einsatz von hochosmolaren Substanzen die Diurese fördert, ist die Anlage eines transurethralen Dauerkatheters zu erwägen. Der Anästhesist in der Neuroradiologie sollte mit Aufbau und Funktion von externen Ventrikeldrainagen vertraut sein. Bei hohen Fördermengen muss eine Drainage auch während der neuroradiologischen Diagnostik oder Intervention gewährleistet sein. Typische Fehlerquellen sind falsch nivellierte Druckaufnehmer und feuchte Bakterienfilter, die keine Entlüftung des Systems und damit auch keine Liquordrainage erlauben.

? Mit welchen Substanzen wird embolisiert?

Zur Embolisation werden verschiedene Substanzen eingesetzt: Polyvinylalkohol, n-Butyl-Vyana acrylat (Histoacryl), Ethylen-Vinyl-Alkohol-Copolymer (Onyx). Onyx wird z.T. über die Atemwege ausgeschieden und verursacht einen nach der Extubation wahrnehmbaren Fötor, der dem im akuten Leberversagen ähnelt, klinisch jedoch unbedenklich ist. Neben den genannten Substanzen können zur Embolisation von AVM oder AVF auch Mikropartikel oder Coils genutzt werden.

? Mit welchen Komplikationen muss bei der Durchführung einer Anästhesie in der Neuroradiologie gerechnet werden?

Tab. 82: Mögliche Komplikationen während einer Anästhesie in der Neuroradiologie

Interventionell bedingt:
ZNS
• Blutung (Aneurysmaperforation, Dissektion)
• Gefäßverschluss (Thrombembolie, Fehlplatzierung von Coils, Vasospasmus)
Peripher
• Gefäßverletzung (lokale oder retroperitoneale Blutung, Aneurysma der A. femoralis)
Kontrastmittelbedingt:
• Allergische Reaktion
• Thyreotoxikose
• Nephropathie

? Welchen Vorteil bietet die endovaskuläre Versorgung einer Karotisstenose?

Goldstandard in der Behandlung von Karotisstenosen ist weiterhin die Thrombendarteriektomie bzw. die Eversionsendarteriektomie. Eine endovaskuläre Versorgung durch Ballonangioplastie und Positionierung eines Stents kann eine Allgemeinanästhesie, das chirurgische Trauma durch Inzision und Präparation sowie ein Ausklemmen der A. carotis vermeiden. Auch wenn in einer kürzlich durchgeführten Metaanalyse die operative und die endovaskuläre Versorgung scheinbar gleich gut toleriert werden, empfiehlt die AHA (2006) eine nicht chirurgische Behandlung nur bei Patienten mit schweren symptomatischen Stenosen (> 70%), wenn der offene Zugang zur Stenose schwierig ist, wenn Begleiterkrankungen eine hohe perioperative Morbidität und Letalität erwarten lassen oder wenn besondere Umstände wie Reststenosen oder Stenosen nach Bestrahlungstherapie vorliegen.

? **Wie wird eine Narkose für die endovaskuläre Versorgung einer Karotisstenose durchgeführt?**

Ein Stenting der A. carotis kann in Lokalanästhesie mit anästhesiologischem Stand by und leichter Sedierung durchgeführt werden. Der Patient sollte neurologisch jederzeit evaluierbar sein. In der Regel wird eine Antikoagulation mit Heparin (ACT Ziel 300 s), Aspirin und Clopidrogel durchgeführt. Der systolische arterielle RR wird zwischen 120 und 160 mmHg eingestellt. Häufige Komplikationen der Prozedur sind eine arterielle Hypotension, eine Bradykardie sowie ein retroperitoneales Hämatom im Zusammenhang mit Punktion und Platzierung einer Schleuse im Bereich der A. femoralis. In 10–15% der Fälle kann durch die Manipulation mit dem Katheter ein transienter Vasospasmus ausgelöst werden.

? **Wie wird eine Narkose für die endovaskuläre Versorgung eines Aortenaneurysmas durchgeführt?**

Die perkutane Platzierung endovaskulärer aortaler Stents kann in Lokalanästhesie, Analgosedierung, Allgemeinanästhesie und unter neuroaxialer Blockade durchgeführt werden. Nachteile einer neuroaxialen Blockade sind neben dem Risiko für ein spinales epidurales Hämatom unter postinterventioneller Antikoagulation eine lange Liegedauer auf dem OP-Tisch, die Notwendigkeit zur Konversion zur Allgemeinanästhesie bei Eintreten einer Ruptur und das mögliche Versagen der Methode bei inkomplettem Block. Wegen der möglichen Rupturgefahr, der häufig multimorbiden Patienten und weil zur endgültigen Platzierung des Stents häufig eine induzierte arterielle Hypotonie gewünscht wird, ist die Anlage einer arteriellen Kanüle indiziert. Daneben sollten großlumige Zugänge, ein Dauerkatheter und eine Temperatursonde zum Monitoring gehören. Zur Induktion der arteriellen Hypotension können verschieden Medikamente, wie Nitroglycerin, Nitroprussid-Natrium, Urapidil oder Esmolol eingesetzt werden.

? **Welche Komplikationen können während der endovaskulären Versorgung eines Aortenaneurysmas auftreten?**

Möglich sind: Ruptur des Aneurysmas, Okklusion des Stents, eine Migration des Stents sowie ein sog. Endoleak. Endoleak bedeutet, dass noch ein arterieller Blutfluss im Aneurysmasack nachweisbar ist. Ursächlich hierfür sind ein defekter Stent, ein Fluss über das distale oder proximale Ende des Stents oder eine retrograde Füllung des Aneurysmasackes durch weiterhin durchgängige Segmentarterien oder die A. mesenterica inferior. Daneben können beim Stenting im Bereich der thorakalen Aorta durch Verschluss von Segmentarterien spinale Ischämien mit Paraparesen (bis 12%) auftreten. Eine Reinsertion von Interkostalarterien, insbesondere der A. radicularis magna (Adamkiewicz), ist nicht möglich. Eine Überwachung von evozierten Potenzialen (EP) und eine spinale Liquordrainage mit Verbesserung des Perfusionsdruckes sind eingesetzt worden.

? Was sind die Vorteile des endovaskulären gegenüber dem offenen Verfahren?

Das chirurgische Trauma ist bei perkutanem Vorgehen weitaus geringer. Dem Patienten kann u.U. eine Laparotomie und/oder eine Thorakotomie erspart werden. Ein Ausklemmen der Aorta mit Erhöhung der Nachlast für den linken Ventrikel oder eine Ischämie der Nieren und der unteren Körperhälfte werden vermieden. Eine Verkürzung der Krankenhausverweildauer und des Blutverlustes sind bei endovaskulärer Versorgung nachgewiesen.

? Was erschwert die Durchführung einer Anästhesie im MRT?

Kinder, geistig behinderte Patienten, aber auch klaustrophobische Erwachsene, Schmerzpatienten und Intensivpatienten müssen anästhesiologisch im MRT betreut werden. Dabei kann eine vollständige Tomographie je nach untersuchtem Organsystem zwischen 20 und 90 min dauern. Für diese Zeit muss sichergestellt sein, dass der Patient sich nicht bewegt. Der Scannerraum ist abgedunkelt. Der Patient verschwindet in der Bohrung des Scanners (bei Neugeboren und Säuglingen sogar unter der Untersuchungsspule). Es ist laut (80–100 dB), und ein starkes Magnetfeld ($B_0 = 0{,}5$–3 Tesla) sowie intermittierende Hochfrequenzimpulse sorgen für Besonderheiten. Wegen der Hochfrequenzimpulse ist der Untersuchungsraum speziell abgeschirmt, damit diese nicht nach außen gelangen und dort Fehlfunktionen an medizinischen Geräten hervorrufen. In anderer Richtung können Hochfrequenzsignale von außen die Bildqualität empfindlich beeinträchtigen. Aufgrund des Magnetfeldes dürfen ferromagnetische Gegenstände auf keinen Fall in den Scannerraum hinein. Diese werden durch das Magnetfeld angezogen und können zur Gefahr für Mensch und Technik werden (Projektilwirkung). Patient und Personal müssen deshalb vor Betreten des Untersuchungsraums auf metallische und magnetische Gegenstände untersucht werden (Schmuck, Uhren,

Tab. 83: Kontraindikationen für eine MRT-Untersuchungen

Absolute Kontraindikationen	Relative Kontraindikationen
• Implantierte Herzschrittmacher/Defibrillatoren	• Implantierte Ventile (VP-Shunts)
• Implantierte Medikamentenpumpen	• ZVK mit implantierten Röntgenkontraststreifen
• Cochleaimplantate	• Orthopädische/unfallchirurgische Metallimplantate
• Aneurysmaclips/Stents aus magnetischem Material	• Transdermale Medikamentensysteme
• Künstliche Herzklappen aus magnetischem Material	• Tuben und Trachealkanülen mit Metallspiralen
• Swan-Ganz-Katheter	• Zahnprothesen (auch Brackets)
• Blasenkatheter mit Temperaturmessung	
• Rektale und ösophageale Temperatursonden	
• Ferromagnetische Fremdkörper (z.B. intraokulare Metallsplitter)	

Datenträger, Telefon, Kreditkarten, Kugelschreiber etc.). Sollte der Patient metallische Implantate (z.B. Endoprothesen, Aneurysmaclips, Stents) tragen, muss Rücksprache mit dem Radiologen geführt werden (s. Tab. 83).

? Welche Infrastruktur steht im MRT zur Verfügung?

Für die Anästhesie sollte im MRT, ähnlich wie im OP-Saal, ein Vorbereitungsraum zur Verfügung stehen, der sich in unmittelbarer Nähe zum Untersuchungsraum befindet. Hier erfolgt die Ein- und Ausleitung bei der ggf. noch Standardanästhesietechnik verwendet werden kann. Bei Intensivpatienten wird in diesem Bereich die Beatmungs- und Überwachungstechnik auf MR-kompatible Geräte gewechselt, da im Untersuchungsraum nur speziell für den Einsatz in der MRT zugelassene Geräte verwendet werden dürfen. Bei kardialen oder respiratorischen Notfällen (kardiopulmonaler Reanimation) muss der Patient in den Vorbereitungsraum gebracht werden, da die übliche Notfallausrüstung (Defibrillator, Laryngoskop) nicht MR-kompatibel ist. Im Untersuchungsraum darf die Überwachungs- und Beatmungstechnik nicht zu dicht am Tomographen stehen, um elektromagnetische Interferenzen mit Störungen der Bildgebung und der Anästhesietechnik zu vermeiden. Deshalb sollte sich auf dem Boden eine farbliche Markierung befinden, die die Abnahme der Feldstärke auf unter 20 mT anzeigt (20 mT-Linie, bei 2-Tesla-Geräten ca. 1 m von der Kernbohrung entfernt). Hinter dieser Linie ist die Gefahr von Fehlfunktionen bzw. Störungen gering. Einige Geräte schalten sich bei zu starkem Magnetfeld auch automatisch ab. Aufgrund des notwendigen Abstands zum Tomographen müssen für die Beatmung längere Beatmungsschläuche verwendet werden. Dies birgt bei Einstellung geringer Tidalvolumina (Säuglinge) Gefahren für eine fehlerhafte Beatmung. Das EKG darf nicht über Elektroden mit metallischen Druckknopfanschlüssen abgeleitet werden, da die wechselnden Magnetfelder in metallischen Gegenständen Wärme induzieren können. Dies kann zu Hautverbrennungen führen. Verbrennungen können ebenfalls durch in Schlaufen gelegte EKG-Kabel entstehen, da dadurch Resonanzkreise entstehen. Ein zuverlässiges EKG ist, bedingt durch elektromagnetische Interferenzen, zumeist nur während der Scanpausen ableitbar. Der Fingerclip der Pulsoxymetrie sollte abgedeckt werden, um Streulichteinflüsse mit Störungen der empfindlichen Messtechnik (optische Leitung des Signals) zu vermeiden. Nicht invasive Blutdruckmessung und die Kapnometrie funktionieren problemlos, da diese Signale nicht elektrisch vom Patienten zum Monitor geleitet werden müssen. Ist der Patient intubiert, sollten keine Tuben (oder Trachealkanülen) mit Metallspirale verwendet werden, da zumindest bei Bildgebung im Kopf- und Halsbereich große Auslöschungsartefakte resultieren. Selbst die Spiralfeder im Cuffventil des Tubus kann bei ungünstiger Lage Artefakte im Kopf- und Halsbereich verursachen. Darüber hinaus wird eine Erwärmung der Metallspirale im Tubus diskutiert.

? Welche Anästhesieverfahren kommen im MRT zur Anwendung?

Als Anästhesieverfahren genügt bei diagnostischen MRT in den meisten Fällen eine Sedierung. Eine Intubation zur Atemwegssicherung ist nur bei sehr wenigen Patienten erforderlich (z.B. wenn in Bauchlage gescannt wird). Die Wahl der Medikamente ist vom Zustand des Patienten und der Erfahrung des Anästhesisten abhängig. Gut steuerbar sowohl bei Kindern als auch bei Erwachsenen ist die kontinuierliche i.v. Sedierung mit Propofol. Als orientierender Dosierungsbereich werden nach einem vorsichtig titrierten Bolus (ca. 1–1,5 mg/kg) etwa

4–6 mg/kg/h bzw. Plasmakonzentrationen von etwa 1,5–2,5 µg/ml angegeben. Für den Neuroradiologen ist es wichtig zu wissen, dass bei bestimmten Bildgebungssequenzen durch Propofol Artefakte ähnlich einer SAB entstehen können. Alternativ zum Propofol können Ketamin oder Midazolam verwendet werden.

? Was ist ein transjugulärer intrahepatischer portosystemischer Shunt (TIPS)?

Ein TIPS ist eine endovaskuläre (transjuguläre) Methode zur Einbringung eines Stents in das Leberparenchym mit Schaffung einer künstlichen Verbindung zwischen Ästen der V. porta und der Lebervenen. Damit kann bei portaler Hypertension eine Drucksenkung erreicht werden. Hauptindikationen sind die Akutbehandlung oder Sekundärprophylaxe von Ösophagusvarizenblutungen. Therapierefraktärer Aszites und eine hepatorenales Syndrom sind weitere Indikationen.

? Welche Narkoseform wird eingesetzt?

Die Anlage eines TIPS ist unter Lokalanästhesie und leichter Analgosedierung möglich. Bei unkooperativen Patienten (hepatische Enzephalopathie) kann auch eine Allgemeinanästhesie erforderlich werden. Dabei gelten die Grundsätze der Anästhesieführung bei Patienten mit Leberinsuffizienz.

? Was sind die Risiken einer TIPS-Anlage?

Neben dem akuten Blutungsrisiko kann sich durch die Anlage eines TIPS eine vorbestehende Enzephalopathie verschlechtern, weil portales Blut durch den neu geschaffenen Kurzschluss hindurch direkt in die systemische Zirkulation gelangt, ohne vorher in Kontakt mit Leberparenchymzellen zu treten. Daneben können sich eine vorbestehende Herzinsuffizienz und eine portopulmonale Hypertonie verschlechtern.

? Endoskopie bei Kindern. Was muss beachtet werden?

Für Endoskopien des oberen und unteren Gastrointestinaltrakts sind es überwiegend Kinder, die eine Anästhesie benötigen. Diese sollte standardmäßig in Form einer Intubationsnarkose erfolgen, da sonst mit Atemwegsproblemen und Abfällen der Sauerstoffsättigung infolge einer Obstruktion der oberen Atemwege oder einer Überdehnung des Gastrointestinaltrakts während der Prozedur zu rechnen ist. Darüber hinaus ist eine alleinige Sedierung bei vielen Interventionen qualitativ nicht ausreichend. Als Medikamente kommen wiederum kurz wirksame gut steuerbare Anästhetika zum Einsatz. Nach dem Eingriff ist es wichtig, die eingebrachte Luft aus dem Gastrointestinaltrakt abzusaugen, um den Druck auf das Zwerchfell zu vermindern.

? Was ist eine PTCD?

PTCD steht für perkutane transhepatische Cholangiodrainage. Nach Punktion eines Gallengangs und radiologischer Darstellung wird in Seldinger-Technik ein Katheter im Gallengang platziert. Eine Ableitung der Galle ist dann nach außen oder nach Passage der Obstruktion auch nach innen in das Duodenum möglich. Alternativen sind das Einbringen von Drainagen über eine ERCP oder die ultraschallgestützte transhepatische Punktion eines Gallenganges per Endoskop.

? Welche Form der Anästhesie ist zur Anlage einer PTCD indiziert?

Sofern kein Aspirationsrisiko besteht, genügt bei diesen Patienten eine Analgosedierung. Eine gute Alternative zur Kombination von sedierenden Medikamenten und Opiaten ist die alleinige kontinuierliche Infusion von Remifentanil in einer Dosis von 0,1–0,25 µg/kg/min. In diesem Dosisbereich bleiben die Patienten kooperativ, respiratorisch suffizient und sind mit der erzielten Analgesie zufrieden. Ein weiterer Vorteil der Anwendung von Remifentanil bei Leberinsuffizienz ist die aufgrund seiner Elimination unveränderte Pharmakokinetik, sodass es zu keiner Verlängerung der Eliminationshalbwertszeit kommt.

? Was versteht man unter RFA oder LITT und welche anästhesiologischen Besonderheiten sind dabei zu beachten?

Zunehmende Verbreitung in der Behandlung von Tumoren oder Metastasen finden auch lokal destruierende Maßnahmen wie die Radiofrequenzablationstechnik (RFA) oder die laserinduzierte interstitielle Thermotherapie (LITT). RFA und LITT sind nicht chirurgische Verfahren zur Tumor- und Metastasenbehandlung v.a. in der Leber. Prinzipiell können aber auch Lungen-, Nieren-, Hirn- und Knochentumoren mit diesen Methoden behandelt werden. Über eine Sonde wird bei beiden Techniken thermische Energie in den Tumor gebracht und dadurch das Gewebe zerstört. Die Sonde wird dabei unter bildgebender Kontrolle (Sonographie, CT oder MRT) im Tumor platziert. Im MRT ist zusätzlich eine simultane Kontrolle der Temperaturausbreitung im Gewebe möglich. Nicht nur im MRT, sondern auch im CT ist die Ein- und Ausleitung einer Anästhesie erschwert, da der Zugang zum Kopf des Patienten eingeschränkt ist. Diesem Umstand muss bei erwarteten Intubationsproblemen insofern Rechnung getragen werden, dass Patienten mit schwierigem Atemweg nicht im CT, sondern im OP-Saal eingeleitet werden und anschließend beatmet ins CT transportiert werden. Auch die Lagerung des Patienten im CT muss sorgfältig geschehen, da im Gegensatz zum OP-Tisch keine Halterungen für die Arme vorhanden sind und die am Körper angelagerten Arme bei Lebertumoren die Bildgebung stören können. Auf keinen Fall dürfen die Arme über oder hinter dem Kopf gelagert werden, da dies bei Interventionszeiten von 45–180 min zu Schädigungen des Plexus brachialis führen kann. Wird eine RFA an der Niere durchgeführt, kann eine Bauchlage des Patienten erforderlich werden. Als Anästhesieform ist sowohl die balancierte Anästhesie als auch eine TIVA möglich. Verwendet werden sollten kurz wirksame Anästhetika (Propofol, Sevofluran, Desfluran) und Remifentanil. Dies ist für die Steuerung der Anästhesie von Vorteil, da lediglich der Wärme-Eintrag in Gewebe schmerzhaft ist, während die Phasen der Bildgebung lange Zeiten ohne echten schmerzhaften Stimulus darstellen und die Intervention außerdem abrupt beendet ist. Insbesondere bei gefäßnahen Lebertumoren kann es durch den Wärme-Eintrag ins Gewebe zu einem systemischen Temperaturanstieg der Patienten von bis zu 1 °C kommen, weshalb ein kontinuierliches Temperaturmonitoring sinnvoll ist. Postinterventionell reicht, je nach Zustand des Patienten, zumeist eine ca. zweistündige Überwachung im Aufwachraum aus. Die größte postoperative Gefahr nach RFA oder LITT von Lebertumoren sind Blutungskomplikationen v.a. bei Patienten mit gestörter Gerinnung. Deshalb muss bei der präanästhesiologischen Visite insbesondere auf den Gerinnungsstatus geachtet werden. Bei nicht aufschiebbaren Eingriffen bzw. nicht zu erwartender Gerinnungsnormalisierung sollte die Substitution von Gerinnungsfaktoren und/oder Thrombozytenkonzentraten erfolgen.

Literatur

Benrath J et al., Anaesthesia for brachytherapy – $5^{1}/_{2}$ yr of experience in 1622 procedures. Br J Anaesth (2006), 96, 195–200
Bhananker SM et al., P Injury and liability associated with monitored anesthesia care: a closed claims analysis. Anesthesiology (2006), 104, 228–234
Birkholz T et al., ECG artifacts during intraoperative high-field MRI scanning. J Neurosurg Anesthesiol. (2004), 16, 271–276
Caplan RA et al., Adverse respiratory events in anesthesia: a closed claims analysis. Anesthesiology (1990), 72, 828–833
Ding Z, White PF, Anesthesia for electroconvulsive therapy. Anesth Analg (2002), 94, 1351–1364
Erley C, Mit jodhaltigen Kontrastmitteln induzierte Nephropathie. Radiologe (2007), 47, 761–767
Feldmann JM, Kalli I, Equipment and environmental issues for nonoperaing room anesthesia. Curr Opin Anaesthesiol (2006), 19, 450–452
Filippi CG et al., Hyperintense signal abnormality in subarachnoid spaces and basal cisterns on MR images of children anesthetized with propofol: new fluid-attenuation inversion recovery finding. Am J Neuroradiol (2001), 22, 394–399
Frankville DD, Spear RM, Dyck JB, The dose of propofol required to prevent children from moving during magnetic resonance imaging. Anesthesiology (1993), 79, 953–956
Grundmann RT et al., Diagnostik und Therapie von Lebermetastasen kolorektaler Karzinome. Diagnosis and treatment of colorectal liver metastases – workflow. Zentralbl Chir (2008), 133, 267–284
Grundmann U, Oest M, Anästhesiologische Aspekte bei Elektrokrampftherapie. Anaesthesist (2007), 56, 202–211
Höhne C, Donaubauer B, Kaisers U, Opioids during anesthesia in liver and renal failure. Anaesthesist (2004), 53, 291–303
Iber T (2006) Anästhesie und Leber. In: Anästhesie und Begleiterkrankungen. Thieme, Stuttgart
Kadar AG et al., Anesthesia for electroconvulsive therapy in obese Patients. Anesth Analg (2002), 94, 360–361
Laufer M et al., Anesthesiologic technical problems in procedures with open MRI. Results following 104 anesthesias. Anästhesist (1999), 48, 51–56
Leffers AM, Wagner A, Neurologic complications of cerebral angiography. A retrospective study of complication rate and patient risk factors. Acta Radiol (2000), 41, 204–210
Malviya S, Voepel-Lewis T, Tait AR, Adverse events and risk factors associated with the sedation of children by nonanesthesiologists. Anesth Analg (1997), 85, 1207–1213
Moser B et al., Analgosedierung mit Remifentanil bei spontan atmenden Patienten für Eingriffe in der interventionellen Radiologie. Anaesthesist (2005), 54, 1089–1093
Nash K, Hafeez A, Hou S, Hospital-acquired renal insufficiency. Am J Kidney Dis (2002), 39, 930–936
Nolte C et al., Prophylactic application of thyrostatic drugs during excessive iodine exposure in euthyroid patients with thyroid autonomy: a randomized study. Eur J Endocrinol (1996), 134, 337–341
Paczynski Sv et al., Fallgruben in der Magnetresonanztomographie. Was sollte der Anästhesist wissen? Anaesthesist (2007), 56, 797–804
Pitton MB et al., Endovascular therapy of abdominal aortic aneurysm: results of a mid-term follow-up. Rofo (2003), 175, 1392–1402

Preiß H et al., Anästhesiologisches Management bei neuroendovaskulären Eingriffen. Anaesthesist (2006), 55, 679–692

Rendl J, Saller B, Schilddrüse und Röntgenkontrasmittel. Dtsch Ärztebl (2001), 98, 402–406

Robbertze R, Posner KL, Domino KB, Closed claims review of anesthesia for procedures outside the operating room. Curr Opin Anaesthesiol (2006), 19, 436–442

Roessler B, Six LM, Gustorff B, Anaesthesia for brachytherapy. Curr Opin Anaesthesiol (2008), 21, 514–518

Sacco RL et al., Guidelines for Prevention of Stroke in Patients With Ischemic Stroke or Transient Ischemic Attack. A Statement for Healthcare Professionals From the American Heart Association/American Stroke Association Council on Stroke: Co-Sponsored by the Council on Cardiovascular Radiology and Intervention: The American Academy of Neurology affirms the value of this guideline. Stroke (2006), 37, 577–617

Solomon R, Deray G, How to prevent contrast-induced nephropathy and manage risk patients: practical recommendations. Kidney Int (2006), (Suppl), S51–S53

Steib A, Collange O, Anesthesia for other endovascular stenting. Curr Opin Anaesthesiol (2008), 21, 519–522

Stoner T, Braff S, Khoshyomn S, High signal in subarachnoid spaces on FLAIR MR images in an adult with propofol sedation. Neurology (2002), 23, 292

Tramer MR et al., Pharmacological prevention of serious anaphylactic reactions due to iodinated contrast media: systematic review. BMJ (2006), 333, 675–681

Velde Mvd, Roofhooft E, Kuypers M, Risk and safety of anaesthesia outside the operating room. Curr Opin Anaesthesiol (2008), 21, 486–487

Velik-Salchner C et al., Anästhesie für Herzkatheteruntersuchungen bei Kindern. Anaesthesist (2006), 55, 1291–1298

Postoperative Übelkeit und Erbrechen (Postoperative Nausea and Vomiting = PONV)

J. Wallenborn

? Wie kommt es zur Aktivierung des Brechzentrums?

Die Aktivierung des Brechzentrums erfolgt durch afferente vagale Fasern aus dem Gastrointestinaltrakt und über die Chemorezeptorentriggerzone in der Area postrema am Boden des 4. Ventrikels [Olthoff 2003]. Außerdem können Reflexbahnen aus dem vestibulären Labyrinth Übelkeit und Brechreiz vermitteln. Über Hirnnerven können sensorische Reize (Schmerz, Geruch) direkt über höhere kortikale Zentren das Brechzentrum aktivieren. Diese kortikalen Zentren sind durch Konditionierung auch für antizipatorische Übelkeit und Erbrechen verantwortlich [Royston, Cox 2003].

? Welche Rezeptoren spielen in der Pathophysiologie von PONV eine entscheidende Rolle?

- Dopaminrezeptoren (D_2)
- Serotoninrezeptoren ($5\text{-}HT_3$, $5\text{-}HT_4$)
- Muskarinerge Acetylcholinrezeptoren (AChm)
- Histaminrezeptoren (H_1)
- Neurokininrezeptoren (NK_1)

? Wie häufig sind Patienten von PONV betroffen?

Studien zu der allgemeinen Anästhesiequalität bzw. postoperativen Komplikationen mit PONV als **sekundärem** Endpunkt berichten über Inzidenzen von 10–15% für schwere Übelkeit und Erbrechen [Hines et al. 1992; Myles et al. 2000]. In großen prospektiven, randomisierten Multizentrumsstudien mit Erhebung von PONV als **primärem** Endpunkt findet sich dagegen in den Placebogruppen eine Häufigkeit von 55% [Apfel et al. 2004; Fortney et al. 1998]. Vermutlich sind „underreporting" einerseits und der Einschluss von Patienten mit erhöhtem Basisrisiko andererseits ursächlich für diese Differenz. In einer prospektiven, interviewbasierten Untersuchung zur Häufigkeit und zu Prädiktoren von PONV an 1107 Patienten wurde eine Inzidenz von Übelkeit bzw. Erbrechen im Aufwachraum von 18% bzw. 5% nachgewiesen, nach einer 24-h-Nachbeobachtungsperiode lag diese Inzidenz bei 52% bzw. 25% [Koivuranta et al. 1997]. Aus einer Multizentrumsstudie mit Einschluss von 3140 Patienten ergab sich ohne Prophylaxe eine extrapolierte PONV-Inzidenz von ca. 30% [Wallenborn et al. 2006]. Somit ist durchschnittlich etwa $1/3$ aller Patienten nach Allgemeinanästhesie von PONV betroffen. In Hochrisikogruppen kann das individuelle Risiko bis zu 80% betragen.

? Nennen Sie gesicherte Risikofaktoren für PONV.

Weibliches Geschlecht, Nichtraucherstatus und PONV oder/und Reisekrankheit in der Anamnese gehen mit einer Verdopplung des PONV-Risikos einher [Apfel et al. 1999]. Diese Merkmale wurden wiederholt in qualitativ hochwertigen Studien mit einer Odds ratio (OR) von 2–3 als relevante Risikofaktoren für PONV bestätigt. Volatile Anästhetika sind der Hauptgrund für frühes PONV [Apfel et al. 2002], während postoperative Opioide eine Hauptursache für spätes PONV (OR = 3) darstellen. Ebenso gilt PONV im frühen Zeitintervall als Prädiktor für PONV im späten postoperativen Intervall (OR = 3). Als neuer Risikofaktor für PONV im frühen Zeitintervall konnte Alkoholabstinenz gesichert werden, wobei im Gegensatz dazu ein Alkoholkonsum von mehr als 14 „drinks per week" (ein „drink" = 0,25 l Bier oder 0,1 l Wein oder 2 cl Schnaps) die OR für PONV auf 0,3 reduziert [Wallenborn et al. 2006]. Zu den weiteren gesicherten Risikofaktoren für PONV (mit einer OR von ca. 1,25 allerdings klinisch weniger bedeutsam) zählen die Verwendung von Stickoxydul, Aufgeregtheit bei Narkose-Einleitung, ein ASA-Status I–II, verlängerte Aufwachzeiten und der Einsatz von höher dosiertem Neostigmin [Apfel, Roewer 2004; Wallenborn et al. 2007]. Außerdem gehen jüngeres Lebensalter und längere Operationsdauer mit einem höheren PONV-Risiko einher.

? Welche lange vermuteten Risikofaktoren für PONV gelten heute als widerlegt?

Nach einer Umfrage von Eberhart et al. aus dem Jahr 1998 hielten 81% aller Anästhesisten Adipositas für einen entscheidenden Risikofaktor für PONV. Durch eine systematische Übersichtsarbeit konnten allerdings nur 4 Originalarbeiten zum Einfluss des BMI auf PONV gefunden werden. In einer Reanalyse der Daten von 587 Patienten aus einer randomisierten, kontrollierten PONV-Studie konnte der BMI als Risikofaktor für PONV eindeutig widerlegt werden [Kranke et al. 2001]. Ebenso wurde lange Zeit ein Zusammenhang zwischen PONV und dem Menstruationszyklus vermutet. Dabei wurden je nach Studie unterschiedliche Phasen mit einem gehäuften Auftreten von PONV assoziiert. Mittlerweile kann der Menstruationszyklus der Frau als Risikofaktor für PONV ebenfalls als widerlegt angesehen werden [Eberhart et al. 2000].

? Welche weiteren Risikofaktoren für PONV werden diskutiert?

Die Art der Operation ist der wohl am kontroversesten diskutierte Risikofaktor für PONV. So konnte auch auf einer internationalen Konsensuskonferenz über den Einfluss der Operationsart auf PONV keine Einigkeit erzielt werden [Gan et al. 2003]. Wiederholt wurden Hysterektomien, Schilddrüsenresektionen und Cholezystektomien in multivariaten Modellen mit einem Chancenverhältnis (OR) von 1,4–2,0 als eigenständige Risikofaktoren für PONV belegt. Einige Autoren berichten über einen vorrangigen Einfluss auf postoperative Übelkeit und weniger auf Erbrechen [Stadler et al. 2003]. Ein Grund für die sehr heterogene Studienlage könnte sein, dass in den Term „Operationsart" viele eigenständige Risikofaktoren (Geschlecht, Alter, Anästhesiedauer) mit z.T. sehr kleiner OR (Aufgeregtheit vor Narkose-Einleitung, Anästhesietiefe, hämodynamische Stabilität, Antagonisierung von Muskelrelaxanzien, Volumenzufuhr) einfließen und erst die Summation mehrerer, an sich klinisch weniger relevanter Risikofaktoren, zum erhöhten PONV-Risiko führen. Klinisch bedeutsam ist die Feststellung, dass kurz dauernde periphere Eingriffe (z.B. Knie-Arthroskopie) mit deutlich weniger PONV als länger dauernde Eingriffe im Hals-, Brust- und Abdominalbereich vergesellschaftet sind.

Weiterhin wurden als Risikofaktoren für PONV wiederholt diskutiert:
- Hämodynamische Stabilität (starke Blutdruckabfälle v.a. nach Narkose-Einleitung)
- Perioperative Flüssigkeitsbilanz
- Migräne
- Unzureichende anxiolytische Prämedikation

Derzeit unzureichend ist die Datenlage für die eindeutige Bewertung von:
- Erfahrung des Anästhesisten
- Magensonde
- Schmerzen
- Maskenbeatmung
- Passive Bewegung des Patienten
- Höherer FiO_2 (die Reduktion von PONV durch 80% Sauerstoff gilt als widerlegt [Purhonen et al. 2006])
- Kapnoperitoneum
- Potenz verschiedener Induktionshypnotika
- Genetische Polymorphismen
- „Anästhesietiefe"
- Risikoreduktion durch Prämedikation mit Antihistaminika oder Prothazin

? Lässt sich das individuelle Risiko für PONV vorhersagen?

Unter Abwägen der individuellen Nutzen-Risiko-Konstellation (Verhinderung von PONV vs. unerwünschten Nebenwirkungen) und Nutzen-Kosten-Konstellation (PONV-freier Patient und Vermeiden einer PONV-Therapie vs. Kosten einer nicht erforderlichen Prophylaxe und der Therapie von Nebenwirkungen) gilt es, diejenigen Patienten zu identifizieren, die von der PONV-Prophylaxe profitieren. Aus der Kenntnis über das Vorliegen verschiedener Risikofaktoren sollte sich das individuelle Risiko für PONV vorhersagen lassen. So existieren auch verschiedene Scores zur Vorhersage des PONV-Risikos, deren Vorhersagewert allerdings

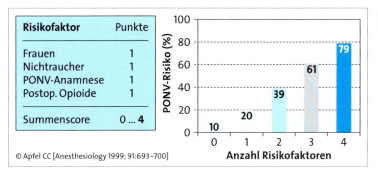

Abb. 85: Risikoscore nach Apfel

bei lediglich 60–70 % liegt [Palazzo, Evans 1993; Koivuranta et al. 1997; Apfel et al. 1999; Sinclair et al. 1999; Junger et al. 2001]. Außerdem wird durch diese Scores bei Vorliegen weniger Risikofaktoren das PONV-Risiko oft unter- und beim Vorliegen mehrerer Risikofaktoren überschätzt [Bosch et al. 2005]. Sie können aber genutzt werden, um Niedrigrisiko- von Hochrisikopatienten zu unterscheiden. Derzeit wird in klinischen Studien am häufigsten der vereinfachte Risikoscore nach Apfel verwendet (s. Abb. 85). Für Kinder wurde aktuell der POVOC-Score evaluiert [Eberhart 2004; Kranke 2007]. Liegen 0, 1, 2, 3 oder 4 der Merkmale PONV-Anamnese (auch Verwandte 1. Grades), OP-Dauer > 30 min, Alter > 3 Jahre oder Strabismuschirurgie vor, so beträgt das Risiko des Kindes, postoperativ zu erbrechen 9 %, 10 %, 30 %, 55 % bzw. 70 %.

? Sollte eine Prophylaxe oder die Therapie von PONV bevorzugt werden?

Während Patienten mit geringem Risiko nicht unnötig potenziellen Nebenwirkungen einer PONV-Prophylaxe ausgesetzt werden dürfen, profitieren Patienten mit mittlerem Risiko von einer medikamentösen Intervention. Nach aktuellen Empfehlungen wird hierbei bereits die Gabe von 2 Antiemetika oder aber die Durchführung einer TIVA plus ein Antiemetikum empfohlen [Apfel et al. 2007]. Bei Hochrisikopatienten (3 oder 4 Risikofaktoren nach Apfel) kann eine klinisch befriedigende Senkung der PONV-Inzidenz nur durch Reduktion emetogener Einflüsse und mit einer Kombinationsprophylaxe (3 Antiemetika oder TIVA plus 2 Antiemetika) erreicht werden, weshalb diese trotz höherer Kosten und Nebenwirkungsrate gerechtfertigt ist. Bei einem niedrigen Risiko für PONV ist eine ungezielte Prophylaxe dagegen nicht gerechtfertigt. Sollten Patienten aus diesem Kollektiv postoperativ unter Übelkeit oder Erbrechen leiden, ist eine schnelle Rescue-Therapie indiziert.

? Weshalb sollte bei Risikopatienten eine PONV-Prophylaxe erfolgen?

Patientenzufriedenheit und Anästhesiequalität:
Übelkeit und Erbrechen nach Narkosen führen neben unbehandelten Schmerzen oder nicht erkannter Awareness zur ausgeprägtesten Beeinträchtigung des subjektiven Wohlbefindens [Macario et al. 1999]. So wären Patienten unabhängig vom kulturellen oder finanziellen Hintergrund bereit, 60–100 € für ein Antiemetikum auszugeben, wenn es definitiv PONV verhindern würde [Kerger et al. 2007]. Nicht zuletzt wird der Patient die Qualität der Anästhesie am (Nicht-)Auftreten postoperativer Komplikationen wie PONV messen.

Operationsergebnis:
Erbrechen kann Wundschmerzen durch ungünstige Bewegungsmuster verstärken, schweres Erbrechen kann sogar zur Nahtdehiszens führen und das Operationsergebnis gefährden [Col et al. 1998]. Dies gilt auch für Operationen, bei denen postoperativ möglichst jegliche Druckerhöhung in Körperhöhlen vermieden werden sollte (z.B. intrakranielle und intraokuläre Eingriffe). Im ungünstigsten Fall kann PONV sogar zu vital bedrohlichen Komplikationen führen (verdrahteter Kiefer, Gefährdung von Anastomosen in Lungen- oder Ösophaguschirurgie).

Kostenaspekte:
PONV ist der führende Grund für ungeplante stationäre Aufnahmen nach ambulanter Anästhesie [Shnaider, Chung 2006]. Es verlängert die Verweildauer im Aufwachraum und führt zu einer verstärkten Personalbindung durch erhöhten Betreuungsaufwand. Die Kosten für therapeutisch eingesetzte Antiemetika spielen in diesem Kontext eher eine untergeordnete Rolle.

? Nennen Sie seltene, aber gefährliche Komplikationen von PONV.
Seltene, aber schwerwiegende mit PONV assoziierte Komplikationen sind:
- Ösophagusruptur [Temes et al. 1999; Baric 2000; Ferri, Mulder 2001; Atallah et al. 2004]
- Hämatome und Aspirationspneumonie [Nanji, Maltby 1992]
- Subkutanes Emphysem [Schumann, Polaner 1999; Toprak et al. 2004]
- Bilateraler Pneumothorax [Bremner, Kumar 1993]
- Augapfelprolaps [Elfar, Barnes 2000]
- Trachealruptur [Irefin et al. 2000]
- Visusverlust durch Retinaablösung [Zhang, Mathura 2005]

? Welche Antiemetika werden in Prophylaxe und Therapie von PONV eingesetzt?
Carlisle und Stevenson untersuchten 2006 in einem Cochrane-Review 60 Substanzen mit vermuteten antiemetischen Eigenschaften aus 737 Studien mit 103 237 Patienten hinsichtlich ihrer Wirkung auf die Verringerung von Übelkeit, Erbrechen, Übelkeit oder Erbrechen und Einsatz von Rescue-Medikation [Carlisle, Stevenson 2006]. Nur 9 Substanzen wirken auf alle 4 Endpunkte: Cyclizin (Antihistaminikum), Dexamethason (Kortikosteroid), Droperidol und Metoclopramid (Neuroleptika), sowie die Serotoninantagonisten Dolasetron, Granisetron, Ondansetron, Ramosetron und Tropisetron. Im deutschsprachigen Raum wird eher das Antihistaminikum Dimenhydrinat zur Prophylaxe oder Therapie von PONV eingesetzt und gilt nach einer Metaanalyse als klinisch effektiv [Kranke et al. 2002a]. Droperidol wurde nach einer „black box warning" der FDA vom amerikanischen und deutschen Markt genommen. Ob Haloperidol (ebenfalls ein Butyrophenon und mit Zulassung zur Prophylaxe und Therapie von PONV) in einer Dosierung von 1–2 mg ein adäquater Ersatz ist, muss sich erst in weiteren Studien zeigen, die auch das Nebenwirkungsprofil untersuchen, zumal sich die bisherige Datenlage überwiegend auf eine unattraktive i.m. Applikation bezieht [Büttner et al. 2004]. Für Metoclopramid konnte in einer Multizentrumsstudie mit 3140 Patienten eine eindeutige Dosis-Wirkungs-Beziehung nachgewiesen werden [Wallenborn et al. 2006]. Die relative Risikoreduktion von 10 mg, 25 mg bzw. 50 mg Metoclopramid beträgt hiernach 11%, 26% bzw. 37%. Für die Serotoninantagonisten gilt, dass sie trotz unterschiedlicher Pharmakokinetik eine nahezu gleiche klinische Effektivität aufweisen [Tramer 2007]. In Tabelle 84 wer-

den die derzeit gebräuchlichsten Antiemetika mit empfohlenen i.v. Einzeldosen zusammengefasst. Neu entwickelt wurden Neurokininantagonisten, während die Wirksamkeit von Midazolam weiter untersucht wird. Transdermales Scopolamin erscheint nach einer systematischen Übersichtsarbeit zwar in der Prophylaxe von PONV vergleichbar effektiv, sein Einsatz limitiert sich aber durch die Nebenwirkungen [Kranke et al. 2002b].

? Sind Neurokininantagonisten bereits klinisch einsetzbar?

Derzeit befinden sich Aprepitant (Emend) in Phase-III- sowie Rolapitant und Casopitant in Phase-II-Studien. Somit ist derzeit nur Aprepitant und auch nur in p.o. Darreichungsform klinisch verfügbar. Erste Studien zeigen eine dem Ondansetron vergleichbare Wirksamkeit und eine bessere Effektivität in der Prophylaxe von postoperativem Erbrechen [Diemunsch et al. 2007].

? Gibt es einen Goldstandard in der PONV-Prophylaxe?

Ein Goldstandard in der PONV-Prophylaxe existiert derzeit nicht. Eine Vielzahl randomisierter Studien untersuchte die Wirksamkeit verschiedener Antiemetika und deren Kombinationen. Die größte Multicenterstudie zu PONV (n = 5161) untersuchte in einem faktoriellen Design u.a. die Wirksamkeit von 4 mg Ondansetron, 1,25 mg Droperidol und 4 mg Dexamethason [Apfel et al. 2004]. Überraschenderweise war die Senkung der PONV-Inzidenz durch alle 3 Interventionen vergleichbar stark ausgeprägt (RRR = relative Risikoreduktion von 26%), sodass eine Empfehlung für die preiswerteste und nebenwirkungsärmste Medikation (in dieser Studie 4 mg Dexamethason) ausgesprochen wurde. Alle möglichen Kombinationen der 3 Antiemetika erwiesen sich als einfach additiv. Außerdem wurde festgestellt, dass die absolute Risikoreduktion (ARR) direkt vom jeweiligen PONV-Ausgangsrisiko des Patienten abhängt und somit die ARR durch eine zweite oder dritte Intervention selbst bei vergleichbarer Wirksamkeit immer geringer ausfällt, als die der ersten Intervention. Carlisle und Stevenson zeigten zudem in ihrem Cochrane-Review, dass in den eingeschlossenen Studien die Effekte der Serotoninantagonisten insgesamt leicht überbewertet wurden. Eine Ausnahme bildet hierbei Granisetron [Carlisle, Stevenson 2006].

? Welche nicht medikamentösen Verfahren zur PONV-Reduktion sind klinisch einsetzbar?

Trotz heterogener Datenlage scheint eine Wirksamkeit von Akupunktur oder Akupressur (P6) gegen Erbrechen v.a. in der frühen postoperativen Phase zumindest gesichert [Lee, Done 2004]. Ein nachgewiesener Publikationsbias stellt dagegen die Wirkung gegen Übelkeit infrage [Lee et al. 2006]. Möglicherweise ist das Stechen von Punktekombinationen effektiver als die Stimulation nur eines Akupunkturpunktes. Hierzu fehlen allerdings randomisierte, kontrollierte Studien.

Was versteht man unter Reduktion emetogener Einflüsse?

- TIVA mit Propofol statt volatiler Anästhetika
- Verzicht auf Lachgas
- Adäquate Anxiolyse mit Midazolam (ggf. nochmals im Saal i.v.)
- Adäquate intraoperative Flüssigkeitssubstitution
- Vermeiden von ausgeprägter Hypotension
- Reduktion postoperativer Opioide (wenn möglich)
- Nutzung von Regionalanästhesieverfahren (wenn möglich)
- Verzicht auf Neostigmin
- Prämedikation mit H_2-Blocker
- Intraoperative Gabe von Clonidin

Auf welche Nebenwirkungen muss man bei welchen Antiemetika gefasst sein?

Eine Auflistung aller potenziellen Nebenwirkungen ist unmöglich. Die häufigsten Nebenwirkungen gebräuchlicher Antiemetika werden in Tabelle 84 zusammengefasst.

Tab. 84: Dosierung und Nebenwirkungen gebräuchlicher Antiemetika

Antiemetikum	Nebenwirkungen
Dexamethason (4–8 mg i.v.)	Tachykardie/Hypotension, Psychose
Dimenhydrinat (62 mg i.v.)	Müdigkeit bis Sedierung, Halluzinationen, Tachykardie
Droperidol (0,625–1,25 mg i.v.)	Müdigkeit, Dyskinesien, Halluzinationen, Arrhythmien
Metoclopramid (25–50 mg i.v.)	Tachykardie/Hypotension, Dyskinesien, Hitzewallung
Serotoninantagonisten: • Dolasetron (12,5 mg i.v.) • Ondansetron (4 mg i.v.)	Kopfschmerzen, Hautflush, Hitzewallung, Anstieg der Leberenzyme (Transaminasen), Obstipation
Haloperidol (2 mg i.m., 1 mg i.v.)	Müdigkeit, Dyskinesien, Halluzinationen, Arrhythmien
Aprepitant (40 mg p.o.)	Kopfschmerzen, Hitzewallung, Bradykardie, Obstipation
Scopolamin (1 mg/72 h)	Sehstörungen (18%), Mundtrockenheit, Schwindel

Wie ist die black box warning der FDA zum Droperidol zu werten?

Die FDA-Warnung beruht auf der Nebenwirkung einer QT-Intervall-Verlängerung mit potenzieller Auslösung lebensbedrohlicher Torsade de pointes. Allerdings weisen auch andere in der Anästhesie gebräuchliche Substanzen diese Nebenwirkung auf: Atropin, Haloperidol, Isofluran, Neostigmin, Ondansetron, Sevofluran, Sotalol, Succinylcholin, Sufentanil, Thiopental [Tramer 2005]. In einer retrospektiven Analyse konnte bei über 16 000 exponierten Patienten nicht eine Torsade de pointes auf Droperidol zurückgeführt werden; direkte Folge der FDA-Warnung war aber ein Rückgang des Einsatzes von Droperidol von 12% auf 0% [Nuttall et al. 2007]. Gäbe es diese FDA-Warnung nicht, wäre Droperidol immer noch ein Antiemetikum der ersten Wahl [Gan et al. 2007].

Was sollte beim Einsatz einer Rescue-Therapie bei aufgetretenem PONV beachtet werden?

Prinzipiell können alle Antiemetika aus der Prophylaxe in geringerer Dosierung auch zur Therapie eingesetzt werden. Bei Versagen einer antiemetischen Prophylaxe sollte eine andere Substanzklasse zur Therapie gewählt werden [Apfel et al. 2007]. Der konsequente Einsatz einer Rescue-Medikation verringert das Auftreten weiterer PONV-Episoden, wahrscheinlich sind hierbei Kombinationen ebenfalls effektiver als Einzelsubstanzen.

Literatur

Apfel CC et al., Übelkeit und Erbrechen in der postoperativen Phase. Experten- und evidenzbasierte Empfehlungen zu Prophylaxe und Therapie. Anaesthesist (2007), 56, 1170–1180

Apfel CC et al., A factorial trial of six interventions for the prevention of postoperative nausea and vomiting. N Engl J Med (2004), 350, 2441–2451

Apfel CC, Roewer N, Postoperative Übelkeit und Erbrechen. Anaesthesist (2004), 53, 377–391

Apfel CC et al., Volatile anaesthetics may be the main cause of early but not delayed postoperative vomiting: a randomized controlled trial of factorial design. Br J Anaesth (2002), 88, 659–668

Apfel CC et al., A simplified risk score for predicting postoperative nausea and vomiting. Anesthesiology (1999), 91, 693–700

Atallah FN et al., Boerhaave's syndrome after postoperative vomiting. Anesth Analg (2004), 98, 1164–1166

Baric A, Oesophageal rupture in a patient with postoperative nausea and vomiting. Anaesth Intens Care (2000), 28, 325–327

Bosch JEvd et al., Assessing the applicability of scoring systems for predicting postoperative nausea and vomiting. Anaesthesia (2005), 60, 323–331

Bremner WG, Kumar CM, Delayed surgical emphysema, pneumomediastinum and bilateral pneumothoraces after postoperative vomiting. Br J Anaesth (1993), 71, 296–297

Büttner M et al., Is low-dose haloperidol a useful antiemetic? A meta-analysis of published and unpublished randomized trials. Anesthesiology (2004), 101, 1454–1463

Carlisle JB, Stevenson CA, Drugs for preventing nausea and vomiting after surgery. Cochrane Review (2006), CD 004125

Diemunsch P et al., Single-dose aprepitant vs ondansetron for the prevention of postoperative nausea and vomiting: a randomized, double-blind phase III trial in patients undergoing open abdominal surgery. Br J Anaesth (2007), 99, 202–211

Eberhart LHJ et al., The development and validation of a risk score to predict the probability of postoperative vomiting in pediatric patients. Anesth Analg (2004), 99, 1630–1637

Eberhart LHJ, Morin AM, Georgieff M, Menstruationszyklus in der postoperativen Phase. Der Einfluss auf die Inzidenz von Übelkeit und Erbrechen. Anaesthesist (2000), 49, 532–535

Eberhart LHJ et al., Ergebnisse einer Umfrage unter Anästhesisten zum Thema Übelkeit und Erbrechen in der postoperativen Phase. Anästhesiol Intensivmed Notfallmed Schmerzther (1998), 33, 545–551

Elfar A, Barnes SD, A real eye-opener! Anesth Analg (2000), 90, 1003–1004

Ferri L, Mulder D, Soft-tissue case 40: Boerhaave's syndrome-postemetic esophageal rupture. Can J Surg (2001), 44, 259, 306

Fortney JT et al., A comparison of the efficacy, safety, and patient satisfaction of ondansetron versus droperidol as antiemetics for elective outpatient surgical procedures. S3A-409 and S3A-410 Study Groups. Anesth Analg (1998), 86, 731–738

Gan TJ et al., Society for Ambulatory Anesthesia guidelines for the management of postoperative nausea and vomiting. Anesth Analg (2007), 105, 1615–1628

Gan TJ et al., Consensus guidelines for managing postoperative nausea and vomiting. Anesth Analg (2003), 97, 62–71

Hines R et al., Complications occuring in the postanesthesia care unit: a survey. Anesth Analg (1992), 74, 503–509

Irefin SA, Frid IS, Senagore AJ, Urgent colectomy in a patient with membranous tracheal disruption after severe vomiting. Anesth Analg (2000), 91, 1300–1302

Junger A et al., The use of an anesthesia information management system for prediction of antiemetic rescue treatment at the postanesthesia care unit. Anesth Analg (2001), 92, 1203–1209

Kerger H et al., Patients' willingness to pay for anti-emetic treatment. Acta Anaesthesiol Scand (2007), 51, 38–43

Koivuranta M et al., A survey of postoperative nausea and vomiting. Anaesthesia (1997), 52, 443–449

Kranke P et al., A prospective evaluation of the POVOC score for the prediction of postoperative vomiting in children. Anesth Analg (2007), 105, 1592–1597

Kranke P et al., Dimenhydrinate for prophylaxis of postoperative nausea and vomiting: a meta-analysis of randomized controlled trials. Acta Anaesthesiol Scand (2002a), 46, 238–44

Kranke P et al., The efficacy and safety of transdermal scopolamine for the prevention of postoperative nausea and vomiting: a quantitative systematic review. Anesth Analg (2002b), 95, 133–143

Kranke P et al., An increased body mass index is no risk factor for postoperative nausea and vomiting. A systematic review and results of original data. Acta Anaesthesiol Scand (2001), 45, 160–166

Lee A, Done ML, Stimulation of the wrist acupuncture point P6 for preventing postoperative nausea and vomiting. Cochrane Database Syst Rev (2004), CD003281

Macario A et al., Which clinical anesthesia outcomes are important to avoid? The perspective of patients. Anesth Analg (1999), 89, 652–658

Myles PS et al., Patient satisfaction after anaesthesia and surgery: results of a prospective survey of 10811 patients. Br J Anaesth (2000), 84, 6–10

Nanji GM, Maltby JR, Vomiting and aspiration pneumonitis with the laryngeal mask airway. Can J Anaesth (1992), 39, 69–70

Nuttall GA et al., Does low-dose droperidol administration increase the risk of drug-induced QT prolongation and torsade de pointes in the general surgical population? Anesthesiology (2007), 107, 531–536

Olthoff D (2003) Antiemetika. In: Olthoff D, Arzneimittelanwendungen in der Anästhesie, 511–534. Wissenschaftliche Verlagsgesellschaft, Stuttgart

Palazzo M, Evans R, Logistic regression analysis of fixed patient factors for postoperative sickness. A model of risk assessment. Br J Anaesth (1993), 70, 135–140

Purhonen S et al., Supplemental 80% oxygen does not attenuate post-operative nausea and vomiting after breast surgery. Acta Anaesthesiol Scand (2001), 50, 26–31

Royston D, Cox F, Anaesthesia: the patient's point of view. Lancet (2003), 362, 1648–1658

Schumann R, Polaner DM, Massive subcutaneous emphysema and sudden airway compromise after postoperative vomiting. Anesth Analg (1999), 89, 796–797

Shnaider I, Chung F, Outcomes in day surgery. Curr Opin Anaesthesiol (2006), 19, 622–629

Sinclair DR, Chung F, Mezei G, Can postoperative nausea and vomiting be predicted? Anesthesiology (1999), 91, 109–118

Stadler M et al., Difference in risk factors for postoperative nausea and vomiting. Anesthesiology (2003), 98, 46–52

Temes R et al., Esophageal rupture after regional anaesthesia: report of two cases. J Clin Gastroenterol (1999), 28, 360–363

Toprak V et al., Subcutaneous emphysema following severe vomiting after emerging from general anaesthesia. Acta Anaesthesiol Scand (2004), 48, 917–918

Tramer MR, Postoperative Übelkeit und Erbrechen. Anaesthesist (2007), 56, 679–685

Tramer MR, Pharmakologische PONV-Kontrolle: Prophylaxe oder Therapie. Anästhesiol Intensivmed Notfallmed Schmerzther (2005), 40, 493–497

Wallenborn J et al., The impact of using isoflurane, desflurane, or sevoflurane on the incidence and severity of postoperative nausea and vomiting after lumbar disc surgery. J Clin Anesth (2007), 19, 180–185

Wallenborn J et al., Prevention of postoperative nausea and vomiting by metoclopramide combined with dexamethasone – a randomised double-blind multicentre trial. BMJ (2006), 333, 324–327

Zhang GS, Mathura JR Jr, Images in clinical medicine. Painless loss of vision after vomiting. N Engl J Med (2005), 352, e16

Der Patient mit implantierten Aggregaten

G. Huschak

? Welche Aggregate werden aktuell implantiert? Was sind die wesentlichen Interaktionsmöglichkeiten?

Typische aktive, implantierbare, medizinische Geräte (AIMD, Active Implantable Medical Devices) im Sinne der EU-Direktive 90/385/EEC sind u.a.: Herzschrittmacher, Defibrillatoren, Hirn-, Rückenmark-, Nerven-, Blasen-, Sphinkter- und Diaphragmastimulatoren, Cochleaimplantate, Medikamentenpumpen, Monitoringgeräte. Die wesentlichen Risiken im Rahmen einer Anästhesie liegen im perioperativen Ausfall der Geräte und dem Auftreten von Fehlfunktionen oder lokalen Gewebereaktionen durch die Anwendung elektrochirurgischer Instrumente. Besondere Aufmerksamkeit verdienen hierbei implantierte Herzschrittmacher und Defibrillatoren (ICDs). Die perioperative Evaluation dieser Geräte beschreibt eine Leitlinie des American College of Cardiology (ACC) [Eagle et al. 2002].

? Was bedeutet der 5-stellige NBG-Herzschrittmacher-Code?

Es existiert eine Vielzahl von Herzschrittmachertypen. Um die Funktionsart des Gerätes schnell zu erkennen, wird der NASPE-/BPEG-(NBG-)Code verwendet (North American Society of Pacing and Electrophysiology, British Pacing and Electrophysiology Group, G = Generic). Die ersten 3 Stellen des Codes beschreiben die antibradykarden Funktionen des Schrittmachers, die vierte Stelle die mögliche Programmierbarkeit und die fünfte Stelle mögliche antitachykarde Eigenschaften (s. Tab. 85).

Tab. 85: NASPE/BPEG-(NBG)-Herzschrittmacher-Code

Position I	Position II	Position III	Position IV	Position V
(Stimulationsort)	(Wahrnehmungsort)	(Betriebsart)	(Frequenzadaption)	(Antitachykarde Funktionen)
O = keiner	O = keiner	O = keine	O = keine	O = keine
A = Atrium	A = Atrium	T = Triggerung	P = einfach programmierbar	P = antitachykarde Funktion
V = Ventrikel	V = Ventrikel	I = Inhibition	M = multiprogrammierbar	S = Schock
D = dual (A + V)	D = dual (A + V)	D = dual (T + I)	R = Frequenzmodulation	D = dual (P + S)
		R = Reserve	C = Dialogverkehr	

? Wofür steht die Kodierung AOO, VOO oder DOO?

Bei allen 3 Kodierungen erfolgt die Stimulation (1. Stelle: A = Vorhof, V = Ventrikel, D = dual) unabhängig von eigenen Herzimpulsen (2. Stelle) mit einer starren Frequenz. Ohne

Sensing ist eine Programmierung der Betriebsart nicht sinnvoll (3. Stelle). Diese Modi mit „O" an der 2. und 3. Stelle werden als asynchrone Modi bezeichnet. Sie sind während operativer Eingriffe nützlich, bei denen mit einer starren Frequenz stimuliert werden soll. Der Verzicht auf ein Sensing eigener Herzimpulse kann evtl. Interferenzen oder ein Fehlsensing (z.B. hervorgerufen durch elektrochirurgische Instrumente) vermeiden.

Was bedeuten Triggerung und Inhibition?

Im getriggerten Modus wird ein vom Herzen abgegebenes Signal vom Schrittmacher wahrgenommen und triggert dann eine Impulsabgabe des Schrittmachers. Im inhibierten Modus wird bei der Aufnahme eines Herzsignals die Abgabe eines Geräteimpulses unterdrückt. Beide Modi sind kombinierbar und werden dann im NBG-Code als D = dual kodiert (3. Stelle).

Was resultiert aus der Programmierung VVI?

Bei diesem Modus erfolgen sowohl die Stimulation als auch das Sensing nur im Ventrikel. Bei Sensing eines Impulses wird die Abgabe eines Pacemakersignals inhibiert. Hierdurch wird ein intrinsischer Rhythmus des Herzens zugelassen. Dieser Schrittmacher wird als Bedarfsschrittmacher beim chronischen Vorhofflimmern mit bradykarder Überleitung verwendet. Nachteilig sind hierbei, dass eine Frequenzadaption nicht möglich ist und dass keine Synchronisation zwischen Vorhof und Ventrikel besteht. Dies kann zum Schrittmachersyndrom führen.

Was ist das Schrittmachersyndrom?

Das Schrittmachersyndrom ist eine Bezeichnung für einen durch einen Herzschrittmacher hervorgerufenen unnatürlichen Herzrhythmus. Dieser kann zu Palpitationen, Schwindel und Bewusstseinsstörungen führen. Dieses Syndrom tritt bei Patienten mit Sinusknotensyndrom oder AV-Blockierungen mit retrograder Leitung über den AV-Knoten auf. Eine reine Ventrikelstimulation (VVI-Pacemaker) kann dann eine retrograde Vorhoferregung auslösen. Eine Vorhofkontraktion kurz nach Beginn der Ventrikelkontraktion führt bei geschlossenen AV-Klappen dazu, dass Blut aus den Vorhöfen in die Lungenvenen und die obere und untere Hohlvene zurückgetrieben wird. Die nachfolgende diastolische Ventrikelfüllung ist deutlich geringer, das HZV fällt ab.

Was bedeutet DDI-Stimulation?

DDI bedeutet, dass sowohl die Stimulation als auch das Sensing im Vorhof und in der Kammer erfolgen. Das Gerät wird im Vorhof stimulieren, bis dort ein Signal mit einer höheren Frequenz gesenst wird. Analog wird im Ventrikel stimuliert, es sei denn, eine höhere Eigenfrequenz wird detektiert. Dies führt zur Inhibierung. Dieser Modus erlaubt eine gewisse Synchronisierung zwischen Vorhof- und Ventrikelerregung. Allerdings kann im Modus „Inhibierung" eine gleichzeitige Stimulation von Vorhof und Ventrikel auftreten. Die zeitgerechte Triggerung einer Ventrikelaktion nach Detektion eines Vorhofsignals ist bei diesem Modus nicht vorgesehen.

? Was ist das Prinzip bei der DDD-Stimulation?
Dies ist der häufigste Stimulationsmodus. Stimulation und Sensing erfolgen im Vorhof und in der Kammer. Auf Eigensignale des Herzens ist sowohl Triggerung als auch Inhibierung möglich. Ein Vorhofsignal mit einer höheren als der programmierten Interventionsfrequenz wird ein atriales Pacing inhibieren. Sofern die erkannte HF niedriger als die untere Frequenzschwelle liegt, wird der Schrittmacher eine Aktion auslösen. Bei beiden Aktionen wird ein Timer zur Messung der atrioventrikulären Überleitungszeit gesetzt. Wenn dann vor dem Ende des Zeitfensters eine Ventrikelaktion registriert wird, kommt es zur Inhibierung der Abgabe eines ventrikulären Pacersignals. Dies entspräche einer normalen Überleitung. Nach Ablauf der programmierten AV-Zeit wird eine Ventrikelstimulation, getriggert vom vorher gesensten oder gepacten Vorhofsignal, ausgelöst.

? Was ist der Unterschied zwischen einem uni- und einem bipolaren Schrittmacher?
Für die Registrierung elektrischer Signale sind immer 2 Elektroden notwendig. Bei unipolaren Schrittmachern bzw. Elektroden fungiert das Schrittmacheraggregat selbst als Elektrode. Bei bipolaren Elektroden befinden sich beide Elektroden innerhalb des Herzens. Die unipolare Registrierung ist Störsignalen gegenüber anfälliger (Myopotenziale, externe Störsignale, Interferenzen).

? Welche Arten von Herzschrittmachern werden anhand der Lokalisation unterschieden?
- Transkutane, externe Stimulation (Klebe-Elektroden für den Notfall, wg. Haut- und Thoraxwiderstand große Energiemenge notwendig, sehr schmerzhaft)
- Ösophagusstimulation (im Notfall oder zur Diagnostik, sehr schmerzhaft)
- Temporäre intrakardiale Stimulation (Einbringung von Elektrode über zentralen Gefäßzugang oder während Kardiochirurgie, nur temporär wg. Infektionsgefahr)
- Temporäre, perkutane, epikardiale Stimulation (nach kardiochirurgischem Eingriff)
- Intrakardiale Stimulation durch implantiertes Aggregat (transvenöse Elektroden, subkutane oder submuskuläre Implantation des Herzschrittmacheraggregats)

? Was ist ein implantierbarer Kardioverter/Defibrillator?
Ein automatischer implantierbarer Kardioverter/Defibrillator (AICD) ist ein Gerät zur Vermeidung des plötzlichen Herztodes infolge von tachykarden HRST. Das Gerät ist in der Lage, zur Terminierung von Kammerflimmern intrakardiale Elektroschocks zwischen 5–36 Joule abzugeben und funktioniert bei bradykarden HRST als Herzschrittmacher. Die Implantation der Elektroden erfolgt transvenös oder epikardial. Die komplexe Programmierung erlaubt die Erkennung von potenziell lebensbedrohlichen RS und kann auch zwischen supra- und ventrikulären Arrhythmien unterscheiden. Hierzu sind eine Reihe von Algorithmen programmiert. Als Reaktionen auf Tachyarrhythmien ist die Abgabe von Elektroschocks, aber auch die tachykarde Überstimulation möglich. Alle Geräte verfügen über einen EKG- und Ereignisspeicher. Die Abgabe der Elektroschocks kann vom Patienten als schmerzhaft empfunden werden.

Der Patient mit implantierten Aggregaten

? **Wie ist die Kodierung von Defibrillatoren?**

Die Kodierung von implantierten Kardiovertern/Defibrillatoren (ICD) folgt der Klassifikation der Herzschrittmacher. Die ersten drei Stellen beschreiben die antibradykarden, die vierte Stelle kodiert antitachykarde Funktionen (s. Tab. 86).

Tab. 86: NBD AICD-Code

Position I	Position II	Position III	Position IV
(Schockort)	(Antitachykarder Stimulationsort)	Tachykdardie-Detektion	(Antibradykarder Stimulationsort)
O = keiner	O = keiner	E = EKG	O = keiner
A = Atrium	A = Atrium	H = Hämodynamik	A = Atrium
V = Ventrikel	V = Ventrikel		V = Ventrikel
D = dual (A + V)	D = dual (A + V)		D = dual (A + V)

? **Ist die Berührung eines Patienten zum Zeitpunkt der Impulsabgabe eines implantierten ICD für den Helfer gefährlich?**

Nein, die maximale Energie, die vom ICD abgegeben wird, beträgt je nach Gerät 5 bis max. 36 Joule. Es werden Spannungen von 200–800 Volt für eine Schockdauer von etwa 20 ms erreicht. Diese Impulse können von einer Kontaktperson unter Umständen wahrgenommen werden. Eine gesundheitliche Beeinträchtigung ist aufgrund der beteiligten Widerstände nicht zu erwarten. Eine Überleitung des Impulses auf eine Person, die im direkten Kontakt mit dem Patienten steht, hätte im Einzelnen folgende Widerstände zu überwinden: Thoraxwand des Patienten, Haut des Patienten, Haut der Kontaktperson, Körperinnenwiderstand der Kontaktperson, Übergangswiderstand der Kontaktperson (z.B. abhängig vom Schuhwerk).

? **Welche Reaktion ist bei der Platzierung eines Magneten über einem Herzschrittmacher oder Defibrillator zu erwarten?**

Eine präzise Vorhersage der Reaktion eines Pacemaker oder Defibrillators auf die Aktivierung des Magnetschalters ist aufgrund der unterschiedlichen Geräte-Eigenschaften und Programmierung im Einzelfall schwierig. Mehrere Hersteller verwenden programmierbare Magnetschalter. Aus diesem Grund ist die präoperative Evaluation wichtig, um die genauen Geräte-Eigenschaften zu ermitteln. Die zu erwartende „Magnet"-Reaktion sollte auf dem Prämedikationsprotokoll dokumentiert werden. Die Platzierung eines Magneten führt meistens zur Deaktivierung des Sensing. Es wird in der Folge starrfrequent, asynchron stimuliert (z.B. VVO). Da die Stimulation dann unabhängig von etwaigen Herzeigenaktionen erfolgt, ist eine Stimulation in der vulnerablen Phase möglich. Damit besteht ein Risiko für das Auslösen von Kammerflimmern. Bei einigen programmierbaren Schrittmachern wird mit Auflegen eines Magneten die Programmierung zugänglich, sodass elektrische Impulse die Programmierung verändern können. Eine niedrige Magnetfrequenz deutet auf eine nachlassende Batteriespannung des Aggregats hin. Die Reaktion auf die Platzierung eines Magneten ist bei ICDs ohne vorherige genaue Evaluation ebenfalls **nicht** vorhersagbar. Auch hier verwenden mehrere Hersteller programmierbare Magnetschalter. Üblicherweise sollte die Platzierung eines Magneten zur Deaktivierung der antitachykarden Funktionen führen, während die Pacingfunktionen erhalten bleiben. Es gibt weiterhin Unterschiede in der Dauer der Deaktivierung nach Magnetexposition. Eine Übersicht über eine Anzahl von Herstellern und Modellen findet sich in der Literatur [Rozner 2004]. Aufgrund der raschen technischen Weiterentwicklung wird diese Liste jedoch unvollständig bleiben. Die präoperative Evaluation ist unabdingbar. Ebenso ist nach dem Einsatz elektrochirurgischer Instrumente eine postoperative Kontrolle obligat.

? Birgt die Platzierung eines ZVK Risiken bei Patienten mit implantiertem Herzschrittmacher?

Ja, durch die Punktion und die Platzierung eines Katheters in eine Elektroden führende Vene kann es zu Verschlingungen der implantierten Elektroden mit dem Seldinger-Draht bzw. dem zu platzierenden Katheter kommen. Aus diesem Grund sollte in eine solche Vene kein Katheter platziert werden. Sofern dies nicht vermeidbar ist, kann die Lagekontrolle durch Ableitung eines endokardialen EKG statt über den Seldinger-Draht (dieser bildet üblicherweise eine U-förmige Schlaufe, die ein höheres Risiko der Verschlingung birgt) über die im Katheter stehende NaCl-Lösung (z.B. Braun, Pajunk u.a.) erfolgen.

? Ist ein besonderes Monitoring bei Patienten mit implantiertem Herzschrittmacher oder ICD notwendig?

Bei diesen Patienten ist mit relevanten Begleiterkrankungen zu rechnen. Das Monitoring ist so zu wählen, dass zusätzlich zur Überwachung der Schrittmacherfunktion die Überwachung der Herzfunktion erfolgt. Dies wird üblicherweise über die Registrierung der Pulsoxymetriekurve, des Pulssignales bzw. die Registrierung einer arteriellen Pulskurve nach Kanülierung einer Arterie bei entsprechender Indikation erfolgen.

? Welche Empfehlungen gibt es hinsichtlich der Nutzung von elektrochirurgischen Instrumenten?

Sofern möglich, sollte bei Patienten mit implantiertem Herzschrittmacher bzw. ICD auf die Verwendung monopolarer, elektrochirurgischer Instrumente verzichtet werden. Sofern dies nicht möglich ist und sich das implantierte Aggregat im OP-Feld bzw. im zu erwartenden Stromfluss befindet, sind die präoperative Deaktivierung antitachykarder Funktionen sowie die Programmierung auf eine asynchrone Stimulation zu empfehlen. Alternativ kann eine Risikoreduktion erfolgen, indem die indifferente Elektrode des Elektrokauters so platziert wird, dass im Bereich des Schrittmachers kein elektrisches Feld entsteht. Nach Deaktivierung oder Veränderung der programmierten Funktionen ist eine adäquate Überwachung mit sofortiger Interventionsmöglichkeit (ggf. Defibrillation, Stimulation) sicherzustellen. Bipolare Instrumente gelten hinsichtlich einer möglichen Beeinträchtigung von Schrittmacher- oder ICD-Funktionen als sicher.

? Ist bei Patienten mit implantierten Aggregaten eine spezielle perioperative Antibiotikaprophylaxe notwendig?

Eine Antibiotikaprophylaxe aufgrund implantierter Geräte (Pacemaker, ICD etc.) ist nicht notwendig. Das Vorliegen anderer Indikation für die Gabe einer „Endokarditisprophylaxe" ist separat zu prüfen. Im Rahmen der Implantation eines Aggregates wird eine perioperative Single-shot-Antibiose appliziert.

? Kann die Änderung der klinischen Situation eines Patienten mit implantiertem Herzschrittmacher die Pacemakerfunktion beeinflussen?

Bei kritisch kranken Patienten kann es zu signifikanten Störungen der Homöostase kommen. So können z.B. schwere Azidosen, Hyperkaliämien und kardiale Ischämien zur Veränderung der lokalen Impedanzen und elektromanischen Kopplung führen. Daraus kann eine Herzschrittmacherfehlfunktion resultieren.

? Wie sollte das perioperative Management von Patienten mit implantiertem Herzschrittmacher oder ICD erfolgen?

Bei Patienten mit implantiertem Herzschrittmacher oder ICD ist mit anästhesierelevanten Komorbiditäten zu rechnen. Zusätzlich zur präoperativen Evaluation bei kardialen Risikopatienten gelten vor OP-Beginn bzw. danach folgende Hinweise:
- Identifizierung (Ausweis) und telemetrische Abfrage des Gerätes (Kardiologe).
- Bei Schrittmacherabhängigkeit und zu erwartenden elektromagnetischen Interferenzen Umprogrammierung auf asynchronen Modus.
- Bei ICDs Abschaltung Tachykardiedetektion (**Cave**: adäquate Überwachung sicherstellen!).
- Externen Defibrillator bereitstellen.
- Bei ICDs Magnetreaktion vor OP-Beginn klären und Magnet im OP-Saal bereithalten.
- Monitoring-EKG mit Pacersignalerkennung (nur ohne Hochfrequenzfilter = ESU-Block) sowie Überwachung mechanische Herzaktion (SpO_2, art. Pulswelle) sicherstellen.
- Wenn möglich, nur bipolare Elektrochirurgie anwenden (Absprache mit Operateur).
- Bei monopolarer Elektrochirurgie: Positionierung der Neutralelektrode möglichst nah am OP-Gebiet und weit vom Aggregat (mind. 15 cm), niedrigste mögliche Energie wählen, monopolares Koagulieren hat mehr negative Effekte als Schneiden.
- Bei Notwendigkeit externer Defibrillation Abstand vom Aggregat mind. 10–15 cm (ggf. anteriore-posteriore Elektrodenposition).
- Kontrolle des Aggregates obligat nach externer Defibrillation und nach Magnetauflage sowie fakultativ nach jedem Eingriff.

? Muss der Impulsgenerator zur Tiefenhirnstimulation oder Rückenmarkstimulation bei chirurgischen Eingriffen deaktiviert werden?

Die Nutzung von elektrochirurgischen Instrumenten in der Nähe des implantierten Gerätes kann zur Schädigung des Aggregats führen. Aus diesem Grund wird bei Eingriffen nahe dem Impulsgenerator eine Deaktivierung empfohlen. Diese kann der Patient präoperativ selbst durchführen. Im EKG würden die hochfrequenten Stimulationen bei nicht erfolgter Deaktivierung als Pacemakersignale (bei aktivierter Erkennung durch den Monitor und Verzicht auf einen Hochfrequenzfilter) zu erkennen sein. Die Aktivierung kann direkt postoperativ durch den Patienten, der ein Steuergerät besitzt, erfolgen.

? **Was bedeutet kardiale Kontraktilitätsmodulation?**

Im Rahmen von Studien werden bei Patienten mit chronischer Herzinsuffizienz, die medikamentös austherapiert ist, Geräte zur kardialen Kontraktilitätsmodulation (CCM, Cardiac Contractility Modulation, Optimizer) implantiert. Hierbei werden durch den Impulsgenerator, der ähnlich wie ein Herzschrittmacher implantiert ist, während der absoluten Refraktärperiode nicht exzitatorische Impulse abgegeben. Hierdurch wird die Kontraktion des Myokards verstärkt. Die abgegebene Energiemenge pro Stimulation ist ca. 100- bis 150-fach höher als die eines Herzschrittmachers. Ob diese Geräte in den kommenden Jahren routinemäßig implantiert werden, ist zum aktuellen Zeitpunkt noch nicht absehbar. Das perioperative Management von Patienten mit solchen Geräten sollte dem von Patienten mit Pacemaker oder ICD folgen [Huschak et al. 2007]. Es ist eine relevante Herzinsuffizienz zu erwarten.

Literatur

Eagle KA et al., ACC/AHA guideline update for perioperative cardiovascular evaluation for noncardiac surgery – executive summary: a report of the American College of Cardiology/American Heart Association Task Force on Practice Guidelines (Committee to Update the 1996 Guidelines on Perioperative Cardiovascular Evaluation for Noncardiac Surgery). J Am Coll Cardiol (2002), 39, 542–553

Huschak G et al., Anaesthesia and cardiac contractility modulation. Eur J Anaesthesiol (2007), 24, 819–825

Rozner M, Pacemakers and implantable cardioverter defibrillators. Crit Care Med (2004), 32, 1809–1812

Management von Patienten mit Organversagen

Schock 451
Udo Gottschaldt, Frank Hokema

Schweres akutes Lungenversagen (Acute Respiratory Distress Syndrome) 462
Sven Bercker

Anästhesie bei Patienten mit eingeschränkter Nierenfunktion 467
Thorsten Albert, Udo Gottschaldt

Leberversagen 475
Uta-Carolin Pietsch

Intraabdominelle Hypertonie (IAH) und abdominelles Kompartmentsyndrom (ACS) 481
Alexander P. Reske

Critical Illness Polyneuropathie/Myopathie (CIP/CIM) 492
Sven Bercker

Management von Patienten mit Organversagen

Schock

U. Gottschaldt, F. Hokema

? Wie kann Schock definiert werden?

Der Begriff Schock definiert einen Zustand der unzureichenden Gewebedurchblutung mit einem Missverhältnis zwischen Sauerstoffangebot und -bedarf auf der Ebene der kapillären Mikrozirkulation. Als Folge der Gewebehypoxie können eine metabolische Azidose und Organversagen auftreten.

? Welche Schockformen können unterschieden werden?

Pathogenetisch definiert man kardiogenen, obstruktiven, hypovolämischen und distributiven Schock (s. Tab. 87). Auch Intoxikationen oder endokrinologische Erkrankungen (M. Addison, Hypothyreose) können Auslöser für einen Schockzustand sein.

Tab. 87: Schockformen und mögliche Ursachen

Schockform	Beispiele möglicher Ursachen
Kardiogener Schock	• Myokardinfarkt, Myokardkontusion, globale Ischämie, Myopathie, ventrikuläre Hypertrophie • Klappenfehler, strukturelle Schädigungen • HRST
Obstruktiver Schock	• Lungenembolie, Cavathrombose • Erhöhter intrathorakaler Druck, mechanische Beatmung mit PEEP, Spannungspneumothorax • Perikardtamponade, Perikarditis
Hypovolämischer Schock	• Blutung durch Trauma, Verbrennung, gastrointestinale Verletzungen • Flüssigkeitsverluste durch Erbrechen, Durchfall, überschießende Diurese
Distributiver Schock	• Sepsis • Anaphylaxie • Neurogene bzw. spinale Verletzungen
Andere Schockformen	• Endokrinologische Ursachen (Schilddrüse, Nebenniere) • Intoxikationen

? Was sind typische klinische Zeichen eines Schocks?

Typische klinische Zeichen eines Schocks sind Tachykardie, arterielle Hypotonie, Tachypnoe und Oligurie (< 0,5 ml/kg/h). Zusätzlich können noch Hautblässe als Zeichen der Zentralisierung, Kaltschweißigkeit als Zeichen der sympathiko-adrenergen Aktivierung und Agitiertheit bis hin zur Bewusstlosigkeit als Zeichen der zerebralen Minderperfusion auftreten. Je nach Schockform können initial auch Überwärmung und Hautrötung klinisch apparent werden. Vereinzelt erscheint der RR durch die anfängliche sympathische Gegenregulation noch normal bis erhöht. Im weiteren Verlauf des Schockgeschehens tritt eine hypotone Kreislaufsituation ein.

? Welche körpereigenen Kompensationsmechanismen gibt es?
Hämodynamisch kann Schock als die Unfähigkeit des Körpers beschrieben werden, adäquat auf einen Abfall des HZV oder des arteriellen Perfusionsdruckes zu reagieren. Daraus resultiert eine erhöhte Sauerstoffextraktion mit Ausschöpfung der Sauerstoffreserven und bei Irreversibilität die Ausbildung einer zellulären Hypoxie. Über Druck- (Aortenbogen, A. carotis, Splanchnikusgebiet) und Chemosensoren (Aorta, A. carotis, Medulla oblongata, Hypothalamuskerne) werden Veränderungen der Hämodynamik, des BV und der metabolischen Homöostase registriert.

Als früher Kompensationsmechanismus tritt eine Steigerung des sympathiko-adrenergen Tonus auf:
- Die präkapilläre Vasokonstriktion erhöht den peripheren Widerstand und führt durch einen reduzierten hydrostatischen Druck in den Kapillaren zu einer relativen Flüssigkeitsumverteilung von extravaskulär nach intravasal.
- Die venöse Vasokonstriktion bewirkt eine Steigerung des venösen Rückstroms zum Herzen.
- Über eine Steigerung der Kontraktilität und der HF wird das HZV angehoben.

Zeitlich verzögert werden auch humorale Mechanismen wirksam. Die Freisetzung von Renin, ADH und ACTH führt zu einer Wasserretention mit Steigerung des intravasalen Volumens. Autoregulationsvorgänge im Herzen und im Gehirn sorgen für eine Umverteilung des HZV zu Lasten weniger vitaler Organe wie der Haut, den Nieren oder dem Splanchnikusgebiet. Außerdem kommt es als Folge der Azidose zu einer Rechtsverschiebung der Sauerstoffbindungskurve mit erleichterter Abgabe im Gewebe.

? Wie können die pathophysiologischen Grundlagen des Schockgeschehens beschrieben werden?
Die zunehmende zelluläre Hypoxie beeinträchtigt sowohl den Funktions- als auch den Strukturstoffwechsel der Zelle. Die ATP-Produktion erfolgt bei unverändert hohem Bedarf zunehmend über anaerobe Stoffwechselwege. Dadurch kommt es zu vermehrter Laktatbildung und zur Ausbildung einer intrazellulären Azidose. Die Membranpermeabilität und die Funktion der Natrium-Kalium-Pumpe sind zunehmend beeinträchtigt, und Flüssigkeit wird von intravaskulär nach intrazellulär verschoben. Das gleichzeitige Entstehen von frei diffundierenden Mediatoren wie Adenosin oder Hypoxanthin führt zur Bildung von Sauerstoffradikalen im Interstitium. Die zelluläre Ödembildung und der zunehmende intravasale Volumenmangel verschlechtern die Mikrozirkulation, führen zum Entstehen von Mikrothromben und reduzieren den venösen Rückstrom zum Herzen und damit die kardiale Vorlast. Das HZV sinkt nicht nur durch den schlechteren venösen Rückstrom, sondern auch durch einen Verlust der Kontraktilität des Myokards. Der sich ausbildende Circulus vitiosus wird durch weitere Mediatorsysteme (Gerinnungs-, Komplement-, Fibrinolyse-, Kallikrein-Kinin-System), die ebenfalls die Mikrozirkulation beeinflussen, aufrechterhalten.

Schock

? Welche akuten Maßnahmen sind sinnvoll?

Die Diagnose Schock kann durch eine orientierende klinische Untersuchung, die Kontrolle der Vitalzeichen und eine arterielle BGA innerhalb von Minuten gestellt werden. Vor Etablierung eines erweiterten hämodynamischen Monitorings wird nach Diagnosestellung der MAP der zentrale Parameter zur Therapiesteuerung sein. Da der MAP vom HZV und dem totalen peripheren Widerstand (TPW) abhängig ist (MAP = HZV × TPW + ZVD), muss die Frage beantwortet werden, ob eine Steigerung des MAP durch die Anhebung des TPW und damit der Nachlast (Einsatz eines Vasokonstriktors) oder durch eine Steigerung des HZV (Steigerung von Frequenz, Kontraktilität oder Vorlast) erfolgen soll. Durch die schnelle Infusion von Flüssigkeit oder die Anwendung der Trendelenburg-Lagerung können Hinweise für das weitere strategische Vorgehen abgeleitet werden. Parallel muss durch die Erhebung einer Eigen- oder Fremdanamnese, eine eingehende klinische Untersuchung und durch apparative Zusatzuntersuchungen die zugrunde liegende Ursache diagnostiziert und behandelt werden.

? Welche weiteren diagnostischen Schritte sind sinnvoll?

Die **Erhebung der Anamnese** sollte Angaben zu den jetzigen Beschwerden, der Vorgeschichte des aktuellen Geschehens sowie den bereits erfolgten Maßnahmen erfassen und sich auch auf bekannte Vorerkrankungen oder Medikamenten erstrecken. Wichtig ist das Erfragen von möglichen Allergien. Die **klinische Untersuchung** sollte eine Beurteilung des Allgemeinzustandes des Patienten (Bewusstsein, Atmung, Hautkolorit, Rekapillarisierungszeit), die Palpation, Auskultation und Perkussion von Thorax und Abdomen und eine orientierende neurologische Untersuchung (Glasgow Coma Scale, Pupillenreaktion, motorische Reaktionen und Reflexe) beinhalten. Wache, kooperative Patienten sollten aufgefordert werden, Arme und Beine zu bewegen und die Qualität sensibler Reize (spitz, stumpf, warm, kalt) zu beurteilen. Bei bewusstlosen Patienten sollten die Extremitäten vorsichtig untersucht und bewegt werden. Da die Urinproduktion (> 0,5 ml/kg/h) Hinweise auf das Ausmaß des Schockgeschehens und auf den Therapie-Erfolg geben kann, sind die frühzeitige Anlage eines Blasenkatheters und die stündliche Bilanzierung sinnvoll. Die **laborchemischen Untersuchungen** sollten BB (Hb, Hk, Leukozyten, Thrombozyten), Gerinnungswerte (aktivierte partielle Thromboplastinzeit, Thromboplastinzeit, Antithrombin III, Fibrinogen, D-Dimere), Elektrolyte, organspezifische Parameter (Lipase, Transaminasen, Kreatinin und Harnstoff, Troponin, Myoglobin, Creatinkinase) sowie, wenn verfügbar, eine arterielle und eine zentralvenöse BGA beinhalten. Zusätzlich können Entzündungsparameter wie C-reaktives Protein und Procalcitonin bestimmt werden. Erhöhte Serumlaktatwerte und eine metabolische Azidose mit negativem Base Excess können eine prolongierte Gewebehypoxie widerspiegeln und bei wiederholten Bestimmungen zur Therapiekontrolle dienen. Bei korrekter Abnahme und dem Ausschluss anderer Ursachen (z.B.: Massivtransfusion, Leberfunktionsstörungen) weisen Serumlaktatwerte > 2 mmol/l auf eine Gewebehypoxie hin und sind mit einer erhöhten Mortalität verbunden. Die **allgemeine apparative Diagnostik** beinhaltet neben der nicht invasiven Blutdruckmessung, den Einsatz der Pulsoxymetrie und eine kontinuierliche Ableitung des EKG. Zusätzlich sollte ein 12-Kanal-EKG geschrieben werden. Die **bildgebende** und **spezielle apparative Diagnostik** umfasst je nach vermuteter Schockursache eine Thoraxübersichtsaufnahme, eine Sonographie bzw. CT von Thorax, Abdomen und evtl. Kopf, TTE bzw. TEE, Notfallendoskopie und -angiographie.

? Welche Monitoringverfahren sind sinnvoll?

Obligatorische Überwachungsverfahren sind die nicht invasive Blutdruckmessung, die **Pulsoxymetrie** und eine **kontinuierliche Ableitung** von EKG und HF. Die invasive **arterielle Blutdruckmessung** ist zur kontinuierlichen Blutdrucküberwachung besser geeignet, da sie die hämodynamische Situation punktgenau widerspiegelt und gleichzeitig die sichere und einfache Abnahme einer arteriellen BGA erlaubt. Schwirige Punktionsverhältnisse sollten therapeutische Maßnahmen nicht verzögern. Ein **ZVK** stellt einen sicheren Zugang zur Volumensubstitution und zur Gabe von hochosmolaren Lösungen sowie Katecholaminen dar. Neben der Bestimmung des ZVD wird die Bestimmung der zentralvenösen Sauerstoffsättigung möglich. Diese sollte 70–75% betragen und erlaubt eine orientierende, wenig spezifische Einschätzung des Kreislaufstatus, da neben dem HZV auch die periphere Sauerstoffabnahme, der Hk und die Oxygenierung in der Lunge die zentralvenöse Sättigung beeinflussen. Manche Katheter ermöglichen eine kontinuierliche fiberoptische Messung des Wertes. Der Normalbereich des ZVD beträgt 5–10 mmHg. Der ZVD wird durch verschiedene Faktoren wie Vorerkrankungen mit Auswirkung auf Vorlast, Nachlast und Kontraktilität des rechten Ventrikels, Volumenstatus, Gefäßtonus, intrathorakale Druckveränderungen, Körperlage und Beatmung beeinflusst und ist als isolierter hämodynamischer Überwachungsparameter für Patienten im Schock unzureichend.

? Welches erweiterte hämodynamische Monitoring ist sinnvoll?

Zur besseren Überwachung und Therapiekontrolle sind bei katecholaminpflichtigen Patienten zusätzliche invasive Überwachungsverfahren möglich. Durch die Anlage eines **PAK** können das HZV, die gemischtvenöse Sauerstoffsättigung (65–70%) und die pulmonalarteriellen Blutdrücke bestimmt werden. Zusätzlich können der systemische und der pulmonale Gefäßwiderstand sowie verschiedene Indizes zur Schlagarbeit und zum Sauerstoffverbrauch berechnet werden. **Pulskonturanalyseverfahren** wie PiCCO oder LiDCO können ähnlich dem PAK Hinweise zum HZV, zum TPW und zum Volumenstatus geben. Insgesamt sind sie weniger invasiv und risikoreicher, erfassen jedoch die Druckverhältnisse im pulmonalen Kreislauf nicht. Die Indikation für den Einsatz eines erweiterten hämodynamischen Monitoring ist weiterhin nicht klar definiert. Mit Verfügbarkeit des PiCCO-Systems wurden pulmonalarterielle Katheter im Verlauf der letzten Dekade zunehmend seltener eingesetzt. Nur wenige Studien haben eine Verbesserung des Patienten-Outcome durch den Einsatz eines erweiterten hämodynamischen Monitoring dokumentiert. Die **Echokardiographie** erlaubt bettseitig und nicht invasiv sowohl die intermittierende Einschätzung der Pumpfunktion, der Herzfüllung, der Wandbewegung als auch die morphologische Beurteilung der Herzklappen, -höhlen und der großen Gefäße. Verfahren wie die Messung des Gewebe-Sauerstoffpartialdrucks oder des intestinalen Kohlendioxidpartialdrucks stellen zum jetzigen Zeitpunkt experimentelle, für die Routineanwendung noch ungeeignete, Monitoringverfahren dar.

? Welche therapeutischen Ziele sind anzustreben?

Die therapeutischen Ziele können in spezifische, die auslösende Ursache behandelnde Therapieansätze und die allgemeine Schocktherapie unterteilt werden. Zu den spezifischen Therapieansätzen zählen je nach Ursache des Schockgeschehens z.B. die chirurgische Therapie, eine Antibiotikagabe, Transfusionen, eine Koronarangiographie mit Katheterintervention

Tab. 88: Allgemeine Ziele der Schocktherapie

Organsystem	Therapieziel
Kreislaufsystem	Mittlerer arterieller RR > 60 mmHg
	Pulmonalarterieller Wedge-Druck 12–18 mmHg
	CI > 2 l/min/m² bei kardialen Schockursachen, > 3 l/min/m² bei hypovolämischem oder septischem Schock
Oxygenierung	Hb > 6 mmol/l (9,6 g/dl)
	Gemischtvenöse Sauerstoffsättigung > 60%
	Arterielle Sauerstoffsättigung > 92%
Nieren	Urinproduktion > 0,5 ml/kg/h

oder eine Lysetherapie. Die allgemeinen Ziele der Schocktherapie sind in Tabelle 88 dargestellt.

? Mit welchen therapeutischen Maßnahmen können diese Ziele erreicht werden?
Die therapeutischen Maßnahmen in der akuten Phase des Schockgeschehens können nach dem ABC-Schema des Reanimationsablaufes umgesetzt werden. Die Behandlung beginnt immer mit der Applikation von Sauerstoff und der Freihaltung bzw. der Sicherung der Atemwege. Erst dann folgen Schmerz-, Volumen- und Katecholamintherapie.

? Welche Rolle spielen die Trendelenburg-Lagerung oder der „Passive Leg Raising"-Test?
Die Trendelenburg-Lagerung wurde ursprünglich von dem Chirurgen Friedrich Trendelenburg eingeführt, um die operative Erreichbarkeit der Organe im Becken zu verbessern. Unter der Annahme, dass die Trendelenburg-Lagerung zu einer Umverteilung des Blutes aus den unteren Extremitäten in den zentralen Kreislauf führt, kann sie auch zur Verbesserung der rechtsventrikulären Vorlast genutzt werden. Sichere Literaturdaten, die diese Annahme bestätigen, gibt es nicht. Eine Alternative zur Trendelenburg-Position stellt der Passive-Leg-Raising-Test dar. Dabei werden am liegenden Patienten die Beine über das Herzniveau gehoben. Ein Anstieg des SV und ggf. des RR sprechen für einen Volumenmangel.

? Wie kann der kardiogene Schock definiert werden?
Der kardiogene Schock ist durch eine verminderte kardiale Pumpleistung mit niedrigem HZV bei hohen Füllungsdrücken und hohem TPW charakterisiert. Klinisch imponieren neben Zeichen der Kreislaufzentralisierung, Agitiertheit und Bewusstseinseinschränkung, eine kühle, kaltschweißige Haut und eine Oligurie. Bei Versagen des linken Ventrikels kann ein Lungenödem entstehen, das beim sitzenden Patienten durch die Auskultation quantifiziert werden kann. Die Höhe, in der noch typische Auskultationsbefunde wie Giemen, Brummen (Asthma cardiale) oder Rasselgeräusche erhoben werden können, korreliert mit Ausmaß und Schwere des Ödems. Hämodynamisch ist der kardiogene Schock durch einen systolischen arteriellen RR < 90 mmHg, einem HZV-Index < 2,2 l/min/m² und einen pulmonalarteriellen Verschlussdruck > 18 mmHg gekennzeichnet.

❓ Wie kann ein kardiogener Schock behandelt werden?

Strategisches Behandlungsziel ist die Wiederherstellung eines ausreichenden HZV und eines ausreichenden MAP. Ein nachhaltiger Behandlungserfolg ist nur dann möglich, wenn neben den Maßnahmen zur akuten Stabilisierung die auslösende Ursache diagnostiziert und therapiert wird. Die erste Intervention zur Stabilisierung ist die Optimierung der Vorlast. Das kann durch die Gabe von Schleifendiuretika und seltener auch durch eine Volumengabe erfolgen. Bei systolischen Blutdruckwerten > 90 mmHg kann ein vorsichtiger Therapieversuch mit Vasodilatoren (Nitroglycerin, Nitroprussid) indiziert sein. Wird der kardiogene Schock durch diese Interventionen allein nicht ausreichend behandelt, ist die Applikation von Inotropie steigernden Medikamenten notwendig (Katecholamine, Phosphodiesterase-Hemmer, Levosimendan). Katecholamin der ersten Wahl ist Dobutamin. Eine Steigerung des HZV wird durch die Inotropie steigernde Wirkung am Myokard (β_1-Rezeptor) und durch eine Senkung des TPW (Vasodilatation durch β_2-Wirkung) erreicht. Ein nach Art und Umfang vergleichbarer Effekt kann durch die Applikation von Phosphodiesterase-Hemmern wie Amrinon und Milrinon erzielt werden. Beide Substanzen haben zusätzliche Effekte wie die Senkung des pulmonalarteriellen Widerstandes und eine Koronardilatation. Sie wirken auch unter chronischer Betablockertherapie, da ihre Wirkung intrazellulär ausgelöst wird. Der Einsatz von Levosimendan, einem Ca^{2+}-Sensitizer mit zusätzlicher PDE-Hemmung ist ebenfalls möglich. Wird trotz der Steigerung des HZV kein ausreichender MAP erzielt, ist eine Eskalation der Therapie durch die zusätzliche Applikation von Vasopressoren (Noradrenalin) oder Adrenalin, dem Katecholamin mit der stärksten intrinsischen Wirksamkeit, indiziert. Daneben besteht in vielen Zentren die Möglichkeit zur mechanischen Kreislaufunterstützung. Durch die Anwendung einer intraaortalen Ballongegenpulsation (IABP), kann die diastolische Perfusion der Koronargefäße verbessert und die linksventrikuläre Nachlast gesenkt werden. Hauptanwendungsgebiet der IABP ist die Kreislaufunterstützung bei kardiogenem Schock ischämischer Genese. Weitere Interventionsmöglichkeiten bestehen durch die Implantation eines LVAD (Left Ventricular Assist Device) oder die Durchführung einer veno-arteriellen extrakorporalen Membranoxygenierung (ECMO).

❓ Wie werden tachykarde HRST im kardiogenen Schock behandelt?

Ein linker Ventrikel mit eingeschränkter Pumpfunktion kann nur über eine Steigerung der HF ein adäquates HZV generieren. Ab einer individuellen Schwelle resultieren durch die relative Verkürzung der Diastolendauer eine mangelnde Füllung des linken Ventrikels und eine verschlechterte Myokardperfusion. Das kann zu einer Aggravierung der Insuffizienz führen. Diese Schwelle kann nur individuell ermittelt werden. Die Kontrolle der HF kann durch Elektrotherapie oder den Einsatz von Betablockern und Ca-Antagonisten erreicht werden. Die negativ inotrope Wirkung dieser Wirkstoffe kann trotz einer Ökonomisierung der HF einen kritischen Abfall der Pumpfunktion verursachen. Als medikamentöse Alternative kann die Applikation von Amiodaron oder Digitalis erwogen werden.

❓ Wie werden bradykarde HRST im kardiogenen Schock behandelt?

Können bradykarde HRST nicht medikamentös beherrscht werden, sollte eine passagere externe oder interne Schrittmacherstimulation erfolgen. Schrittmacherindikationen sind ein AV-Block II°, Typ Mobitz, ein AV-Block III°, ein bifaszikulärer Schenkelblock mit alternierendem Blockbild und ein wiederholter Sinusarrest > 3 s.

Wie kann der obstruktive Schock definiert werden und welche therapeutischen Ansätze gibt es?

Der obstruktive Schock ist durch die Behinderung der Auswurfleistung und/oder Füllung einer der Ventrikel (Lungenarterienembolie, Perikardtamponade, Pneumothorax etc.) gekennzeichnet. Therapeutisch steht die Beseitigung der auslösenden Ursache Lyse/Embolektomie, Perikardpunktion/Fensterung oder durch Anlage einer Thoraxdrainage im Vordergrund. Bis zur definitiven Behandlung der Grunderkrankung sind die Applikation von Volumen und der Einsatz von Katecholaminen angezeigt.

Wie kann der hypovolämische Schock definiert werden?

Der hypovolämische Schock wird durch einen intravasalen Volumenmangel ausgelöst. Er ist durch ein geringes HZV mit niedrigen Füllungsdrücken und einem kompensatorisch erhöhten TPW charakterisiert. Außer dem eigentlichen hypovolämischen Schock mit Abnahme des Plasmavolumens ohne Blutung oder Gewebezerstörung (Exsikkose durch Diarrhö, mangelnde Alimentation, Hyperthermie etc.) können der Schock durch akute Blutung ohne ausgedehnte Gewebezerstörung (hämorrhagischer Schock) und der Schock mit akuter Blutung und ausgedehnter Gewebeschädigung (traumatisch-hämorrhagischer Schock) unterschieden werden. Eine Mischform stellt der traumatisch-hypovolämische Schock dar, der mit einer Abnahme des Plasmavolumens als Folge ausgedehnter Gewebeschädigung ohne eigentliche Blutung und gleichzeitiger Mediatorfreisetzung einhergeht.

Was versteht man unter Schockindex?

Der Schockindex wird als Quotient aus HF und RR definiert. Als Normalwert wird ein Index von 0,5 angesehen. Werte größer als 1,0 deuten auf ein intravasales Volumendefizit von mindestens 30% hin. Der Schockindex hat im klinischen Alltag keine Bedeutung mehr, da der arterielle RR insbesondere bei jungen kompensationsfähigen Patienten auch bei bereits manifestem Schock noch normal sein kann. Bei Patienten mit vorbestehendem arteriellem Hypertonus kann ein normwertiger arterieller RR ebenfalls trotz eines bereits kritischen Volumenmangels bestehen.

Welche therapeutischen Ansätze des hypovolämischen Schocks gibt es?

Die Therapie besteht grundsätzlich in der Wiederherstellung der Normovolämie, die durch den Einsatz kristalloider oder kolloidaler Lösungen erreicht werden kann. In besonderen Situationen (penetrierendes Thoraxtrauma etc.) kann die permissive Toleranz einer Hypotonie bis zur definitiven Versorgung angezeigt sein. Beim Vorliegen eines traumatisch bedingten hämorrhagischen Schocks kann zurzeit keine eindeutige Empfehlung für kolloidalen oder kristalloiden Volumenersatz gegeben werden. Bei Verlängerung der PT oder aPTT um das 1,5-fache ist eine Transfusion von FFP indiziert. Um diese Therapieziele zu erreichen, ist die Anlage großlumiger Zugänge notwendig. Die Anlage zentraler Katheter sollte erst in der Klinik erfolgen. Patienten im hypovolämischen Schock sollten frühzeitig mit ausreichend hoher Sauerstoffkonzentration beatmet werden, um eine Hypoxie zu verhindern. Gleichzeitig sollte ein Auskühlen des Patienten mit negativen Auswirkungen auf die Gerinnung und erhöhtem Risiko für das Auftreten von HRST durch die Anwendung angewärmter Infusionen, Isolations-

und Wärmedecken verhindert werden. Die Indikation für die Gabe von EK ist vom Alter, den Vorerkrankungen und der aktuellen klinischen Situation abhängig. Bei älteren Patienten muss von einer geringeren Anämietoleranz ausgegangen werden. Als Zielkorridor für Transfusionen gilt eine Hämoglobinkonzentration zwischen 4,3 und 5,6 mmol/l (7–9 g/dl). Bei manifesten Blutungen und dem Abfall der Thrombozytenzahl unter 50000/µl sollte zusätzlich die Gabe von TK erfolgen.

Wie ist der distributive Schock definiert?

Der distributive Schock kann als Fehlverteilung des zirkulierenden BV beschrieben werden. Ausgelöst wird diese Fehlverteilung durch eine generalisierte Gefäßdilatation, die durch Einschwemmung pathogener Mikroorganismen, verschiedene Mediatoren oder die Störungen der Regulation der glatten Gefäßmuskulatur verursacht wird. Wichtige Beispiele für distributives Schockgeschehen sind der septische Schock, der anaphylaktische Schock und der neurogene Schock. Der distributive Schock ist initial durch ein erhöhtes HZV bei erniedrigtem TPW charakterisiert.

Wie kann der septische Schock definiert werden?

Ursache des septischen Schocks ist eine Vasodilatation mit Verteilungsstörung des BV durch die Einschwemmung pathogener Mikroorganismen oder deren Bestandteile. Die Frühphase einer Entzündungsreaktion des Gesamtorganismus kann als **Systemic Inflammatory Response Syndrom** (SIRS) beschrieben werden. Klinisch wird diese Reaktion durch das Vorhandensein von 2 der folgenden 4 Kriterien beschrieben: Temperatur > 38 °C oder < 36 °C, Puls > 90/min, Tachypnoe (Atemfrequenz > 20/min) oder Hypokapnie (pCO$_2$ < 32 mmHg), Leukozyten > 12000/µl oder < 4000/µl. Bei zusätzlich bestehendem Verdacht oder Nachweis einer Infektion spricht man von **Sepsis**. Treten außerdem noch Zeichen der Minderperfusion oder Organdysfunktion auf, wird von **schwerer Sepsis** gesprochen. Vom **septischen Schock** wird gesprochen, wenn trotz ausreichender Volumentherapie der RR mehr als 40 mmHg unter den Ausgangswert fällt und die systolischen arteriellen Blutdruckwerte < 90 mmHg liegen. Die Entzündungsreaktion des Gesamtorganismus ist ein kontinuierlicher Prozess. Die verschiedenen Phasen einer Sepsis können ineinander übergehen.

Was sind grundlegende Pathomechanismen des septischen Schocks?

Die Infektion mit pathogenen Mikroorganismen und Noxen löst ein komplexes System von Aktivierung und Freisetzung humoraler und zellulärer Mediatoren aus, die in die Vasoregulation, die Endothelfunktion und die Hämostase eingreifen und so zur Störung der Mikro- und Makrozirkulation und damit auch des Sauerstoffangebotes und der Sauerstoffutilisation führen. Gleichzeitig tritt durch Flüssigkeitsverluste in das Interstitium eine Abnahme des intravasalen BV auf. Als Ergebnis dieser kaskadenartigen Prozesse, die weitgehend parallel ablaufen, bilden sich die Hauptfaktoren eines Multiorganversagens aus: Organminderperfusion, zelluläre Hypoxie und intrazelluläre Energieverarmung.

? Welche diagnostischen und therapeutischen Ansätze des septischen Schocks sind zu beachten?

Verlauf und Prognose des septischen Schocks hängen von seiner Dauer und dem Zeitpunkt des Therapiebeginns ab. Ziel der frühzeitigen, forcierten Volumentherapie ist, durch ausreichendes zirkulierendes BV ein adäquates HZV herzustellen. Gleichzeitig sollte nach Gewinnung mikrobiologischer Proben frühzeitig mit einer kalkulierten antibiotischen Therapie begonnen werden. Der Volumenersatz sollte erfolgen, solange das HZV darunter gesteigert werden kann. Der Einsatz von Vasokonstriktoren und positiv-inotropen Substanzen erfolgt, wenn trotz Volumentherapie und Vorlaststeigerung der MAP < 60 mmHg bleibt. Die Art des Volumenersatzes ist umstritten. Initial werden Vollelektrolytlösungen als Volumenersatz verwendet, da durch die gestörte Kapillarpermeabilität das Risiko der Ablagerung von Makromolekülen im Interstitium besteht. Literaturdaten weisen auf eine höhere Inzidenz akuten Nierenversagens und eine höhere Rate von Nierenersatzverfahren nach Einsatz von Hydroxyethylstärkelösungen im septischen Schock hin. Zur Erhaltung der Darmtätigkeit, der Barrierefunktion der Mukosa und zur Verhinderung einer Translokation von Bakterien sollte frühzeitig mit der enteralen Ernährung begonnen werden. Sollte die enterale Kalorienzufuhr nicht ausreichen, ist zusätzlich eine parenterale Ernährung zu beginnen. Sowohl bei enteraler als auch parenteraler Ernährung muss auf die Einhaltung der Normoglykämie geachtet werden. Zusätzlich stehen adjuvante Verfahren wie der Einsatz von Selen oder aktiviertem Protein C zur Verfügung. Der Einsatz von Hydrocortison wird kontrovers diskutiert. Aktuelle Studien sprechen sich aufgrund einer höheren Rate von Superinfektionen und wiederholten septischen Episoden gegen den Routine-Einsatz aus.

? Welche Rolle spielen Vaso- und Terlipressin?

Vaso- bzw. Terlipressin können im Einzelfall zusätzlich zum Noradrenalin eingesetzt werden, falls trotz ausreichendem Volumenersatz und hoch dosierter Katecholamintherapie keine Steigerung des systemischen Widerstands erreicht wird. Der Routine-Einsatz wird wegen negativer Einflüsse auf die Mikrozirkulation nicht empfohlen.

? Welche grundlegenden Pathomechanismen des anaphylaktischen Schocks sind bekannt?

Der anaphylaktische Schock stellt eine Fehlverteilung des BV als Folge einer mediatiorvermittelten Überempfindlichkeitsreaktion dar. Dabei können pathophysiologisch eine IgE-vermittelte, klassisch-anaphylaktische Reaktion und eine IgE-unabhängige, anaphylaktoide Reaktion unterschieden werden. Klinisch ist diese Unterscheidung nicht möglich. Obwohl das klinische Bild stark variiert, lassen sich Hauterscheinungen, Blutdruckabfall, gastrointestinale Beschwerden und Atemwegsobstruktionen als Hauptsymptome festhalten. Diese treten meist in der ersten Stunde nach Antigenexposition auf. Die Atemwegsbeschwerden beschränken sich nicht nur auf den extrathorakalen Anteil der Atemwege, sondern umfassen auch die intrathorakalen Abschnitte. Kritisch sind dabei das Larynxödem und die sich daraus entwickelnde Unmöglichkeit einer Intubation. Das Larynxödem stellt die häufigste Todesursache im Zusammenhang mit allergischen Reaktionen dar. Pathophysiologisch liegt der IgE-vermittelten Reaktion eine immunologische Typ-I-Sofortreaktion zugrunde. Nach einem sensibilisierenden Erstkontakt erfolgt die allergische Reaktion bei erneuter Antigenexposition. Allergenspezifische IgE-Antikörper binden an Rezeptoren der Mastzellen und Basophilen und lösen die Freisetzung und die Bildung von Mediatoren wie Histamin oder Leukotrienen aus. Diese führen zum klinischen Bild einer anaphylaktischen Reaktion. Die IgE-unabhängige anaphylaktoide Reaktion wird, unabhängig von Antigen-Antikörper-Reaktionen, durch physikalische oder chemische Stimuli (Kontrastmittel, Medikamente etc.) ausgelöst, ohne dass eine vorherige, sensibilisierende Exposition erfolgt ist.

? Welche diagnostischen und therapeutischen Ansätze des anaphylaktischen Schocks sind zu beachten?

Diagnostisch steht eine gründliche Anamnese im Vordergrund. Patienten, die eine anaphylaktische Reaktion erlitten haben, sollten grundsätzlich allergologisch untersucht, geschult und mit einem entsprechenden Notfallpass sowie Notfallmedikamenten ausgestattet werden. Therapeutisch sollte die Zufuhr des Allergens unterbrochen und die Hypovolämie durch Volumenzufuhr ausgeglichen werden. Im Fall ausgeprägter Dyspnoe und zunehmender Atemwegsobstruktion muss frühzeitig an eine Intubation und Beatmung gedacht werden. Im Fall der Unmöglichkeit einer orotrachealen Intubation ist die Koniotomie indiziert. Katecholamin der ersten Wahl ist Adrenalin, das sowohl i.v., i.m. als auch endotracheal, s.c. oder inhalativ appliziert werden kann. Im Fall des anaphylaktischen Schocks sollte die Gabe i.v. erfolgen. Glukokortikoide sind bei schweren bronchospastischen und verzögert ablaufenden anaphylaktischen Reaktionen indiziert. Die antiinflammatorischen, membranstabilisierenden Wirkungen treten erst nach 1–2 h ein. Die Hauptindikation für Glukokortikoide ist die Prophylaxe von Rezidiv- und Spätreaktionen. Histaminantagonisten werden zur Prävention allergischer Reaktionen eingesetzt und können die Initialtherapie des anaphylaktischen Schocks nur ergänzen. Dabei sollten immer H_1- und H_2-Antagonisten kombiniert und aus hämodynamischen Überlegungen der H_1-Antagonist vor dem H_2-Blocker appliziert werden.

? Was sind grundlegende Pathomechanismen des neurogenen Schocks?

Der neurogene Schock tritt oft als Folge schwerer neurologischer bzw. -chirurgischer Erkrankungen oder Traumata auf. Als auslösende Mechanismen können eine Schädigung zentraler Vasomotorenzentren (zerebrale Ischämie, Entzündungen, Blutungen, Basilaristhrombose etc.) und v.a. die Zerstörung der verbindenden Nervenbahnen (Schädel-Hirn-Traumata, Rückenmarksverletzungen, Ischämien des Rückenmarks etc.) unterschieden werden.

? Welche diagnostischen und therapeutischen Ansätze des neurogenen Schocks sind zu beachten?

Die Leitsymptome des neurogenen Schocks sind die arterielle Hypotension und Bradykardie ohne Zeichen einer peripheren Vasokonstriktion bei Ausschluss weiterer Gründe für eine arterielle Hypotension. Für epidemiologische Studien wurde der neurogene Schock als systolischer RR < 100 mmHg bei einer HF < 80/min definiert. Pathophysiologisch ursächlich ist v.a. der Verlust der sympathischen Innervierung der peripheren Gefäße mit Vasodilatation und niedrigem TPW. Bei Läsionen der sympathischen präganglionären Neurone im Bereich von Th1–Th6 oder bei einer Störung der Verbindung zu höheren Kreislaufzentren bei einer höher liegenden Läsion ist auch die kardiovaskuläre sympathische Innervation kompromittiert. Das führt zu einer Reduktion des koronaren Blutflusses, zu einer reduzierten Kontraktilität und zur Bradykardie, weil der durch den N. vagus übertragene parasympathische Tonus überwiegt. Trotz Abfalls des TPW kann keine kompensatorische Steigerung des HZV durch Frequenz- und Kontraktilitätssteigerung erfolgen. Zur Behandlung können neben der Infusion von Volumen Vasopressoren und Atropin appliziert werden.

? **Wie ist der spinale Schock einzuordnen?**
Der spinale Schock muss als eigene, von kardiovaskulären Schocksyndromen unabhängige Funktionsstörung des Rückenmarks betrachtet werden. Gekennzeichnet wird er durch Paresen, Areflexie und Sensibilitätsstörungen nach meist traumatischen Schädigungen des Rückenmarks. Die begriffliche Trennung zwischen neurogenem und spinalem Schock wird in der Literatur nicht einheitlich gehandhabt. Die Therapie des spinalen Schocks besteht in der Aufrechterhaltung des HZV durch Vasopressor- und Volumentherapie.

Literatur

Adams HA, Hämodilution und Infusionstherapie bei hypovolämischem Schock. Anaesthesist (2007), 56, 371–379
Adams HA et al. (2005) Empfehlungen zur Diagnostik und Therapie der Schockformen. Ärzte-Verlag, Köln
Adams HA et al., Die Definitionen der Schockformen. Intensivmed (2001), 38, 543–553
Bland RD et al., Hemodynamic and oxygen transport patterns in surviving and nonsurviving postoperative patients. Crit Care Med (1985), 13, 85–90
Bridger N, Jarquin-Valdivia AA, Use of the Trendelenburg Position as the Resucitation Position: to T or not to T? American Journal of Critical Care (2005), 14(5), 364–366
Brunkhorst FM et al., Intensive Insulin Therapy and Pentastarch Resucitation in Severe Sepsis. N Engl J Med (2008), 358, 125–139
Delmas A et al., Clinical review: Vasopresin and terlipressin in septic shock patients. Critical Care (2005), 9, 212–222
Dutton RP, Mackenzie CF, Scalea TM, Hypotensive Resuscitation During Active Hemorrhage. Impact on In-Hospital Mortality. J Trauma (2002), 52, 1141–1146
Janssens U, Hanrath P, Schock. Internist (1994), 35, 673–689
Kumar A et al., Duration of hypotension before initiation of effective antimicrobial therapy is the critical determinant of survival in human septic shock, Crit Care Med (2006), 34, 1589–1596
Parillo JE, Dellinger RP (2001) Critical Care Medicine. Mosby, St. Louis
Rivers E et al., Early Goal-Directed Therapy in the Treatment of Severe Sepsis and Septic Shock. N Engl J Med (2001), 345, 1368–1377
Perel P, Roberts IG, Colloids versus crystalloids for fluid resuscitation in critically ill patients. Cochrane Database Syt Rev (2007), 4
Spahn DR, Cerny V, Coats TJ et al., Management of bleeding following major trauma: a European guideline. Crit Care (2007), 11, R17
Sayer FT, Kronvall E, Nilsson OG, Methylprednisolone treatment in acute spinal cord injury: the myth challenged through a structured analysis of published literature. The Spine Journal (2006), 6, 335–343
Sielenkämper A, Prien Th, Aken Hv, Der Patient im Schock – Pathophysiologie, Ursachen und therapeutische Ansätze. Anästhesiologie & Intensivmedizin (2001), 42, 180–191
Sprung CL et al., Hydrocortisone Therapy for Patients with Septic Shock. N Engl J Med (2008), 358, 111–124

Schweres akutes Lungenversagen (Acute Respiratory Distress Syndrome)

S. Bercker

? Wie ist das Acute Respiratory Distress Syndrome (ARDS) definiert?

Das ARDS ist eine akute entzündliche Reaktion der Lunge, die durch unterschiedliche Stressoren oder Noxen ausgelöst werden kann. Das Krankheitsbild wurde erstmals 1967 mit den charakteristischen Merkmalen: a) akuter Beginn, b) bilaterale Infiltrate und c) schwere Gasaustauschstörung beschrieben [Ashbaugh et al. 1967]. Nachdem das ARDS als Krankheitsbild in der sich rasch entwickelnden Intensivmedizin zunehmend an Bedeutung gewann, wurde in einer internationalen Konsensuskonferenz eine Definition geschaffen. Die Schwere der Gasaustauschstörung wurde durch den Quotienten aus pO_2 und FiO_2 quantifiziert. Bei einem Quotienten von weniger als 300 mmHg spricht man von einem Acute Lung Injury (ALI); ARDS ist als ein Quotient von unter 200 mmHg definiert. Der Einfachheit halber kann man den Quotienten auch als den pO_2 bezeichnen, der bei einer FiO_2 von 1,0 gemessen wird. Zusätzlich zu diesen Kriterien wurde noch die Abgrenzung vom kardiogenen Lungenödem vorgenommen. Dies kann entweder über eine Messung des pulmonalkapillären Verschlussdruckes (PCWP < 18 mmHg) oder über eine echokardiographische Untersuchung erfolgen [Bernard et al. 1994].

? Wodurch kann ein ARDS ausgelöst werden?

Es sind eine ganze Reihe von auslösenden Ursachen beschrieben worden, darunter auch sehr seltene, wie bspw. Vaskulitiden oder Beinahe-Ertrinken. In einer großen epidemiologischen Untersuchung wurden Inzidenz und Ursachen aktuell erfasst. Danach wird das ARDS bei 43% der Patienten durch einen pulmonalen und bei 33% der Patienten durch einen extrapulmonalen Infekt ausgelöst. Seltenere Ursachen sind Aspiration (11%), Polytrauma (7%) und Pankreatitis (3%) [Rubenfeld et al. 2005].

? Welche Behandlungsmöglichkeiten gibt es beim ARDS?

Die Therapieoptionen beim ARDS sind im Folgenden genannt. Sie betreffen v.a. die auslösende Ursache, das Vermeiden oder Minimieren weiterer, v.a. respiratorassoziierter Schäden und die Sicherstellung und Verbesserung von Oxygenierung und Decarboxylierung.

Fokussuche und Sanierung

Obligat für die erfolgreiche Behandlung ist die konsequente Suche, Identifikation und Sanierung von Infektionsherden. In der Regel sind dazu eine umfangreiche Bildgebung und eine gründliche mikrobiologische Diagnostik notwendig. Die Anamnese kann wertvolle Hinweise auf den infrage kommenden Erreger liefern. Da das ARDS mit bilateralen Infiltraten einhergeht, sollte immer auch nach nicht pulmonalen Foci (z.B. Pankreatitis, Cholezystitis/Cholangitis, Sinusitis, Endokarditis, Pyelonephritis, katheterassoziierte Infektionen) gesucht werden. Auch wenn der Therapiebeginn mit Antiinfektiva dadurch nicht unnötig verzögert werden sollte, ist die Qualität der initialen mikrobiologischen Probenentnahme äußerst wichtig. Ein zeitnahes Direktpräparat kann Hinweise für die kalkulierte Initialtherapie liefern. Die Fokussanierung wird bei einer pulmonalen Ursache bis auf wenige Ausnahmen (z.B. Abszesse) nur durch eine adäquate antibakterielle, antimykotische oder antivirale Therapie möglich sein. Bei vielen anderen Auslösern kann eine Fokussanierung nur chirurgisch erfolgen und sollte ebenfalls frühzeitig forciert werden.

Lungenprotektive Beatmung

Eine lungenprotektive Beatmung zielt auf die Vermeidung respiratorassoziierter Lungenschäden. Als Ursache dafür sind in den letzten Jahren verschiedene Noxen identifiziert worden:
- Hohe Tidalvolumina und Beatmungsdrücke (**Volu-** und **Barotrauma**)
- Scherstress an den Grenzzonen zwischen belüfteten und nicht belüfteten Lungenarealen (**Atelektrauma**)
- Toxische Effekte durch eine lokale und generalisierte Hyperinflammation mit Freisetzung von Mediatoren und der Extravasation von neutrophilen Granulozyten (**Biotrauma**) [Dreyfuss, Saumon 1998]

Alle diese Effekte tragen zur Aggravierung des Lungenschadens bei. Die Etablierung einer lungenprotektiven Beatmung zielt auf die Vermeidung dieser Mechanismen:
- Beatmung mit Tidalvolumina von 5–6 ml/kg KG und Begrenzung des Spitzendruckes
- Rekrutierung nicht belüfteter Areale, Eröffnung von Atelektasen durch Rekrutierungsmanöver, Applikation eines idealen PEEP und Lagerung inkl. Bauchlagerung
- Frühzeitige Spontanatmung, aktive Zwerchfellmotilität zur Verbesserung der dorsalen Belüftungsstörung

Sicherstellung und Verbesserung der Oxygenierung

Hauptursache der Gasaustauschstörung beim ARDS ist Shunt. Die effektivsten Maßnahmen zur Verbesserung der Oxygenierung zielen daher auf eine Verbesserung des Ventilations-Perfusions-Verhältnisses:
- Bauchlage: Durch intermittierende Bauchlage ändern sich die Gewichtsverhältnisse im Thorax, auf die zuvor posterioren Lungenabschnitte wird weniger Druck durch die Lunge selbst, das Mediastinum und die abdominellen Organe ausgeübt. Dies ermöglicht eine Verbesserung der Ventilation und der Sekretdrainage. Dazu kommt eine der Schwerkraft folgende Umverteilung des Blutflusses in die besser belüfteten ventralen Lungenareale. Beide Effekte zusammen bewirken bei etwa 60% der Patienten eine sofortige Shuntreduktion und einen Anstieg des pO_2.
- PEEP: Ein ideal gewählter PEEP verhindert nicht nur den endexspiratorischen Kollaps von Alveolen, er kann auch zu einer Rekrutierung verschlossener Alveolen führen.
- Volumenmanagement: Ein pathophysiologisches Korrelat zur Gasaustauschstörung beim ARDS ist das proteinreiche alveoläre Ödem. Dies entsteht durch einen kapillären Endothelschaden, der den Übertritt von Flüssigkeit begünstigt. Es ist nahe liegend, dass das Anheben des kolloidosmotischen Drucks durch die Gabe kolloidaler Substanzen bei gleichzeitigem Flüssigkeitsentzug den Gasaustausch verbessern kann [Wiedemann et al. 2006].

Praktisch muss dieses restriktive Flüssigkeitsmanagement allerdings v.a. bei Patienten, die gleichzeitig einen septischen Schock haben, gegen die Notwendigkeit der Volumengabe zur Aufrechterhaltung eines ausreichenden Sauerstoffangebotes abgewogen werden.
- Selektive pulmonale Vasodilatation: Die Applikation eines inhalativen pulmonalen Vasodilatators wie Stickstoffmonoxid oder Prostacyclin führt zu einer relativen Umverteilung des pulmonalen Blutflusses hin zu belüfteten Arealen.
- Extrakorporale Gasaustauschverfahren: Bei Versagen all dieser Therapieoptionen können pumpengestützte (ECMO) oder pumpenlose Verfahren (pECLA) zum Einsatz kommen. Diese können den Gasaustausch lediglich unterstützen, bis sich die Lunge erholt hat und stellen keine kausale Therapiemaßnahme dar.

? Gibt es einen evidenzbasierten Behandlungsalgorithmus zur Behandlung des ARDS?

Die meisten Zentren, die viel Erfahrung in der Behandlung von Patienten mit ARDS haben, kombinieren eine Reihe von gut etablierten Maßnahmen. Wenn die Behandlung in einem solchen Zentrum durchgeführt wird, dann verbessert sich die Überlebensrate [Lewandowski et al. 1997]. Für einzelne Maßnahmen lässt sich eine Verbesserung der Überlebensrate kaum nachweisen. Gelungen ist dies nur für den Einsatz niedriger Tidalvolumina [The acute respiratory distress syndrome network 2000]. Für eine ganze Reihe von weiteren Interventionen ist gezeigt worden, dass eine Verbesserung der Oxygenierung erreicht werden kann. Dazu zählen die intermittierende Bauchlage [Gattinoni et al. 2001], ein restriktives Flüssigkeitsmanagement [Wiedemann et al. 2006], die Applikation von PEEP [Kumar et al. 1970], der Einsatz von Rekrutierungsmanövern in der Frühphase des ARDS [Schreiter et al. 2004], die Anwendung von inhaliertem Stickstoffmonoxid [Kaisers et al. 2003] und der Einsatz von extrakorporalen Gasaustauschverfahren bei der schweren Hypoxämie [Bartlett et al. 2000]. Es konnte gezeigt werden, dass ein Maßnahmenpaket aus niedrigen Tidalvolumina, druckkontrollierter Beatmung und einem idealen PEEP einer konventionellen Therapie überlegen ist [Amato et al. 1998].

Die Therapie des ARDS sollte also folgender Hierarchie folgen:
- Basismaßnahmen: Fokussanierung, Rekrutierung von atelektatischen Arealen durch Rekrutierungsmanöver, PEEP und Lagerung, Lungen-schonende Beatmung, angepasstes Volumenmanagement
- Erweiterte Maßnahmen bei refraktärer Hypoxämie in spezialisierten Zentren: selektive pulmonale Vasodilatation, Einsatz extrakorporaler Gasaustauschverfahren

? Wie soll der Respirator eingestellt werden, wenn man einen Patienten mit ARDS beatmen will?

Kurz zusammengefasst: so, dass der Patient ausreichend oxygeniert ist, eine schwere respiratorische Azidose vermieden und dennoch das Risiko eines respiratorassoziierten Lungenschadens minimiert wird. Im Einzelnen sollte folgende Aspekte berücksichtigt werden:
- Modus: Es ist üblich, Patienten mit einem ARDS druckkontrolliert zu beatmen, der Vorteil gegenüber einer volumenkontrollierten Beatmung ist allerdings nicht hinreichend bewiesen und beruht v.a. auf theoretischen Überlegungen [Amato et al. 1998].

- Tidalvolumen: Der Spitzendruck sollte so eingestellt werden, dass ein V_T von 6 ml/kg idealem KG erreicht wird [The acute respiratory distress syndrome network 2000]. Wenn der Patient initial mit höheren Tidalvolumina beatmet wird, sollte die Absenkung langsam erfolgen, da sich a) durch Derekrutierung die Oxygenierung verschlechtern kann und b) eine möglicherweise entstehende respiratorische Azidose besser kontrolliert werden kann. Um eine lungenschonende Beatmung zu realisieren, können erhöhte arterielle CO_2-Werte durchaus akzeptiert werden (permissive Hyperkapnie). Dabei sollte ein kritischer pH von 7,1–7,2 aber nicht unterschritten werden. Die permissive Hyperkapnie ist in Hinblick auf die Azidose v.a. dann limitiert, wenn bei einem gleichzeitig bestehenden Nierenversagen metabolische Kompensationsmechanismen nicht mehr zur Verfügung stehen.
- PEEP: Der PEEP sollte so gewählt werden, dass ein zyklisches Verschließen und Wiedereröffnen von Alveolen während der Beatmung vermieden wird. Eine besonders wichtige Maßnahme dazu ist, unabhängig von der Höhe des gewählten PEEP, das Vermeiden von PEEP-Verlust. Darum muss bei jeder Maßnahme, die eine Dekonnektion vom Beatmungsgerät erforderlich macht, der Tubus atraumatisch geklemmt werden. Zum endotrachealen Absaugen bietet sich der Einsatz von geschlossenen Absaugsystemen an, ein Swivel-Konnektor kann einen gewissen PEEP-Verlust ebenfalls kompensieren.

Man kann den idealen PEEP anhand der statischen Compliance unter Betrachtung einer Druck-Volumen-Kurve ermitteln. Diese Technik war in der Vergangenheit ein für den Patienten belastendes und aufwändiges Verfahren, das i.d.R. nur im Rahmen von Studien angewandt wurde. Bei Ventilatoren neuerer Generation kann eine solche Kurve mittels eines einfachen Manövers, das mit einem über einen kurzen Zeitraum kontinuierlich applizierten langsamen Gasfluss (Low Flow Pressure Volume Loop) arbeitet, erstellt werden. Anhand einer solchen Kurve kann der untere Umschlagspunkt (Lower Inflection Point, LIP), ab dem die statische Compliance der Lunge deutlich zunimmt, bestimmt werden. Der PEEP sollte idealerweise knapp oberhalb des LIP gewählt werden. Wenn dieses Verfahren bei ARDS-Patienten angewandt wird, resultiert mit einer auffallend geringen Streuung ein mittlerer PEEP um 15 mbar [Ranieri et al. 1991]. Alternativ kann der PEEP schrittweise unter Beachtung der Oxygenierung und der Compliance (also dem resultierenden Atemzugvolumen bei gleichbleibender Druckdifferenz zwischen inspiratorischem Spitzendruck und PEEP) über einen längeren Zeitraum erhöht werden (incremental PEEP trial). Der ideale PEEP ist erreicht, wenn sich die Compliance und die Oxygenierung bei weiterer Erhöhung nicht mehr verbessern. Im klinischen Alltag wird man den PEEP unter Berücksichtigung der Schwere der Gasaustauschstörung, der Ursache des Lungenversagens und patientenspezifischer Faktoren, wie z.B. dem KG, modifizieren. Eine individuelle Titrierung des PEEP ist einer tabellarischen Zuordnung von PEEP und FiO_2, wie sie in Studien angewandt wurde, womöglich überlegen [Wolf et al. 2005].

? Welchen Stellenwert haben extrakorporale Gasaustauschverfahren?

Es konnte bislang nicht gezeigt werden, dass durch den routinemäßigen Einsatz von extrakorporalen Gasaustauschverfahren eine Verbesserung des Outcome bei der Behandlung des ARDS erreichbar ist. Es gibt aber viele ECMO-Zentren, die diese Verfahren bei vital bedrohlicher refraktärer Hypoxämie als Rescue-Therapie mit Erfolg einsetzen. Hypothetisch kann der Einsatz solcher Verfahren dazu führen, dass die Aggressivität der Respiratortherapie reduziert werden kann. Der potenzielle Nutzen eines solchen Vorgehens muss allerdings gegen die z.T.

schwerwiegenden Komplikationen solcher Verfahren aufgewogen werden. Es stehen pumpengetriebene (ECMO) und pumpenlose, über einen arteriovenösen Druckgradienten funktionierende Verfahren (pECLA), zur Verfügung. Durch den kreislaufunabhängig wählbaren extrakorporalen Blutfluss ist allein die ECMO zur hinreichenden supportiven Oxygenierung in der Lage; CO_2-Elimination ist mit beiden Verfahren gut möglich. pECLA ist weniger aufwändig und personalintensiv als ECMO, allerdings hat das Verfahren wegen der notwendigen arteriellen Kanülierung spezifische Risiken, und die Effektivität ist von einem ausreichenden Blutdruckgradienten abhängig. Die Anwendung dieser Verfahren sollte in spezialisierten Zentren erfolgen. Ein Transport in ein Zentrum kann bei einem Patienten mit einer schweren Gasaustauschstörung auch unter Einsatz solcher Therapieverfahren erfolgen.

Literatur

Amato MB et al., Effect of a protective-ventilation strategy on mortality in the acute respiratory distress syndrome. N Engl J Med (1998), 338, 347–354

Ashbaugh DG et al., Acute respiratory distress in adults. Lancet (1967), 2, 319–223

Bartlett et al., Extracorporeal life support: the University of Michigan experience. Jama (2000), 283, 904–908

Bernard GR et al., The American-European Consensus Conference on ARDS. Definitions, mechanisms, relevant outcomes, and clinical trial coordination. Am J Respir Crit Care Med (1994), 149, 818–824

Dreyfuss D, Saumon G, Ventilator-induced lung injury: lessons from experimental studies. Am J Respir Crit Care Med (1998), 157, 294–323

Gattinoni L et al., Effect of prone positioning on the survival of patients with acute respiratory failure. N Engl J Med (2001), 345, 568–573

Kaisers U et al., Selective pulmonary vasodilation in acute respiratory distress syndrome. Crit Care Med (2003), 31, 337–342

Kumar A et al., Continuous positive-pressure ventilation in acute respiratory failure. N Engl J Med (1970), 283, 1430–1436

Lewandowski K et al., High survival rate in 122 ARDS patients managed according to a clinical algorithm including extracorporeal membrane oxygenation. Intensive Care Med (1997), 23, 819–835

Ranieri VM et al., Effects of positive end-expiratory pressure on alveolar recruitment and gas exchange in patients with the adult respiratory distress syndrome. Am Rev Respir Dis (1991), 144, 544–551

Rubenfeld et al., Incidence and outcomes of acute lung injury. N Engl J Med (2005), 353, 1685–1693

Schreiter D et al., Alveolar recruitment in combination with sufficient positive end-expiratory pressure increases oxygenation and lung aeration in patients with severe chest trauma. Crit Care Med (2004), 32, 968–975

The Acute Respiratory Distress Syndrome Network, Ventilation with lower tidal volumes as compared with traditional tidal volumes for acute lung injury and the acute respiratory distress syndrome. N Engl J Med (2000), 342, 1301–1308

Wiedemann HP et al., Comparison of two fluid-management strategies in acute lung injury. N Engl J Med (2006), 354, 2564–2575

Wolf S et al., At Which Level is the PEEP Adequate in ARDS? Anasthesiol Intensivmed Notfallmed Schmerzther (2005), 40, 597–601

Anästhesie bei Patienten mit eingeschränkter Nierenfunktion

T. Albert, U. Gottschaldt

? **Was sind anatomische und physiologische Besonderheiten der Nieren?**

Die Nieren sind retroperitoneal gelegene paarige Organe mit einem Gewicht von jeweils etwa 150 g. In der Nierenrinde befinden sich die Glomeruli, die den Primärharn absondern. Zusammen mit dem dazugehörigen Tubulusapparat bilden sie das Nephron. Jede Niere besitzt ca. 1 Mio. Nephrone. Ein Anstieg des Serumkreatinins erfolgt erst bei einem Verlust von 50% funktionsfähiger Nephrone. In der Nierenrinde und auch noch in der äußeren Markzone besteht ein dichtes Kapillarnetz. Die Glomeruli bestehen aus einem Kapillargeflecht sowie aus der durch Tubulusepithel gebildeten doppelblättrigen Bowmanschen Kapsel. Die Blutversorgung erfolgt über eine afferente und eine efferente Arteriole. Diese sind Wirkort für die Autoregulation der Nierendurchblutung, aber auch Angriffspunkt von Medikamenten wie z.B. NSAR. In 24 h werden ca. 180 l Primärharn gebildet, wovon ca. 99% rückresorbiert werden. Die tägliche Urinausscheidung beträgt damit ca. 1,5–2 l. Die gesunde Niere des Menschen scheidet keine Eiweiße aus. Die Nierendurchblutung beträgt etwa 1200 ml/min und damit ca. 25% des HZV. Gewichtsbezogen liegt sie damit deutlich über der Durchblutung anderer Organe wie Gehirn oder Leber. Die Nierendurchblutung ist aber sehr ungleichmäßig über das Organ verteilt. So erhält die innere Markzone nur einen Anteil von 1% an der Gesamtdurchblutung der Niere. Aufgrund des anatomischen Aufbaus des Organs reagieren die Tubuluszellen im Nierenmark besonders empfindlich auf einen Abfall des renalen Blutflusses. Da hier schon unter physiologischen Bedingungen nur ein geringer Sauerstoffpartialdruck von etwa 20 mmHg herrscht, kommt es schnell zu einem hypoxisch bedingten Zellschaden, der akuten Tubulusnekrose (ATN). Die Nierendurchblutung und damit auch die GFR unterliegen einer Autoregulation. Renaler Blutfluss und GFR nehmen im niedrigen Druckbereich linear mit dem arteriellen RR zu. In einem Bereich von 90–180 mmHg ändern sie sich kaum, um erst bei Drücken oberhalb von 200 mmHg wieder anzusteigen. Die Durchblutung des Nierenmarks ist nicht autoreguliert.

? **Welches sind die Hauptaufgaben der Nieren?**

Die Nieren sind lebenswichtige Organe mit vielfältigen Aufgaben. Dazu gehören die:
- Ausscheidung wasserlöslicher Stoffwechselendprodukte und Arzneistoffe
- Regulation des Wasser- und Elektrolythaushaltes (Isoionie, Ioshydrie, Isotonie)
- Regulation des Säure-Basen-Haushaltes
- Freisetzung von Renin mit Einfluss auf den arteriellen RR und das zirkulierende BV
- Freisetzung von Erythropoetin mit Einfluss auf die Bildung der roten Blutkörperchen
- Regulation des Kalzium-Phosphat-Stoffwechsels

? **Welche laborchemischen Methoden zur Bestimmung der Nierenfunktion gibt es?**

Ein gutes Maß für die Nierenfunktion ist die Glomerulare Filtrationsrate (GFR). Unter GFR wird das pro Minute in den Glomeruli produzierte Ultrafiltrat verstanden. Die GFR kann durch die Kreatinin- oder Inulin-Clearance bestimmt werden. Die normale Sammelzeit der

Proben beträgt 24 h. Kürzere Sammelzeiten von 2 h scheinen ähnlich zuverlässige Ergebnisse zu liefern. Ab einer GFR < 60 ml/min/1,73 m² bzw. einem Kreatininwert > 150 mmol/l über einen Zeitraum von mehr als 3 Monaten spricht man von einer eingeschränkten Nierenfunktion. Alternativ kann die GFR auch anhand der Modification of Diet in Renal Disesase- (MDRD), der Cockroft-Gault- oder der Miller-Formel hinreichend genau abgeschätzt werden. Die Bestimmung des Serumkreatinins oder der fraktionierten Natriumelimination können ebenfalls Hinweise auf die Nierenfunktion geben. Einschränkungen können dabei durch Einflüsse wie Alter, Ernährung und Muskelmasse auftreten. Außerdem steigt der Kreatininwert erst bei einer GFR < 50 ml/min/1,73 m². Besser geeignet scheint die Bestimmung neuerer Parameter wie dem Cystatin C oder dem Neutrophil Gelatinase-associated Lipocalin (NGAL). Hauptanwendungsgebiet dieser Parameter sind Laboruntersuchungen im Zusammenhang mit der akuten Niereninsuffizienz. Zurzeit ist die Bestimmung dieser Parameter noch relativ teuer und noch nicht allgemein verfügbar.

? Wie häufig sind Störungen der Nierenfunktion?
Die Anzahl der Patienten, die sich einer chronischen Dialysebehandlung unterziehen müssen beträgt ca. 700 auf 1 Mio. Einwohner. Die jährliche Anzahl der Patienten, die sich erstmalig einer Dialysebehandlung unterziehen müssen, beträgt ca. 100 auf 1 Mio. Einwohner. Bei fast der Hälfte der Fälle ist dies Folge einer diabetischen Grunderkrankung. Man schätzt, dass die Anzahl der Patienten mit einer eingeschränkten Nierenfunktion die Anzahl der Patienten mit dialysepflichtiger Niereninsuffizienz um das 50-fache übertrifft. Etwa 1–5% aller Krankenhauspatienten entwickeln während ihres stationären Aufenthaltes ein akutes Nierenversagen. Bei Intensivpatienten liegt diese Zahl mit 10–30% deutlich höher. Untersuchungen bei septischen Intensivpatienten haben gezeigt, dass es hier sogar in 42,2% der Fälle zu einem Nierenversagen kam und dieses mit einer Mortalität von 69,1% ein unabhängiger Risikofaktor für die Sterblichkeit in dieser Patientengruppe war.

? Welche Klassifikationen der Nierenschädigung gibt es?
Bei chronischen Nierenerkrankungen orientiert sich die Einteilung am Abfall der GFR. Eine entsprechende Klassifikation zeigt Tabelle 89.
Kommt es im Laufe eines stationären Aufenthaltes zu einer akuten Nierenschädigung wird dies klinisch als Erstes an einer Abnahme der Diurese und laborchemisch an einem Anstieg des Serumkreatinins sichtbar. Verschiedene Definitionen versuchten, diesem Sachverhalt Rechnung zu tragen. Im Jahr 2004 wurde erstmals eine schweregradbezogene Definition für

Tab. 89: Stadien der chronischen Niereninsuffizienz (modifiziert nach National Kidney Foundation)

Stadium	Bezeichnung	GFR (ml/min/1,73 m²)
1	Schädigung bei normaler Nierenfunktion	≥ 90
2	Milde Niereninsuffizienz	60–89
3	Mittelschwere Niereninsuffizienz	30–59
4	Schwere Niereninsuffizienz	15–29
5	Terminales Nierenversagen (Dialyse)	< 15

Tab. 90: Klassifikation der akuten Nierenschädigung nach RIFLE- und AKIN-Stadien (modifiziert nach [Benad 2009])

Stadium		Serumkreatininanstieg		Diurese	
RIFLE	AKIN	RIFLE	AKIN	RIFLE	AKIN
Risk	1	1,5- bis 2-fach	≥ 0,3 mg/dl bzw. 1,5- bis 2-fach	< 0,5 ml kg/KG/h über 6–12 h	
Injury	2	2- bis 3-fach	2- bis 3-fach	< 0,5 ml kg/KG/h über > 12 h	
Failure	3	Serumkreatinin > 4 mg/dl oder > als 3-fach oder Notwendigkeit Nierenersatztherapie	Serumkreatinin ≥ 4 mg/dl oder > als 3-fach oder Notwendigkeit Nierenersatztherapie	< 0,3 ml kg/KG/h über > 24 h oder Anurie > 12 h	
Loss	–	Dauerhaftes Nierenversagen für mehr als 4 Wochen	–	–	
End Stage Kidney Disease (ESRD)	–	Dauerhaftes Nierenversagen für mehr als 3 Monate	–	–	

das akute Nierenversagen nach den sog. RIFLE-Kriterien (Risk, Injury, Failure, Loss, End stage renal disease) durch die Acute Dialysis Quality Initiative (ADQI) vorgestellt. Eine weitere Modifikation erfolgte im 2007 durch das Acute Kidney Injury Network (AKIN). Nach der AKIN-Klassifikation liegt eine akute Nierenschädigung bereits dann vor, wenn es zu einem Kreatininanstieg ≥ 0,3 mg/dl kommt. Beide Klassifikationen tragen der Tatsache Rechnung, dass das akute Nierenversagen ein dynamischer Prozess ist. Aus diesem Grund sollte auch nicht mehr vom akuten Nierenversagen, sondern von einer akuten Nierenschädigung gesprochen werden. Eine Gegenüberstellung der beiden Klassifikationen zeigt Tabelle 90.

? **Was sind die Ziele des anästhesiologischen Managements?**

Das wichtigste Ziel ist es, bei Patienten mit kompensierter Nierenfunktionsstörung eine weitere Verschlechterung der Nierenfunktion zu vermeiden. Hingegen steht bei Dialysepatienten das Management von Komplikationen, die auf dem Verlust der Nierenfunktion beruhen, im Vordergrund.

? **Mit welchen Komplikationen muss bei Patienten mit eingeschränkter Nierenfunktion perioperativ gerechnet werden?**

Patienten mit eingeschränkter Nierenfunktion haben eine erhöhte perioperative Morbidität und Mortalität und zeichnen sich durch eine Vielzahl von Begleiterkrankungen aus. Diese weiteren Erkrankungen können sowohl Ursache als auch Folge der Nierenfunktionsstörung sein. Zu den wichtigsten Ursachen chronischer Nierenfunktionsstörungen gehören der Diabetes mellitus und die arterielle Hypertonie. Eine Gefährdung der Patienten entsteht bei Ersterem durch eine perioperative Hyper- und Hypoglykämie. Metforminhaltige Antidiabetika sind wegen der Gefahr einer schweren Laktatazidose bei Patienten mit Niereninsuffizienz kontraindiziert und müssen unbedingt abgesetzt werden. Außerdem besteht aufgrund der häufig hoch dosierten antihypertensiven Therapie, meist auch in Kombination mit Diuretika, die Gefahr eines intraoperativen Blutdruckabfalls. Zu den wichtigen anästhesierelevanten Folge-Erkrankungen einer Niereninsuffizienz zählen die Hyperkaliämie, die Flüssigkeitsretention mit Ödembildung und Linksherzinsuffizienz, eine urämische Perikarditis, Anämie und Hypoproteinämie, eine urämische Thrombozytopathie, Übelkeit und Erbrechen sowie eine verzögerte Magenentleerung mit erhöhter Aspirationsgefahr.

? Was muss bei der Prämedikation beachtet werden?

Patienten mit Niereninsuffizienz haben oft eine lange Krankengeschichte. Dies muss man bei der Prämedikationsvisite berücksichtigen. Bei Dialysepatienten müssen eine evtl. noch vorhandene Restausscheidung an Urin, die erlaubte Trinkmenge, das Trockengewicht und das Dialyseintervall erfragt werden. Typische Dialyseintervalle sind Montag – Mittwoch – Freitag und Dienstag – Donnerstag – Samstag. Eine elektive Operation sollte idealerweise immer am Tag nach einer planmäßigen Dialyse erfolgen. Bei einer schweren Hyperkaliämie oder Hypervolämie kann die Dialyse in Notfällen auch unmittelbar vor dem Eingriff durchgeführt werden. Dabei ist zu berücksichtigen, dass aufgrund der Heparinisierung zur Dialyse eine erhöhte intraoperative Blutungsgefahr bestehen kann, wenn der Eingriff unmittelbar nach der Dialyse erfolgt. Wurden bei der Dialyse größere Mengen an Flüssigkeit entzogen, besteht zusätzlich die Gefahr einer ausgeprägten intraoperativen Hypotonie. Durch ein persönliches Gespräch mit dem behandelnden Nephrologen lassen sich diese Risiken aber minimieren. Evtl. kann dann auf eine Heparinisierung zur Dialyse verzichtet und der Flüssigkeitsentzug reduziert werden. Außerdem ist es wichtig zu wissen, an welchem Arm sich der Dialyseshunt befindet. Seine Funktionsfähigkeit muss dokumentiert werden. Typischerweise ist über dem Shunt ein kräftiges Schwirren zu tasten bzw. auszukultieren. Bei Dialysepatienten sollte auch immer nach einer stattgehabten Hepatitisinfektion gefragt werden, da diese in der Patientengruppe gehäuft auftritt. Zumeist besteht aber ein guter Impfschutz. In kurzem zeitlichem Abstand zur Narkose müssen im Serum die Elektrolyte, Kreatinin und Harnstoff bestimmt werden. Außerdem sind Hb, Thrombozyten und bei geplanter Regionalanästhesie auch Blutgerinnungswerte erforderlich. Bei der medikamentösen Prämedikation muss der Allgemeinzustand des Patienten berücksichtigt werden. Bei nur mäßig eingeschränkter Nierenfunktion ohne schwere kardiopulmonale Begleiterkrankungen orientiert sich der Bedarf am Nierengesunden. Bei Patienten mit terminaler Niereninsuffizienz sowie bei ausgeprägter Hypoproteinämie sollte die Dosis reduziert werden. Von der meist sehr umfangreichen Begleitmedikation sollten Betablocker weiter gegeben werden. Andere Antihypertensiva müssen nicht abgesetzt werden, erhöhen aber die Gefahr intraoperativer Blutdruckabfälle. Bei Diabetikern müssen perioperativ engmaschige BZ-Kontrollen erfolgen.

? Welche Narkoseform sollte man wählen?

Prinzipiell können alle Narkoseformen bei Patienten mit eingeschränkter Nierenfunktion sicher angewendet werden. Bei rückenmarksnahen Narkoseformen (PDA, SPA) sollten Besonderheiten wie eine eingeschränkte Thrombozytenfunktion durch Urämie oder häufige Gabe von Heparin bei Dialysepatienten berücksichtigt werden.

Welche pharmakologischen Besonderheiten sind zur beachten?

Die Pharmakodynamik und -kinetik werden durch eingeschränkte Absorption, veränderte Verteilungsvolumina und Eiweißbindung sowie durch eine veränderte Elimination nachhaltig beeinflusst. So trägt die Niere etwa 18% zur Cytochrom-P450-Aktivität des Körpers bei. Ab einer GFR < 50 ml/min/1,73 m² sollte eine Dosisanpassung der verabreichten Medikamente durchgeführt werden.

Welche Medikamente können zur Allgemeinanästhesie verwendet werden?

Die Gruppe der Narkosegase, v.a. Desfluran und Isofluran, kann als sicher betrachtet werden. Nach anfänglich kritischer Einschätzung in Bezug auf Bildung von Compound A bzw. die Fluoridbelastung wird Sevofluran heute als hinreichend sicher betrachtet und kann ebenfalls bei niereninsuffizienten Patient eingesetzt werden.
Intravenöse Anästhetika wie Propofol oder Thiopental können sicher angewendet werden. Durch veränderte Eiweißbindung und Verteilungsvolumina muss jedoch für beide Medikamente eine Dosisanpassung durchgeführt werden. Für Propofol muss von einer höheren Einleitungsdosis und geringeren Erhaltungsdosen ausgegangen werden. Thiopental sollte niedriger dosiert werden.
In der Gruppe der Opioide sind Sufentanil, Alfentanil und Remifentanil die zu bevorzugenden Wirkstoffe. Für Remi- und Alfentanil ist aufgrund einer geringeren Eiweißbindung und damit einer höheren freien Wirkstoffkonzentration eine Dosisanpassung notwendig. Morphin sollte zur Schmerztherapie bei niereninsuffizienten Patienten vermieden oder nur in niedrigen Dosierungen angewendet werden, da es zu etwa 5% zu Morphin-6-Glucuronid abgebaut wird. Dieser aktive Metabolit hat eine ausgeprägte sedierende und analgetische Wirkung und wird ausschließlich renal ausgeschieden. Damit besteht das Risiko einer schleichenden Atemdepression. Ähnliches gilt auch für Norpethidin, einen Metaboliten des Pethidins, der neurotoxisch ist und Krampfanfälle verursachen kann.
Als Relaxans ist Cisatracurium das Mittel der Wahl, da es nierenunabhängig durch die Hofmann-Elimination sowie durch Esterhydrolyse abgebaut wird. Trotzdem kann es bei Patienten mit chronischer Niereninsuffizienz zu einer verlängerten Anschlags- und Halbwertszeit kommen. Alle anderen Relaxanzien wie Rocuronium, Vecuronium oder Mivacurium können in angepasster Dosis eingesetzt werden. Jedoch muss dann von einer deutlich verlängerten Halbwertszeit ausgegangen werden. Succinylcholin wird unabhängig von der Nierenfunktion durch Pseudocholinesterasen gespalten. Da die Kaliumkonzentration im Serum nach Gabe von Succinylcholin weiter ansteigen kann, sollte auf die Anwendung verzichtet werden. Langwirksame Relaxanzien, wie Pancuronium, sollten bei niereninsuffizienten Patienten nicht eingesetzt werden.

Welche Medikamente sollten vermieden werden?

Die Gruppe nephrotoxischer Substanzen (Kontrastmittel, NSAR, Diuretika, Antibiotika und -mykotika etc.) ist zahlreich. Ihre Anwendung sollte nach Möglichkeit vermieden werden. Ist ihre Gabe unumgänglich, ist auf eine der Nierenfunktion angepasste Dosierung (Dosisreduktion, Verlängerung des Dosisintervalls etc.) zu achten. Bei Verfügbarkeit sollte immer ein Drug-Monitoring erfolgen.

Worauf muss bei der Narkoseführung geachtet werden?

Bei der Narkoseführung sind durch die komplexen Folgen, die eine eingeschränkte Nierenfunktion nach sich ziehen kann, verschiedene Aspekte zu berücksichtigen. An erster Stelle ist auf eine sorgfältige, der Nierenfunktion angepasste Medikamentenwahl zu achten. Der Flüssigkeitsersatz muss an die Nierenfunktion und an extrarenale Verluste angepasst werden. Angestrebt wird eine Urinausscheidung > 0,5 ml/kg/h. Infusionslösungen der Wahl sind kristalloide Lösungen wie Ringer-Acetat-Lösungen. Der Einsatz physiologischer NaCl-Lösung sollte wegen der Gefahr einer hyperchlorämischen Azidose und einer konsekutiven Hyperkaliämie kritisch hinterfragt werden. Zur Beurteilung des Volumenstatus können ein erweitertes hämodynamisches Monitoring, z.B. unter Verwendung des PiCCO-Systems, oder eine TEE hilfreich sein. Entscheidend ist außerdem die Aufrechterhaltung eines ausreichend hohen mittleren arteriellen Drucks. Er sollte mindestens 65 mmHg betragen, bei älteren Patienten und Hypertonikern werden Werte um 70 mmHg empfohlen. Eine weitere Erhöhung des arteriellen Mitteldrucks auf über 85 mmHg bringt aber keine Vorteile. Da eine Urämie eine ausgeprägte Einschränkung des Immunsystems zur Folge haben kann, muss bei entsprechender Indikation eine konsequente perioperative Antibiotikaprophylaxe erfolgen. Die Narkose-Einleitung sollte aufgrund der verzögerten Magenentleerung im Sinne einer RSI erfolgen.

Welche Besonderheiten gibt es bei Dialysepatienten?

Die Indikation zu Transfusionen ist kritisch zu hinterfragen, da Dialysepatienten meist an erniedrigte Hämoglobinwerte adaptiert sind. Außerdem sollen stattgefundene Transfusionen bei späteren Nierentransplantationen die Funktion des Spenderorgans durch immunmodulatorische Einflüsse negativ beeinflussen. Gleichzeitig scheint ein Hk > 26% die Blutungsneigung zu reduzieren. Besonderes Augenmerk ist auf den Umgang mit Dialyseshunts zu richten. Die entsprechende Stelle sollte prä- und postoperativ auf ihre Funktionsfähigkeit (auskultatorisch deutliches Schwirren) untersucht und während der Operation sorgfältig gepolstert und geschützt gelagert werden. Blutdruckmessungen oder die Anlage arterieller oder venöser Kanülen an dem entsprechenden Arm sollten unterbleiben. Bei der Interpretation zentral- oder gemischtvenöser Blutproben sollte der Einfluss des erhöhten arteriellen Rückflusses über den Shunt und die so erhöhte Sauerstoffsättigung beachtet werden. Dialysepatienten leiden fast immer an einer renalen Osteopathie. Durch eine sorgfältige Lagerung muss dem erhöhten Frakturrisiko Rechnung getragen werden.

Welche therapeutischen Ansätze gibt es bei schwerer Hyperkaliämie?

Die therapeutischen Ansätze können in Verfahren zur Entfernung des Kaliums aus dem Körper und Verfahren zur Senkung des Kaliumswertes ohne Entfernung aus dem Kreislauf unterschieden werden. Die Elimination von Kalium aus dem Körper kann durch den Einsatz von Diuretika (Furosemid), Kationentauschern (Resonium) oder durch Hämodialyse erfolgen. Die kontinuierliche Hämofiltration erscheint vor dem Hintergrund des meist raschen Handlungsbedarfs nicht sinnvoll. Verfahren zur Senkung des Kaliumwertes durch intrazellulären Austausch gegen H^+-Ionen sind der Einsatz von Natriumbikarbonat, Betamimetika und Glukose-Insulin-Infusionen. Eine ergänzende Maßnahme, die keinen Einfluss auf den Kaliumwert hat, aber die Kaliumwirkung am Myokard neutralisiert, ist die Gabe von Calcium.

? Welche Volumenersatzlösungen sollten verwendet werden?

Als Infusion sollte bei Dialysepatienten eine kaliumfreie oder kaliumarme Elektrolytlösung gewählt werden. Künstliche Kolloide sollte man wegen der fehlenden renalen Eliminationsmöglichkeit bei dieser Patientengruppe vermeiden. Hingegen ist bei Patienten mit kompensierter Niereninsuffizienz und einem akuten Volumenmangel der Einsatz von kolloidalen Volumenersatzmitteln auch weiterhin indiziert. Bei HAES-Präparaten sind die vom Hersteller angegebenen Höchstdosen zu beachten. Sog. moderne HAES-Präparationen, z.B. HAES 6% (130/0,4), scheinen die Nierenfunktion weniger zu beeinträchtigen. Gelatinelösungen sind in Hinblick auf die Beeinflussung der Nierenfunktion unbedenklich. Auch bei akuten Volumenmangelzuständen sollte das Infusionsregime stets in einer Kombination aus Kolloid und Vollelektrolytlösung bestehen. Die zügige Therapie des Volumenmangels und die Vermeidung einer prärenalen Nierenschädigung stehen dabei im Mittelpunkt.

? Welche Rolle spielen Diuretika?

Diuretika haben ihren festen Platz in der Therapie der chronischen Niereninsuffizienz. Perioperativ sollte ihr Einsatz zurückhaltend erfolgen. Bei akuter intraoperativer Hypovolämie ist eine rückläufige Diurese zunächst Zeichen einer intakten Nierenfunktion, ein Einsatz von Diuretika in dieser Situation fatal. Schleifendiuretika haben keinen Einfluss auf die GFR, sondern entwickeln ihre Wirkung sekundär über eine Verhinderung der Natriumrückresorption im Tubulussystem. Durch die damit verbundene Senkung des Sauerstoffverbrauchs in der Tubuluszelle werden für die Schleifendiuretika renoprotektive Effekte postuliert. Klinische Studien konnten dies nicht bestätigen und weisen im Gegenteil auf eine mortalitätssteigernde Wirkung bei Patienten mit akutem Nierenversagen hin.

? Was sind Risikofaktoren für ein postoperatives Nierenversagen?

Neben den typischen Risikofaktoren wie Alter, Hypotension oder Hypovolämie können patienten- und operationsbezogene Risikofaktoren unterschieden werden. Diese sind in Tabelle 91 zusammengefasst.

Tab. 91: Risikofaktoren für postoperatives Nierenversagen

Patientenbezogene Faktoren	Operationsbezogene Faktoren
Vorbestehende Nierenschädigung	OP mit kardiopulmonalem Bypass
Perioperative kardiale Dysfunktion	OP mit suprarenalem Klemmen der Aorta
Diabetes mellitus	Erhöhter intraabdomineller Druck
Sepsis	Leber-/Nierentransplantation
Leberversagen	Kontrastmittel
Crushniere	Embolisationen
Nephrotoxische Substanzen	

? Gibt es Möglichkeiten, eine akute Niereninsuffizienz zu verhindern?

Trotz aller Forschung und medizinischen Entwicklung sind die Ansatzmöglichkeiten zur Verhinderung eines perioperativen Nierenversagens begrenzt und können in folgenden Forderungen zusammengefasst werden:

- Erkennen der Patienten, die besonders gefährdet sind
- Beachtung eines ausreichenden intravasalen Volumens
- Verhinderung intraoperativer Blutdruckabfälle
- Vermeidung nephrotoxischer Substanzen
- Anpassung der Medikamentendosierung an die Nierenfunktion
- Frühzeitige Erwägung einer Konsultation mit einem Nephrologen

Pharmakologische Ansätze zur Verhinderung eines akuten Nierenversagens sind für verschiedene Krankheitsbilder beschrieben. Acetylcysteinsäure, Natriumbikarbonat und Theophyllin scheinen im Fall einer Kontrastmittelnephropathie, niedrig dosiertes Fenoldopam hingegen bei sepsisassoziierter Nierenschädigung einen protektiven Effekt zu haben. Für eine abschließende Beurteilung reicht die aktuelle Studienlage nicht aus.

? Welche Form der Nierenersatztherapie ist perioperativ zu empfehlen?

Bei chronischen Dialysepatienten sollte nach einer Operation die Eingliederung in den gewohnten Rhythmus frühzeitig erfolgen. Durch die bei der Dialyse notwendige Heparinisierung besteht jedoch ein erhöhtes Risiko für eine Nachblutung. Die Dringlichkeit der Dialyse hängt im Wesentlichen vom Ausmaß der Hypervolämie und Hyperkaliämie ab und ist damit durch das perioperative Management beeinflussbar. Tritt eine dialysepflichtige Niereninsuffizienz erst perioperativ auf, erfolgt die extrakorporale Elimination zunächst über einen speziellen Dialysekatheter. Meist handelt es sich dabei um einen Doppellumenkatheter, der vorzugsweise in der rechten V. jugularis interna platziert wird. Bei kreislaufinstabilen Patienten kommen vorwiegend kontinuierliche Nierenersatzverfahren zur Anwendung. Diese werden i.d.R. als pumpengesteuerte venovenöse Hämofiltration (CVVH), venovenöse Hämodialyse (CVVHD) oder als sog. venovenöse Hämodiafiltration (CVVHDF) durchgeführt. Dialyseverfahren eignen sich gut zur Elimination kleiner Stoffe wie Kalium und Harnstoff. Mit der Hämofiltration gelingt auch die Elimination größerer Moleküle. Die sog. Slow Low Efficiency Daily Dialysis (SLEDD) vereint die Vorteile einer intermittierenden Dialyse mit den kreislaufschonenden Effekten kontinuierlicher Verfahren. Bei blutungsgefährdeten Patienten setzt sich zunehmend die regionale Antikoagulation des extrakorporalen Kreislaufs mit Zitrat durch.

Literatur

Acute Kidney Injury. Crit Care Medicine (2008), 36(4) Supplement

Albanese J et al., Renal effects of norepinephrine in septic and nonseptic patients. Chest (2004), 126, 534–539

Bellomo R et al., Acute renal failure – definition, outcome measures, animal models, fluid therapy and information technology needs: the Second International Consensus Conference of the acute Dialysis Quality Initiative (ADQI) Group. Crit Care Med (2004), 8, 204–212

Benad HM, Pathophysiologie und Therapie des akuten Nierenversagens. Aktuelles Wissen für Anästhesisten (2009) 35

Bourgoin A et al., Increasing mean arterial pressure in patients with septic shock: Effects on oxygen variables and renal function. Crit Care Med (2005), 33, 780–786

Craig RG, Hunter JM, Recent developments in the perioperative management of adult patients with chronic kidney disease. Br J Anaesth (2008), 101, 296–310

Engel C. et al., Epidemiology of sepsis in Germany: results from a national prospective multicenter study. Intensive Care Med (2007), 33, 606–618

Höhne C, Donaubauer B, Kaisers U, Opioide in der Anästhesie bei Leber- und Niereninsuffizienz. Anästhesist (2004), (3), 291–302

Jones DR, Lee HT, Perioperative renal protection. Best Pract Res Clin Anaesthesiol (2008), 22(1), 193–208

Lassnigg A et al., Impact of minimal increases in serum creatinine on outcome in patients after cardiothoracic surgery: Do we have to revise current definitions of acute renal failure? Crit Care Med (2008), 36, 1129–1137

Mehta RL et al., Acute Kidney Injury Network: Report of an initiative to improve outcomes in acute kidney injury. Crit Care Med (2007), 11, R31

Mehta RL et al., Diuretics, mortality and nonrecovery of renal function in acute renal failure. JAMA (2002), 288, 2547–2553

Rivers E et al., Early goal-directed therapy in the treatment of severe sepsis and septic shock. N Engl J Med (2001), 345, 1368–1377

Sear JW, Kidney dysfunction in the postoperative period. Br J Anaesth (2005), 95, 20–32

Leberversagen

U.-C. Pietsch

? Wie wird das akute Leberversagen definiert?

Unter einem akuten Leberversagen versteht man das Auftreten einer schweren Leberfunktionsstörung mit Ikterus, eingeschränkter Syntheseleistung und hepatischer Enzephalopathie ohne das Vorliegen einer vorbestehenden chronischen Lebererkrankung. Nach der Länge des Intervalls zwischen dem Auftreten von Ikterus und Enzephalopathie kann man einen perakuten (< 7 Tage), akuten (8–28 Tage) und subakuten (> 28 Tage) Verlauf unterscheiden. Prognostisch ist dabei der subakute Verlauf am schlechtesten, da von einer schlechten Regeneration der Restleber ausgegangen werden muss.

? Welche Ursachen können ein akutes Leberversagen auslösen?

Ursächlich kommen alle Virushepatitiden, Intoxikationen (z.B. Knollenblätterpilz, Paracetamol), metabolische Erkrankungen (M. Wilson), Autoimmunhepatitiden, alle Schockformen sowie die akute Schwangerschaftsfettleber in Betracht. Ca. 20–40% der Erkrankungen bleiben jedoch kryptogen.

? Leberdysfunktion beim ITS-Patienten?

Die hepatische Dysfunktion tritt bei ca. 11% aller kritisch kranken Patienten auf und ist ein unabhängiger Risikofaktor für ein schlechtes Outcome dieser Patienten. Da der Leber mit ihren vielfältigen Stoffwechselfunktionen eine zentrale Rolle im Organismus zukommt, führt eine schwere Störung der Leberfunktion auch zu diversen extrahepatischen Organfunktionsstörungen im Sinne eines Multiorgandysfunktionssyndroms. Dabei gehen insbesondere das hepatorenale Syndrom (HRS) und die hepatische Enzephalopathie (HE) mit einer Prognoseverschlechterung einher. Die Leber ist einerseits „Opfer" von Endotoxin-, bakterieller und inflammatorischer Schädigung. Dabei sind eine gestörte Darmpermeabilität, Mangelernährung und Alkoholismus erhebliche Risikofaktoren. Andererseits ist die Leber auch „Täter" durch die Synthese inflammatorischer Zytokine mit systemischer Inflammation sowie durch Ikterus und Cholestase. Die biventrikuläre Herzinsuffizienz gilt heute als häufigste Ursache der hypoxischen Hepatitis. Da immer mehr Patienten mit chronischer Herzinsuffizienz und Malnutrition intensivmedizinische Therapie benötigen, sollte das Risiko hepataler Schädigung berücksichtigt werden. Postoperativ kann ein Leberversagen nach Leberteilresektionen bei Leberzirrhose sowie anderen chirurgischen Interventionen bei Patienten mit vorbestehender Zirrhose auftreten. Nach Lebertransplantation können sowohl die initiale Non-Funktion (INF), ein protrahiertes Leberversagen sowie akute Gefäßverschlüsse ein postoperatives Leberversagen verursachen.

? Leberdysfunktion erkennen – aber wie?

Zur Quantifizierung der unterschiedlichen Leberfunktionen stehen einige Routinelaborparameter zur Verfügung. Anhand von Parametern wie der Aspartat-Aminotransferase (ASAT) und der Alanin-Aminotransferase (ALAT) können bspw. Aussagen über die zelluläre Integrität getroffen werden. Ein manifester Ikterus deutet auf eine fortgeschrittene Leberdysfunktion hin, wobei der Anstieg des Bilirubins im Serum oft langsam erfolgt. Von allen Lebersynthesemarkern erlauben die Vitamin-K-abhängigen Gerinnungsfaktoren die genaueste Beurteilung. Ein fehlender Anstieg des Quick-Wertes trotz einer Substitution von Vitamin K kann einen Hinweis auf einen Mangel an funktionsfähigen Parenchym sein. Darüber hinaus kann die bettseitig durchführbare Messung der Plasmaelimination von Indocyaningrün (ICG) hilfreich zur Abschätzung der aktuellen Leberfunktion und der perioperativen Prognose sein. Zur Einschätzung des Schweregrades der Leberfunktionsstörung sind in der Klinik der Child-Score sowie der MELD-Score (Model for Endstage Liver Disease) gebräuchlich. In den ursprünglichen Child-Turcotte-Score gehen die Parameter Enzephalopathie, Aszites, Ernährungszustand, Bilirubin und Albumin ein. Die Modifikation durch Pugh ersetzte den Ernährungszustand durch die INR. Der MELD-Score errechnet sich aus den Werten für Kreatinin, Bilirubin und der INR und wird nach Modifikation bei Patienten verwendet, die für eine Lebertransplantation gelistet sind. Der ursprüngliche Sinn des MELD-Score war eine Berechnung der Überlebenswahrscheinlichkeit von Patienten mit endgradiger Lebererkrankung (End Stage Liver Disease).

? Wie funktioniert die Messung der ICG-Clearance?

Nach der i.v. Injektion (0,3 mg/kg) wird Indocyaningrün von der Leber unkonjugiert über die Galle eliminiert und unterliegt keiner enterohepatischen Rezirkulation. ICG ist eine sichere, nicht toxische Substanz, Nebenwirkungen sind äußerst selten (1:40 000). Die ICG-Clearance aus dem Blut ist abhängig vom Leberblutfluss, der Funktion der Leberparenchymzellen sowie der Galleexkretion. Sie kann bettseitig innerhalb von 6–8 min noninvasiv über ein transkutanes System (Limon, Fa. Pulsion, München) gemessen werden. Die Normalwerte der ICG-Plasmaverschwinderate (Plasma Disappearance Rate, PDR) liegen bei über 18%. Der prädiktive Wert der ICG-Clearance konnte in verschiedenen Studien nachgewiesen werden. Patienten mit einer ICG-PDR < 8% wiesen eine extrem hohe Mortalität auf.

? Wo sollten Patienten mit Leberdysfunktion behandelt werden?

Prinzipiell sollten diese Patienten auf einer Intensivtherapiestation behandelt werden, um eine kontinuierliche Überwachung der Vitalparameter zu gewährleisten. Neben einem invasiven Monitoring des arteriellen Blutdrucks, des zentralvenösen Drucks, der Urinausscheidung, einer engmaschigen Kontrolle der entsprechenden Laborparameter ist auch die neurologische Überwachung von Bedeutung. Bei entsprechend schwerem bzw. foudroyantem Verlauf sollte man auch immer an eine Verlegung in spezialisierte Zentren denken, um diese Patienten evtl. für eine Lebertransplantation evaluieren zu können.

? Welche therapeutischen Ansätze sind möglich?
Zunächst sollte immer versucht werden, die Ätiologie zu klären. Bei der Überwachung der Vitalparameter spielt die neurologische Überwachung eine zentrale Rolle. Eine kausale Therapie ist nur in wenigen Fällen möglich (Acetylcystein bei Paracetamolintoxikation), sodass die Therapie i.d.R. symptomorientiert erfolgt. Für ein evtl. Bridging zur Lebertransplantation bzw. bis zur spontanen Regeneration der Leber können extrakorporale Unterstützungssysteme (MARS, Molecular Adsorbent Recirculating System oder SPAD, Single Path Albumin Dialysis) zur Anwendung kommen, die jedoch speziellen Zentren vorbehalten bleiben sollten.

? Welche extrahepatischen Komplikationen sind mit der Leberinsuffizienz verknüpft?
Die extrahepatischen Komplikationen treten erst im Verlauf der Erkrankung auf. Die hepatische Enzephalopathie gehört definitionsgemäß zum akuten Leberversagen. Gerinnungsstörungen, Nierenversagen, hepatokardiales Syndrom, hepatopulmonales Syndrom, Aszites, Ikterus, zerebrales Ödem sowie metabolische Entgleisungen (metabolische Azidose und Hypoglykämie) stellen schwerwiegende Komplikationen dar und sind oft limitierend für den weiteren Verlauf. Zusätzlich sind weitere unspezifische klinische Befunde (Splenomegalie, Leber-Haut-Zeichen) und Symptome (Übelkeit, Juckreiz, abdominelle Schmerzen) vorhanden.

? Mit welchen kardiovaskulären Veränderungen ist zu rechnen?
Typisch für Patienten mit einem Leberversagen sind hyperdyname Kreislaufverhältnisse. Der periphere Widerstand ist vermindert, das HZV erhöht. Das SV kann bei leicht erhöhter HF sowohl erhöht als auch normal sein. Wegen des verminderten Gefäßwiderstandes ist in hypotensiven Phasen Noradrenalin das Katecholamin der Wahl.

? Hepatische Enzephalopathie?
Unter dem Begriff der HE wird eine Vielzahl von potenziell reversiblen zentralvenösen Symptomen zusammengefasst, die von diskreten neuropsychiatrischen Veränderungen bis hin zum tiefen Koma reichen können. Die HE ist keine eigenständige Erkrankung des ZNS, sondern eine sekundäre metabolische Funktionsstörung zu deren Diagnose eine der folgenden Voraussetzungen erfüllt sein muss:
- Vorliegen eines fulminanten Leberversagens (akute HE oder HE Typ A)
- Operativ angelegter bzw. spontaner portokavaler Shunt ohne zugrunde liegende Lebererkrankung (HE Typ B)
- Vorliegen einer Leberzirrhose mit Zeichen der Funktionseinschränkung oder der portalen Hypertonie (chronische HE oder HE Typ C)

Bei der sich im Rahmen eines akuten Leberversagens entwickelnden HE steht i.d.R. die Entwicklung eines Hirnödems mit entsprechender Hirndrucksymptomatik im Vordergrund. Die HE wird entsprechend der klinischen Symptomatik nach den West-Haven-Kriterien in 4 Stadien eingeteilt. Differenzialdiagnostisch kommen ein subdurales Hämatom, eine intrakranielle Blutung, ein durch Hyponatriämie bedingtes Koma, ein akutes Alkoholdelir, die Wernicke-Enzephalopathie, eine hepatolentikuläre Degeneration bei M. Wilson, ein Hirninfarkt, eine Hypoglykämie sowie andere Komaformen in Betracht.

? Woran ist bei klinischen Zeichen eines erhöhten Hirndruckes zu denken?

Während es bei ca. 75–80% der Patienten mit akutem Leberversagen und einer hepatischen Enzephalopathie Grad IV im Verlauf zur Entwicklung eines zerebralen Ödems kommt, findet sich dieses nur bei ca. 9% der Patienten mit chronischem Leberversagen. Über eine Einklemmung des Hirnstammes ist der Ausgang häufig letal. Symptome des Hirnödems sind arterielle Hypertonie, Krämpfe, Tachykardie, Hyperventilation sowie pathologische Pupillen- und Hirnstammreflexe. Zur Einschätzung des ICP ist die Überwachung mittels einer intraparenchymatösen oder epiduralen Drucksonde hilfreich, wobei die Indikation zur Anlage dieser Sonde bei kompromittierter Gerinnung sorgfältig abgewogen werden sollte. Das Überleben der Patienten kann durch diese Maßnahme kaum beeinflusst werden, jedoch können aus den Druckwerten prognostische Aussagen abgeleitet und die Indikation zu drucksenkenden Maßnahmen gestellt werden. Bei Patienten mit drohendem bzw. manifestem Hirnödem sollten Husten, Hyperkapnie, Hypoxämie, Fieber, intratracheale Sekretabsaugung, Beatmung mit hohem PEEP sowie Lagerungsmaßnahmen, wenn möglich, vermieden werden. Folgende Maßnahmen sind zur Senkung eines erhöhten ICP angewandt worden. Es existieren keine kontrollierten Studien:

- Mannitol
- Propofol/Thiopental
- Oberkörperhochlagerung (30°)
- Hyperventilation
- Indometacin
- Hepatektomie
- Hypothermie

? Die Urinproduktion nimmt ab und die Retentionsparameter steigen an – wie gehen Sie vor?

Eine Beeinträchtigung der Nierenfunktion gehört zu den klassischen Komplikationen bei Patienten mit beeinträchtigter hepatischer Funktion. Ca. 70% aller Patienten mit einem Leberversagen sind davon betroffen. Das Hepatorenale Syndrom (HRS) ist charakterisiert durch Veränderungen in der arteriellen Zirkulation und durch endogene vasoaktive Substanzen mit einer daraus resultierenden Abnahme der renalen Perfusion. Prädiktive Faktoren für die Entstehung des HRS sind die Retention von Natrium und Wasser, ein niedriger arterieller Mitteldruck, Mangelernährung, eine reduzierte GFR, eine hohe Plasma-Renin-Aktivität sowie Ösophagusvarizen. Auslöser eines HRS kann z.B. eine Parazentese mit Ablassen großer Mengen von Aszites ohne entsprechende Substitution von Albumin sein. Die Diagnose des HRS basiert auf dem Ausschluss anderer Ursachen für das Nierenversagen. Die Therapie des HRS beruht auf der

Korrektur des Säure-Basen-Haushaltes, Transfusion bei Anämie, Gabe von Albumin, Parazentese und der Vermeidung nephrotoxischer Substanzen. Nierenersatzverfahren sind als symptomatische Maßnahmen zur Flüssigkeitsbilanzierung und Therapie der Hyperkaliämie sinnvoll.

? Mit welchen Gerinnungsproblemen ist bei diesen Patienten zu rechnen?
Häufig kommt es zu einer verminderten Biosynthese von Gerinnungsfaktoren und -inhibitoren. Pro- und Antikoagulatoren befinden sich meist in einem labilen Gleichgewicht auf niedrigem Niveau. Es besteht sowohl das Risiko von Thrombosen (z.B. Pfortader) als auch von massiven Blutungen (z.B. Ösophagusvarizen). Aufgrund der verminderten Biosynthese von Fibrinolyseinhibitoren und einer ebenfalls reduzierten Klärfunktion des retikuloendothelialen Systems der Leber liegt meist eine erhöhte Aktivität des Fibrinolysesystems vor. Wegen des portalen Hypertonus und der Umleitung des Blutabflusses aus dem Splanchnikusgebiet über die Milz, erfolgt dort eine Thrombozytensequestrierung mit konsekutiver Thrombozytopenie. In der konventionellen Gerinnungsdiagnostik findet man meist einen pathologisch verminderten Quick-Wert und eine erhöhte INR als Ausdruck der gestörten Synthese der Vitamin-K-abhängigen Gerinnungsfaktoren und eine reduzierte Thrombozytenzahl mit eingeschränkter Funktion. Der Fibrinogenwert kann sowohl im Normalbereich, erhöht als auch erniedrigt sein. Die Komplexität der Gerinnungsstörung kann häufig mit der laborchemischen Routinediagnostik nicht komplett erfasst werden. Therapieziel sollte insbesondere vor therapeutischen Maßnahmen (z.B. Anlage zentraler Katheter, Aszitespunktion, Anlage Hirndruckmesssonde) eine weitgehende Normalisierung der Werte durch entsprechende Substitution (FFP, Fibrinogen, PPSB) sein, um möglichen Blutungskomplikationen vorzubeugen.

? Beim Patienten mit bekannter schwerer Lebererkrankung tritt eine akute obere Gastrointestinalblutung auf. An welche Ursache muss man primär denken?
Die Entwicklung von Ösophagusvarizen ist eine Folge der portalen Hypertension. Die Druckerhöhung im portalen Stromgebiet basiert bei der Leberzirrhose auf stenotischen Veränderungen prä- und intrasinusoidal. Wegen der häufig gleichzeitig bestehenden Gerinnungsstörung kann eine derartige Blutung lebensbedrohlich sein. Als Therapie der ersten Wahl wird eine endoskopische Versorgung mittels Gummibandligatur bzw. Sklerosierung angestrebt. Zur Senkung des portalvenösen Druckes kommen in der Akutphase Terlipressin und als Langzeittherapie Propranolol und Diuretika zum Einsatz.

? Was beinhaltet die extrakorporale Leberersatztherapie?
Prinzipiell verfolgen maschinelle Leberersatzverfahren 2 Ziele: Sie versuchen, die Entgiftungsfunktion der Leber passager zu ersetzen oder im Sinne von Bioreaktoren die gesamte Leberfunktion zu ersetzen. Sie können die Zeit bis zur geplanten Transplantation oder der Regeneration der erkrankten Leber überbrücken. In der Klinik wird am häufigsten das MARS-System verwendet. Es kombiniert zur maschinellen Reinigung des Blutes die Methoden der Hämofiltration, der Adsorption und der konventionellen Hämodialyse. Als primäre Dialysatflüssigkeit wird eine Albuminlösung verwendet, die in einem Kreislauf über einem Aktivkohlefilter und einen Anionenaustauscher zirkuliert und regeneriert wird. Zusätzlich enthält der Albuminkreislauf einen konventionellen Dialysefilter, um weitere wasserlösliche Toxine zu eliminieren.

? **Wie sollte man bei evtl. erforderlichen operativen Maßnahmen vorgehen?**

Aufgrund der deutlich erhöhten Mortalität ist ein elektiver Eingriff bei Patienten mit akuter Leberinsuffizienz nicht indiziert und muss verschoben werden. Ist in dringlichen Fällen eine Operation erforderlich, sollte der Patient sorgfältigst präoperativ evaluiert werden, um ihn evtl. kurzfristig konditionieren zu können (z.B. Gerinnung). Auch für sog. kleine chirurgische Eingriffe ist meist ein erweitertes hämodynamisches Monitoring erforderlich. Oberstes Ziel des intraoperativen anästhesiologischen Managements sollte die Aufrechterhaltung der Oxygenierung und der Perfusion der Leber sein. Diese können sowohl durch die Gabe von Anästhetika als auch durch chirurgische Maßnahmen erheblich beeinträchtigt werden. Bei einer Leberinsuffizienz ist prinzipiell mit einer verlängerten Anschlagzeit (größeres Verteilungsvolumen) und mit einer verlängerten WD (verringerte Metabolisierung) aller anästhesierelevanten Medikamente zu rechnen. Der Einsatz von volatilen Anästhetika scheint wegen der von der Stoffwechselleistung der Leber unabhängigen Wirkung günstig. Eine balancierte Anästhesie mit einem Opiat und einem volatilen Anästhetikum gewährleistet hämodynamische Stabilität mit geringer Einschränkung des HZV und der Leberperfusion. Bei der Auswahl des volatilen Anästhetikum sollten jene mit geringer Metabolisierungsrate (Isofluran, Desfluran) und ungefährlichen Abbauprodukten bevorzugt werden. Insbesondere für Isofluran ist bekannt, dass es die arterielle Durchblutung der Leber steigert. Die postoperative Betreuung sollte immer auf einer Intensivstation erfolgen.

Literatur

Bauer M, Paxian M, Kortgen A, Akutes Leberversagen, Aktuelle Aspekte zur Diagnostik und Therapie. Anaesthesist (2004), 53, 511–530

Keegan MT, Plevak DJ, Preoperative assessment of the patient with liver disease. Am J Gastroenterol (2005), 100, 2116–2127

Kramer L et al., Incidence and prognosis of early hepatic dysfunction in critically ill patients – a prospective multicenbter study. Crit Care Med (2007), 35, 1099–1104

Larsen FS, Wendon J, Prevention and management of brain edema in patients with acute liver failure. Liver Transplantation (2008), 14, 90–96

Munoz SJ, The hepatorenal syndrome. Med Clin North Am (2008), 92, 813–837

Senzolo M et al., New insights into the coagulopathy of liver disease and liver transplantation. World J Gastroenterol (2006), 12, 7725–7736

Stravitz RT et al., Intensive care of patients with acute liver failure: recommendations of the U.S. acute liver failure study group. Crit Care Med (2007), 35, 2498–2508

Turban S, Thuluvath PJ, Atta MG, Hepatorenal syndrome. World J Gastroenterol (2007), 13, 4046–4055

Wendon J, Lee W, Encephalopathy and cerebral edema in the setting of acute liver failure: pathogenesis and management. Neurocrit Care (2008), 9, 97–102

Wiklund R, Preoperative preparation of patients with advanced liver disease. Crit Care Med (2004), 32(Suppl), 106–115

Intraabdominelle Hypertonie (IAH) und abdominelles Kompartmentsyndrom (ACS)

A. P. Reske

? Beschreiben Sie das abdominelle Kompartiment.
Die Begrenzung des abdominellen Kompartmentsyndroms besteht aus Zwerchfell, Rippen, Bauchwand, Becken, Beckenboden, Wirbelsäule und Psoasmuskulatur. Das Retroperitoneum ist Teil des abdominellen Kompartiments. Eine Volumenzunahme des abdominellen Inhaltes (Eingeweide, Flüssigkeit, Gas) führt aufgrund der limitierten Compliance zu einem Anstieg des intraabdominellen Druckes (IAP), durch den die Durchblutung und Funktion der enthaltenen Strukturen und Organe gefährdet wird.

? Wie ist der IAP definiert? Geben Sie einen Überblick über Normwerte, wichtige Aspekte bei der Messung des Druckes und nennen Sie verschiedene mögliche Messverfahren.
Als IAP wird der Steady-State-Druck in der Bauchhöhle verstanden, er wird in der Einheit mmHg angegeben. Als physiologisch sind Werte < 5 mmHg anzusehen. Für kritisch kranke Patienten wurde der Normbereich zwischen 5–7 mmHg definiert [Malbrain 2006]. Der IAP kann direkt, z.B. über einen intraabdominellen Katheter, oder indirekt über verschiedene Hohlorganzugänge gemessen werden. Den indirekten Verfahren liegt das Pascalsche Gesetz zu Grunde, wonach bei weitgehend nicht kompressiblem intraabdominellem Inhalt der Druck an nahezu jeder Stelle des Abdomens gemessen werden kann [Malbrain 2004]. Zu den indirekten Messverfahren zählen:
▲ Blasendruckmessung
▲ Messung des intragastralen Druckes über einen Magenballon
▲ Rektale oder intrauterine Messsonden
▲ Messung des Druckes in der V. cava inferior

? Beschreiben Sie die Vorgehensweise bei der Messung des Blasendruckes.
Als einfach durchzuführendes, risikoarmes Standardverfahren zur Abschätzung des IAP gilt die intermittierende Blasendruckmessung. Die Druckmessung sollte endexspiratorisch am flach auf dem Rücken liegenden Patienten durchgeführt werden. Husten und Pressen des Patienten sowie kurz zuvor durchgeführte Lagerungsmanöver verfälschen den Messwert; auf eine ausreichende Äquilibrierungszeit vor der Messung ist zu achten. In die über einen Harnblasenkatheter vollständig entleerte Harnblase werden nach Unterbrechung des Abflusses zum Sammelbeutel retrograd 25 ml sterile Kochsalzlösung instilliert (s. Abb. 86). Der Druckabnehmer des Druckwandlersystems ist auf Höhe der mittleren Axillarlinie zu kalibrieren. Ist die Flachlagerung eines Patienten z.B. aufgrund erhöhten Hirndruckes nicht möglich, muss für die Nullreferenz des Druckwandlers das Niveau der Symphyse gewählt werden. Um die Vergleichbarkeit der Werte zu gewährleisten, sollte der Patient für jede Messung identisch positioniert werden. Nach einer Äquilibrierungszeit von 30–60 s kann nun der IAP gemessen werden.

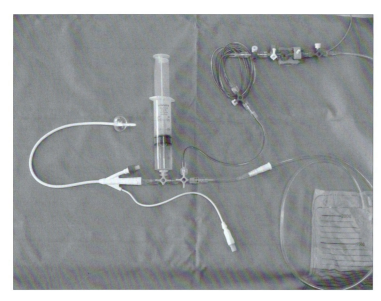

Abb. 86: Blasendruckmesssystem, bestehend aus Blasenkatheter, Druckwandlersystem, Drei-Wege-Hähnen und Spritze zum Auffüllen der Blase

? Treffen Sie eine Aussage über Zuverlässigkeit und Limitationen der Blasendruckmessung.

Ein wesentlicher Nachteil dieser Messmethode ist die hohe Fehleranfälligkeit und die eingeschränkte Reproduzierbarkeit der Messwerte. Verschiedene patientenseitige und technische Einflussfaktoren wie Muskeltonus, Beatmung, Druckabnehmerposition, Messfehler oder auch Luft im Messsystem können dafür verantwortlich sein. Limitiert ist das Verfahren weiterhin durch Blasenerkrankungen, die eine Reduktion der vesicalen Compliance mit falsch hohen Messwerten zur Folge haben [Malbrain 2004]. Harnwegsinfektionen sind aufgrund regelmäßiger Messungen möglich, eine höhere Inzidenz als in einer Vergleichspopulation wurde in einer Untersuchung von Cheatham jedoch nicht beobachtet [Cheatham 2006].

? Sind intraoperative Messungen des IAP möglich und sinnvoll?

Die direkte Messung des IAP erfolgt während laparoskopischer Eingriffe regelhaft durch die Überwachung der CO_2-Insufflation. Als sicherer Bereich gelten hierbei Drücke unterhalb von 15 mmHg, anhaltend höhere Insufflationsdrücke können die Funktion der intraabdominellen Organsysteme beeinträchtigen. Risikoeingriffe, bei denen ein intraoperatives Monitoring des IAP nutzbringend ist, sind:
- Verschlüsse von großen Bauchwandhernien
- Forcierter Faszienverschluss nach Laparotomie, z.B. nach Lebertransplantation
- Abdominelles Packing
- Laparotomie nach abdominellem Trauma
- Kinderchirurgische Eingriffe, z.B. Versorgung einer Gastroschisis oder Omphalozele

Bedacht werden muss jedoch, dass zum einen das Kompartiment eröffnet ist, zum anderen die chirurgischen Manipulationen artifizielle Messwerte verursachen können. Bei Eingriffen an Schädel und Extremitäten ist je nach Lagerung des Patienten eine Messung des IAP möglich. Abhängig von dem Zustand und Risikofaktoren des Patienten sowie dem Zeitrahmen der

Operation ist zu entscheiden, ob die Messung nutzbringend und sinnvoll ist. Alternativ kann auch der inspiratorische Spitzendruck ein Indikator für die Entwicklung eines abdominellen Kompartmentsyndroms (ACS) sein. Ein Anstieg um 15–20 mbar bei Verschluss der Faszie kann als signifikant angesehen werden.

? Welchen Stellenwert haben einzelne Messwerte des IAP?

Pathologische Messwerte sollten immer im Kontext mit anderen, insbesondere kardiopulmonalen Parametern interpretiert werden. Anhand von erhöhten Einzelmesswerten sollte keine therapeutische Entscheidung getroffen werden.

? Schildern Sie den Einfluss verschiedener intensivmedizinisch und perioperativ angewendeter Lagerungsmanöver auf den IAP.

Im Rahmen der Intensivtherapie werden eine Reihe von Lagerungsmanövern angewendet. Hierzu zählen z.B. die Oberkörperhochlagerung beatmeter Patienten zur Prophylaxe von Mikroaspirationen und beatmungsassoziierten Pneumonien, die Bauchlagerung, die kontinuierliche laterale Rotationstherapie (KLRT) von Patienten mit akutem Lungenversagen, aber auch die halbsitzende Position von Patienten mit erhöhtem ICP. Sowohl die Bauchlagerung als auch die halbsitzende Position (> 20° Oberkörperhochlagerung) steigern den IAP und können eine intraabdominelle Hypertonie (IAH) aggravieren. Die Anti-Trendelenburg-Position hat einen günstigen Einfluss auf den IAP, dabei profitieren adipöse mehr als schlanke Patienten. Besteht in der perioperative Phase die Gefahr einer kritischen Verschlechterung der IAH oder die Gefahr der Entstehung eines ACS, sollte gerade für lang dauernde Eingriffe in halbsitzender Position oder in Bauchlage ein adäquates Monitoring des IAP durchgeführt werden [Cheatham 2007; S2e Leitlinie DGAI].

? Wie errechnet sich der abdominelle Perfusionsdruck (APP) und welche Wertigkeit hat dieser Parameter?

Ähnlich dem Perfusionsdruck in anderen Kompartimenten mit limitierter Compliance wird der APP (abdominelle Perfusionsdruck) als Differenz aus MAP (mittlerer arterieller Druck) und IAP (intraabdomineller Druck) errechnet (APP = MAP – IAP). Der IAP allein gibt nur eine näherungsweise Aussage über die funktionellen Druckverhältnisse im Abdomen. Der kritische IAP, der zu Organdysfunktionen führen kann, variiert individuell. Durch Transmission eines erhöhten IAP nach intrathorakal steigen sowohl der zentralvenöse Druck als auch der Verschlussdruck (PCWP; Pulmonary Capillary Wedge Pressure) an. Die Interpretation dieser Werte als Maß für den Volumenstatus eines Patienten wird somit noch schwieriger. Die Aufrechterhaltung eines APP von mindestens 50–60 mmHg gilt als ein geeigneter Zielparameter der Kreislauftherapie [Malbrain 2002; Cheatham 2000].

? Wann wird der Begriff IAH gebraucht?

Bereits nach kleineren abdominalchirurgischen Eingriffen ist häufig ein geringfügig erhöhter IAP zwischen 6 und 10 mmHg messbar. Eine IAH ist als eine anhaltende intraabdominelle Drucksteigerung von ≥ 12 mmHg definiert (s. Tab. 92). Diese Patienten haben das Ri-

Tab. 92: Schweregrade der IAH und ACS

Schweregrad	Intraabdomineller Druck (IAP)
Grad I	12–15 mmHg
Grad II	16–20 mmHg
Grad III	21–25 mmHg
Grad IV	≥ 25 mmHg
ACS	≥ 20 mmHg + neu aufgetretenes Organversagen

siko, ein ACS zu entwickeln und sollten einem kontinuierlichen Monitoring des IAP unterzogen werden. Die Diagnose ACS wird gestellt, wenn bei dreimaliger Druckmessung im Abstand von je 1 h der IAP ≥ 20 mmHg gemessen wird und zusätzlich ein neu aufgetretenes Organversagen vorliegt. Häufig wird außerdem ein Absinken des APP auf Werte unterhalb von 50 mmHg beobachtet [Malbrain 2006; Sugrue 2005].

? Nennen Sie epidemiologische Daten zur IAH/zum ACS.

Neben kritisch erkrankten Erwachsenen und Kindern sind auch eine Reihe gesunder bzw. nicht akut erkrankter Menschen von einer chronischen IAH betroffen, dazu zählen z.B. Schwangere, Adipöse und Patienten mit chronischen Lebererkrankungen. Im intensivmedizinischen Patientengut wird die Inzidenz der IAH mit ca. 50% und die des ACS mit ca. 8% angegeben. Besonders häufig kommt es bei Patienten mit Pankreatitis oder abdominellem Trauma (Inzidenz bis 36%) und bei Verbrennungspatienten (Inzidenz bis 20%) zur Ausbildung eines ACS [Deeren 2006]. Während sich bei abdominellem Trauma mit Verletzung von inneren Organen die Operationsindikation meist zwangsläufig stellt, ist die Entscheidung zur Laparotomie bei primär nicht chirurgischen Patienten mit disponierender Grunderkrankung und Symptomatik eines ACS schwieriger zu fällen. Das Auftreten insbesondere eines rekurrenten ACS ist mit einer hohen Letalität (60%) behaftet [Balogh 2003].

? Welche Verlaufsformen der IAH sind Ihnen bekannt? Welche ursächlichen Krankheitsbilder sind anästhesiologisch relevant?

Die Verlaufsformen der IAH werden hinsichtlich des Zeitraumes ihres Ausbildung und der Dauer der intraabdominellen Druckerhöhung in hyperakute, akute, subakute und chronische IAH unterteilt. Die Verlaufsformen und die zugrunde liegenden Krankheiten und Zustände werden in Tabelle 93 zusammengefasst [Malbrain 2006].

? Welche Unterteilung wird hinsichtlich der Genese eines ACS vorgenommen?

Von einem primären ACS wird gesprochen, wenn eine auslösende abdomino-pelvine Verletzung oder Erkrankung vorliegt:
- Abdominelles Trauma
- Bauchtuchtamponade (Packing)
- Rupturiertes Aortenaneurysma
- Hämoperitoneum
- Pankreatitis

Tab. 93: Verlaufsformen der IAH und zugrunde liegende Krankheitsbilder

Verlaufsform	Entwicklung/Dauer	Krankheitsbilder/Zustände
Hyperakut	Sekunden/Minuten	• Kapnoperitoneum (Druckbegrenzung!) • Hämoperitoneum • Spannungspneumoperitoneum (Endoskopie) • Ruptur Bauchaortenaneurysma
Akut	Stunden	• Abdominaltrauma (Packing) • Hämoperitoneum • Mesenteriale Reperfusion (nach Reanimation, Mesenterialinfarkt, Aortenchirurgie) • Infolge großer Abdominalchirurgie • Capillary leak bei systemischer Inflammation • Sepsis • Peritonitis (Schwellung des Peritoneums um 2 mm ≈ Einlagerung von 3–4 l Flüssigkeit) • Ileus • Verbrennung
Subakut	Tage	• Capillary leak bei systemischer Inflammation • Flüssigkeitsverschiebungen („Dritter Raum") • Pankreatitis
Chronisch	Monate	• Aszites (Leberzirrhose, Tumorerkrankung) • Chronische Peritonealdialyse • Morbide Adipositas (BMI > 35) • Schwangerschaft • Leber/Nierenzysten, Pankreaspseudozysten

◢ Peritonitis
◢ Retroperitoneales Hämatom
◢ Lebertransplantation

Von einem sekundären ACS spricht man, wenn die auslösende Erkrankung extraabdominell lokalisiert ist:
◢ Sepsis
◢ Verbrennungen
◢ Überinfusion
◢ Massivtransfusion

Als tertiäres oder rekurrentes ACS gilt ein nach Therapie eines primären oder sekundären ACS erneut auftretendes ACS [Malbrain 2006].

❓ Welche Risikofaktoren prädisponieren zu einer intraabdominellen Drucksteigerung?

Betrachtet man die Risikofaktoren für die Ausbildung einer IAH oder eines ACS in Tabelle 94, muss man die direkte von der indirekten abdominellen Drucksteigerung unterscheiden. Eine

Tab. 94: Risikofaktoren für die Ausbildung einer IAH oder eines ACS

Risikofaktoren für IAH/ACS
1. Verminderte Compliance der Bauchwand: • Polytrauma/Verbrennungen • Akutes respiratorisches Versagen (mit erhöhtem intrathorakalem Druck) • Primärer forcierter Faszienverschluss nach Laparotomie • Hoher BMI/morbide Adipositas • Oberkörperhochlagerung > 30°
2. Erhöhtes gastrointestinales Volumen: • Magenatonie • Darmatonie/Ileus • Pseudoobstruktion des Colons
3. Erhöhtes intraabdominales Volumen: • Hämoperitoneum/Pneumoperitoneum • Aszites/Leberfunktionsstörung
4. Kapillarleck/hohe Volumensubstitution: • Polytrauma/Verbrennungen • Azidose (pH < 7,2) • Hypotension/prolongierter Schock • Hypothermie (Körperkerntemperatur < 33 °C) • Massivtransfusion (> 10 Blutkonserven in 24 h) • Koagulopathie • Massive Volumensubstitution > 5 l/24 h • Pankreatitis • Oligurie • Sepsis • Damage Control Laparotomy

indirekte Drucksteigerung wird durch Krankheitszustände verursacht, die zu einer Verminderung der Rumpfwand-Compliance führen, z.B. Verbrennungswunden, großflächiger Wundschorf, maschinelle Überdruckbeatmung oder abdominales Wandödem. Der IAP wird direkt beeinflusst vom Volumen der Hohl- und soliden parenchymatösen Organe sowie von raumfordernden Veränderungen wie Blut, anderer freier intra- oder retroperitonealer Flüssigkeit oder Tumoren. Besonders risikoträchtig sind jene Erkrankungen, die mit einem Kapillarleck einhergehen und eine durch Flüssigkeitseinlagerung verursachte Schwellung der Abdominalorgane hervorrufen können, wie bspw. die Verbrennungskrankheit [Malbrain 2006].

? **Erläutern Sie wichtige, infolge der intraabdominellen Drucksteigerung auftretende, Veränderungen von Atemmechanik und Gasaustausch.**
Einschränkungen der Lungenfunktion werden bei IAH und dem ACS primär durch den mechanisch bedingten Zwerchfellhochstand verursacht. Es kommt zur Reduktion des Residualvolumens und der funktionellen Residualkapazität. Vor allem aus der Ausbildung von Atelektasen resultiert eine Zunahme des pulmonalen Shunts mit Hypoxämie und Hyperkapnie. Häufig sind die Patienten beatmungspflichtig. Die hohen Beatmungsdrücke sind Folge der reduzierten Compliance im Bereich der Thoraxwand und des Diaphragmas [Sugrue 2001].

? Welche kardiovaskulären Folgen hat die IAH?

Neben der direkten Kompression des Lungenparenchyms haben der Zwerchfellhochstand und der intrathorakale Druckanstieg einen bedeutenden Einfluss auf das kardiozirkulatorische System. Sowohl Vorlast als auch Kontraktilität und Nachlast des Herzens werden durch die IAH beeinflusst. Je nach Ausmaß der IAH sind zunächst Auswirkungen im Niederdrucksystem sichtbar. Der venöse Rückstrom ist durch Kompression der V. cava und erhöhte intrathorakale Drücke reduziert, sodass die Vorlast des Herzens abnimmt. Folge ist eine kompensatorische Tachykardie zur Aufrechterhaltung eines adäquaten HZV. Nimmt der venöse Rückstrom um mehr als 60% ab, kann es zur sog. Inflow Occlusion mit Dekompensation der Herz-Kreislauf-Funktion kommen. Die Abflussbehinderung aus der V. cava inferior führt zu einem venösen Pooling des Blutes in den Beinen und im kleinen Becken. Dies kann klinisch durch Stauungsödeme der unteren Körperhälfte sichtbar werden. Nach Entlastung eines ACS können Thrombembolien auftreten. Der periphere Gefäßwiderstand steigt mit zunehmendem IAP kompensatorisch an. Dadurch wird der mittlere arterielle Druck aufrechterhalten. Diese Erhöhung der Nachlast kann zusammen mit dem verminderten Sauerstoffangebot zur Myokardinsuffizienz führen. Ist die anfängliche Kreislaufinsuffizienz noch volumensensibel, besteht im Verlauf trotz adäquater Volumensubstitution ein katecholaminpflichtiges Herz-Kreislauf-Versagen, das in ein Multiorganversagen münden kann [Cheatham 1999; Cheatham 2006; Ridings 1995].

? Welchen Einfluss hat der IAP auf die intestinale Perfusion?

Der gesteigerte IAP verursacht eine Kompression des intraabdominellen und retroperitonealen Gefäßsystems. So kommt es initial zu einer venösen und portalvenösen Stauung mit vermehrter Flüssigkeitssequestration, später mit weiterem Anstieg des IAP zur Beeinträchtigung der arteriellen Perfusion des Darmes. An den Zottenspitzen des Darmes entstehen Nekrosen, die sich zu den Krypten hin ausdehnen. Lokal kommt es zur Gewebeazidose und Liberation von Zytokinen und Mediatoren, die ein Fortschreiten der Inflammation und des Kapillarlecks verursachen. Progrediente interstitielle Flüssigkeitseinlagerung aufgrund der genannten Mechanismen und konsekutiv fortschreitender IAP-Anstieg sind die Folge. Daten zu einer vermehrten bakteriellen Translokation werden kontrovers diskutiert. Bakterien, Toxine und Zytokine gelangen über das Pfortadersystem der Leber indirekt und über den Ductus thoracicus direkt in die systemische Zirkulation. Dem Darm kommt als Schockorgan eine zentrale Rolle in der Auslösung des SIRS zu. Neben der Perfusionsstörung des Darmes kommt es zu einer Drosselung des hepatischen Blutflusses. Länger anhaltende IAP-Steigerungen wurden mit der Ausbildung parazentraler Leberzellnekrosen assoziiert [Knichwitz 2005; Schachtrupp 2002; Doty 2002].

? Welches Organversagen ist häufig Indikator einer IAH?

Die Einschränkung der Nierenfunktion ist häufig die erste auf einen erhöhten IAP folgende Organdysfunktion. Dieser Zusammenhang wurde bereits 1876 beschrieben. Eine neu auftretende Oligurie oder Anurie trotz scheinbar suffizienter Volumen- und Kreislauftherapie ist ein Leitsymptom des ACS. Die direkte arterielle Kompression und ein abfallendes HZV führen zur Reduktion der renalen Perfusion. Der erhöhte Umgebungsdruck überträgt sich auf das Nierenparenchym und reduziert den renalen Perfusionsdruck, die GFR und damit die Eliminationsfähigkeit harnpflichtiger Substanzen. Gleichzeitig bedingt die venöse Stauung eine zusätzliche Reduktion des renalen Blutflusses [Wendt 1876; Harman 1982].

? Welcher Zusammenhang besteht zwischen ICP und IAP?
IAP und ICP zeigen gleichsinnige Veränderungen. Im Rahmen einer IAH wird von einem Polykompartiment-Modell oder -Syndrom gesprochen. Ein hoher IAP verursacht einen Anstieg des intrathorakalen Druckes und bewirkt über eine Beeinträchtigung des venösen Abstromes und Anstieg des zentralvenösen Druckes zunächst eine Zunahme des intrakraniellen BV mit Anstieg des ICP. Bei gleichzeitig verringertem systemischem RR sinkt der zerebrale Perfusionsdruck (CPP). Flüssigkeitssequestration im Hirn, venöse Stauung und reduzierter Perfusionsdruck können ein Hirnödem verursachen, das den CPP weiter vermindert. Eingeschränkte kraniale Compliance und geringe Hypoxietoleranz des Hirnparenchyms können dramatische Folgen für den Patienten haben [Deeren 2005]. Besondere Beachtung verlangt dieser Zusammenhang zwischen IAP und ICP bei polytraumatisierten Patienten. In ca. 40% der Fälle ist ein schweres Abdominaltrauma mit einem Schädel-Hirn-Trauma vergesellschaftet [Gennarelli 1994]. Patienten mit morbider Adipositas haben einen chronisch erhöhten IAP. Häufig ist in diesem Kollektiv ein erhöhter ICP ohne Vorliegen eines Hydrozephalus nachweisbar. Dieser Zustand wird als Pseudotumor cerebri oder idiopathische intrakranielle Hypertension bezeichnet [Sugerman 1997].

? Welche therapeutischen Grundprinzipien werden in der Behandlung von IAH und ACS unterschieden?
Konservative Therapieansätze zur Behandlung der IAH beinhalten symptomatische, entlastende und medikamentöse Maßnahmen zur Reduktion des intraabdominellen Volumens bzw. Verbesserung der Rumpfwand-Compliance. Ziel einer differenzierten Volumen- und Kreislauftherapie ist die Verbesserung der intestinalen Perfusion [Cheatham 2007].

? Nennen Sie mögliche konservative Therapieansätze zur Behandlung von IAH und ACS.
Konservative Therapieansätze beinhalten:
- Eine optimale Analgosedierung, um Schmerzen, Husten und Patienten-Ventilator-Dissynchronisation zu vermeiden. Bei opioidbedingter Darmatonie kann die Anwendung von Ketamin in Kombination mit Propofol oder Midazolam erwogen werden. Die thorakale Epiduralanästhesie stellt unter Beachtung der Kontraindikationen ein effizientes Verfahren zur Schmerztherapie und Sympathikolyse dar.
- Muskelrelaxanzien haben durch eine Verbesserung der Rumpf- und Thoraxwand-Compliance für den Zeitraum ihrer substanzspezifischen Wirkdauer einen positiven Effekt auf den IAP.
- Prokinetika wie Metoclopramid oder Neostigmin oder auch das Antibiotikum Erythromycin helfen, das intraluminale Darmvolumen bei Patienten mit IAH zu verringern.
- Durch Darmgase, Flüssigkeit und Fäzes kann der IAP erhöht werden, insbesondere dann, wenn diese wegen einer Darmatonie nicht abtransportiert werden. Nasogastrale und rektale Sonden, Einläufe oder auch endoskopische Dekompressionen sind Maßnahmen geringer Invasivität und können die Distension der Hohlorgane reduzieren.
- Um das Fortschreiten einer durch hohe Flüssigkeitsbelastung induzierten IAH bzw. eines sekundären ACS zu verhindern, scheint der Versuch, interstitielle Flüssigkeit über die Anhebung des kolloidosmotischen Druckes zu mobilisieren, sinnvoll zu sein. Gleiches gilt

für den klinischen Ansatz, oligoanurischen Patienten frühzeitig mittels intermittierender oder kontinuierlicher Nierenersatzverfahren Flüssigkeit zu entziehen, um interstitielle Ödeme im Abdomen zu reduzieren.

? Welche Aspekte sind bei der Kreislaufstabilisierung von Patienten mit IAH und ACS zu beachten? Welche Parameter werden zur Steuerung der Kreislauftherapie genutzt?

Hinsichtlich der Verbesserung der intestinalen Perfusion ist besonderes Augenmerk auf eine differenzierte Volumentherapie sowie die Aufrechterhaltung eines adäquaten abdominellen Perfusionsdruckes zu legen. Die exzessive Volumengabe bei Risikopatienten führt häufig zu einer IAH und gilt als ein unabhängiger Prädiktor für die Entwicklung eines ACS [Balogh 2003a]. Hypertone kristalloide oder kolloidale Infusionslösungen können bei Patienten mit IAH oder sekundärem ACS in Betracht gezogen werden [Oda 2006]. Gelingt es bei Patienten mit IAH oder ACS nicht, den APP allein mit einer bedarfsgerechten Volumensubstitution oberhalb 50–60 mmHg zu halten, sind Vasopressoren indiziert. Auch für niedrig dosiertes Dobutamin (5 μg/kg/min) konnte sowohl ein positiver Effekt auf die Splanchnikusdurchblutung als auch eine Verbesserung des unter IAH verringerten HZV gezeigt werden [Agusti 2000].

? Welche invasiven Maßnahmen werden zur Reduktion des IAP oder der Entlastung eines ACS angewendet?

Mittels verschiedener interventionsradiologische Vorgehensweisen, wie z.B. sono- oder computertomographisch gestützter Punktionen und Drainagen von Abszessen, Hämatomen, Zysten und freier intraabdomineller Flüssigkeit kann der IAP gesenkt werden. Im Falle aktiver arteriell blutender retroperitonealer oder pelviner Verletzungen bei polytraumatisierten Patienten mit Beckenfrakturen oder Weichteilverletzungen kann die interventionsradiologische Embolisation der blutenden Gefäße zur adäquaten Blutungskontrolle und zur Verhinderung eines hämatombedingten Druckanstieges beitragen. Ultima Ratio bei therapierefraktärem ACS mit neu aufgetretenen Organversagen stellt die dekompressive Laparotomie dar. Ein temporärer luftdichter Wundverschluss kann unter Respektierung des intraabdominellen Volumengewinnes mit einem folien- oder vakuumassistierten Saugverband erreicht werden. Klassische und nach wie vor preiswerteste Methode ist der Verschluss mit einem sterilisierten großen Infusionsbeutel (Bogota Bag).

? Welche Faktoren sind in Planung und Ablauf einer dekompressiven Laparotomie zu bedenken?

Die operative Dekompression des Abdomens ist eine lebensrettende Intervention bei konservativ therapierten Patienten mit weiter bestehendem Organversagen. Gelegentlich wird dieser Eingriff bei instabilen Patienten im Bett auf der Intensivstation vorgenommen. Alle wichtigen Informationen zu Anamnese, Klinik, Paraklinik und aktueller Therapie sollten direkt zwischen behandelnden Intensivmedizinern und Anästhesisten ausgetauscht werden. Bedeutend ist die Überprüfung der notwendigen technischen Vorraussetzungen im OP-Saal, von der Anzahl der benötigten Perfusoren bis hin zur Eignung von Transport- und Narkoserespirator. Häufig sind diese Patienten mit hohem PEEP beatmet. Das Beatmungsmuster sollte zur

Aufrechterhaltung einer adäquaten alveolären Ventilation und Oxygenierung perioperativ beibehalten werden. Ist die Leistungsfähigkeit des Narkosegerätes z.B. bez. des max. einstellbaren PEEP limitiert, kann der Intensivrespirator auch während der Operation genutzt werden. Sind Dekonnektionen unvermeidlich, muss der Endotrachealtubus zuvor abgeklemmt werden, um einen PEEP-Verlust mit konsekutivem Alveolenkollaps zu verhindern. Meist sind bei Intensivpatienten die notwendigen Gefäßzugänge bereits vorhanden.

? Ist einem bestimmten Anästhesieverfahren der Vorzug zu geben?

Prinzipiell sind sowohl die TIVA als auch die balancierte Anästhesie geeignete Verfahren. Häufig wird die bestehende Analgosedierung fortgeführt, vertieft und ergänzt. Kommt der Intensivrespirator im OP zum Einsatz, muss i.d.R. eine TIVA angewendet werden. Zu Bedenken ist hier die durch Propofol hervorgerufene Kreislaufdepression mit Verschlechterung der abdominellen Perfusion. Auch volatile Anästhetika sind im Rahmen einer balancierten Anästhesie bei der Dekompressionslaparotomie verwendbar. Mit einem durch die Sympathikolyse und Vasodilatation bedingten Blutdruckabfall ist zu rechnen, die Einflüsse auf den ICP sind bei entsprechenden Patienten von Bedeutung. Die Nutzung von Stickoxydul (N_2O) sollte aufgrund seiner Eigenschaft, in luftgefüllte Hohlräume zu diffundieren und u.a. eine Darmdistension hervorzurufen, vermieden werden. Muskelrelaxanzien senken den IAP für den Zeitraum ihrer substanzspezifischen WD. Für alle gewählten Medikamente sollten die im Rahmen des Einzel- oder Mehrorganversagens veränderte Pharmakokinetik und Pharmakodynamik bedacht werden.

? Mit welchen Komplikationen kann die Anästhesistin/der Anästhesist in der Phase der Dekompression konfrontiert werden?

Folge der Dekompression des Abdomens ist ein Reperfusionssyndrom der Splanchnikusregion und der unteren Körperpartie. Es kommt zur Einschwemmung von sauren Stoffwechselmetaboliten, vasoaktiven Substanzen, inflammatorischen Zytokinen und Bakterien. Der Zellzerfall und die gestörte Nierenfunktion können zur Hyperkaliämie mit schweren Herzrhythmusstörungen führen. Ein akuter Blutdruckabfall und ausgeprägte Zustandsverschlechterung resultieren aus o.g. Faktoren und werden durch die Freigabe des Gefäßbettes und den akut entstehenden Volumenmangel aggraviert. Aufgrund der vor der Dekompression vorhandenen venösen Stauung der unteren Extremität sind Thrombosen und pulmonale Thrombembolien nach Entlastung eines ACS möglich. Eine vorbestehende Koagulopathie und Verletzungen gestauter Viszeralgefäße können zu Blutverlusten führen. Über die große Wundfläche des Abdomen apertum drohen erhebliche Flüssigkeitsverluste und eine Hypothermie.

? Diskutieren Sie Maßnahmen zur Stabilisierung der Kreislaufsituation.

Aufgrund der erhöhten kardialen Füllungsdrücke CVP und PCWP wird eine bestehende Hypovolämie maskiert und der Flüssigkeitsbedarf dieser Patienten unterschätzt. Das optimale Regime für den Volumenersatz ist Gegenstand andauernder Diskussionen und wissenschaftlicher Studien. Der Einsatz großer Mengen kristalloider Infusionslösungen mit kurzer intravasaler Verweildauer scheint für ein sekundäres ACS zu prädisponieren. Geeigneter scheint der Einsatz kolloidaler Lösungen zu sein. Abhängig vom Molekulargewicht wurden jedoch auch bei diesen Infusionslösungen unerwünschte Nebeneffekte beobachtet. Hypertone, hyperonkotische Lösungen führen zu einer nach intravasal gerichteten Flüssigkeitsverschiebung und wurden mit Erfolg zur Stabilisierung von Verbrennungspatienten mit sekundärem ACS eingesetzt. Diese sog. Small-Volume-Resuscitation ist ein möglicher Weg, die Volumenüberladung zu verhindern, und sollte bei Patienten eingesetzt werden, bei denen das Risiko für ein sekundäres ACS besteht. In Anbetracht der Unzuverlässigkeit der Messwerte von CVP und PCWP kann der APP (> 50–60 mmHg) auch intraoperativ als Zielparameter zur Steuerung der Kreislauftherapie verwendet werden [Mertens zur Borg 2006].

? Welche Auswirkungen auf verschiedene Organsysteme werden nach Dekompression sichtbar?

◂ Auf die plötzliche Zunahme der thorakalen Compliance und damit bei druckkontrollierter Beatmung meist erheblich ansteigende Tidalvolumina muss mit einer Adaptation der Druckamplitude reagiert werden. Später ist häufig eine Deeskalation des Beatmungsmusters möglich.
◂ Der weitere intensivmedizinische Verlauf nach erfolgreicher Dekompression und Stabilisierung ist von einer zunehmenden Normalisierung der Kreislauffunktion gekennzeichnet. Meist kann die Katecholamintherapie ebenfalls deeskaliert werden.
◂ Häufig ist nach Dekompression binnen weniger Stunden eine Rückkehr der Diurese zu beobachteten.

Literatur

Agusti M et al., Dobutamine restores intestinal mucosal blood flow in a porcine model of intra-abdominal hyperpressure. Crit Care Med (2000), 28, 467–472
Balogh Z et al., Patients with impending abdominal compartment syndrome do not respond to early volume loading. Am J Surg (2003a), 186, 602–608
Balogh Z et al., Both Primary and Secondary Abdominal Compartment Syndrome can be Predicted Early and are Harbingers of Multiple Organ Failure. J Trauma (2003), 54, 848–859
Balogh Z et al., Supranormal trauma resuscitation causes more cases of abdominal compartment syndrome. Arch Surg (2003), 138, 637–642
Cheatham ML et al., Results from the International Conference of Experts on Intra-abdominal Hypertension and Abdominal Compartment Syndrome. II. Recommendations. Intensive Care Med (2007), 33, 951–962
Cheatham ML et al., Intravesicular pressure monitoring does not cause urinary tract infection. Intensive Care Med (2006), 32, 1640–1643
Cheatham ML, Malbrain M (2006) Intra-Abdominal Hypertension and the Cardiovascular System. In: Ivatury R et al. (Hrsg), Abdominal compartment syndrome, 89–104. Landes Biomedical, Georgetown
Cheatham ML et al., Abdominal perfusion pressure: a superior parameter in the assessment of intra-abdominal hypertension. J Trauma (2000), 49, 621–626
Cheatham ML et al., Preload Assessment in Patients with an Open Abdomen. J Trauma (1999), 46, 16–22
Deeren DH, Malbrain MLNG (2006) Prevalence and Incidence of Intra-Abdominal Hypertension. In: Ivatury RR et al. (Hrsg), Abdominal compartment syndrome, 82–88. Landes Biomedical, Georgetown
Deeren DH, Dits H, Malbrain M, Correlation between intraabdominal and intracranial pressure in nontraumatic brain injury. Intensive Care Med (2005), 31, 1577–1581

Doty JM et al., The effects of hemodynamic shock and increased intra-abdominal pressure on bacterial translocation. J Trauma (2002), 52, 13–17

Gennarelli TA et al., Comparison of mortality, morbidity, and severity of 59,713 head injured patients with 114,447 patients with extracranial injuries. J Trauma (1994), 37, 962–968

Harman P et al., Elevated intra-abdominal pressure and renal function. Ann Surg (1982), 196, 594–597

Knichwitz G, Kruse C, Aken H, Intestinale Perfusionsstörungen beim Intensivpatienten. Anaesthesist (2005), 54, 41–48

Malbrain M et al., Results from the International Conference of Experts on Intra-abdominal Hypertension and Abdominal Compartment Syndrome. I. Definitions. Intensive Care Med (2006), 32, 1722–1732

Malbrain M, Different techniques to measure intra-abdominal pressure (IAP): time for a critical reappraisal. Intensive Care Med (2004), 30, 357–371

Malbrain M (2002) Abdominal perfusion pressure as a prognostic marker in intra-abdominal hypertension. In: Yearbook of intensive care and emergency medicine, 792–814. Springer, Berlin, Heidelberg, New York

Mertens zur Borg IR, Verbrugge SJ, Kolkman KA (2006) Anesthetic considerations in abdominal compartment syndrome. In: Ivatury RR et al. (Hrsg), Abdominal compartment syndrome, 254–265. Landes Biomedical, Georgetown

Oda J et al., Hypertonic lactated saline resuscitation reduces the risk of abdominal compartment syndrome in severely burned patients. J Trauma (2006), 60, 64–71

Ridings PC, Blocher CR, Sugerman HJ, Cardiopulmonary effects of raised intra-abdominal pressure before and after intravascular volume expansion. J Trauma (1995), 39, 1071–1075

S2e-Leitlinie der Deutschen Gesellschaft für Anästhesiologie und Intensivmedizin (DGAI), Lagerungstherapie zur Prophylaxe oder Therapie von pulmonalen Funktionsstörungen. Anästhesiologie & Intensivmedizin (2008), (1 Suppl), 1–24

Schachtrupp A et al., A 24-h pneumoperitoneum leads to multiple organ impairment in a porcine model. J Surg Res (2002), 106, 37–45

Sugerman, HJ, DeMaria EJ, Felton WL, Increased intra-abdominal pressure and cardiac filling pressures in obesity-associated pseudotumor cerebri. Neurology (1997), 49, 507–511

Sugrue M, Abdominal compartment syndrome. Curr Opin Crit Care (2005), 11, 333–338

Sugrue M, D'Amours S, The problems with positive end expiratory pressure (PEEP) in association with abdominal compartment syndrome (ACS). J Trauma (2001), 51, 419–420

Wendt E, Ueber den Einfluss des intraabdominalen Druckes auf die Absonderungsgeschwindigkeit des Harns. Arch Physiol Heilkd (1876), 57, 527–575

WSACS (World Society on Abdominal Compartment Syndrome) http://www.wsacs.org

Critical Illness Polyneuropathie/Myopathie (CIP/CIM)

S. Bercker

? Was ist CIP/CIM? Wie diagnostizieren Sie eine CIP/CIM?

Klinisch handelt es sich bei CIP/CIM um eine akute Lähmung, die nach längerer Intensivtherapie mit Beatmung und Sedierung auftritt und i.d.R. symmetrisch die obere und untere Körperhälfte betrifft. Die Lähmung kann dabei bis hin zur Plegie fortschreiten. Es gibt keine einheitliche, allgemein anerkannte Definition der Erkrankung. Die Erstbeschreibung liegt noch keine 30 Jahre zurück [Bolton et al. 1986], und seitdem haben weitere Autoren das Phänomen von Paresen nach schwerer Erkrankung und intensivmedizinischer Behandlung beschrieben und eine Reihe von Bezeichnungen dafür vorgeschlagen. In histologischen Untersuchungen wurden verschiedene, aber häufig uncharakteristische morphologische Veränderungen von Nerven und Muskeln beobachtet. Dabei wurden sowohl eher neuropathische als auch myopathische Ausprägungen diagnostiziert. Bei der Mehrzahl der Patienten findet man allerdings Mischbilder, sodass heute viele Autoren die Doppelbezeichnung CIP/CIM verwenden. Die Beobachtung einer Muskelschwäche nach Intensivtherapie lässt sich klinisch nicht von einer Inaktivitätsatrophie der Muskulatur trennen. Um eine CIP/CIM zu diagnostizieren, sollten entsprechende Risikofaktoren und ein entsprechender EMG-Befund vorliegen. Eine histologische Untersuchung ist i.d.R. nicht indiziert. Letztendlich ist die Diagnose CIP/CIM häufig eine Ausschlussdiagnose.

? Braucht man denn ein EMG für die Diagnose? Was sind die typischen EMG-Zeichen?

Es ist strittig, ob man aus der EMG-Diagnostik klinische Konsequenzen ziehen kann. Allerdings kann das EMG frühzeitig beim Ausschluss anderer Differenzialdiagnosen helfen. Es ist außerdem hilfreich, die Diagnose möglichst frühzeitig – also noch beim sedierten Patienten – zu stellen, um sich auf respiratorische Komplikationen und eine potenziell schwierige Entwöhnung von der Beatmung einzustellen [Weber-Carstens et al. 2003]. Unter Umständen ist es sogar sinnvoll, Patienten mit ausgeprägten EMG-Veränderungen frühzeitig zu tracheotomieren. Typische EMG-Befunde, die auch beim analgosedierten Patienten erhoben werden können, zeichnen sich durch Zeichen pathologischer Spontanaktivität (Fibrillationspotenziale, positive scharfe Wellen) aus. Ursächlich ist eine Denervierung der Muskulatur. Bei Patienten mit einem entsprechenden Risikoprofil, bei denen andere Ursachen ausgeschlossen werden konnten, sind diese Veränderungen ein hinreichend gutes Kriterium, um eine CIP/CIM zu diagnostizieren. Bei einigen Patienten kann eine beginnende CIP/CIM bereits innerhalb von 3 Tagen nach Beginn einer intensivmedizinischen Behandlung elektromyographisch beobachtet werden. Da die elektromyographische Diagnostik erfahrenen Untersuchern vorbehalten bleibt, dürfte Sie auf vielen Intensivstationen nur eingeschränkt verfügbar sein. In solchen Fällen muss die Diagnose CIP/CIM als Ausschlussdiagnose gestellt werden.

? Welche klinischen Folgen hat das Vorliegen einer CIP/CIM für den Patienten?

Die Einschränkung der Muskelkraft erstreckt sich auch auf die Atemmuskulatur. Dies kann man klinisch sehr gut beobachten und wurde auch durch EMG-Untersuchungen von Zwerchfell und Atemhilfsmuskulatur belegt. Fast alle Autoren, die Patienten mit CIP/CIM über einen längeren Zeitraum beobachtet und beschrieben haben, haben eine Verlängerung der Beatmungsdauer und eine höhere Rate an respiratorischen Komplikationen (z.B. respiratorassoziierte Pneumonie) festgestellt. Die durch die Lähmung erschwerte Mobilisation führt außerdem zu einer höheren Rate an thrombembolischen Komplikationen [Garnacho-Montero et al. 2001]. Folgerichtig müssen diese Patienten auch länger auf der Intensivstation behandelt werden. Aus Nachuntersuchungen von Patienten nach schwerem akutem Lungenversagen ist bekannt, dass die Einschränkung der Muskelkraft auch nach Monaten noch zu einer erheblichen Reduktion der Lebensqualität führt. Sehr häufig ist die Tetraparese nach überstandener schwerer Erkrankung unter intensiver Physiotherapie schnell rückläufig. Bei einigen Patienten ist allerdings ein prolongierter Verlauf zu beobachten, der mit der Dauer und der Schwere der intensivpflichtigen Erkrankung korreliert. Bei einigen Patienten mit sehr schwerem Verlauf einer CIP/CIM wurden residuale neuropathische Schmerzen beobachtet.

Gelähmter Intensivpatient = CIP/CIM? Welche Differenzialdiagnosen müssen ausgeschlossen werden?

Grundsätzlich kommt natürlich jede Differenzialdiagnose einer Parese infrage. Anamnestisch sollte nach Hinweisen auf Myopathien, die ggf. eine Aggravierung erfahren haben, gefragt werden. Eine wichtige Differenzialdiagnose, die z.B. infektgetriggert zur Krise führen kann, ist die Myasthenia gravis. Gerade bei Patienten, die einen schweren respiratorischen Infekt durchgemacht haben, sollte überlegt werden, ob die respiratorische Komplikation nicht durch Aspiration auf dem Boden einer muskulären oder nervalen Systemerkrankung (z.B. Amyotrophe Lateralsklerose, Multiple Sklerose) entstanden sein kann. Es wird aber sehr selten der Fall sein, dass solche Erkrankungen anamnestisch nicht bereits bekannt sind. Bei Patienten nach Trauma oder solchen, die während des intensivmedizinischen Verlaufs schwere Gerinnungsstörung und Blutungsneigung hatten, sollten spinale bzw. zerebrale Blutungen und Läsionen bildmorphologisch ausgeschlossen werden. Insbesondere wenn ein deutlich asymmetrisches Lähmungsmuster beobachtet wird, ist eine CIP/CIM unwahrscheinlich. Spinale Abszesse können durch septische Embolien oder lokale Infektionen hervorgerufen werden und sollten besonders dann, wenn der Patient einen Periduralkatheter hatte, als Differenzialdiagnose einer Lähmung erwogen werden.

Was sind Risikofaktoren für CIP/CIM?

In vielen Beobachtungsstudien wurden Risikofaktoren, die zu einer CIP/CIM führen können, untersucht. Dazu gehören z.B. der Gebrauch von nicht depolarisierenden Muskelrelaxanzien oder Aminoglykosidantibiotika, der Einsatz von Nierenersatzverfahren, Kortikosteroiden oder erhöhte BZ-Spiegel [Bercker S et al. 2005]. In mehreren größeren Studien konnten davon aber nur einige gesichert werden. Seit der Erstbeschreibung durch Bolton und Mitarbeiter zeigt sich durchgängig in allen Untersuchungen, dass insbesondere Patienten, die eine schwere Sepsis durchgemacht haben, ein sehr hohes Risiko für die Entwicklung einer CIP/CIM haben. Die Inzidenz bei Patienten nach schwerer Sepsis mit Multiorganversagen liegt bei bis zu 90% [Bolton, Young 2000]. Es liegt daher nahe, dass CIP/CIM ähnlich wie andere Organfunktionsstörungen in der schweren Sepsis durch Mikrozirkulationsstörungen und lokale oder generalisierte Hyperinflammation hervorgerufen werden kann. Man spricht daher auch vom „Organversagen der motorischen Einheit". In einigen Untersuchungen zeigten sich Hinweise darauf, dass erhöhte Blutglukosespiegel mit der Entwicklung von CIP/CIM korrelieren. Die Durchführung einer intensivierten Insulintherapie kann also möglicherweise dazu beitragen, die Häufigkeit des Auftretens von CIP/CIM zu verringern [Berghe et al. 2005]. Myopathien sind eine klassische Nebenwirkung von Kortikosteroiden. Der Einsatz von hoch dosierten Kortikosteroiden, z.B. zur Immunsuppression nach Transplantation oder bei der Behandlung der schweren COPD, scheint ebenfalls einen Risikofaktor für CIP/CIM darzustellen [Lacomis, Zochodne, Bird 2000]. Es ist in diesem Zusammenhang diskutiert worden, ob der Einsatz von niedrig dosiertem Hydrocortison, das bei der Behandlung des septischen Schocks zur adjunktiven Therapie zählt, zu einer hohen Inzidenz von CIP/CIM beiträgt. In klinischen Untersuchungen gab es bislang aber nur indirekte Hinweise auf einen solchen Zusammenhang [Herridge et al. 2003]. Viele dieser verdächtigten Faktoren sind nur schwer vermeidbar und haben gesicherte Indikationen bei der Therapie der Grunderkrankung. Lediglich die Vermeidung von Hyperglykämien kann als gut erreichbare und gut gesicherte prophylaktische Maßnahme gelten.

? Was soll man bei Patienten mit CIP/CIM anders machen?

- Bei Patienten mit hohem Risiko für CIP/CIM: frühzeitige EMG-Diagnostik
- Bei positivem Befund auf schwieriges Weaning einstellen. Frühzeitige Tracheotomie erwägen, keine muskuläre Überforderung
- Besonders bei Patienten mit hohem Risiko: Kontrolle des Blutzuckers
- Möglichst frühzeitiges Ausschleichen von Kortikosteroiden

Literatur

Bercker S et al., Critical illness polyneuropathy and myopathy in patients with acute respiratory distress syndrome. Crit Care Med (2005), 33, 711–715

Berghe Gvd et al., Insulin therapy protects the central and peripheral nervous system of intensive care patients. Neurology (2005), 64, 1348–1353

Bolton CF, Young GB, Critical Illness Polyneuropathy. Curr Treat Options Neurol (2000), 2, 489–498

Bolton CF et al., Critically ill polyneuropathy: electrophysiological studies and differentiation from Guillain-Barre syndrome. J Neurol Neurosurg Psychiatry (1986), 49, 563–573

Garnacho-Montero J et al., Critical illness polyneuropathy: risk factors and clinical consequences. A cohort study in septic patients. Intensive Care Med (2001), 27, 1288–1296

Herridge MS et al., One-year outcomes in survivors of the acute respiratory distress syndrome. N Engl J Med (2003), 348, 683–693

Lacomis D, Zochodne DW, Bird SJ, Critical illness myopathy. Muscle Nerve (2000), 23, 1785–1788

Weber-Carstens S et al., Paresis following mechanical ventilation. Jama (2003), 289, 634

Anästhesie in besonderen operativen Bereichen

Neonatale Anästhesie 499
Claudia Philippi-Höhne

Trauma 506
Jochen Gille, Hagen Fischer, Bernd Donaubauer

Anästhesie und Analgesie in Schwangerschaft und Stillzeit 526
Jan Wallenborn

Kardioanästhesie 539
Thomas Hentschel

Herztransplantation 549
Thomas Hentschel

Lungentransplantation 552
Thomas Hentschel

Abdominalchirurgie 556
Uta-Carolin Pietsch

Geriatrische Anästhesie 564
Angelika Baur, Alexander Dünnebier

Ambulante Anästhesie 566
Holger Schmidt

Intrazerebrale Gefäßerkrankungen 572
Lutz Schaffranietz, Frank Hokema

Hintere Schädelgrube – sitzende Position 578
Lutz Schaffranietz

Elektrokrampftherapie 582
Lutz Schaffranietz

Intrakranieller Druck 586
Lutz Schaffranietz

Anästhesie für Kraniotomien 591
Lutz Schaffranietz

Gefäßchirurgie 596
Gundi Hertel-Gilch

Urologie 605
Uta-Carolin Pietsch

HNO 609
Anke Schlosser

Anästhesie in besonderen operativen Bereichen

Neonatale Anästhesie

C. Philippi-Höhne

 Warum haben Früh- und Neugeborene ein erhöhtes Anästhesierisiko?

Atemweg und pulmonale Funktion
Kinder dieser Altersgruppe haben eine im Verhältnis zur Mundhöhle große Zunge, einen ausgeprägten Hinterkopf, eine weiche oft flottierende Epiglottis und einen kurzen Hals. Das Risiko einer Verlegung der oberen Atemwege ist also deutlich höher, je unreifer das Kind ist. Die Atemantwort bei Anstieg des Kohlendioxids ist geringer ausgeprägt. Die Vitalkapazität der Lunge ist vermindert, die Atemfrequenz beträgt etwa 40/min und der Sauerstoffverbrauch ist im Vergleich zu Erwachsenen 2–3-fach erhöht (8–20 ml/kg/min). Somit haben alle Medikamente, die das Atemzentrum beeinflussen, wie Opioide, Barbiturate etc., einen stärkeren Effekt auf die Ventilation.

Kardiale Funktion
Früh- und Neugeborene haben einen nahezu steifen Ventrikel, da bereits eine max. Kontraktilität in Ruhe notwendig ist. So ist das HZV von der Frequenz abhängig, und Bradykardien führen zu einem kritischen Abfall des Sauerstoffangebotes. Alle Medikamente, die die Herzfrequenz vermindern, sollten mit Vorsicht eingesetzt werden.

Temperatur
Die Thermoregulation ist in dieser Altersgruppe unzureichend. Bei Hypothermie wird folgende Kaskade stimuliert: zunehmender Sauerstoffverbrauch zur Wärme-Erhaltung aus der Verbrennung von braunem Fettgewebe und Sympathikusstimulation mit Noradrenalin-vermittelter peripherer Vasokonstriktion. Neben dem erhöhten Sauerstoffverbrauch vermindert die periphere Vasokonstriktion die Sauerstoffabgabe ins Gewebe und verursacht so eine zelluläre Hypoxie mit folgender metabolischer Azidose. Dies führt u.a. zu Gerinnungsstörungen und einer verminderten Surfactantsynthese.

Pharmakologie
Das Gesamtkörperwasser und der Anteil des Extrazellulärraumes sind bei Früh- und Neugeborenen am größten und nehmen mit zunehmendem Lebensalter ab, während der Fett- und Muskelanteil zunimmt. Da kleine Kinder einen größeren Extrazellulärraum haben, müssen Wirkstoffe, die sich im Extrazellulärraum verteilen, umso höher dosiert werden, je kleiner das Kind ist, wenn gleiche Wirkstoffkonzentrationen erzielt werden sollen. Die Eliminationshalbwertszeit der meisten Wirkstoffe ist bei kleinen Kindern aufgrund der noch eingeschränkten Enzymkapazität der Leber und der Ausscheidungsfunktion der Niere verlängert. Die Streubreiten sind erfahrungsgemäß sehr groß. Die Reifung der einzelnen Metabolisierungs- und Ausscheidungsfunktionen erfolgt mit unterschiedlicher Geschwindigkeit. Inhalationsanästhetika werden viel schneller aufgenommen und abgegeben als bei Erwachsenen, weil Kinder eine

höhere Ventilationsrate, ein höheres HZV und niedrigere Blut-Gas-Verteilungskoeffizienten haben.

? Wie sind die Leber-, Nieren- und gastrointestinale Funktion bei Neonaten?
Erhöhte Bilirubinspiegel sind sehr häufig. Die hepatische Metabolisierung ist reduziert, sodass die Metabolisierung einiger Medikamente und damit deren Wirkung verlängert sein kann. Neonaten haben verminderte Glukosespeicher in der Leber, die Gluconeogenese ist eingeschränkt. Damit besteht die Gefahr der Hypoglykämie. Typische Symptome sind Ateminsuffizienz, Zyanose, Krampfanfälle, Lethargie, Temperaturschwankungen und Schwitzen. Die glomeruläre Funktion der Nieren ist unreif und die Konzentrationsfähigkeit eingeschränkt. Die renale Clearance von einigen Medikamenten ist vermindert. Die Magenentleerung kann verzögert sein. Der untere Ösophagussphinkter hat eine eingeschränkte Funktion, so kommt es häufiger zu gastro-ösophagealem Reflux.

? Welche physiologischen Vorgänge finden in den ersten Lebenstagen kardial statt?
Postnatal kommt es durch den Abfall des pulmonalen Gefäßwiderstandes zur Shuntumkehr im Ductus arteriosus Botalli. Der erhöhte Sauerstoffpartialdruck löst zunächst einen funktionellen Ductusverschluss aus, der sich in den ersten Lebenswochen anatomisch fixiert. Der Anstieg des Drucks im linken Vorhof führt zu einem ebenfalls zunächst nur funktionellen Verschluss des Foramen ovale. Die Sauerstoffversorgung des Organismus erfolgt nun von der Lunge über das linke Herz in den großen Kreislauf. Diese komplizierte Kreislaufumstellung ist in den ersten Lebenstagen oder auch -wochen keineswegs stabil. Verschiedene Störungen, z.B. Hypoxie, Hyperkarbie oder anästhetikainduzierte Veränderungen des Gefäßwiderstandes, können ein Wiedereröffnen der fetalen Kurzschlussverbindungen begünstigen, wodurch therapierefraktäre Hypoxämien entstehen können. Besonders gefährdet sind Frühgeborene und Kinder mit Infektionen, Azidose, Lungenerkrankungen (z.B. Mekoniumaspiration, Zwerchfellhernie), Hypothermie und kongenitalen Herzfehlern.

? Wie kann der Flüssigkeitsstatus bei einem wachen Neonaten bestimmt werden?
Der RR ist ein unzuverlässiger Parameter zur Beurteilung des Volumenstatus. Zeichen einer Hypovolämie sind: eine eingesunkene vordere Fontanelle, ein verminderter Hautturgor, Weinen ohne Tränen, eine verzögerte kapilläre Füllung, kühle Extremitäten und eine blasse oder zyanotische Haut.

Neonatale Anästhesie

 Welche Erkrankungen sind bei Früh- und Neugeborenen häufig und welche Bedeutung haben sie für die Anästhesie?

Tab. 95: Erkrankungen bei Früh- und Neugeborenen und deren Bedeutung für die Anästhesie

Erkrankung	Relevanz für die Anästhesie
Frühgeborenen-Atemnotsyndrom (Respiratory distress syndrome, RDS)	Surfactant, welches zur Reduktion der Oberflächenspannung die Alveolen auskleidet, ist vermindert. Surfactantmangel verursacht einen Alveolarkollaps.
Bronchopulmonale - Dysplasie (BPD)	Interstitielle Fibrose, Zysten und kollabierte Lungenareale verschlechtern den Gasaustausch.
Apnoe und Bradykardie	Unreife des Atemzentrums, verminderte Antwort auf Hyperkapnie und Hypoxie sowie unreife Koordination der oberen Atemwegsmuskulatur führen zu Apnoephasen und reaktiv zu Bradykardien.
Persistierender Ductus arteriosus Botalli (PDA)	Die hämodynamische Relevanz steigt mit der Frühgeburtlichkeit. Der Links-Rechts-Shunt führt zu Sättigungsabfällen, Volumenüberlastung, Herzinsuffizienz und Ateminsuffizienz.
Intraventrikuläre Blutung (IVB)	Ein Hydrocephalus bildet sich häufig infolge einer IVB. Verhinderung von Blutdruck- und Kohlendioxidpartialdruckschwankungen mindern das Risiko.
Frühgeborenen-retinopathie	Hohe Sauerstoffkonzentrationen sollten außer in Situationen starker Entsättigung vermieden werden. Ziel: Sättigung um 90%
Nekrotisierende Enterokolitis (NEC)	Zeichen sind stark gebläht Abdomen, blutige Stühle und Erbrechen; führt schnell zur Reduktion des Allgemeinzustandes und zum septischen/hypovolämen Schock.

 Welche speziellen Vorkehrungen sollten getroffen werden, bevor ein Neonat anästhesiert wird?

◢ Monitoring (EKG, RR, prä- und postduktale Sättigung) sollte in entsprechender Größe vorhanden sein. Ein adäquates Stethoskop zur Auskultation von Herztönen und Atemgeräusch ist obligat.
◢ Die Raumtemperatur im OP-Saal sollte vor der OP erhöht werden, um eine Auskühlung des Kindes zu vermeiden. Warme Tücher sollten vorrätig sein. Am effektivsten sind konvektive Wärmesysteme: eine Matte, auf der das Kind gelagert werden kann, und eine Folie, mit der das Kind vor Beginn der OP teilweise bedeckt werden kann. Eine kontinuierliche Temperaturmessung über die gesamte OP-Zeit ist unerlässlich.
◢ Das BV und der max. tolerierbare Blutverlust sollten vorher berechnet werden. Vor der Transfusion sollte das EK ausreichend angewärmt werden.

Mit welchen intraoperativen Problemen muss gerechnet werden?

Tab. 96: Intraoperative Probleme, Ursachen und Lösungen bei Früh- und Neugeborenen

Problem	Mögliche Ursache	Lösungsansatz
Hypoxie	• Einseitige Intubation oder Dislokation in einen Hauptbronchus bei sehr kurzer Trachea	• Sorgfältige Auskultation nach Intubation und gute Fixierung des Tubus
	• Erhöhter intraabdomineller Druck (IAD) durch Luft im Magen oder chirurgische Manipulation vermindern FRC und verstärken basale Atelektasen	• Absaugen des Magens und manuelle Ventilation, Rücksprache mit Operateur
Bradykardie	• Hypoxie	• Vor In- und Extubation sollte kurzfristig 100% Sauerstoff verabreicht werden, um eine Hypoxie zu vermeiden. Zurückhaltung bei extremen Frühgeborenen
	• Halothan	• Kann durch neuere, verträglichere Inhalationsanästhetika ersetzt werden
	• Succinylcholin	• Keine Indikation bei Säuglingen
	• Manipulation am N. vagus	• Kommunikation mit dem Operateur
Hypothermie	• Starke Neigung zur Hypothermie durch Mangel an Fett, unzureichende Wärmeregulation und relativ große Körperoberfläche	• Aufwärmen des OP-Saals, konvektive Wärmematten, warme Tücher, angewärmte Flüssigkeiten
Arterielle Hypotension	• Bradykardien	• Oxygenierung verbessern, ggf. Atropin
	• Hypovolämie	• Adäquate Flüssigkeitszufuhr abhängig vom Verlust und dem Körpergewicht

 Welche Früh- und Neugeborenen benötigen eine besondere postoperative Überwachung?

Ehemalige Frühgeborene neigen bis zur 60–64. postkonzeptionellen Woche während der Einleitung und Ausleitung einer Narkose sowie postoperativ zu Apnoephasen. Bei einem Geburtsgewicht unter 1500 g kann die Wahrscheinlichkeit von perioperativen Apnoen bei 90% liegen, bei allen ehemaligen Frühgeborenen im Durchschnitt um 25%. Dies gilt auch für Kinder, die ansonsten klinisch unauffällig sind. Das Risiko des individuellen Patienten ist nicht bestimmbar, nimmt aber mit der physiologischen Reife ab. Es ergibt sich die Notwendigkeit, ehemalige Frühgeborene bis zur 64. postkonzeptionellen Woche postoperativ für 12–24 h mittels Pulsoxymetrie zu überwachen. Nach der 64. postkonzeptionellen Woche haben diese Kinder das gleiche geringe Apnoerisiko wie reif geborene Kinder. Auch Kinder mit erhöhter SID-(Sudden Infant Death)Gefährdung sollten in die verlängerte postoperative Überwachung einbezogen werden. Auch bei Durchführung von Regionalanästhesie und Verwendung von kurz wirksamen Medikamenten kann auf die Überwachung nicht verzichtet werden.

Welche Notfälle und Operationsindikationen gibt es in der Neonatologie?

- Ösophagusatresie mit oder ohne tracheoösophagealer Fistel (Tracheo-Esophageal Fistula = TEF)
- Kongenitale Zwerchfellhernie
- Omphalozele
- Gastroschisis
- Myelomeningozele
- Offener Ductus arteriosus Botalli
- Mekoniumileus
- Pylorusstenose

Welche Formen der Ösophagusatresie gibt es? Was bedeuten VATER Syndrom und VACTERL Syndrom?

Formen der Ösophagusatresie (Häufigkeit 1:2500):
- Typ I = Ösophagus liegt als „Strang ohne Funktion" vor.
- Typ II = oberer und unterer Blindsack ohne tracheale Fistel.
- Typ IIIa = oberer Blindsack mit Fistel zur Trachea, unterer Blindsack ohne tracheale Fistel.
- Typ IIIb = unterer Blindsack mit Fistel zur Trachea, oberer Blindsack ohne tracheale Fistel. (90%).
- Typ IIIc = beide Blindsäcke haben eine tracheale Fistel.
- Typ IV = normaler Ösophagus mit trachealer Fistel.

VATER Syndrom: **v**ertebrale Anomalien, **A**nalatresie, **t**racheoösophageale Fistel (**TEF**), **r**enale Anomalien
VACTERL Syndrom: zusätzlich kardiale (**c**ardiac) und Extremitätenfehlbildungen (**l**imb)

Welche anästhesiologischen Besonderheiten gibt es bei einer Ösophagusatresie mit oder ohne TEF zu beachten?

- Intrauterin wird häufig vermehrtes Fruchtwasser festgestellt. Postnatal fällt eine starke Speichelsekretion auf. Eine Magensonde kann nicht angelegt werden. Bei Fütterungsversuchen kommt es zur Regurgitation.
- Große Vorsicht bei der Einleitung zur Narkose und Intubation! Bei der Maskenbeatmung kann sich der Magen schnell über die tracheale Fistel mit Luft füllen (Typ IIIb, IIIc). Eine Entlastung ist nur durch eine Notgastrostomie möglich!
- Der Tubus sollte nach Intubation tief in einen Hauptbronchus vorgeschoben werden, da die Fistel in den meisten Fällen nahe an der Carina liegt. Dann sollten mittels Bronchoskopie unter langsamem Zurückziehen des Tubus die Fistel lokalisiert und die Tubusspitze anschließend unterhalb der Fistel platziert werden. Exakte Tiefe am Tubus markieren. Der Tubus kann akzidentell auch in die Fistel vorgeschoben werden. Ein auf die vermutliche Tubusgröße abgestimmtes Bronchoskop muss zur Einleitung bereitgehalten werden.
- Zum Verschluss einer Fistel und ggf. einer Ösophagusanastomose wird das Kind auf die linke Seite gelagert. Häufig muss intraoperativ manuell beatmet werden, da die sich ausdehnende Lunge bei maschineller Inspiration die operativen Verhältnisse erschwert. Pro-

bleme dabei sind Hyperkapnie und Hypoxie. Kann eine Anastomose geschaffen werden, wird eine Magensonde platziert, die postoperativ keinesfalls dislozieren darf!
- Können die Blindsäcke nicht adaptiert werden, wird nach Fistelverschluss in Rückenlage eine Gastrostomie angelegt.

? Wie ist das Management bei Kindern mit einer kongenitalen Zwerchfellhernie?

- Das Zwerchfell ist nicht komplett verschlossen, und abdominelle Organe sind in den Thorax verschoben, meist linksseitig durch das Bochdalek-Dreieck.
- Die Prognose und die Schwere der Erkrankung hängen vom Ausmaß der Lungenhypoplasie auf der betroffenen Seite ab. Wenn trotz adäquater Ventilation weiterhin eine ausgeprägte Hyperkapnie besteht, ist dies ein Zeichen für eine schlechte Prognose.
- Der hohe pulmonal-arterielle Druck und die Hypoxie begünstigen das Eröffnen bzw. verhindern das Verschließen des Ductus arteriosus Botalli, was zu einem Rechts-Links-Shunt mit Hypoxämie führen kann, wenn der pulmonal-arterielle Druck höher als der systemische RR ist.
- Die Kinder müssen intubiert und beatmet werden. Häufig sind hohe Beatmungsdrücke zur Oxygenierung und Vermeidung von Hyperkapnien notwendig. Dem gegenüber sollten jedoch hohe Beatmungsdrücke > 30 cmH$_2$O nicht appliziert werden, um auf der gesunden Seite Barotrauma und Pneumothorax zu verhindern.
- Gute i.v. Zugänge und ggf. ein arterieller Katheter (BGA) sollten präoperativ angelegt werden.
- Die Operation erfolgt von abdominal. Eine Magensonde sollte zur Entlastung angelegt werden (dabei keine zusätzliche Luft insufflieren!), um den Magen intrathorakal nicht zu blähen und die respiratorische Situation zu verschlechtern.
- Die Narkose kann mit Inhalationsanästhetika und Opioiden, aber ohne Lachgas geführt werden.

? Was ist eine Omphalozele und eine Gastroschisis?

Omphalozele
Hernie am Nabel mit einem Bruchsack, in dem sich Darmanteile befinden. Der Darm ist bedeckt mit dünnen Membranen.

Gastroschisis
Spaltbildung neben dem Nabel, es liegt kein Bruchsack vor. Der Darm kann durch die Enge der Spalte schlecht perfundiert sein. Eine schnelle Operation kann Darmanteile retten.

? Welches perioperative Management ist bei einer Omphalozele oder einer Gastroschisis notwendig?

- Die Versorgung sollte zügig erfolgen, um die Minderperfusion des Darms aufzuheben und um weitere Flüssigkeitsverluste und Auskühlung zu vermeiden. Der Darm wird sofort nach der Geburt bis zur operativen Versorgung steril eingepackt (Gastroschisis).

- Nach Intubation sollten eine Magensonde und 2 periphere Zugänge angelegt werden.
- Die Präparation des Darms kann viel Zeit in Anspruch nehmen, Flüssigkeits- und Blutverluste müssen konsequent ersetzt werden. Bei avitalen Darmanteilen werden nekrotische Bereiche reseziert und Anastomosen angelegt.
- Bei Verlagerung des Darms nach intraabdominell können die Beatmungsdrücke ansteigen. Bei zu hohen Beatmungsdrücken (> 30 cmH$_2$O) sollte überlegt werden, die Bauchdecke nicht komplett zu verschließen und einen Patch in die Bauchdecke einzunähen.
- Der hohe IAP kann zu einem ACS mit Verminderung des venösen Rückstroms und einem kritischen Abfall des HZV führen.
- Die Kinder bleiben postoperativ zunächst beatmet.

? Welche Besonderheiten sind bei einer Myelomeningozele zu beachten?

- Durch fehlenden Verschluss der lumbosakralen Wirbelsäule liegen Anteile des Rückenmarks und anliegende Strukturen außerhalb der Wirbelsäule.
- Es muss eine sehr zügige Versorgung gewährleistet werden, um weitere Schäden zu vermeiden. Die untere Körperhälfte wird postpartal häufig in einen sterilen Beutel oder in sterile Tücher verpackt. Die Lagerung darf nur auf dem Bauch oder seitlich erfolgen.
- Narkose-Einleitung und Intubation müssen zum Schutz des Rückenmarks in Seitenlage erfolgen.
- Die OP-Zeit ist von der Größe des Defekts abhängig. Es sollten 2 i.v. Zugänge angelegt werden. Es kann zu größeren Flüssigkeits- und Blutverlusten kommen.

? Wie ist das anästhesiologische Vorgehen bei einem Säugling mit einer Pylorusstenose?

- Die Pylorusstenose ist mit einer Inzidenz von 1:300 relativ häufig, v.a. Jungen sind betroffen. 2–6 Wochen nach der Geburt kommt es bei diesen Kindern zu rezidivierendem Erbrechen nach Nahrungsaufnahme. Dabei entwickeln sich häufig Hypovolämie, Hypochlorämie und eine metabolische Azidose.
- Präoperativ sollten bei diesen Kindern die Elektrolyt- und Flüssigkeitsverschiebungen ausgeglichen werden. Eine Magensonde sollte angelegt werden.
- Aufgrund der Aspirationsgefahr ist eine Ileuseinleitung mit milder Zwischenbeatmung indiziert.
- Die Pylorusstenose kann offen oder laparoskopisch versorgt werden. Intraoperativ kann Remifentanil verwendet werden. Der postoperative Schmerzmittelbedarf ist meist gering, sodass Piritramid nach dem Einsetzen der Spontanatmung vorsichtig titriert werden und eine Extubation angestrebt werden sollte.

Literatur

Bohn D, Congenital diaphragmatic hernia. Am J Respir Crit Care Med (2002), 166, 911–915
Breschan C, Likar R, Anesthetic management of surgery in term and preterm infants. Anästhesist (2006), 55, 1087–1098

Brustia L et al., Anesthesia in the surgical repair of myelomeningocele. Minerva Anestesiol (1993), 59, 853–856

Coté CJ et al., Postoperative apnea in former preterm infants after inguinal herniorrhaphy. A combined analysis. Anesthesiology (1995), 82, 809–822

Craven PD et al., Regional (spinal, epidural, caudal) versus general anesthesia in preterm infants undergoing inguinal herniorrhaphy in early infancy. Cochrane Database Syst Rev (2003), 3, CD003669

Kinouchi K, Anaesthetic considerations for the management of very low and extremely low birth weight infants. Best Pract Res Clin Anaesthesiol (2004), 18, 273–290

Krosnar S, Baxter A, Thoracoscopic repair of esophageal atresia with tracheoesophageal fistula: anesthetic and intensive care management of a series of eight neonates. Ped Anesth (2005), 15, 541–546

Reeves ST et al., Is it time to reevaluate the airway management of tracheoesophageal fistula? Anesth Analg (1995), 81, 866–869

Sarti A et al., Thermal regulation and intraoperative hypothermia. Minerva Anestesiol (2005), 71, 379–383

Weber TR et al., Abdominal wall defects. Curr Opin Pediatr (2002), 14, 491–497

Trauma

Verbrennung

J. Gille, H. Fischer

? Welches sind die wesentlichsten epidemiologischen Aspekte der Verbrennung?
Schätzungen für Deutschland gehen von bis zu 15 000 Patienten aus, die jährlich aufgrund einer Verbrennung stationär behandelt werden. Im notfallmedizinischen Patientengut machen Verbrennungen etwa 1% der Patienten aus. Ätiologisch lassen sich Verbrennungen durch **thermische**, **chemische** und **elektrische** Einflüsse unterscheiden. Die wesentlichsten Ursachen sind Flammen (50%), Explosionen und Verpuffungen (10%), Verbrühungen (25%), Strom (10%) und direkter Kontakt (5%). Chemische Verbrennungen (Verätzungen) sind selten. Der Schweregrad ist dabei abhängig von der Konzentration der Substanzen und der Expositionsdauer.

? Welche Funktionen hat die Haut?
Intakte, gesunde Haut erfüllt im Wesentlichen 4 Funktionen:
- Mechanischer Schutz vor Flüssigkeitsverlusten und gegen das Eindringen von Schmutz und Bakterien in den Organismus
- Thermoregulation
- Sensorium
- Immunorgan

Der Verlust intakter Haut führt beim Brandverletzten sowohl zum Wärme- und Flüssigkeitsverlust als auch zu einem erhöhten Infektions- und Sepsisrisiko.

❓ Welche Verbrennungsgrade werden unterschieden?

Die wesentlichsten Merkmale der Verbrennungsgrade und die klinische Unterscheidung sind in Tabelle 97 zusammengefasst.

Tab. 97: Verbrennungsgrade und klinische Bedeutung

Grad	Betroffene Hautschicht	Klinisches Bild	Heilung/OP/Bemerkung
I°	Epidermis	Rötung, Schwellung, trockene Wunde, starker Schmerz, Juckreiz	Narbenfreie Spontanheilung, z.B. Sonnenbrand
II°a	Epidermis und oberes Drittel der Dermis (Basalschicht und Hautanhangsgebilde erhalten)	Rötung, Blasenbildung, feuchter, hyperämischer Wundgrund, starker Schmerz, positive Glasspatelprobe (Rötung gut wegdrückbar)	Spontanheilung unter geringer Narbenbildung innerhalb von 14 Tagen, hoher Flüssigkeitsverlust
II°b	Epidermis und Dermis (Hautanhangsgebilde partiell erhalten)	Fetzenförmige Ablösung der Haut, feuchter, blasser Wundgrund, partielle Nekrosen, rot-weiß gesprenkelte Oberfläche, weniger Schmerz, schwach positive Glasspatelprobe	Sehr langsame Spontanheilung unter ausgeprägter Narbenbildung (daher i.d.R. operative Therapie), Infektionsgefahr wegen komplett zerstörter Basalzellschicht
III°	Epidermis und Dermis plus subdermales Fettgewebe	Lederartig, weiß-graue oder gelblich wachsartige Wunde, Nekrosen, trockene Hautfetzen (s. Abb. 87), harter Verbrennungsschorf, Demarkierung thrombosierter Gefäße, kein Schmerz (Nadelstichprobe), negative Glasspatelprobe	Spontanheilung unter schwerster Narben- und Kontrakturbildung (deshalb OP zwingend), wenn zirkulär: Kompartmentsyndrom möglich (im Bereich des Thorax lebensbedrohliche Abnahme der Thoraxwand-Compliance) → notfallmäßige Escharotomie
IV°	Wie III° plus subdermale Strukturen	Verkohlung, Beteiligung von Knochen, Sehnen, Muskeln	Defektdeckung mit muskulokutaner Lappenplastik, im Bereich der Extremitäten meist Amputation

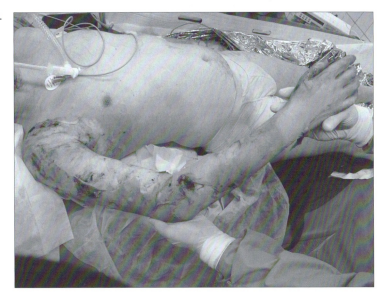

Abb. 87: Verbrennung 3. Grades

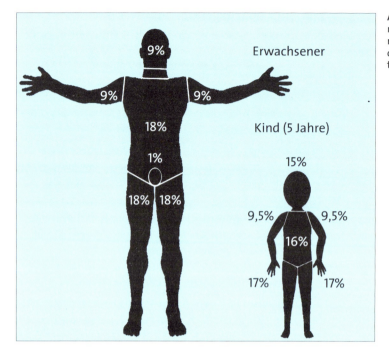

Abb. 88: Neuner-Regel nach Wallace (Verbrennungen 1. Grades werden nicht berücksichtigt!)

? Wie wird das Verbrennungsausmaß abgeschätzt?

Die Einschätzung muss sorgfältig erfolgen, da das Ausmaß für die weitere Therapie maßgeblich ist. Die gebräuchlichsten Instrumente zur orientierenden Abschätzung des Verbrennungsausmaßes sind die Neuner-Regel nach Wallace (s. Abb. 88) und die sog. Handflächenformel: Handfläche (mit Fingern!) entspricht 1% der Körperoberfläche. Eine genauere Abschätzung, insbesondere bei Kindern, ermöglicht das in Verbrennungszentren übliche Lund-Browder-Schema. Die Verbrennungsschwere ergibt sich aus der Tiefe der Verbrennung (oft unterschätzt) und dem Ausmaß der verbrannten Körperoberfläche (oft überschätzt). Die Einschätzung muss im Verlauf kurzfristig erneut evaluiert werden, da es infolge lokaler Minderperfusion zu einer Ausweitung der Nekrosezone auf zunächst potenziell überlebensfähige Hautbereiche kommen kann (sog. Abtiefen).

? Welche Kriterien gelten für die Aufnahme in ein Verbrennungszentrum?

Anerkannte Kriterien für die Aufnahme in ein Zentrum für Schwerstbrandverletzte sind Verbrennungen > 10% VKOF 3. Grades, Verbrennungen durch elektrischen Strom, begleitendes Inhalationstrauma, Verbrennungen 2.–3. Grades unter Beteiligung des Gesichtes, der Hände, Füße und äußeren Genitalien sowie Verbrennungen bei Kleinkindern, älteren Patienten und Patienten mit schweren Vorerkrankungen oder Zusatzverletzungen (Polytrauma). Daneben ist die Behandlung von Verbrennungen > 20% VKOF 2. Grades bzw. < 10% VKOF 3. Grades in einer Spezialabteilung anzustreben.

? Wie lässt sich die Prognose einer Verbrennungsverletzung abschätzen?
Prognoseindizes sollen eine Vorhersage der Letalität ermöglichen. Im deutschsprachigen Raum finden v.a. der **Abbreviated-Burn-Severity-Index (ABSI)** und der Baux-Index Verwendung. Der ABSI berücksichtigt neben dem Verbrennungsausmaß das Geschlecht, das Alter sowie das Inhalationstrauma (IHT) (s. Tab. 98). Problematisch sind die zu geringe Wichtung des IHT, die Überbewertung des Geschlechts und die fehlende Berücksichtigung von Vorerkrankungen. Der einfachere **Baux-Index** (anwendbar ab dem 20. Lebensjahr) ergibt sich aus der Summe von verbrannter Körperoberfläche und Alter (Σ 95: 50%ige, Σ125: 100%ige Letalität). Für beide Scores konnte insgesamt eine gute Vorhersagekraft gezeigt werden. Dennoch muss betont werden, dass die Aussage nur für das Kollektiv, nicht aber für den einzelnen Brandverletzten gilt.

Tab. 98: ABSI und Prognose

		Punkte		Summe	Lebensbedrohung	Überlebenswahrscheinlichkeit
Geschlecht	Männlich	0				
	Weiblich	1				
Alter (Jahre)	0–20	1				
	21–40	2				
	41–60	3				
	61–80	4				
	81–100	5				
IHT		1				
Drittgradige Verbrennung		1				
VKOF (%)	1–10	1				
	11–20	2				
	21–30	3				
	31–40	4		2–3	Sehr gering	99%
	41–50	5		4–5	Wenig	95%
	51–60	6		6–7	Wenig bedrohlich	80–90%
	61–70	7		8–9	Ernst	50–70%
	71–80	8		10–11	Bedrohlich	20–40%
	81–90	9		12–13	Maximal hoch	0–10%
	91–100	10				
Summe						

? Wie entsteht das Verbrennungsödem?
Das Verbrennungstrauma ist in der Initialphase durch eine massive Verschiebung von Flüssigkeit aus dem intravasalen in den interstitiellen Raum gekennzeichnet. Zu einer Ödembildung kommt es dann, wenn der transvaskuläre Flüssigkeitsstrom die Drainagekapazität des Lymphsystems überschreitet. Die Ödementstehung ist komplexer Natur. Im Bereich des di-

rekt durch das Verbrennungstrauma geschädigten Gewebes kommt es durch Denaturierung der interstitiellen Kollagenmatrix zu einem negativen interstitiellen Gewebedruck (–2 mmHg bis –20 bis –30 mmHg). Durch eine zusätzliche venöse Vasokonstriktion verdoppelt sich der Kapillardruck. Beide Phänomene führen zu einem erheblichen **hydrostatischen Druckgradienten**. Dieser führt im Zusammenhang mit dem massiven **Kapillarschaden** (erhöhte Kapillarpermeabilität) zum Ausstrom von Plasma mit großmolekularen Proteinen (**proteinreiches, schnell entstehendes Ödem**). Die auch als Folge des notwendigen Flüssigkeitsersatzes entstehende **Hypoproteinämie** führt bei Verbrennungen > 30–40% VKOF zu einer Absenkung des KOD und konsekutiv zu einer generellen Ödembildung unter Beteiligung der inneren Organe (**proteinarmes, langsam entstehendes, anhaltendes Ödem**). Die Gesetzmäßigkeiten der Ödementstehung werden traditionell durch die Starling-Landis-Gleichung abgebildet. Das Konzept der endothelialen Glycocalyx hat in jüngster Zeit zu einem veränderten Verständnis der pathophysiologischen Prozesse geführt. Die Bewertung im Rahmen des verbrennungsbedingten Ödems steht jedoch noch aus. Die Extravasation ist in den ersten 6–8 h am stärksten ausgeprägt und geht in den folgenden 8–24 h zurück. Das Maximum des Ödems wird 12–24 Stunden nach dem Verbrennungstrauma erreicht und bleibt etwa 48–72 h nach Trauma bestehen. Nach Normalisierung der Kapillarpermeabilität bildet sich das Ödem in der Resorptionsphase innerhalb von 6–7 Tagen zurück. Die Mobilisation des Ödems kann zur Entwicklung einer intravasalen Hypervolämie mit konsekutivem Lungenödem führen.

? Wie wirkt die Verbrennung auf das kardiovaskuläre System?

Ab einem Verbrennungsausmaß > 20% VKOF beim Erwachsenen bzw. > 10% bei Kindern ist infolge der Reduktion des Plasmavolumens mit der Entwicklung eines **hypovolämischen Schocks** zu rechnen. Zusätzlich kommt es sofort nach Trauma zu einem **Abfall des HZV**, welcher über das Maß der verminderten Vorlast hinausgeht. Als ursächlich wird eine Myokarddepression durch unspezifische Mediatoren (z.B. TNF alpha) diskutiert. Das Maximum des Abfalls ist nach etwa 4 h erreicht, nach 8 h setzt (und zwar auch ohne Volumensubstitution) eine Erholung ein. Das mitunter erheblich **verminderte HZV** (bis auf 25% der Norm) und die erhöhte Blutviskosität führen zu einer eingeschränkten Organ- und Gewebeperfusion. Durch endogene Katecholaminfreisetzung steigt der periphere Widerstand, sodass der mittlere arterielle Druck häufig normal ist (in seltenen Fällen sogar hyperton) und ein bereits manifester Schock maskiert wird.

In der zweiten Phase (nach 24–48 h) kehren sich die Verhältnisse um: Es kommt zur **hyperdynamen Kreislaufsituation** mit Abfall des peripheren Widerstands und arterieller Hypotonie. Diese Phase wird jedoch wesentlich durch die Infusionstherapie beeinflusst. Bei älteren bzw. kardial vorgeschädigten Patienten kann die Steigerung des HZV deutlich geringer ausgeprägt sein. Die fehlende Ausbildung einer hyperdynamen Kreislaufsituation kann auf eine schlechte Prognose hinweisen.

? Welche Auswirkungen ergeben sich auf den Gastrointestinaltrakt?

Im Rahmen der Umverteilung des Blutflusses zu Organen wie Herz, ZNS und Lunge kommt es durch Vasokonstriktion im Splanchnikusgebiet zu einer Minderperfusion. Folge ist eine Dysfunktion, die sich v.a. als **Gastroparese und Ileussymptomatik** manifestiert. Das Konzept der bakteriellen Translokation als Folge der Durchblutungsstörungen im Bereich der

Darmmukosa ist in jüngster Zeit Gegenstand von Diskussionen. Die wesentliche Rolle des Gastrointestinaltraktes bei der Entstehung septischer Komplikationen ist jedoch unstrittig. Die **frühzeitige enterale Ernährung** (innerhalb von 6 h nach Trauma) wirkt sich protektiv auf die Darmmukosa aus und senkt die Gefahr gastrointestinaler Ulcera mit Blutungskomplikationen, ersetzt jedoch die medikamentöse Ulkusprophylaxe nicht.

Welche Auswirkungen hat die Verbrennung auf die Nierenfunktion?

Der hypovolämische Schock führt zu einer Abnahme des renalen Blutflusses und der GFR. Kompensatorisch kommt es zu einer **Aktivierung des RAAS**. Die Freisetzung von Aldosteron und die Ausschüttung von **ADH** führen zu Wasser- und Natriumretention sowie zum Verlust von Kalium, Calcium und Magnesium. Bemerkenswert ist, dass es trotz Normo- bzw. Hypervolämie zu einem SIADH mit konsekutiver Hyponatriämie kommen kann. Vorraussetzung für die Gewährleistung einer ausreichenden Nierenperfusion ist die adäquate Volumensubstitution. Als Surrogatparameter gilt beim Erwachsenen das Erreichen einer Diurese von 0,5–1 ml/kg/h.

Wie wird die Myoglobinämie behandelt?

Bei schweren Verbrennungen bzw. im Rahmen von Stromverletzungen kann das durch die Muskelnekrose anfallende Myoglobin zu einer Tubulusschädigung mit Entwicklung eines akuten Nierenversagens führen. Eine **forcierte Volumensubstitution** mit einer Zieldiurese von 2 ml/kg/h kann die Präzipitation von Myoglobin in den Tubuli minimieren. Die Alkalisierung des Urins durch i.v. Gabe von **Natriumbikarbonat** unterstützt diesen Effekt. Bei erhaltener Diurese kann die Gabe von **Mannitol** erwogen werden. Insgesamt scheint aber der zusätzliche Nutzen einer Gabe von Bikarbonat und Mannitol gering zu sein.

Welche Auswirkungen hat das Verbrennungstrauma auf die Leberfunktion?

Die Verminderung des HZV, die gesteigerte Viskosität des Blutes und die Vasokonstriktion im Splanchnikusgebiet können zu einer **hepatischen Minderperfusion** führen. Folgen sind die Beeinträchtigung der metabolischen Funktion und der Syntheseleistungen der Leber. Daneben sind die Biotransformation körperfremder Stoffe (insbesondere oxidative Phase-I-Metabolisierung), die Exkretionsleistung (Galle) und immunologischen Funktionen (Clearance von Bakterien und deren Toxine, IL-6-Produktion) kompromittiert.

Welche hämatologischen Komplikationen können auftreten?

Durch das Hitzetrauma kommt es zu einer **direkten Schädigung der Erythrozyten** (Erythrozytenverlust von bis zu 18% in den ersten 24 h). In der Initialphase der Verbrennungskrankheit wird die resultierende Anämie häufig durch den Plasmaverlust mit konsekutiver Hämokonzentration kaschiert und erst im Rahmen der Volumentherapie apparent. Außerdem kommt es zu einer weiteren Schädigung von Erythrozyten durch freie **Sauerstoffradikale** im Rahmen der Reperfusion. Folge ist eine bei normaler Nierenfunktion zumeist nur kurzfristige Hämoglobinurie. Ein **Abfall der Thrombozytenzahl** mit auch qualitativer Einschränkung der Thrombozytenfunktion ist ebenfalls häufig zu beobachten. Ausgedehnte Nekrosen können zu einer subakuten Aktivierung des Gerinnungssystems mit Entwicklung einer **Verbrauchskoagulopathie** (DIC) beitragen.

? Wie wird das Immunsystem beeinflusst?

Die Haut hat als immunkompetentes System eine wesentliche Bedeutung in der Infektabwehr. Eine Schädigung im Rahmen des thermischen Traumas führt zu einer ausgeprägten **immunologischen Dysfunktion**. Diese beruht auf Störungen der chemotaktischen Funktion der neutrophilen Granulozyten, einer verminderten Phagozytose der Makrophagen und Neutrophilen, einer Abnahme der Lymphozyten-Subpopulationen sowie verminderten Spiegeln von Opsoninen, Immunglobulinen und Proteaseinhibitoren. Schwere Verbrennungen gehen häufig mit einer sich in den ersten Tagen herausbildenden **Leukopenie** einher. Die resultierende Infektanfälligkeit birgt die Gefahr **septischer Komplikationen**. Diese sind die Haupttodesursache bei den Patienten, die den initialen Verbrennungsschock überlebt haben. Die nahezu regelhafte **bakterielle Wundkolonisation** stellt über eine mögliche Translokation ein ständiges Risiko für die Entstehung einer systemischen Infektion dar.

? Wie werden das Endokrinum und der Stoffwechsel beeinflusst?

Es kommt zu einer massiven endogenen Freisetzung von Katecholaminen, Glukagon, ACTH, ADH sowie Aktivierung des RAAS. Daraus resultieren Veränderungen, die einer **systemischen Immunantwortreaktion** (SIRS) entsprechen. Die Stoffwechselsteigerung kann das 2- bis 2,5-fache des Grundumsatzes erreichen. Hyperglykämien sind häufig. Der **Hypermetabolismus** geht mit einer ausgeprägten Katabolie einher, die zu Eiweißverlusten, gesteigerter Lipolyse, erhöhter Körpertemperatur und erhöhtem Sauerstoffverbrauch führt und über Wochen anhalten kann. Die **gestörte Thermoregulation** mit Wärme- und evaporiertem Flüssigkeitsverlust über die Verbrennungswunde unterhält diesen Prozess. Daher tragen die Gewährleistung adäquater Umweltbedingungen mit hoher Umgebungstemperatur (28–33 °C) und hoher Luftfeuchte sowie die Anlage von Okklusivverbänden wesentlich zur Verminderung der Stoffwechselsteigerung bei. Nicht zuletzt spielt die Ausschaltung von Angst und Schmerzen zur Reduktion eines stressbedingten Hypermetabolismus eine wesentliche Rolle.

? Wann spricht man von einem IHT?

Das IHT bezeichnet eine Schädigung der Atemwege vom Pharynx bis zur Alveole durch **chemische** Noxen und/oder direkte **thermische** Einwirkung. Im weiteren Sinne zählt dazu auch die **systemische** Wirkung von Substanzen, die über die Atemwege aufgenommen werden, ohne diese direkt zu schädigen. Mischformen sind häufig. Die Prognose des Brandverletzten wird durch das IHT erheblich verschlechtert. Das **thermische** Trauma durch trockene, heiße Gase führt zur Schädigung der oberen Atemwege bis einschließlich der Glottis. Schäden unterhalb der Glottisebene sind selten. Heiße, gesättigte Dämpfe schädigen auch die tieferen Atemwege und das Lungenparenchym. Hauptkomplikation ist das akut oder verzögert auftretende Ödem von Larynx und Pharynx mit progredientem inspiratorischen Stridor. **Hydrophile chemische** Substanzen (z.B. Ammoniak, Chlorwasserstoffe) schädigen vorwiegend die oberen Luftwege und können zu einem Larynxödem führen. Typische klinische Symptome sind Tränenfluss, Husten und Stridor. **Lipophile chemische** Substanzen (z.B. Al-

Abb. 89: Gesichtsverbrennung mit schwerem Inhalationstrauma

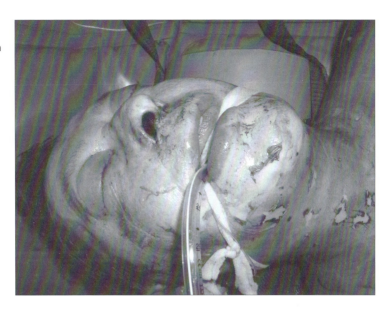

dehyde) schädigen die tieferen Abschnitte der Atemwege bis hin zur Zerstörung der alveolokapillären Membran und der Denaturierung von Surfactant. Folgen sind eine Verschlechterung der Oxygenierung, die Entstehung von Atelektasen, Bronchospastik, Lungenödem und die gesteigerte Sekretproduktion. Ein symptomfreies Intervall ist häufig. Im weiteren **Verlauf** sind Bronchopneumonien und das Auftreten eines ARDS die Hauptkomplikationen. Zu den **Spätfolgen** zählen Stimmbandschäden, Trachealstenosen, tracheo-ösophageale Fisteln, Bronchiektasien, obstruktive und restriktive Ventilationsstörungen sowie eine eingeschränkte pulmonale Leistungsreserve. Die **Diagnose** des IHT ergibt sich aus Unfallszenario (geschlossene Räume, Expositionszeit) und Klinik (Gesichtsverbrennung, Rußablagerungen im Nasenrachenraum, Heiserkeit, Husten, Bewusstlosigkeit) (s. Abb. 89). Die arterielle BGA und ihr Verlauf in den ersten 24 h kennzeichnen das Ausmaß der alveolären Schädigung. Deskriptive Hinweise aus der Bronchoskopie zur Beurteilung des tracheobronchialen Schadens (Rötung, Ödem, Ulzeration, gesteigerte Sekretproduktion) sichern die Diagnose, erlauben jedoch keine Schweregradeinteilung oder Prognosestellung.

? Wie wird das IHT behandelt?

Die Therapie des IHT ist symptomatisch, eine kausal in die Pathophysiologie eingreifende Therapie existiert nicht. Behandlungsziel ist die ausreichende **Ventilation** und **Oxygenierung**. Ein IHT per se ist kein Grund zu Intubation und Beatmung. Der Patient sollte mit erhöhtem Oberkörper und Neutralposition des Kopfes zur Unterstützung des venösen Abflusses gelagert werden. Aufgrund des dynamischen Krankheitsverlaufes sind eine engmaschige klinische Überwachung und repetitive BGA unerlässlich. Indikationen zu Intubation (ggf. als fiberoptische Wachintubation) und Beatmung sind die schwere respiratorische Insuffizienz sowie die anhaltende Bewusstseinstrübung. Die Beatmung sollte entsprechend den allgemeinen Kriterien der Lungenprotektion erfolgen. Ein spezielles Beatmungsverfahren für durch IHT geschädigte Lungen existiert nicht. Durch Abschilferungen nekrotischer Schleimhautbezirke („cast") kann es zu Pseudobronchospasmus und Atelektasenbildung kommen. Substanzen zur Sekretolyse (z.B. Ambroxol) können in dieser Situation hilfreich sein. Bei Bronchospastik ist die Gabe von Betamimetika und/oder Theophyllin möglich. Eine weitere Option in der Therapie des IHT stellen Radikalfänger (z.B. Selen, N-Acetylcystein) dar. Experimentell konnten sowohl eine protektive Wirkung hinsichtlich des Auftretens von Reperfusionsschäden als auch antiinflammatorische Effekte gezeigt werden. Die Wirksamkeit ist noch nicht ausreichend durch klinische Studien belegt. Die Inhalation von Glukokortikoiden wird als Behandlungsversuch bei bisher klinisch nicht bewiesener Wirksamkeit toleriert, die i.v. Gabe ist kontraindiziert. Der bislang angenommene erhöhte **Volumenbedarf** des Brandverletzten mit IHT konnte in neueren Untersuchungen nicht bestätigt werden. Eine primäre Berücksichtigung bei der Berechnung des Volumenbedarfes ist daher nicht gerechtfertigt. Erhöhte Infusionsvolumina können die Ödembildung auch im Bereich der Luftwege verstärken. Die Indikation für ein erweitertes hämodynamisches Monitoring sollte daher großzügig gestellt werden. Patientenspezifisch muss ein Kompromiss zwischen der Ausbildung eines Ödems der vorgeschädigten Lunge und dem intravasalen Flüssigkeitsdefizit gefunden werden. Eine wesentliche Rolle spielt die Integration von Physiotherapie, Atemtraining und die regelmäßige Bronchialtoilette (ggf. fiberoptisches Absaugen) in das Behandlungskonzept.

? Welche Besonderheiten ergeben sich bei einer systemischen Vergiftung?

Die beiden wichtigsten Vertreter der Inhalationsgifte sind **CO** und **CN** (**Cyanid**). Bis zum Beweis des Gegenteils ist immer von einer Mischintoxikation auszugehen. CO reduziert die Sauerstofftransportkapazität durch COHb-Bildung, führt zu einer Linksverschiebung der Sauerstoffbindungskurve (Verschlechterung der Sauerstoffabgabe im Gewebe) und beeinträchtigt die mitochondriale O_2-Verwertung durch Hemmung der Cytochromoxidase. CN blockiert ebenfalls den oxidativen Zellstoffwechsel durch Bindung an das Fe^{3+} der Cytochromoxidase. **Symptome** manifestieren sich hauptsächlich in Organsystemen mit hohem O_2-Verbrauch. Typisch sind daher neurologische (Kopfschmerz, Krämpfe, Koma, zentrale Atemlähmung) und kardiovaskuläre (Tachykardie, Arrhythmie, Hypotension) Symptome. Klinische Manifestation und Rauchgaskonzentration im Blut korrelieren nur grob. Neurologische Spätsymptome (Parkinsonoid, Lähmungen, Ataxie, Intentionstremor) sind bei einer CO-Intoxikation nach symptomfreiem Intervall möglich. Die **Diagnose** der CO-Intoxikation erfolgt durch **Bestimmung der COHb-Konzentration** in der BGA. Normal ist ein COHb-Anteil bis 3%, bei Rauchern bis 15%. Handelsübliche Pulsoxymeter liefern methodenbedingt falsch hohe Sättigungswerte. Die Bestimmung von CN im Blut ist laborchemisch aufwändig und wird nicht routinemäßig durchgeführt. Als Parameter zur Abschätzung der Schwere der CN-Intoxikation dienen die BE bzw. die Laktatkonzentration im Blut. Typisch für das Vorhandensein anderer Erstickungsgase (z.B. CO_2) ist ein erhöhtes HHB (desoxygeniertes Hb). Die entscheidende **Therapie** der systemischen Inhalationsvergiftung ist die **maximale Erhöhung des inspiratorischen O_2-Anteiles**, ggf. auch durch Intubation und dann Beatmung mit einer FiO_2 von 1,0. Die Halbwertszeit des COHb beträgt 4 h unter Luftsauerstoff und verkürzt sich auf 60 min unter Beatmung mit reinem Sauerstoff. Die Zeiten können entsprechend der Expositionszeit am Unfallort und der damit verbundenen Aufsättigung der Gewebe differieren. Prinzipiell erscheint die hyperbare Oxygenierungstherapie bei CO-Intoxikation sinnvoll. Sie scheitert in der Praxis meist an der fehlenden räumlichen Nähe von Brandverletztenzentrum und Druckkammer bzw. am Vorhandensein weiterer schwerer Verletzungen und deren Handhabbarkeit in den engen Druckkammern. Die körpereigene Entgiftung von CN ist sehr effektiv: CN + Schwefel → Thiocyanat (Katalysator: Rhodanase). Limitierend ist die endogene Bereitstellung von Schwefel. Deshalb kann unterstützend Natriumthiosulfat (100 mg/kg i.v.) verabreicht werden. Eine weitere Möglichkeit ist die Gabe des Komplexbildners Hydroxocobalamin (Cyanokit, 70 mg/kg KG). Hydroxocobalamin und Natriumthiosulfat dürfen nicht gemeinsam appliziert werden (Komplexbildung). Die Gabe von MetHb-Bildnern (z.B. 4-DMAP) ist beim IHT wegen der synergistischen Toxizität von MetHb und COHb kontraindiziert. Im klinischen Alltag wird die spezifische Antidotgabe selten praktiziert.

? Was sind die Besonderheiten einer Stromverletzung?

Neben der Spannung, der Stromstärke, der Stromeigenschaft (Wechsel- oder Gleichstrom) und dem Stromdurchgang durch den Körper ist v.a. die Dauer des Kontakts mit der Stromquelle für die Verletzungsschwere entscheidend. Auch der Durchmesser eines Körperteils bestimmt das Ausmaß des Schadens. Daher sind Extremitäten im Vergleich zum Rumpf stärker gefährdet. Insbesondere Gelenke sind betroffen, da die Verringerung des Muskelanteils zu einem proportional größeren Stromdurchfluss mit gesteigerter Hitze-Entwicklung führt. Wesentliche **Mechanismen der Schädigung** sind Gewebe-Erhitzung (Joule-Effekt), endotheliale Veränderungen, Elektroporation (Membranlyse) und Elektrodenaturierung (Zerstörung der Proteinstruktur). Die Unterteilung in Hoch- und Niedervolt (Grenze 1000 V) ist willkürlich und in ihrer klinischen Bedeutung umstritten. Verbrennungen der Haut entstehen v.a. durch eine Umleitung des Stroms von der geringer werdenden Muskelmasse hin zur Oberfläche. Das klassische Konzept des sog. Lichtbogens (heißes, elektrisch geladenes Gas) als Ursache der Hautverbrennungen ist umstritten. Typisch für die Stromverletzung ist eine **Beteiligung tieferer Strukturen** wie Muskel, Nerven und Blutgefäße. Der Schweregrad ist daher anhand der verbrannten Körperoberfläche nicht abschätzbar. Es gibt Hinweise, dass sowohl das Ausmaß der Schädigung als auch die Prognose hinsichtlich Mortalität und Amputation einer betroffenen Extremität mit der Höhe des initialen Kreatinkinase-Spiegels (CK) korrelieren. Die Aussagekraft bildgebender Verfahren (einschließlich MRT) ist unsicher. **Komplikationen** der Stromverletzung sind Arrhythmien, Katarakt, Nervenschäden (auch mit zeitlicher Latenz durch Ausbildung einer Fibrose des perineuralen Gewebes infolge Durchblutungsstörungen) sowie eine Rhabdomyolyse mit Freisetzung von Myoglobin. Die kardialen Arrhythmien umfassen das gesamte Spektrum an Überleitungsstörungen (komplette Blockaden bis hin zu Kammerflimmern). Insbesondere bei initialer Bewusstlosigkeit, Auffälligkeiten im Aufnahme-EKG und vermutetem Stromfluss durch den Thorax sollte eine **kardiale Überwachung** erfolgen. Eine Entlassung erscheint bei symptomfreien Patienten, initial unauffälligem EKG und weiterer unauffälliger 4-stündiger Überwachung gerechtfertigt. Die Empfehlungen zur kardialen Überwachung sind jedoch nicht einheitlich. Aus forensischen Gründen beinhaltet das eigene Vorgehen die routinemäßige 24-stündige kontinuierliche Überwachung und im Anschluss daran die erneute Ableitung eines 12-Kanal-EKG. Bei Aufnahme und 6 h nach dem Ereignis werden Troponin und CK bzw. Myoglobin bestimmt. Bei unauffälligen Befunden kann dann die Entlassung des Patienten erfolgen.

? Was ist bei der präklinischen Erstversorgung zu beachten?

Bei der **Rettung** des Patienten ist in besonderem Maße auf den Eigenschutz zu achten. Die **Vitalfunktionen** sind zu prüfen. Verbrannte, leicht lösbare und nach dem Ablöschen ggf.

nasse Kleidung wird im (vorgeheizten) Rettungsmittel entfernt und der Patient auf Begleitverletzungen untersucht. Am Patienten haftende Materialien werden belassen und umschnitten. Chemische Verletzungen werden mit Wasser gespült. Eine spezifische Behandlung bleibt i.d.R. der Klinik vorbehalten. Eine kurzzeitige, lokale **Kühlung** der Wunden (Leitungswasser, 15–20 °C) ist nur unmittelbar nach dem Trauma sinnvoll und daher als Maßnahme der Laienhilfe zu betrachten. Sie dient der Reduzierung der Hitzeschädigung und hat analgetische Effekte. In jedem Fall sollte sie bei Verbrennungen > 10% VKOF oder narkotisierten Patienten wegen Unterkühlungsgefahr unterlassen werden. Bei diesen Patienten steht der Wärme-Erhalt im Vordergrund. Das **Verbrennungsausmaß** ist abzuschätzen (s. Frage „Wie wird das Verbrennungsausmaß abgeschätzt?") und entscheidend für die Wahl des Transportzieles. Die Indikation zur Verlegung in ein Verbrennungszentrum (s. Frage „Welche Kriterien gelten für die Aufnahme in ein Verbrennungszentrum?") sollte großzügig gestellt werden. Die verbrannten Areale sind mit sterilen Verbänden abzudecken. Periphere, möglichst großlumige **Zugänge** dürfen notfalls auch in frisch verbrannten Arealen angelegt werden. Diese gelten als steril. Der **Volumenersatz** sollte so schnell wie möglich beginnen. Er erfolgt primär mit kristalloiden Lösungen und kann mit Hilfe der Parklandformel nach Baxter kalkuliert werden (s.u.). Als Faustregel für schwerst verbrannte Erwachsene gilt 0,5–1 l Kristalloid pro h. Lässt sich der Patient dadurch nicht stabilisieren, müssen kolloidale Lösungen und ggf. auch Katecholamine zum Einsatz kommen. Die Entscheidung zur **Intubation** und **Beatmung** ist für den mit diesem Krankheitsbild selten konfrontierten Notarzt häufig schwierig. Die wichtigsten Indikationen sind in Tabelle 99 zusammengefasst. Hinsichtlich **Analgesie, Sedierung** und **Narkoseführung** besteht prinzipiell Methodenfreiheit. S-Ketamin in Kombination mit einem Benzodiazepin kann insbesondere für spontan atmende Patienten empfohlen werden. Die einmalige Gabe von Succinylcholin ist möglich. Kontraindiziert sind die i.v. Gabe von Glukokortikoiden (zur inhalativen Applikation s. Frage „Wie wird das IHT behandelt?"), Antibiotika, Diuretika und der primäre Einsatz von Katecholaminen.

Tab. 99: Absolute und relative Indikationen für die Intubation nach Verbrennung

Absolute Indikationen:
Progredienter inspiratorischer Stridor
Schwere Gesichtsverbrennung
Schwere Ateminsuffizienz
Ausgeprägte Bronchospastik
Lungenödem
Bewusstseinstrübung/Bewusstlosigkeit
Zirkuläre Rumpfverbrennungen
Schweres thermomechanisches Kombinationstrauma
Verbrennung > 50% VKOF
Relative Indikationen:
Inhalationstrauma
Hämodynamische Instabilität
Hubschraubertransport

❓ Wie wird die initiale Volumentherapie durchgeführt?

Verbrennungen von > 20% VKOF bei Erwachsenen und > 10% VKOF bei Kindern führen ohne Therapie zur Ausbildung eines hypovolämischen Schocks und bedürfen der i.v. Flüssigkeitssubstitution. Diese sollte in den ersten 30 min nach dem Trauma etabliert werden. Die Therapie des Verbrennungsschocks erstreckt sich über einen Zeitraum von 24–48 Stunden und ist deshalb nicht mit der Therapie anderer Schockformen mit hohen Volumenverlusten vergleichbar, zumal die Volumensubstitution präventiv, d.h. ohne notwendigerweise manifesten Schock erfolgt. Ziel der Flüssigkeitstherapie ist die Aufrechterhaltung eines intravasalen Plasmavolumens, das ein ausreichendes HZV zur Organperfusion garantiert. Als Surrogatparameter dient eine Diurese von 0,5–1 ml/kg KG/h. Höhere Diureseportionen sprechen bereits für eine Überinfusion, die zu einer verstärkten Ödementwicklung und daraus resultierenden Komplikationen (Abtiefen der Verbrennung, ACS) führen kann. Für die Berechnung des Flüssigkeitsersatzes in den ersten 24 h dienen Formeln als grober Anhalt. In Deutschland üblich ist die **Parkland-Formel nach Baxter (4 ml/kg/% VKOF/24 h)**. Sie bezieht sich auf den rein **kristalloiden** Flüssigkeitsersatz. Die Hälfte der errechneten Flüssigkeitsmenge ist in den ersten 8 h (ab Unfallzeitpunkt) zu verabreichen, die andere Hälfte in den darauffolgenden 16 h. Ein alternativer pragmatischer Ansatz ist die Kalkulation der initialen Infusionsrate mit 10 ml/% VKOF/h (modif. „Rule of Ten"). Komplikation des kristalloiden Flüssigkeitsersatzes ist die Bildung von Ödemen in allen Organen und die damit verbundene Erhöhung der Sauerstoffdiffusionsstrecke sowie die Perfusionsbehinderung durch den erhöhten Gewebedruck. Die Flüssigkeitstherapie muss daher mit Augenmaß betrieben werden, ein unkritisches Festhalten an Formeln ist falsch. Die traditionell verwendete kristalloide Lösung der Verbrennungsmedizin ist Ringerlaktat (130 mmol/l Natrium, leicht hypoton). Aktuell wird Laktat als metabolisierbares Anion nicht mehr empfohlen. In der eigenen Klinik wird Ringerazetat verwendet. Vorteile des Azetatzusatzes gegenüber Laktat sind die leberunabhängige Verstoffwechselung auch in der Muskulatur unter geringerem Sauerstoffverbrauch, die verminderte Gefahr einer Reboundalkalose und die höhere BZ-Stabilität. **Kolloidale** Lösungen sollten in der Initialphase nach Verbrennung nicht als Volumenersatz eingesetzt werden, können aber zur Kreislaufstabilisierung zusätzlich zur kristalloiden Basisinfusion infundiert werden. Weitere positive Effekte hinsichtlich einer Verringerung der Ödembildung im nicht geschädigten Gewebe durch Anhebung des KOD werden diskutiert. Andererseits kann das in der frühen Phase der Verbrennung bestehende Kapillarleck zu einer Extravasation und Ablagerung der Kolloide im Interstitium führen. Ein pragmatischer Ansatz ist die Vermeidung kolloidaler Lösungen zumindest innerhalb der ersten 8 h. Aufgrund des hohen Plasmaverlustes über die Verbrennungswunden ist die Substitution von **Albumin** (20%) bei Verbrennungen > 30% VKOF unumgänglich. Sie dient hierbei nicht als Volumen-, sondern als Albuminersatz, führt jedoch über die intravasale KOD-Erhöhung ebenfalls zu Volumenverschiebungen nach intravasal. Der Einsatz von **FFP** als Volumenersatzmittel ist prinzipiell nicht indiziert. Frühzeitig auftretende DIC oder die Konditionierung des Patienten vor geplanter Frühnekrosektomie kann die Gabe legitimieren. Die Flüssigkeitsverluste des Patienten reduzieren sich nach 24 h, sodass auch die Flüssigkeitszufuhr reduziert werden muss (s. Frage „Wie entsteht das Verbrennungsödem?").

Schlüsselwörter:
- Die schwere Verbrennung ist eine Erkrankung des Gesamtorganismus. Septische Komplikationen sind häufig.

▲ Massiver Flüssigkeits- und Proteinverlust führen zu einem hypovolämischen Schock. Zusätzlich wird bei ausgedehnten Verbrennungen initial eine kardiogene Herz-Kreislauf-Insuffizienz beobachtet. Im Verlauf kann es zu Lungen- und Nierenversagen, Störung der hepatischen Funktion sowie Gastroparese und Ileus kommen.
▲ Bestimmend für die Prognose ist die adäquate, kristalloidbasierte Volumentherapie in der Initialphase.
▲ Die Indikation zur Intubation folgt allgemeinen anästhesiologischen Kriterien, sollte bei Patienten mit ausgedehnten Verbrennungen und/oder IHT jedoch großzügig gestellt werden. Als Folge der generalisierten Ödemeinlagerung ist die Inzidenz der schwierigen Intubation erhöht.
▲ Succinylcholin kann ab 24 h nach thermischem Trauma infolge vermehrter Ausbildung extrajunktionaler veränderter Acetylcholinrezeptoren zu lebensbedrohlichen Hyperkaliämien führen. Die Wirksamkeit nicht depolarisierender Muskelrelaxanzien ist herabgesetzt.

? Was ist hinsichtlich der Anamnese von Bedeutung?

Der **Zeitpunkt** des Unfalls ist zur Abschätzung des aktuellen Flüssigkeitsbedarfs wichtig. Aus dem **Unfallhergang** ergeben sich Hinweise auf ein begleitendes IHT oder Begleitverletzungen. Alter, Geschlecht des Patienten sowie wesentliche **Vorerkrankungen** und die Vormedikation ermöglichen Aussagen zum allgemeinen physiologischen Status. Brandverletzte gehören häufig sozialen Problemgruppen an („normal people do not burn") und der Anteil alkoholkranker und psychiatrischer Patienten ist hoch. Vor einer Stigmatisierung Brandverletzter muss jedoch eindringlich gewarnt werden.

? Was ist bei der Aufnahmeuntersuchung besonders zu beachten?

Die Untersuchung muss sich auch beim Brandverletzten trotz mitunter beeindruckender Lokalbefunde auf die **Vitalparameter** konzentrieren. Kreislaufverhältnisse (Puls, RR, Herzrhythmus) und Atmung (Beeinträchtigung der Thoraxexkursion durch Verbrennungsschorf? Stridor?) stehen im Vordergrund. Desorientiertheit kann ein Hinweis auf Hypoxie, CO-Intoxikation, eine andere systemische Vergiftung oder ein Schädel-Hirn-Trauma sein. Die Einschätzung des Verbrennungsausmaßes bestimmt die Planung der Flüssigkeitstherapie.

? Welche Laborparameter sollten bei Aufnahme bestimmt werden?

Das Aufnahmelabor beinhaltet neben einem Routinelabor (kleines BB, Elektrolyte, Gerinnung, Retentionsparameter und Leberwerte) insbesondere bei V.a. IHT eine BGA einschließlich der Bestimmung von Dyshämoglobinen. Laktat, BE und pH liefern Hinweise auf eine Gewebehypoxie. Bei Verbrennungen > 30% sind kurzfristige Kontrollen des Serumalbumins angezeigt. Bei Stromverletzungen sollten zusätzlich Troponin, CK und Myoglobin bestimmt werden.

Welche Anforderungen werden an das Monitoring gestellt?

Zum Basismonitoring gehören EKG, nicht invasive Blutdruckmessung und periphere Sauerstoffsättigung. Bei ausgeprägten Verbrennungen der oberen Körperpartie kann eine EKG-Ableitung mittels Stichelektroden erforderlich sein. Für die Anlage intravasaler Katheter können je nach Verbrennungsausmaß folgende Richtwerte empfohlen werden: ZVK ab 20% VKOF (bei Vorerkrankungen auch bei geringerem Ausmaß), arterieller Katheter ab 15–20% VKOF bzw. IHT, erweitertes hämodynamisches Monitoring (z.B. PiCCO-System) ab 30–40% VKOF bzw. IHT. Die Anlage eines Blasenverweilkatheters (mit Temperaturmessung) zur genauen Bilanzierung ist ab 15–20% VKOF bzw. bei Starkstromverletzung indiziert.

Was ist hinsichtlich der Narkoseführung zu beachten?

Ein eindeutig überlegenes Narkoseregime existiert nicht. Die Narkoseführung kann als TIVA oder mit volatilen Anästhetika erfolgen. Folgende Besonderheiten sind zu beachten: Die **Intubation** ist häufig erschwert, entweder als direkte Folge des Verbrennungstraumas (Gesichtsverbrennung, IHT, eingeschränkte Mundöffnung durch beginnende Narbenkontraktur) oder indirekt infolge der generalisierten Ödembildung bzw. verbandbedingt. Die Indikation zur fiberoptischen Wachintubation sollte großzügig gestellt werden. Die **Medikamentenwirkung** ist nicht sicher vorhersagbar. Ursachen sind eine mögliche Einschränkung der Nieren- (als Folge von Hypotension, Myoglobinurie, Sepsis, Gabe potenziell nephrotoxischer Medikamente) und Leberfunktion (Phase-I-Metabolisierung (Oxidation) vermindert, Phase-II-Metabolisierung (Konjugation) gesteigert), erniedrigte Plasmaeiweiße sowie eine Hypovolämie (Erhöhung der freien Medikamentenfraktion). Das Verbrennungstrauma führt zu Denervationsphänomenen (Vermehrung und Alteration der Acetylcholinrezeptoren der quergestreiften Muskulatur). **Depolarisierende Muskelrelaxanzien** (Succinylcholin) dürfen daher nur in den ersten 24 h nach dem Trauma eingesetzt werden, danach ist der Einsatz bis zu einem Zeitraum von 6 Monaten kontraindiziert (Hyperkaliämiegefahr). Der Bedarf an **nicht depolarisierenden Muskelrelaxanzien** ist aus demselben Grund erhöht (Sicherheitsreserve der neuromuskulären Synapse). **Opioide** sollten großzügig dosiert werden (Toleranzentwicklung). Der Einsatz von **Lachgas** ist nicht kontraindiziert, sollte aber bei Intensivpatienten mit häufigen Wiederholungsnarkosen unterbleiben (Diffusion in luftgefüllte Hohlräume mit negativer Beeinflussung der Magen-Darm-Funktion, irreversible Oxidation von Vitamin B12). Die Gabe von **S-Ketamin** hat sich in der Initialphase der Verbrennung bewährt. Auf Etomidate sollte aufgrund der Suppression der Nebennierenrinde verzichtet werden.

Welche perioperativen Besonderheiten gibt es?

Das Risiko für eine intraoperative **Hypothermie** ist bei Brandverletzten besonders hoch (Hautverlust, krankheitsimmanente Sollwerterhöhung der Temperaturschwelle im Hypothalamus, völlig entkleideter Patient). Die Raumtemperatur des OP-Saals bzw. Schockraums orientiert sich an der Neutraltemperatur des Patienten, nicht an der des Personals, und sollte deshalb 28 °C bei 55% Luftfeuchte nicht unterschreiten. Infusionen, Spüllösungen und Narkosegase (Low Flow) sollten angewärmt werden, ggf. können zusätzlich Wärmestrahler genutzt werden. Ein Abdecken und die aktive Erwärmung des Patienten sind hilfreich, jedoch infolge der Lokalisation der Verbrennungen bzw. der Hautentnahmestellen häufig nicht möglich. **Typische Operationen** in der Akutphase einer Brandverletzung sind Escharotomie (initial), Nekrektomie (tangential/epifaszial, beginnend meist am 2.–3. Tag) mit definitiver (Spalthaut) oder temporärer (synthetische Materialien) Deckung, Verbandwechsel sowie Nachtransplantationen bei Transplantatverlust. Mitunter erhebliche, schwierig zu bilanzierende **Blut-** und **Flüssigkeitsverluste** erfordern die Bereitstellung einer ausreichenden Menge an Blutprodukten (EK, FFP, TK, spezifische Gerinnungspräparate). Große Blut- und Flüssigkeitsverluste treten regelhaft während Nekrektomien (tangential > epifaszial) auf. Blutungen während der Verbandswechsel sind die Ausnahme. Zusätzlich zum Grundbedarf und operationsbedingten Verlusten ist der evaporative Flüssigkeitsverlust über die nicht mehr von Haut bedeckten Wundflächen zu berücksichtigen. Normothermie, Operation von Extremitäten in Blutsperre und kurzzeitiges Aufbringen gefäßadstringierender Medikamente auf die Spalthautentnahmestellen helfen, die Blutverluste zu reduzieren.

Literatur

Alvarado R et al., Burn resuscitation. Burns (2009), 35, 4–14
Cancio LC et al., Inhalation injury: Pathophysiology and clinical care: Proceedings of a Symposium Conducted at the Trauma institute of San Antonio, San Antonio, TX, USA on 28 March 2006. Burns (2007), 33, 681–692
Chappell D et al., Expedition Glycocalyx. Anaestesist (2008), 57, 959–969
Cochran A et al., Burn patient characteristics and outcomes following resuscitation with albumin. Burns (2007), 33, 25–30
Demling R, The Burn Edema Process: Current Concepts. J Burn Care Rehabil (2005), 26, 207–227
Hoppe U, Klose R, Das Inhalationstrauma bei Verbrennungspatienten: Diagnostik und Therapie. Intensivmed (2005), 42, 425–439
Hörbrand F et al., Integration von Vorerkrankungen und Risikofaktoren im Abbreviated Burn Severity Index (ABSI). AINS (2003), 38, 151–157
Judkins K, Burns resuscitation: what place albumin? Hosp Med (2000), 61, 116–119
Klose R (2007) Thermisches Trauma. In: Eckart J, Forst H, Burchardi H (Hrsg), Intensivmedizin, XIII-3, 1–43, 24. Erg.-Lfg. 9/07. Ecomed, Landsberg/Lech
Kopp J et al., Correlation between serum creatinin kinase levels and extent of muscle damage in electrical burns. Burns (2004), 20, 680–683
Küntscher MV, Hartmann B, Zielparameter der Volumensubstitution nach Verbrennungstrauma. Intensivmed (2004), 41, 499–504
Muehlberger T, Krettek C, Vogt PM, Der Stromunfall. Unfallchirurg (2001), 104, 1122–1127
Mlcak RP, Suman OE, Herndon DN, Respiratory management of inhalation injury. Burns (2007), 33, 2–13
Ottomann C, Hartmann B, Die Pathophysiologie des Verbrennungstraumas. Intensivmed (2004), 41, 380–387
Parihar A et al., Oxidative stress and anti-oxidative mobilization in burn injury. Burns (2008), 34, 6–17
Pereira CT, Murphy KD, Herndon DN, Altering metabolism. J Burn Care Rehabil (2005), 26, 194–199
Sablotzki A et al. (2007) Verbrennungsunfall und thermische Inhalationsverletzungen. In: Gahr RH (Hrsg), Handbuch der Thoraxtraumatologie, Bd I, 113–122. Einhorn, Hamburg
Trupkovic T, Giessler G, Das Verbrennungstrauma. Anaesthesist (2008) 57, 898–907
http://www.burnsurgery.org
http://www.verbrennungsmedizin.de

Polytrauma

B. Donaubauer

? Wie ist das Polytrauma definiert?
Als Polytrauma wird eine gleichzeitig entstandene Verletzung mehrerer Körperregionen oder Organsysteme bezeichnet, die allein oder in Kombination lebensbedrohlich ist. Im internationalen Sprachgebrauch verwendet man die Begriffe „Major Trauma" oder „Multiple Injuries" und definiert die Verletzungsschwere durch die Anwendung des Injury Severity Score (ISS). Der ISS kann Werte zwischen 0 und 75 annehmen und basiert auf der Abbreviated Injury Scale (AIS). Ein ISS > 16 entspricht der Definition Polytrauma.

? Welche Unfallmechanismen führen typischerweise zu einem Polytrauma?
Alle Unfallmechanismen, bei denen große Kräfte auf den Körper einwirken, können zu einem Polytrauma führen. Typisch sind Hochrasanz-Traumata wie bei einem Sturz aus großer Höhe oder einem Verkehrsunfall. Wurde ein Fußgänger oder Radfahrer angefahren, ein Beifahrer tödlich verletzt, eine beteiligte Person aus dem Fahrzeug herausgeschleudert oder hat sich das Fahrzeug überschlagen, ist ein Polytrauma sehr wahrscheinlich. Darüber hinaus können Einklemmung oder Verschüttung, penetrierende Verletzungen des Kopfes bzw. des Torsos und Schussverletzungen auf ein Polytrauma hindeuten.

? Welche Verletzungsmuster findet man bei polytraumatisierten Patienten?
Im Jahresbericht der Deutschen Gesellschaft für Unfallchirurgie (DGU) wird ein Datensatz veröffentlicht, der auch Auskunft über die Verletzungsmuster beim Polytrauma gibt. Dabei sind Schädel-, Hirn- und Thoraxtraumata die führenden Verletzungen (jeweils ca. 60% der Patienten). Etwa 40% der Polytraumatisierten haben Extremitätenverletzungen und ca. 25% erleiden ein abdominelles Trauma. Verletzungen des Herzens und der großen Gefäße sind seltener. Mit über 90% sind in Deutschland stumpfe weitaus häufiger als spitze Traumata.

? Charakterisieren Sie die Initialphase der Polytraumabehandlung und den ATLS-Algorithmus.
Die initiale Behandlung von Schwerverletzten ist gekennzeichnet durch unzureichende Informationen, begrenzte Ressourcen und hohen Zeitdruck und stellt somit eine große Herausforderung an das behandelnde Team dar; Krisen sind immanent. Ein Algorithmus kann dabei helfen, lebensbedrohliche Verletzungen zu erkennen. Unter dem Begriff ATLS (Advanced Trauma Life Support) wird eine systematische Abfolge der Untersuchung und Behandlung gelehrt, die eine Priorisierung nach vitaler Bedrohung vornimmt:
- A (Airway): Freihalten der Atemwege unter Schutz der HWS
- B (Breathing): Atmung und Beatmung, effektive Ventilation
- C (Circulation): Kreislaufkontrolle
- D (Disability): Erfassung neurologischer Störungen
- E (Exposure and Environment): Entkleidung des Patienten mit Vermeiden von Auskühlen

Die permanente Reevaluation der Patienten hat im Rahmen des ATLS-Konzeptes eine besondere Bedeutung. Wegen der Eigendynamik und Unübersichtlichkeit von kombinierten Verletzungen müssen sich primär oder sekundär verschlechternde Organfunktionen schnell erkannt und behandelt werden.

? Was sollte man bei der Übergabe an weiterbehandelnde Ärzte beachten?
Die Behandlung von polytraumatisierten Patienten stellt eine Versorgungskette dar: vom Unfallort zum Schockraum über die initiale operative Versorgung bis zur Intensivstation. Bei der jeweiligen Übergabe müssen wichtige Informationen über den Unfallhergang und -mechanismus und die initiale Situation bzw. Versorgung weitergegeben werden. Zentral dabei sind Vigilanz, Motorik der Extremitäten (Glasgow Coma Scale), Unfallmechanismus sowie Vitalzeichen am Unfallort und im Verlauf. Bisherige diagnostische Maßnahmen (mit gesicherten und ausgeschlossenen Diagnosen) sollten berichtet werden und Informationen über die eingeleitete Therapie, den erzielten Effekt und transfundierte bzw. bereitgestellte Blutprodukte vermittelt werden. Während der Übergabe sollte eine Reevaluation der Vitalzeichen erfolgen, und das Monitoring sowie die Beatmung überprüft werden. Im Anschluss sollte besonderes Augenmerk auf übersehene oder sekundäre Verletzungen (z.B. Rupturen parenchymatöser Organe) gelegt und fehlende Befunde sollten eingeholt werden. Unverzichtbar ist eine den Patienten begleitende, einfach gehaltene Dokumentation.

? Was sind die 5 wichtigsten Differenzialdiagnosen einer arteriellen Hypotension beim Polytrauma?
- Hypovolämie/hämorrhagischer Schock
- Spannungspneumothorax
- Herzbeuteltamponade
- Herzkontusion
- Neurogener Schock

? Welche klinischen Zeichen erwarten Sie bei einer Herzbeuteltamponade, welche Ursachen können dazu führen und welche Therapie ist angezeigt?
Eine Perikardtamponade kann als Folge einer penetrierenden Verletzung (Stich- oder Schussverletzung), aber auch im Rahmen eines stumpfen Thoraxtraumas auftreten. Dabei können Perforationen des Myokards oder der Koronararterien im Rahmen einer Contusio cordis ursächlich sein. Ab einem Volumen von ca. 150 ml kommt es zu einer hämodynamischen Beeinträchtigung, v.a. durch eine verringerte diastolische Füllung und mit konsekutivem Abfall des Schlagvolumens. Zusammen mit abgeschwächten Herztönen und gestauten Halsvenen (nur bei Euvolämie!) werden diese klassischen Symptome als Becksche Trias bezeichnet. Obwohl die Diagnose klinisch gestellt wird, können bildgebende Verfahren (Echokardiographie) zur Diagnosesicherung herangezogen werden. Die Therapie der Wahl besteht in der Perikardiozentese (ggf. mit Kathetereinlage mittels Seldinger-Technik), die bei Koagelbildung oft nicht ausreichend drainiert und dann eine anschließende chirurgische Perikardiotomie erforderlich macht. Bei noch wachen Patienten empfiehlt es sich (wie beim Pneumothorax), die Punktion in Lokalanästhesie vorzunehmen, also noch bevor eine Allgemeinanästhesie einge-

leitet wird. Insbesondere bei gedeckt perforierten Verletzungen kann es durch „Selbsttamponade" zu Zuständen mit geringer hämodynamischer Beeinträchtigung kommen. Hier ist eine Punktion kontraindiziert, und es sind primär eine Thorakotomie und Naht in HLM-Bereitschaft angezeigt.

? Was gehört zur präoperativen Vorbereitung von Polytraumapatienten?
Zunächst müssen Informationen über das Verletzungsmuster, vorangegangene Diagnostik, Laborwerte und den Verlauf der Vitalparameter eingeholt werden. Eine Reevaluation der ZNS-Funktion (Vigilanz, Pupillenstatus, Sprache und Motorik der Extremitäten) kann Hinweise auf eine progrediente zerebrale Pathologie geben und muss perioperativ regelmäßig erfolgen. Da beim Polytrauma von einer lebensbedrohlichen Verletzung ausgegangen wird, ist in jedem Fall eine Allgemeinanästhesie angezeigt. Falls der Patient noch nicht intubiert ist, muss eine RSI erfolgen (traumatisierte Patienten gelten als nicht nüchtern). Dabei sollte insbesondere bei Mittelgesichtsfrakturen mit einem schwierigen Atemweg gerechnet werden. Vorsicht gilt bei HWS-Verletzungen (zervikale Stabilisierung mit Stifneck). Zur Prävention zusätzlicher Schäden am Myelon sollte fiberoptisch intubiert werden. Zusätzlich zum Standardmonitoring ist eine invasive Blutdruckmessung sinnvoll. Bei zu erwartenden hohen Blutverlusten müssen großlumige periphere oder zentrale Zugänge (Shaldon) und ein Massivtransfusionssystem (z.B. Ranger, LEVEL1) vorhanden sein. Alle fremdblutsparenden Maßnahmen sollten ebenso wie Systeme zur Vermeidung einer perioperativen Hypothermie genutzt werden.

? Welche Besonderheiten müssen Sie bei der Auswahl von Anästhetika beachten?
Je nach Verletzungsmuster kann es zu einem mehr oder weniger ausgeprägten Blutverlust kommen. Trotz Volumentherapie ist das Blutvolumen häufig reduziert, das HZV vermindert und die Körpertemperatur erniedrigt. Dies kann dazu führen, dass verabreichte Anästhetika eine verstärkte Wirkung (**Cave:** Kreislaufdepression!), einen verzögerten Wirkungseintritt und eine verlängerte Wirkdauer aufweisen. Eingesetzte Medikamente sollten deshalb möglichst kurz wirksam sein und in angepasster Dosierung angewendet werden. Volatile Anästhetika können zu einer Steigerung des intrakraniellen Blutflusses führen und sollten bei Patienten mit SHT vermieden werden.

? Erklären Sie den Begriff „permissive Hypotension" und mögliche Kontraindikationen.
Unter permissiver Hypotension versteht man die Toleranz hypotensiver Kreislaufverhältnisse für eine kurze Zeitspanne. Das Konzept kann bei unkontrollierbarer Hämorrhagie bis zur chirurgischen Blutstillung angewendet werden und soll den Blutverlust vermindern. Bei der Anwendung ist darauf zu achten, dass andere Ursachen für die Hypotension ausgeschlossen und Kontraindikationen streng beachtet werden. Zu den Kontraindikationen gehören SHT, Schwangerschaft, KHK oder Myokardischämie, spinales Trauma mit neurogenem Schock und lange Rettungs- oder Transportzeiten. Leider fehlen bislang klinische Studien, die eine Effizienz dieses Vorgehens eindeutig belegen.

? Wie steuern Sie das Volumenmanagement, welche Volumenersatzmittel sind indiziert und wann geben Sie Gerinnungspräparate?

Für die Einschätzung des Volumenstatus sollten Parameter wie HF, RR, Varianz der Pulsdruckkurve, klinische Zeichen wie Hautfarbe, Zentralisierung und Rekapillarisierung sowie Laborwerte, insbesondere Laktat und Base Excess, herangezogen werden. Welche Volumenersatzmittel eingesetzt werden sollten, ist derzeit Gegenstand von klinischen Untersuchungen, ohne dass bisher eine Empfehlung abgeleitet werden könnte. Orientierung bietet die intravasale Verweildauer, die bei kolloidalen höher ist als bei kristalloiden Substanzen. Bei polytraumatisierten Patienten sind Gerinnungsstörungen sehr häufig. Die Ursachen dafür sind multifaktoriell und nur bedingt vermeidbar. Neben einer Dilutions- und Verbrauchskoagulopathie ist die Hypothermie Hauptursache. Obwohl auch hierzu klinische Untersuchungen fehlen, sollte man bei ausgedehnten Blutverlusten die Indikation zur Gabe von EK und FFP großzügig stellen. Bei nicht stillbaren Blutungen sind Faktorenkonzentrate (v.a. Fibrinogen) und als Ultima Ratio rekombinanter Faktor VIIa zu erwägen. Bei der Gabe von FFP ist wegen des Citratanteils an die Gabe von Calcium zu denken (1 g Calciumglukonat entspricht dabei 90 mg Ca^{2+}).

? Welche Bedeutung haben hyperton-hyperonkotische Substanzen?

Im Rahmen einer Small Volume Resuscitation werden solche hyperosmolaren Lösungen unter der Vorstellung verabreicht, zu einer Rekrutierung von Flüssigkeit aus dem Extravasalraum beizutragen und damit kurzfristig einen hohen Volumeneffekt zu erreichen. Experimentell konnte durch diese Substanzen auch ein verringertes Ödem der Endothelzellen und bessere Viskositäts- und Fließeigenschaften des Blutes und damit eine Verbesserung der Mikrozirkulation gezeigt werden. In Deutschland stehen derzeit zwei derartige Produkte zur Verfügung: eine auf Hydroxyethylstärke basierende Lösung (Hyper HAES; Fresenius, Deutschland) und eine auf Dextran basierende Substanz (RescueFlow; BioPhausia, Schweden). Beim traumatisch-hämorrhagischen Schock wird die einmalige Applikation von 4 ml/kg KG dieser Lösung als Bolus empfohlen. In einer Studie an einem Patientenkollektiv nach Trauma konnten sogar Vorteile auf das Überleben gezeigt werden, für Empfehlungen reicht die Datenlage allerdings noch nicht aus.

? Welche Indikationen sehen Sie zur Messung des ICP?

Schädel-Hirn-Verletzungen sind bei Patienten mit Polytrauma häufig (ca. 60% der Fälle). Wichtig zu wissen ist, dass intrakranielle Blutungen, insbesondere aber Kontusionierungen des Gehirns, einen dynamischen Verlauf haben können. Ein bei der initialen klinischen Untersuchung unauffälliger Patient oder ein einziges unauffälliges CT sind also nicht ausreichend, um dieser Dynamik Rechnung zu tragen. Das weitere Monitoring kann durch die regelmäßige Erhebung eines Status am ausreichend wachen Patienten, die Messung des ICP durch eine Hirndrucksonde oder durch die sequenzielle Durchführung von kraniellen CT erfolgen.

? Nennen Sie Ursachen für Gasaustauschstörungen beim Polytrauma.

- Lungenkontusion
- Pneumothorax

- Hämatothorax
- Rippenserienfraktur
- Aspiration (Fremdkörper, Blut, Magensaft)
- Zwerchfellruptur
- Lungenembolie (Luftembolie, Fettembolie)

? Wann würden Sie eine Verlegung in ein Haus der Maximalversorgung erwägen?

Die adäquate Versorgung polytraumatisierter Patienten erfordert personelle, technische und räumliche Ressourcen, die oft nur in Kliniken der Maximalversorgung vorgehalten werden. Die Behandlung polytraumatisierter Patienten ist deshalb Aufgabe spezialisierter Zentren mit den entsprechenden Fachabteilungen oder Kliniken (u.a. Neurochirurgie, Mund-Kiefer-Gesichtschirurgie). Sollte sich nach Erstversorgung oder nach initialer Stabilisierung die Diagnose Polytrauma ergeben, ist auch eine sekundäre Verlegung angezeigt.

? Während des intensivstationären Verlaufs soll ein Patient operiert werden. Nach welchen Kriterien entscheiden Sie, ob die Operation durchgeführt werden kann?

Folgende Fragen sind zu klären:
- Bestehen akute Komplikationen?
- Ist der ICP erhöht?
- Besteht aktuell SIRS/Sepsis?
- Ist der pulmonale Gasaustausch ausreichend?
- Sind die Kreislauf- und Nierenfunktion ausreichend?
- Bestehen aktuell Gerinnungsstörungen?

Je nach Eingriff und Dringlichkeit kann es nötig sein, spezielle Behandlungsverfahren der Intensivmedizin auch im OP-Saal weiterzuführen. Bei schweren Lungenfunktionsstörungen sind Intensivrespiratoren für die Beatmung besser geeignet als Narkosegeräte. Auch extrakorporale Verfahren (z.B. ECLA) sind keine Kontraindikation und können intraoperativ weitergeführt werden. Kriterien sollten sein: a) wann braucht der Patient die Operation, b) welchen Nachteil hat der Patient, wenn die Operation verschoben wird, c) lassen sich die Ausgangssituation und das Risiko des Patienten verbessern?

Schlüsselwörter:
- Bei der initialen klinischen Versorgung kann das ATLS-Konzept helfen, Verletzungen systematisch und nach dem Schweregrad zu behandeln.
- Bei einer arteriellen Hypotension sind mehrere Differenzialdiagnosen zu beachten, auch wenn die Hypovolämie die wichtigste darstellt.
- Permissive Hypotension kann bei nicht stillbaren Blutungen den Blutverlust verringern, sollte aber bei Patienten mit SHT nicht eingesetzt werden.
- Hypoton-hyperonkotische Lösungen rekrutieren Volumen aus dem Interstitium und können bei bestimmten Subgruppen Vorteile bringen. Empfehlungen dazu fehlen.

Literatur

Chiara O et al., Quality and quantity of volume replacement in trauma patients. Minerva Anestesiol (2008), 74(6), 303–306
Donaubauer B, Kerner T, Kaisers U, Fluid therapy – preclinical volume therapy in the management of polytrauma. Anasthesiol Intensivmed Notfallmed Schmerzther (2006), 41(6), 412–416
Hess JR et al., The coagulopathy of trauma: a review of mechanisms. J Trauma (2008), (4), 748–754
Hokema F et al., Initial management of polytraumatized patients in the emergency department. Anasthesiol Intensivmed Notfallmed Schmerzther (2007), 42(10), 716–723
Jacob M et al., Small-volume resuscitation with hyperoncotic albumin: a systematic review of randomized clinical trials. Crit Care (2008), 12(2), 34
Kirkpatrick AW et al., Acute resuscitation of the unstable adult trauma patient: bedside diagnosis and therapy. Can J Surg (2008), 51(1), 57–69
Laudi S et al., Low incidence of multiple organ failure after major trauma. Injury (2007), 38(9), 1052–1058
Marik PE, Corwin HL, Efficacy of red blood cell transfusion in the critically ill: a systematic review of the literature. Crit Care Med (2008), 36(9), 2667–274
Stanescu L, Talner LB, Mann FA, Diagnostic errors in polytrauma: a structured review of the recent literature. Emerg Radiol (2006), 12(3), 119–123
Thomson CB, Greaves I, Missed injury and the tertiary trauma survey. Injury (2008), 39(1), 107–114
Tschoeke SK, Ertel W, Immunoparalysis after multiple trauma. Injury (2007), 38(12), 1346–1357

Anästhesie und Analgesie in Schwangerschaft und Stillzeit

J. Wallenborn

? Welchen schwangerschaftsbedingten Veränderungen unterliegt das Herz-Kreislauf-System?
▲ Steigerung des HZV um 40% (überwiegend Steigerung des SV)
▲ Zunahme des Plasmavolumens (40%)
▲ Zunahme des Blutzellvolumens (15%)
▲ Abnahme systemischer Gefäßwiderstand (20%)
▲ Abnahme des KOD (von ~22 auf ~15 mmHg)

Die Steigerung des HZV erreicht ein Plateau um die 28. Schwangerschaftswoche (SSW) und verdoppelt sich nochmals unmittelbar unter der Geburt. Das Herz erscheint im Röntgenbild des Thorax quergelagert und verbreitert. Der KOD nimmt bis in die postpartale Phase hinein ab und erreicht die niedrigsten Werte bei Patientinnen mit Präeklampsie. Von anästhesiologischer Relevanz sind die aus diesen Veränderungen resultierende physiologische Anämie, die Verschlechterung vorbestehender kardialer Erkrankungen und die erhöhte Gefahr der Ausbildung eines peripartalen Lungenödems.

? Welche Bedeutung hat das aortokavale Kompressionssyndrom?
Ungefähr 20% aller Schwangeren weisen ab der 28. SSW zunehmend in Rückenlage eine kreislaufrelevante Kompression von V. cava und Aorta abdominalis durch den graviden Uterus auf. Der verminderte venöse Rückstrom führt zu kreislaufwirksamen Blutdruckabfäl-

len, und sowohl venöse Stauung als auch arterielle Hypotension können zu einer Minderdurchblutung des Uterus mit konsekutiver fetaler Hypoxie führen. Außerdem verstärken sowohl Inhalationsanästhetika als auch eine Regionalanästhesie das aortokavale Kompressionssyndrom durch vasodilatierende Effekte. Deshalb ist ab der 20. SSW eine 15°-Linksseitenlage zur Prävention des aortokavalen Kompressionssyndroms obligat.

? Welche pulmonalen und respiratorischen Adaptationen entwickeln sich während einer Schwangerschaft?
- Zunahme des Atemminutenvolumens (50%)
- Abnahme der funktionellen Residualkapazität (20%)
- Verengung der (oberen) Atemwege durch Ödemneigung
- Gesteigerter Sauerstoffverbrauch (20%, zusätzlich 40–100% unter Wehen)

Aufgrund der Ödemneigung und Schleimhautvulnerabilität weisen Schwangere ein erhöhtes Risiko für Intubationsschwierigkeiten und Blutungen durch die Laryngoskopie auf. Zusätzlich besteht aufgrund der reduzierten funktionellen Residualkapazität ein erhöhtes Hypoxierisiko, was eine ausreichende Präoxygenierung vor Allgemeinanästhesien erfordert, um der sonst raschen Desaturierung in der Apnoephase vorzubeugen. Die Abnahme der funktionellen Residualkapazität führt zu einem schnelleren Anfluten von Inhalationsanästhetika. Erhöhte Progesteronspiegel wirken sedierend und potenzieren die Wirkung volatiler Anästhetika, sodass die MAC um 20–40 % reduziert ist.

? Welchen physiologischen und anästhesierelevanten Veränderungen unterliegt der Gastrointestinaltrakt?
- Hochstehender Uterus verlagert und komprimiert Magen.
- Abnahme des Tonus des unteren Ösophagussphinkters.
- Progesteron senkt Motilität des Gastrointestinaltraktes.
- Gastrin erhöht Mageninhalt und dessen Azidität.

All diese Veränderungen erhöhen das Risiko für Reflux, Regurgitation und Erbrechen, weshalb das Aspirationsrisiko bei Schwangeren deutlich erhöht ist. Somit ist eine Aspirationsprophylaxe ab der 20. SSW bis 3 Tage postpartum obligat, und Maskennarkosen sind in diesem Zeitraum nicht lege artis. Bei geplanten Sectiones kann die Aspirationsprophylaxe mit 10 mg Metoclopramid und 150 mg Ranitidin 1–2 h vor dem Eingriff p.o. erfolgen. Bei dringlichen Eingriffen sollte, wenn zeitlich möglich, wenigstens 15 min vor Eingriff Natriumcitrat (30 ml) verabreicht werden. Standard ist außerdem die RSI unter Sellickschem Handgriff.

? Was beinhaltet das Mendelson-Syndrom?
Bereits 1946 machte Mendelson auf das erhöhte Aspirationsrisiko von Schwangeren aufmerksam und beschrieb die Auswirkungen einer Säureaspirationspneumonie. Schneck et al. (1999) ermittelten aus mehreren Publikationen der Jahre 1945–1997 eine Aspirationsinzidenz von 1:4100 (Letalität 5,7%) bei unselektierten Patienten und 1:2200 (Letalität 2,4%) bei geburtshilflichen Patientinnen. Die Aspiration von Säure verursacht eine direkte Gewebsschä-

digung, die Abstoßung der zerstörten Gewebsschichten vollzieht sich innerhalb 6 h und die vollständige Regeneration dauert ca. 7 Tage [Wynne 1981]. Innerhalb von 4 h nach Säure-Exposition kommt es zu einem rapiden Anstieg von Lysophosphatidylcholin, was infolge erhöhter Alveolarpermeabilität zu einem Lungenödem führen kann [Engelhardt, Webster 1999]. Sekundär kommt es zur säureinduzierten Freisetzung von proinflammatorischen Zytokinen wie TNF-α und IL-8, die wiederum die Freisetzung von Adhäsionsmolekülen (ICAM, L-Selectin) triggern und eine neutrophile inflammatorische Antwortreaktion auslösen. So kann eine lokale Säureaspiration über ein SIRS bis hin zur kardiopulmonalen Dekompensation führen [Manny et al. 1986].

Symptome des SAS sind plötzliche respiratorische Insuffizienz mit Bronchospasmus, Tachy-/Dyspnoe, Tachykardie und Zyanose. Die Auskultation ergibt ein abgeschwächtes Atemgeräusch und spastische Nebengeräusche. Frühestes Zeichen eines SAS ist die Hypoxämie, weshalb bei entsprechender Klinik bzw. beobachteter Aspiration frühzeitig arterielle BGA durchzuführen sind, um den Schweregrad der Hypoxämie einschätzen und rechtzeitig adäquat therapieren zu können. Fleckförmige Verschattungen in der Röntgenaufnahme des Thorax werden erst nach Stunden sichtbar und nehmen bis zum 3. Tag nach Aspiration zu. Die Bronchoskopie dient neben der Diagnostik (Rötung der Trachea, Carina, Hauptbronchien) bereits der Therapie durch Bergen korpuskulärer Partikel. Eine Bronchialspülung ist nur indiziert, wenn eine Obstruktion der Atemwege vorliegt. Im Gegensatz zur Aspiration von Darminhalt ist das saure Aspirat aus dem Magen steril. Eine hoch dosierte Steroidtherapie scheint nur bei einem pH des Aspirates in einem Bereich von 1,5–2,5 vorteilhaft. Deshalb sollte eine Magensonde gelegt werden, um den pH-Wert bestimmen zu können. Bei Regurgitation der schwangeren Patientin gilt schnelles Handeln: Kopftieflage, Absaugen, Intubation und Blockung, Absaugen über den Tubus und erst danach Beatmung mit PEEP und 100% Sauerstoff. Die Patientin muss nach operativer Entbindung entsprechend des Schweregrades des SAS einer intensivmedizinischen Überwachung und Therapie zugeführt werden. Adjuvant kann bereits als Ersttherapie zur Beseitigung eines Bronchospasmus eine Gabe von Theophyllin notwendig werden.

? Welche Konsequenzen haben hämatologische Veränderungen?

Während der Schwangerschaft kommt es zu einem Anstieg der meisten Gerinnungsfaktoren und einer Aktivierung der Thrombozyten. Durch diese Veränderungen soll der Blutverlust während der Entbindung minimiert werden. Daher besteht prä- und postpartal ein ca. 5-fach erhöhtes Risiko für thromboembolische Ereignisse wie tiefe Beinvenenthrombose und Lungenembolie. Demgegenüber steht eine gesteigerte Fibrinolyseaktivität, weshalb sich unmittelbar peripartal bzw. bei geburtshilflichen Notfällen (Uterusatonie, Plazentaretention, Plazenta praevia, Abruptio placentae, Uterusruptur) schnell eine massive Hämorrhagie bis hin zur disseminierten DIC entwickeln kann [Hofer et al. 2007; Brace et al. 2007]. Aufgrund der peripartalen Hyperfibrinolyse muss bei der Therapie der peripartalen Hämorrhagie frühzeitig mit Antifibrinolytika (z.B. 1 g Tranexamsäure i.v.) interveniert und Fibrinogen (2–6 g Fibrinogen, Ziel: Fibrinogen > 200 mg/dl) substituiert werden. Während nach Sectio eine Thromboseprophylaxe mit Heparin obligat ist, sollte bei peripartaler DIC möglichst kein Heparin eingesetzt werden, da es die notwendige massive Thrombinbildung an der Plazentalösungsfläche verhindert und somit die Hyperfibrinolyse verstärkt.

? Ist eine Proteinurie oder Glukosurie in der Schwangerschaft immer pathologisch?

Nein. Renaler Blutfluss, GFR und Kreatinin-Clearance nehmen ab dem 4. SSM zu, und das Nierenkelchsystem sowie die Ureter sind dilatiert. Eine Proteinurie wird erst ab 300 mg/dl als pathologisch angesehen. Die Schwangerschaftsglukosurie resultiert aus einer gestiegenen Glukosefiltration bei gleich bleibender Glukoserückresorption.

? Führt eine Anästhesie während der Schwangerschaft zu einer erhöhten Teratogenität, Frühgeburtlichkeit oder Abortrate?

Bei Operationen während der Schwangerschaft ist die Abortrate v.a. im ersten Trimester erhöht (ca. 10% vs. 6%), wobei unklar ist, ob die Operation, die (Art der) Anästhesie, die Grunderkrankung oder weitere Faktoren hierfür verantwortlich sind. Nach Auswertung des Schwedischen Geburtenregisters von 1973–1981 (5405 Operationen unter 720 000 Schwangerschaften) zeigte sich eine erhöhte Inzidenz von Very-Low-Birthweight-Infants sowohl durch erhöhte Frühgeburtlichkeit als auch intrauterine Wachstumsretardierung [Mazze et al. 1989]. Während im Tierversuch teratogene Effekte beschrieben wurden, zeigt keine der bisher vorliegenden Studien eine erhöhte Rate an kongenitalen Anomalien beim Menschen, wenn während der Schwangerschaft ein Eingriff unter Anästhesie durchgeführt werden musste [Cohen-Kerem et al. 2005].

? Sind Anästhetika plazentagängig?

Alle Substanzen mit einem Molekulargewicht < 600 Dalton können die Plazentaschranke durch einfache Diffusion überwinden. So verursacht eine Allgemeinanästhesie der Mutter immer auch eine Anästhesie des Feten. Muskelrelaxanzien treten aufgrund ihrer Hydrophilie und des hohen Ionisationsgrades nur in geringem Maße über die Plazentaschranke.

? Was bedeutet Ion Trapping?

Normal herrscht ein geringes pH-Gefälle zwischen Mutter und Fet. Nicht ionisierte Verbindungen queren die Lipidbarriere der Plazenta ungehindert, der pH-Gradient fördert den Transfer basischer Verbindungen (Lokalanästhetika, Opioide). Kommt es zu einer fetalen Azidose durch Hypoventilation oder maternale Hypotension, kann der Ionisationsgrad von Lokalanästhetika derart zunehmen, dass die Rückdiffusion in den maternalen Kreislauf erschwert und eine potenziell toxische Akkumulation im fetalen Kreislauf begünstigt wird [Preiß 2003].

? Welche Faktoren beeinflussen die uteroplazentare Perfusion?

Um einem Abfall des uterinen Blutflusses vorzubeugen, gilt es bei einer Anästhesie während der Schwangerschaft jegliche maternale Hypothermie, Hypoxie, Hypokapnie, Hyperkapnie oder Azidose zu vermeiden. Weil die uteroplazentare Perfusion druckpassiv dem maternalen arteriellen Druck folgt, ist jeglicher Blutdruckabfall der Mutter konsequent zu therapieren, systolische Blutdruckwerte unter 100 mmHg dürfen nicht toleriert werden.

? **Wie kann man Hypotensionen infolge einer Spinalanästhesie bei Schwangeren vorbeugen?**

Ein Volumenpreload senkt das Risiko für Hypotension infolge Sympathikolyse durch Spinalanästhesie, dabei sind Kolloide effektiver als Kristalloide (RR 0,68 [0,52–0,89]). Höhere Volumina sind allerdings ohne Nutzen, und keine präventive Maßnahme kann jegliche Hypotension vermeiden, sodass immer ein Vasopressor griffbereit sein sollte [Cyna et al. 2006]. Phenylephrin ist nicht wirksamer als Ephedrin. Der uterine Blutfluss wird bei Hypotension infolge Epiduralanästhesie bei Schafen durch Ephedrin etwas schneller wiederhergestellt als mit Cafedrin/Theodrenalin (Akrinor), ohne dass dies eine Relevanz bezüglich des fetalen pH, pO_2 oder der fetalen Herzfrequenz hätte [Strümper et al. 2005]. Somit ist vermutlich der frühzeitige Einsatz wichtiger als die Art des verwendeten Vasokonstriktors.

? **Was sind die häufigsten Eingriffe bei Schwangeren?**

Am häufigsten sind Cerclagen, Appendektomien und traumatologische Eingriffe während der Schwangerschaft (0,5–2%). Die Sectiorate beträgt mittlerweile 20–30%, und die Anlage von Periduralkathetern zur Linderung der Wehenschmerzen schwankt je nach Ausstattung der Krankenhäuser zwischen 0 und 40%.

? **Welches Vorgehen ist bei Schwangeren mit nicht geburtshilflichen Eingriffen empfehlenswert?**

Elektive Eingriffe sollten nach der Schwangerschaft durchgeführt, dringliche Eingriffe möglichst in das 2. Trimenon (abgeschlossene Organogenese) verschoben werden. Die Verzögerung von Notfalleingriffen ist nicht gerechtfertigt [Rosen 1999]. Immer sollte aber mit den sichersten Substanzen für Mutter und Kind sowie mit einem perioperativen fetalen und uterinen Monitoring gearbeitet werden. Bezüglich der sicheren Anwendung von Arzneimitteln während der Schwangerschaft kann man bei speziellen Informationsdiensten Auskunft einholen [http://www.embryotox.de; http://www.reprotox.de].

? **Welche Informationen lassen sich aus dem perioperativ überwachten Cardiotokogramm (CTG) ableiten?**

Durch Ableitung der fetalen HF (Normbereich 110–160/min) gelingt ein fetales Monitoring. Abfälle unter 100/min können ein Zeichen fetaler Azidose und Hypoxie mit drohender Gefahr für den Feten, aber auch Wirkung von Anästhetika oder Hypothermie sein. Mittels Tokographie wird die Uterusaktivität beurteilt. Im CTG erfasste perioperative Wehen und fetale Bradykardien können zur Durchführung einer Tokolyse oder gar Notsectio führen.

? **Was sind die 3 Phasen der Geburt?**

- Einleitungsphase: Zervixdilatation, regelmäßige Wehentätigkeit, bei stärksten Schmerzen PDA-indiziert, endet mit der vollständigen Öffnung des Muttermundes.
- Austreibungsphase: Presswehen, Entbindung des Neonaten.
- Nachgeburt: vollständige Entwicklung der Placenta, Uterus kontrahiert sich.

? **Welche Verfahren zur Linderung des Wehenschmerzes finden heute (noch) Anwendung?**
- Subkutane Analgesie und Sedierung mit Pethidin (Dolcontral) und Promazin (Sinophenin)
- Parazervikalblock
- Pudendusblock
- PDA oder kombinierte Spinal-/Epiduralanalgesie (CSE)
- Single-Shot-Spinalanalgesie (SPA)
- Intravenöse PCA mit Remifentanil
- Inhalative Analgesie und Sedierung mit Lachgas (Entonox) oder Sevofluran (Sevonox)
- Akupunktur

? **Warum stellen rückenmarksnahe Verfahren die beste Möglichkeit zur Analgesie unter der Geburt dar?**
Weil alle an der Entstehung des Geburtsschmerzes beteiligten Nervenstrukturen (Th10–S4) effektiv blockiert werden können. Sie senken stressbedingte maternale Katecholaminspiegel und verbessern somit die uteroplazentare Perfusion.

? **Muss die Einwilligung zur PDA bereits vor Aufnahme in den Kreißsaal erfolgen?**
Aus medikolegaler Sicht sollte jede Einwilligung in invasive Maßnahmen mit einem angemessenen Zeitabstand zur geplanten Intervention erfolgen. Man ist sich jedoch darüber einig, dass die bevorstehende Geburt eine besondere Situation darstellt. Da ausgeprägte Wehenschmerzen in der Intensität nur von Schmerzen nach traumatischer Fingeramputation übertroffen werden, ist auch eine Behandlungspflicht und Notfallindikation gegeben.

? **Welche Vor- und Nachteile haben PDA, CSE und SPA zur Schmerzlinderung im Kreißsaal?**
Nach intrathekaler Gabe von 7,5 µg Sufentanil tritt die gewünschte Linderung des Wehenschmerzes 1–2 min früher ein als nach epiduraler Gabe eines Lokalanästhetikums. Auch soll die nach epiduraler Gabe von Lokalanästhetika gelegentlich zu beobachtende Wehenpause nach intrathekalem Sufentanil nicht auftreten. Klare Daten gibt es hierzu allerdings nicht. Der Vorteil der SPA ist die Einfachheit des Verfahrens, der Nachteil die fehlende Möglichkeit zur Repetition.

? **Wie kann eine i.v. PCA unter der Geburt durchgeführt werden?**
Für den klinischen Einsatz nutzbar ist die PCA mit Remifentanil (25–40 µg-Boli mit Beginn der Wehe applizieren). Allerdings wurden hierunter auch maternale Atemdepressionen und fetale Bradykardien beschrieben [Hill 2008].

? Welche Voruntersuchungen vor Anlage einer PDA/CSE sind obligat?

Eine Anamnese hinsichtlich Blutungsneigung oder Therapie mit gerinnungshemmenden Substanzen ist obligat und sollte auf dem Anästhesieprotokoll notiert werden. Ist diese negativ, muss kein Laborbefund vor Anlage einer PDA bzw. CSE abgewartet werden.

? Ist eine bestimmte Muttermundsweite für die Anlage einer PDA/CSE vorgeschrieben?

Lange Zeit wurde eine Muttermundsweite von 4 cm vor Anlage einer PDA gefordert. Diese Forderung ist nicht haltbar, und bei entsprechender Indikation ist nach Rücksprache mit dem Geburtshelfer unabhängig von der Muttermundsweite eine PDA anzulegen.

? Wie ist der Wert der sog. Testdosen zu interpretieren?

Wenn nach Gabe von 15 µg Adrenalin die maternale HF nicht ansteigt, ist dies kein 100%iger Ausschluss einer intravasalen Fehllage. Dennoch sollte nicht auf den Test mit Adrenalin verzichtet werden, da bei alleiniger Testung mit einem Lokalanästhetikum bei intravasaler Injektion zerebrale Krampfanfälle und schwere Arrhythmien ausgelöst werden können.

? Wie können epidurale Analgetika verabreicht werden?

- Intermittierend: Nachgabe auf Anforderung der Patientin durch den Anästhesisten oder die Hebamme (24-h-Maximaldosis für Sufenta: 30 µg; beste Kontrolle der individuellen Dosis und des Applikationsstopps)
- Kontinuierlich: über Spritzenpumpe mit starrer Dosierung (4–8 ml/h Naropin$^{0,2\%}$)
- Patientenkontrolliert: über Spritzenpumpe als patientengesteuerte Bolusgabe von 4–8 ml Naropin$^{0,2\%}$ mit Sperrintervall (10–15 min) und ggf. Basalrate

? Mit welcher Häufigkeit treten Komplikationen der PDA auf und wie werden diese therapiert?

Die schwerwiegendsten Komplikationen sind **epidurale Hämatome** (1:168 000) und **Abszesse** (1:145 000). **Persistierende neurologische Schädigungen** ohne Nachweis von Hämatom oder Infektion (direkte Läsion, Lokalanästhetikatoxizität, chronisch adhäsive Arachnoiditis) treten mit einer Häufigkeit von 1:250 000 auf [Ruppen et al. 2006]. Bei V.a. ein epidurales Hämatom oder einen Abszess (Parästhesien, Miktionsstörungen) muss zur Diagnosesicherung sofort eine MRT durchgeführt und bei positivem Nachweis eine Entlastungsoperation durchgeführt werden. **Akzidentelle Duraperforationen** werden mit einer Häufigkeit von 0,2–5% berichtet, die Hälfte davon wird von einem **Postpunktionskopfschmerz** (PPKS) kompliziert [Gaiser 2006]. Größere Nadelstärke und jüngeres Alter sind mit einer höheren Rate an PPKS assoziiert. Nach akzidenteller Duraperforation sind weder eine prophylaktische Bettruhe noch ein prophylaktischer Blutpatch indiziert. Dagegen sollte ein PPKS (Beginn typischerweise 24 h nach Perforation) sofort konsequent therapiert werden, um eine schwere und lang anhaltende Symptomatik zu vermeiden. Die Therapie des PPKS besteht in der Gabe von Coffein (2–3 × 100 mg) und Paracetamol (3–4 × 500 mg), adjuvant Bettruhe und Flüssigkeitszufuhr.

Weitere Optionen sind Theophyllin, Sumatriptan und Methylergobrevin. Wird innerhalb von 24 h keine Symptombesserung erreicht, ist ein epiduraler Blutpatch indiziert. Mit **intravasalen Katheterfehllagen** ist in bis zu 10% der Fälle zu rechnen, weil die epiduralen Venengeflechte bei der Schwangeren gestaut sind. In einem solchen Fall kann ein erneuter Punktionsversuch eine Etage höher vorgenommen werden. Die „blutige Punktion" muss protokolliert und hinsichtlich der Ausbildung eines epiduralen Hämatoms überwacht werden, eine therapeutische Intervention ergibt sich hieraus praktisch fast nie. Am häufigsten (ca. 45%) werden von den Schwangeren **Rückenschmerzen** beklagt, wobei diese Symptomatik gleich häufig nach Entbindung mit wie auch ohne PDA auftritt [Munnur, Suresh 2003].

? Welche Wertigkeit besitzt der epidurale Blutpatch in der Therapie des Postpunktionskopfschmerzes?

Der epidurale Blutpatch (0,2 ml/kg Eigenblut) gilt als effektivste Methode zur Therapie eines PPKS, ist aber nicht nebenwirkungsfrei. Die Erfolgsrate liegt zwischen 42–75% [Safa-Tisseront et al. 2001; Kooten et al. 2007]. Größere Nadelstärke bei der Duraperforation und zu frühe Anlage des Blutpatches sind Risikofaktoren für fehlende Wirksamkeit. Äußerst unangenehm sind die häufig ausgelösten radikulären Schmerzen, Einzelfälle berichten über zerebrale Ischämien infolge lang anhaltender zerebraler Vasospasmen [Mercieri et al. 2003].

? Verlängert oder verkürzt die PDA den Geburtsvorgang? Erhöht die PDA die Anzahl an operativen Entbindungen?

Bei adäquater Dosierung der Lokalanästhetika und ständiger Kontrolle der Muttermundsweite durch den Geburtshelfer (keine Nachbeschickung des PDK bei vollständigem Muttermund) verlängert die PDA den Geburtsvorgang nicht [Rohrbach et al. 2001]. Häufig kommt es sogar zu einem schnelleren Voranschreiten der Geburt nach PDA, weil der Schwangeren eine Möglichkeit zur temporären Entspannung verschafft wird und sich Katecholaminspiegel und Atmung normalisieren. Die Anzahl an operativen Entbindungen ist nur dann aufgrund der PDA erhöht, wenn zu spät und zu hoch dosierte Lokalanästhetika appliziert werden (resultierende Wehenschwäche erhöht Rate an Vakuumextraktionen). Bezüglich der Sectiorate ist zu berücksichtigen, dass die PDA per se öfter bei prolongiertem Geburtsverlauf angefordert wird. Notsectiones durch eine auf die Sympathikolyse der Mutter gelegentlich folgende, temporäre fetale Bradykardie sind äußerst selten.

? Stellt eine vorangegangene Sectio eine Kontraindikation für eine PDA unter der Geburt dar?

Nein, denn eine PDA kann den Zerreißungsschmerz bei Uterusruptur nicht überdecken [http://neu.dggg.de/_download/unprotected/g_03_04_05_schwangerenbetreuung_geburtsleitung_kaiserschnitt.pdf]. Tritt trotz korrekt durchgeführter PDA ein zunehmend unerträglicher Schmerz auf, ist an eine plötzlich weit fortgeschrittene Geburt (Presswehen, Untersuchung des Muttermundes auf Vollständigkeit durch Hebamme) oder an eine Uterusruptur (Verschlechterung des CTG, Vernichtungsschmerz, wenn Schmerz plötzlich aufhört ist Uterus rupturiert, Notsectio!) zu denken.

? Warum stellen rückenmarksnahe Verfahren heute den Standard der Anästhesie zur Sectio caesarea dar?

Aufgrund der physiologischen Veränderungen und pharmakologischen Besonderheiten während der Schwangerschaft ist das maternale Risiko bei einer Allgemeinanästhesie zur Sectio caesarea deutlich erhöht. So mussten z.B. alle 6 direkt auf die Anästhesie zurückzuführenden maternalen Todesfälle im Dreijahresreport „Why Mothers Die" aus Großbritannien [Cooper, McClure 2005] auf ein inadäquates Atemwegsmanagement zurückgeführt werden (3 × ösophageale Fehlintubation, 2 × Hypoventilation, 1 × Aspiration). Bezüglich des fetalen Risikos stellt eine Spinalanästhesie die geringste Medikamentenbelastung dar. Nicht zuletzt werden der Mutter durch die Regionalanästhesie ein Äquivalent zum Geburtserlebnis, der schnelle Kontakt zum Neugeborenen und ein frühzeitiger erster Stillversuch ermöglicht.

? Welche Situationen führen zur Bevorzugung einer Allgemeinanästhesie zur Sectio caesarea?

- Notsectio (Entscheidungs-Entbindungs-Zeit von 10 min)
- Kontraindikation für Regionalanästhesie (Infektion im Bereich der Punktionsstelle, Sepsis, bekannte hämorrhagische Diathese, ungenügender zeitlicher Abstand bei Antikoagulation)
- HELLP-Syndrom mit Thrombozytenabfall
- Ablehnung der Regionalanästhesie durch die Mutter
- Kindliche Indikation (Zwerchfellhernie, EXIT-Prozedur = Ex Utero Intrapartum Treatment)

? Welche Besonderheiten gelten für eine Allgemeinanästhesie zur Sectio caesarea?

Entsprechend der zur Verfügung stehenden Zeit sollte zusätzlich über Wachheit während der Narkose (Awareness-Phänomene während Einleitung), das erhöhte Aspirationsrisiko und Intubationsschwierigkeiten aufgeklärt werden. Eine Allgemeinanästhesie wird fast nur noch bei Notfall-Sectiones durchgeführt, umso wichtiger ist das Training von Strategien bei „unerwartet schwierigem Atemweg". Fiberoptik und Intubationslarynxmaske sollten zusätzlich zu dem bereits auf einen Führungsstab aufgezogenen und mit einer Blockungsspritze versehenen Tubus griffbereit liegen. Nach medikamentöser Aspirationsprophylaxe und 15°-Linksseitenlage wird immer eine „Ileuseinleitung" mit Sellickschem Handgriff durchgeführt. Weil die Narkose-Einleitung erst bei schnittbereitem Operationsteam erfolgt, ist meist auch im Notfall noch eine Präoxygenierung mit einer FiO_2 von 1,0 möglich. Zur Induktion werden nur Trapanal und Succinylcholin (ggf. Priming mit 10 mg Esmeron) verwendet, die Gabe eines Opioids erfolgt erst nach Abnabelung des Neugeborenen. Bei Aufrechterhaltung mit Sevofluran statt Isofluran wurde eine geringere Inzidenz an Neugeborenenikterus berichtet [De Amici 2001]. Zur Prävention einer Uterusatonie sollte nicht mehr als 1 MAC eines Inhalationsanästhetikums eingesetzt werden, regelmäßig werden nach Abnabelung des Kindes 3 IE Oxytocin und bei vollständiger Plazenta 0,1 mg Methylergobrevin i.v. verabreicht.

? Haben die Gabe von Oxytocin und Methylergometrin eine Relevanz für den Anästhesisten?

Beide Substanzen können Flush, Tachykardie und Hypotonie auslösen. Nach Anwendung höherer Dosen von Oxytocin (10 IE als Bolus i.v.) wurden mütterliche Todesfälle aufgrund kardialer Nebenwirkungen beschrieben Die Bolusgabe sollte langsam i.v. erfolgen und ist für Oxytocin auf 3 IE und für Methergin auf 0,1 mg begrenzt. Kontrahiert sich der Uterus auch auf einen Oxytocintropf mit 18 IE nicht, soll nach aktuellen Leitlinien der DGGG frühzeitig an den Einsatz von Prostaglandinen (Sulproston = Nalador via Perfusor, Misoprostol = Cytotec 3–5 Tbl. α 200 µg rektal) gedacht werden [http://neu.dggg.de/_download/unprotected/g_03_03_06_diagnostik_therapie_peripartaler_blutungen.pdf]. Bei Patientinnen mit Präeklampsie/Eklampsie und Herzerkrankungen sollte Methergin nicht eingesetzt werden.

? Was bedeutet Low-Dose-Spinalanästhesie?

Durch intrathekale Gabe von 5 µg Sufentanil (1 ml) lässt sich die notwendige Dosis von hyperbarem Bupivacain$^{0,5\%}$ (12,5 mg = 2,5 ml) zum Erreichen der gewünschten Ausbreitungshöhe der SPA bis Th4 deutlich verringern (auf 7,5 mg = 1,5 ml). Trotz gleicher Ausbreitungshöhe und erhaltener schneller Anschlagzeit und Steuerbarkeit scheint die Rate an Hypotensionen reduziert. Ein gleichzeitiger Zusatz von 100 µg Morphin (0,1 ml) verlängert die Zeit bis zur Anforderung einer postoperativen Schmerztherapie mit einem Opioid und reduziert deutlich den Bedarf an Piritramid in den ersten 24 h nach der Sectio. Wird intrathekal Morphin verabreicht, muss eine postoperative Überwachung auch nach Spinalanästhesie für 6 h gewährleistet sein, da späte Atemdepressionen beschrieben wurden [Dorp et al. 2006]. Der Nachteil einer Low-Dose-Spinalanästhesie mit Sufentanil, Morphin und Bupivacain liegt im 3-maligen Ansatz einer Spritze an den Konus der Spinalnadel. Abgesehen von der minimalen Zeitverzögerung besteht potenziell das Risiko der intrathekalen Applikation kleinster Luftmengen (Kopfschmerz, Krampfanfall, zerebraler Vasospasmus), sowie der Dislokation aus dem Spinalraum vor Gabe des Lokalanästhetikums.

? Darf Propofol bei Schwangeren und/oder Stillenden eingesetzt werden?

Propofol ist weder für die Schwangerschaft noch in der Stillzeit zugelassen. Für Eingriffe während der Schwangerschaft scheint Propofol einsetzbar, dagegen verursachen auch Einmalgaben zur Induktion der Anästhesie bei Sectio caesarea niedrigere Apgar-Werte in der ersten Minute bei Neugeborenen als nach Gabe der klinisch sicheren Substanz Thiopental [Celleno et al. 1993]. Propofol tritt in die Muttermilch über.

? Was sind die häufigsten Eingriffe postpartal und in der Stillzeit, welches Anästhesieverfahren sollte bevorzugt werden?

Am häufigsten wird postpartal für Nachtastungen bei Plazentaretention und die Naht einer Episiotomie oder Geburtsverletzung (Scheidenriss) eine Anästhesie notwendig. Alle diese Eingriffe lassen sich (wenn keine kreislaufrelevante Blutung vorliegt) sehr gut in Spinalanästhesie durchführen, da Maskennarkosen bis zum 3. Tag postpartum als obsolet gelten.

? Welche Analgetika sind bei stillenden Müttern postoperativ einsetzbar?

Als sicher in der Stillzeit und Mittel der ersten Wahl gilt Paracetamol (z.B. 1 g Perfalgan als Kurzinfusion). Aber auch die Durchführung einer i.v. PCA mit Piritramid (Dipidolor) stellt keine Kontraindikation für das Stillen nach einer Sectio caesarea dar. Optimal ist die Fortführung der postoperativen Schmerztherapie über einen liegenden PDK (z.B. 8 ml Naropin$^{0,2\%}$ und 3 ml = 3 mg Morphin).

? Was ist ein HELLP-Syndrom?

Das **H**ypertension, **E**levated **L**iver Enzymes and **L**ow **P**latelet Count-Syndrom ist eine hypertensive Schwangerschaftserkrankung mit erhöhten Serumtransaminasen und einer Thrombozytopenie. Aufgrund der Kapselspannung durch die Leberschwellung klagen die Patientinnen typischerweise über Schmerzen im rechten Oberbauch. Das HELLP-Syndrom kann durch eine vorzeitige Plazentalösung, Niereninsuffizienz, Lungenödem, intrakranielle Blutung, Leberruptur oder disseminierte intravasale Gerinnungsstörung kompliziert werden. Hierbei zeigt der sog. Thrombozytensturz das Ausmaß der Verbrauchskoagulopathie an. Die einzige kausale Therapie besteht in der (operativen) Entbindung der Mutter. Die Allgemeinanästhesie gilt als Verfahren der Wahl, weil die Thrombozyten in Zahl und Funktion gestört sind und die Dynamik des Verlaufs des HELLP-Syndroms nicht kalkulierbar ist. Postoperativ wird eine intensivtherapeutische Überwachung für 48 h gefordert.

? Worin besteht die Therapie der Präeklampsie/Eklampsie?

- 10–20 mg Diazepam i.v.
- 4 g Magnesium über 5 min i.v. (Erhaltungsdosis 1–2 g/h, Ziel-Serumspiegel 2–4 mmol/l)
- 5 mg Dihydralazin i.v. (Erhaltung 2–20 mg/h)
- Notsectio in Allgemeinanästhesie
- Postoperativ Intensivtherapie

? Welche Gefahren bergen zu hohe Magnesiumspiegel?

Durch erhöhte Magnesiumspiegel besteht die Gefahr einer postoperativen Ateminsuffizienz (Wirkungsverstärkung der Muskelrelaxanzien, direkte Atemdepression ab 5 mmol/l), und ab 10 mmol/l droht ein Herz-Kreislauf-Stillstand. Deshalb sollten eine engmaschige Kontrolle des Serumspiegels erfolgen und Calciumgluconat als Antidot verfügbar sein.

? Welche Maßnahmen müssen frühzeitig bei V.a. ein peripartales Lungenödem (PPL) unternommen werden?

Besonders gefährdet sind Schwangere mit Tokolyse, Präeklampsie oder/und Infektion. Dabei kann eine Anästhesie die Ausbildung eines PPL triggern (Volumenüberladung, negativ inotrope Wirkung der Anästhetika, Bupivacaintoxizität). Leitsymptome sind zunehmende Dyspnoe und Zyanose der Schwangeren, bei deren Auftreten frühzeitig BGA durchgeführt und ein Blasenkatheter mit Stundenurinmessung gelegt werden sollten [Wallenborn, Kühnert 2007]. Bei Hypoxämie der Mutter ist die Indikation für eine arterielle Kanülierung und Anlage eines ZVK großzügig zu stellen. Bringen CPAP mit erhöhter FiO_2 und Diuretika keine schnelle Situationsbesserung, wird die operative Entbindung und nachfolgende Intensivtherapie angestrebt.

? Welche Gründe für eine peripartale Hämorrhagie kennen Sie?

Die häufigsten Gründe für eine peripartale Blutung werden in Tabelle 100 zusammengefasst. Die Uterusatonie ist immer noch häufigste Ursache für die Ausbildung einer peripartalen Hämorrhagie. Seltene Ursachen sind disseminierte intravasale Gerinnungsstörungen infolge einer Eklampsie, einer Fruchtwasserembolie oder eines septischen Uterus.

Tab. 100: Potenzielle Ursachen für eine peripartale Hämorrhagie [nach Crochetiere 2003]

Grund für Blutung	Inzidenz	Zeitpunkt
Geburtsverletzung	1:8	Postpartum
Uterusatonie	1:20 bis 1:50	Postpartum
Abruptio placentae	1:80 bis 1:150	Antepartum
Plazentaretention	1:100 bis 1:160	Postpartum
Placenta praevia	1:200	Antepartum/postpartum
Placenta accreta	1:2000 bis 1:2500	Antepartum/postpartum
Uterusruptur	1:2300	Antepartum/postpartum
Uterusinversion	1:6400	Postpartum

? Worauf ist bei Placenta praevia (Pp.) zu achten?

Die atypische Lokalisation der Plazenta im unteren Uterinsegment kann vom tiefen Sitz, über eine Pp. marginalis und Pp. partialis bis hin zur Pp. totalis reichen. Leitsymptom ist die schmerzlose, hellrote vaginale Blutung, die sehr schnell zum hämorrhagischen Schock führen kann. Weitere Komplikationen sind Infektion/Sepsis, Luftembolie und die drohende fetale Hypoxie. Eine Spinalanästhesie ist nur bei geringem Blutverlust und hämodynamischer Stabilität möglich, bei Pp. totalis sollte eine Allgemeinanästhesie erfolgen und ein entsprechendes Kontingent an EK und FFP bereitstehen.

Literatur

Brace V, Kernaghan D, Penney G, Learning from adverse clinical outcomes: major obstetric haemorrhage in Scotland, 2003–2005. BJOG (2007), 114, 1388–1396

Celleno D et al., Which induction drug for cesarean section? A comparison of thiopental sodium, propofol, and midazolam. J Clin Anesth (1993), 5, 284–288

Cohen-Kerem R et al., Pregnancy outcome following non-obstetric surgical intervention. Am J Surg (2005), 190, 467–473

Cooper GM, McClure JH, Maternal deaths from anaesthesia. An extract from Why Mothers Die 2000–2002, the Confidential Enquiries into Maternal Deaths in the United Kingdom, chapter 9. Anaesthesia. Br J Anaesth (2005), 94, 417–423

Crochetiere C, Obstetric emergencies. Anesthesiol Clin North America (2003), 21, 111–125

Cyna AM et al., Techniques for preventing hypotension during spinal anaesthesia for caesarean section. Cochrane Review (2006), CD002251

De Amici D et al., Can anesthesiologic strategies for caesarean section influence newborn jaundice? A retrospective and prospective study. Biol Neonate (2001), 79, 97–102

Dorp ELAv et al., Morphine-6-glucuronide: morphine's successor for postoperative pain relief? Anesth Analg (2006), 102, 1789–1797

Engelhardt T, Webster NR, Pulmonary aspiration of gastric contents in anaesthesia. Br J Anaesth (1999), 83, 453–460

Gaiser R, Postdural puncture headache. Curr Opin Anesthesiol (2006), 19, 249–253

Hill D, Remifentanil in obstetrics. Curr Opin Anesthesiol (2008), 21, 270–274

Hofer S et al., Blutungen während der Schwangerschaft. Anaesthesist (2007), 56, 1075–1090

Kooten Fv et al., Epidural blood patch in post dural puncture headache: a randomised, observer-blind, controlled clinical trial. J Neurol Neurosurg Psychiatry (2008), 79, 553–558

Manny J et al., Pulmonary and systemic consequences of localized acid aspiration. Surg Gynecol Obstet (1986), 162, 259–267

Mazzy RI, Källen B, Reproductive outcome after aneshesia and operation during pregnancy: a registry study of 5405 cases. Am J Obstet Gynecol (1989), 161, 1178–1185

Mercieri M et al., Postpartum cerebral ischemia after accidental dural puncture and epidural blood patch. Brit J Anaesth (2003), 90, 98–100

Munnur U, Suresh MS, Backache, headache, and neurological deficit after regional anesthesia. Anesthesiology Clin N Am (2003), 21, 71–86

Preiß R (2003) Grundlagen der Klinischen Pharmakologie. In: Olthoff D, Arzneimittelanwendungen in der Anästhesie, 37–96. WVG, Stuttgart

Rohrbach A et al., Effect of peridural analgesia on labor progress. Anaesthesiol Reanim (2001), 26, 39–43

Rosen M, Management of anesthesia for the pregnant surgical patient. Anesthesiology (1999), 91, 1159–1163

Ruppen W et al., Incidence of epidural hematoma, infection, and neurologic injury in obstetric patients with epidural analgesia/anesthesia. Anesthesiology (2006), 105, 394–399

Safa-Tisseront V et al., Effectiveness of epidural blood patch in the management of post-dural puncture headache. Anesthesiology (2001), 95, 334–339

Schneck H et al., Prophylaxe des geburtshilflichen Säureaspirationssyndroms in der Bundesrepublik Deutschland 1997. Anästhesiol Intensivmed Notfallmed Schmerzther (1999), 34, 204–213

Strümper D et al., Effects of Cafedrine/Theodrenaline, Etilefrine and Ephedrine on uterine bloodflow during epidural-induced hypotension in pregnant sheep. Fetal Diagn Ther (2005), 20, 377–382

Wallenborn J, Kühnert I (2007) Das peripartale Lungenödem: Anästhesiologische Aspekte. In: Eckart J, Jaeger K, Möllhoff T, Anästhesiologie – Kompendium und Repetitorium zur Weiter- und Fortbildung. Ecomed Medizin, Landsberg/Lech

Wynne JW, Ramphal R, Hood C, Tracheal mucosal damage after aspiration. A scanning electron microscope study. Am Rev Respir Dis (1981), 124, 728–732

http://neu.dggg.de/_download/unprotected/g_03_04_02_anwendung_ctg_waehrend_schwangerschaft_geburt.pdf (17.11.2008)

http://neu.dggg.de/_download/unprotected/g_03_03_06_diagnostik_therapie_peripartaler_blutungen.pdf (17.11.2008)

http://neu.dggg.de/_download/unprotected/g_03_04_05_schwangerenbetreuung_geburtsleitung_kaiserschnitt.pdf (17.11.2008)

http://www.embryotox.de

http://www.reprotox.de

Kardioanästhesie

T. Hentschel

? Beschreiben Sie die Entwicklung der Anzahl herzchirurgischer Operationen in Deutschland und die demographische Verteilung der herzchirurgischen Patienten.

Die Anzahl herzchirurgischer Eingriffe ist in Deutschland in den letzten Jahrzehnten erheblich angestiegen. Wurden 1980 etwa 10 000 Eingriffe an der HLM durchgeführt, stieg diese Zahl 2004 auf über 96 000 an und weist mittlerweile wieder eine leicht rückläufige Tendenz auf. Der Anteil von Patienten höheren Lebensalters nimmt dabei stetig zu: 1994 waren noch 75,1% der Patienten jünger als 70 Jahre, 2006 hingegen nur noch 53,2%. Im gleichen Zeitraum hat sich der Anteil der über 80-jährigen Patienten mehr als vervierfacht. Damit ist der in der Kardiochirurgie tätige Anästhesist zunehmend mit älteren Patienten konfrontiert, die ein entsprechend gesteigertes perioperatives Risikoprofil aufweisen.

? Nennen Sie einige Kernpunkte der Beurteilung der Befunde präoperativ erhobener Herzkatheteruntersuchungen.

Die überwiegende Zahl herzchirurgischer Patienten wird präoperativ einer Linksherzkatheteruntersuchnug (LHKU) zugeführt, um einen umfassenden kardialen Befund erheben zu können: So wird vor einem geplanten Aortenklappenersatz, für dessen Indikationsstellung und Planung die echokardiographische Diagnostik prinzipiell ausreichend ist, immer auch eine Koronarangiographie durchgeführt, um eine operationswürdige KHK auszuschließen. In der Interpretation der LHKU wird der linksventrikulären Ejektionsfraktion (LVEF) eine zentrale Rolle in der Beurteilung der myokardialen Pumpfunktion zugeschrieben. Hierbei sei eindringlich darauf hingewiesen, dass der Zahlenwert der LVEF allein keine große Aussagekraft besitzt. Die LVEF gibt den prozentualen Anteil des linksventrikulären enddiastolischen Volumens (LVEDV) an, der systolisch ausgeworfen wird; sie ist damit die bestimmende Größe für das SV:

Abb. 90: Formel des linksventrikulären enddiastolischen Volumens

$$LVEF = \frac{SV}{LVEDV} \times 100 \geq SV = \frac{LVEF \times LVEDV}{100}$$

Ein chronisch dilatierter Ventrikel mit z.B. 330 ml LVEDV erzeugt bei einer LVEF von 20% ein SV von 66 ml. Ein akut insuffizienter linker Ventrikel, der wenig dilatiert ist, hat bspw. ein LVEDV von 180 ml und wirft bei einer LVEF von 20% im Vergleich nur ein SV von 36 ml aus. Hieraus erklärt sich auch, dass ein chronisch herzinsuffizienter Patient trotz einer hochgradig eingeschränkten LVEF klinisch noch relativ gut belastbar sein kann, während Patienten mit akuter Herzinsuffizienz und vergleichbarer Verminderung der EF vollkommen dekompensieren können. Ein zweiter wichtiger Aspekt bei der Beurteilung der LVEF ist das Vorhandensein einer Mitralinsuffizienz. Besteht eine höher gradige Mitralinsuffizienz, sind der Anteil des ausgeworfenen Volumens und somit die LVEF und das SV hoch. Ein erheblicher Teil des SV geht aber über die Mitralregurgitation verloren und trägt nicht zum effektiven Weitertransport des Blutes in die Aorta bei. Das SV und die LVEF, die in der Ventrikulographie der LHKU ermittelt werden, zeigen unter diesen Bedingungen normale Werte, weil sie aus der Differenz von systolischem und diastolischem Ventrikelvolumen bestimmt werden. Das Regurgita-

Tab. 101

Drücke in mmHg	Systolisch	Diastolisch	Mitteldruck
Rechtsatrialer Druck (RAP)			2–6
Rechtsventrikulärer Druck (RVP)	15–30	0–8	5–15
Pulmonalarterieller Druck (PAP)	15–28	5–16	10–22
Pulmonalkapillärer Verschlussdruck (PCWP)			5–15
Linksatrialer Druck (LAP)			0–12
Linksventrikulärer Druck (LVP)	100–150	4–12	–
Volumina/Pumpfunktion			
Linksventrikuläres enddiastolisches Volumen (LVEDV)	70–95 ml/m² Körperoberfläche (KOF)		
Linksventrikeläres endsystolisches Volumen (LVESV)	24–36 ml/m² Körperoberfläche (KOF)		
Linksventrikuläre Ejektionsfraktion (LVEF)	0,59–0,75		
Rechtsventrikuläre Ejektionsfraktion (RVEF)	0,45–0,65		
Cardiac Index (CI)	2,5–4,2 l/min/m²		
Schlagvolumenindex (SVI)	33–47 ml/min/m²		
Widerstände			
Systemvaskulärer Widerstandsindex (SVRI)	1970–2390 dyn sec/cm⁵ = 25–30 WU		
Pulmonalvaskulärer Gefäßwiderstandsindex (PVRI)	255–285 dyn sec/cm⁵ = 3,2–3,6 WU		

tionsvolumen wird zum SV gezählt. Die wichtigsten Kenndaten von Rechtsherz- und Linksherzkatheter sind in der Tabelle 101 zusammengestellt.

 Skizzieren Sie kurz den typischen Verlauf der Narkoseführung einer Operation bei elektiven Standardeingriffen unter Einsatz der HLM.

Einleitung
Die Anlage einer arteriellen Kanüle in Lokalanästhesie und Bestimmung der Raumluftgase vor Beginn der Narkose ist obligat. Die Einleitung wird mit einem den Kreislauf schonenden Narkoseregime durchgeführt (hier hat sich ein High-Dose-Opiate-Verfahren mit Supplementierung durch niedrig dosiertes Propofol oder Midazolam bewährt). Danach erfolgt die Anlage eines ZVK und eines suffizienten Volumenzugangs (z.B. einer PAK-Schleuse). Punktionsort der Wahl ist die Ven. jug. int. dex. (Subclaviakatheter knicken nach Einsetzen des Thoraxsperrers oft ab und sind deshalb weniger geeignet). Hier ist die Doppelpunktionstechnik in dasselbe Gefäß empfehlenswert. Blasenkatheter und Magensonde sind ebenfalls unentbehrlich (in manchen Zentren wird die Magensonde erst nach erfolgter Heparinantagonisierung gelegt). Ggf. wird ein erweitertes hämodynamisches Monitoring mit PAK oder PiCCO etabliert. Bei Verwendung des PAK diesen erst dann einschwemmen, wenn die HLM anschlussbereit ist (i.d.R. nach der Thorakotomie).

Phase vor HLM-Anschluss

Die Verabreichung einer Histaminblockade hat sich bewährt, da die klassischen Zeichen wie Tachykardie und Blutdruckabfall bei allergischen Reaktionen an der extrakorporalen Zirkulation (EKZ) nur bedingt verwertbar sind. Wenn eine H_1-/H_2-Blockade geplant ist, sollte dies vor Applikation der Antibiotikaprophylaxe erfolgen. Vor der Thorakotomie unbedingt die Beatmung dekonnektieren, um Lungenverletzungen zu vermeiden. Heparinisierung und Kontrolle der ACT (oder Heparinkonzentration bei Verwendung des Hepcon-Systems). Kardiotomiesauger erst in Betrieb nehmen, wenn die ACT > 250 s ist. Nach der Perikaderöffnung visuelle Einschätzung der Pumpfunktion des Herzens, um einen Vergleich für die Phase nach dem Abgang von der EKZ zu gewinnen: *„Schau Dir das Herz an!"* Druck bei Aortenkanülierung zur Vermeidung einer Ruptur durch Narkosebolus oder Vasodilatatoren niedrig halten.

Phase während der HLM

Mit Beginn der EKZ Beendigung der kreislaufwirksamen Medikamente; bei Bedarf werden diese via HLM appliziert. Der Fluss der HLM sollte **langsam** gesteigert werden, bis die Priming-Lösung aus dem Reservoir vollständig durch Blut ersetzt ist. Wird der Fluss zu schnell hochgefahren, besteht die Gefahr, dass die kristalloide Priming-Lösung gewissermaßen „pur" in die supraaortalen Gefäße strömt und dadurch eine passagere zerebrale Ischämie bewirken kann. Nach Erreichen des „vollen Flusses" wird die Beatmung abgestellt. Vor dem Aortenclamping wird das Herz zum Flimmern gebracht, um zu verhindern, dass der linke Ventrikel gegen die geklemmte Aorta auswerfen muss und überdehnt. Mit dem Aortenclamping beginnt die myokardiale Ischämiezeit, dies wird in der Dokumentation protokolliert. Während der EKZ erfolgen die Kreislaufsteuerung und der Ausgleich des Säure-Basen- und Elektrolyt-Haushalts in Absprache mit dem Kardiotechniker anhand der regelmäßig aus dem HLM-Blut bestimmten BGA. Die ACT wird ebenfalls regelmäßig kontrolliert, um die Heparindosis anpassen zu können. Mit Freigabe der Aorta wird das Ende der myokardialen Ischämiezeit dokumentiert. Oft flimmert das Herz nach Wiedereinsetzen der Koronarperfusion, und es wird eine interne Defibrillation erforderlich.

Abgang von der HLM

Das Weaning von der HLM stellt für den Anästhesisten meist den anspruchsvollsten Teil des Gesamtablaufes dar. Vor dem Beginn hat man sich über folgende Punkte zu vergewissern:
- Sind alle Kreislaufregulationsmedikamente (z.B. Adrenalin, Noradrenalin, Calcium) vorhanden?
- Sind Säure-Basen- und Elektrolyt-Haushalt des Patienten ausgeglichen?
- Ist der HK ausreichend?
- Sind alle Druckaufnehmer genullt?
- Sind alle Schrittmacherdrähte voll funktionsfähig (ggf. mit Pacing beginnen)?
- **Wird der Patient wieder beatmet**, *und sind die Alarmgrenzen der Beatmung aktiviert?*

Sind alle Punkte erfüllt, ist der Patient zum Weaning von der HLM bereit. Die Lunge wird bei Beginn der maschinellen Beatmung durch vorsichtiges manuelles Blähen wieder entfaltet. Dies darf nur in Absprache mit dem Operateur erfolgen (Gefahr der Schädigung, z.B. des A. mammaria-Graftes), danach wird die Beatmung mit einer FiO_2 von 1,0 gestartet. Dann beginnt der Kardiotechniker nach Anordnung des Operateurs und des Anästhesisten das Herz aus dem Reservoir der HLM zu füllen. Bei niedrigem Gefäßwiderstand und optisch gut kontraktilem Herz vorsichtige Stimulation mit Noradrenalin 5–10 μg als Bolus. Bei eher müdem Ventrikel vorsichtiger inotroper Support durch Adrenalin 5–10 μg. Unter Umständen Start eines Katecholaminperfusors. Ist der Patient hämodynamisch stabil, erfolgt die Antagonisierung des Heparins durch Protamin. Der Kardiotomiesauger ist zuvor unbedingt zu stoppen, damit kein Protamin in das noch mit heparinisiertem Blut gefüllte HLM-Reservoir gelangen kann.

Phase nach der HLM
Die Situation unmittelbar nach der EKZ ist durch folgende Besonderheiten gekennzeichnet:
- Die HLM ist noch blutgefüllt, sodass dem Patienten nicht das volle Volumen zu Verfügung steht, denn aus Sicherheitsgründen wird die HLM erst geleert, wenn der Patient nach dem Thoraxverschluss weiterhin hämodynamisch stabil bleibt. Außerdem kann das Herz unmittelbar nach extrakorporaler Zirkulation nur schrittweise mit Volumen belastet werden. Oft ist der Hb grenzwertig, sodass die Mengen an kolloidalem oder kristalloidem Volumenersatz beschränkt bleiben muss, bis das Blut aus der HLM retransfundiert werden kann. In dieser Phase sind häufig kleine Bolusgaben von Katecholamin indiziert, um den RR zu stabilisieren.
- Im Rahmen der Blutstillung wird am Herzen manipuliert, wodurch der Kreislauf erheblich beeinträchtigt werden kann.
- Der Elektrokauter kann die Funktionsweise des Schrittmachers beeinflussen und RS hervorrufen.
- Die Lunge kann den Operateur behindern, v.a. wenn infolge eines eingeschränkten Gasaustausches ein forciertes Beatmungsmuster eingestellt wird. Der Operateur wird unter Umständen eine intermittierende Dekonnektion von der Beatmung verlangen.

Nach Abschluss der Blutstillung wird der Thorax zugezogen. Dies kann zu einer manifesten Kreislaufdepression führen. Wenn der Patient sich erholt hat, kann das Manöver nach kurzfristiger Tubusdekonnektion wiederholt werden. Nach vollständiger Rücktransfusion des Maschinenblutes und Antagonisierung des Heparins wird der Patient zur Intensivstation transportiert.

? Erläutern Sie die Besonderheiten des Pacing nach dem Abgang von der HLM.
In der Phase nach der extrakorporalen Zirkulation ist der Herzrhythmus in Folge der myokardialen Ischämie an der HLM und der Kardioplegiewirkung in vielen Fällen nicht hinreichend stabil. Deshalb werden nach jeder Operation am offenen Herzen epikardiale Schrittmacherdrähte angelegt. Ist der Rhythmus wieder stabil, werden diese in den ersten postoperativen Tagen entfernt. Sollte sich eine längerfristige Pacer-Abhängigkeit einstellen, wird ein permanentes transvenöses Schrittmachersystem eingebracht. Für die Schrittmacherstimulation unmittelbar nach der EKZ gelten einige Besonderheiten:

In der Phase der Blutstillung kann die Schrittmacherfunktion durch Kauterartefakte so beeinträchtigt werden, dass im A00-, D00- oder V00-Modus stimuliert werden muss. Solange der Thorax noch geöffnet ist, stellt dies kein Problem dar, da das Herz ständig unter visueller Kontrolle ist und der Operateur bei Auftreten von Kammerflimmern intrathorakal defibrilliert. Sobald der Thorax verschlossen wird, ist unbedingt darauf zu achten, dass ein Sensing eingestellt wird, um zu vermeiden, dass durch eine asynchrone ventrikuläre Stimulation Kammerflimmern ausgelöst wird. Es empfiehlt sich auch nicht, im A00-Modus zu stimulieren, denn meist sind für diesen Modus hohe Ausgangsleistungen notwendig, und der atriale Draht liegt gewöhnlich im Herzohr. Wenn der Thorax verschlossen wird, kann sich das Herzohr an die Ventrikelwand anlegen, dadurch werden Vorhofimpulse direkt auf den Ventrikel übertragen, und das Risiko, ein Kammerflimmern auszulösen, besteht weiter. Wenn beim Abgang von der EKZ ein hochgradigeres myokardiales Pumpversagen mit Notwendigkeit zur ventrikulären Stimulation (DDD oder VVI) besteht, kann die Situation häufig durch die Anwendung eines biventrikulären Pacing verbessert werden. Normalerweise werden die ventrikulären Drähte nur auf den rechten Ventrikel aufgebracht, was zu einem Erregungsablauf führt, der dem Linksschenkelblock ähnelt. Der daraus resultierenden hämodynamisch relevanten „Entharmonisierung" der Ventrikelbewegung kann entgegengewirkt werden, wenn auf beide Kammern Pacer-Drähte aufgebracht werden. Oft lässt sich das SV durch synchrone Stimulation beider Ventrikel verbessern. Und das Weaning von der HLM wird möglich. Die Tabelle 102 gibt einen Überblick über die internationalen Schrittmacherkodierungen und deren Relevanz für intraoperatives Pacing.

Tab. 102: Überblick über Schrittmacherkodierungen und deren Relevanz für intraoperatives Pacing.

Stimulationsort	Sensingort	Steuerungsart	Programmierbarkeit	Defibrillationsfunktion
0 = keine	0 = keine	0 = keine	0 = keine	0 = keine
A = Atrium	A = Atrium	T = Triggerung	P = einfach programmierbar	P = Stimulation
V = Ventrikel	V = Ventrikel	I = Inhibierung	M = Multiprogrammierbar	S = Schock
D = dual (A + V)	D = dual (A + V)	D = beides (T + I)	R = Frequenzanpassung	D = beides (P + S)
Für intraoperatives Pacing relevant			nicht relevant	

> **?** **Erläutern Sie die besonderen Gesichtspunkte bei der Narkoseführung zur Korrektur einer Aortenklappenstenose.**

Bei Vorliegen einer Aortenklappenstenose besteht meist eine erhebliche Wandhypertrophie des linken Ventrikels. Dies bewirkt eine vielfach gesteigerte Arrhythmiegefährdung. Es ist daher besonders darauf zu achten, alle arrhythmogenen Einflüsse zu minimieren: Kaliumspiegel hochnormal halten, Vermeidung von Hypoxie, Hypovolämie oder Verschiebungen des Säure-Basen-Haushaltes. Bei der Punktion des ZVK ist die Provokation von VES durch den Draht zu vermeiden. Soll ein PAK benutzt werden, darf dieser erst dann eingeschwemmt werden, wenn das Perikard eröffnet wurde und die HLM anschlussbereit ist. Bei einer hochgradigen Aortenklappenstenose muss das gesamte HZV durch eine erbsengroße Fläche gepresst werden; dies ist mit Hilfe externer Thoraxkompression kaum zu schaffen. Es empfiehlt sich bei diesen Patienten noch vor der Einleitung Defibrillations-Pads aufzubringen. Die Aortenklappenprothese kann den myokardialen Blutfluss postoperativ durch Einengung der Koronarostien kompromittieren, daher ist auf ST-Veränderungen besonders zu achten. Im intraoperativen TEE sollten neben der Einschätzung der Prothesenfunktion und der Suche nach paravalvulären Leckagen auch Wandbewegungsstörungen und ostiennahe Koronarflüsse beurteilt werden. Häufig treten nach Aortenklappenchirurgie höhergradige Blockbilder auf. Daher sollte immer die Möglichkeit zum sequentiellen Pacing geschaffen werden.

▲ Tachykardie > Reduktion der diastolischen, subendokardialen Myokardperfusion bei steigendem Sauerstoffverbrauch > Abfall des HZV
▲ Periphere Vasodilatation > Abfall des MAP > Koronarperfusion eingeschränkt > Abfall des HZV
▲ Periphere Vasokonstriktion > Druckgradient über die Klappe verschlechtert sich > Abfall des HZV

? Welche Besonderheit ist bei der Durchführung von Re-Eingriffen zu beachten?

Aufgrund der Verwachsungen wird, um Gewebeverletzungen zu vermeiden, im Allgemeinen statt der üblichen Thorakotomiesäge die oszillierende Säge verwendet. Der Vorgang der Thorakotomie dauert länger als in der üblichen Technik. Eine Tubusdekonnektion ist nicht erforderlich. Dennoch kann es zu Verletzungen der Lunge oder des rechten Ventrikels kommen, und man sollte auf diese Komplikationen vorbereitet sein. Nach der Thorakotomie schließt sich eine längere Phase der Darstellung des OP-Gebietes durch Lösen der Verwachsungen an. In dieser Phase ist der Einsatz von internen Defibrillation-Paddles noch nicht möglich; sollte der Patient in dieser Phase flimmern, muss extern defibrilliert werden. Es empfiehlt sich also, den Patienten vor Einleitung der Narkose mit externen Defibrillations-Pads auszustatten. Die Präparation des OP-Gebietes erzeugt größere Wundflächen, die den Einsatz von Blutprodukten erforderlich machen können. Da Aprotinin national im November 2007 und international im Mai 2008 aus dem Handel genommen wurde, spielt das Thema der allergenen Sensibilisierung durch diese Substanz bei einem Ersteingriff mittlerweile keine Rolle mehr.

? Erläutern Sie die Begriffe OPCAB und MIDCAB und beschreiben Sie das anästhesiologische Management während dieser Eingriffe.

Nicht jeder herzchirurgische Eingriff muss unter den Bedingungen der EKZ durchgeführt werden, mittlerweile ist es sogar möglich, endovaskulären Klappenersatz ohne den Einsatz der HLM durchzuführen. Speziell in der operativen Myokardrevaskularisation haben sich 2 unterschiedliche Techniken etabliert, bei denen auf die Anwendung der HLM verzichtet wird.

Off Pump Coronary Artery Bypass (OPCAB)

Diese Eingriffe werden in HLM-Bereitschaft durchgeführt. Das Prinzip beruht darauf, dass das schlagende Herz mit einem Saugnapfsystem, dem Heart Positioner (Octopus, Starfish) fixiert wird. An dem so fixierten, schlagenden Herz wird dann die operative Manipulation, i.d.R. die Anlage von Koronarbypässen vorgenommen. Der PAK ist bei dieser Intervention aufgrund seiner trägen Reaktionszeit im Minutenbereich als Monitoring weniger hilfreich als die Pulskonturanalyse-Systeme wie PiCCO oder LIDCO, die eine kurze Reaktionszeit im Sekundenbereich aufweisen. Die Führung der Narkose erfordert in diesem Fall viel Fingerspitzengefühl, da die Manipulationen am schlagenden Herzen in Sekundenschnelle zur manifesten Kreislaufdepression führen können. Der Anästhesist muss dann genauso schnell einschätzen, ob der Patient mit einer Katecholaminbolusgabe wieder zu stabilisieren ist oder ob das Manöver abgebrochen werden muss. Für die Zeit der Anlage der koronaren Anastomose entsteht eine Myokardischämie im distalen Versorgungsgebiet des Zielgefäßes. Dies erfordert, dass neben der erwähnten engmaschigen hämodynamischen Überwachung ein besonderes Augenmerk auf

ST-Veränderungen gerichtet wird. Teilweise ist diese Myokardischämie durch die Einlage eines Shunts zu verhindern. Manche Operateure machen die Anlage eines Shunts von dem Ergebnis einer gezielten Probeligatur des Koronargefäßes abhängig. Eine enge Absprache zwischen Operateur und Anästhesist ist bei diesem Verfahren absolute Voraussetzung für das Gelingen.

Minimally Invasive Direct Coronary Artery Bypass (MIDCAB)
Dies stellt eine Variante des OPCAB-Verfahrens dar, bei der der Zugang zum Herzen über eine linkslaterale Minithorakotomie realisiert wird. Dazu muss die linke Lunge während der OP isoliert und die rechte Lunge selektiv beatmet werden (linksläufiger Doppellumentubus oder Platzierung eines Bronchusblockers). Interne Defibrillation ist über diesen Zugang nicht möglich: **unbedingt externe Defipads kleben**.

Merke:
- Die Beurteilung der kardialen Pumpfunktion anhand der LVEF ist nur dann möglich, wenn zusätzlich Informationen über das LVEDV und über das Vorhandensein einer Mitralinsuffizienz vorliegen.
- Zu Beginn den Fluss der HLM langsam steigern, um zerebrale Komplikationen zu vermeiden.
- Nach Thoraxverschluss niemals asynchrone Pacer-Einstellung wählen.
- Bei hochgradiger Einschränkung der myokardialen Pumpfunktion biventrikuläres Pacing zum HLM-Abgang erwägen.
- Bei Aortenklappenstenosen alle arrhythmogenen Reize, insbesondere bei der Anlage des ZVK, vermeiden.
- Für das Monitoring von Off-Pump-Operationen sind Pulskonturanalyseverfahren aufgrund ihrer wesentlich schnelleren Ansprechzeit geeigneter als der Einsatz eines PAK.

Kardiopulmonaler Bypass

? Skizzieren Sie den Aufbau und die Aufgabe der HLM.
Die HLM übernimmt während der extrakorporalen Zirkulation die Funktion von Blutkreislauf und Gasaustausch. Man unterscheidet dabei offene und geschlossene Perfusionssysteme. Die Verwendung geschlossener Systeme soll die Inflammationsreaktion, die durch die HLM hervorgerufen wird, aufgrund geringerer Oberflächenkontakte des Blutes minimieren. In der Grundausstattung besteht die HLM aus folgenden Komponenten:
- Oxygenator
- Pumpen (Blutpumpe, Sauger-, Kardioplegiepumpen)
- Reservoir
- Filter
- Dynamische Blasenfalle
- Kanülen
- Blutführendes Schlauchsystem

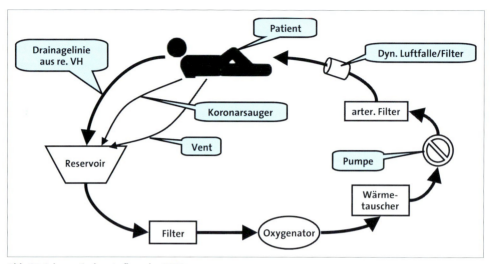

Abb. 91: Schematischer Aufbau der HLM

? Worin besteht der Unterschied zwischen totalem und partiellem Bypass?
Während des partiellen kardiopulmonalen Bypasses wird der Blutkreislauf teils durch die HLM teils durch das auswerfende Herz aufrechterhalten. Es ist also die Phase vor dem Anfahren der HLM bis zu dem Zeitpunkt, wenn das gesamte venöse Blut in die HLM drainiert wird. In jedem Fall während des Cross-Clamping der Aorta. In besonderen Situationen wird auf ein Cross-Clamping verzichtet, und das Herz hat die Chance, während der gesamten EKZ auszuwerfen. Diese Technik heißt „**Beating-Heart**". Sie kann z.B. angewendet werden, wenn eine hochgradige Herzinsuffizienz vorliegt. Man vermeidet, den geschwächten Ventrikel durch Anwendung der Kardioplegie und die myokardiale Ischämiezeit während des Cross-Clamping noch weiter in seiner Leistungsfähigkeit zu beeinträchtigen. In diesem Fall findet die gesamte EKZ im sog. partiellen Bypass statt. Der Begriff totaler Bypass steht dafür, dass die gesamte Zirkulation allein durch die HLM realisiert wird. Auch nach dem Cross-Clamping kann noch etwas Blut über die Bronchialvenen und die Thebesischen Venen in den linken Ventrikel gelangen. Dieses Blut wird durch einen Katheter, der via Herzspitze oder eine Pulmonalvene in den linken Ventrikel eingebracht wird – dem sog. Linksvent – abgesaugt.

? Erläutern Sie die verschiedenen Formen der Hypothermie und deren Konsequenz in Bezug auf die Interpretation der BGA während der extrakorporalen Zirkulation.
Wesentlichster Effekt der Hypothermie ist die Reduktion der Stoffwechselleistung und damit die Verbesserung der kardialen Ischämietoleranz. Abhängig von der Temperatur kommt es zur Abnahme des O_2-Verbrauchs bei:
- 30 °C: auf 50%
- 25 °C: auf 25%
- 15 °C: auf 10%

Entsprechend nimmt auch der Narkosemittelbedarf ab. Unter 25 °C Körpertemperatur brauchen die Patienten i.d.R. keine Narkose mehr. Ferner kommt es zu einer Verschiebung der O_2-Bindungskurve nach links, zu einer Zunahme der Blutviskosität, zu einer Abnahme der Gerinnungsaktivität, zu einer Zunahme der Löslichkeit für Gase und zu einem Anstieg des pH-Wertes.

Tab. 103: Übersicht

Hypothermiegrad	Temperatur	Tolerierte Kreislaufstillstandzeit
Leichte Hypothermie	> 32 °C	4–10 min
Moderate Hypothermie	32–28 °C	1–16 min
Tiefe Hypothermie	28–16 °C	16–60 min
Ausgeprägte Hypothermie	16–4 °C	60–90 min

Die Blutgasinterpretation unter Hypothermie wird nach 2 verschiedenen Modellen vorgenommen:

pH-stat-Verfahren
Die Werte werden bei 37 °C analysiert und anhand von Nomogrammen auf die aktuelle Körpertemperatur des Patienten korrigiert. Es werden ein pH-Wert von 7,4 und ein $p CO_2$ von ~ 40 mmHg für die tatsächliche Körpertemperatur des Patienten angestrebt. Aufgrund der Abnahme der CO_2-Produktion und seiner vermehrten Löslichkeit muss CO_2 zugeführt werden. Die Folge davon ist eine intrazelluläre Azidose mit Zunahme der Hirndurchblutung aufgrund der CO_2-bedingten zerebralen Vasodilatation.

Alpha-stat-Verfahren
Die BGA wird unabhängig von der tatsächlichen Körpertemperatur bei 37 °C durchgeführt. Eine Steuerung des Säure-Basen-Haushaltes erfolgt mit dem Ziel, bei dieser Temperatur einen pH-Wert von 7,4 und eine Normoventilation zu erreichen. Im Patienten entwickelt sich bei diesem Vorgehen eine Alkalose. CO_2 wird bei diesem Verfahren nicht zugesetzt. Das Alpha-stat-Verfahren ist die häufiger angewandte Methode.

? Worauf muss bei der Applikation der Kardioplegie im Falle einer Aorteninsuffizienz geachtet werden?

Normalerweise wird nach dem Abklemmen der Aorta eine Nadel in die Aortenwurzel eingebracht, die über ein Y-Stück mit 2 Schläuchen verbunden ist – der sog. Needle-Vent. Dieses Instrument erfüllt 2 Aufgaben: über den einen Schenkel des Y-Stücks (Vent-Schlauch) wird Blut aus der Aortenwurzel abgesaugt und damit das Koronarsystem blutleer gemacht. Dadurch wird verhindert, dass die Sicht des Operateurs bei eröffneter Koronararterie nicht durch austretendes Blut behindert wird. Über den anderen Schenkel (Kardioplegie-Schlauch) kann die Kardioplegielösung appliziert werden. Dazu wird der Vent-Schlauch abgeklemmt und dann intermittierend kardioplegische Lösung infundiert. Da die Aorta selbst abgeklemmt und die Aortenklappe geschlossen ist, kann die infundierte Lösung nur über die Koronarostien abfließen. Die kaliumreiche Lösung führt dann zu einem diastolischen Stillstand des Myokards. Besteht eine Aorteninsuffizienz, kann die Lösung via insuffiziente Klappe in den linken Ventrikel abfließen. Unter Umständen bleibt der Effekt der Kardioplegie aus oder tritt erheblich verzögert ein. In solchen Fällen wird die Aorta über einige cm eröffnet und die Koronarostien werden mit speziellen, hockeyschlägerartig geformten Röhrchen sondiert, über die dann selektiv die kardioplegische Lösung infundiert wird.

Literatur

Arrica M, Bissonnette B, Therapeutic hypothermia. Semin Cardiothorac Vasc Anesth (2007), 11(1), 6–15

Arrowsmith JE et al., Central nervous system complications of cardiac surgery. Br J Anaesth (2000), 84(3), 378–393

Broscheit J, Greim CA, Ultrasound in anesthesiology-TEE for diagnosis and cardiovascular monitoring. Anasthesiol Intensivmed Notfallmed Schmerzther (2006), 41(11), 750–757

Burrows FA, Con: pH-stat management of blood gases is preferable to alpha-stat in patients undergoing brain cooling for cardiac surgery. J Cardiothorac Vasc Anesth (1995), 9(2), 219–221

Campos JM, Paniagua P, Hypothermia during cardiac surgery. Best Pract Res Clin Anaesthesiol (2008), 22(4), 695–709

Chassot PG, Bettex DA, Anesthesia and adult congenital heart disease. J Cardiothorac Vasc Anesth (2006), 20(3), 414–437

Dembinski R, Pulmonary hypertension Anaesthesist (2006), 55(2), 195–212

Deussen A, Hyperthermia and hypothermia. Effects on the cardiovascular system. Anaesthesist (2007), 56(9), 907–911

Fukuda S, Warner DS, Cerebral protection. Br J Anaesth (2007), 99(1), 10–17

Gao L et al., Postoperative cognitive dysfunction after cardiac surgery. Chest (2005), 128(5), 3664–3670

Groban L, Butterworth J, Perioperative management of chronic heart failure. Anesth Analg (2006), 103(3), 557–575

Jhanji S, Dawson J, Pearse RM, Cardiac output monitoring: basic science and clinical application. Anaesthesia (2008), 63(2), 172–181

Kim WG et al., Comparative analysis of alpha-stat and pH-stat strategies with a membrane oxygenator during deep hypothermic circulatory arrest in young pigs. Artif Organs (2000), 24(11), 908–912

Landoni G, Fochi O, Torri G, Cardiac protection by volatile anaesthetics: a review. Curr Vasc Pharmacol (2008), 6(2), 108–111

Landoni G et al., Desflurane and sevoflurane in cardiac surgery: a meta-analysis of randomized clinical trials. J Cardiothorac Vasc Anesth (2007), 21(4), 502–511

Mittnacht AJ, Fanshawe M, Konstadt S, Anesthetic considerations in the patient with valvular heart disease undergoing noncardiac surgery. Semin Cardiothorac Vasc Anesth (2008), 12(1), 33–59

Molnar J et al., Cardiopulmonary bypass and deep hypothermic circulatory arrest in a massively obese patient. Perfusion (2008), 23(4), 243–245

Neumar RW et al., Post-cardiac arrest syndrome: epidemiology, pathophysiology, treatment, and prognostication. A consensus statement from the International Liaison Committee on Resuscitation (American Heart Association, Australian and New Zealand Council on Resuscitation, European Resuscitation Council, Heart and Stroke Foundation of Canada, InterAmerican Heart Foundation, Resuscitation Council of Asia, and the Resuscitation Council of Southern Africa); the American Heart Association Emergency Cardiovascular Care Committee; the Council on Cardiovascular Surgery and Anesthesia; the Council on Cardiopulmonary, Perioperative, and Critical Care; the Council on Clinical Cardiology; and the Stroke Council. Circulation (2008), 118(23), 2452–2483

Reade MC, Temporary epicardial pacing after cardiac surgery: a practical review. Part 2: Selection of epicardial pacing modes and troubleshooting. Anaesthesia (2007), 62(4), 364–373

Reade MC, Temporary epicardial pacing after cardiac surgery: a practical review: part 1: general considerations in the management of epicardial pacing. Anaesthesia (2007), 62(3), 264–271

Herztransplantation

T. Hentschel

? Welche Indikationen und Kontraindikationen gelten für eine Herztransplantation (HTX)?

Die Indikation zur HTX wird in der Richtlinie zur Organtransplantation der Bundesärztekammer (BÄK) gem. § 16 Transplantationsgesetz geregelt: http://www.bundesaerztekammer.de/downloads/RiliOrga25072009.pdf (letzter Zugriff: 02.12.2009)

Die Indikation wird bei therapierefraktärer terminaler Herzinsuffizienz aufgrund folgender Ursachen gestellt:

- KHK   46%
- Kardiomyopathien   44%
- Re-Transplantation   3%
- Klappenvitien   4%
- Kongenitale Vitien   1%
- Sonstige Ursachen   2%

Zu den Kriterien zur Aufnahme auf die HTX-Liste zählen u.a.:
- Herzinsuffizienz NYHA-Klasse III–IV
- Serumnatrium < 135 mmol/l
- Serumnoradrenalin > 800 pg/ml
- ANP > 125 pg/l
- LVEDD > 75 mm
- LVEF < 20%
- Maximale O_2-Aufnahme 10–14 ml/kg/min

? Wie sind die Perspektiven von Patienten nach HTX?

Die Anzahl der in Deutschland durchgeführten HTX beträgt ca. 350 p.a. mit zunehmender Tendenz. Die Aussichten nach HTX sind exzellent; die Überlebensrate wird in einem internationalen Register nach einem Jahr mit 86% und nach 10 Jahren mit 50% angegeben. Aufgrund dieser Entwicklungen steigt die Wahrscheinlichkeit auch für Anästhesisten, die außerhalb der Kardiochirurgie tätig sind, mit Patienten nach einer HTX konfrontiert zu werden. Daher ist es wichtig, dass jeder Anästhesist mit den Grundzügen der Narkoseführung bei diesen Patienten vertraut ist.

? Welche Kontraindikationen bestehen zur HTX?

Aufgrund der kardialen Grunderkrankung:
- Ein fixierter pulmonaler Hypertonus, d.h. PVR > 3 WU (= 240 dyn s/cm^5) oder transpulmonaler Gradient (TPG) > 15 mmHg (heterope HTX oder HLTX möglich). Die Grenze ist in den BÄK-Richtlinien sehr restriktiv gefasst. Der jeweilige Höchstwert wird in den SOPs der Transplantationszentren festgesetzt und ist für die orthotope HTX üblicherweise ein PVR von 350–400 dyn s/cm^5 (= 4,3–5 WU).

Aufgrund von Begleiterkrankungen:
- Klinisch manifeste Infektion
- Akute Lungenarterienembolie
- Fortgeschrittene irreversible Leberinsuffizienz
- Nicht kurativ behandelte Tumorerkrankung
- Fortgeschrittene Lungenerkrankung (heterotope HTX oder HLTX sind im Einzelfall möglich)
- Fortgeschrittene zerebrale oder periphere AVK
- Schwerer Alkohol- oder Drogenabusus
- Mangelnde Compliance (Grundvoraussetzung für jede erfolgreiche Transplantation § 12 TPG)

? Warum ist die Kenntnis des PVR vor einer geplanten HTX so wichtig?

Die Mehrzahl der HTX-Kandidaten weist eine pulmonalvenöse Hypertonie mit deutlich erhöhtem PVR auf [Kirklin et al. 1988; Bourge et al. 1991]. Da das Spenderorgan daran nicht adaptiert ist, besteht nach erfolgter Transplantation die Gefahr eines Rechtsherzversagens („graft failure") [Tenderich et al. 1998]. 40% der intraoperativen Mortalität bei HTX geht auf diese Ursache zurück [Eltzschig et al. 2003]. Die Frage, ob der pulmonale Hypertonus medikamentös gesenkt werden kann, ist für die Erfolgsaussichten einer HTX entscheidend. Deshalb werden HTX-Kandidaten mit Rechtsherzkatheteruntersuchungen hinsichtlich ihrer pulmonalen Hämodynamik präoperativ evaluiert [Sablotzki et al. 2003]. Sind PVR und TPG zu hoch, besteht die Möglichkeit einer heterotopen HTX, bei der das Empfängerorgan in situ verbleibt und Seit-zu-Seit an das Spenderorgan anastomosiert wird oder die Möglichkeit einer Herz-Lungen-Transplantation (HLTX) [Izquierdo et al. 2007].

? Was ist bei der Narkose-Einleitung zur HTX zu beachten?

Die Patienten sind aufgrund der terminalen Herzinsuffizienz max. hämodynamisch kompromittiert, die Beta-Down-Regulation führt zu einer verminderten Reaktion auf extern zugeführte Katecholamine. Deshalb ist es durchaus üblich das komplette invasive Monitoring (AK, ZVK, PAK) bereits vor Narkose-Einleitung zu etablieren; in jedem Fall wird vor Einleitung eine arterielle Kanüle gelegt. Oft sind die Patienten nicht nüchtern und müssen trotz erhöhter Kreislaufinstabilität eine RSI erhalten. Die meisten Patienten sind AICD-Träger, da die herznahe Elektrokoagulation (auch bipolar) in der Präparationsphase zu einer Fehlfunktion des Aggregats führen kann, sind unbedingt externe Defibrillations-Pads zu platzieren. In manchen Zentren wird schon mit einer p.o. Immunsuppression begonnen, bevor der Patient in den OP-Saal gebracht wird. Dann ist darauf zu achten, dass die Magensonde nach Anlage sofort geklemmt wird, damit die Immunsuppressiva resorbiert werden können.

? Welche Unterschiede gibt es zu einer Narkose einer „normalen" kardiochirurgischen OP?

Unbedingt steriles Vorgehen bei allen invasiven Maßnahmen. Zentralvenöse Punktionen primär links durchführen, damit die postoperativen Endomyokardbiopsien, die i.d.R. über die V. jugularis dextra erfolgen, nicht unnötig erschwert werden. Es kann die perioperative Antibiotikaprophylaxe verabreicht werden, die am Zentrum auch für andere Herzoperationen üblich ist. Ist der Empfänger CMV-negativ, nur CMV-negative Konserven transfundieren. Vor dem Ende des Cross-Clamping ist Urbason zu verabreichen.

? Wie kann ein Rechtsherzversagen bei der HTX verhindert werden?

Stellt sich nach Beendigung des kardiopulmonalen Bypass ein drohendes Rechtsherzversagen ein, ist das oberste Behandlungsprinzip die Senkung der rechtsventrikulären Nachlast. Beatmung mit 100% Sauerstoff zur Vermeidung der hypoxischen pulmonalen Vasokonstriktion sowie moderate Hyperventilation können den pulmonalen Gefäßwiderstand verringern. Intravenöse Vasodilatatoren wie Nitroprussid-Natrium senken zwar den pulmonalen Gefäßwiderstand, wirken aber auch systemisch, was zum arteriellen Druckabfall und damit zur Kompromittierung der Koronarperfusion führen kann. Dies wiederum verstärkt die rechtsventrikuläre Dysfunktion. Bei Anwendung dieser Substanzen gilt also äußerste Vorsicht. Besonders geeignet sind Phosphodiesteraseinhibitoren wie Milrinon und Enoximon. Sie wirken positiv inotrop und vasodilatierend (sog. Inodilatatoren). Die eleganteste Therapie ist die pulmonalselektive Vasodilatation. Hierbei wird durch Inhalation von NO oder Iloprost das pulmonale Gefäßbett selektiv erweitert, ohne dass systemische Effekte entstehen [Sablotzki et al. 2002].

? Was ist bei der Narkoseführung eines Patienten nach HTX zu beachten, der eine nicht herzchirurgische OP erhält?

Neben der üblichen präoperativen Diagnostik sind eine aktuelle Echokardiographie zur Beurteilung der Graft-Funktion und eine Funktionskontrolle des Pacer wünschenswert. Bei der Beurteilung des EKG ist zu beachten, dass aufgrund der verbleibenden Vorhofanteile des Empfängerherzens 2 unabhängig voneinander schlagende P-Wellen auftreten können. Patienten nach HTX weisen ein hohes Infektionsrisiko durch Immunsuppression auf. Daher ist ein aseptisches Vorgehen angezeigt, die Indikation für invasives Monitoring ist streng zu stellen. Aufgrund der Denervierung des Herzens funktionieren – besonders im ersten Jahr nach der HTX – die kompensatorischen Mechanismen bei akuten Veränderungen von Vor- und Nachlast nur unvollständig oder verzögert. Auch die hämodynamischen Reaktionen auf unzureichende Narkosetiefe können abgeschwächt sein, daher sollte EEG-Monitoring (z.B. BIS) großzügig eingesetzt werden. Des Weiteren zeigen Substanzen, die über die autonome Innervation des Herzens angreifen, wie z.B. Atropin, keine Wirkung. Zentralvenöse Punktionen primär links durchführen (Endomyokardbiopsien, s.o.). Aufgrund der dauerhaften Steroidmedikation ist eine Addisonprophylaxe zu verabreichen. Eine Endokarditisprophylaxe ist indiziert. Häufig besteht nach HTX eine diffuse Koronarsklerose ohne typische EKG-Zeichen und ohne AP-Symptomatik, daher ist intraoperativ die Überwachung mit einem 5-Kanal-EKG mit ST-Streckenanalyse zu fordern.

> **Merke:**
> ◢ Die Zahl der nicht kardiochirurgischen Operationen an Patienten nach stattgehabter HTX ist zunehmend, darum sollte jeder Anästhesist mit der Narkoseführung dieser Patienten vertraut sein.
> ◢ Intraoperativ und frühpostoperativ ist das Rechtsherzversagen die häufigste Todesursache bei der Herztransplantation. Pulmonalselektive Vasodilatation mit NO oder Iloprost ist dafür ein wirkungsvoller Therapieansatz.
> ◢ Die Denervierung des Herzens führt zu einer verminderten reflektorischen Kompensation auf Vor- und Nachlastschwankungen. Atropin ist bei Bradykardien wirkungslos.
> ◢ Viele Patienten nach stattgehabter HTX entwickeln eine Koronarsklerose, ohne dabei eine AP-Symptomatik oder typische EKG-Veränderungen zu bekommen.

Literatur

Bourge RC et al., Analysis and predictors of pulmonary vascular resistance after cardiac transplantation. J Thorac Cardiovasc Surg (1991), 101(3), 432–444

Eltzschig H et al., Perioperative implications of heart transplant. Anaesthesist (2003), 52, 678–689

Izquierdo MT et al., Mortality after heart-lung transplantation experience in a reference center. Transplant Proc (2007), 39(7), 2360–2361

Kirklin JK et al., Pulmonary vascular resistance and the risk of heart transplantation. J Heart Transplant (1988), 7(5), 331–336

Sablotzki A et al., First experiences with the stable prostacyclin analog iloprost in the evaluation of heart transplant candidates with increased pulmonary vascular resistance. J Thorac Cardiovasc Surg (2003), 125(4), 960–962

Sablotzki A et al., Hemodynamic effects of inhaled aerosolized iloprost and inhaled nitric oxide in heart transplant candidates with elevated pulmonary vascular resistance. Eur J Cardiothorac Surg (2002), 22(5), 746–752

Tenderich G, et al., Does preexisting elevated pulmonary vascular resistance (transpulmonary gradient > 15 mmHg or > 5 wood) predict early and long-term results after orthotopic heart transplantation? Transplant Proc (1998), 30(4), 1130–1131

Lungentransplantation

T. Hentschel

 Welche Indikationen und Kontraindikationen gelten für die Lungentransplantation (LTX)?

Die Indikation zur LTX wird in der Richtlinie der BÄK zur Organtransplantation gemäß § 16 Transplantationsgesetz geregelt: http://www.bundesaerztekammer.de/downloads/RiliOrga 25072009.pdf (letzter Zugriff: 02.12.2009)

Sie wird als Einzellungentransplantation (SLTX) oder Doppellungentransplantation (DLTX) durchgeführt. Eine kombinierte HLTX wird heutzutage nur noch selten vorgenommen. Die Indikation wird bei einem nicht rückbildungsfähigen, terminalen Lungenversagen, das zur Erhaltung des Lebens eine medikamentöse oder apparative Ateminsuffizienzbehandlung notwendig macht, gestellt. Die zugrunde liegenden Erkrankungen verteilen sich im Zeitraum von 1995–2005 weltweit folgendermaßen (s. Tab. 104) [Trulock et al. 2006]:

Tab. 104: Verteilung der Krankheiten im Zeitraum 1995–2005

Diagnose	SLTX (Single-Lungen-Transplantation)		DLTX (Doppel-Lungen-Transplantation)		Summe	
COPD	3511	(53%)	1636	(24%)	5147	(38%)
Ideopathische Lungenfibrose	1731	(26%)	1813	(12%)	2544	(19%)
Zystische Fibrose	159	(2,4%)	2009	(30%)	2168	(17%)
α_1-AT-Mangel	446	(7%)	597	(8,8%)	1063	(7,9%)
Ideopathische Pulmonalarterielle Hypertonie	64	(1%)	461	(6,8%)	525	(3,9%)
Sarkoidose	141	(2,1%)	195	(2,9%)	336	(2,5%)
Bronchiektasen	25	(0,4%)	328	(4,8%)	353	(2,6%)
Kongentitale Vitien	13	(0,2%)	115	(1,7%)	12,8	(1,0%)
Lymphangioleiomyomatosen	54	(0,8%)	88	(1,3%)	142	(1,1%)
Re-Transplantationen (BOS*)	74	(1,1%)	71	(1,0%)	145	(1,1%)
Re-Transplantationen (non BOS*)	65	(1,0%)	52	(0,8%)	121	(0,9%)

BOS = Bronchiolitis-Obliterans-Syndrom

Die Kriterien zur Aufnahme auf die Warteliste sind nicht so scharf eingegrenzt wie bei der HTX und differieren für die unterschiedlichen Grunderkrankungen. Eine Zusammestellung für die 3 wichtigsten Indikationen nach Gottlieb (s. Tab. 105) [Gottlieb 2007]:

Tab. 105: Übersicht

Lungenemphysem	Lungenfibrose	Zystische Fibrose
• FEV_1 < 25% vom Soll	• VC < 60% vom Soll	• FEV_1 < 30% vom Soll
• pCO_2 > 50 mmHg	• KCO < 60%	• pCO_2 > 50 pO_2 < 50 mmHg
• PAPm > 25 mmHg	• SpO_2 < 89% in Ruhe	• ICU-Aufenthalte
• > 3 Exazerbationen p.a.	• PAPm > 25 mmHg	• Häufige Exazerbationen
• O_2 > 3 l/min	• HRCT-Score > 2,25	• Rezid. Hämoptoe, Pneu.
• Kachexie	• Progress unter Therapie	• Kachexie

FEV_1 = forcierte exspiratorische Ein-Sekunden-Kapazität, VC = Vitalkapazität, KCO = Transferkoeffizient, PAPm = mittlerer Pulmonalarteriendruck, HRCT = hochauflösende Computertomographie

Als absolute Kontraindikationen gelten floride Infektionen und maligne Tumorerkrankungen. Relative Kontraindikationen sind extreme Kachexie oder Adipositas, maschinelle Beatmung (Ausnahme: intermittierende Selbstbeatmung), Infektion durch HIV oder panresistente Erreger, pulmonale Pilzinfektionen, fortgeschrittene Lebererkrankungen, Herzinsuffizienz oder pulmonale Hypertonie (ggf. HLTX möglich), neurologische, neuromuskuläre oder psychiatrische Krankheiten, Systemerkrankungen mit relevanter extrapulmonaler Manifestation (Vaskulitis, Kollagenosen) sowie psychosoziale Probleme, die eine mangelnde Compliance erwarten lassen [Glanville 2003].

? **Welche Operationsverfahren gibt es, und wann werden sie angewendet?**

Es bestehen 3 unterschiedliche Operationstechniken: die einseitige Transplantation (SLTX), die doppelseitige (DLTX) und die kombinierte HLTX. Nur für die HLTX ist der Einsatz des kardiopulmonalen Bypass (HLM) zwingend, aber auch bei SLTX, insbesondere bei Patienten mit primärer oder sekundärer pulmonalarterieller Hypertonie kann eine hämodynamische Instabilität oder eine Hypoxämie den Einsatz der HLM notwendig machen.

▲ SLTX:
  Empfängeralter > 60 Jahre
  Keine schwere pulmonale Hypertonie
▲ DLTX:
  Empfängeralter < 60 Jahre
  Mögliche Infektquelle der verbleibenden Lunge (Bronchiektasen, zystische Fibrose)
  Fortgeschrittene pulmonale Hypertonie ohne Rechtsherzdekompensation.
▲ HLTX:
  Empfängeralter < 55 Jahre
  Nicht korrigierbare Herzvitien
  Ausgeprägte Rechtsherzbelastung bei pulmonaler Hypertonie

Nach [Gottlieb 2004]

? **Wie sind die Perspektiven nach LTX?**

Im Register der International Society for Heart and Lung Transplantation wurden bis Juni 2005 weltweit insgesamt 17 027 LTX registriert [Trulock et al. 2006]. Das sind weniger als ein $1/4$ der bis zu diesem Zeitpunkt registrierten Herztransplantationen. Die mittlere Überlebensdauer nach LTX ist mit ca. 5 Jahren weniger als halb so lang wie die nach HTX. Aufgrund dieser Fakten ist die Wahrscheinlichkeit einen Patienten nach LTX im klinischen Alltag anzutreffen viel geringer als bei Patienten nach HTX. Daher ist es nicht unbedingt erforderlich, dass jeder Anästhesist mit den speziellen Gesichtspunkten der Narkoseführung nach stattgehabter LTX vertraut ist. Vielmehr empfiehlt es sich, diese Patienten für Operationen in spezialisierte Zentren zu überstellen, in denen Erfahrung im Umgang mit diesem Patientenkollektiv besteht.

? **Gibt es eine Lebendspende bei LTX?**

Die Lebendspende kommt v.a. in Japan und den USA bei jugendlichen Empfängern mit Mukoviszidose zum Einsatz. Dabei werden ein rechter und ein linker Lungenlappen von 2 unterschiedlichen Lebendspendern transplantiert [Gottlieb 2004, 2007]. Das Verfahren ist nur bei Kindern oder kleinen Erwachsenen anwendbar. Die Ergebnisse gleichen denen, die mit der Verstorbenenspende erzielt werden. Die perioperative Mortalität der Lebendspende wird mit 1%, die Komplikationsrate insgesamt mit 20% angegeben. [Patterson 2005]. Daher kommt dies Verfahren in Deutschland bisher nicht zur Anwendung.

Lungentransplantation

? Wann wird zur LTX die HLM eingesetzt?

Für eine HLTX ist der Einsatz der HLM obligat. Bei isolierter LTX wird der Pulmonalarterienast der zu explantierenden Lunge zunächst probatorisch abgeklemmt. Führt dies zu einem exzessiven Anstieg des pulmonalarteriellen Drucks mit manifestem oder drohendem Rechtsherzversagen, wird die Operation unter Zuhilfenahme der HLM weitergeführt. Die Vermeidung des Einsatzes HLM hat folgende Vorteile: Der Eingriff wird technisch einfacher, Reperfusionsschäden des Transplantats und neurokognitive Einbußen beim Empfänger treten seltener auf.

? Welche intraoperativen Besonderheiten bestehen bei der LTX?

Der Eingriff wir mit seitengetrennter Ventilation durchgeführt. Die Anlage eines Doppellumentubus ist obligat. In der Regel sind alternative Lungenisolationstechniken wie Bronchusblocker Ausnahmesituationen vorbehalten, da sie intraoperativ durch Bewegungen der operierten Lunge leichter dislozieren können. Bei sequentieller DLTX und rechtsseitiger SLTX ist der linksläufige DLT zu bevorzugen, denn im längeren linken Hauptbronchus ist die Anlage der Anastomose auch bei liegendem bronchialen Cuff problemlos möglich. Bei der Ein-Lungen-Ventilation (OLV) während einer DLTX kann während der Implantation der ersten (meist rechten) Lunge die noch verbliebene Empfängerlunge auch „traumatisch" beatmet werden, da sie ja später explantiert wird. In der zweiten Phase der OP, wenn das erste Transplantat ventiliert wird, ist eine extrem schonende Form der Beatmung zu wählen, da die Lunge nach der Ischämie extrem anfällig für Volu- und Barotraumata ist. Es empfiehlt sich, einen Intensivrespirator einzusetzen. Vor Verlegung auf die ITS erfolgt die Umintubation auf einen Single-Lumen-Tubus. Die Infektionsprophylaxe wird ausgesprochen breit geführt, da pulmonale Infektionen eine der häufigsten Komplikationen nach LTX darstellen, in manchen Zentren wird sie durch die prophylaktische Gabe eines Antimykotikums ergänzt.

? Welche intraoperativen Zusatzuntersuchen sind bei LTX obligat?

Die fiberoptische Kontrolle der bronchialen (bzw. der trachealen bei HLTX) Anastomosen ist obligat. Hierbei steht der Ausschluss von Leckagen und Stenosen durch Verziehung im Bereich der Nahtstelle im Vordergrund. Solange sich der Doppellumentubus in situ befindet, kann die Inspektion nur mit einem geeigneten, dünnen Bronchoskop erfolgen. Für spezielle Fragestellung kann ein TEE erforderlich werden, z.B. um die Kalibersprünge in den Pulmonalvenenanastomosen aufzuspüren, die zu einem Rückstau im Transplantat mit konsekutivem Lungenödem führen können.

? Welche speziellen Probleme sind in der Nachsorge nach LTX zu erwarten?

In der frühpostoperativen Phase stehen das Transplantatversagen (getriggert durch ein Reperfusionsödem oder eine perakute Abstoßung) sowie Nachblutungen und bakterielle Infekte im Vordergrund. In der späteren Phase tritt häufiger eine Sonderform der chronischen Abstoßung das BOS auf. Mehr als 50% der Re-Transplantationen werden aufgrund dieser Indikation durchgeführt.

Merke:
◢ Das Patientenkollektiv nach LTX ist wesentlich kleiner als das nach HTX. Bei Elektiveingriffen empfiehlt es sich, die Patienten in Zentren mit Behandlungserfahrung in diesem Bereich zu überweisen.
◢ Die isolierte LTX wird in aller Regel ohne HLM durchgeführt.
◢ Während der sequenziellen DLTX kann die OLV „traumatisch" durchgeführt werden, solange sie noch über die zu explantierende Empfängerlunge erfolgt. Beim Wechsel auf die transplantierte Lunge muss ein äußerst schonendes Beatmungsregime gewählt werden.
◢ Die fiberoptische Kontrolle der bronchialen Anastomosen ist obligat, für spezielle Fragestellungen kann gelegentlich ein TEE vonnöten sein.

Literatur

Glanville AR, Estenne M, Indications, patient selection and timing of referral for lung transplantation. Eur Respir J (2003), 22(5), 845–852

Gottlieb J, Lung transplantation. Pneumologie (2007), 61(9), 596–602

Gottlieb J et al., Lung transplantation. Possibilities and limitation. Internist (2004), 45(11), 1246–1259

Patterson GA, Living lobar lung transplantation: is it a necessary option? Am J Transplant (2004), 4(8), 1213–1214

Semik M et al., Lungtransplant in the elderly Patient. Z Herz-Thorax-Gefäßchir (2004), 18(Suppl 1), I/28–I/39

Trulock EP et al., International Society for Heart and Lung Transplantation. Registry of the International Society for Heart and Lung Transplantation: twenty-third official adult lung and heart-lung transplantation report-2006. J Heart Lung Transplant (2006), 25(8), 880–892

Abdominalchirurgie

U.-C. Pietsch

Lebertransplantation

Die Lebertransplantation (LTX) ist das Standardtherapieverfahren für die Behandlung von Endstadien verschiedenster Lebererkrankungen. 2008 wurden in Deutschland in 23 Zentren 1067 Lebern nach postmortaler Organspende transplantiert. Gleichzeitig wurden 1866 Patienten neu für eine LTX gelistet (Quelle: Deutsche Stiftung Organspende). Die Allokation der Spenderorgane erfolgt im Verbund mit den Niederlanden, Belgien, Luxemburg, Österreich und Slowenien über Eurotransplant mit Sitz in Leiden.

? **Was versteht man unter dem MELD-Score?**
Der MELD-Score steht für Model for End Stage Liver Disease und wurde erstmalig im Februar 2002 durch das United Network for Organ Sharing (UNOS) in den USA für die Leberallokation eingeführt. Seit Dezember 2006 hat auch Eurotransplant das MELD-basierte Leber-

allokationssystem eingeführt. Der MELD-Score errechnet sich durch die 3 objektiven Laborparameter Kreatinin, Bilirubin und INR-Wert. Die berechneten Scores liegen zwischen 6 und 40. Je höher der Wert, desto höher die Wahrscheinlichkeit, ohne Transplantation binnen 3 Monaten zu versterben.

Neben diesen berechneten MELD-Werten (labMELD) gibt es jedoch eine Reihe von Patienten, deren Erkrankungsschwere durch den MELD-Score allein nicht adäquat abgebildet wird. Um auch diesen Patienten gerecht zu werden, wurden sog. Standardausnahmen (matchMELD) definiert. Dies sind in Deutschland das hepatozelluläre Karzinom, nicht metastasierende Hepatoblastome, polyzystische Lebererkrankungen, die primäre Hyperoxalurie, das „Small For Size Syndrome" nach LTX, die Mukoviszidose, die familiäre Amyloidpolyneuropathie, das hepatopulmonale Syndrom, Harnstoffwechseldefekte sowie das cholangiozelluläre Karzinom. Darüber hinaus gibt es Patienten in akut lebensbedrohlichen Situationen, die aufgrund einer sog. HU-Listung (High Urgency) vorrangig vor allen anderen Patienten bei der Organverteilung berücksichtigt werden. Voraussetzung für eine HU-Listung ist jedoch die Akzeptanz durch eine Auditkommission bei Eurotransplant, die aus 3 auf LTX spezialisierten Ärzten besteht.

Indikationen und Kontraindikationen

Erkrankungen, die eine Indikation zur LTX darstellen, werden zunächst in chronische und akut auftretende Formen eingeteilt, wobei es sich bei den akuten Lebererkrankungen in erster Linie um das sog. fulminante Leberversagen handelt, das verschiedene Ursachen haben kann. Die chronischen Lebererkrankungen werden ihrerseits in verschiedene Subtypen unterteilt. Auch die angeborenen Lebererkrankungen werden hier kategorisiert.

Indikationen zur LTX (DSO 2007, n = 1590)

- Akute oder subakute Hepatitis 78
- Akutes Leberversagen 52
- Sekundäre biliäre Zirrhose 6
- Primäre biliäre Zirrhose 31
- Sklerosierende Cholangitis 71
- Gallengangsatresie 38
- Äthyltoxische Zirrhose 465
- Autoimmunzirrhose 46
- Posthepatitische Zirrhose 243
- Hepatozelluläres Karzinom 370
- Gallengangskarzinom 17
- Stoffwechselerkrankung 67
- Budd-Chiari-Syndrom 14
- Polyzstische Lebererkrankung 32
- Andere Lebererkrankung 60

Kontraindikationen

- Unkontrollierte systemische Infektionen, insbesondere nicht ausreichend kontrollierte HIV-Infektion
- Malignomerkrankung, die nicht mind. 5 Jahre zurückliegt
- Fortgesetzter Alkohol- oder anderer Drogenabusus

- Schwere psychiatrische oder neurologische Erkrankung
- Extrahepatische Manifestation eines HCC
- Cholangiozelluläres Karzinom
- Ausgeprägte Hypoxie oder schwere pulmonale Hypertonie, inadäquate kardiale Funktion

? Wer bekommt welches Organ?

Die Blutgruppenkompatibilität zwischen Spender und Empfänger ist Grundvoraussetzung für die LTX. Daneben spielt auch die ungefähre Übereinstimmung von Größe und Gewicht eine Rolle. Die Dauer der Konservierung eines entnommenen Organs ist ein wichtiger Faktor für die Funktionsaufnahme der transplantierten Leber. Deshalb wird bei Patienten mit gleichem MELD-Score ein regionaler Empfänger bevorzugt.

Da bei Kindern und Jugendlichen die Wartezeit so kurz wie möglich gehalten werden muss, um weitere Probleme bei Wachstum und Entwicklung zu vermeiden, sollen alle Organe von Spendern < 46 kg KG primär für die LTX von Kindern und Jugendlichen vermittelt werden.

? Welche operative Technik wird verwendet?

Die Standardtechnik besteht in der Entfernung der erkrankten Leber und der Einpflanzung einer gesunden Spenderleber in gleicher Position (orthotope LTX). Nach Eröffnung des Abdomens erfolgt die Freilegung der erkrankten Leber mit sorgfältiger Präparation des Leberhilus und den darin enthaltenen Strukturen. Die Spenderleber wird separat vor der Explantation der Eigenleber in einer sog. Back-Table-Präparation exploriert und für die Implantation vorbereitet. Die Implantation der Spenderleber umfasst die Anastomosierung der V. cava ober- und unterhalb der Leber, der V. portae, der A. hepatica und des Gallengangs. Der Gallengang kann End-zu-End, End-zu-Seit oder über eine nach Roux-Y ausgeschaltete Dünndarmschlinge wieder an die Verdauungspassage angeschlossen werden. In der „Piggy-Back"-Technik wird die spenderseitige V. cava End-zu-Seit auf die partiell ausgeklemmte Empfänger-Cava anastomosiert. Dabei sind wegen des möglichen Verzichts auf ein Cross-Clamping der V. cava geringere hämodynamische Auswirkungen zu erwarten. Zusätzlich kann ein temporärer portokavaler Shunt angelegt werden. Je nach Größenverhältnissen können auch rechte oder linke Leberlappen als „Split-Lebertransplantat" getrennt auf unterschiedliche Patienten (meist ein Kind und ein Erwachsener) transplantiert werden. Neben der Transplantation postmortaler Spenderorgane nimmt die Splitlebertransplantation in Form einer Leberlebendspende ständig an Bedeutung zu.

? Venovenöser Bypass – ja oder nein?

Die extrakorporale Umleitung des venösen Blutes aus dem Splanchnikusgebiet und der unteren Körperhälfte über eine Pumpe in die obere Körperhälfte hat v.a. das hämodynamische Management in der anhepatischen Phase erleichtert. Über heparinisierte Schlauchsysteme wird das Blut aus der V. femoralis in die V. axillaris der linken Seite gepumpt. Die dadurch erzielte Dekompression des venösen Stromgebietes ermöglicht außerdem eine verbesserte chirurgische Blutstillung. In der letzten Zeit geht jedoch der Trend weg von der Verwendung des venovenösen Bypasses. Damit wird u.a. den bekannten Komplikationsmöglichkeiten dieses Bypasses wie Gefäß- und Nervenläsionen, Blutungen, Luftembolien, Lymphfisteln sowie einer durch die Anlage des Bypasses verlängerten OP-Zeit Rechnung getragen. Für den Anästhesiologen bedeutet der Verzicht auf einen venovenösen Bypass in der anhepatischen Phase, dass der venöse Rückstrom aus der unteren Körperhälfte und die venöse Drainage des intestinalen Gefäßbettes entfallen und somit erhebliche hämodynamische Instabilitäten auftreten können.

? Wie hoch ist das intraoperative Blutungsrisiko?

Eine LTX ohne Fremdblutgabe durchzuführen, gelingt nur in Einzelfällen. Die präoperativ verfügbaren Gerinnungsparameter können den zu erwartenden Blutverlust nicht vorhersagen. Bei der Betrachtung von perioperativen Blutungskomplikationen in Abhängigkeit von der Grunderkrankung des Patienten können 3 Gruppen von Patienten unterschieden werden:
- Patienten ohne portale Hypertension mit normaler Synthese von Gerinnungsfaktoren
- Patienten ohne portale Hypertension mit reduzierter Synthese von Gerinnungsfaktoren
- Patienten mit portaler Hypertension, i.d.R. mit gestörter Synthese von Gerinnungsfaktoren und Thrombozytopenie

Patienten der ersten Gruppe sind selten, z.B. Patienten mit hepatisch bedingten Stoffwechselerkrankungen in einer ansonsten strukturell normalen Leber wie bei der primären Hyperoxalurie. Die Konstellation von Gerinnungsstörungen ohne begleitende portale Hypertension ist v.a. für Patienten im akuten Leberversagen typisch. Das Ausmaß der Gerinnungsstörung ist hier ein wichtiger prognostischer Parameter für die Entscheidung zwischen Fortführung der konservativen Therapie oder notfallmäßiger LTX. Trotz der derangierten Gerinnung ist diese Operation oft mit einem niedrigeren Blutverlust verbunden als bei Patienten mit chronischer Leberzirrhose, da keine portale Hypertension mit der Tendenz zur venösen Blutung und keine Adhäsionen und Verwachsungen wie bei chronischen Prozessen bestehen. Allerdings ist bei den Patienten ohne Umgehungskreisläufe das Management der anhepatischen Phase mit Ausklemmen der V. cava schwieriger, da zur Aufrechterhaltung eines ausreichenden arteriellen Mitteldrucks eine höhere Noradrenalindosis bzw. höhere Infusionsvolumina erforderlich sind. Am häufigsten sind jedoch die Patienten der dritten Gruppe vertreten. Bei Leberzirrhose treten neben den präparatorischen Schwierigkeiten durch Kollateralenbildung Störungen des Gerinnungssystems in unterschiedlicher Ausprägung auf.

? Die Rolle des Anästhesisten im Gesamtkonzept LTX?

Der Anästhesist sollte im Idealfall bereits vor der Listung in den Behandlungsverlauf eingebunden werden. Patienten, die sich einer LTX unterziehen, stellen für den betreuenden Anästhesisten eine besondere Herausforderung dar. Ursache dafür sind neben der Komplexität des Eingriffs die Vielzahl von begleitenden Störungen mehrerer Organsysteme.

? Welche Bedeutung kommt der präoperativen Evaluierung der Patienten zu?

Die anästhesiologische Evaluierung der potenziellen Organempfänger sollte zu mindestens 2 Zeitpunkten erfolgen. Der erste Patientenkontakt findet unmittelbar nach der Indikationsstellung in Form der Prätransplantevaluierung statt. Ziel ist es hierbei, den aktuellen Zustand des Patienten einzuschätzen und pathophysiologische Zustände mit inakzeptablem Risiko aufzudecken. So ist bspw. die Drei-Jahres-Sterblichkeit von Patienten mit einer symptomatischen koronaren Dreigefäßerkrankung nach LTX mit 50% ausgesprochen hoch. Einer besonderen Beurteilung bedürfen das respiratorische System, das kardiovaskuläre, zentralnervöse, hämatologische und renale System. Typische Komplikationen des akuten bzw. chronischen Leberversagens sind ein akutes oder chronisches Nierenversagen, Aszites, Ösophagusvarizen und -blutungen, Koagulopathien, Enzephalopathie und Malnutrition. Die meisten Patienten mit fortgeschrittener Lebererkrankung zeigen Zeichen einer hyperdynamen Kreislaufsituation mit niedrigem systemisch vaskulären Widerstand und hohem HZV. Die hämodynamischen Belastungen während einer LTX erfordern beim Patienten ausreichende kardiopulmonale Reserven, sodass kardiovaskuläre Risiken präoperativ genauestens abzuklären sind. Eine erhöhte Konzentration vasodilatatorisch wirksamer Mediatoren führt in der Lunge zu einer drastischen Zunahme der intrapulmonalen Shuntanteile und schließlich zum Vollbild des hepatopulmonalen Syndroms. Zudem fixiert sich bei etwa 1% aller Patienten eine pulmonalarterielle Hypertension (PAH), die nach Transplantation häufig nicht reversibel ist. Das Vorliegen einer PAH ist bei der LTX insbesondere dann mit einer hohen Letalität verbunden, wenn gleichzeitig eine Rechtsherzinsuffizienz besteht. Im Allgemeinen wird ein mPAP von 50 mmHg als Kontraindikation für eine LTX gesehen.

Zusätzlich können ausgeprägte abdominelle Raumforderungen (Zystenleber, Aszites) die mechanische Atemfunktion der Patienten erheblich einschränken. Im Rahmen dieses ersten Kontaktes erfolgt gleichzeitig die ausführliche Aufklärung des potenziellen Empfängers über die erforderlichen anästhesiologischen Maßnahmen und deren Risiken. Nach Einbestellung des Organempfängers zur Transplantation erfolgt im Rahmen der unmittelbar präoperativen Evaluierung die erneute Sichtung aller vorhandenen Befunde. Aktuell sollten nochmals alle Laborbefunde (BB, Gerinnung, Elektrolyte, Retentionsparameter, Leberfunktionsparameter, Virusserologie) erhoben werden. Daneben sollten ein aktuelles EKG sowie ein Thorax-Röntgenbefund vorliegen. Von der zuständigen Blutbank werden ausreichend (z.B. 10 EK, 10 FFP und 2 TK) angefordert. Insbesondere bei CMV-negativem Empfänger sollten die EK unbedingt CMV-negativ sein.

? **Welches Monitoring bzw. welche Zugänge sind erforderlich?**

Neben dem Standardmonitoring (EKG, Pulsoxymetrie, FiO_2, endtidales CO_2) sind eine invasive arterielle Blutdruckmessung sowie die Messung des zentralvenösen Drucks für das hämodynamische Management essenziell. Die Kanüle sollte in einer der Arterien der oberen Extremität platziert werden, da die proximale Anastomosierung der A. hepatica ein partielles Ausklemmen der Aorta notwendig machen kann. Bei geplanter Anlage eines venovenösen Bypass steht nur der jeweils kontralaterale Arm zur Verfügung. Neben einem großlumigen ZVK (Shaldon-Katheter) wird ein PAK zur intraoperativen Beurteilung der Hämodynamik platziert. Daneben eignet sich auch die TEE zur Überwachung kardialer Funktionseinschränkungen und -störungen. Wegen der möglichen Gefahr blutender Ösophagusvarizen sollte der Einsatz nach strenger Abwägung mit dem intraoperativen Blutungsrisiko erfolgen. Wenn auf die Anlage eines Shaldon-Katheters verzichtet wird, müssen unbedingt ausreichend großlumige peripher venöse Zugänge oder eine Schleuse zur Verfügung stehen. Für die Möglichkeit der Zufuhr großer Volumina an Infusionslösungen bzw. Blut hat sich die Bereitstellung eines Rapid infusion devices bewährt (Level 1, Ranger). Darüber hinaus sollten die Stundendiurese und die Körpertemperatur überwacht werden. Wegen der Gefahr der Hypothermie ist eine aktive Erwärmung der Patienten dringlich zu empfehlen (Bair Hugger, Warmtouch). Wegen der bekannten verlängerten WD von Muskelrelaxanzien bei zirrhotischen Patienten ist insbesondere bei geplanter frühpostoperativer Extubation ein neuromuskuläres Monitoring indiziert. Die Blutgase, Elektrolyte, Laktat, BB und Gerinnungsparameter werden je nach Operationsphase und klinischem Verlauf kontrolliert.

? Welches Anästhesieverfahren sollte gewählt werden?

Bei der Wahl des Anästhesieverfahrens wird die balancierte Anästhesie favorisiert, wobei Fentanyl als Opiat und Isofluran als volatiles Anästhetikum bevorzugt zum Einsatz kommen. Diese Kombination wird auch in der Literatur als das optimale Anästhesieverfahren für Operationen an der Leber beschrieben. Die für Herz und Hirn bereits nachgewiesene ischämische Präkonditionierung durch volatile Anästhetika wird auch für die Leber diskutiert. Durch eine hohe hepatische Eliminationsrate wird Fentanyl bei adäquatem hepatischem Blutfluss auch bei erniedrigter Enzymaktivität noch ausreichend abgebaut. Die Metabolisierung ist vornehmlich von der Leberdurchblutung abhängig. Auch in einer kontrollierten Studie an Patienten mit geringgradiger Leberzirrhose konnte keine signifikante Änderung der Pharmakokinetik von Fentanyl festgestellt werden. Unter Isofluran konnte sowohl tierexperimentell als auch bei Untersuchungen am Menschen kompensatorisch zur Reduzierung des portalvenösen Blutflusses eine leberarterielle Blutflusssteigerung festgestellt werden. Ob dies ursächlich auf eine durch Isofluran induzierte Vasodilatation oder auf eine intakte „Hepatic-Arterial-Buffer-Response" zurückzuführen ist, ist noch nicht abschließend geklärt. Für Desfluran wurde eine Reduktion der portalvenösen Durchblutung bei konstanter oder verminderter leberarterieller Durchblutung beschrieben. Bei vergleichenden Untersuchungen für Isofluran und dem neueren Sevofluran konnten nach bisherigen Erkenntnissen keine wesentlichen Unterschiede bez. der Durchblutung von Leber und Splanchnikusgebiet festgestellt werden. Für den Verzicht auf den Einsatz von Sevofluran für LTX können Vorbehalte aus der Diskussion um die Metabolisierung (Fluorid) der Substanz verantwortlich sein. Die Anwendung von Lachgas kann wegen der Gefahr potenzieller Luftembolien (während der Reperfusion bzw. bei Verwendung eines venovenösen Bypass) nicht empfohlen werden. Die Narkose sollte wegen Gefahr der Aspiration (unsichere Nüchternheit, Gastroparese, Zwerchfellhochstand durch Aszites) immer mit einer RSI beginnen.

? Wie läuft eine LTX ab und was ist in den einzelnen Phasen wichtig?

Die LTX gliedert sich in 4 Phasen:
- Präparationsphase (Hepatektomie)
- Anhepatische Phase
- Reperfusion
- Neohepatische Phase

In der ersten Phase wird die „alte" Leber frei präpariert. Häufig entleeren sich unmittelbar nach dem Hautschnitt mehrere Liter Aszites, was häufig zu einem entsprechenden Volumenbedarf bei den Patienten führt. Gleichzeitig haben viele Patienten ausgeprägte Umgehungskreisläufe ausgebildet, die bei kompromittierter Blutgerinnung zu erheblichen Blutverlusten während der Präparation führen können. Außerdem können hämodynamische Instabilitäten durch das Kippen bzw. Luxieren der Leber mit Kompression der V. cava bedingt sein. Mit Hilusokklusion (A. hepatica/V. portae) und Cross-Clamping der V. cava beginnt die anhepatische Phase. Diese Phase ist gekennzeichnet durch eine massive Abnahme des Preloads am Herzen mit konsekutiver Abnahme des systemischen RR, des zentralvenösen und pulmonalarteriellen Drucks. Kompensatorisch nimmt die HF zu. Wegen der fehlenden Clearancefunktion der Leber und der intestinalen Stase kommt es zu einem Anstieg des Serumlaktats. Die Spenderleber wird mit der oberen und unteren V. cava und der Pfortader anastomosiert. Spätestens zu diesem Zeitpunkt muss die Immunsuppression des Empfängers mit einem Cortisonbolus (500 mg) begonnen werden. Danach erfolgt die Reperfusion der neuen Leber über die V. portae. Im Rahmen der Freigabe der Spenderleber wird diese mit ca. 1000 ml Blut gespült, d.h. die Pfortader wird freigegeben und die Konservierungslösung sowie das Blut werden über einen in die untere V. cava-Anastomose eingebundenen Katheter herausgeleitet. Das Spülvolumen wird abgesaugt und mittels Cellsaver wieder aufbereitet.

Nach Freigabe von V. cava und V. portae fließt das Blut durch die transplantierte Leber zum Herzen zurück. Aufgrund der eingeschwemmten Mediatoren bzw. Reste kaliumreicher Konservierungslösung (insbesondere bei Verwendung von UW-Lösung) kann dies in etwa $1/3$ der Fälle mit einer schwerwiegenden arteriellen Hypotension, Hypokalzämie, Hyperkaliämie, Laktatazidose, Arrhythmien bis zur Asystolie und einer akuten Rechtsherzdekompensation einhergehen. Die Therapie dieses Postreperfusionssyndroms besteht in der Gabe von Vasopressoren (Noradrenalin), Calcium (auch prophylaktisch vor Freigabe der Gefäße), Normalisierung des pH durch die Infusion von Natriumbikarbonat und ggf. Inotropika (Dobutamin/Noradrenalin). In der letzten, der sog. neohepatischen Phase werden die Anastomose der A. hepatica fertig gestellt sowie die ableitenden Gallenwege rekonstruiert (End-zu-End-, End-zu-Seit- oder Y-Roux-Anastomose). In manchen Zentren wird die A. hepatica bereits in der anhepatischen Phase anastomosiert und vor der V. portae freigegeben, um die Ausprägung des Reperfusionssyndroms zu mildern. Der Blutverlust in dieser Phase ist eher gering, hämodynamisch kann der Patient stabilisiert werden. Nach guter Reperfusion beginnt die transplantierte Leber bereits jetzt, Galle zu produzieren. Die Serumlaktatwerte fallen langsam ab. Der Bauchdeckenverschluss kann zu einem Anstieg des IAP führen, wodurch die Durchblutung der Leber beeinträchtigt werden kann.

Volumenersatz und zentralvenöser Druck

Verschiedene Studien haben gezeigt, dass die Höhe des zentralvenösen Drucks das Outcome von Patienten nach LTX beeinflusst. Mit der Höhe des zentralvenösen Drucks steigen der Blutverlust und letztendlich die perioperative Mortalität und Morbidität der Patienten. Dabei ist der am Monitor angezeigte Wert immer kritisch zu hinterfragen, da die Lage des OP-Tisches im Verlauf der Operation häufig verändert wird und Hakensysteme sowie Manipulationen der Chirurgen im Abdomen den zentralvenösen Druck verändern können. Der Volumenersatz während der LTX stellt besondere Anforderungen an den Anästhesisten. Patienten mit chronischem Leberversagen zeigen häufig eine Hyponatriämie, Hypoproteinämie und eine ausgeprägte Koagulopathie. Die Volumentherapie zielt auf eine Aufrechterhaltung von Normovolämie, Hämostase und Sauerstofftransportkapazität. Insbesondere in den ersten beiden Phasen der LTX sollte die Kaliumzufuhr eher zurückhaltend erfolgen und niedrige Kaliumwerte sollten angestrebt werden. Die Zufuhr großer Mengen kristalliner Lösungen kann zu einer unerwünschten Schwellung der Leber führen. Als Volumenersatz sollte großzügig FFP verwendet werden, da für kolloidale Lösungen neben der Beeinträchtigung der Blutgerinnung die Diskussion über die Beeinträchtigung der Niere bei evtl. Vorschädigung im Rahmen des hepatorenalen Syndroms noch nicht abgeschlossen ist.

? Extubieren, aber wann?
Studien mit Fast-Track-Protokollen für verschiedenste Operationsverfahren haben deutlich gezeigt, dass eine längerfristige mechanische Beatmung nach chirurgischen Eingriffen für die meisten Patienten wenig effektiv ist. Es ist bekannt, dass ein erhöhter intrathorakaler Druck zu einem erhöhten pulmonalvaskulären Widerstand und einem erhöhten rechtsventrikulären Afterload führt. Der Rückfluss in die inferiore V. cava und die Vv. hepaticae können eine venösen Stauung in der transplantierten Leber bedingen. Spontanatmende Patienten zeigen reduzierte intrapleurale Drucke, einen verbesserten venösen Rückfluss und hepatischen Blutfluss und möglicherweise eine daraus resultierende verbesserte Transplantatfunktion. Moderne, gut steuerbare Anästhetika ermöglichen heute die Extubation zum OP-Ende. Trotz allem Enthusiasmus sollte jedoch genau abgewogen werden, welche Patienten dafür infrage kommen. Voraussetzung für eine frühpostoperative Extubation im OP-Saal sollten u.a. stabile Kreislaufverhältnisse ohne bzw. mit geringem Katecholaminbedarf und Normothermie sein. Patienten mit einem schlechten klinischen Status zum Zeitpunkt der LTX oder sog. marginalen Lebern mit langer Ischämiezeit oder schlechter Reperfusion erfordern ein anderes (protrahiertes) Vorgehen.

Literatur

Bechstein WO, Neuhaus P, Blutungsproblematik in der Leberchirurgie und Lebertransplantation. Chirurg (2000), 71, 363–368

Eschertzhuber S, Lindner KH, Hörmann C, Anästhesie für die Lebertransplantation (LTX) – Besonderheiten und Therapiekonzepte. Anästhesiol Intensivmed Notfallmed Schmerzther (2007), 10, 682–689

Glanemann M et al., Fast tracking in liver transplantation. Immediate postoperative tracheal extubation: feasibility and clinical impact. Swiss Med WKLY (2007), 137, 187–191

Höhne C, Donaubauer B, Kaisers U, Opioide in der Anästhesie bei Leber- und Niereninsuffizienz. Anästhesist (2004), 53, 291–303

Pietsch UC, Schaffranietz L, Anästhesiologisches Vorgehen bei orthotopen Lebertransplantationen (LTX) – Ergebnisse einer Umfrage. Anästhesiol Intensivmed Notfallmed Schmerzther (2006), 41, 21–26

Schulte am Esch J, Pothmann W (2001) Lebertransplantation. In: Kochs E, Buzello W, Adams HA, Anästhesiologie, 1245–1257. Thieme, Stuttgart

Spach DH, Silverstein FE, Stamm WE, Transmission of infection by gastrointestinal endoscopy and bronchoscopy. Ann Intern Med (1993), 118, 117–128

http://www.dso.de
http://www.unos.com

Geriatrische Anästhesie

A. Baur, A. Dünnebier

 Beschreiben Sie die physiologischen Alterungsprozesse in Bezug auf das Herz-Kreislauf-System sowie die Nieren-, Leber- und Lungenfunktion.

Herzfunktion
Im Rahmen des Alterungsprozesses geht die physiologische Windkesselfunktion der großen Gefäße verloren. Dies führt zu einem arteriellen Hypertonus. Durch jahrelange Kalkablagerungen in den Gefäßen kommt es zur Ausbildung einer pAVK sowie einer KHK und zu Verkalkungen an Mitral- und Aortenklappe. Zusätzlich bildet sich eine linksventrikuläre Hypertrophie aus. Die Trikuspidal- und Pulmonalklappe sind von diesen Prozessen weniger betroffen, da sie nicht die Druckgradienten des Hochdrucksystems aufbauen müssen. Die Elastizität des Herzmuskels geht verloren, dadurch bildet sich eine Compliance-Störung aus. Klinisch relevant ist v.a. die linksventrikuläre Compliance-Störung.

Nierenfunktion
Wesentliche Veränderungen der Nierenfunktion im Alter betreffen die GFR der Niere, die ab dem 40. Lebensjahr um 1% pro Lebensjahr abnimmt. Weiterhin fallen der renale Blutfluss und die ADH-Sekretion ab. Bei laborchemischen Bestimmungen von Harnstoff und Kreatinin ist zu beachten, dass der Kreatininwert von der vorhandenen Muskulatur abhängig ist. Diese ist bei älteren Patienten i.d.R. deutlich hypotrophiert. Unter diesen Umständen kann die Kreatinin-Konzentration im Serum trotz einer Niereninsuffizienz im Normbereich verbleiben.

Leberfunktion
Bei geriatrischen Patienten liegen eine zunehmende Verfettung und ein verstärkter bindegewebiger Umbau der Leber vor. Außerdem nimmt die Aktivität der Phase-I-metabolisierenden Enzyme ab. Das heißt, dass der oxidative Umbau abnimmt. Glukuronidierungsvorgänge sind altersunabhängig. Mit Abnahme der Syntheseleistung und reduziertem Plasmaalbumin steigt im Serum die Konzentration der freien, nicht gebundenen Medikamentenfraktion.

Lungenfunktion
Im Alter nimmt die Anzahl der elastischen Fasern des Lungengewebes ab. Infolge dessen ist die Compliance der Lunge reduziert, und die Vitalkapazität und das exspiratorische Reservevolumen sind vermindert (restriktive Ventilationsstörung). Eine Rarefizierung von funktionellem Lungenparenchym und einer Veränderung der Diffusionsstrecke führen zu einer Reduktion der Diffusionskapazität und einer Zunahme der $AaDO_2$ auf bis zu 30 mmHg.

 Nennen Sie die altersbedingten Veränderungen des Nervensystems.

Sowohl das zentrale als auch das periphere Nervensystem unterliegen physiologischen Alterungsprozessen. So zeigt sich eine generalisierte Hirnatrophie mit einer reduzierten Anzahl von Neuronen und einer Abnahme der grauen Substanz. Die Neurotransmittersynthese ist vermindert, und es kommt zu einer Reduktion der Dopamin- und Katecholaminrezeptoren. Weiterhin ist insbesondere bei Atherosklerose der Karotiden der zerebrale Blutfluss vermindert. Daneben lässt sich ein Anstieg der Schwelle für das Schmerzempfinden sowie für nahezu alle sensorische Modalitäten verzeichnen, was sich in einer Beeinträchtigung in der Reizwahrnehmung und -verarbeitung widerspiegelt. Auch im autonomen Nervensystem sind Verluste von Neuronen in sympathischen und parasympathischen Ganglien sowie eine Fibrosierung peripherer sympathischer Neurone zu erkennen, die zur Beeinträchtigung kardiovaskulärer Reflexe und der Thermoregulation führen.

? Was verstehen Sie unter dem postoperativen kognitiven Defizit und welche Risikofaktoren kennen Sie?

Das postoperative kognitive Defizit (POCD) ist eine häufige, schwerwiegende, perioperative Komplikation des älteren Patienten. Das POCD kann sich in Gedächtnis-, Konzentrations-, Lernfähigkeits-, Wortfindungs- und Sprachverständnisstörungen, Desorientiertheit sowie weiteren kognitiven Ausfällen äußern. Durch eine Verzögerung der postoperativen Mobilisation und Verlängerung des stationären Aufenthalts ist es nicht unwesentlich an einer erhöhten perioperativen Morbidität und Mortalität beteiligt. Verschiedene Faktoren scheinen an der Ausbildung postoperativer kognitiver Dysfunktionen beteiligt zu sein, wobei ein hohes Patientenalter, die Art des Eingriffs (herzchirurgische Eingriffe mit Entstehung von Mikroembolien und orthopädische Eingriffe mit Fettembolien) sowie lang andauernde Operationen die höchsten Risikofaktoren darstellen. Durch die Anwendung von Regionalanästhesieverfahren kann im Vergleich zur Allgemeinanästhesie keine Reduktion in Bezug auf die Ausbildung eines POCD erreicht werden. Weiterhin steigt das Risiko der Entwicklung eines POCD mit niedrigem Bildungsniveau des Patienten, bei Zweiteingriffen, postoperativen Infektionen sowie respiratorischen Komplikationen. Auch Begleiterkrankungen wie Diabetes mellitus, Herzinsuffizienz, Depression, Alkoholabusus und die Einnahme von anticholinergen Medikamenten stellen Risikofaktoren für die Ausbildung eines POCD dar.

? Nennen Sie Besonderheiten, die Sie bei der Narkoseführung älterer Patienten beachten müssen.

Zusammenfassend ergibt sich bei geriatrischen Patienten durch den physiologischen Alterungsprozess an den verschiedenen Organsystemen ein verminderter Anästhetikabedarf.
- Veränderungen in Qualität und Quantität an Opiat- und Benzodiazepinrezeptoren bedingen eine erhöhte Empfindlichkeit, die bei normalen Dosierungen bereits zu länger anhaltenden Atemdepressionen führen kann.
- Ein vermindertes HZV führt zu verlängerten Anschlagzeiten für Medikamente.
- Die Veränderungen am ZNS führen zu einer Reduktion der MAC-Werte volatiler Anästhetika.
- Die reduzierte Clearance für nicht depolarisierende Muskelrelaxanzien und eine verminderte Muskelmasse bedingen eine verlängerte neuromuskuläre Blockade.
- Die reduzierte Proteinbindung durch eine Abnahme des Plasmaalbumins ist für höhere Wirkspiegel freier, nicht gebundener Medikamente verantwortlich.
- Die Abnahme des Körperwassers mit einer Zunahme des Körperfetts führt zu einer verlängerten Speicherung lipophiler Medikamente.

▲ Eine verminderte Wärmeproduktion, veränderte reflektorische periphere Vasokonstriktion und weniger subkutanes Fettgewebe sind verantwortlich für einen raschen intraoperativen Wärmeverlust.

Literatur

Cook DJ, Rooke GA, Priorities in Perioperative Geriatrics. Anesth Analg (2003), 96, 1823–1836
Engelhard K, Werner C, Postoperatives kognitives Defizit. Anaesthesist (2005), 54, 588–594
Jin F, Chung F, Minimizing perioperative adverse events in the elderly. Br J Anaesth (2001), 87, 608–624
Moller JT et al., Long-term postoperative cognitive dysfunction in the elderly: ISPOCD1 study. The Lancet (1998), 351, 857–861
Newman S et al., Postoperative cognitive dysfunction after noncardiac surgery: a systematic review. Anesthesiology (2007), 106, 572–590

Ambulante Anästhesie

H. Schmidt

 Welche Besonderheiten kennzeichnen die ambulante Anästhesie?

Die ambulante Anästhesie ist Bestandteil der Behandlung eines Patienten, der sich einem chirurgischen oder diagnostischen Eingriff mit dem Erfordernis einer Anästhesie unterzieht und der die folgende Nacht außerhalb ärztlicher Kontrolle, z.B. zu Hause, verbringt. Solche Eingriffe werden sowohl in Arztpraxen als auch in ambulanten Abteilungen von Krankenhäusern durchgeführt. Neben dem Einhalten der Sicherheitsrichtlinien, die für das Durchführen einer Anästhesie gelten, erfordert das Procedere ambulanter Operationen besondere Vorgehensweisen, damit auch unter ambulanten Bedingungen größtmögliche Sicherheit für den Patienten besteht. Dabei spielen die Auswahl sowohl der Patienten als auch der operativen und anästhesiologischen Verfahren, eine sorgfältige Aufklärung des Patienten, insbesondere für das Verhalten nach der ambulanten Behandlung, die postoperative Überwachung und Sicherung der Vitalfunktionen mit dem Ziel einer raschen Wiederherstellung des ursprünglichen Allgemeinzustandes sowie die Übergabe an eine geeignete Begleitperson eine besondere Rolle.

Welche Voraussetzungen gewährleisten die Sicherheit einer ambulanten Anästhesie für den Patienten?

Wahl geeigneter Operationsverfahren

▲ Ambulante Operationen sollten ein geringes Risiko für postoperative Komplikationen haben. Insbesondere Nachblutungen und respiratorische Probleme müssen vermieden werden. Nach dem Eingriff muss der Patient rasch Flüssigkeit und Nahrung zu sich nehmen können. Ein besonderes postoperatives Pflegemanagement darf nicht erforderlich werden.

Wahl geeigneter Patienten
- Grundsätzliche Voraussetzungen für die Durchführung einer ambulanten Anästhesie sind die Einverständniserklärung des Patienten, die Gewährleistung der Begleitung nach Hause und der 24-stündigen postoperativen Betreuung des Patienten durch eine geeignete und vom medizinischen Personal aufgeklärte Person sowie die Möglichkeit einer telefonischen Kontaktaufnahme des Patienten mit der ambulanten Einrichtung. Ein wichtiges Auswahlkriterium stellt die Einschätzung des Gesamtrisikos für den Patienten dar. Für einen ambulanten Eingriff sind nur physisch stabile Patienten (ASA I und ASA II) geeignet. Bei Vorliegen einer chronischen Erkrankung wie arterielle Hypertonie oder Diabetes mellitus sollten die Patienten gut medikamentös eingestellt sein. Patienten mit dekompensierter Herzinsuffizienz, instabiler KHK, schwerer COPD oder dekompensierter Niereninsuffizienz sollten nur in Ausnahmesituationen und mit der Möglichkeit der Durchführung einer Lokalanästhesie ausgewählt werden. Patienten mit Adipositas per magna, mit akuten Erkrankungen sowie Kinder, die jünger sind als 3 Monate sind, sollten nicht ambulant behandelt werden.

Wahl geeigneter Einrichtungen
- Die Ausstattung anästhesiologischer Arbeitsräume sollte nach den Richtlinien der Europäischen Norm 740 erfolgen. Darüber hinaus ist ein Aufwachraum notwendig, in dem die postoperative Überwachung erfolgen kann. Ambulante Einrichtungen sollten im Komplikationsfall vertraglich gesicherte Möglichkeiten der Verlegung eines Patienten in eine Klinik besitzen. Weiterhin sollten rollstuhlgeeignete Infrastrukturen und Parkgelegenheiten in unmittelbarer Nähe vorhanden sein.

Wahl geeigneten Personals
- Die ambulante Behandlung von Patienten erfordert Facharztstandard sowie gut ausgebildetes Fachpersonal im mittleren medizinischen Dienst.

? Unter welchen Umständen muss eine unerwartete stationäre Einweisung des Patienten nach ambulanten Operationen erfolgen?

Insbesondere dann, wenn die Invasivität des Eingriffes gesteigert werden musste. Zu den anästhesiologischen Gründen für eine stationäre Aufnahme zählen unzureichende Analgesie, unstillbare Übelkeit und Erbrechen, persistierender Sauerstoffbedarf und die Notwendigkeit einer postoperativen maschinellen Ventilation. Auch bei Verschlechterung der kardialen Situation, z.B. durch Auftreten von Myokardischämien, HRST oder akutem Links- bzw. Rechtsherzversagen sollte eine stationäre Weiterbehandlung problemlos möglich sein.

? Nennen Sie Strategien der postoperativen Schmerztherapie von Patienten der Tageschirurgie.

Anwendung eines multimodalen Konzeptes zur Schmerztherapie unter Verwendung von nicht steroidalen Antirheumatika, Lokalanästhetika sowie kurz wirksamen Opioiden.

? Warum ist bei einigen Patienten eine längere postoperative Überwachung erforderlich?

Meistens besteht ein Zusammenhang zur Anwendung rückenmarksnaher Anästhesien und deren Nebenwirkungen wie bspw. Miktionsunfähigkeit. Eine Verkürzung der postoperativen Überwachungszeit kann durch Anwendung kurz wirksamer Lokalanästhetika sowie der Kombination mit Opioiden erzielt werden. Darüber hinaus sollten diese Anästhesieverfahren an die vorgesehene Operation (Lokalisation und Zeit) angepasst werden (Einsatz geringerer Volumina an Lokalanästhetika, Verwenden des Sattelblocks). Besonders bei älteren Patienten erholen sich die körperlichen und kognitiven Funktionen oft protrahiert, sodass eine entsprechend lange postoperative Überwachung notwendig wird. Durch Verzicht auf Benzodiazepine und durch die Anwendung kurz wirksamer Opioide ist eine Verkürzung der Erholungs- und Überwachungszeit möglich. Ein weiterer Grund für eine verzögerte Rekonvaleszenz ist das Auftreten von PONV. Maßnahmen zu Management und Prävention sind unten dargestellt.

? Welche Kriterien bestimmen die Entlassungsfähigkeit eines Patienten aus der tageschirurgischen Klinik?

Aldrete and Kroulik ermittelten bereits 1970 Kriterien zur Entlassung eines Patienten aus dem Aufwachraum. Mit Hilfe des PARS (Post Anesthesia Recovery Score) wird anhand von 5 Merkmalen (Atmung, Kreislauf, Aktivität, Bewusstsein und Hautfarbe) ein Punktwert ermittelt. Chung entwickelte einen weiteren, praktikablen Score, der im Bereich der ambulanten Anästhesie weit verbreitet ist. Hierbei handelt es sich um einen kumulativen Index, mit dem die Entlassungsfähigkeit von tageschirurgischen Patienten beurteilt werden kann. Nach Anwendung des PADSS (Post Anesthesia Discharge Scoring System) können 80% der ambulanten Patienten bereits 1–2 h nach dem Eingriff sicher und ohne erhöhtes Komplikationsrisiko nach Hause entlassen werden. Dazu muss ein Wert von ≥ 9 erreicht werden. Das PADSS ist in Tabelle 106 dargestellt.

Tab. 106: Post Anesthesia Discharge Scoring System

Kriterien	Score		
	2	1	0
Vitalparameter	± 20% des präoperativen Ausgangswertes	Zwischen ± 20–40% des präoperativen Ausgangswertes	Über ± 40% des präoperativen Ausgangswertes
Gehfähigkeit und Bewusstsein	Patient ist zu Person, Ort und Zeit orientiert *und* kann ohne Unterstützung gehen.	Patient ist zu Person, Ort und Zeit orientiert *oder* kann ohne Unterstützung gehen.	Weder noch
Schmerz oder Übelkeit und Erbrechen	Minimal	Mäßig	Stark
Nachblutung	Minimal	Mäßig	Stark
Orale Flüssigkeitsaufnahme und Ausscheidung	Toleriert orale Flüssigkeitsaufnahme und hatte Spontanurin	Toleriert orale Flüssigkeitsaufnahme oder hatte Spontanurin	Weder noch

Ambulante Anästhesie

? **Beschreiben Sie die Consensus Guidelines zu Management und Prävention von PONV.**

Die Consensus Guidelines zu Management und Prävention von PONV, die 2003 aufgestellt wurden, beinhalten die Risikofaktoren, die das Auftreten von PONV begünstigen. Sie sind in Tabelle 107 dargestellt.

Tab. 107: Risikofaktoren für PONV

Patientenbezogene Faktoren	Anästhesiebedingte Faktoren	Operationsbedingte Faktoren
Weibliches Geschlecht (3 x häufiger PONV)	Allgemeinanästhesie (5 x häufiger PONV)	Eingriffe im Hals- und Kopfbereich
Nichtraucheranamnese (2 x häufiger PONV)	Lachgas, volatile Anästhetika	Laparotomie/Laparoskopie
PONV oder Kinetose in der Anamnese	Narkosedauer > 60 min	Plastische und Brustchirurgie
Junges Alter und ASA I/II	Intra- und postoperative Opioidtherapie	Strabismus-Chirurgie

Folgende Strategien tragen zur Reduktion von PONV bei:
- Verwenden von Regionalanästhesieverfahren
- Erweiterung der Prämedikation um H_1- und H_2-Antagonisten (z.B. Dimetiden und Ranitidin) und/oder Antiemetika (z.B. Metoclopramid)
- Einsatz der TIVA mit Hilfe von Propofol
- Vermeidung von Hypoxie
- Ausreichende Hydratation
- Keine Anwendung von Lachgas und volatilen Anästhetika
- Minimierung der intra- und postoperativen Gabe von Opioiden
- Intraoperative PONV-Prophylaxe mit Serotoninantagonisten (z.B. Dolasetron), Antiemetika (z.B. Metoclopramid) und dem Steroid Dexamethason
- Vermeidung der Antagonisierung von Muskelrelaxanzien mit Cholinesterasehemmern

? **Welche weiteren Methoden forcieren die Entlassungsfähigkeit des tageschirurgischen Patienten?**

Die Überwachung der Narkosetiefe mit Hilfe eines prozessierten EEG (z.B. BIS) ermöglicht eine adaptierte Dosierung von Narkotika und Opioiden, sodass die Aufwachphase des Patienten verkürzt wird. Das Freihalten der Atemwege durch Maske oder Larynxmaske während der Anästhesie vermeidet die Muskelrelaxation und damit einen weiteren Risikofaktor für eine verzögerte Entlassung. Weiterhin wird durch Verwendung kurz wirksamer Anästhetika und Muskelrelaxanzien eine raschere Erholung des Patienten ermöglicht.

? **Ist der Einsatz des ultrakurz wirksamen Opioids Remifentanil von besonderem Nutzen für den Patienten?**

Remifentanil ist ein ultrakurz wirksames Opioid, das für ambulante Operationen durchaus geeignet ist. Allerdings führt der alleinige Einsatz von Remifentanil zu sympathiko-adrenergen Reaktionen sowie heftigem Shivering in der Aufwachphase. Sowohl rascher Opioidentzug als auch die rasch nachlassende Analgesie können diese Symptomatik auslösen, was angesichts des sich dadurch erhöhenden myokardialen und muskulären Sauerstoffverbrauches den Patienten gefährden kann. Die Gabe von Clonidin und Piritramid vermeidet die beschriebene Symptomatik. Andere Autoren beschreiben die erfolgreiche Kombination von Remifentanil mit Esmolol.

? Wie sollte der Patient für die ambulante Anästhesie vorbereitet sein?

Der Patient muss, egal welches Anästhesieverfahren zur Anwendung kommt, nüchtern sein, d.h. es müssen wenigstens 6 h nach Essen und Einnahme von Milchprodukten und 2 h nach dem Trinken klarer Flüssigkeiten vergangen sein. Die Prämedikation der tageschirurgischen Patienten erfolgt etwa 1 h vor dem Eingriff. Die Reduktion der Prämedikationsdosis auf ein Minimum ist durch subtile Beschreibung von Anästhesie- und Operationsverfahren sowie verbale Anxiolyse während des Aufklärungsgespräches möglich.

? Ist die ambulante Anästhesie für alle Altersgruppen geeignet?

Auch wenn das Risiko für Begleiterkrankungen mit dem Lebensalter steigt, gibt es keine grundsätzliche Beschränkung hinsichtlich des Alters des Patienten. Entscheidend sind Allgemeinzustand, Komorbidität und das Ergebnis klinischer und paraklinischer Untersuchungen. Bei Kindern jedoch gibt es Altersbeschränkungen. Säuglinge mit normalem Geburtsgewicht sollten wenigstens 3 Monate alt sein. Bei Frühgeborenen sollten wenigstens 60 Lebenswochen vergangen sein, ehe man eine ambulante Anästhesie durchführt. Auch dann sollte eine sorgfältige Risikoabwägung erfolgen. Untersuchungen zur perioperativen Morbidität und Mortalität bei Kindern haben gezeigt, dass das Risiko innerhalb des ersten Lebensmonats besonders hoch ist und sich umgekehrt proportional zum Alter verhält. Es konnte beobachtet werden, dass nach ambulanten Leistenhernienoperationen an Frühgeborenen postoperativ Bradykardien und Apnoephasen auftraten, in einem Fall sogar nach der Entlassung.

? Welche typischen Beschwerden treten nach der Entlassung tageschirurgischer Patienten auf?

Die Zufriedenheit der Patienten nach tageschirurgischen Eingriffen ist prinzipiell hoch. Dennoch treten in 20–40% der Fälle im häuslichen Milieu Schmerzen auf. Einerseits erklärt sich dieser Sachverhalt mit einer Zurückhaltung der Patienten bezüglich der Einnahme von Schmerzmitteln, andererseits auf unzureichende Instruktionen für die Zeit nach der Entlassung. Die Inzidenz postoperativen Schmerzes – auch zu Hause – ist nach orthopädischen und laparoskopischen Eingriffen besonders hoch. Die Inzidenz von Übelkeit und Erbrechen variiert stark. Während bei Chung 6% der Patienten an dieser Symptomatik litten, wird in anderen Studien eine Inzidenz von 35% für einen Zeitraum von 48 h nach dem Eingriff angegeben. Auch wenn diese Symptome keine schwere, den Patienten gefährdende Komplikation darstellen, erhöhen sie in erheblichem Maße den Leidensdruck, weshalb eine routinemäßige PONV-Prophylaxe zu erwägen ist.

? Welche Anästhesieverfahren sind im Kindesalter geeignet?

Benzodiazepine zur Prämedikation lassen sich bei Kindern problemlos p.o. oder rektal applizieren. Im Alter von weniger als 14 Monaten treten bez. des operativen Eingriffs kaum Ängste auf, sodass der Verzicht auf eine Prämedikation möglich ist. Die Induktion der Allgemeinanästhesie bei jungen Kindern erfolgt i.d.R. mithilfe der Maske und einem geeigneten Inhalationsanästhetikum (Sevofluran). Bei notwendiger Infusionstherapie erfolgt die Venenpunktion am schlafenden Patienten. Die Überwachung der Kinder ist nach vorgegebenen Standards durchzuführen (RR, Puls, SpO$_2$, FiO$_2$, die in- und exspiratorische Konzentration des Inhalationsanästhetikums sowie Kapnometrie und -graphie). Die Anwesenheit von Eltern beim Einleiten der Anästhesie ihres Kindes kann dessen Kooperativität erhöhen. Bei älteren Kindern ist je nach Erfordernis und Einverständnis des Patienten eine i.v. Einleitung möglich. Der Einsatz von Nervenblockaden wie Kaudal- oder Spinalanästhesie zur postoperativen Schmerztherapie ist bei Kindern auch in Kombination mit Allgemeinanästhesie unter ambulanten Bedingungen möglich und hilfreich.

? Welche Besonderheiten sind in der Kinderanästhesie zu berücksichtigen?

Die Inzidenz an Erkrankungen der oberen und unteren Luftwege ist bei Kindern deutlich erhöht. In vielen Fällen liegen chronische Infekte aufgrund adenoider Vegetationen vor. Unter diesen Umständen treten gehäuft respiratorische Komplikationen beim Ein- und Ausleiten der Anästhesie, wie z.B. Bronchospasmus, Laryngospasmus, Hypoxie auf. Deshalb ist es wichtig, dass ein Kind ca. 2 Wochen vor der Operation keine Infektzeichen wie Husten, eitrigen Schnupfen oder Fieber aufweist. Bei chronischer Infektlage ist eine Adenotomie durch den HNO-Arzt zu erwägen, bevor ein elektiver ambulanter Eingriff erfolgt.

Literatur

Avidan A, Drenger B, Ginosar Y, Peripheral nerve block for ambulatory surgery and postoperative analgesia. Curr Opin Anaesthesiol (2003), 16(6), 567–573

Bailey CR, Advances in airway management for outpatients. Curr Opin Anaesthesiol (2002), 15(6), 627–633

Dudziak R, Über die Rolle und die Bedeutung der „Begleitperson" bei ambulanten Operationen. Anaesthesist (2006), 55, 331–333

Ead H, From Aldrete to PADSS: Reviewing discharge criteria after ambulatory surgery. J Perianesth Nurs (2006), 21(4), 259–267

Goulson DT, Anesthesia for outpatient gynecologic surgery. Curr Opin Anaesthesiol (2007), 20(3), 195–200

Jones SB, Anesthesia in ambulatory minimally invasive surgery. Curr Opin Anaesthesiol (2000), 13(6), 637–641

Lux EA et al., Postoperative Schmerztherapie nach ambulanten Operationen. Schmerz (2007). Epub ahead of print

Mulroy MF, Advances in regional anesthesia for outpatients. Curr Opin Anaesthesiol (2002), 15(6), 641–645

Odom-Forren J, Fetzer SJ, Moser DK, Evidence-based interventions for post discharge nausea and vomiting: a review of the literature. J Perianesth Nurs (2006), 21(6), 411–430

Pasternak LR, Johns A, Ambulatory gynaecological surgery: risk and assessment. Best Pract Res Clin Obstet Gynaecol (2005), 19(5), 663–679. Epub 2005 Jul 11

Verschiedene Autoren: Vereinbarung zur Qualitätssicherung ambulante Anästhesie des Berufsverbandes Deutscher Anästhesisten, der Deutschen Gesellschaft für Anästhesiologie und Intensivmedizin und des Berufsverbandes der Deutschen Chirurgen. Anästh Intensivmed (2006), 47, 50–51

White PF, Eng M, Fast-track anesthetic techniques for ambulatory surgery. Curr Opin Anaesthesiol (2007), 20(6), 545–557

White PF et al., The role of the anesthesiologist in fast-track surgery: from multimodal analgesia to perioperative medical care. Anesth Analg (2007), 104(6), 1380–1396

Intrazerebrale Gefäßerkrankungen

L. Schaffranietz, F. Hokema

Intrazerebrale Erkrankungen des Gefäßsystems können verschiedene Ursachen haben. Einerseits handelt es sich dabei um zerebrale Aneurysmen, also pathologische Aussackungen in der Wand zerebraler Gefäße. Andererseits kann es sich um arteriovenöse Malformationen, also Kurzschlüsse zwischen arteriellen und venösen Gefäßabschnitten handeln.

Zerebrale Aneurysmen

Zerebrale Aneurysmen sind zu 98% sackförmige (sakkuläre), selten spindelförmige (fusiforme) oder anders konfigurierte Aussackungen arterieller Gefäße, die zu etwa 85% im Bereich des Circulus arteriosus Willisii an der Schädelbasis lokalisiert sind. Oft sind sie lange Zeit asymptomatisch. Steigt der transmurale Druck im Aneurysma an, kann es zur Ruptur kommen. Dann gelangt Blut in den Bereich zwischen Gehirnoberfläche und Arachnoidea und verteilt sich im Bereich der basalen Zisternen, der Sylvischen Fissur und im Interhemisphärenspalt. Schwere Blutungen können auch auf das Parenchym und den Subduralraum übergreifen und in die Ventrikel einbrechen. Es wird angenommen, dass die akute Blutung erst dann zum Stillstand kommt, wenn der Druck zwischen Aneurysmalumen und perivaskulärem Raum ausgeglichen ist, es kommt also mindestens kurzzeitig zu einem massiven Anstieg des ICP.

? **Wie entsteht eine Subarachnoidalblutung?**

Eine Subarachnoidalblutung (SAB) hat ihre Ursache meist in einer Ruptur eines intrakraniellen Aneurysmas (80% der Fälle), kann aber auch bei zerebralen oder spinalen Angiomen oder idiopathisch auftreten (10%). Weitaus seltener wird sie nach Schädel-Hirn-Traumen beobachtet, dann meist ohne Nachweis eines Aneurysmas (traumatische SAB). Seltene Ursachen sind Infektionen, Intoxikationen, Tumoren, Blutgerinnungsstörungen und venöse Thrombosen.

? **Wie kann man das klinische Bild einer SAB beschreiben?**

Das klinische Bild ist sehr variabel und hängt zum einen von der Lokalisation des rupturierten Aneurysmas (s. Tab. 108) und zum anderen vom Ausmaß der Blutung ab. Das Spektrum reicht von geringfügigen Kopfschmerzen (oft mit einem stechenden Kopfschmerz beginnend) bis zu vital bedrohlichen Herz-Kreislauf-Stillständen infolge eines extremen Anstie-

Tab. 108: Lokalisation der zerebralen Aneurysmen (modifiziert nach [Wallner 2000])

Lokalisation	ICA	ACA/ACoA	MCA	BA/VA
%	38	34	22	6

Internal Carotid Artery (ICA) = A. carotis interna, Anterior Cerebral Artery (ACA) = A. cerebri anterior, Anterior Communicating Artery (ACoA) = A. communicans anterior, Middle Cerebral Artery (MCA) = A. cerebri media, Basilar Artery (BA) = A. basilaris, Vertebral Artery (VA) = A. vertebralis

Tab. 109: Stadieneinteilung der Subarachnoidalblutung [nach Hunt, Hess 1968]

Grad	Charakterisierung	Letalität
0	Nicht rupturiertes, asymptomatisches Aneurysma	
1	Asymptomatisch oder geringer Kopfschmerz und Meningismus	30%
2	Schwerer bis ausgeprägter Kopfschmerz und Meningismus, keine neurologischen Ausfälle außer Hirnnervenstörungen	40%
3	Bewusstseinstrübung, Verwirrtheit, neurologische Ausfälle	50%
4	Stupor, Hemiparese, Anzeichen von Strecktendenz, vegetative Störungen	80%
5	Tiefes Koma, Dezerebrierungsstarre	90%

Stadieneinteilung der Subarachnoidalblutung nach World Federation of Neurosurgical Societies (WFNS)

Grad	GCS*	Fokales neurologisches Defizit
1	15	Nicht vorhanden
2	13–14	Nicht vorhanden
3	13–14	Vorhanden
4	7–12	Vorhanden oder nicht vorhanden
5	<7	Vorhanden oder nicht vorhanden

*Glasgow Coma Scale. http://www.wfns.org

ges des ICP. Eine typische Klinik ist der plötzlich einsetzende vernichtende Kopfschmerz gefolgt von einer Bewusstseinsstörung, Übelkeit, Erbrechen und dem Auftreten eines Meningismus. Für die Beschreibung des klinischen Zustandes nach Subarachnoidalblutung haben sich die gut miteinander korrelierenden Klassifikationen nach [Hunt, Hess 1968] und der World Federation of Neurosurgical Societies (WFNS) bewährt (s. Tab. 109).

? Wie kann man eine SAB therapieren?

Es gibt prinzipiell 3 chirurgische Optionen zur Therapie eines rupturierten zerebralen Aneurysmas. Einerseits das mikrochirurgische Clipping des Aneurysmas, das bedeutet die operative Ausschaltung des Aneurysmas mittels eines metallischen Clips. Hierfür ist eine Kraniotomie notwendig. Weitere Optionen sind das Trapping und das Wrapping. Beim Trapping wird der Gefäßabschnitt vor und nach dem Aneurysma ausgeschaltet. Beim Wrapping wird das Aneurysma durch Umhüllen mit Muskelgewebe oder anderen Materialien stabilisiert. Als alternatives Verfahren, v.a. für die Aneurysmen des hinteren Kreislaufs, die für mikrovaskuläre chirurgische Zugänge schwierig zu erreichen sind, bietet sich der endovaskuläre Zugang zum Aneurysma an. Während des sog. Coilings (Coil = Spirale) werden Platinspiralen in den

Sack des Aneurysmas eingebracht, sodass das Aneurysma nach Thrombosierung ausgeschaltet ist. Für die endovaskuläre Versorgung kommen eher proximale Aneurysmen mit günstiger Geometrie (schmaler Hals) infrage. Die Versorgung eines rupturierten Aneurysmas sollte innerhalb von 48–72 h erfolgen, wenngleich eine frühzeitige Operation mit erheblichen technischen Problemen (lokale Blutansammlung erschwert die Präparation) behaftet sein kann. Welches Verfahren letztendlich eingesetzt wird, sollte im Konsensus zwischen interventioneller Neuroradiologie und Neurochirurgie entschieden werden.

> **?** **Welche anästhesiologischen Besonderheiten sind bei einer Operation eines intrazerebralen Aneurysmas zu beachten?**

Grundsätzlich werden folgende Anforderungen gestellt:
- Stabiler transmembranöser Druck im Aneurysma:
  - Transmembranöser Druck = mittlerer arterieller Druck – ICP
- Ausreichender zerebraler Perfusionsdruck (Cerebral Perfusion Pressure, CPP) und Sauerstofftransport
- Entspanntes Hirnparenchym, gute Exposition bei wenig Retraktion
- Schnelle Aufwachphase mit beurteilbarem Patienten

Eine sorgsame Narkose-Einleitung und Narkoseführung dient der Vermeidung von Druckspitzen während der Intubation, des Anlegens der Mayfield-Klemme und der Kraniotomie. Gleichzeitig müssen in Phasen geringer Stimulation nach Eröffnung der Dura Druckabfälle vermieden werden, um den CPP nicht abfallen zu lassen. Die invasive Messung des arteriellen Druckes ist bei Operationen intrazerebraler Aneurysmen obligat. Das Konzept der kontrollierten arteriellen Hypotension (Ziel war die Senkung des intramuralen Drucks innerhalb des Aneurysmas) ist verlassen worden, nachdem zerebrale Minderperfusionen und eine höhere Inzidenz an Vasospasmen registriert worden waren. Ist ein temporäres Clipping (kurzzeitige Ausschaltung des Aneurysmas durch Clipping des zu- und/oder abführenden Gefäßes) notwendig, droht eine Minderperfusion in dem durch dieses Gefäß versorgten Areal. Durch den präventiven Einsatz zerebroprotektiver Maßnahmen (z.B. durch Barbiturate) kann der funktionelle Hirnstoffwechsel und damit der Sauerstoffbedarf gesenkt werden. Allerdings ist der Nutzen dieser Maßnahmen nicht durch kontrollierte und randomisierte Studien abgesichert. Der Nutzen der kontrollierten Hypothermie in der Aneurysmachirurgie ist noch nicht abschließend geklärt. In der IHAST (2005)-Studie konnte kein Vorteil nachgewiesen werden. Zur perioperativen Überwachung der zerebralen Perfusion wird ein neurophysiologische Monitoring durch somatosensorisch evozierter Potenziale empfohlen. Der Einsatz der kontrollierten arteriellen Hypotension steht als alternative Therapieoption zum temporären Clipping zur Verfügung, wird aber wegen des Risikos einer lokalen Perfusionsstörung nur noch vereinzelt eingesetzt. Bei sehr ausgedehnten Aneurysmen (Diameter > 2,5 cm, Giant Aneurysm) kann eine Operation in tiefer Hypothermie mit Herz-Kreislauf-Stillstand notwendig sein. Heute wird bei diesen Aneurysmen bevorzugt eine endovaskuläre Versorgung angestrebt. Die endovaskuläre Versorgung von intrazerebralen Aneurysmen erfolgt immer in Allgemeinanästhesie (es sind Fallberichte veröffentlicht, in denen ein Coiling bei analgosedierten Patienten durchgeführt wurde). So werden Bewegungsartefakte und unkontrollierte Patientenbewegungen vermieden, und es besteht ein sicherer Atemweg bei plötzlich auftretenden Komplikationen (Blutungen, Ruptur).

? Welche Strategie wird bei intraoperativer Ruptur eines Aneurysmas verfolgt?

Die Inzidenz für eine intraoperative Ruptur wird zwischen 1 und 11% angegeben. Das Risiko ist höher bei bereits präoperativ rupturierten Aneurysmen. Das anästhesiologische Vorgehen richtet sich nach den chirurgischen Optionen. Kann die Blutungsquelle schnell durch temporäre Clips gesichert werden, sollten Normotonie und Normovolämie angestrebt werden. Werden Exposition und Clipping durch eine zu starke Blutung unmöglich gemacht, wird trotz des Risikos einer zerebralen Ischämie ein mittlerer arterieller Druck zwischen 40 und 50 mmHg angestrebt.

? Welche Komplikationen können nach einer SAB auftreten?

- Nachblutung:
  - 15% an Tag 1
- Zerebrale Ischämie:
  - Akut durch ICP-Erhöhung (Blutung, Hydrocephalus)
  - Subakut durch Vasospasmus
- Epileptische Anfälle
- HRST, myokardiale Ischämien
- Elektrolytstörungen:
  - Hyponatriämie (zerebrales Salzverlustsyndrom)

Zerebraler Vasospasmus

Zirka 7–8 Tagen nach stattgehabter SAB ist das Risiko, einen Vasospasmus zu erleiden, am größten. Etwa $2/3$ aller Patienten sind betroffen. Das Auftreten eines Vasospasmus nach 14 Tagen ist eine Rarität. Der direkte Nachweis kann durch eine Angiographie erfolgen. Daneben können der klinische Zustand des Patienten, eine transkranielle Dopplersonographie, mit Nachweis von erhöhten Flussgeschwindigkeiten, das CCT (CT-Angio, CT-Perfusion) und das MRT (MRT-Angio, MRT-Diffusion, MRT-Perfusion) genutzt werden, um einen Vasospasmus zu diagnostizieren. Dabei kann mittels Angiographie eine deutlich höhere Inzidenz (70%) von Vasospasmen nachgewiesen werden, als sich durch neurologische Symptome klinisch manifestieren (20–30%). Ursache für das Auftreten eines Vasospasmus sind vermutlich Abbauprodukte und Mediatoren des sich im Subarachnoidalraum ansammelnden Blutes. Die Menge an Blut korreliert mit dem Auftreten von Vasospasmen.

? Wie kann man den Vasospasmus behandeln?

Um der Entstehung eines Vasospasmus vorzubeugen, haben sich verschieden Therapieregime etabliert. Bekannt ist die Triple-H-Therapie (HHH). Hierbei werden pharmakologisch (Katecholamine, Kristalloide, Kolloide) ein erhöhter RR, eine Hämodilution und eine Hypervolämie induziert, um eine Verbesserung der zerebralen Perfusion zu erreichen. Zur Überwachung der HHH wird der Einsatz eines erweiterten (invasiven) hämodynamischen Monitoring (arterielle Blutdruckmessung, ggf. PiCCO oder Rechtsherzkatheter) empfohlen. Calciumantagonisten (Nimodipin) stellen die derzeit etablierteste Substanzgruppe zur Prävention des zerebralen Vasospasmus dar. Die Therapie mit Nimodipin wird bei allen Patienten unmittelbar nach Aufnahme begonnen. Die i.v. Zufuhr ist dauerhaft nur über ZVK möglich, und die Infusion muss mit abgedunkelten Systemen erfolgen. Ein Vorteil gegenüber der p.o. Applikation (6 × 60 mg p.o. für 21 Tage) ist nicht belegt. Bei arterieller Hypotension unter Nimodipin-Gabe ist zu beachten, dass ein ausreichender systolischer RR die höchste Priorität hat. Eine interventionelle Behandlung von Vasospasmen ist durch eine Ballonangioplastie und die lokale Applikation von Vasodilatoren (Nimotop, Papaverin, Nicardipin) möglich.

? **Wie vermeidet man eine Rezidivblutung?**

Das Auftreten einer Rezidivblutung kann nur durch Ausschaltung (chirurgisch oder endovaskulär) des rupturierten Aneurysmas erreicht werden.

Arteriovenöse Malformationen

? **Was sind arteriovenöse Malformationen?**

Intrakranielle arteriovenöse Malformationen sind kongenitale pathologische Gefäßverbindungen zwischen Arterien und Venen. Diese können durch einzelne Gefäße oder ein Konvolut von Gefäßen aufgebaut sein. Arteriovenöse Malformationen (AVM) können in verschiedenen Organen auftreten. Im Gehirn wird nach pialen AV-Malformationen, duralen AV-Fisteln, Kavernomen und kapillären Teleangiektasien differenziert. Lediglich AV-Malformationen und durale AV-Fisteln sind einer endovaskulären Intervention zugänglich. Klinisch manifestieren sich AVM im Gehirn durch Blutungen, epileptische Anfälle oder Kopfschmerzen. Seltener werden sie durch eine intrakranielle Raumforderung oder durch perfusionsbedingte Effekte (Steal Phenomenon) entdeckt. Die Diagnostik von AVM erfolgt mittels CT, MRT und Angiographie.

? **Wie können AVM therapiert werden?**

Je nach Größe und/oder Lage der arteriovenösen Malformation kommen verschiedene therapeutische Verfahren (oder deren Kombination) in Betracht.

Chirurgische Resektion

Ziel der chirurgischen Resektion ist die Ausschaltung der Malformation von der Blutversorgung und die Resektion des pathologischen Gewebes zur Reduktion der intrakraniellen Raumforderung.

Embolisation

Radiologisch können AVM endovaskulär mittels Embolisation behandelt werden. Dazu wird über die versorgenden Arterien Fremdmaterial (Onyx, Partikel, Coils) mit dem Ziel eingebracht, den Angiomnidus vollständig zu verschließen. Ein Übertritt von Embolisat in die abführenden Venen kann venöse Infarzierungen und Stauungsblutungen verursachen. Unter Umständen geht eine Embolisation einer operativen Resektion voran, um damit eine Verkleinerung, Markierung und damit eine verbesserte Resektabilität bei geringerem Blutungsrisiko zu erreichen.

Stereotaktische radiotherapeutische Behandlung
Die Bestrahlungstherapie wird bei AVM in eloquenten Arealen (Areale, die zum Sprechen und zum Sprachverständnis benötigt werden) oder im Bereich der Stammganglien und des Hirnstamms angewandt, in denen eine operative Resektion nicht möglich ist.

? Welche anästhesiologischen Besonderheiten sind bei der chirurgischen/endovaskulären Behandlung von AVM zu beachten?

Da AVM rupturgefährdet sind, sollten extreme Blutdruckanstiege unbedingt vermieden werden (schonende Narkose-Einleitung und Intubation). Während der chirurgischen Resektion muss die zuführende Arterie (Spindelarterie) zur AVM unterbunden werden. Dabei kommt es zu einer Hyperämie mit Anstieg des Hirndrucks im restlichen Hirnparenchym. Die invasive Messung des arteriellen RR sowie Überwachung des Hirndrucks stellen daher sinnvolle Maßnahmen bei Operationen von AVM dar. Wie bei den Aneurysmen, so stellt auch für die endovaskuläre Versorgung von AVM die Allgemeinanästhesie das Verfahren der Wahl dar (Vermeidung von Bewegungsartefakten, sicherer Atemweg bei plötzlich auftretenden Komplikationen wie Blutungen oder Ruptur).

? Mit welchen Komplikationen muss nach Therapie einer AVM gerechnet werden?

Der plötzliche Ausschluss der AVM führt zu einer plötzlichen Umverteilung des Blutes, das ursprünglich mit hohem Fluss durch die Missbildung geleitet wurde, in bislang minderperfundierte Areale. Dort kommt es zu einer Hyperämie („Occlusive Hyperemia") in den Arealen, in denen die Gefäße ihre autoregulatorische Funktion verloren haben („normal perfusion pressure breakthrough", NPPB). Das hat die Ausbildung eines Hirnödems mit einem zusätzlichen Blutungsrisiko zur Folge. Die Therapie des Hirnödems entspricht den Prinzipien (Oberkörperhochlagerung, moderate Hyperventilation, Osmotherapie mit Mannitol, ggf. Einsatz von Barbituraten und Hypothermie). Weitere Komplikationen sind:
- TIA (2–30%)
- Apoplex (2–20%)
- Blutung (4–90%)
- Fixierung des Katheters durch Embolisat:
  – Katheter verbleibt intravasal und epithelialisiert.
- Rekanalisierung der AVM

Literatur

Baumgardner JE et al., The effectiveness of rapidly infused intravenous fluids for inducing moderate hypothermia in neurosurgical patients. Anesth Analg (1999), 89(1), 163–169

Chang HS, Hongo K, Nakagawa H, Adverse effects of limited hypotensive anesthesia on the outcome of patients with subarachnoid hemorrhage. J Neurosurg (2000), 92(6), 971–975

Dunbar PJ, Visco E, Lam AM, Craniotomy procedures are associated with less analgesic requirements than other surgical procedures. Anesth Analg (1999), 88(2), 335–340

Dworschak M et al., Perioperatives Management von Patienten mit zerebralen Aneurysmen. Anästh Intensivmed (2001), 42, 135–149

Faberowski LW, Gravenstein D, Intraoperative cardiac arrest in a neurosurgical patient: what are the options? J Neurosurg Anesthesiol (2000), 12(1), 57–59

Friedlander RM, Arteriovenous malformations of the brain. N Engl J Med (2007) 356, 2704–2712

Hoff RG et al., Hypotension in anaesthetized patients during aneurysm clipping: not as bad as expected? Acta Anaesthesiol Scand (2008), 52(7), 1006–1011

Hunt W, Hess R, Surgical risk as related to time of intervention in the repair of intracranial aneurysms. Journal of Neurosurgery (1968), 28 (1), 14–20

Lai YC, Manninen PH, Anesthesia for cerebral aneurysms: a comparison between interventional neuroradiology and surgery. Can J Anaesth (2001), 48(4), 391–395

Murugesan C et al., Severe pulmonary oedema following therapeutic embolization with Onyx for cerebral arteriovenous malformation. Neuroradiology (2008), 50(5), 439–442

Newfield P (1999) Anesthetic management of intracranial aneurysms. In: Newfield P, Cotrell JE, Handbook of neuroanesthesia, 175–194. LWW, Philadelphia

Priebe HJ, Aneurysmal subarachnoid haemorrhage and the anaesthetist. Br J Anaesth (2007), 99(1), 102–118

Raja PV et al., Microsurgical clipping and endovascular coiling of intracrnialn aneurysms: a critical review of the literature. Neurosurgery (2008) 62, 1187–1203

Schubert A (1997) Clinical Neuroanesthesia. Butterworth-Heinemann, Boston

Seifert V et al., Interdisziplinäre Behandlung bei nicht rupturierten intrakraniellen Aneurysmen. Dtsch Arztebl (2008), 105, 449–456

Sinha PK, Neema PK, Rathod RC, Anesthesia and intracranial arteriovenous malformation. Neurol India (2004), 52(2), 163–170

Steudle L, Radke J, Clausen T, Perioperatives Management von Patienten mit aneurysmatischer Subarachnoidalblutung. Anästh Intensivmed (2006), 47, 530–552

Takenaka I et al., Development of torsade de pointes caused by exacerbation of QT prolongation during clipping of cerebral artery aneurysm in a patient with subarachnoid haemorrhage. Br J Anaesth (2006), 97(4), 533–535

Todd MM et al., Intraoperative Hypothermia for Aneurysm Surgery Trial (IHAST) Investigators. Mild intraoperative hypothermia during surgery for intracranial aneurysm. N Engl J Med (2005), 352(2), 135–145

Treggiari-Venzi MM, Suter PM, Romand JA, Review of medical prevention of vasospasm after aneurysmal subarachnoid hemorrhage: a problem of neurointensive care. Neurosurgery (2001), 48(2), 249–261

Wallner F (2000) Aneurysmen und arteriovenöse Malformationen. In: Jantzen JP, LöfflerW, Neuroanaesthesie, 328–345. Thieme, Stuttgart, New York

Hintere Schädelgrube – sitzende Position

L. Schaffranietz

? Warum muss in der sitzenden Position operiert werden?

Eingriffe in sitzender Position werden vorrangig bei neurochirurgischen Operationen im Bereich der hinteren Schädelgrube, am kraniospinalen Übergang oder an der oberen HWS durchgeführt. Aber auch bei Eingriffen an der Mamma, an der Hypophyse oder an der Schulter (in sog. Beach-Chair-Lagerung) sind Operationen in einer (modifizierten) sitzenden Position notwendig. Insbesondere in der Neurochirurgie bietet die sitzende Position alternativen Lagerungsverfahren gegenüber gewisse Vorteile: bessere (anatomische) Übersicht des OP-Gebiet, Liquordrainage, Reduktion des intraoperativen Blutverlustes durch geringere Venenstauung, geringere Traumatisierung von Hirnnerven und Hirngewebe.

? Welche Risiken bringt ein Eingriff in sitzender Position mit sich?
Die Operation in sitzender Position birgt einige Risiken und Komplikationen:
- **Venöse Luftembolie**: Wird während einer Operation in sitzender Position ein größeres venöses Gefäß oberhalb des Herzniveaus eröffnet, kann infolge des hydrostatischen Druckgradienten (OP-Gebiet – Herz) Luft in das venöse System eingeschwemmt werden. Das Auftreten einer Luftembolie ist ein häufiges Ereignis und wird je nach Sensitivität des Detektionsverfahrens in bis zu 100% der Fälle nachgewiesen. Entscheidend für die klinische Relevanz einer Luftembolie ist die Menge an eingedrungener Luft sowie die Zeit, in der die entsprechende Menge Luft in das venöse System gelangt. Das schnelle Eindringen einer großen Menge Luft kann rasch zu einer akuten Rechtsherzbelastung und -dekompensation (Tachykardie, Asystolie, Arrhythmie, Hypotension, Low Cardiac Output) und damit zu einer lebensbedrohlichen Situation bis hin zum Herz-Kreislauf-Stillstand mit Reanimationspflicht führen.
- **Paradoxe arterielle Embolie**: Bei einem persistierenden oder lediglich funktionell verschlossenem Foramen ovale kann die eingeschwemmte Luft nach Anstieg des rechtsventrikulären und rechtsatrialen Drucks in den linken Vorhof und somit in den systemischen Kreislauf gelangen (Shuntumkehr). Die Folgen können embolische Ereignisse am ZNS, am kardiovaskulären System und in allen anderen arteriellen Versorgungsgebieten sein.
- **Midcervical Flexion Myelopathy**: Beim Aufrichten des Patienten in die sitzende Position besteht das potenzielle Risiko der Minderdurchblutung oder der Druckschädigung des Rückenmarks mit entsprechendem Risiko einer Quadriplegie.
- **Pneumencephalus**: In sitzender Position kommt es während der Präparation zu einem vermehrten Liquorabfluss. Stattdessen gelangt Luft in das Ventrikelsystem. Bei Einsatz von Lachgas kann dieses in das Ventrikelsystem hinein diffundieren und zu einer intrakraniellen Drucksteigerung beitragen, die u.U. die Anlage einer Ventrikeldrainage erfordert.
- **Makroglossie/postoperative Schluckbeschwerden**: Bei einer zu starken Anteflexion des Kopfes kann es zu einer Abflussstauung im Bereich der Zunge kommen und somit eine Makroglossie auftreten. Diese kann ein erhebliches Intubationshindernis darstellen. Zur Prävention der Einflussstauung sollte darauf geachtet werden, dass der Abstand zwischen Kinn und Jugulum mindestens 2–3 Querfinger beträgt. Bedingt durch die Präparation an der „kaudalen Hirnnervengruppe" ist mit postoperativen Schluckbeschwerden und mit einem potenziellen Aspirationsrisiko zu rechnen. Das sollte bei der Frage einer Frühextubation Beachtung finden.
- **Hämodynamische Störungen**: Das (rasche) Aufrichten in die sitzende Position kann zu einem erheblich Blutdruckabfall führen. Vorherige Volumengabe und ein langsames, stufenweises, Aufsetzen kann diesem Druckabfall entgegenwirken. Bei chirurgischer Präparation am Hirnstamm muss mit Störungen der kardiovaskulären Funktion (Tachykardie/Bradykardie, Hypertonie/Hypotonie) sowie mit respiratorischen Ereignissen (Hustenstöße) gerechnet werden. Eine Information des Operators sollte unverzüglich erfolgen, die Therapie ist symptomatisch. In der postoperativen Phase ist mit Atemstillständen zu rechnen.
- **Lagerungsschäden**: Wie bei anderen Lagerungen so können bei unsachgemäßer Polsterung auch in der sitzenden Position typische Lagerungsschäden v.a. im Bereich des N. ulnaris und des N. peroneus auftreten.

Wegen der erhöhten Komplikationsrate ist eine sorgsame Abwägung der Risiko-Nutzen-Relation bei der Planung einer Operation in sitzender Position sowohl aus der Sicht des Operateurs als auch aus der Sicht des Anästhesisten zwingend notwendig.

? Welche Maßnahmen zur Patientensicherheit können eingeleitet werden?
In den Empfehlungen des Wissenschaftlichen Arbeitskreises Neuroanästhesie der DGAI [Fritz et al. 2008] sind Vorgehensweise und Maßnahmen bei neurochirurgischen Eingriffen in sitzender und halbsitzender Position beschrieben.

Präoperatives Vorgehen
Bereits im Vorfeld sollte in enger Rücksprache mit dem Operateur festgelegt werden, ob eine neurochirurgische Operation in sitzender oder halbsitzender Position durchgeführt werden soll. Das Vorgehen ist mit dem Patienten zu besprechen. Die präoperative **Abklärung eines persistierenden Foramen ovale (PFO)** ist wegen des Risikos einer paradoxen Embolie mit Eindringen von Luft in das arterielle System zwingend geboten. Prinzipiell gilt ein PFO als Kontraindikation für eine sitzende Lagerung. In Ausnahmefällen kann diese Diagnostik auch nach Narkose-Einleitung mittels TEE durchgeführt werden.

Intraoperatives Vorgehen
Goldstandard und Verfahren mit der höchsten Sensitivität für die Detektion einer venösen Luftembolie noch vor dem Auftreten klinischer Symptome ist die TEE. Sie erfordert jedoch entsprechendes Equipment und einen in der Methode erfahrenen Arzt. Alternativ besteht die Möglichkeit der Überwachung mittels eines **präkordialen Dopplers**, wenngleich dieses Verfahren etwas weniger (etwa eine Zehnerpotenz) empfindlich als die TEE ist. Die unterschiedliche Sensitivität verschiedener weiterer Überwachungsverfahren zur Detektion einer Luftembolie zeigt Abbildung 92.

Die Anlage eines ZVK ermöglicht ein rasches Absaugen eingedrungener Luft. Hier sollte ein spezieller Katheter mit mehreren Öffnungen (Multi-Orifice-Katheter zum schnellen Absaugen größerer Luftmengen) einem konventionellen ZVK vorgezogen werden. Ein liegender ZVK ermöglicht weiterhin die Gabe von Katecholaminen oder hyperosmolarer Lösungen. Die

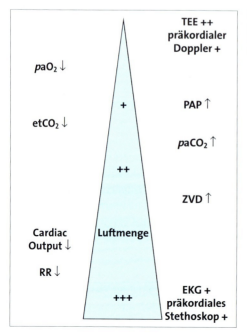

Abb. 92: Sensitivität verschiedener Überwachungsmaßnahmen zur Detektion einer venösen Luftembolie in Abhängigkeit von der eingeschwemmten Luftmenge

Platzierung erfolgt EKG-gesteuert im Bereich des Übergangs von V. cava superior zum rechten Vorhof.

Das EKG erlaubt die Diagnostik von RS; um Blutdruckschwankung schnell erkennen zu können (z.B. nach Aufrichten in die sitzende Position oder nach stattgehabter Luftembolie), ist die Anlage eines **arteriellen Katheters** sinnvoll. Die Platzierung des Druckwandlers sollte dabei auf dem Niveau der A. carotis (Schädelbasis) erfolgen. Des Weiteren kann mittels einer arteriellen BGA rasch eine Aussage über den Oxygenierungszustand und eine CO_2-Retention getroffen werden.

Die kontinuierliche Messung der **endtidalen CO_2-Konzentration** (**etCO$_2$**) ist Routine bei der Durchführung jeder Narkose. Ihr rascher Abfall kann ein Hinweis auf eine stattgehabte venöse Luftembolie sein.

Die präventive Beatmung mit **PEEP** kann nach dem derzeitigen Kenntnisstand das Risiko einer Luftembolie nicht zuverlässig verringern, währenddessen ein hochnormaler ZVD sowie eine moderate Hypervolämie potenziell günstig sein sollen.

Zur Vermeidung von Lagerungsschäden (Druckschäden oder Minderperfusionen im Bereich des Halsmarks, Midcervical Flexion Myelopathy) wird die kontinuierliche Überwachung von **somatosensorischen Potenzialen** (**SSEP**) empfohlen. Dabei ist es sinnvoll, das Monitoring bereits vor der Aufrichtung in die sitzende Position zu beginnen, um frühzeitig Veränderungen zu erkennen und die Lagerung im Bedarfsfall zu korrigieren.

? Was kann getan werden, wenn es zu einer Luftembolie gekommen ist?

Beim Auftreten einer Luftembolie sollte zunächst der Operateur über das Ereignis informiert werden. Er kann die Eintrittsstelle mittels feuchter Tücher oder Spülung des Operationsfeldes temporär verschließen. Die vorsichtige Kompression der Jugularvenen kann bei der Suche der Eintrittsstelle hilfreich sein. Über den liegenden ZVK kann versucht werden, die eingedrungene Luft abzusaugen. Durch eine Modifikation der Lagerung (Kopf tiefer) wird der Druckgradient zwischen venösen System und Eintrittspforte reduziert. Ist (noch) Lachgas zum Einsatz gekommen, muss dessen Applikation sofort beendet und der Patient mit einer FiO_2 von 1,0 beatmet werden. Bei einer Kreislaufdepression ist eine rasche Therapie mit Volumen bzw. Katecholaminen notwendig. Zeigen all diese Maßnahmen keinen Erfolg, ist unverzüglich mit der kardiopulmonalen Reanimation zu beginnen, der Patient in die horizontale Position umzulagern und der operative Eingriff ggf. vorzeitig zu beenden.

? Gibt es Alternativen zur sitzenden Position?

Im Gegensatz zu anderen Länder [Elton, Howell 1994] wird in Deutschland bei neurochirurgischen Operationen in der hinteren Schädelgrube, am kraniospinalen Übergang oder an der oberen HWS (dorsaler Zugang) nach wie vor die sitzende Position favorisiert [Schaffranietz et al. 1998]. Bestehen Kontraindikationen für die sitzende Position, kann man in Rücksprache mit dem Neurochirurgen auf alternative Lagerungstechniken (Bauchlage, Seitenlage, Parkbank-Position) ausweichen. Ist ein Ausweichen auf eine alternative Lagerungstechnik nicht möglich (z.B. bei Pinealistumoren), ist das Vorgehen mit dem Operateur abzusprechen. Der Patient sollte über die besonderen Risiken und Komplikationen aufgeklärt werden.

Literatur

Black S, Cucchiara RF (1998) Tumor Surgery. In: Cucchiara RF, Black S, Michenfelder JD, Clinical Neuroanesthesia, 343–365. Churchill Livingstone, New York

Elton RJ, Howell SC, The sitting position in neurosurgical anesthesia: a survey of British practice in 1991. Br J Anaesth (1994), 73, 247–248

Fritz G, Gösseln HHv, Linstedt U, Suhr D, Perioperatives Management bei neurochirurgischen Operationen in sitzender und halbsitzender Position – Empfehlungen des Wissenschaftlichen Arbeitskreises Neuroanästhesie der DGAI. Anästh Intensivmed (2008), 49, 47–51

Gale T, Leslie K, Anaesthesia for neurosurgery in the sitting position. J Clin Neurosci (2004), 11, 693–696

Porter JM, Pidgeon C, Cunningham AJ, The sitting position in neurosugery – a critical appraisal. Br J Anesth (1999), 82, 117–128

Schaffranietz L, Grothe A, Olthoff D, Die Anwendung der sitzenden Position in der Neurochirurgie – Ergebnisse einer Umfrage aus 1998 in Deutschland. Anaesthesist (2000), 49, 269–247

Schubert A (1997) Clinical Neuroanesthesia. Butterworth-Heinemann, Boston

Suhr DF (2000) Infratentorielle Eingriffe, sitzende Position. In: Jantzen JP, LöfflerW, Neuroanaesthesie, 316–328, Thieme, Stuttgart

Elektrokrampftherapie

L. Schaffranietz

? Warum wird eine Elektrokrampftherapie (EKT) durchgeführt?

Nachdem durch Meduna 1934 erstmals ein möglicher therapeutischer Nutzen durch pharmakologisch induzierte Krampfanfälle beschrieben wurde, entwickelten Cerletti und Bini ab 1938 das besser verträgliche Verfahren der EKT. Die EKT ist nach wie vor eine umstrittene therapeutische Methode und wird in Deutschland im Vergleich zu anderen Ländern seltener eingesetzt (ca. 1000 Patienten/Jahr). Aktuell werden v.a. die Patientenzufriedenheit und postinterventionelle kognitive Störungen diskutiert [Sackeim et al. 2007; Rose et al. 2005]. Dennoch kann die EKT bei richtig gestellter Indikation eine schnelle, wirksame und u.U. lebensrettende Therapie darstellen.

? Bei welchen Erkrankungen ist eine EKT indiziert?

Für folgende psychiatrische Erkrankungen stellt die EKT das Verfahren der **ersten** Wahl dar:
- Wahnhafte Depressionen, depressiver Stupor, schizoaffektive Psychose mit schwerer depressiver Verstimmung
- Major Depression mit hoher Suizidalität oder Nahrungsverweigerung
- Akute lebensbedrohliche (perniziöse) Katatonie

Verfahren der **zweiten** Wahl ist die EKT bei folgenden Erkrankungen:
- Therapieresistente (pharmakoresistente) Major Depression
- Therapieresistente, nicht lebensbedrohliche Katatonie und andere akut exazerbierte schizophrene Psychosen nach erfolgloser Neuroleptikabehandlung
- Therapieresistente Manien nach erfolgloser Behandlung mit Neuroleptika, Lithium oder Carbamezepin

Seltenere Indikationen stellen therapieresistente schizophreniforme oder schizoaffektive Störungen, therapieresistente Parkinson-Syndrome sowie das maligne neuroleptische Syndrom dar [Folkerts et al. 2003; Thomas Baghai, Kasper 2003].

? Wie wirkt die EKT?

Ziel der EKT ist das Auslösen eines Krampfanfalls, der die Freisetzung von verschiedenen Neurotransmittern sowie eine Veränderung der Affinität dieser Transmitter an den entsprechenden Rezeptoren induziert. Auch neuroendokrine Veränderungen werden diskutiert, wobei der genaue Mechanismus noch nicht geklärt ist. Um eine klinische Wirksamkeit zu erreichen, ist eine Serie von 8–12 Behandlungen in einem Abstand von 2–3 Tagen notwendig. Jeder einzelne Krampfanfall (detektiert mittels EEG) sollte 25–30 s nicht unterschreiten [Folkerts et al. 2003; Thomas Baghai, Kasper 2003].

? Wie kläre ich einen Patienten zur EKT auf?

Wie bei allen medizinischen Maßnahmen ist auch für die EKT und die dazu durchzuführende Narkose eine Aufklärung des Patienten sowie dessen Einwilligung notwendig. Bei nicht einwilligungsfähigen Patienten und dringlicher Indikation ist die Bestellung und Einwilligung eines Betreuers notwendig.

? Welches Anästhesieverfahren wird für die EKT empfohlen?

Anfänglich wurde die EKT mit hoher Komplikationsrate (Frakturen, Hypoxien, psychisches Trauma) am wachen Patienten durchgeführt. Heute erfolgt die Anwendung in Allgemeinanästhesie unter Relaxierung. Dabei kann der Patient intubiert werden. In der Regel wird jedoch auf eine Intubation verzichtet, und der Patient wird mit der Maske beatmet. Eine adäquate Präoxygenierung erlaubt das kurzzeitige Aussetzen der Maskenbeatmung während des Krampfanfalls. Zur Relaxation bieten sich kurz wirksame depolarisierende (Succinylcholin) oder nicht depolarisierende Relaxanzien (z.B. Mivacurium) an. Bei der Auswahl der Hypnotika ist darauf zu achten, dass diese einen nur geringen Einfluss auf das auszulösende Krampfpotenzial haben sollten. Die Referenzsubstanz Metohexital [Geretsegger et al. 2007] war in Deutschland vom Markt genommen worden, ist inzwischen aber wieder verfügbar. Der Einsatz von Thiopental ist möglich, jedoch hat es im Vergleich zu Metohexital eine längere WD und verkürzt, wie auch Propofol, die Krampfdauer. Etomidate ist bei kardialen Risikopatienten wegen seiner Kreislaufstabilität geeignet, kann aber durch die ausgelösten Myoklonien die klinische Beurteilung der Krampfaktivität erschweren. Es wird bei Patienten mit erhöhter Krampfschwelle empfohlen, kann aber in sehr seltenen Fällen auch selbst einen Krampfanfall induzieren [Griffeth, Mehra 2007]. Auch der Einsatz von inhalativen Anästhetika oder eine Monotherapie mit Remifentanil ist möglich [Rasmussen et al. 2007; Rasmussen et al. 2006; Hossain, Sullivan 2008]. Alle Hypnotika sollten zurückhaltend dosiert werden, um eine ausreichende Krampfdauer zu erreichen, die Narkosetiefe kann bspw. mit einem BIS-Monitor überwacht werden [Sartorius et al. 2006; Hanss et al. 2006]. Die Kombination von Hypnotika und Opiaten scheint die Krampfdauer günstig zu beeinflussen.

? Welche apparativen Voraussetzungen sind für die EKT notwendig?

Da die EKT i.d.R. in Allgemeinanästhesie durchgeführt wird, sollte ein vollwertiger Anästhesiearbeitsplatz (Monitoring, Möglichkeit der Sekretabsaugung, Defibrillator) zur Verfügung stehen. Die anästhesiologische Betreuung von Patienten zur EKT sollte von einem in der Methode erfahrenen Arzt durchgeführt werden und die postanästhesiologische Überwachung unter anästhesiologischer Aufsicht in einem Aufwachraum oder einer PACU erfolgen [Gaines, Rees 1986].

? Welche Organveränderungen sind nach einer EKT zu erwarten?

Das Auslösen eines generalisierten Krampfanfalls bleibt nicht ohne Folgen für die anderen Organsysteme. Die zu erwartenden Symptome sind in Tabelle 110 dargestellt.

Tab. 110: Organwirkungen nach Elektrokrampftherapie [Gaines, Rees 1986]

Wirkung	Symptome	Zeitablauf
Kardiovaskuläre Wirkungen	Bradykardie Überleitungsstörungen Hypotension	Sofort nach Verabreichen des Elektroschocks
Massiver Sympathikotonus	Hypertension Tachykardie Tachyarrhythmie	Sofort
Gehirn	Steigerung des Sauerstoffverbrauchs Steigerung des zerebralen Blutflusses Steigerung des intrazerebralen Drucks	Innerhalb von Minuten
Augen	Steigerung des intraokulären Drucks	Innerhalb von Minuten
Magen	Steigerung des intragastralen Drucks	Innerhalb von Minuten
Schleim-, Speichel- und Schweißsekretion	Massiv gesteigert	Innerhalb von Minuten

? Hat die EKT Nebenwirkungen?

Die Durchführung der EKT gilt als sicher und nebenwirkungsarm. Das Mortalitätsrisiko bei Durchführung einer EKT wird mit etwa 1:50000 angegeben, dürfte aber insbesondere in der Gruppe der Patienten mit kardiopulmonalen Vorerkrankungen deutlich höher liegen [Folk et al. 2000; Abrams 1997].

- **Strukturelle Hirnschäden** sind bei einer regelrecht durchgeführten EKT nicht zu erwarten.
- **Kognitive Störungen** und **Desorientiertheit** können unmittelbar nach der Durchführung der EKT auftreten, bilden sich jedoch i.d.R. wieder zurück.
- **Neurophysiologische Störungen** sind selten und bedürfen keiner Therapie.
- **Kopfschmerzen** sind die häufigste Nebenwirkung einer EKT und werden symptomatisch behandelt. Die EKT kann einen Migräneanfall triggern.
- **Übelkeit und Erbrechen** als seltene Nebenwirkungen werden symptomatisch therapiert [Folkerts et al. 2003].

Gibt es Kontraindikationen für die EKT?
Die wichtigsten Kontraindikationen sind in Tabelle 111 dargestellt.

Tab. 111: Kontraindikationen für die EKT (nach Deutsches Ärzteblatt 2003; 3: 141–143)

Absolute Kontraindikationen
• Kürzlich überstandener Herzinfarkt (3 Monate)
• Schwerste kardiopulmonale Funktionseinschränkungen (Narkosefähigkeit dann möglichweise nicht gegeben)
• Schwerer arterieller Hypertonus (hypertensive Krise)
• Erhöhter Hirndruck
• Frischer Hirninfarkt (3 Monate)
• Eine mit Begleitödem versehene intrazerebrale Raumforderung
• Akuter Glaukomanfall
Relative Kontraindikationen
• Zerebrales Aneurysma
• Zerebrales Angiom
Keine Kontraindikationen
• Höheres Lebensalter (steigende Effizienz der EKT)
• Schwangerschaft
• Herzschrittmacher

Literatur

Abrams R, The mortality rate with ECT. Convuls Ther (1997), 13, 125–127
Folk JW et al., Anesthesia for electroconvulsive therapy: a review. J Ect (2000), 16, 157–170
Folkerts H et al., Bekanntmachungen: Stellungnahme zur Elektrokrampftherapie (EKT) als psychiatrische Behandlungsmaßnahme. Dtsch Ärztebl, (2003), 100
Gaines GY 3rd, Rees DI, Electroconvulsive therapy and anesthetic considerations. Anesth Analg (1986), 65, 1345–1356
Geretsegger C et al., Propofol and methohexital as anesthetic agents for electroconvulsive therapy: a randomized, double-blind comparison of electroconvulsive therapy seizure quality, therapeutic efficacy, and cognitive performance. J Ect (2007), 23, 239–143
Griffeth BT, Mehra A, Etomidate and unpredicted seizures during electroconvulsive therapy. J Ect (2007), 23, 177–178
Hanss R et al., Bispectral index-controlled anaesthesia for electroconvulsive therapy. Eur J Anaesthesiol (2006), 23, 202–207
Hossain A, Sullivan P, The Effects of Age and Sex on Electroconvulsive Therapy Using Remifentanil as The Sole Anesthetic Agent. J Ect (2008)
Rasmussen KG et al., Anesthesia outcomes in a randomized double-blind trial of sevoflurane and thiopental for induction of general anesthesia in electroconvulsive therapy. J Ect (2007), 23, 236–238
Rasmussen KG et al., Seizure length with sevoflurane and thiopental for induction of general anesthesia in electroconvulsive therapy: a randomized double-blind trial. J Ect (2006), 22, 240–242
Rose DS et al., Information, consent and perceived coercion: patients' perspectives on electroconvulsive therapy. Br J Psychiatry (2005), 186, 54–59
Sackeim HA et al., The cognitive effects of electroconvulsive therapy in community settings. Neuropsychopharmacology (2007), 32, 244–254

Sartorius A et al., ECT anesthesia: the lighter the better? Pharmacopsychiatry (2006), 39, 201–204
Thomas Baghai RF, Kasper S (2003) Elektrokonvulsionstherapie. Klininische und wissenschaftliche Aspekte. Springer Verlag, Wien, New York

Intrakranieller Druck

L. Schaffranietz

? Was ist der intrakranielle Druck?

Die Kalotte ist eine feste Hülle, die das Gehirn schützend umschließt. Innerhalb der Kalotte gibt es 3 Kompartimente (Hirnparenchym 80%, Liquor 8–10%, intrazerebrales BV 10–12%), die sich in einem Gleichgewicht befinden.

$V_T = V_{Blut} + V_{Liquor} + V_{Gewebe}$ [Black, Cucchiara 1998]

Die Volumenzunahme eines dieser Kompartimente geht immer zu Lasten der anderen (Monroe-Kelly-Doktrin). Der Inhalt der Kalotte hat nur wenige Reserveräume (Kleinhirntonsillen, Foramen magnum), die insbesondere bei einer akuten Hirndrucksteigerung schnell aufgebraucht sind.

$V_{Raumforderung} = V_{Blut} + V_{Liquor} + V_{Gewebe}$ [Guidelines 2007]

Der physiologische ICP beträgt weniger als 10 mmHg, bei dauerhaft erhöhten Werten > 20 mmHg spricht man von einem gesteigerten ICP, während Hirndruckwerte > 60 mmHg mit dem Leben nicht vereinbar sind. Barorezeptoren sorgen über eine Anhebung des MAP dafür, dass der CPP bei einem Hirndruckanstieg weiter aufrecht erhalten bleibt (Cushing Reflex).

CPP = MAP − ICP [Hodgkinson, Mahajan 2000]

Eine Senkung des mittleren arteriellen RR hätte in dieser Phase eine negative Beeinträchtigung der zerebralen Perfusion zur Folge. Der CPP sollte während der Behandlung einer intrakraniellen Hypertension 60 (70) mmHg betragen. Im Gegensatz zum sonst üblichen Referenzpunkt werden die Drücke in der neurochirurgischen Intensivmedizin auf Höhe des äußeren Gehörganges gemessen. Wichtig ist auch, dass die eigentliche Zielgröße der Behandlung der zerebrale Blutfluss ist. Da unter den Bedingungen der klinischen Medizin Drücke leichter als Flüsse zu messen sind, wird der zerebrale Perfusionsdruck genutzt.

? Welche Erkrankungen führen zu einem Hirndruckanstieg?

Neben neurochirurgischen/neurotraumatologischen Erkrankungen (Schädel-Hirn-Trauma, Tumor, Störungen der Liquorzirkulation oder Blutungen) kann der Hirndruck auch bei zahlreichen weiteren Erkrankungen gesteigert sein.

Erkrankungen, die zu einer Hirndrucksteigerung führen (nach [Sulek 1998]):
- Hirntumoren
- Schädel-Hirn-Trauma

Intrakranieller Druck

- Subduralhämatom
- Epiduralhämatom
- Pseudotumor cerebri
- Subarachnoidalblutung
- Hepatische Enzephalopathie
- Eklampsie
- Hydrocephalus
- Apoplexia cerebri
- Sinusvenenthrombose
- Arteriovnöse Malformationen
- Entzündliche Prozesse
- Zerebrale Hypoxie
- Reye Syndrom

? Wie erkenne ich eine intrakranielle Drucksteigerung klinisch?

Klinisch relevant ist, ob sich die Drucksteigerung langsam und allmählich oder schnell entwickelt. Bei einer allmählichen Hirndrucksteigerung (z.B. bei einem sich langsam bildenden Hydrocephalus) wird eine größere Volumenzunahme toleriert als bei einer akuten Hirndrucksteigerung (s. Abb. 93).

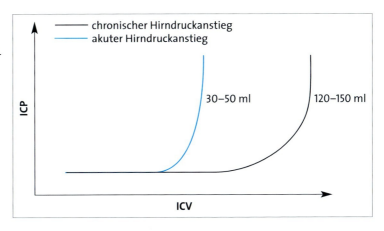

Abb. 93: Verhalten des intrakraniellen Drucks (ICP-intrakranieller Druck, ICV-intrazerebrales Volumen) bei akutem und chronischem Hirndruckanstieg

Tab: 112: Phasen des Hirndruckanstiegs (nach [Pfenninger, Himmelseher 2000])

Phase	Stadium	Pathophysiologie
1	Kompensation	Intrakranielle Raumforderung bei konstantem Hirndruck ausgeglichen, Hirndurchblutung und zerebrales BV unverändert
2	Dekompensation	Intrakranielle Raumforderung kritisch, Hirndruck beginnt zu steigen, Hirndurchblutung reduziert, zerebrales BV steigt.
3	Terminaler Anstieg	Erschöpfung der Reserveräume induziert steilen Hirndruckanstieg, Hirndurchblutung fällt weiter ab.
4	Hirntod	Hirndruck folgt passiv dem arteriellen Mitteldruck, zerebraler Kreislaufstillstand.

Der Hirndruckanstieg kann in verschiedene Stadien unterteilt werden (s. Tab. 112).

Typische klinische Zeichen für eine intrakranielle Drucksteigerung sind: Müdigkeit, quantitative Bewusstseinsstörungen wie Somnolenz, Stupor oder Koma, Kopfschmerzen und Brechreiz. Ein gesteigerter Augeninnendruck mit einer Stauungspapille kann beobachtet werden. Kommt es zur Massenverlagerung des Gehirns in Richtung der Kleinhirntonsillen, kann eine einseitige Pupillenerweiterung (Reizung des N. oculomotorius) beobachtet werden (dieses Phänomen fehlt häufig, wenn sich die Einklemmung von infratentoriell nach supratentoriell entwickelt). Atemstörungen (Cheyne-Stokes-Atmung) sowie HRST (Bradykardie, Asystolie) sprechen ebenso für eine mechanische Kompression im Bereich des Hirnstamms bzw. der Medulla oblongata.

? Wie und wo kann der ICP gemessen werden?

Die Messung des ICP kann an verschiedenen Orten im Gehirn durchgeführt werden. Die Platzierung einer Sonde in einem der Seitenventrikel erlaubt nicht nur die Ermittlung des Hirndrucks, sondern gleichzeitig die Drainage von Liquor mit einem Hirndruck senkenden Effekt (externe Ventrikeldrainage). Weitere Lokalisationen zur Platzierung von Sonden sind der Subduralraum, der Epiduralraum oder das Hirnparenchym. In der Regel werden Sonden mit einer mechanisch-elektrischen (Codman) oder einer fiberoptischen Messung (Camino) eingesetzt. Der Nachteil dieser Sonden ist u.a. die sog. Sondendrift (Abweichung von der Kalibration ohne die Option einer Nacheichung). Eine Übersicht über die Möglichkeiten der Messung des Hirndrucks gibt Tabelle 113.

Tab. 113: Möglichkeiten der Messung des Hirndrucks

Messort	Vorteile (+) / Nachteile (−)
Ventrikulär	+ Liquordiagnostik möglich + Liquorentlastung möglich + Re-Kalibrierung möglich − Technisch schwierig (Bohrloch)
Subdural	+ Alternative, wenn andere Techniken nicht möglich − Infektionsgefahr − Liquorverlust
Epidural	+ Relativ einfach platzierbar + Geringe Infektionsgefahr − Sondendrift − Teuer
Parenchymatös (Gewebemessung)	+ Direkte Messung im Hirngewebe + Messung läsionsnah möglich − Keine Nachkalibrierung möglich
Lumbal	+ Einfach durchführbar − Einklemmungsgefahr − Ungenau (Messung fern von der Läsion)

> **Wie kann der ICP gesenkt werden?**
> Es gibt zahlreiche therapeutische Möglichkeiten, den Hirndruck zu senken. Im Vordergrund steht die Therapie der Grunderkrankung. Neben der kausalen Behandlung stehen einige therapeutische Optionen zur Verfügung, mit denen der Hirndruck günstig beeinflusst werden kann. Vor Beginn einer Hirndruck senkenden Therapie sollte durch ein kraniales CT evaluiert werden, ob chirurgische behebbare Ursachen, wie Blutungen oder Hygrome, ursächlich sind. Wie bereits oben erwähnt, kann durch die Drainage von Liquor über eine externe Ventrikeldrainage ebenfalls eine Senkung des ICP erreicht werden.

Lagerung
Eine leichte Erhöhung des Oberkörpers (30°) führt zu einer Verbesserung des venösen Abflusses bei geringer Einschränkung der arteriellen Perfusion. Dabei sollte darauf geachtet werden, dass der Kopf möglichst in der Mittellinie gelagert wird, um einseitige Stauungen der Jugularvenen zu vermeiden.

Hyperventilation
In akuten, lebensbedrohlichen Situationen kann die Hyperventilation zu einer schnellen Hirndrucksenkung beitragen. Lange Zeit gehörte die Hyperventilation (pCO_2 < 30 mmHg) zum Therapiekonzept bei erhöhtem Hirndruck. Jüngere Untersuchungen der zerebralen Oxygenierung konnten jedoch zeigen, dass eine unkritische durchgeführte Hyperventilation zu einer zerebralen Minderperfusion führen kann. Eine generelle langfristige Hyperventilation kann nicht mehr empfohlen werden.

Osmodiuretika, Barbiturate, Diuretika, Steroide
Durch Osmodiuretika wie Mannitol (0,25–1,0 g/kg), hypertone NaCl-Lösungen (7,5%), die Gabe von Furosemid und von Barbituraten kann eine kurzzeitige Senkung des Hirndrucks erreicht werden. Kortikoide haben einen Stellenwert beim Tumor bedingten perifokalen Hirnödem. Bei therapieresistenten Anstiegen des ICP kann ein Behandlungsversuch mit Tris-Puffer (1–2 mmol/kg/h Trometamol) erwogen werden [Piek 1997].

Hypothermie
In Einzelfällen konnte durch den Einsatz der kontrollierten moderaten Hypothermie (28–32 °C) die Senkung des Hirndrucks mit Verbesserung der Prognose nach einem Schädel-Hirn-Trauma erreicht werden [Werner 2000]. Die Verfahrensweise ist aber in Deutschland bislang nicht standardisiert [Himmelseher, Werner 2004]. Die Therapie ist insgesamt nebenwirkungsreich (Kältediurese, HRST, Infektionen, Gerinnungsstörungen). Der Einsatz der Hypothermie kann bis zum Vorliegen weiterer evidenzbasierter Studien noch nicht als fester Bestandteil einer Hirndrucktherapie empfohlen werden. Hier sind Einzelfallentscheidungen notwendig. Therapiert werden sollte hingegen ein Anstieg der Körpertemperatur.

Operative Dekompression
Als Ultima Ratio kann bei nicht beherrschbarem Hirndruck die operative Druckentlastung (Dekompressions-Kraniektomie ein- oder beidseitig) erwogen werden.

Tabelle 114 gibt eine Übersicht über allgemeine und spezifische Maßnahmen zur Senkung des Hirndrucks.

Tab. 114: Hirndrucksenkende Maßnahmen (modifiziert nach [Hodgkinson, Mahajan 2000])

Allgemeine hirndrucksenkende Maßnahmen
• Adäquate Oxygenierung
• Vermeidung einer Hyperkapnie
• Oberkörper erhöht lagern
• Vermeidung einer venösen Einflussstauung
• Vermeiden von Husten und Pressen
• Aufrechterhaltung des CPP bei ca. 70 mmHg
• Invasives Monitoring
• „Goal directed therapy"
Spezielle hirndrucksenkende Maßnahmen
• Mannitol und andere Diuretika
• Sedierung
• Zerebroprotektive Maßnahmen
• Hypothermie
• Prävention von Fieber
• Steroide (z.B. bei Hirntumoren)
• Liquordrainage
• Antikonvulsive Therapie
• (Euglykämie)
• (Operative Dekompression)

Literatur

Black S, Cucchiara RF (1998) Tumor Surgery. In: Cucchiara RF, Black S, Michenfelder JD, Clinical Neuroanesthesia, 343–365. Churchill Livingstone, New York

Guidelines for the management of the severe traumatic brain injury, 3rd ed. Journal of Neurotrauma (2007), 24 (Suppl 1)

Hodgkinson V, Mahajan RP, The management of the rised intracranial pressure. Bulletin 1. The Royal College of Anaesthetists (2000), 27–30

Himmelseher S, Werner C, Therapeutische Hypothermie nach Schädel-Hirn-Trauma oder Subarachnoidalblutung. Das Vorgehen anästhesiologischer Kliniken Deutschlands in der intensivmedizinischen Versorgung. Anaesthesist (2004), 53, 1168–1176

March K, Intracranial pressure monitoring – Why monitor? AACN Clinical Issues (2005), 16, 456–457

Pfenninger E, Himmelseher S (2000) Zerebraler Perfusionsdruck. In: Jantzen JP, Löffler W, Neuroanaesthesie, 145–155. Thieme, Stuttgart

Piek J, Neue neuroprotektive Konzepte bei erhöhtem intrakraniellen Druck. Anästh Intensivmed (1997), 38, 428–432

Sulek CA (1998) Intracranial pressure. In: Cucchiara RF, Black S, Michenfelder JD, Clinical Neuroanesthesia 73–123. Churchill Livingstone, New York

Werner C (2000) Neuroprotektion. In: Jantzen JP, Löffler W, Neuroanaesthesie, 121–142. Thieme, Stuttgart

Anästhesie für Kraniotomien

L. Schaffranietz

? Neuroanästhesie – mit welchen Problemen ist zu rechnen?

Patienten, die sich einer Kraniotomie unterziehen müssen, leiden oft an einer intrakraniellen Raumforderung, einem Hydrocephalus, einer intrakraniellen Blutung oder einer Störung der Hirnnervenfunktion. Eine weitere Gruppe von Patienten hat ein Schädel-Hirn-Trauma erlitten. Neben elektiven Eingriffen sind häufig Notfallinterventionen erforderlich. Die präanästhesiologische Vorbereitung all dieser Patienten bedarf eines besonderen Augenmerks. Das Aufklärungsgespräch kann wegen der Grunderkrankung schwierig sein, sodass in einzelnen Fällen auch die Bestellung eines Betreuers notwendig wird. Zur Prämedikation sind atemdepressive oder Vigilanz mindernde Substanzen mit besonderer Vorsicht einzusetzen. Zuweilen ist es notwendig, gänzlich auf die Prämedikation zu verzichten. Bei geplanten speziellen Lagerungen (z.B. Operationen in sitzender oder halbsitzender Position) sind gegebenenfalls weitere Voruntersuchungen (z.B. TEE zum Ausschluss eines pFO) notwendig.

? Nennen Sie einige physiologische Grundlagen der zerebralen Hämodynamik und des Hirnstoffwechsels.

Für das Verständnis der Physiologie des ZNS ist die Kenntnis einiger Grundlagen notwendig: Der zerebrale Blutfluss (Cerebral Blood Flow, CBF) charakterisiert den Anteil des HZV (ca. 15%), der durch das Gehirn fließt. Der CBF ist eng an den zerebralen Metabolismus gekoppelt. Steigt der zerebrale Sauerstoffverbrauch (Cerebral Metabolic Rate of Oxygen, $CMRO_2$) an, nimmt der CBF ebenfalls zu. Die zerebrale Autoregulation sorgt dafür, dass über eine weite Spannbreite des arteriellen Mitteldrucks (Mean Arterial Pressure, MAP von ca. 50–100 mmHg) der zerebrale Perfusionsdruck (Cerebral Perfusion Pressure, CPP) konstant bleibt. Beim Hypertoniker ist diese Kurve nach rechts verschoben. Ist die Autoregulation gestört, übertragen sich Blutdruckspitzen direkt auf die zerebrale Perfusion und führen zu einer intrakraniellen Hirn-

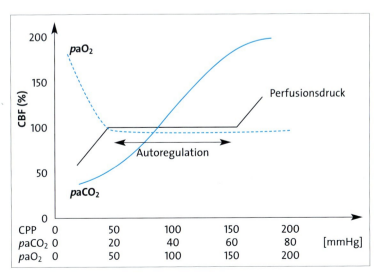

Abb. 94: Verhalten des zerebralen Perfusionsdrucks (CPP), des arteriellen Sauerstoffpartialdrucks (pO_2), des arteriellen Kohlendioxidpartialdrucks (pCO_2) und des zerebralen Blutflusses (CBF)

drucksteigerung. Die CO_2-Autoregulation (CO_2-Reagibilität) steuert über den Kohlendioxidspiegel den Gefäßtonus der intrakraniellen Gefäße. Eine Hyperkapnie führt zu einer ausgeprägten zerebralen Vasodilatation. Senkt man den pCO_2, z.B. durch Hyperventilation, extrem ab ($pCO_2 < 25$ mmHg), führt das zu einer ausgeprägten zerebralen Vasokonstriktion mit dem Risiko einer zerebralen Minderdurchblutung. Das Verhältnis von CPP, CBF und CO_2-Reagibilität ist in Abbildung 94 dargestellt.

? Welche Anästhetika sind für die Neuroanästhesie geeignet?

An eine Substanz, die in der Neuroanästhesie Anwendung finden soll, werden besondere Anforderungen gestellt. Sie soll sich möglichst inert gegenüber der zerebralen Perfusion, dem ICP sowie dem Hirnstoffwechsel verhalten, zerebroprotektiv wirken, aber gleichzeitig die neurologische Diagnostik nicht verschleiern. Dabei soll sie außerdem gut steuerbar sein, um den Patienten postoperativ rasch neurologisch beurteilen zu können. Welche Ziele mit der Durchführung einer Anästhesie zur Kraniotomie verfolgt werden, zeigt die Tabelle 115. Zahlreiche Substanzen stehen zur Durchführung einer Narkose für eine Kraniotomie zur Verfügung. Prinzipiell erscheinen sowohl das Konzept der TIVA (Kombination aus Propfol und Opioid) als auch das Konzept der balancierten Anästhesie (Kombination aus volatilem Anästhetikum, bevorzugt Isofluran oder Sevofluran, und Opioid) zur Durchführung von Narkosen am ZNS geeignet. Bei der Auswahl der einzelnen Substanzen sollte deren Einfluss auf den zerebralen Stoffwechsel bzw. die zerebrale Hämodynamik mit in Betracht gezogen werden. Auf Lachgas sollte in der Neuroanästhesie in Zukunft verzichtet werden.

Tab. 115: Ziele der Neuroanästhesie nach [Jantzen 2000]
- Erhöhung der zerebralen Ischämietoleranz (Zerebroprotektion)
- Senkung des zerebralen Sauerstoffverbrauchs ($CMRO_2$)
- Senkung der Hirndurchblutung (CBF)
- Senkung des intrakraniellen BV (Cerebral blood volume, CBV)
- Senkung des ICP
- Erhaltung der Autoregulation des CBF
- Erhaltung der CO_2-Reagibilität der zerebralen Gefäße
- Erhaltung der EP
- Kurze Aufwachphase ohne Atemdepression, arterielle Hypertonie und postnarkotisches Zittern

Hypnotika

Thiopental senkt dosisabhängig den zerebralen Stoffwechsel und steigert den zerebralen Gefäßwiderstand durch eine direkte Wirkung, es wirkt antikonvulsiv und reduziert sowohl den Hirndruck als auch die Hirndurchblutung. CO_2-Reaktivität und Autoregulation bleiben erhalten. Der Nachteil von Thiopental ist seine ausgeprägte kreislaufdepressive Wirkung. Bei der Bolusgabe von Thiopental zur akuten Senkung eines ICP sollte der kreislaufdepressive Effekt mit möglichem Abfall des CPP berücksichtigt werden.

Etomidate hat eine kurze WD, ist relativ gut steuerbar und zeichnet sich durch einen nur geringen kreislaufdepressiven Effekt aus. Bedeutend ist der inhibierende Effekt auf die Kortikoidsynthese (Inhibierung der 11-Beta-Hydroxylase für ca. 8 h) sowie das Auftreten von Muskelkloni ohne Krampfpotenziale im EEG.

Propofol ist sowohl zur Narkoseinduktion als auch zur Aufrechterhaltung der Narkose im Rahmen einer TIVA geeignet. Seine Wirkungen auf das ZNS entsprechen weitestgehend denen von Thiopental: CBF, CBV, ICP und der zerebrale Metabolismus werden reduziert. Eine Senkung des systemischen vaskulären Widerstandes und des HZV bewirken einen Abfall des MAP, der bei älteren und hypovolämen Patienten besonders ausgeprägt ist. Hier ist die Dosierung entsprechend zu reduzieren.

Volatile Anästhetika
Prinzipiell ist der Einsatz aller modernen Inhalationsanästhetika (Isofluran, Sevofluran, Desfluran) für die Neuroanästhesie denkbar. Alle Substanzen senken den zerebralen Metabolismus und führen so indirekt zu einer zerebralen Vasokonstriktion. In höheren Konzentrationen (> 1 MAC) wird die indirekte Vasokonstriktion durch eine direkte Vasodilatation aufgehoben, und es resultiert ein gesteigerter zerebraler Blutfluss mit einer möglichen ICP-Steigerung. Bei Patienten mit Schädel-Hirn-Trauma können auch kleinere Konzentrationen (< 1 MAC) zu einer Steigerung des ICP führen. Bei der Auswahl der Substanzen dürfte neben der Steuerbarkeit auch der Preis eine Rolle spielen. In der klinischen Routine haben sich besonders Isofluran und Sevofluran bewährt.

Opioide
Prinzipiell sind alle Opioide für den Einsatz beim neurochirurgischen Patienten geeignet. Gut steuerbaren Substanzen ist bei speziellen Indikationen (Wachkraniotomie bzw. geplantes intraoperatives Erwachen, Frühextubation) der Vorrang zu geben.

Muskelrelaxanzien
Depolarisierende Muskelrelaxanzien haben eine eher vernachlässigbare Indikation. Gegebenenfalls wird Succinylcholin zur RSI beim Notfallpatienten zum Einsatz kommen. Bei der Auswahl nicht depolarisierender Relaxanzien spielt die WD der Einzelsubstanz eine wesentliche Rolle. Im Bedarfsfall wird auf eine Repetitionsgabe verzichtet, wenn die Erfassung der neuromuskulären Antwort im Rahmen verschiedener Neuromonitoring-Konzepte (z.B. Facialis-EMG) notwendig wird. Eine Übersicht über gebräuchliche Substanzen und deren Effekte auf die zerebrale Hämodynamik bzw. den zerebralen Metabolismus gibt Tabelle 116.

❓ Welches Monitoring ist bei einer Kraniotomie notwendig?
Neben der Routineüberwachung während der Narkose haben für die Eingriffe am ZNS einige Monitoringverfahren eine besondere Bedeutung.

EKG
Das EKG ermöglich unter anderem die Detektion von HRST oder vagalen Reaktionen bei Stimulationen und Manipulationen am Hirnstamm oder am Cortex.

EtCO$_2$
Die Messung der endtidalen CO_2-Konzentration kann zur Steuerung der Hyperventilation (gemeinsam mit der Überwachung des paCO_2) und zur (späten) Detektion einer Luftembolie (massiver Abfall der etCO$_2$) bei Operationen in sitzender oder halbsitzender Position herangezogen werden.

Tab. 116: Wirkung verschiedener anästhesiologisch relevanter Substanzen auf das Hirn (modifiziert nach [DGAI 1998])

Substanz	CMRO$_2$	CBF	CBV	ICP	RM	Besonderheiten
Enfluran	↓	↑	↑	↑	–	Ictogen
Isofluran	↓	↑	↑	↑	–	
Sevofluran	↓	↑	↑	↑	–	
Desfluran	↑↓	↑	↑	↑	–	
N$_2$O	↓	↑	↑	↑	–	Pneumocephalus ↑
Thiopental	↓	↓	↓	↓	0	
Etomidat	↓	↓	↓	↓	0	Hemmung der Cortisolsynthese
Propofol	↓	↓	↓	↓	0	
Ketamin	0	↑	?	↑	?	NMDA-Rezeptor-Antagonist
Benzodiazepine	↓	↑	?	–	0	
Fentanyl		0	?	(↑)	0	
Alfentanil		0	?	(↑)	0	
Sufentanil		0	?	(↑)	0	
Remifentanil		0	?	(↑)	0	
Succinycholin	↑/0	0/↑	?	0	?	
Nicht depolarisierende Relaxanzien	0	0	?	0	0	

↑ = Anstieg, ↓ = Abfall, – = nicht beeinträchtigt, 0 = keine Wirkung, ? = fragliche oder unbekannte Wirkung, RM = zerebrovaskuläre Regulationsmechanismen (Autoregulation, CO$_2$-Reagibilität)

Arterielle Kanüle, MAP
Die Anlage eines arteriellen Katheters ist hilfreich zur zeitnahen Detektion von Blutdruckschwankungen (z.B. bei der Manipulation am Hirnstamm), aber auch zur gezielten Steuerung des CPP.

ZVK
Ein ZVK ermöglicht die Applikation hochosmolarer Substanzen (Mannitol, NaCl 7,5%) zur Hirndrucksenkung sowie die Gabe von Katecholaminen. Die Überwachung des zentralen Venendrucks ist möglich, hat aber eine untergeordnete Bedeutung. Die tiefe Plazierung eines ZVK ermöglicht das Absaugen von Luft aus dem rechten Vorhof, sollte es in sitzender oder halbsitzender Position zu einer Luftembolie gekommen sein.

Doppler (präkordial, transösophageal)
Die Anwendung verschiedener dopplersonografischer Untersuchungsverfahren oder der TEE hilft bei der Detektion von intraoperativ aufgetretenen Luft-/Lungenembolien. In ausgewählten Fällen wird die TEE zur intraoperativen Diagnostik eines PFO genutzt.

EP (somatosensorisch, akustisch)
EP sind die Reizantwort auf die Stimulation spezifischer neuronaler Leitungsbahnen. EP ermöglichen die Überwachung peripher nervaler, spinaler und subkortikaler Funktionen des Nervensystems.

EEG
Die Erfassung des Roh-EEG kann zur Steuerung von Burst-Supression-Mustern im Rahmen zerebroprotektiver Maßnahmen nützlich sein. Das verarbeitete (prozessierte) EEG dient u.a. der Steuerung der Narkose- bzw. Sedierungstiefe (z.B. BIS, Entropie sw.).

Seltener eingesetzte (globale) Überwachungsverfahren sind die Messung der **hirnvenösen Sauerstoffsättigung** (SjO_2) und die **Near Infrared Spectroscopy** (**NIRS**) zur Detektion von Phasen zerebraler Minderperfusion. Nach chirurgischer Platzierung bestehen des Weiteren die Möglichkeit, den Sauerstoffpartialdruck läsionsnah direkt im Hirngewebe ($ptiO_2$) zu messen, sowie mittels verschiedener Hirndrucksonden den ICP zu überwachen.

? Kann man einen Patienten nach einer Kraniotomie sofort extubieren?
Es besteht natürlich der Wunsch, einen Patienten nach einem operativen Eingriff am ZNS so früh wie möglich neurologisch beurteilen zu können. Die Frage, wann ein Patient nach einem solchen Eingriff extubiert werden sollte, kann weder pauschal noch eindeutig beantwortet werden. Jeder Patient hat nach einer Kraniotomie seinen eigenen optimalen Extubationszeitpunkt. Neben der Auswahl eines geeigneten Anästhesieverfahrens und gut steuerbarer Substanzen spielen weitere Faktoren eine wesentliche Rolle (s. Tab. 117).

Tab. 117: Kriterien zur Frühextubation (modifiziert nach [Bruder et al. 1999])
- Normothermie (> 36 °C)
- Normovolämie
- Normotension (70 mmHg < MAP < 120 mmHg)
- Spontanatmung, relative Normokapnie
- Normoglykämie (BZ 4–8 mmol/l)
- Keine Hyperosmolalität (285 ± 5 mOsm/kg)
- Hämatokrit > 0,25
- Keine Gerinnungsstörungen
- Normale $CMRO_2$
- Normaler CBF
- Normaler ICP zum OP-Ende
- Antiepileptische Prophylaxe
- Lagerung des Kopfes
- Intakte Hirnnervenfunktion (Atemwege!)

? Wie organisieren Sie die Schmerztherapie nach einem intrakraniellen Eingriff?
Kopfhaut, Galea und Periost sind am Schädel schmerzempfindlich, während Dura und Gehirnparenchym schmerzunempfindlich sind. Studien konnten zeigen, dass Patienten nach einer frontalen Kraniotomie einen höheren Analgetikabedarf haben als Patienten nach Kraniotomien in anderen Regionen. Häufig wurde aus Respekt vor Nebenwirkungen der Opioide, die die neurologische Diagnostik nach einer Kraniotomie verschleiern können (Hypoventilation, Atemdepression, eingeschränkte Pupillenreaktion, Vigilanzminderung, PONV), eine nur insuffiziente postoperative analgetische Therapie durchgeführt. Neben der Applikation von Nichtopioiden (z.B. Metamizol, Paracetamol) ist die titrierte Gabe von Opioiden (z.B. Piritramid) durchaus möglich. In der letzten Zeit wird zunehmend die Infiltration des Wundrandes mit Lokalanästhetika mit gutem Erfolg eingesetzt, während der Einsatz der PCA nach wie vor umstritten ist.

Literatur

Börner U, Klimek M, Frühe Extubation nach intrakraniellen Eingriffen: Kontra. Anästhesiol Intensivmed Notfallmed Schmerzther (1998), 33, 336–337

Bruder N, Ravussin P, Recovery from anesthesia and postoperative extubation of neurosurgical patients: a review. J Neurosurg Anesth (1999), 11, 282–293

Bruder N et al., Metabolic and hemodynamic changes during recovery and tracheal extubation in neurosurgical patients: Immediate versus delayed recovery. Anesth Analg (1999), 98, 674–678

Cucchiara RF, Black S, Michenfelder JD (1998) Clinical Neuroanesthesia. Churchill Livingstone, New York

DGAI, Innerklinische Akutversorgung des Patienten mit Schädel-Hirn-Trauma – Empfehlungen des Wissenschaftlichen Arbeitskreises Neuroanaesthesie der DGAI. Anästh Intensivmed (1998), 39, 399–412

Dunbar PJ, Visco E, Lam AM, Craniotomy procedures are associated with less anlagesic requirements than other surgical procedures. Anesth Analg (1999), 88, 335–340

Fütterer C et al., Inhalationsanästhetika und Hirndurchblutung. Anästhest Intensivmed (2001), 42, 559–568

Gösseln HHv (2000) Anästhesie für Kraniotomien. In: Jantzen JP, Löffler W, Neuroanaesthesie, 298–316 Thieme, Stuttgart

Gottschalk A et al., Prospective evaluation of pain and analgeic use following major elective intracranial surgery. J Neurosurg (2007), 106, 210–216

Jantzen JP (2000) Zerebrale Pharmakodynamik der Anästhetika. In: Jantzen JP, Löffler W, Neuroanaesthesie, 105–120. Thieme, Stuttgart

Soukup J et al., Anästhesie bei neurochirurgischen Patienten mit supratentoriellen Raumforderungen. Anästh Intensivmed (2006), 47, 427–446

Thees C, Schramm J, Frenkel C, Frühe Extubation nach intrakraniellen Eingriffen: Pro. Anästhesiol Intensivmed Notfallmed Schmerzther (1998), 33, 334–336

Gefäßchirurgie

G. Hertel-Gilch

? Haben Patienten mit Gefäßerkrankungen ein erhöhtes perioperatives Risiko?
Bei den 2006 in Deutschland Verstorbenen wurde der Tod in 43,7% der Fälle durch Erkrankungen des Herz-Kreislauf-Systems ausgelöst, womit diese Erkrankungen die weitaus häufigste Todesursache darstellen [Statistisches Bundesamt 2007]. Ein Großteil gefäßchirurgischer Patienten rekrutiert sich aus dieser Erkrankungsgruppe, wobei es sich vorwiegend um ältere Patienten mit diversen Begleiterkrankungen handelt.

Während bei nicht kardiochirurgischen Patienten in 5% der Fälle mit perioperativen kardiovaskulären Komplikationen zu rechnen ist, steigt dieser Wert für gefäßchirurgische Eingriffe bei Hochrisikopatienten auf bis zu 30% an [Poldermans et al. 1999].

? Woraus erwächst das besondere perioperative Risiko für gefäßchirurgische Patienten?
Bei vielen OP-Indikationen handelt es sich um Notfalleingriffe:
- Rupturgefährdetes oder rupturiertes Aortenaneurysma
- Akute zentrale oder periphere arterielle Gefäßverschlüsse mit kritischer Perfusion von Organen (Nieren-/Viszeralarterienverschlüsse) oder Extremitäten (Leriche-Syndrom, periphere arterielle Gefäßverschlüsse)

- Akute Phlebothrombosen: Bein-/Beckenvenenthrombosen
- Traumatische Gefäßverletzungen

Neben den allgemeinen Risiken bei Notfalleingriffen (nicht nüchterner Patient, instabile Herz-Kreislauf-Verhältnisse durch Blutverlust bzw. durch chronische Dehydratationszustände bei immobilen älteren Patienten) besteht kaum Zeit für die präoperative Patientenkonditionierung bzw. Therapieoptimierung der Grund- und Begleiterkrankungen:
- KHK
- Herzklappenerkrankungen
- Kongestive Herzerkrankungen mit Herzinsuffizienz
- Arterieller Hypertonus
- Zerebrovaskuläre Durchblutungsstörungen
- Arterielle Verschluss-Krankheiten mit Aneurysmenbildung und peripheren arteriellen Durchblutungsstörungen
- Akute/chronische Phlebothrombosen
- Diabetes mellitus
- Niereninsuffizienz
- Pulmonale Erkrankungen
- Adipositas

Häufige weitere Begleitfaktoren sind:
- Alkoholabusus
- Nikotinabusus
- Medikamenteneinnahme (hier nicht selten Polypragmasie)

> Eine genaue Medikamentenanamnese ist unerlässlich. Dabei ist zu eruieren, ob die Medikamente tatsächlich wie verordnet eingenommen werden. Der Patient ist zudem nach zusätzlicher Selbstmedikation zu befragen.

? Gibt es medikamentöse Möglichkeiten, die Morbidität und Mortalität in der perioperativen Phase beim kardiovaskulären Risikopatienten zu beeinflussen?

Die perioperative Mortalität kardiovaskulärer Risikopatienten wird entscheidend durch die negativen Einflüsse eines erhöhten Sympathikotonus mitbestimmt [Lier et al. 2007]. Die medikamentöse Betablockade etabliert sich zunehmend als Methode für die kardiovaskuläre Protektion (Reduktion perioperativer Ischämien, Senkung des Risikos für Herzinfarkt und Tod bei Hochrisikopatienten in verschiedenen Studien nachgewiesen). Für die Wirksamkeit der α_2-Agonisten bez. der Senkung der perioperativen kardiovaskulären Mortalität ist weniger Evidenz als für die Betablockade vorhanden, ein günstiger Effekt ist jedoch zweifelsfrei. Genaue Empfehlungen zur perioperativen medikamentösen Modulation des Sympathikotonus und damit Senkung des kardiovaskulären Risikos sind den ACC/AHA Guidelines zu entnehmen [Fleisher et al. 2007]. Im Allgemeinen soll die kardiale Medikation bis zum OP-Tag beibehalten werden, eine Ausnahme bilden die ACE-Hemmer beim Hypertoniker, da durch deren Einnahme schwere intraoperative Hypotonien auftreten können [Williams 2006].

? Blutgerinnungshemmende Therapien – müssen diese präoperativ fort- oder abgesetzt werden?

Patienten, die auf Marcumar eingestellt sind, werden vor Elektiveingriffen zu Vermeidung perioperativer Blutungskomplikationen auf ein Heparinpräparat umgestellt. Das Ab-/Umsetzen von Therapien mit Thrombozytenaggregationshemmern darf v.a. bei dualer Thrombozytenaggregationshemmung (Acetylsalicylsäure und Clopidogrel/Ticlopidin) nur im Konsens zwischen Internist, Chirurg und Anästhesist erfolgen. Bei vorzeitigem Absetzen der dualen Thrombozytenaggregationshemmung nach koronaren Interventionen besteht ein erhöhtes Risiko für Stentthrombosen und Myokardinfarkte, das auch durch eine perioperative Umstellung auf Heparin nicht auszuschließen ist [Vicenzi et al. 2006].

> Generell muss im Vorfeld einer Operation ein ersatzloses Beenden von indizierten blutgerinnungshemmenden Therapien vermieden werden.

? Gerinnungshemmende Medikation und rückenmarksnahe Anästhesie – ist das möglich?

Ob gefäßchirurgische Patienten von regionalen bzw. rückenmarksnahen Anästhesieverfahren profitieren, ist nicht abschließend durch Studien belegt. Bei den relevanten Eingriffen an der abdominalen Aorta und der A. carotis konnte bisher keine eindeutige Überlegenheit eines Anästhesieverfahrens (Allgemein- vs. Regionalanästhesie) nachgewiesen werden [Motsch et al. 2004]. Positive Effekte der Regionalanästhesie auf die Modulation der neuroendokrinen Stressantwort, die Schmerzbehandlung und das Auftreten frühzeitiger postoperativer Gefäßverschlüsse und Thromboembolien bei besserer peripherer Gewebedurchblutung konnten in kontrollierten Studien demonstriert werden, sodass diese Verfahren ins Behandlungskonzept gefäßchirurgischer Patienten gehören. Bei Einhalten der von der DGAI empfohlenen Intervalle zur Medikamenteneinnahme bei rückenmarksnahen Anästhesieverfahren sind diese ohne ein hohes zusätzliches Risiko für den Patienten anwendbar [Gogarten et al. 2007]. Dringend abzuraten ist jedoch vom Absetzen der gerinnungshemmenden Medikation zur Erzwingung eines rückenmarksnahen Anästhesieverfahrens bei verfügbaren alternativen Anästhesiemethoden.

? Was führt im Allgemeinen zur Reduktion der perioperativen anästhesiebedingten Risiken bei elektiven gefäßchirurgischen Eingriffen?

Bei Vorstellung des Patienten sollte auf die oben aufgeführten Begleiterkrankungen geachtet werden. Nicht selten sind vor einem gefäßchirurgischen Eingriff eine erweiterte Diagnostik und ggf. Therapie nötig (z.B. Koronarangiographie mit PTCA oder revaskularisierende Eingriffe, Versorgung von Stenosen hirnversorgender Arterien vor Elektiveingriffen an Gefäßen der unteren Körperhälfte). Ergibt sich bspw. die Konstellation, dass vor Versorgung von Stenosen der A. carotis interna ein kardiochirurgischer Eingriff indiziert ist, sollte der Patient unbedingt an ein Zentrum, an dem beide Eingriffe simultan durchgeführt werden können, überwiesen werden.

Ebenso ist auf die optimale medikamentöse Einstellung von Hypertonus und Diabetes mellitus zu achten. Am schwierigsten bleibt das Einwirken auf die Mitarbeit des Patienten bez. seiner selbstunterhaltenen Risikofaktoren (z.B. Rauchverbot, Alkoholverzicht, Ernährungsumstellung, Reduktion des Körpergewichtes bei Adipositas).

? Welches Narkoseverfahren ist für Notfalleingriffe an Gefäßen der Extremitäten zu favorisieren?

Führt der Operateur selbst bei entsprechenden Eingriffen (z.B. Thrombektomie peripherer Gefäßverschlüsse) lokale Anästhesieverfahren durch, muss auf eine ausreichende Stressreduktion geachtet werden. Das kann durch Mitwirkung des Anästhesisten erfolgen (Analgosedierung). Falls das primär nicht geschieht, sollte bei unzureichender Analgesie und/oder notwendigem chirurgischen Verfahrenswechsel auch bei diesen Eingriffen ohne Zeitverzug eine anästhesiologische Betreuung des Patienten ermöglicht werden. Die Wahl des Anästhesieverfahrens muss der jeweiligen operativen Situation angepasst werden; unnötige Verzögerungen der Operation durch Maßnahmen zur Anlage eines Regionalanästhesieverfahrens bzw. Installation eines notwendigen erweiterten hämodynamischen Monitorings bei Allgemeinanästhesie sind zu vermeiden.

Stenosen der A. carotis interna

? Was ist zerebrale Autoregulation?

Die zerebrale Autoregulation gewährleistet beim Gesunden im Bereich systemischer mittlerer Blutdruckwerte von 50–150 mmHg einen relativ konstanten zerebralen Blutfluss von 40–60 ml/100 g/min [Roth 2006]. Mit zunehmenden Obstruktionen der hirnversorgenden Arterien erlischt bei maximaler Gefäßdilatation distal der Stenose die Fähigkeit zur Autoregulation, sodass der zerebrale Blutfluss dem systemischen arteriellen Druck passiv folgt. Das birgt bei hypotoniebedingten Minderperfusionen und hypertoniebedingten Gefäßrupturen ein hohes Ischämierisiko in sich. Der zerebrale Perfusionsdruck (Normwert 80–100 mmHg) ist die Differenz zwischen dem mittleren arteriellen Druck und dem ICP (bzw. zerebralem venösen Druck, falls dieser höher ist). Die zerebralen Gefäße können sich rasch an Veränderungen des zerebralen Perfusionsdruckes adaptieren, plötzliche Veränderungen des mittleren arteriellen Druckes führen jedoch trotz intakter Autoregulation zu transitorischen Änderungen des zerebralen Blutflusses [Morgan et al. 2002].

? Was ist ein apoplektischer Insult?

Ein apoplektischer Insult führt durch eine akute Ischämie zu zentraler Ausfallsymptomatik unterschiedlichen lokalen und zeitlichen Ausmaßes:
- TIA: Symptomrückbildung innerhalb 24 h
- PRIND (prolongiertes reversibles ischämisches neurologisches Defizit): vollständige Rückbildung der Symptomatik, die länger als 24 h anhielt
- PRINS (partiell reversible ischämische neurologische Symptomatik): entwickelt sich langsam ohne oder nur mit teilweiser Rückbildung
- Persistierender Hirninfarkt: bleibende neurologische Ausfälle

> Das Ausmaß der zerebralen Durchblutungsstörung wird durch die Lokalisation des Gefäßverschlusses, den Grad der Lumeneinengung und das Vorhandensein von Anastomosen/Kollateralen bestimmt.

? Wann soll die operative Intervention bei symptomatischen Karotisstenosen erfolgen?

Es gibt Befürworter der frühen operativen Intervention nach ipsilateraler TIA oder Schlaganfall, andere Autoren empfehlen wegen der bei diesem Vorgehen höheren perioperativen Apoplexierate ein Intervall von 4 Wochen einzuhalten [Rockman et al. 2006]. Aleksic et al. (2007) schlussfolgern aus ihren Untersuchungen nach Durchführung von Karotisendarteriektomien in Lokalanästhesie innerhalb von 2 Tagen oder nach 2 Wochen nach akutem Ereignis, dass bei Frühoperationen keine erhöhte Komplikationsrate zu erwarten ist.

? Was ist der Circulus arteriosus cerebri?

Der Circulus arteriosus cerebri – auch Circulus arteriosus Willisii – bezieht das Blut vorn aus den beiden Arteriae carotides internae und hinten aus den von den Arteriae subclaviae abgehenden Arteriae vertebrales, diese vereinigen sich zur A. basilaris. Die Stromgebiete dieser Arterien verbinden sich über eine A. communicans anterior und beidseits über die A. communicans posterior zu dem Gefäßring an der Hirnbasis. Da die Gefäßkaliber der Anastomosen stark schwanken und eine oder beide Arteriae communicantes posteriores fehlen können, ist die Funktionsfähigkeit des Circulus arteriosus schwer abschätzbar. Bei Patienten mit kontralateralem Verschluss der A. carotis interna ist die unvollständige Ausbildung des hinteren Teils des Circulus Willisii ein signifikanter Risikofaktor für das Auftreten von Ischämien während der Klemmphase [Lee et al. 2004].

> Genaue Kenntnis des angiografischen Gefäßbefundes ist wichtig, um das perioperative Risiko ischämischer Ausfallerscheinungen einschätzen zu können.

? Wie kann der Anästhesist Einfluss auf die Determinanten des zerebralen Blutflusses nehmen?

Intraoperativ muss eine Normokapnie angestrebt werden. Während beim Gesunden eine Hyperkapnie mit Vasodilatation und eine Hypokapnie mit Vasokonstriktion der zerebralen Gefäße beantwortet wird, kann es in den ischämiebedingt bereits maximal vasodilatierten Gebieten zu einer paradoxen Reaktion auf Hyper-/Hypokapnien kommen, wodurch Steal-Phänomene verursacht werden können.

Der RR muss im individuellen Autoregulationsbereich erhalten werden. Dazu gehört eine genaue Anamnese bez. des individuellen Blutdruckverhaltens („Hausdruck" unter „Hausmedikation"). Perioperativ müssen Medikamente und Zustände vermieden werden, die die zerebrale Autoregulation behindern oder ausschalten.

Die zerebrale Autoregulation sollte möglichst nicht durch Anästhetika beeinflusst werden, Steal-Phänomene müssen verhindert werden.

? Rekonstruktionen an der A. carotis: Regionalanästhesie und/oder Allgemeinanästhesie?

Das ideale Anästhesieverfahren für Eingriffe an der A. carotis wird weiterhin kontrovers diskutiert. Die Anwendung der Regionalanästhesie bietet mit dem wachen Patienten den Vorteil der möglichen Detektion zerebraler Ischämien ohne apparativen Aufwand, die Allgemeinanästhesie benötigt dazu ein spezielles Neuromonitoring. Patienten unter suffizienter Regionalanästhesie haben den Vorteil hämodynamischer Stabilität bei jedoch fehlender zerebraler Protektion und erschwertem Vorgehen bei nötigem Verfahrenswechsel [Motsch et al. 2004]. Marrocco-Trischitta et al. (2004) beschrieben unter Lokalanästhesie einen höheren intraoperativen Stress (Cortisol-, ACTH-Spiegel) im Vergleich zur Allgemeinanästhesie, wobei der Unterschied schon frühpostoperativ nicht mehr nachzuweisen war.

> Die Wahl des Anästhesieverfahrens ist patientenseitig abhängig von den Vorerkrankungen und der Compliance und sollte stets Ergebnis der interdisziplinären Risikoabwägung unter Berücksichtigung der jeweiligen „Team-Präferenzen" sein.

Hinsichtlich des neurologischen Outcome in Abhängigkeit vom Anästhesieverfahren ist die Datenlage uneinheitlich. Watts et al. (2004) fanden keine Unterschiede zwischen Lokal- und Allgemeinanästhesie bez. neurologischer Komplikationen oder Mortalität bei einer Nachbeobachtungszeit von 30 Monaten.

> Bei Operation unter Allgemeinanästhesie empfiehlt sich die Wahl von Anästhetika, die unmittelbar postoperativ eine zuverlässige Beurteilung des Patienten zur Detektion neurologischer Defizite erlauben.

Dazu bietet sich bspw. eine Kombinationsnarkose mit Desfluran, Sufentanil, Rocuronium, Sauerstoff-/Luft-Gemisch und superfizialer zervikaler Blockade mit Ropivacain an.

? Weshalb ist ein Hypertonus nach Endarteriektomie der A. carotis gefährlich?

Die häufig nach Endarteriektomie der A. carotis beobachteten hypertonen Blutdruckwerte haben ihre Ursachen in der intraoperativen Manipulation am Sinus caroticus, der gestörten Funktionsweise der Barorezeptoren und/oder der temporär gestörten zerebralen Autoregulation. Zudem kann es zu hypertensiven Entgleisungen des schon präoperativ vorliegenden Hypertonus kommen bzw. zu solchen im Rahmen der Aufwachphase nach Allgemeinanästhesie. Die hypertensiven Entgleisungen prädisponieren nicht nur zu myokardialen Ischämien bis hin zum Herzinfarkt, sondern auch zu neurologischen Komplikationen (zentrales Hyperperfusionssyndrom, Hirnödem, intrazerebrale Blutung) und Blutungen im Operationsgebiet mit der Gefahr lebensbedrohlicher zervikaler Hämatome.

> Das Ergebnis rekonstruktiver Eingriffe an der A. carotis interna wird maßgeblich vom perioperativen Blutdruckverhalten mitbestimmt. Abrupte Änderungen des mittleren arteriellen Druckes sind zu vermeiden.

? Womit kann man postoperative hypertensive Entgleisungen verhindern?

Begegnen kann man diesen postoperativen hypertensiven Entgleisungen wirkungsvoll durch intraoperative Gabe von α_2-Agonisten (z.B. 3 µg Clonidin/kg KG als Kurzinfusion nach Freigabe der A. carotis); bewährt hat sich bei Patienten mit Allgemeinanästhesie außerdem die zusätzliche präoperative Anlage einer superfizialen zervikalen Blockade mit 20 ml Ropivacain 0,5% [Wallenborn et al. 2007]. Bei Patienten mit exzessivem Hypertonus und/oder

Herzerkrankung in der Anamnese kann zudem zur Vermeidung o.g. Komplikationen postoperativ eine kontinuierliche Gabe von Nitrat nötig sein, auf eine zeitgerechte Wiedereinnahme der antihypertensiven „Hausmedikation" ist zu achten.

> **?** **Welche Methoden gibt es zur Detektion intraoperativer zerebraler Ischämien in der Karotis-Chirurgie?**

Erfolgt die Rekonstruktion der A. carotis in Allgemeinanästhesie, ist ein apparatives Neuromonitoring unabdingbar. Dafür stehen vielfältige Methoden zur Verfügung [Morgan et al. 2002; Dinkel 1999]. Diese lassen sich vereinfacht in Methoden zur Messung der Hämodynamik, des Metabolismus und der Funktionsweise des ZNS unterteilen:

- Hämodynamik: direkte Messung des Druckes in der A. carotis distal der Klemme („Stumpfdruckmessung"), transkranielle Dopplersonografie, Messung von ICP, Messung des zerebralen Blutflusses (radioaktiv markiertes Xenon 133), Laserdopplerflowmetrie.
- Metabolismus: jugularvenöse Oximetrie, NIRS, Gewebe-pO_2-Messung.
- Funktion: Elektroenzephalografie, Bestimmung somatosensorisch EP, Elektromyografie.

An der Methodenvielfalt lässt sich ablesen, dass keine für sich allein eine ausreichende Spezifität und Sensitivität zur Bestimmung der ZNS-Integrität bietet. Einige Zentren nutzen daher zur Vermeidung klemmbedingter Ischämien routinemäßig die temporäre Shunt-Einlage. Da diese selbst risikobehaftet ist (Dislokation von Emboli), sollte der Shunt-Einsatz gezielt nach Interpretation des Neuromonitoring erfolgen. Das gelingt zuverlässig bei Kombination der EEG-Überwachung mit Bestimmung der BSR und der Ableitung somatosensorisch EP (s.a. Kap. Neuromonitoring).

Operationen an der Bauchaorta

Aortenaneurysma

Aortenaneurysmen betreffen am häufigsten die Bauchaorta, können aber auch an jeder anderen Stelle auftreten. Die größte Gefahr geht dabei von der Ruptur des Aneurysmas aus. 1–5% aller Todesfälle der über 65-Jährigen werden durch Aneurysmen der Aorta verursacht [Heider et al. 2007]. Während bei einem intraperitoneal rupturierten Aortenaneurysma die Überlebenschancen nur gering sind, haben auch Patienten mit retroperitoneal rupturierten bzw. gedeckt perforierten Aortenaneurysmen selbst bei schneller Diagnosestellung und Therapie noch ein Mortalitätsrisiko von ca. 50%. Bei einem Aneurysmadurchmesser von mehr als 6 cm geht man von einer Ruptur in 50% der Fälle innerhalb eines Jahres aus, im Allgemeinen wird die elektive Resektion bei einem Durchmesser > 4 cm empfohlen [Morgan at al. 2002]. In zunehmendem Maß etabliert sich die elektive Versorgung von Aortenaneurysmen durch endovaskuläre Operationstechniken [Chahwan et al. 2007], wobei das perioperative Risiko im Vergleich zur offenen Operationstechnik niedriger ist, bez. der Langzeitergebnisse bedarf es weiterer Studien.

Gefäßchirurgie

? Weshalb sind Eingriffe an der Aorta eine besondere Herausforderung für den Anästhesisten?

Abgesehen von den oben erwähnten Vorerkrankungen sind die Patienten intraoperativ durch folgende Faktoren gefährdet:

- Ausklemmen der Aorta: plötzlicher Anstieg der linksventrikulären Nachlast durch Minimierung des Verteilungsraumes mit Gefahr von Myokardischämien und Linksherzinsuffizienz
- Klemmbedingte Minderperfusion der distal der Ausklemmstelle liegenden Organe (**Cave**: auch bei infrarenaler Aortenklemme Möglichkeit der Niereninsuffizienz!)
- Freigabe der Aortenklemme: plötzliche Nachlastsenkung durch nun wieder größeren Verteilungsraum und systemische Anflutung gefäßdilatierender saurer Stoffwechselmetabolite
- Hohe Blutverluste bei Gefäßeröffnung/Wiederfreigabe der Strombahn
- Sekundäre Gerinnungsstörungen durch Blutverlust/Hypothermie
- Hypo- und/oder hypertoniebedingte zerebrale Durchblutungsstörungen
- Intraoperative Hypothermie durch Volumenverluste und -verschiebungen bei großem Operationssitus und langer Operationsdauer

? Wie lässt sich das perioperative Risiko bei Eingriffen an der Aorta minimieren?

Eingriffe an der Aorta bedürfen eines erweiterten Equipments. Obligatorisch sind die arterielle Druckmessung, EKG-Monitoring (Ableitung II, modifizierte V5-Ableitung/ST-Segment-Analyse zur Detektion intraoperativer Ischämien), großlumiger ZVK und periphervenöser Zugang. Patientenerwärmungssysteme (**Cave**: keine Wärmedecken auf die Beine wegen Verbrennungsgefahr in Ischämiephase!), Cellsaver, Rapid-Infusion-Systeme und die Möglichkeit der Erwärmung von Infusions- und Transfusionslösungen sind v.a. bei der Aneurysmachirurgie unabdingbar. Präoperativ sind ausreichend Blutkonserven anzufordern. Es empfiehlt sich bei gefährdeten Patienten ein Neuromonitoring (EEG/Burst-Suppression-Monitoring, SSEP-Ableitung) zur Detektion und gezielter Therapie zerebraler Ischämien. Ebenso kann der Patient von einer Kombination aus Allgemein- und Periduralanästhesie profitieren, wobei sich wegen der intraoperativen Vollheparinisierung die Anlage des Periduralkatheters am Vortag der Operation empfiehlt.

? Notfall „rupturiertes Bauchaortenaneurysma" – was ist zu beachten?

Die Anbringung des invasiven Monitoring erfolgt in Abhängigkeit vom Patientenzustand vor oder nach Narkose-Einleitung. Falls der Patient noch wach und spontanatmend den OP-Saal erreicht, sollte die Narkoseinduktion zügig und trotzdem so sanft wie möglich nach den üblichen Kriterien für „nicht nüchterne" Patienten erfolgen. Dabei sind hämodynamische Auslenkungen, insbesondere RR-Anstiege wegen der Gefahr der Aneurysmaruptur unbedingt zu verhindern. Es sind vor Narkoseeinleitung sämtliche Versuche einer medikamentösen Drucksteigerung beim zwar hypotonen, doch dadurch nicht vital gefährdeten Patienten zu unterlassen. Systolische Blutdruckwerte von 80–100 mmHg sind anzustreben [Williams 2006]. Die Streitfrage, ob zur Intubation ein Relaxans verwendet wird (Argument der Gegner: Wegfall der Bauchdeckenspannung, Erhöhung des transmuralen Druckgradienten und endgültige Ruptur der zuvor gedeckten Läsion) oder nicht (hier Gefahr der Perforation des noch nicht bzw. gedeckt perforierten Aneurysmas durch evtl. Husten während Intubation) sollte je nach Präferenz des Anästhesisten entschieden werden.

> Wichtig ist, dass schon während der Narkose-Einleitung ein Chirurg im OP-Saal ist, der im Rupturfall sofort eine Aortenklemme setzen kann.

In zunehmendem Maße wird auch bei der Versorgung von rupturierten Aortenaneurysmen von guten Erfolgen mit endovaskulären Methoden berichtet [Piffaretti et al. 2006; Arthurs et al. 2006].

? Diagnose „infizierte Gefäßprothese" – was tun?
Patienten mit infizierten Gefäßprothesen bedürfen wegen der Gefahr des Prothesenausrisses und des schlechten Allgemeinzustandes schon präoperativ einer intensiven Überwachung. Das gilt v.a. für Prothesen der Aorta. Die Vorbereitung zur Operation entspricht dem Vorgehen bei akuter Ruptur, wobei durch den nötigen Prothesenausbau und -neuanlage mit langen OP-Zeiten zu rechnen ist. Wegen der Infektionsgefahr des neuen Prothesenmaterials müssen diese Patienten spezialisierten gefäßchirurgischen Zentren, an denen alternativ eine Gefäßtransplantation durchgeführt werden kann, zugewiesen werden.

? Wie erfolgt die anästhesiologische Betreuung von Patienten mit elektiven endovaskulären Eingriffen an der Bauchaorta?
Bei der Versorgung von Aortenaneurysmen steht mit der endovaskulären Operationstechnik (Platzierung von transluminalen perkutanen endovaskulären Grafts) eine Methode zur Verfügung, von der v.a. der multimorbide Patient profitieren kann, wobei die Datenlage bez. der Langzeitergebnisse im Vergleich zur konventionellen operative Versorgung uneinheitlich ist. Diese Eingriffe können sowohl in Allgemeinanästhesie als auch in rückenmarksnaher Regionalanästhesie oder Lokalanästhesie durchgeführt werden [Motsch et al. 2004]. Dabei empfiehlt sich eine arterielle Blutdruckmessung und die präoperative Platzierung großlumiger Gefäßzugänge, um intraoperativen Komplikationen (Gefäßverletzung, Blutverlust) schnell begegnen zu können. Im Bedarfsfall muss ohne Zeitverzug ein offenes Operationsverfahren mit den dafür geltenden Standards möglich sein.

Literatur

Aleksic M at al., Immediate CEA for symptomatic carotid disease preferably performed under local anaesthesia is safe. Vas (2007), 36(3), 185–190

Arthurs Z et al., Clamp before you cut: Proximal control of ruptured abdominal aortic aneurysms using endovascular balloon occlusion – Case reports. Vasc Endovasc Surg (2006), 40(2), 149–155

Chahwan S et al., Elective treatment of abdominal aortic aneurysm with endovascular or open repair: the first decade. J Vasc Surg (2007), 45(2), 258–262

Dinkel M (1999) Spezielle Anwendungen des Neuromonitorings in der Anästhesie. In: Schwarz G, Litscher G (Hrsg), Neuromonitoring in Anästhesie und Intensivmedizin. Kompendium, 111–141. Abbott, Wiesbaden

Fleisher LA et al., ACC/AHA 2007 Guidelines on Perioperative Cardiovascular Evaluation and Care for Noncardiac Surgery. A Report of the American College of Cardiology/American Heart Association Task Force on Practice Guidelines (Writing Committee to Revise the 2002

Guidelines on Perioperative Cardiovascular Evaluation for Noncardiac Surgery). Circulation (2007), 116, e418–e499
Gogarten W et al., Rückenmarksnahe Regionalanästhesien und Thromboembolieprophylaxe/antithrombotische Medikation. 2., überarbeitete Empfehlung der Deutschen Gesellschaft für Anästhesiologie und Intensivmedizin. Anästh Intensivmed (2007), 48, S109–S124
Heider P et al., Aneurysms and dissections of the thoracal and abdominal aorta. Chirurg (2007), 78(7), 600, 602–606, 608–610
Lee JH et al., Relationship between circle of Willis morphology on 3D time-of-flight MR angiograms and transient ischemia during vascular clamping of the internal carotid artery during carotid endarterectomy. AJNR Am J Neuroradiol (2004), 25 (4), 558–564
Leitlinie zu Stenosen der Arteria carotis (1998). In: Vorstand der Dt. Ges. f. Gefäßchirurgie (Hrsg), Leitlinien zu Diagnostik und Therapie in der Gefäßchirurgie. Deutscher Ärzte-Verlag, Köln – http://gefaesschirurgie.de
Lier H, Schröder S, Stüber F, Adrenorezeptoren – Aktueller Kenntnisstand und Bedeutung für die perioperative Phase. Anästh Intensivmed (2007), 48, 7–24
Marrocco-Trischitta MM et al., Perioperative stress response to carotid endarterectomy: the impact of anesthetic modality. J Vasc Surg (2004), 39(6), 1295–1304
Morgan GE Jr et al. (2002) Clinical Anesthesiology, 3rd ed. Lange Medical Books/McGraw-Hill, New York
Motsch J, Haas U, Regionalanästhesie in der Gefäßchirurgie. Anästh Intensivmed (2004), 45, 558–571
Piffaretti G et al., Endovascular versus open repair of ruptured abdominal aortic aneurysms. Expert Rev Cardiovasc Ther (2006), Nov, 4 (6), 839–852
Poldermans D et al., The effect of bisoprolol on perioperative mortality and myocardial infarction in high risk patients undergoing vascular surgery. Dutch Echocardiographic Cardiac Risk Evaluation Applying Stress Echocardiography Study Group. N Engl J Med (1999), 342, 1789–1794
Rockman CB et al., Warly carotid endarterectomy in symptomatic patients is associated with poorer perioperative outcomes. J Vasc Surg (2006), 44(3), 480–487
Roth SW (2006) Intracranial and cerebrovascular disease. In: Duke J, Anesthesia Secrets, 3rd ed., 250–256. Mosby-Elsevier, Philadelphia
Statistisches Bundesamt, Pressemitteilung Nr. 385 vom 21.09.2007. Statistisches Bundesamt. Pressestelle
Vicenzi MN et al., Coronary Artery Stenting and Non-Cardiac Surgery – a Prospective Outcome Study. Br J Anaesth (2006), 96, 686–693
Wallenborn J et al., Effects of clonidine and superficial cervical plexus block on hemodynamic stability after carotid endarterectomy. J Cardiothorac Vasc Anesth (2008), 22 (1), 84–89
Watts K et al., The impact of anesthetic modality on the outcome of carotid endarterectomy. Am J Surg (2004), 188 (6), 741–747
Williams N (2006) Aorto-occlusive disease. In: Duke J, Anesthesia Secrets, 3rd ed., 245–249. Mosby-Elsevier, Philadelphia

Urologie

U.-C. Pietsch

Der Anteil der Patienten in der Urologie, die mittels endoskopischer Verfahren therapiert werden können, hat immer mehr zugenommen. Zu den häufigsten endoskopischen Eingriffen gehören die transurethrale Resektion der Prostata (TUR-P) sowie die Resektion von Blasentumoren (TUR-B). Obwohl diese Eingriffe aus operativer Sicht als wenig invasiv eingestuft werden, sind damit spezifische Risiken bzw. Nebenwirkungen verbunden.

? Wann ist eine TUR-P indiziert?

Die Indikation zur TUR-P wird bei benigner Prostatahypertrophie im Stadium II (Restharnbildung) gestellt. In Einzelfällen ist bei V.a. ein Prostatakarzinom eine fraktionierte TUR-P zur histopathologischen Untersuchung angezeigt. Mit Hilfe einer Hochfrequenz-Diathermieschlinge wird das hypertrophierte Prostatagewebe schichtweise abgetragen, danach werden eröffnete Blutgefäße durch Koagulation verschlossen. Mit einer speziellen Vaporisationsschlinge kann gleichzeitig Gewebe abgetragen und koaguliert werden, dabei ist die Gefahr eines Flüssigkeitseinstroms über eröffnete Gefäße geringer. Es besteht die Möglichkeit der akzidentellen Perforation der Prostatakapsel, die ebenfalls zu einer massiven Flüssigkeitsbelastung und zur Entwicklung eines sog. TUR-Syndroms führen kann.

? Was versteht man unter dem TUR-Syndrom?

Der Begriff beschreibt letztlich einen neurologisch-kardiovaskulären Symptomenkomplex, der durch eine hypotone Hyperhydratation entsteht. Die Inzidenz beträgt zwischen 1–8%. Es kommt zu einem Übertritt hypoosmolarer Spülflüssigkeit durch direkte Flüssigkeitseinschwemmung über operativ eröffnete Venen und Sinus des Plexus prostaticus oder durch protrahierte Flüssigkeitsresorption über die Blasenschleimhaut. Auch andere Eingriffe wie die transzervikale Endometrium-Resektion oder Arthroskopien können zu einer hypotonen Hyperhydratation führen.

? Gibt es Faktoren, die das Auftreten des TUR-Syndroms begünstigen?

Neben dem Alter (Hypovolämie) und entsprechenden Vorerkrankungen, die Kompensationsmöglichkeiten des Patienten erheblich einschränken können, sind v.a. die Größe des Adenoms und die damit verbundene Resektionszeit (> 60 min) sowie der Druck der Spülflüssigkeit (> 60 cmH$_2$O) von Bedeutung. Der hydrostatische Druck der Spülflüssigkeit kann durch die Aufhängung der Spülbeutel variiert werden. Durch die Lagerung des Patienten können der Venendruck und damit das Ausmaß der Flüssigkeitsresorption beeinflusst werden.

? Welche Anforderungen werden an die Spülflüssigkeit gestellt?

Im Allgemeinen werden eine hypotone hypoosmolare Mannitol/Sorbitol (3%) oder Glycin-Lösung (1,5%) verwendet. Wegen der Nutzung von Koagulations- und Schneidstrom muss Elektrolytfreiheit bestehen, da es sonst beim Patienten zu Verbrennungen käme. Bei Anwendung von Resektoskopen mit bipolaren Elektroden ist auch die Nutzung von 0,9% NaCl möglich. Die Verwendung von destilliertem Wasser kann zu Hämolyse und akutem Nierenversagen führen (Erstbeschreibung 1947). Hypoosmolarität ist wichtig, um eine Trübung der Spüllösung und eine Verklebung der Geräte zu vermeiden. Während einer TUR-Operation werden ca. 30 l Spüllösung benötigt.

? Welche Komplikationen können bei einer TUR-P auftreten?

Neben dem TUR-Syndrom sind intra- und postoperative Blutungen sowie Blasenperforationen möglich. Ein Abschätzen des intraoperativen Blutverlustes ist schwierig, da das Blut gemeinsam mit der ablaufenden Spülflüssigkeit in den Abfluss gelangt und der Hk sowohl durch den Blutverlust als auch durch das Volumen der absorbierten Flüssigkeit gesenkt werden kann. Blasenperforationen können unter Spinalanästhesie symptomarm bleiben, bis das sensible Niveau ausreichend abgesunken ist. Erste klinische Zeichen für Übertritt von Flüssigkeit in die Bauchhöhle oder in den retroperitonealen Raum können Atembeschwerden oder steigende Atemwegsdrücke sein, wenn die Exkursion des Zwerchfells durch den steigenden IAP beeinträchtigt wird. Die Einschwemmung von Gewebe-Thromboplastin und Urokinase kann eine primäre Fibrinolyse auslösen. In Deutschland ist zurzeit nur Tranexamsäure (2/2009) als Antifibrinolytikum im Handel.

Welche Symptome deuten auf das TUR-Syndrom hin?
Patienten werden sowohl durch kardiovaskuläre (Hypo- oder Hypertension, Brady- oder Tachykardie) als auch durch neurologische Symptome (Unruhe, Verwirrtheit, Bewusstseinstrübung, Krampfanfälle) auffällig. Eine transiente Phase der Hypervolämie wird von einem Abfall des HZV, einer Hypovolämie und einem Abfall des mittleren arteriellen Drucks gefolgt. Ursächlich sind neben einem zellulären Ödem eine Hyponatriämie, eine Hypokalzämie, eine Hypothermie und vermutlich weitere Faktoren wie bspw. die Einschwemmung von Endotoxinen. Die neurologischen Symptome entstehen primär durch ein Hirnödem (es kommt mit Abfall der Serumosmolarität zu einem Flüssigkeitseinstrom über die Blut-Hirn-Schranke in das ZNS). Auch die Hyponatriämie und eine direkte Glycin-Toxizität können neurologische Symptome verursachen.

Welche Therapieoptionen kommen infrage?
Als erstes sollte der Operateur informiert werden, damit die Operation in kürzester Zeit beendet bzw. abgebrochen werden kann. Kommt der Kauter nicht mehr zum Einsatz, kann eine isotone Kochsalzlösung als Spülflüssigkeit genutzt werden. Die i.v. Infusion sollte gedrosselt werden und das Ausschwemmen von Flüssigkeit mit Furosemid bzw. Mannitol unterstützt werden. Bei schwerer Hyponatriämie (Natrium < 120 mmol/l) und ausgeprägten klinischen Symptomen kann hypertone Kochsalzlösung unter engmaschiger Kontrolle des Serumnatriums appliziert werden. Pathophysiologisch liegt der Erkrankung primär eine hypotone Hyperhydration vor, kein Natriumverlust. Allerdings kann durch die osmotische Diurese (Mannitol, Sorbitol) auch eine Reduktion des Gesamtkörper-Natriums entstehen. Die externe i.v. Zufuhr von Natrium kann die intravasale Flüssigkeitsüberladung aggravieren. Der Serumnatriumspiegel sollte langsam (max. 1 mmol/l pro h) ausgeglichen werden, um der Gefahr einer zentralen pontinen Myelinolyse vorzubeugen. Bei lebensbedrohlichen Zuständen muss immer auch an eine Intubation bzw. Beatmung gedacht werden.

Kann man dem TUR-Syndrom vorbeugen?
Auch bei einem erfahrenen Operateur muss die Resektionszeit auf ca. 60 min begrenzt werden. Ist dies aufgrund der Größe der Prostata von vornherein nicht möglich, kann in Einzelfällen auch eine sog. Niederdruck-TUR-P durchgeführt werden. Dabei wird zusätzlich ein suprapubischer Trokar angelegt, über den die Spüllösung permanent ablaufen kann. Eine weitere Möglichkeit besteht in der Nutzung einer speziellen Vaporisationsschlinge zur Resektion, mit der in einem Arbeitsschritt reseziert und koaguliert werden kann. Mit der herkömmlichen

Resektionsschlinge kann dies nur in 2 aufeinander folgenden Arbeitsgängen getan werden. In jedem Fall sollte die Spülflüssigkeit nicht mehr als 60 cm über Patientenniveau hängen, um den hydrostatischen Druck so niedrig wie möglich zu halten.

? Gibt es ein Anästhesieverfahren der Wahl?

Grundsätzlich ist die Spinalanästhesie die Methode der Wahl. Dabei ist eine Analgesiehöhe bis Th10 ausreichend, sodass sich hämodynamische Nebenwirkungen durch Sympathikolyse in Grenzen halten. Die Methode bietet u.a. den Vorteil, dass die Patienten neurologisch beurteilt werden können. Das Standardmonitoring besteht in einer engmaschigen nicht invasiven Blutdruckmessung sowie der Überwachung von EKG und Pulsoxymetrie. Zusätzlich besteht die Möglichkeit, die endex-spiratorische Atemalkoholkonzentration zu messen, um so die Menge der eingeschwemmten Spülflüssigkeit abschätzen zu können. Der Spüllösung wird Alkohol zugesetzt, sodass eine 1%ige Spüllösung entsteht. In regelmäßigen Abständen kann dann die Alkoholkonzentration in der Ausatemluft des Patienten bettseitig (z.B. Alkoholmessgerät wie bei der Polizei) gemessen werden.

Die eingeschwemmte Flüssigkeitsmenge berechnet sich nach der WIDMARK-Formel:

$A = C\ p\ r$

A = eingeschwemmte Spülmenge
C = bekannte Alkoholkonzentration
p = Körpergewicht in kg
r = Verhältnis der Alkoholkonzentration im Gesamtkörper zu derjenigen im Blut bzw. in der Ausatemluft (0,7)

Literatur

Ekengren J, Hahn RG, Complications during transurethral vaporization of the prostate. Urology (1996), 48, 424–427
Frank T et al., Neue Verfahren zur transurethralen Elektroresektion der Prostata aus anästhesiologischer Sicht. Anaesthesiol Reanimat (1998), 23, 124–128
Gravenstein D, Transurethral resection of the prostate (TURP) syndrome: a review of the pathophysiology and management. Anesth Analg (1997), 84, 438–446
Standl T (2001) Urologie. In: Kochs E, Buzello W, Adams HA, Anästhesiologie, 1245–1257. Thieme, Stuttgart
Zink M et al., Über die Berechnung des Einschwemmvolumens bei der Transurethralen Prostataresektion. Anästhesiol Intensivmed Notfallmed Schmerzther (1997), 32, 219–225

HNO

A. Schlosser

? Was ist Jetventilation und wie funktioniert sie?

Unter dem Begriff Hochfrequenz-Ventilation (HFOV) versteht man eine heterogene Gruppe von Beatmungstechniken, die eine mindestens 4-mal höhere Beatmungsfrequenz als bei der Spontanatmung als gemeinsames Merkmal haben. Sie unterscheiden sich im Frequenzbereich, die Spannbreite liegt zwischen 60–2400 Impulsen/min. Bei Frequenzen < 1 Hz wird von nieder- und normofrequenter Jetventilation (NFJV) gesprochen, bei Frequenzen von 1–10 Hz spricht man von Hochfrequenz-Jetventilation (HFJV). Die HFJV beruht auf einer hochfrequenten Applikation kleiner Gasvolumina über englumige Kanülen. Im Gegensatz zu konventionell geblockten Endotrachealtuben sind diese zur Umgebung offen. Zur Überwindung des Widerstandes dieser engen Jetkanülen sind extrem hohe Arbeitsdrücke nötig, dem Phänomen liegt das Hagen-Poiseuille-Gesetz zugrunde:

Abb. 95: Hagen-Poiseuille-Gesetz

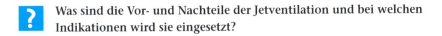

$$Q = \frac{\Delta P \times \pi \times r^4}{8 \times \eta \times L}$$

Der hohe Arbeitsdruck kann sich aufgrund des offenen Systems nicht bis in die Atemwege fortpflanzen. Die applizierten Gasvolumina werden mit hoher Geschwindigkeit in die peripheren Lungenabschnitte injiziert, daher die Bezeichnung Jet. Dabei wird Umgebungsluft mitgerissen (Air-Entrainment), sodass eine Vergrößerung des vom Ventilator abgegebenen Beatmungsvolumens resultiert. Aufgrund sich überlagernder Strömungsphänomene (Venturi-Effekt, Diffusion, Konvektion, Tayler-Typ-Dispersion, koaxialer Gasfluss, reguläre alveoläre Ventilation) kommt es bei dieser Beatmungsform trotz der niedrigen applizierten Gasvolumina zu einem suffizienten Gasaustausch.

? Was sind die Vor- und Nachteile der Jetventilation und bei welchen Indikationen wird sie eingesetzt?

Vorteile:
- Bessere Übersichtlichkeit und Zugänglichkeit im OP-Gebiet
- Verminderte Brandgefahr bei Laserchirurgie
- Geringe Druckbelastung von Atemwegen, Anastomosen und Fisteln
- Geringere Beeinträchtigung der Hämodynamik
- Unterstützung der mukoziliären Clearance

Nachteile:
- Erschwerte CO_2-Elimination bei obstruktiven Lungenerkrankungen
- Ungeeignet für die Verwendung von Inhalationsanästhetika
- Technisch aufwändige Atemgasklimatisierung und -erwärmung
- Barotraumagefahr bei Obstruktion des Atemweges
- Geringe Vorhersehbarkeit der Beatmungseffektivität, erschwertes CO_2-Monitoring
- Keine Abdichtung der Atemwege möglich, d.h. potenzielle Aspirationsgefahr

Indikationen:
- Diagnostische und therapeutische Eingriffe an Kehlkopf, Atemwegen und Lunge
- Zugangswege: translaryngeal, transkutan, kombiniert oder via Tracheostoma
- Umstritten: Notfalloxygenation in der „Can't intubate, can't ventilate-Situation"

Kontraindikationen:
- Absolut: hochgradige Behinderung des Gasabflusses (< 20% des Atemwegsquerschnittes).
- Relativ: Diffusionsstörungen, inhomogen belüftete Lungenareale, restriktive Veränderungen können zu Oxygenationsstörungen und Störungen der CO_2-Elimination führen.

Literatur

Aloy A, Schragl E (1995) Jetventilation. Technische Grundlagen und klinische Anwendungen. Springer, Wien, New York

Biro P, Wiedemann K, Jetventilation und Anästhesie für diagnostische und therapeutische Eingriffe an den Atemwegen. Anästhesist (1999), 48, 669–685

Biro P, Schmid S, Anästhesie und Hochfrequenz-Jetventilation (HFJV) für operative Eingriffe an Larynx und Trachea. HNO (1997), 45, 43–52

? Welche anästhesiologischen Besonderheiten ergeben sich aus dem Einsatz von Laserchirurgie im HNO-Bereich?

? Was ist Laser?

Es gibt mehrere Arten von Laser (Light Amplification by Stimulated Emission of Radiation). Diese unterscheiden sich in ihrer Wellenlänge und werden für verschiedene operative Indikationen verwendet (z.B. CO_2, YAG, Argon, Krypton) Vorteile dieser Methode sind die Möglichkeit der exakten Schnittführung, die geringe Blutungstendenz und die geringere Ödembildung und Vernarbung des betroffenen Gewebes. Bei Eingriffen an den Atemwegen wird oftmals ein CO_2-Laser eingesetzt. Die größte Gefahr des Lasereinsatzes liegt in einer Entflammung oder eines Brandes in den Atemwegen und der Lunge des Patienten durch Entzündung von Fremdmaterial im Operationssitus. In der Literatur wird die Häufigkeit von Brandzwischenfällen bei laserchirurgischen Atemwegseingriffen mit 0,4–1,5% angegeben. Um einen Brand auszulösen, müssen drei Bedingungen erfüllt sein: Sauerstoff, Zündenergie und brennbares Material. Selbst bei Verzicht auf brennbares Material liegt ein Restrisiko durch körpereigenes Gewebe vor, das sich unter der Einwirkung des Laserstrahls zu einem partikelhaltigen Aerosol (sog. Lasersmog) im Operationsgebiet umwandeln kann. Bei fast jeder durch den Laserstrahl am Gewebe hervorgerufenen thermischen Reaktion entsteht Rauch, der die Sicht des Operateurs behindert und abgesaugt werden muss. Thermische Reaktionen mit Plastik oder Gas erzeugen potenziell toxische Substanzen. Heiße Dämpfe oder Rauch können beim Eintreten in den oberen Respirationstrakt zum Inhalationstrauma führen. Da Brand- und Explosionsereignisse im Rahmen der Laserchirurgie plötzlich und unerwartet eintreten, ist die entsprechende Kommunikation zwischen Operateur und Anästhesist oberstes Gebot!

HNO

? Welche allgemeinen Schutzmaßnahmen sind erforderlich?

Augenschutz für alle im OP-Saal Anwesenden! Das Tragen von speziellen Laserbrillen ist obligat. Die Augen des Patienten müssen mit feuchter Gaze sicher abgedeckt sein.

? Welche speziellen anästhesiologischen Risiken bestehen?

Risikopotenzial von Sauerstoff:
Eine unkontrollierte Sauerstoffkontamination der Umgebung ist besonders hoch bei offenen Systemen (bei O_2-Applikation via Nasensonde unter Spontanatmung, bei Gesichtsmaske und Spontanatmung oder manueller Beatmung, bei ungeblocktem Tubus und bei der Larynxmaske)

Zündenergie:
Die vom Laserstrahl im Gewebe erzeugten Temperaturen liegen im Bereich von 37–300 °C. Kontrollierbare Größen sind Laserenergie, Energiemodus (gepulst vs. kontinuierlich) sowie die Art des Lasers. Unkontrollierbare Faktoren sind Reflexionen des Laserstrahls an Metall sowie Verschiebung des Zielpunktes durch unkontrollierte Bewegung des Patienten.

Brennbares Material:
Dies können u.a. Metall, Gewebe, Blut, Haare, Plastik, karbonisiertes Gewebe oder Farbpartikel am Tubus (Beschriftung) sein, auch ein explosives Gasgemisch aus dem Gastrointestinaltrakt oder Lachgas (> 300 °C) sind möglich.

? Welche Vorsichtsmaßnahmen zur Minimierung dieses Risikos sind möglich?

- FiO_2 0,3, keine offene Applikation von Sauerstoff!
- Lachgasfreie Narkose
- Vermeidung volatiler Anästhetika (bei Verbrennung könnten diese zu potenziell toxischen Verbindungen pyrolisiert werden)
- Ausreichende Analgesie (Lasereingriffe können äußerst schmerzhaft sein)
- Muskelrelaxation zur Vermeidung unkontrollierter Bewegungen des Patienten
- Verwendung laserresistenter Endotrachealtuben mit NaCl 0,9%-geblocktem doppeltem Cuff
- Ggf. HVJF bei trachealen Eingriffen möglich
- Keine Verwendung trockener Kompressen
- Außerdem: Augenschutz bei Patient und Personal!

? Was tun, wenn's brennt?

- In der Phase der akuten Entflammung sind die Beatmung und O_2-Zufuhr sofort zu unterbrechen, das Beatmungssystem muss diskonnektiert werden.
- Unmittelbar danach ist der Brand zu löschen und zu entscheiden, inwiefern der Tubus zur Atemwegssicherung notwendig und überhaupt noch brauchbar ist. Bei intraluminaler Entzündung wird der Verbrennungsvorgang durch Diskonnektion der Beatmung sofort unterbrochen.

- Danach entweder: Entfernung des Tubus und Maskenbeatmung mit 100% O_2, danach sofort Reintubation.
- Oder: Tubus bleibt in Position und kann zur Sicherung des Atemweges und zur Beatmung weiter benutzt werden, bis alternative Zugänge zur Trachea gewährleistet sind (Tracheotomie, Cook-Stab).
- Danach diagnostische Bronchoskopie, Verlegung auf die Intensivstation für mind. 24 h, ggf. lokale Applikation von Cortisonpräparaten zur Linderung des Inhalationstraumas.

Literatur

Chee WK, Benumof JL, Airway Fire during tracheostomy: Extubation may be contraindicated. Anesthesiology (1998), 89, 576–578
Gehring H, Risiken des Sauerstoffs in der Laserchirurgie. Anesthesiol Intensivmed Notfallmed Schmerzther (2002), 37(1), 43–51
Rampil IJ, Anesthetic Considerations for Laser Surgery. Anesth Analg (1992), 74, 424–435

Adrenalin/Ornipressin bei HNO-Eingriffen

? Wie wirkt sich eine Wundinfiltration mit Adrenalin und Ornipressin auf die Hämodynamik aus?

Die Infiltration mit Lokalanästhetika unter Beimischung vasokonstriktorischer Substanzen wie Adrenalin oder Ornipressin zur Blutstillung, Schaffung besserer intraoperativer Sichtverhältnisse und Analgesie ist in der HNO-Chirurgie weit verbreitete Praxis. Der Zusatz an Vasokonstriktoren verringert die Absorptionsrate des Lokalanästhetikums, verlängert damit dessen WD und reduziert dessen Toxizität. Bei den für diese Indikation verwendeten niedrigen Konzentrationen von Adrenalin spielt v.a. die hohe Affinität zu den $β_1$- und $β_2$-Rezeptoren eine Rolle. Durch die $β_2$-Stimulation kommt es zur peripheren Vasodilatation, sodass der totale periphere Widerstand abnimmt. Dies geht mit einem Abfall des diastolischen RR einher, der arterielle Mitteldruck kann konstant bleiben oder leicht zunehmen, wenn das SV und damit der systolische RR entsprechend ansteigen. Die Zunahme der HF ist in diesem Konzentrationsbereich nicht nur durch die kardiale $β_1$-Stimulation bedingt, sondern entsteht auch reflektorisch als Folge des Abfalls der Vor- und Nachlast. Bei Hypovolämie kann eine Tachykardie resultieren, die dann überwiegend reflektorisch bedingt ist. Übliche Dosierungen für diese Indikation sind Adrenalin 1:100 000 oder 1:200 000 in Lidocain 1–2%.

Ornipressin ist ein synthetisch hergestelltes ADH-Analogon (POR-8). Es bindet hochaffin an die Vasopressin-Rezeptoren V_{1a} und erst in höherer Dosierung auch an V_{1b} und V_2. Die Interaktion mit V_{1a} führt G-Protein-vermittelt zu einer Vasokonstriktion, Stimulation der Prostaglandinsynthese und Hemmung der Reninsekretion. Die Bindung an V_2 führt cAMP-vermittelt u.a. zur Relaxation der Gefäßmuskulatur. Für die erwünschte Wirkung als Vasokonstriktorenzusatz bei Lokalanästhetika wird eine Dosierung von 0,01 IE/ml empfohlen. Aufgrund ungeklärter Todesfälle nach Verwendung von POR-8 darf dieses nur noch in einer Höchstdosierung von 2,5 IE/Patient angewendet werden. Bei Patienten mit kardialer Vorerkrankung ist die Gabe kontraindiziert. Die Wirkung setzt nach ca. 3 min ein, die WD beträgt zwischen 45–120 min.

> **Unter welchen Bedingungen ist der Zusatz vasokonstriktorischer Additiva nur bedingt geeignet?**

◢ Vorsicht bei koronar vorgeschädigten Patienten (Kontraindikation für Ornipressin).
◢ Vorsicht bei Allgemeinanästhesie mit volatilen Anästhetika. Vor allem das nur noch selten verwendete Halothan erhöht die Empfindlichkeit des Myokards gegenüber Katecholaminen.
◢ Kontraindikation gegen Verwendung von Katecholaminen (z.B. Hyperthyreose).

Literatur

Arzneimittelbrief (2002), 5
Kam PCA, Tay TM, The pharmacology of ornipressin (POR-8): a local vasoconstrictor used in surgery. Eur J Anesth (1998), 15, 133–139
Thiel H et al. (2004) Anästhesiologische Pharmakotherapie. Thieme, Stuttgart
Yang JJ et al., Marked hypotension induced by adrenaline contained in local anesthetic. Laryngoskope (2005), 115, 348–352

Tonsillektomie-Nachblutung und Management des schwierigen Atemweges

> **Welche Komplikationen treten häufig nach Tonsillektomie auf? Wie hoch ist das Risiko einer Nachblutung?**

Die häufigsten Komplikationen nach Tonsillektomie (TE) sind PONV, starke Schmerzen und Nachblutung. Die Inzidenz für eine Nachblutung nach TE wird in Deutschland zwischen 2–10% angegeben. Es treten in Deutschland ca. 8 Todesfälle pro Jahr durch TE-Nachblutungen auf. Die Mehrzahl der Blutungen treten am OP-Tag und am 1. postoperativen Tag auf, ein erneuter Gipfel zeigt sich am 5.–7. postoperativen Tag. Nachblutungen innerhalb der ersten 24 h werden als primäre, zu einem späteren Zeitpunkt auftretende als sekundäre Blutungen beschrieben. Als Ursache für die direkt postoperative Blutung ist das Nachlassen der Wirkung der intraoperativ zur Blutungsminderung verabreichten Vasokonstriktiva zu sehen sowie im weiteren Verlauf das Ablösen der Blutkoagel nach ca. 12 h. Spätere Blutungsereignisse sind oft auf das Ablösen der Fibrinbeläge zurückzuführen, deshalb können Blutungen bis zur kompletten Ausheilung der Wundbereiche auftreten. In mehreren Studien wird zudem der Einfluss der zur postoperativen Schmerztherapie verwendeten Analgetika auf die Inzidenz von Nachblutungen aufgezeigt.

> **Welche Risiken birgt eine TE-Nachblutung, und was ist zur Narkoseführung bei Revisionen zu beachten?**

Da die Patienten bis zum Zeitpunkt der Revision schon größere Mengen Blut verschluckt haben können, sind sie stets als nicht nüchtern zu betrachten, und es ist eine RSI durchzuführen, der Magen ist zu entlasten. Bei akuten Blutungen muss immer mit einer schwierigen Intubation gerechnet werden (mehrere Helfer erforderlich, potente Absaugung, Instrumentarien und Materialien für das Difficult Airway Management müssen vor Ort sein)! Es besteht ebenfalls die Gefahr einer bereits stattgehabten Blutaspiration (ggf. bronchoskopische und radiologische Kontrolle postoperativ). Bei möglicherweise bestehender hämorrhagisch bedingter Hypovolämie rechtzeitig für adäquate Venenzugänge sorgen, Gerinnungsstatus und BB kontrollieren sowie ggf. Kreuzblut und Transfusionsanforderungen stellen! Sofortige adäquate Volumensubstitution anstreben. Nach Beendigung der Revision ist eine geplante Extubation kritisch zu evaluieren: Ist diese bei vorliegendem Lokalbefund und klinischem Zustand (Katecholaminpflichtigkeit, Transfusionspflichtigkeit, Aspiration) möglich oder sollte der Patient beatmet auf eine Intensivstation verlegt werden?

? Welche Empfehlungen gibt es für die postoperative Schmerztherapie?

Die adäquate postoperative Schmerztherapie bei TE ist von großer Bedeutung, da die Schmerzintensität dieses Eingriffes häufig unterschätzt wird und diese Schmerzen 8–10 Tage in gleich bleibender Intensität andauern. Zur multimodalen Analgesie gehören: Wundinfiltration mit einem lang wirksamen Lokalanästhetikum, Kombination eines Nichtopioidanalgetikums mit einem schwachen Opioid, falls nötig auch mit einem stark potenten Opioid. Zur Basismedikation gehören Paracetamol und Metamizol.

- Paracetamol: häufig verwendet, niedrig potent, hat kaum Einfluss auf die plasmatische Gerinnung und Thrombozytenfunktion, in Kombinationstherapie geeignet.
- Metamizol: sehr gute Analgesie (**Cave**: Kontraindikationen), Gabe als Kurzinfusion evtl. präoperativ (vor Verletzung des Gewebes).
- ASS: Risiko interventionspflichtiger Nachblutungen ist erhöht, nicht geeignet.
- Übrige NSAR: guter analgetischer Effekt, keine eindeutige Studienlage zum Nachblutungsrisiko (jedoch Tendenz zu erhöhtem Nachblutungsrisiko bei postoperativer statt präoperativer Gabe).
- Sonderstellung Ketoprofen (ebenfalls NSAR): beeinflusst plasmatische Gerinnung weniger als andere NSAR.
- COX-2-Inhibitoren: bessere Analgesie und niedrigeres Nachblutungsrisiko als Ketoprofen.
- Lokalanästhetika: uneinheitliche Studienlage, eher gering ausgeprägte analgetische Effekte, am wirksamsten bei postinterventioneller Infiltration.
- Opioide: bei unzureichender Analgesie in Kombination mit Nichtopioid indiziert.
- Kortikosteroide: vermindern die postoperativen Schmerzen und Weichteilschwellung.

? Wie kann PONV nach TE vermieden werden?

Dexamethason hat antiemetische Eigenschaften und wird zur Prophylaxe von PONV bei Erwachsenen und Kindern empfohlen. Die antiemetische Wirkung scheint dosisabhängig zu sein, höheren Dosierungen wird aber auch eine höhere Nachblutungsrate zugeschrieben. Da intraoperativ Blut in den Magen gelangt, das postoperativ zu Übelkeit und Erbrechen führen kann, ist es sinnvoll, den Magen vor Ausleitung abzusaugen (**Cave**: Magensonde unter Sicht legen, um keine erneute Blutung zu provozieren!). Bei bekannter Prädisposition zu PONV sollte auf die bekannten Schemata zur PONV-Prophylaxe zurückgegriffen werden.

Literatur

Afman C et al., Steroids for post-tonsillectomy pain reduction: meta-analysis of randomized controlled trials. Otolaryngol Head Neck Surg (2006), 134(2), 181–186

Broadman LM et al., The effects of peritonsillar infiltration on the reduction of inraoperative blood loss and post-tonsillectomy pain in children. Laryngoskope (1989), 99, 578–581
Cardwell M et al., Non-steroidal anti-inflammatory drugs and perioperative bleeding in paediatric tonsillectomy. Cochrane Database Syst Rev (2005), 2, CD003591
Czarnetzki C et al., Dexamethasone and risk of nausea and vomiting and postoperative bleeding after tonsillectomy in children. JAMA (2008), 300(22), 2611–2630
Ginström R et al., Local bupivacaine-epinephrine infiltration combined with general anesthesia for adult tonsillectomy. Acta Otolaryngol (2003), 125(9), 972–975
Hilton M, Tonsillectomy technique – tradition versus technology. Lancet (2004), 364(9435), 642–643
Judkins JH et al., Intraoperative ketorolac and posttonsillectomy bleeding. Arch Otolaryngol Head Neck Surg (1996), 122, 937–940
Likar R et al., Präemptive Analgesie mit Ropivacain bei Tonsillektomien im Erwachsenenalter. Anaesthesist (1999), 48, 373–378
Louizos A et al., Preoperative administration of rofecoxib versus ketoprofen for pain relief after tonsillectomy. Ann Otol Rhinol Laryngol (2006), 115(3), 201–204
Marret E et al., Effects of postoperative, nonsteroidal anti-inflammatory drugs on bleeding risk after tonsillectomy: metaanalysis of randomized controlled trials. Anesthesiology (2003), 98(6), 1497–1502
Moiniche S et al., Nonsteroidal antiinflammatory drugs and the risk of operative site bleeding after tonsillectomy: a quantitative systematic review. Anesth Analg (2003), 96(1), 68–77
Nikanne E et al., Celecoxib and ketoprofen for pain management during tonsillectomy: a placebo-controlled clinical trial. Otolaryngol Head Neck Surg (2005), 132(2), 287–294
Rasgon BM et al., Infiltration of epinephrine in tonsillectomy, a randomised, prospective, double blind study. Laryngoskope (1991), 101, 114–118
Romsing J et al., Pharmacokinetics of oral diclofenac and acetaminophen in children after surgery. Paediatr Anaesth (2001), 11(2), 205–213
Saarnivaara L, Comparison of paracetamol and pentazocine suppositories for pain relief after tonsillectomy in adults. Acta Anaesthesiol Scand (1984), 28, 315–318
Splinter WM et al., Preoperative ketorolac increases bleeding after tonsillectomy in children. Can J Anaesth (1996), 43, 560–563
Strub KA et al., Zur lokalen Infiltration von Epinephrin und Bupivacain vor Tonsillektomie. HNO (1996), 44, 672–676
Toma AG et al., Post-tonsillectomy pain: the first ten days. J Laryngol Otology (1995), 109, 963–964
Warnock FF et al., Pain progression, intensity and outcome following tonsillectomy. Pain (1998), 75, 37–45
Zwack GC et al., The utility of peroperative hemostatic assessment in adenotonsillectomy. Int J Pediatr Otorhinolaryngol (1997), 39, 67–76

Anästhesiologisches Management bei chirurgischer Tracheotomie

? **Wann besteht die Indikation zur Tracheotomie?**
Eine konventionelle chirurgische Tracheotomie ist indiziert, wenn ein permanenter oder zumindest langfristiger trachealer Atemwegszugang nötig ist (z.B. palliativ bei hirnorganischen oder neurologischen Störungen) oder Kontraindikationen eine perkutane Dilatationstracheotomie unmöglich machen. Die konventionell offen-chirurgische Tracheotomie hat stets ein pflegeleichtes, primär epithelialisiertes Stoma zum Ziel. Die eröffnete Tracheavorderwand ist in der Technik nach Björk und Dukes als U-förmiger Lappen schonend in die Subkutis einzubetten, um einen späteren plastischen Trachealverschluss zu ermöglichen. Für den elektiven Eingriff wird i.d.R. eine Allgemeinnarkose durchgeführt. Eine Nottracheotomie erfolgt in Lokalanästhesie durch den Operateur.

? **Welche Besonderheiten bestehen im anästhesiologischen Management?**

- Aufrechterhaltung der Narkose möglichst in TIVA
- Manuelle Beatmung, da Tubusdislokation oder intraoperative Cuff-Schädigung evtl. schneller detektiert werden kann
- Cuff möglichst unterhalb der Schnittstelle platzieren, um das Risiko der Cuff-Schädigung zu verringern (**Cave**: einseitige Intubation!)
- Vor Eröffnung der Trachea FiO_2 auf 1,0 erhöhen
- Falls Cuff-Verletzung auftritt, Umintubation erwägen
- Am Ende der Operation Ersatz des Tubus durch passende Trachealkanüle
- **Cave**: operationsbedingte Pneumothoraxgefahr, deshalb regelmäßige Auskultationskontrollen und routinemäßige Thorax-Röntgen-Kontrolle im Aufwachraum!
- **Cave**: postoperativ häufig tracheale Irritationen mit starkem Hustenreiz und viel Sekretbildung, daher erhöhtes Risiko respiratorischer Insuffizienz!

Literatur

Dukes HM, Tracheostomy. Thorax (1970), 25, 573–576
Klemm E et al., Tracheotomie. Intensivmed (999), 36, 309–313
Kox WJ, Spies CD (2005) Check-up Anästhesiologie. Springer, Berlin, Heidelberg

Postoperative Schmerztherapie

Mario Laufer

Postoperative Schmerztherapie

M. Laufer

? Was sind akute Schmerzen?
Schmerzen sind unangenehme sensorische, emotionale und mentale Empfindungen. Sie führen unter Beeinflussung durch soziale und kulturelle Rahmenbedingungen zu vegetativen und psychologischen Verhaltensreaktionen. Schmerzen haben immer subjektiven Charakter! Akute Schmerzen haben eine biologisch nützliche Schutz- und Warnfunktion und werden durch eine tatsächliche oder potenzielle Gewebeschädigung bzw. eine Erkrankung ausgelöst. Sie dauern meist nur Stunden bis Tage und werden von den Patienten aufgrund des passageren Charakters relativ gut toleriert – auch weil die Patienten in ihrem sozialen Umfeld auf ein gutes Verständnis stoßen. Neben akuten Komplikationen (s.u.) besteht die Gefahr der Chronifizierung. Diese wird durch eine ungenügende Schmerztherapie gefördert.

? Verhindert die Schmerztherapie das Erkennen von Komplikationen?
Zunehmende oder auf therapeutische Maßnahmen nur ungenügend reagierende postoperative Schmerzen sind ein Warnsymptom, dessen Ursache geklärt werden muss! Eine standardisierte Dokumentation und genaue Patientenbeobachtung sind die Basis für eine schnelle Diagnose. Eine sachgerechte postoperative Schmerztherapie verschleiert keine Komplikationen!

? Warum werden postoperative Schmerzen oft nur ungenügend behandelt?
Viele Patienten erwarten nach einer Operation Schmerzen und verzichten auf eine adäquate Therapie. Außerdem sind große Teile des medizinischen Personals in der Schmerztherapie unerfahren. Die Steigerung von Morbidität und Mortalität durch eine ineffektive Therapie wird unterschätzt, das potenzielle Risiko einer Therapie mit Opiaten (Atemdepression, Suchtpotenzial) wird dagegen überschätzt.

? Welche Komplikationen drohen bei ungenügender Analgesie?
Die Annahme, dass postoperative Schmerzen für den Patienten nur unangenehm sind, verkennt die wirklichen Gefahren. Durch die Beeinflussung vieler Organsysteme und Regelmechanismen kann es zur Steigerung von Morbidität und Mortalität kommen (s. Tab. 118).

? Wie kann man Schmerz messen?
In der klinischen Routine haben sich zum Messen der Schmerzstärke visuelle Analogskalen (VAS) oder numerische Analogskalen (NAS) durchgesetzt, mit denen die Patienten ihre Schmerzen zwischen 1 (= kein Schmerz) und 10 (= unerträglicher Schmerz) einstufen. Hierbei können Schieber verwendet werden, bei denen sich mittels eines Balkens die Schmerzintensität optisch besser darstellen lässt. Auf der Rückseite kann man den entsprechenden Zahlenwert ablesen. Die Schmerzmessung und -Dokumentation sollte 2-mal täglich durchgeführt

Tab. 118: Organbezogene Nebenwirkungen durch akute Schmerzen

Organsystem	Reaktion
Lunge	Verminderung des Atemzugvolumens, der funktionellen Residualkapazität und Vitalkapazität, abgeschwächter Hustenstoß, Sekretretention, Infektionen, Atelektasen, Hypoxämie
Herz-Kreislauf	Tachykardie, Hypertension, erhöhter peripherer Gefäßwiderstand, erhöhte Herzarbeit und erhöhter Sauerstoffverbrauch, Myokardischämie, Thrombosen, Embolie
Darm	Verringerte Motilität und Durchblutung
Niere	Harnverhalt, verminderte GFR
Hormone	Erhöhte Aldosteron-, Katecholamin-, Cortisol- und ADH-Sekretion
ZNS	Angst, Schlafentzug, Prägung für zukünftige Operationen, Chronifizierung

werden. Hierbei erfolgt die Einstufung jeweils für den Zustand in Ruhe und bei Belastung (z.B. VAS: 3/6). Für Kinder ab etwa dem 4. Lebensjahr hat sich die Verwendung von Gesichterskalen durchgesetzt, über die wiederum eine Einstufung zwischen 1 und 10 möglich ist. Für Kinder < 4 Jahre empfiehlt sich die Verwendung der Kindlichen Unbehagen- und Schmerzskala (KUSS) nach Büttner:

Tab. 119: Kindliche Unbehagen- und Schmerzskala (KUSS) nach Büttner

Beobachtung	Bewertung	Punkte
Weinen	Gar nicht	0
	Stöhnen, Jammern, Wimmern	1
	Schreien	2
Gesichtsausdruck	Entspannt, lächelt	0
	Mund verzerrt	1
	Mund und Augen grimassieren	2
Rumpfhaltung	Neutral	0
	Unstet	1
	Aufbäumen, Krümmen	2
Beinhaltung	Neutral	0
	Strampelnd, tretend	1
	An den Körper gezogen	2
Motorische Unruhe	Nicht vorhanden	0
	Mäßig	1
	Ruhelos	2
Summe		0–10 Punkte

? Haben die Patienten ein Recht auf die Behandlung ihrer Schmerzen?

Die Behandlung von Patienten muss immer auf Facharztniveau erfolgen – so auch in der Schmerztherapie. Hierbei muss nicht jeder Arzt alle therapeutischen Möglichkeiten selbst beherrschen, bei Überschreitung der eigenen Kompetenz sind Fachkollegen hinzuzuziehen (**Berufsordnung**). Die Rechtsprechung nimmt hierbei keine Rücksicht auf ärztliche Schwächelagen oder Strukturmängel.

Im **Zivilrecht** kann eine Gesundheitsschädigung durch unterlassene Schmerzbekämpfung die Basis für eine Klage auf Schmerzensgeld darstellen. Das **Strafrecht** sieht bei unzureichender Schmerztherapie die Möglichkeit einer Bestrafung wegen fahrlässiger Körperverletzung durch Unterlassen oder wegen unterlassener Hilfeleistung oder gar Totschlags vor, wenn die unterlassene Schmerztherapie lebensverkürzend wirkte.

? Welche Ziele hat die postoperative Schmerztherapie?

Durch eine effektive postoperative Schmerztherapie kann man die Häufigkeit und das Ausmaß therapiebedingter Komplikationen vermindern. Die so mögliche Verkürzung der Liegedauer bedeutet nicht nur für den Patienten eine schnellere Genesung, sondern auch für den Krankenhausträger eine Kostensenkung. Eine Optimierung der postoperativen analgetischen Versorgung ist durch Einrichtung eines Akutschmerzdienstes möglich.

? Wann beginnt die postoperative Schmerztherapie?

Es ist nachgewiesen, dass eine gute präoperative Aufklärung der Patienten über die Operation, das Anästhesieverfahren und schmerztherapeutische Optionen zu einer Verbesserung der Mitarbeit und einer höheren Patientenzufriedenheit führt. Hierbei sind Operateure wie auch Anästhesisten gleichermaßen gefordert.

? Welche Möglichkeiten haben die Operateure zur Optimierung der Analgesie?

- Präoperative Aufklärung über zu erwartende Schmerzen und therapeutische Möglichkeiten
- Individuelles Therapiekonzept
- Evtl. Notwendigkeit einer psychologischen Mitbetreuung
- Schonende intra- und postoperative Lagerung
- Favorisierung atraumatischer Operationstechniken
- Gut abgewogene Indikationsstellung für Drainagen und Sonden
- Nutzung physikalischer Maßnahmen (Ruhigstellung, Kälte, Wärme)
- Wundinfiltration mit Lokalanästhetika

? Welche Möglichkeiten haben die Anästhesisten zur Optimierung der Analgesie?

- Gezielte Auswahl des Anästhesieverfahrens (z.B. Supplementierung volatiler Anästhetika mit Opioiden oder einem Regionalanästhesieverfahren)
- Interdisziplinäre Absprachen, gemeinsame Behandlungskonzepte
- Perioperative Schmerzprophylaxe mit Opioiden und/oder Lokalanästhetika
- Konsequente kontinuierliche Weiterführung der Schmerztherapie auf der Bettenstation durch verantwortliches und geschultes Personal
- Einrichtung eines Akutschmerzdienstes

? Wie sind die verschiedenen Zugangswege in der postoperativen Schmerztherapie zu bewerten?

- Intravenös:
  - Schneller Wirkungseintritt
  - Frühe postoperative Phase (Titration durch Arzt, oder PCA-Pumpe)
- Subcutan:
  - Alternative, wenn eine i.v. Opioidapplikation nicht möglich ist
- Intramuskulär:
  - **Kein** empfohlenes Standardverfahren
  - CK-Erhöhung
- Oral:
  - Nach kleinen Eingriffen
  - Normalisierung der gastrointestinalen Motilität notwendig
- Rektal:
  - Nichtopioidanalgetika nach kleinen Eingriffen
  - Besonders für die Kinderchirurgie geeignet

? Sind Opioide in der postoperativen Schmerztherapie indiziert und welche Nebenwirkungen sind zu erwarten?

Opioide sind bei fast allen starken postoperativen Schmerzen indiziert. Bei kurzzeitiger perioperativer Anwendung besteht nur ein extrem geringes Risiko für die Entwicklung einer physischen oder psychischen Abhängigkeit. Sollte eine längere Therapiedauer notwendig sein, empfiehlt sich eine frühzeitige Einstellung auf ein retardiertes Opiat, um einerseits eine gleichmäßige Analgesie zu gewährleisten und andererseits die Abhängigkeitsgefährdung zu minimieren. Die wichtigsten Nebenwirkungen der Opioide sind in der Tabelle 120 aufgeführt.

Kombinationen mit Nichtopioidanalgetika können zur Erweiterung des Wirkungsspektrums und zur evtl. Reduktion der Opioiddosis und der Nebenwirkungen sinnvoll sein! Mögliche Komplikationen lassen sich durch indikationsgerechte Anwendung minimieren und durch adäquate Patientenbeobachtung frühzeitig erkennen! Bei niereninsuffizienten Patienten ist bei Morphin-Anwendungen zu beachten, dass der aktive Metabolit Morphin-6-Glucuronid kumulieren und eine verstärkte Sedierung bis hin zur Atemdepression bewirken kann. Hier empfiehlt sich alternativ der Einsatz des ca. 7,5-fach stärkeren Hydromorphons, das keine aktiven Metabolite hat.

? Sind Nichtopioidanalgetika in der postoperativen Schmerztherapie indiziert?

Nach kleineren chirurgischen Eingriffen reichen oftmals allein Nichtopioidanalgetika aus, um eine gute Schmerzlinderung zu erzielen. Besonders geeignet sind sie für die ambulante Chirurgie wegen der meist nur geringen sedierenden Effekte und der fehlenden Atemdepression. Aber auch nach größeren Eingriffen kann man durch geeignete Kombinationen einen Opioid sparenden Effekt erzielen und so die Nebenwirkungen der Opioide reduzieren. Die Auswahl des Medikamentes sollte stets nach einem geeigneten Wirkprofil erfolgen. In der Kinderchirurgie empfiehlt sich der Einsatz von Suppositorien. In der Tabelle 121 finden sich Beispiele für postoperativ einsetzbare Wirkstoffe (bei Erwachsenen).

Tab. 120: Nebenwirkungen durch Opioide

Opioidwirkung	Häufigkeit	Tachyphylaxie	Therapie
Obstipation	ca. 90%	Keine	Obligate prophylaktische Laxantiengabe, Kombinationen sinnvoll
Nausea/Emesis	ca. 20–40%	Ja	Antiemetika initial empfohlen, 1. Wahl Haloperidol oder Metoclopramid, ergänzend Kortikosteroide, 5HT3-Blocker, Kombinationen sinnvoll
Sedierung	ca. 20%	Ja	Überprüfung der Opioiddosis, Opioidwechsel
Verwirrtheit, Halluzinationen, Albträume	Selten	Keine – Selten	Überprüfung der Opioiddosis (geringerer Bedarf?), Neuroleptika (z.B. Haloperidol), ggf. regional- oder rückenmarksnahe Analgesie
Schwitzen	Selten	Keine – Selten	Anticholinergika, Opioidwechsel
Juckreiz	Selten	Keine – Selten	Antihistaminika, Hautpflege, ggf. Opioidwechsel
Harnverhalt	Selten	Ja	Medikamentenrevision (Synergismus mit anderen Substanzen?) Parasympathomimetika, Opioiddosisreduktion/-wechsel
Myoklonien	Selten	Keine	Antikonvulsiva, Benzodiazepine, Opioiddosisreduktion/-wechsel
Xerostomie	Häufig	Keine	Lokale Maßnahmen, Stimulation der Salivation, Reduktion anticholinerger Medikamente

Tab. 121: Postoperativ einsetzbare Nichtopioidanalgetika (Dosierungen für Erwachsene)

Substanz	Einzeldosis (mg)	Wirkdauer (h)	Wirkprofil	Hauptindikationen
Metamizol	500–1000	4	1, 2, 4	Kolikartige/viszerale Schmerzen
Paracetamol	500–1000	4	1, 2	Leichte Schmerzen
Ibuprofen (retard)	600–800	8–12	1, 2, 3	Schmerzen mit entzündlicher Komponente, Knochenschmerzen
Diclofenac (retard)	50–100	8–12	1, 2, 3	Wie Ibuprofen
Naproxen	500	12	1, 2, 3	Wie Ibuprofen
Flupirtin	100–200	8	2, 5	Muskel- und Gelenkschmerzen

Wirkprofile: 1 = antipyretisch, 2 = analgetisch, 3= antiphlogistisch, 4 = spasmolytisch, 5= muskelrelaxierend

Was ist eine PCA?

Bei der PCA können die Patienten selbst nach Bedarf Schmerzmittel aus einem Pumpensystem abrufen. Hierbei erfolgt die Programmierung so, dass bestimmte Maximaldosierungen nicht überschritten werden können, um die notwendige Sicherheit zu gewährleisten. Prinzipiell gibt es 2 verschiedene Pumpensysteme:
- Mechanische Pumpensysteme mit einer unveränderlichen Flussrate bzw. einer fest vorgegebenen maximalen Boluszahl und immer gleichem Bolusvolumen – hier erfolgt die Anpassung der Dosis mittels Änderung der Medikamentenkonzentration im Reservoir.

- Elektronisch programmierbare Pumpensysteme mit frei einstellbaren Flussraten, Bolusgrößen, Sperrintervallen und Stunden-Maximaldosierungen. Diese Systeme sind in der Anschaffung zunächst teurer, jedoch in der Benutzung deutlich flexibler, sicherer und zuverlässiger.

Insgesamt geben Patienten mit einem PCA-System eine deutlich höhere Zufriedenheit an als anders versorgte Patienten, da sie sich unabhängiger und sicherer versorgt fühlen. PCA-Systeme sind i.v., über Epiduralkatheter oder periphere Katheter einsetzbar.

? Was sind die Besonderheiten einer i.v. PCA?

Die i.v. PCA erfolgt meist als Applikation eines Opiats mittels Pumpe. Hierbei kann eine kontinuierliche Basisrate mit zusätzlichen PCA-Boli kombiniert werden. Allerdings sollte die Indikation für eine kontinuierliche Basisrate auf peripheren Stationen ohne kontinuierliches Monitoring aus Sicherheitsgründen sehr streng gestellt werden. Auch muss zwischen den PCA-Boli ein angepasstes Sperrintervall programmiert werden.

- **Vorteile:**
  - Individuelle zeitgerechte Dosierung durch den Patienten
  - Dynamische Analgesietitration
  - „Mobile" Analgesie, leichtere und frühere Mobilisation
  - Geringe Nebenwirkungsrate
  - Geringer Personalaufwand
  - Hohe Patientenzufriedenheit
- **Nachteile:**
  - Gute Patienten-Compliance notwendig
  - Bei Langzeittherapie Förderung einer Abhängigkeit
  - Bei suizidaler Gefährdung kontraindiziert
  - Bei bekannter Suchterkrankung kontraindiziert
- **Technik:**
  - Elektronisch programmierbare Pumpen
  - Mechanische Systeme stellen max. eine Notlösung dar!
  - Anschluss über separaten Zugang oder möglichst patientennah mit Rückschlagventil im Infusionsschenkel – sonst bei Verschluss des Katheters Gefahr des Rückstaus von Schmerzlösung in den Infusionsschenkel, mit drohender Überdosierung durch Bolus nach Beseitigung der Okklusion

? Was sind die Besonderheiten einer epiduralen PCA?

Indikationen
Größere Eingriffe mit erwartungsgemäß starken Schmerzen, wie z.B.:
- Abdominalchirurgische und retroperitoneale Eingriffe
- Thoraxchirurgische Eingriffe
- Schmerzhafte postoperative/posttraumatische Physiotherapie (z.B. Gelenkschirurgie)

Eine thorakale Epiduralanalgesie bedeutet keine Risikoerhöhung! Sie kann bei kritischen kardiopulmonalen Vorerkrankungen eine Erleichterung für Patienten und Personal darstellen.

Vorteile
Die Vorteile der Epiduralanalgesie gegenüber einer systemischen Schmerztherapie sind:
- Häufig bessere Analgesiequalität
- Segmental begrenzte Wirkung der Lokalanästhetika
- Geringere Beeinträchtigung der Vigilanz infolge Opioideinsparung
- Sympathikolyse (Lokalanästhetika) mit Verbesserung der intestinalen Perfusion und Motilität
- Möglicher präventiver Effekt bez. einer Schmerzchronifizierung (besonders Deafferenzierungssyndrome)
- Prä-, intra- und postoperativ einsetzbar
- Applikation von Opioiden u./o. Lokalanästhetika
- Medikamentenzufuhr intermittierend als Bolus, kontinuierlich oder kombiniert
- Als PCEA (Patientenkontrollierte epidurale Analgesie, Patient Controlled Epidural Analgesia)

Aber: keine gleichzeitige epidurale und systemische Opioidapplikation!

? Ist der Einsatz peripherer Katheterverfahren in der postoperativen Schmerztherapie sinnvoll?

Vorteile
- Leitungsanästhesien mit prolongierter Nutzung durch Katheterverfahren.
- Hocheffiziente Analgesiemaßnahme.
- Meist einfach und risikoarm durchführbar.
- Geringe systemische Nebenwirkungen.
- Besonders zur Überbrückung der ersten postoperativen Phase.
- Eine kontinuierliche Basisrate kann mit einem PCA-Bolus kombiniert werden.

Indikationen
Indikationen für Leitungsanästhesien in der perioperativen Schmerztherapie sind:
- Plexus-brachialis-Katheter:
  - Operationen an Arm oder Schulter bzw. postoperative Physiotherapie
- Plexus-lumbalis-Katheter
  - Operationen an Oberschenkel und Kniegelenk
- Plexus-sacralis-Katheter (N. ischiadicus-Katheter)
  - Operationen an Kniegelenk und Unterschenkel

? Welche Modelle eines Akutschmerzdienstes (ASD) haben sich etabliert?
Die Schmerztherapie muss strukturiert und in angepassten Organisationsformen erfolgen. Ein ASD kann die Patientenversorgung signifikant verbessern. Hierbei haben sich folgende Strukturen in der Praxis bewährt:
- Anästhesistenbasierter ASD, bei dem stets ein Anästhesist an den Visiten teilnimmt und die Therapie festlegt und überwacht.

Und als „kosteneffektive Variante":
- Schwesternbasierter und von Anästhesisten überwachter ASD, bei dem die qualifizierten Schwestern selbständig arbeiten und den Anästhesisten nur noch im Bedarfsfall hinzuziehen.

Die Diskussion über diese „High- und Low-Cost-Modelle" ist noch nicht abgeschlossen. Fest steht hingegen, dass eine regelmäßige Weiterbildung aller Mitarbeiter im Sinne von Qualität und Sicherheit notwendig und auch gesetzliche Verpflichtung ist. Nachgewiesene Effekte eines Akutschmerzdienstes sind:
- Senkung von Häufigkeit und Ausmaß therapiebedingter Komplikationen
- Verbesserung unzureichender analgetischer Patientenversorgung
- Verkürzung der Liegedauer
- Kostensenkung

? Wer ist für die Überwachung der Patienten verantwortlich?
Bei fehlendem ASD geht die Verantwortung für die Weiterführung der postoperativen Schmerztherapie an die Ärzte der peripheren Station über. Sie sind mit der Übernahme des Patienten auf ihre Station für die Durchführung der Schmerztherapie und eine adäquate Überwachung voll verantwortlich. Hierzu müssen klare Überwachungsvorgaben für das Pflegepersonal erstellt werden. Meist kann durch das Personal der peripheren Station keine optimale analgetische Versorgung der Patienten (inkl. Überwachung) sichergestellt werden.

? Nach welchen Prinzipien kann die postoperative Schmerztherapie längerfristig fortgeführt werden?
Die pharmakologische Therapie erfolgt gemäß den WHO-Richtlinien zur Therapie chronischer Schmerzen (WHO-Stufenschema, s. Tab. 122). Die Medikamente werden regelmäßig nach einem festen Zeitschema entsprechend ihrer WD und unter Berücksichtigung einer evtl. Tagesrhythmik des Schmerzes gegeben.

Tab. 122: WHO-Stufenschema der Therapie chronischer Schmerzen

Stufe 1	Nichtopioidanalgetika (z.B. ASS, Metamizol, Paracetamol, NSAR, COX-2-Hemmer)	+ Adjuvantien, + Koanalgetika
Stufe 2	Schwache Opioide (z.B. Tramadol, Tilidin/Naloxon, DHC) Evtl. + Nichtopioidanalgetika	+ Adjuvantien, + Koanalgetika
Stufe 3	Starke Opioide (z.B. Morphin, Oxycodon, Hydromorphon, Buprenorphin, Fentanyl) Evtl. + Nichtopioidanalgetika	+ Adjuvantien, + Koanalgetika

Adjuvantien (z.B. **Laxantien**, **Antiemetika**) unterstützen die analgetische Therapie in ihrer Verträglichkeit durch Reduktion von Nebenwirkungen. Koanalgetika (z.B. **Antidepressiva**, **Antikonvulsiva**, **Spasmolytika**, **Bisphosphonate**, **Kortikosteroide**, **Muskelrelaxanzien**) sind primär keine Analgetika. Durch ihre spezifische Wirkung führen sie jedoch bei bestimmten Schmerzbildern zur Beschwerdelinderung. Die Kombination von Stufe-2- und Stufe-3-

Opioiden ist **nicht sinnvoll**! Prinzipiell sind **retardierte Präparate** zu bevorzugen! Für Durchbruchschmerzen (plötzliche Schmerzspitzen bei sonst suffizienter Schmerztherapie) ist eine schnell wirkende Analgetikazubereitung als zusätzliche Bedarfsmedikation zur Verfügung zu stellen. Die Dosis dieser Bedarfsmedikation muss speziell bei den Opioiden an die Dosierung des retardierten Medikamentes angepasst werden (klinisch bewährt hat sich $^{1}/_{6}$ der Tagesdosis des retardierten Opioids als Einzeldosis der zusätzlichen p.o. nicht retardierten Bedarfsmedikation). Prinzipiell wirken nicht alle Medikamente und Kombinationen bei allen Schmerzen gleich gut.

- Bei Weichteil- und Knochenschmerzen (= Nozizeptorschmerzen vom somatischen Typ) mit einer entzündlichen Komponente hat sich der Einsatz antiphlogistischer Analgetika der Stufe 1 (NSAR) evtl. in Kombination mit einem angepasst starken Opiat bewährt.
- Krampfartige Beschwerden (= Nozizeptorschmerzen vom viszeralen Typ) reagieren hingegen besser auf eine Kombination von Metamizol mit einem Spasmolytikum.
- Die Stufe-1-Analgetika wirken bei neuropathischen Schmerzen meist nur gering oder gar nicht. Hier empfiehlt sich der Einsatz eines Opiats in Kombination mit trizyklischen Antidepressiva und/oder Antiepileptika, da diese modulierend in die Schmerzleitung und Verarbeitung wie auch in die absteigenden Hemmsysteme eingreifen.

Literatur

AWMF-Leitlinien-Register Nr. 041/001, Behandlung akuter perioperativer und posttraumatischer Schmerzen. http://www.uni-duesseldorf.de/WWW/AWMF/ll/041-001.pdf, 09.12.2009

AWMF-Leitlinien-Register Nr. 032/039, Medikamentöse Schmerztherapie. http://www.uni-duesseldorf.de/WWW/AWMF/ll/onko-039.htm, 10.09.2008

Brodner G et al., Acute pain management: analysis, implications and consequences after prospective experience with 6349 surgical patients. European Journal of Anaesthiology (2000), 17, 566–575

Geiß C et al., Überwachung der patientenkontrollierten Analgesie (PCA) durch den Pflegedienst auf Allgemeinstationen. Schmerz (2001), 15, 126–130

Junker U, Nolte T (Hrsg) (2007) Grundlagen der Speziellen Schmerztherapie. Urban & Vogel, München

Zernikow B (Hrsg) (2001) Schmerztherapie bei Kindern. Springer, Berlin, Heidelberg, New York

Wiebalck A et al., Ein Konzept zur Verbesserung der postoperativen Schmerzbehandlung. Anaesthesist (1995), 44, 831–842

Zenz M, Jurna I (Hrsg) (2001) Lehrbuch der Schmerztherapie. WVG, Stuttgart

Stichwortverzeichnis

10-20-System 221
12-Kanal-EKG 130

A

A. carotis interna 601
A. radialis 283f.
α-Blocker 101
α-Rezeptoren 5, 8, 42
α$_1$-Rezeptorblockade 10
α$_1$-Rezeptoren 5, 10
α$_2$-Adrenozeptor-Agonisten 420f.
α$_2$-Blocker 11
α$_2$-Rezeptor-Agonisten 122
α$_2$-Rezeptoren 5
AB0-Inkompatibilität 95
Abbreviated-Burn-Severity-Index 509
Abciximab 127
Abdomen apertum 490
Abortrate 529
Acarbose 123
ACE-Hemmer 122, 321
Acetylcholin 5
Acetylcholinesterase 7
Acetylcholinrezeptor 391
Acetylsalicylsäure 126
ACh-Rezeptor 72
– muskarinerger 72
– nikotinerger 72
ACS
– primäres 484
– rekurrentes 485
– sekundäres 485
– tertiäres 485
Active Implantable Medical Devices 442
Acute Respiratory Distress Syndrome 462
Additiva, vasokonstriktorische 613
Adenosin 115, 331
Adenosin-Rezeptoren 416
Adenylcyclase 43
Adipositas 382, 417
– morbide 485
Adjustable Gastric Banding 388
Adjuvantien 626
ADP-Rezeptor-Antagonisten 127
Adrenalin 5, 7, 98, 612
Adrenalin-Umkehr 10, 99
Adrenozeptoren 110f.
AEP 220, 227

AICD 113, 333, 444
Air Trapping 359
Ajmalin 110
AKIN-Klassifikation 469
Akrenzyanose 184
Akrinor 101, 319
Aktionspotenzial 85, 102
Akutschmerzdienst 621
– Modelle 625
Akzeleromyographie 231
Albumin
– Verbrennung 517
Alfentanil 45, 47, 49
Alkalisierung des Urins 511
Alkalose 48
Alkohol 101
Alkoholentzugssyndrom 381
Alkoholmissbrauch 381
Allen-Test 283f.
Allgemeinanästhesie 534
Almitrine 277
Alphacard-Katheter 190
ALS 392
Alterungsprozess 564f.
Alzheimer-Krankheit 395
Amantadin 393
Ambroxol 514
Ambu-Ventil 150
American Heart Association (AHA) 121
Amidtyp 84
Aminosteroide 74f.
Amiodaron 105, 111ff., 332, 456
AMOEBA 42
Amphetamin 380
Amyotrophe Lateralsklerose (ALS) 391, 494
AnaConDa-System 372
Analgesie, ungenügende 619
Analgesietiefe 224
Analogskalen
– numerische 619
– visuelle 619
Anämie 26, 418
Anamnese 129
Anaphylaxie 311
Anästhetika
– ideale i.v. 54
– volatile 62, 67
Anästhetikakosten 66

Aneurysma 227, 283
- zerebrales 572
Anflutungsgeschwindigkeit 64
Angst 138
Anschlagzeit 48, 86
- verlängerte 480
Antagonisierung 8, 52, 236
Antiarrhythmika 102, 105, 107ff., 111, 114, 123
Anticholinergen, zentrales 8
Anticholinergika 393
Antidepressiva
- tetrazyklische 124
- trizyklische 101, 124
Antidiabetika, orale 123
Antiemetika 437
Antiepileptika 125
Antihypertensiva 319
Antikoagulantientherapie, präoperative 83
Antiparkinsonmedikation 393
Anurie 487
Anxiolyse 138
Aortenaneurysma 283, 427, 596, 602, 604
APC-Resistenz 37
Aprepitant 438
aPTT 31
ARDS 308, 462
- Inhalationstrauma 513
Argatroban 82
Arrhythmie 121, 138, 385
Arteriovenöse Fisteln (AVF) 425
Arteriovenöse Malformationen (AVM) 425
Aspiration 136, 285, 304
Aspirationsgefahr 45
Aspirationsprophylaxe 140
Aspirationsrisiko 135f., 140, 527
Assist Device 412
AT III-Mangel 37
Atemalkoholkonzentration, endexspiratorische 608
Atemdepression 46, 48, 60
Atemhilfsmuskulatur 493
Atemwegsalgorithmus 302
Atemwegserkrankung, chronisch obstruktive 139
Atemwegsmanagement 297
Atemwegsspitzendruck 275
Atherosklerose 417
ATLS-Algorithmus 521
Atombombe 62
ATP 5
Atracurium 75

Atropin 5, 7, 10, 78
Aufklärung 132
- präoperative 621
Aufklärungsgespräch 134
Aufsteigendes retikuläres Aktivierungssystem (ARAS) 259
Aufwachraum 584
Augenschaden 293
Austreibungsphase 530
Autoregulation, zerebrale 591, 599
Autotransfusion, maschinelle 336
AV-Block 107, 115
AV-Block II° 333
- Typ I (Wenckebach) 333
- Typ II (Mobitz) 333
AV-Fistel 283
AV-Knoten 104, 110f., 113ff.
AV-Knoten-Reentry-Tachykardien 115
AV-Reentry-Tachykardie 331
AV-Überleitung 108
Awareness 238, 338ff.
Axillär 243
Ayreschen T-Stück 150
Azidose 48, 452, 499

B

β-Blocker 420
β-Blocker-Therapie 420
$β_2$-Blockade 9
Barbiturate 589
Bare Metal Stent 131, 418
Basis-Bolus-Prinzip 343
Bauchaortenaneurysma, rupturiertes 603
Bauchlage 463, 581
Bauchlagerung 483
Bauchwandhernie 482
Baux-Index 509
Bazett-Formel 164
BB 273
Beatmung
- druckkontrollierte 275
- lungenprotektive 463
- lungenschonende 464
- seitengetrennte 269
Beatmungsdrücke 326
Beatmungsformen 153
Bedenkzeit 133
Bedside-Test 336
Beeinträchtigung, neonatale 47
Beimischung, venöse 16
Belastungs-EKG 130
Benzodiazepine 138

Benzylisochinolinderivate 74
Berufsordnung 620
Beschwerden, pectanginöse 138
Betablocker 109ff., 121, 322, 456
Betablockerentzugssyndrom 9
Betablockernebenwirkungen 10
Betablockertherapie 110
Betamimetika 514
Betarezeptorantagonisten 9
Betarezeptoren 5
Betreuer 134
Bezold-Jarisch-Reflex 8, 257
Bier 250
Bigeminus 332
Biguanide 123
BIS 220, 238, 374
Bispectral Index 341
Blasendruckmessung 481
Blasenkatheter 286
 – suprapubischer 287
Blasenkatheterarten, transurethrale 286
Blasenperforationen 607
Blitzintubation 386
Block
 – bifaszikulärer 333
 – inkompletter trifaszikulärer 334
 – trifaszikulärer 333
Blockade
 – axilläre 245
 – neuromuskuläre 75
Blutdruck, arterieller 179
 – Alter 179
 – Atmung 179
 – Körperlage 179
Blutdruckmessung, invasive 282
Blutfluss, zerebraler 591
Blutgruppenkompatibilität 558
Blut-Hirn-Schranke 8
Blutlöslichkeit 63f.
Blutpatch, epiduraler 533
Blutungsrisiko 32
Blutungstyp
 – hämophiler 33
 – petechialer 32
Blutverlust 27, 334
Blutvolumen, intrathorakales 193
BMI 382
Bogota Bag 489
Bohr-Formel 20
Bonfils 301
Breite, therapeutische 57
Bromage-Skala 266

Bronchospasmus 327, 571
Bronchospastik 514
Bronchusblocker 269
Broteinheiten (BE) 343
Brustwandableitungen 162
BSR 220
Bülau-Drainage 288
Buprenorphin 47
BURP-Manöver 301
Burst-Suppression-Muster 222
Butylscopolamin 7
Bypass
 – kardiopulmonaler 545
 – venovenöser 558

C

Ca^{++}-Kanalblocker 113f.
Ca^{++}-Kanäle 43, 110f.
Ca-Antagonisten 122, 456
Cafedrin 8
Calciumantagonisten 575
Cannabis 379
Capillary leak 485
Carboxyhämoglobin 17, 167
Cardiotokogramm (CTG) 530
CAST 331, 513
Cauda-equina-Syndrom 88
Cava-Kompression 320
CBF 46
CCT 226
Ceilingphänomen 60
Central Core Disease 407
Child-Turcotte-Score 476
Chinidin 105
Chiralität 63
Chirurgie, bariatrische 388
Cholinacetyltransferase 7
Cholinesterasehemmer 78, 397
Chronic Obstructive Lung Disease (COLD) 353
Cimetidin 306
Circulus arteriosus cerebri 600
Cis-Atracurium 75
Claviculär 243
Clearance 385, 387
 – spinale 46
Clipping 227
 – mikrochirurgisches 573
Clonidin 11, 52, 139, 322, 421
Clopidogrel 127
Closing Capacity 385
$CMRO_2$ 46

CMV-Infektion 96
CO_2-Absorber 69, 176
CO_2-Autoregulation 592
CO_2-Konzentration
- endtidale 593
- fraktionelle 21
CO_2-Laser 610
CO_2-Partialdruck 15, 173f.
- endexspiratorischer 21
- gemischtexspiratorischer 20
CO_2-Partialdruckmessungen 174
CO_2-Reaktivität 46
Cockroft-Gault-Formel 468
Codein 41, 381
Coiling 425, 573
COLD 353
Compliance
- pulmonale 411
- thorakale 411
Compound A 471
Coronary Artery Disease (CAD) 362
Coronary Steal-Phänomen 364
Cortisolsynthese 57
Critical Illness Polyneuropathie 492
Cross-Clamping 546, 558
Cuff-Hernie 326
Cumarinderivate 80, 126
Cushing Reflex 586
CW-Doppler 209
Cyanid 514
Cyclizin 437
Cystatin C 468
Cytochromoxidase 514

D

Daily Interruption of Sedation (DIS) 375
Dalton-Gesetz 173
Damage Control Laparotomy 486
Dampfdrücke 63
Danaparoid 82
Dantrolen 406
Darmatonie 486
Dauerkatheter 286
Dauermedikation 121
DECREASE-IV 420
Deep Brain Stimulation (DBS) 394
Defizit, postoperatives kognitives 565
Dekompressions-Kraniektomie 589
Dekrementzeit, kontextsensitive 65
Denitrogenisierung 307
Depolarisation 102ff., 110, 113
Desfluran 63, 593

Desfluran-Verdampfer 156
Desoxyhämoglobin 17
Dexamethason 437
Dexmedetomidin 421
Dextropropranolol 110
Diabetes mellitus 417
Diabetiker 12
Dialyseintervall 470
Dialyseshunt 470
Diastolendauer 456
Diazepam 61
DIC 34f.
Diffusionshypoxie 148
Digitalis 101, 108, 114f., 456
Dihydropyridin 111, 113
Dikaliumchlorazepat 61
Diltiazem 111, 113
Dimenhydrinat 437
Dissektion 283
Diuretika 123
Divergenz 4
DLT 271
Dobutamin 7, 98, 100, 456
Dolasetron 437
Dopamin 7, 98, 100
Dopaminagonisten 393
Dopexamin 7
Doppellumentuben 269
Doppler, präkordialer 580
Double Burst Stimulation (DBS) 233
Down-Regulation 6
Droperidol 437
Druck
- intraabdomineller 481
- intrakranieller 46
- kolloidosmotischer 25
- positiver endexspiratorischer 19
- zentralvenöser 562
Druckmessung
- Druck im Spülsystem 182
- Nullabgleich 182
- schlechte Druckkurve 182
- typische Fehlerquellen 182
- Überdämpfung 182
- Unterdämpfung 182
- Vasospasmus 182
Druckminderer 146
Drucksensoren 25
Drucksteigerung, intrakranielle 587
Druckulzera 286
Drug Eluting Stent 131, 418
d-Sotalol 111

Ductus arteriosus Botalli 500
Ductus thoracicus 279f.
Duraperforationen, akzidentelle 532
Durchbruchschmerzen 627
Dynorphine 43
Dysfunktion
– autonome 11, 398
– hepatische 475
– postischämische 415
Dysplasie, bronchopulmonale 501
Dystrophie, myotone
– Typ 1 402
– Typ 2 402

E

Echokardiographie 282, 454
ECMO 456
Ecstasy 380
Ecstasy-(Amphetamin-, MDMA-) Intoxikation 380
EEA 283
EEG 220f., 226
EEG-Effekte 47
Eingriffe, geburtshilfliche 530
Einklemmung 588
Einleitungsanästhetikum 55
Einleitungsphase 530
Einsekundenkapazität 131
Einthoven 161
Einwilligungsunfähigkeit 134
Eiweißbindung 471
Ejektionsfraktion 539
EK, ungekreuzt 336
EKG 161, 415
EKG-Ableitung, intrakardiale 282
Eklampsie 536
EKZ 541
Elastizität der Gefäßwand 180
Elektrolythaushalt 467
Elektromyogramm, evoziertes 231
Elimination 471
Eliminationshalbwertszeit 385
Eliminationsphase 51
Embolie 281, 410, 418
– paradoxe arterielle 579
Embolisation 576
EMG 220, 493
EMLA 84
Enantiomer 59
Encainid 107
Encephalomyelitis disseminata 395
End Diastolic Area (EDA) 193

Endokarditisprophylaxe, präoperative 140
Endoleak 427
Endplatte, motorische 72
Endtidale CO_2-Konzentration (etCO2) 581
Energieumsatz, myokardialer 413
Enkephaline 43
Enterokolitis, nekrotisierende 501
Entflammung 611
Entlassungsfähigkeit 568f.
Entzugssymptome 380f.
Enzephalopathie 475
– hepatische 475, 477
EP 220f.
Epilepsie 56
Eptifibatid 127
Erbrechen 45f.
Erkrankungen
– myotone 391
– neurodegenerative 390
– neuromuskuläre 390
Ernährung, enterale 459
Erregbarkeitsschwelle 85
Erregungen, kreisende 107, 115
Erregungsbildung 23
Erschlaffung der paraspinalen Bänder 294
Erwachen, verzögertes 337
Erythropoese 27
Erythropoetin 467
Erythrozyten 26
Erythrozytenkonzentrate 94
Esmolol 111, 322
Estertyp 84
Ethylen-Vinyl-Alkohol-Copolymer 426
Etomidate 57, 318, 592
Euler-Liljestrand-Reflex 270
Europäische Norm 740 567
Evaluierung, präoperative 559f.
Evaporation 314
Eventerationssyndrom 320
Extremitätenableitungen 161
Extubation 563

F

Faktor-V-Leiden-Mutation 37
Faktor-Xa-Inhibitoren 128
Fallhand 292
Famotidin 306
Fast-Fourier-Transformation 221
Fast-Response-Potenzial 102, 105
Faszienverschluss 482
Fehlintubation, ösophageale 175
Fentanyl 45ff., 49, 561

Ferguson-Regel 64
Fettleibigkeit 382
FFP 97
– Verbrennung 517
Fibrinbildung 29
Fibrinolyse 29
Fibrinolysehemmung 384
Fight-or-Flight 3
First-pass-Effekt 108
Fisteln 281
– bronchopleurale 238, 289
Fläche, enddiastolische 193
Flaschennahrung 135
Flecainid 107, 109
Flowmeter 147
Flowmeterröhre 147
Fluoridbelastung 471
Flüssigkeit
– klare 135
– kolloidale 91
– kristalloide 91
Flüssigkeitsräume 91
Flusssäure 71
Fokussanierung 463f.
Fokussuche 462
Fondaparinux 82
Foramen ovale 410, 500, 579
Formatio reticularis 60
Fractional Area Change (FAC) 215
Frank-Starling-Kurve 192
Frank-Starling-Mechanismus 24
Frequency Gambling 326
Frequenzstarre 398
Frühextubation 593, 595
Frühgeborene 499f., 570
Frühgeborenen-Atemnotsyndrom 501
Frühgeborenenretinopathie 501
Frühgeburtlichkeit 529

G

GABAA-Rezeptor 60
Ganglion stellatum 5
Gas
– farbliche Kennzeichnung 145
– Temperatur 147
– Viskosität 147
Gasaustauschverfahren, extrakorporales 464
Gasdosierung 147
Gasembolie 410
Gasflaschen 146
Gasgemisch, hypoxisches 147
Gasgleichung, alveoläre 14

Gasmischer 147
Gastrointestinalblutung 479
Gastroschisis 503f.
Gasversorgung 145
Gasversorgungssystem
– dezentral 145
– zentral 145
Geburtshilfe 88
Gefäßchirurgie 596
Gefäßprothese, infizierte 604
Gefäßtransplantation 604
Gefäßverletzungen 240
Gefäßwiderstand 487
Gelatine 92, 335
Gerinnung 479
Gerinnungsanalyse 29
Gerinnungskaskade 28, 315
Gerinnungsstörungen 32f., 279, 499, 559
Gesamtkörperwasser 91
Gewebehypoxie 453
Gewebelöslichkeit 63
Gewebsnekrose 58
Giant Aneurysm 574
Giftnotrufzentralen 377
Glasgow Coma Scale 453
Glukagon 10
Glukoneogenese 500
Glukosurie 529
Glyceroltrinitrat 99
Glycin-Toxizität 607
Glycopyrrolat 5, 7
Glycopyrronium 78
Glykolyse 414
Goal-Directed Therapy 200
Goldberger 161
GP-IIb/IIIa-Antagonisten 127
G-Protein 5
Granisetron 437
Grenzstrangganglien 4
Guar 123

H

Hagen-Poiseuille-Gesetz 609
Halbwertszeit
– kontextsensitive 51, 55
– terminale 51, 387
Halluzinationen 59
Haloperidol 437
Hämatokrit 26
Hämatome 240
Hämatothorax 280, 282, 288
Hämodynamik 418

Hämoglobin 17
Hämolyse 27
Hämorrhagie, peripartale 537
Hämostase 28
   – primäre 28
   – sekundäre 28
Hämoximeter 18
Harnverhalt 46
Harnwegsinfekte 287
Hauptstromkapnometer 173
Hautemphysem 410
Hb-Synthese 27
HDL-Cholesterin 417
Heimlichventil 290
HELLP-Syndrom 534, 536
Heparin 80, 127
   – niedermolekulares 81, 126
   – unfraktioniertes 81
Hepatektomie 561
Hepatic-Arterial-Buffer-Response 561
Hepatitis, hypoxische 476
Hepatorenales Syndrom (HRS) 478
Hepatotoxizität 67
Heroinabhängigkeit 380
Herzachse, elektrische 164
Herzarbeit 420
Herzbeuteltamponade 522
Herzfunktion 564
Herzglykoside 122
Herzindex 23f.
Herzinsuffizienz 320
Herz-Lungen-Maschine 539, 545
Herz-Lungen-Transplantation 550
Herzminutenvolumen 23
Herzrhythmusstörungen 327
Herzschrittmacher 333, 442
Herztransplantation 549
Herzversagen 53
Herzzeitvolumen 23
Herzzyklus 23
Hiatushernie 386
Hibernating myocardium 415
High Urgency 557
Hilfeleistung, unterlassene 621
Hirndrucksenkung 238
Hirnnerven 6
Hirnödem 478, 607
Hirnparenchym 586
Hirnstimulation, tiefe 394
Histamin 45
Histaminliberation 45
Histoacryl 426

HIT 82
HLM 539
Hochdrucksystem 25
Hochfrequenz-Jetventilation 609
Hochrasanz-Traumata 521
Hofmann-Elimination 471
Homostase 3
Horner-Syndrom 5, 280
Hornhauterosion 293
HRST, perioperative 328
Hüfnersche Zahl 18, 170
Hydroxyäthylstärke 335
Hydroxycobalamin 515
Hydroxyethylstärke 92
Hydroxyethylstärkelösungen 459
Hygienegrundsätze 239
Hypercholesterinämie 417
Hyperfibrinolyse 36
Hyperhydratation, hypotone 606
Hyperkaliämie 390, 400f., 472
Hyperpolarisation 43
Hyperreflexie, autonome 399
Hyper-Salivation 139
Hypersensitivitätsreaktion, latexinduzierte 313
Hypertension, arterielle 138
Hyperthermie 405
Hyperthyreose 101
   – kontrastmittelinduzierte 424
Hypertonie 417
   – intraabdominelle 483
Hyperventilation 175, 589, 592
Hypnosetiefenbestimmung 222
Hypnosetiefenmonitore 224
Hypoglykämie 9, 381, 500
Hypokaliämie 107, 114, 381
Hyponatriämie 607
Hypotension
   – kontrollierte arterielle 574
   – permissive 523
Hypothermie 175, 314, 499
   – kontrollierte moderate 589
   – perioperative 314
   – tiefe 574
Hypotonie
   – arterielle 318f., 451
   – orthostatische 11
Hypovolämie 184
Hypoxämie 276, 282
Hypoxie 571
Hysterese 47

I

ICa-L 104
ICG-Clearance 476
ICP 46, 68, 488, 524
IK 103f., 111
Ikterus 475
Ileus 486
Ileuseinleitung 306
Ileusinzidenz 45
Iloprost 551
Indikationen zur Intubation 300
Indocyaningrün 476
Infarktrate 420
Infektionen 240
Infrarotspektrometrie 173
Infusionsthorax 288
Inhalationsanästhetikum 593
– ideales 62
Inhalationstrauma
– Verbrennung 512
Inhibition 443
Initiale Non-Funktion (INF) 476
INR 30f.
Instrumente
– elektrochirurgische 446
– supraglottische 299
Insufflation 409
Insulin 124
Insult, apoplektischer 599
Interskalenär 243
Intoxikationen 87, 378
Intraaortale Ballongegenpulsation (IABP) 456
Intrathorakales Blutvolumen (ITBV) 193
Intrinsic PEEP 359
Intubation 386
– schwierige 297
Intubationsprobleme 297
Intubationsschwierigkeiten 527
In-vitro-Kontrakturtest 407
Inzidenz myokardialer Ischämien 11
Ion trapping 48, 529
Ionenströme 102
Ischämiedetektion 415
Ischämien, stumme 414
Ischämierate 421
Ischemic Heart Disease (IHD) 362
Isofluran 63, 561, 593
Isoprenalin 7

J

Jackson-Position, verbesserte 300
Jetventilation 609
Jod-Exposition 424
Juckreiz 93

K

K^+-Kanäle 416
Kalium-Shift 10
Kältezittern 315
Kalzium-Phosphat-Stoffwechsel 467
Kapillarpermeabilität 459
Kapnogramm 174
Kapnographie 173
Kapnomediastinum 410
Kapnometrie 173
Kapnoperitoneum 409, 485
Kapnothorax 410
Kardioanästhesie 539
Kardiomegalie 386
Kardiomyopathie 412
– obstruktive 100
Karotisstenose 426, 600
Karotis-TEA 283
Katabolie 512
Katecholamine 98, 320
Katheter, arterieller 581
Katheterisierung, transurethrale 287
Katheterverfahren, periphere 625
Ketamin 58
Kinderanästhesie 571
Kindliche Unbehagen- und Schmerzskala nach Büttner 620
Kissing Papillaries 214
Klasse-I-Antiarrhythmika 107
Klasse-IC-Antiarrhythmika 109
Koanalgetika 626
KOD 27
Koeffizient, respiratorischer 15
Kohlenhydrateinheiten (KE) 343
Kohlenhydratstoffwechsel 384
Kohlenmonoxidvergiftung 21
Kokain 101, 379
Kokain-Intoxikation 379
Kollateralversorgung 181
Kolloide 92
– Verbrennung 517
Kombitubus 303
Kompartiment 385
– zentrales 54
Kompartmentsyndrom, abdominelles 481, 483

Kompensationsmechanismen 452
Komplikationen 129, 619
 – der PDA 532
 – pulmonale 412
Kompression der V. cava 175
Kompressionssyndrom, aortokavales 526
Konduktion 314
Koniotomie 299, 303
Konsile 132
Kontraindikationen 139
Kontraktilität 24, 414, 452
 – linksventrikuläre (dP/dt) 215
 – myokardiale (dP/dt) 184
Kontraktilitätsmodulation 448
Konvektion 314
Konzentrationseffekt 148
Kopfschmerzen 573
 – postpunktionelle 252
Koronarangiographie 131
Koronardurchblutung 57
Koronarreserve 418
Koronarsklerose 101
Körperkerntemperatur 315
Körperverletzung, fahrlässige 621
Krallenhand 292
Krampfanfall 583
Kreatinkinase, Stromverletzung 515
Kreislaufsituation, hyperdyname 560
Krikoiddruck 307
Krise
 – cholinerge 398
 – myasthene 398
Kussmaul-Zeichen 180

L

Lachgas 70, 592
Lagerungsempfindlichkeit 400
Lagerungsschäden 292
Lagerungsverantwortlichkeit 291
Laktatazidose 381
Lambert-Beer-Gesetz 166
Langzeit-Blutdruckmessung 130
Langzeit-EKG 130
Laparoskopie 482
Laparotomie, dekompressive 489
Laplace-Gesetz 24
Laryngoskop 285
Laryngoskopie 300
Laryngospasmus 309, 571
Larynxmaske 66, 300, 386
 – Desfluran 66
Larynxödem 459

Larynxtubus 300
Laser 610f.
Laserchirurgie 610
Lasereingriffe 611
Laserstrahl 610f.
Latexallergie 312
Lebenserwartung 383
Leberdurchblutung 561
Lebererkrankungen 34, 557
Leberersatzverfahren, maschinelle 479
Leberfunktion 564
Leberfunktionsstörungen 50
Leberinsuffizienz 480
Lebertransplantation 283, 482
Leberversagen, akutes 475
Leberzellnekrose 487
Left Ventricular Assist Device (LVAD) 456
Lepirudin 82
Leriche-Syndrom 596
Leukozyten 26
Levodopa 393
Levosimendan 456
LiDCO 454
Lidocain 105, 107ff.
Limited Joint Mobility (LJM) 351
Linksherzkatheteruntersuchung 539
Links-Rechts-Shunt 99
Linksschenkelblock 329
Lipidlöslichkeit 86
Lipophilie 46
Liquor 586
Lithium 125
LITT 431
Lokalanästhetika 84
Long-QT-Syndrom 332
Lorazepam 61
Lordose 294
Low-Dose-Spinalanästhesie 535
Lown 331
Low-Output-Syndrom 175
L-Thyroxin 101
LTX 556
 – orthopode 558
Luftembolie 280f., 284
 – venöse 579
Lungenarterienembolie 384
Lungenerkrankung, chronisch obstruktive 22, 353
Lungenfunktion 131, 564
Lungenfunktionsstörung 177
Lungenkapazität, totale 385
Lungenödem, peripartales 536

Lungentransplantation 552
Lungenversagen, akutes 19, 22
LVEDP 415
LVEDV 539
LVEF 539
Lymphozyten 43
Lysetherapie 83

M

M. Parkinson 392
MAC 65
Magenreflux 386
Magensaft-pH 138
Magensaftvolumen 138
Magensonde 285
– nasogastrale 285
Magill-Zange 285
Magnesium 536
Magnet-Reaktion 445
Makroglossie 579
Makrophagen 43
Malformationen, arteriovenöse 572, 576
Mallampati-Klassifikation 298
MAO-Hemmer 101, 125
MARS 477, 479
Maskenbeatmung 299, 386, 583
Massivtransfusion 33, 334f., 486
McCoy 301
MDMA 380
MDRD 468
Mechanomyogramm, evoziertes 231
Mekoniumileus 503
MELD-Score 476, 556f.
Membranoxygenierung, veno-arterielle extrakorporale 456
Mendelson-Syndrom 527
MEP 220, 227
Metformin 123
Methadon 381
Methämoglobin 17, 167
MetHb 515
Methylergometrin 535
Metoclopramid 306, 437
Metohexital 583
Metoprolol 420
Mexiletin 107, 109
MH 238, 403
Midazolam 61
Midcervical Flexion Myelopathy 579
Mikrothromben 452
Mikrozirkulation 452
Miller-Formel 468

Minderperfusion 414
Miosis 45
Mitralinsuffizienz 539
Mivacurium 75
Mivazerol 421
Modification of Diet in Renal Disesase-Formel 468
Monaldi-Drainage 288
Monitoring 415, 446, 560
– neuromuskuläres 230
Monitoringverfahren 454
Monoaminoxidase-Hemmer 125
Monozyten 43
Morphin 41, 45ff., 49
Morphin-6-Glucoronid 471
Morphinanwendung
– epidurale 46
– intrathekale 46
Motilitätsstörungen 415
MRT 428
MS 395
M-SSEP 226
Mühlradgeräusch 410
Multiorganversagen 487
Multiple Sklerose (MS) 391, 494
Muskelatrophie, spinale 392
Muskeldystrophie 401
– faszioscapulohumerale 401
– Glieder-Gürtel-Typ 401
– Typ Becker 401
Muskelmetabolismus, Steigerung 401
Muskelrelaxanzien 72, 311, 488
– depolarisierende 73
– nicht depolarisierende 73
Muskelrelaxierung 230
Muskelspasmen 399
Muskeltonus, stützender 291
Muttermilch 135
Myasthenia gravis 61, 139, 396, 494
Myelinolyse, pontine 607
Myelomeningozele 503, 505
Myoglobinämie, Verbrennung 511
Myokardinfarkt 415
– perioperativer 414, 419
Myokardischämien 413f.
– perioperative 413f.
Myopathie 403, 492
Myotonia congenita 391
– Becker 402
– Thomsen 402
Myotonie 402
– kaliumsensitive 391

N

N. axillaris 241f.
N. femoralis 247
N. ischiadicus 248
N. medianus 241f.
N. musculocutaneus 241f.
N. radialis 241f.
N. suprascapularis 241
N. ulnaris 241f.
Na^+-Ionen 102
Na^+-K^+-ATPase 103
Na^+-Kanäle 102
N-Acetylcystein 514
Nachblutung 613
Nachgeburt 530
Nachlast 24
Naloxon 41, 47, 52
Naltrexon 52
Narcotrend 374
Narkosebeatmungsgerät 152
Narkosedampfdosierung 148
Narkosegasabsaugung 154
Narkosegerät 145
Narkosemittelverdampfer 154
Narkosesystem 148
– Einfluss auf die Narkosedampfdosierung 155
– geschlossen 151
– halbgeschlossen 150
– halboffen 149
– Monitoring 152
– offen 149
– Übergänge 151
Narkosetiefe 321
Natrium-Thiosulfat 515
Natriumzitrat 306
n-Butyl-Vyana acrylat 426
Near Infrared Spectroscopy (NIRS) 595
Nebennierenmark 4
Nebennierenrindeninsuffizienz 397
Nebenstromkapnometer 173
Negativdrucködem, pulmonales 310
Nekrose 184
Neointima 418
Neonate 500
Nephropathie, KM-induzierte 425
Nervenblockaden 240
Nervenschäden 240, 292
Nervenstimulator 233
Nervensystem
– parasympathisches 6
– vegetatives 3

Nervus glossopharyngeus 303
Nervus laryngeus superior 303
Neugeborene 499
Neurokininantagonisten 438
Neuromonitoring 601f.
Neurotransmitter 5
Neutrophil Gelatinase-associated Lipocalin (NGAL) 468
Nichtopioidanalgetika 622f.
Nichtrückatemsysteme 149
Nichtrückatemventile 150
Niederdrucksystem 25
Niederdruck-TUR-P 607
Nieren 467
Nierenersatztherapie 474
Nierenfunktion 467, 564
Nierenfunktionsstörungen 49
Nierenschädigung, Klassifikationen 468
Nierenversagen 8
Nikotinabusus 417
Nimodipin 426
NIRS 220
NMDA-Antagonisten 393
NMDA-Rezeptor 59
NMH 81
NO 277, 551
Non-STEMI 419
Noradrenalin 5, 7, 98
Norpethidin 49, 471
Noscapin 41
Notfallausrüstung 429
Notfälle, geburtshilfliche 528
Notfalltracheotomie 303
Notsectio 534
Nozizeptoren 41
Nüchternheit 135
– präoperative 135, 304

O

O_2-Versorgung, Ausfall der 147
Oberflächen-Compliance 291
Oberflächenverdampfer 155
Oberkörperhochlagerung 483
Occlusive Hyperemia 577
OELM-Manöver 301
Oligurie 451, 487
Omphalozele 503f.
Ondansetron 437
Onyx 426
OP_1 42
OP_2 42
OP_3 42

Operationstechniken, endovaskuläre 602
Opiat 41
Opiatentzug 380
Opioid 41, 416, 622
- Nebenwirkungen 622f.
Opioidantagonisten 52
Opioidpeptide 43
Opioidrezeptor-Aktivierung 43
Opioidrezeptoren 42
Opioidwirkung 52
Opium 41
Opticus-Neuropathie 293
Optimierung der Analgesie 621
Orciprenalin 100
Organdurchblutung 25
Organisationsformen 625
Organversagen der motorischen Einheit 494
Ornipressin 612
Osmodiuretika 589
Ösophagusatresie 503
Ösophagussphinkter 45
Ösophagusvarizen 479
Osteopathie, renale 472
Outcome 414
Overshoot 102
Oxygenierungstherapie, hyperbare
- Kohlenmonoxid 514
Oxyhämoglobin 17
Oxyhämoglobinkonzentration, fraktionelle 17
Oxytocin 535
Ozonschicht 70

P

Packing, abdominelles 482
PACU 584
PADSS 568
PAK 454, 540
Pancuronium 75
Pankreatitis 484
Papaver somniferum 41
Papaverin 41, 426
Paramyotonia congenita 391
- Eulenburg 402
Parästhesie 294
Parasympathikolytikum 139
Parasympathikus 3, 6, 25, 98
Parkbank-Position 581
Parkinsonkrise 394
Parkland-Formel (nach Baxter) 517
PARS 568
Partydroge 59
Pascalsches Gesetz 481

Passive Leg Raising-Test 455
Patient Controlled Analgesia (PCA) 595, 623
- epidural 624
- i.v. 624
Patient Controlled Epidural Analgesia (PCEA) 624
Patientenverfügung 134
Patientenvorbereitung 121, 129
Pause, kompensatorische 331
PCWP 415
PEEP 153, 280, 325, 463ff., 581
Pencil-Point-Kanülen (nach Sprotte oder Whitacre) 254
Penicillinallergie 312
Perchlorat 424
Perfusion
- kritische 171
- uteroplazentare 529
Perfusionsdruck
- abdomineller 483
- zerebraler 488, 591
Perikardtamponade 320
Peritonitis 485
Persistierendes Foramen ovale (PFO) 580
Pethidin 45, 47, 49
Phäochromozytome 283
Pharmakokinetik 387
Phase
- anhepatische 561f.
- neohepatische 561
- perioperative 420
Phase-II-Block 397
Phenoxybenzamin 10
Phentolamin 10
Phenylephrin 8
Phochromozytom 12
Phosphodiesterase-Hemmer 456
Phosphodiesteraseinhibitoren 551
Phospholipase C 43
Phrenicusparese 280
PiCCO 454, 540
Piritramid 49
Placenta praevia 537
Plaque-Ruptur 418
Plasma 27
Plasmapherese 397
Plasmapräparate 97
Plasmaproteine 27
Plazenta 47
Plazentaschranke 529
Pleura parietalis 289
Pleura visceralis 289

Stichwortverzeichnis

Pleuradrainage 288
Pleuraempyem 288
Pleuraerguss 288
Pleuraspalt 288
Plexus brachialis 241f.
Plexus lumbosacralis 246f.
Plexus prostaticus 606
Plexusblockade, vertikale infraclaviculäre 244
Pneumencephalus 579
Pneumonie 308
Pneumonitis 308
Pneumoperitoneum 485
Pneumothorax 240, 279f., 282
POISE 420
Polyneuropathie 398
Polytrauma 339, 521
Polyvinylalkohol 426
PONV 410, 433, 569
PONV-Prophylaxe 436
Porphyrie, hepatische 58
Position
 – halbsitzende 483
 – sitzende 578
Post Anesthesia Discharge Scoring System 568
Postdural puncture headache (PDPH) 252
Postoperative Übelkeit 433
Postpoliosyndrom 392
Postpunktionskopfschmerz (PPKS) 532
Postreperfusionssyndrom 562
Posttetanic Count (PTC) 233
Posttraumatic Stress Disorder 340
Potatoren 12
Potenz, anästhetische 86
Potenzierung, posttetanische 234
POVOC-Score 436
PPSB 97
PQ-Strecke 164
PQ-Zeit 163
Prädiktoren 416
Prädisposition zu PONV 614
Präkonditionierung 68, 416
 – anästhetikainduzierte 68
 – ischämische 416, 561
Prämedikation 138
 – antiallergische 139
Präoxygenierung 324
Präparationsphase 561
Prayer Sign 351
Prazosin 10
Preklampsie 536
Pressorezeptoren 8
PRIND 599

PRINS 599
Prinzip des Stichentscheids 291
Procainamid 105, 108
Projektilwirkung 428
Prokinetika 488
Propafenon 105, 109f.
Prophylaxe von PONV 614
Propofol 55, 318, 593
Propofol-Infusionssyndrom (PRIS) 56, 239
Propranolol 109f.
Prostatahypertrophie, benigne 606
Protamin 82
Protein-C-Mangel 37
Protein-S-Mangel 37
Proteinurie 529
Prothrombinkomplexpräparate (PPSB) 97
Pruritus 46
Pseudocholinesterase 7, 78
Pseudocholinesterasemangel 78
Psychopharmaka, präoperativ 124
PTCD 430
Pulmonalarterielle Hypertension (PAH) 560
Pulmonalarterienverschlussdruck 198
Pulskonturanalyse, arterielle 204
Pulskonturanalyseverfahren 454
Pulsoxymetrie 166
Pulsus paradoxus 180
Pumpensysteme 623
Punkt, dikrotischer 184
Purkinje-Fasern 104
PW-Doppler 209
P-Welle 164, 282
Pylorusstenose 503, 505

Q

QRS-Komplex 164
QRS-Zeit 163
QTc-Zeit 163
QT-Zeit 108
Querschnittssyndrom 400
Quick-Wert 30f.
Quincke 250, 254

R

Radiation 314
Ramosetron 437
Ranitidin 306
Rapid Sequence Induction (RSI) 306
Rate Pressure Product 414
R-auf-T-Phänomen 327
Raynaud-Syndrom 111

Reaktion
- anaphylaktische 459
- anaphylaktoide 311, 459
- myotone 390

Reanimation 113
- kardiopulmonale 429

Rebound-Phänomen 79, 110, 368
Rechtsherzversagen 551
Rechts-Links-Shunt 270
Rechtsprechung 620
Rechtsschenkelblock 329
Rechtsventrikuläres enddiastolisches Volumen (RVEDV) 192
Recruitmentmanöver 325
Reentry-Tachykardien 108
Reflex, okulo-kardialer 293
Reflexbradykardien 8
Reflextachykardien 10
Reflux, gastroösophagealer 386
Refluxösophagitis 286
Refraktärperiode 85
Refraktärstrecken 107, 109, 114
Refraktärzeit 104
Regionalanästhesie 239
- thorakale 277

Rekapillarisierungszeit 453
Rekrutierung 464
Rekrutierungsmanöver 464
Relaxansüberhang 231, 237
Relaxierung 230
Relaxometrie 231f., 237
Remifentanil 45, 47, 49, 52, 111, 569
Renin 467
Reperfusion 415, 485, 561f.
Reperfusionssyndrom 490
Rescue-Therapie 440
Resektion der Prostata, transurethrale 605
Resektion von Blasentumoren, transurethrale 605
Reservevolumen, exspiratorisches 385
Residualkapazität, funktionelle 385, 486
Residualvolumen 486
Resonanzkreise 429
Resorptionsatelektasen 19
Respirator 152
Restausscheidung 470
Restblockaden, neuromuskuläre 236
Revaskularisation 418
Revised Cardiac Risk Index 417
Rezeptoreffekte
- adrenerge 6
- cholinerge 7

Rezeptoren 42
- dopaminerge 5
- G-Protein-gekoppelte 5
- muskarinerge 5
- nikotinerge 5

RFA 431
Rhabdomyolyse 390
- Stromverletzung 515

Rhabdomyolysen 401
RIFLE-Kriterien 469
Ringerazetat
- Verbrennung 517

Ringerlaktat
- Verbrennung 517

Risiko 420
Risikoaufklärung 133
Risikopatienten 129, 416
- kardiovaskuläre 597

Risikoscore nach Apfel 436
Risikostratifizierung 129
Rocuronium 75
Roh-EEG 595
Röntgenkontrolle 285
Roux-Y-Magenbypass 388
RSB 329
RSI 386
Rückatemsysteme 149
Rückenmarksläsion, chronische 400
Ruhe-Echokardiographie 130
Ruhemembranpotenzial 102ff.
Ruhepotenzial 85
Ruhetachykardie 398
Ruptur, intraoperative 575
Ryanodinrezeptor (RyR1) 403

S

SA-Block III° 330
Sättigungsabfall 170, 324f.
Sauerstoffbedarf 420
- myokardialer 53

Sauerstoffdifferenz, alveoloarterielle 15
Sauerstoffdissoziationskurve 169
Sauerstoffgehalt
- arterieller 18, 170
- gemischtvenöser 18
- kapillärer 18

Sauerstoffpartialdruck, alveolärer 14
Sauerstoff-Radikale 415
Sauerstoffsättigung 17, 166, 324
- hirnvenöse 595
- zentralvenöse 454

Sauerstoffverbrauch 414, 499
– myokardialer 411, 414
– zerebraler 591
Saugverband, vakuumassistierter 489
Säure-Basen-Haushalt 467
Schädelgrube, hintere 578
Schädel-Hirn-Verletzungen 524
Schellong-Test 12
Schlafapnoe-Syndrom 384, 387
Schlagvolumen (SV) 23, 180
Schleuse 186
Schluckbeschwerden 579
Schmerzempfindlichkeit 138
Schmerzempfindung 85
Schmerzen 41
– akute 619
– neuropathische 493
– postoperative 619
Schmerzensgeld 621
Schmerzmessung 619
Schmerzprophylaxe, perioperative 621
Schmerztherapie 43, 420, 567
– bei TE, postoperative 614
– peripartale 47
– postoperative 619, 626
Schock 451
– anaphylaktischer 459
– distributiver 451, 458
– hypovolämischer 451, 457
– kardiogener 451, 455
– neurogener 460
– obstruktiver 451, 457
– septischer 458
– spinaler 399, 461
Schockformen 451
Schockindex 457
Schrittmacher 104
– bipolarer 444
– unipolarer 444
Schrittmachergewebe 104
Schrittmachersyndrom 443
Schutzreflexe 291
Schwangerschaft 526
Schwellenpotenzial 102
Schwimmer 147
Schwurhand 292
Second-Gas-Effekt 148
Sectio caesarea 339, 534
Sectiorate 530, 533
Seitenlage 581
Seldinger-Draht 280, 282, 284
Seldinger-Technik 187, 281

Selective Serotonin Reuptake Inhibitor (SSRI) 125
Selen 514
Sellick-Handgriff 307
Sensing 443
Sepsis 412, 458
– schwere 458, 494
Serotonin-Wiederaufnahmehemmer, selektive 125
Serum 27
Sevofluran 63, 593
Shaldon-Katheter 186, 335
Shivering 315
Shunt 16
– intrapulmonaler 16
– portokavaler 558
– pulmonaler 486
Shuntgleichung 16
Shuntumkehr 99, 500
Shy-Drager-Syndrom 12
Simpson-Methode, modifizierte 215
Single-Shot SPA 531
Sinusknoten 104, 110
SIRS 512
Skalenusblockade 244
S-Ketamin, Verbrennung 519
Small Volume Resuscitation 93, 491, 524
Soja 56
Somatosensorische Potenziale (SSEP) 581
Sondendrift 588
Sotalol 111, 117
SPAD 477
Spannungspneumothorax 288, 290, 320
Spektralanalyse 221
Spektralphotometrie 166
Spinalanästhesie 607f.
– bei Schwangeren 530
Spinalganglion 41
Spindeltachykardie 332
Spirometrie 131
Spitzenspiegel 387
Spitzfuß 292
Spitzklumpfuß 292
Splanchnikuszirkulation 412
Split-Lebertransplantat 558
Spontanatmung 153
Spülflüssigkeit 606
– hypoosmolare 606
SSEP 220f.
Statine 419
Status epilepticus 58
Steal-Phänomene 600

Stellatumblockade 5
Stenting 425
Stentverschluss 418
Stereotaktisch 577
Stewart-Hamilton-Methode 205
Stickoxydul (N2O) 490
Stiff Joint Syndrome 351
Stillzeit 526
Stimulation 442
– tetanische 234
Störungen, psychiatrische 384
Strafrecht 621
Stress 3
Stressantwort, neuroendokrine 598
Stressmodulation 420
Stressreaktion 10, 48, 420
Streulichteinflüsse 429
Stromverletzung 515
ST-Segment-Analyse 419, 603
ST-Strecke 165
Stunned Myocardium 415
Subarachnoidalblutung 572
Subtypen von Opioidrezeptoren 42
Succinylcholin 76, 404
– Verbrennung 519
Sudden Infant Death 502
Sufentanil 45ff., 49
Sugammadex 79
Sulfonylharnstoffe 123
Surfactantmangel 501
Surfactantsynthese 499
Swan-Ganz-Katheter 197
SWORD 111, 116f.
Sympathikotonus 138, 418, 420
Sympathikus 3, 25
Sympathikusaktivierung 10
– Desfluran 68
Sympathikusaktivität 112
Sympathomimetika 8
– direkte 8
– indirekte 8
Syndrom
– anticholinerges 378
– cholinerges 378
– extrapyramidales motorisches 378
– hepatorenales 475
– metabolisches 383
– myasthenes 396
– narkotisches 378
– sympathomimetisches 378
System, limbisches 60
Systemic Inflammatory Response Syndrom 458

T

Tachyarrhythmien
– supraventrikuläre 114
– ventrikuläre 108
Tachykardie 138, 418, 451
– ventrikuläre 114f.
Tachypnoe 451
TCD 220
TE 613
TEE 580
Teichholz-Formel 215
TE-Nachblutung 613
Tension-Time Index 414
Teratogenität 529
Terlipressin 459
Testdosen 532
Tetraplegie 399
Thebain 41
Theodrenalin 8
Theophyllin 101, 514
Therapie, pharmakologische 626
Thermodilution, transpulmonale 204
Thermoregulation 314, 499
Thermoregulationsstörung 400
Thiamazol 424
Thiopental 57, 592
Thoraxdrainage 288
Thoraxtrauma, penetrierendes 457
Thrombembolie 487
Thrombininhibitoren 80
Thrombinzeit 30f.
Thromboembolierisiko 37
Thrombolytika 80
Thromboplastinzeit 30
Thrombose, arterielle 283
Thrombozyten 26
Thrombozytenaggregationshemmer 80, 598
Thrombozytenfunktion 315
Thrombozytenfunktionshemmer 127
Thrombozytensequestrierung 479
Thrombozytopathie 36, 479
– heparininduzierte 82
Thrombus 281
Thyreostatika 126
TIA 599
Tidalvolumen 275, 465
TIPS 430
Tirofiban 127
TIVA 55, 237, 569, 593
TNS-Syndrom 88
Tocainid 107, 109
TOF-Ratio 234

Stichwortverzeichnis

TOF-Stimulation 234
Tonsillektomie (TE) 613
Torsade de pointes 108, 111
Torsades-de-pointes-Tachykardie 332
Totraum 20
 – alveolärer 20
 – anatomischer 20
 – apparativer 20
Toxidrome 378
Toxizität 88
Tracheotomie 615
 – chirurgische 615
 – offen-chirurgische 615
Train of Four (TOF) 233
TRALI 95
Tramadol 52
Transfusionsgrenze 94
Transfusionsreaktion 95
Translokation, bakterielle 487
Transmitter 7
Transplantationsgesetz 549, 552
Trapping 573
Trauma, abdominelles 484
Treibhauseffekt 70
Trendelenburg-Lagerung 279, 281, 319, 322, 453, 455
Trendelenburg-Position 187
Triggersubstanz 238, 403
Triggerung 443
Trikuspidalklappe 190
Trinkmenge 470
Triple-H-Therapie 575
Trismus 405
Tris-Puffer 589
Trockengewicht 470
Trokar 289
Tropisetron 437
Troponine 415
Tubulusnekrose, akute 467
TUR-B 605
TUR-P 605
TUR-Syndrom 606
T-Welle 165

U

Übelkeit 45f.
Überleitungszeit, zentrale 226
UFH 81
Ultraschallkontrolle 282
Umverteilungsphänomene 58
Umverteilungsvorgänge 51
Unfallrisiko 384

Univent-Tubus 273f.
Up-Regulation 6, 110
Urapidil 10, 322
Use Dependent Block 107
Uterusruptur 533
U-Welle 165

V

V. cava 278
V. jugularis externa 281
V. jugularis interna 280
V. subclavia 279
Vallecula epiglottica 303
Valsalva-Manöver 289
Vasodilatation
 – pulmonalselektive 551f.
 – selektive pulmonale 464
 – zerebrale 592
Vasokonstriktion
 – hypoxisch pulmonale 270
 – präkapilläre 452
 – venöse 452
Vasokonstriktoren 612
Vasopressin 459
Vasospasmus 575
VATER Syndrom 503
Vaughan Williams 105, 111, 117
Vecuronium 75
Venenkatheter, zentraler 278
Venenpunktion, zentrale 278
Ventilationsstörung, restriktive 384
Ventile 150
Ventrikeldrainage 588
Ventrikuläre Tachykardie (VT) 329
Verapamil 108, 111, 113
Verbrauchskoagulopathie
 – Verbrennung 512
Verbrennung 317, 506
 – Ausmaß 508
 – Monitoring 519
 – Muskelrelaxanzien 519
 – Narkoseführung 519
 – Neuner-Regel nach Wallace 508
 – Ödembildung 509
 – Operationen 519
 – präklinische Erstversorgung 515
 – systemische Inhalationsvergiftung 514
 – Verbrennungsgrade 507
 – Volumentherapie 517
Verbrennungspatienten 484
Verdampfer 154
Verletzungsmuster 521

Verres-Nadel 410
Verteilungsvolumen 385, 387, 471
Vertical Banded Gastroplasty 388
VHF 330
Vigilanzminderung 139
Vitalkapazität 131, 499
- funktionale residuale 411
Vitalzeichen 453
Vitamin-K-Mangel 34
Volumenersatz 91f., 562f.
Volumenmanagement 463f.
Volumenmangel 12
Volumenrezeptoren 25
Volumentherapie 92
- differenzierte 489
Volumenwirkung 93
Vorhofflattern 330
Vorhofflimmern 327, 330
Vorlast 24
Vorsorgevollmacht 134
VT
- instabile 330
- pulslose 330

W

Wachintubation, fiberoptische 139, 301
Wachkraniotomie 593
Wahrnehmungen, intraoperative 340
Wandspannung 414
Wärmemanagement 316
Wasserdampfpartialdruck 15
Wasserhaushalt 467
Wasserschloss 289

Wasserzusatz
- Sevofluran 71
WD, verlängerte 480
Wedge-Druck 198
Wehenschmerz 531
Weichteilschäden 293
WHO-Stufenschema 626
WIDMARK-Formel 608
Wilson 161
Wirkdauer 52
Wirkung
- antidopaminerge 393
- proarrhythmische 107, 109, 113
Wrapping 573

X

Xenon 70

Z

Zählung, posttetanische 234
ZAS 8, 394
Zentraler Venenkatheter (ZVK) 278
Zirkulation, extrakorporale 541
Zitrat 474
Zivilrecht 621
ZNS-Toxizität 87
Zugänge, 1-, 2-, 3-, 4- und 5-lumige 186
ZVD 279
ZVK 278, 580
Zwerchfell 493, 504
Zwerchfellhernie, kongenitale 503f.
Zyanose 170